U0256986

儿科常见病诊断与治疗

王　敏　杨丽霞　牛宛柯　主编

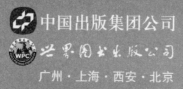

中国出版集团公司

世界图书出版公司

广州·上海·西安·北京

图书在版编目（CIP）数据

儿科常见病诊断与治疗 / 王敏，杨丽霞，牛宛柯主编.-- 广州：世界图书出版广东有限公司,2021.11
ISBN 978-7-5192-9110-5

Ⅰ. ①儿… Ⅱ. ①王… ②杨… ③牛… Ⅲ. ①小儿疾病 – 常见病 – 诊疗 Ⅳ. ①R72

中国版本图书馆 CIP 数据核字（2021）第 230137 号

书　　名　儿科常见病诊断与治疗
　　　　　ERKE CHANGJIANBING ZHENDUAN YU ZHILIAO
主　　编　王　敏　杨丽霞　牛宛柯
责任编辑　曹桔方
装帧设计　天顿设计
责任技编　刘上锦
出版发行　世界图书出版有限公司　世界图书出版广东有限公司
地　　址　广州市新港西路大江冲 25 号
邮　　编　510300
电　　话　020-84460408
网　　址　http://www.gdst.com.cn
邮　　箱　wpc_gdst@163.com
经　　销　各地新华书店
印　　刷　三河市嵩川印刷有限公司
开　　本　787mm×1092mm　1/16
印　　张　37.5
字　　数　932 千字
版　　次　2021 年 11 月第 1 版　2021 年 11 月第 1 次印刷
国际书号　ISBN 978-7-5192-9110-5
定　　价　298.00 元

版权所有　翻印必究

咨询、投稿：020-84460408　gdstcjf@126.com

主 编 简 介

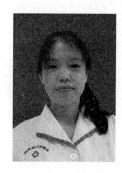

　　王敏，毕业于潍坊医学院临床医学专业，医学学士学位，山东省东营市人民医院新生儿科主治医师。从事新生儿重症科临床工作10年，擅长新生儿呼吸窘迫综合征、早产儿肠内营养等治疗。

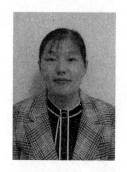

　　杨丽霞，毕业于滨州医学院临床医学专业，医学学士学位，山东省东营市河口区人民医院儿内科主治医师，从事儿内科临床工作10余年，对儿内科各种常见病、多发病的诊断与治疗有丰富经验。

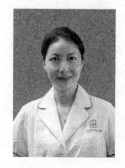

　　牛宛柯，毕业于河南中医药大学中医学专业，医学学士学位，河南省南阳张仲景医院儿科副主任医师。从事儿科临床工作20年，擅长中西医结合的方法对儿童呼吸系统疾病的治疗。

编 委 会

主　编

王　敏　杨丽霞　牛宛柯

副主编

罗巧华　康丽敏　刘　焕　胡理强　张贵春
王　薇　杨茂芹　张文娟　云海福　刘国英

编　者（以姓氏笔画为序）

王　玉　济宁市微山县人民医院
王　倩　山东第一医科大学附属济南妇幼保健院
王　敏　东营市人民医院
王　薇　莱芜市莱钢医院
牛宛柯　南阳市张仲景医院
云海福　内蒙古鄂尔多斯市达拉特旗人民医院
刘　焕　武城县人民医院
刘国英　河北省枣强县人民医院
江泽华　徐闻县中医院
李香丽　山西省儿童医院（山西省妇幼保健院）
张文娟　贵州省绥阳县人民医院
张贵春　河南中医药大学第一附属医院
罗巧华　泰安市妇幼保健院（市儿童医院）
杨丽霞　东营市河口区人民医院
杨茂芹　济南市历城区人民医院
赵　亮　山西省儿童医院（山西省妇幼保健院）
胡理强　清镇市第一人民医院
姚姣利　山西省儿童医院（山西省妇幼保健院）
聂伟霞　菏泽市牡丹人民医院
康丽敏　山西省儿童医院（山西省妇幼保健院）
盛巧妮　西南医科大学附属中医医院
韩　静　山西省儿童医院（山西省妇幼保健院）
彭桂英　深圳市罗湖区妇幼保健院

前　言

　　随着医学科学技术的快速发展和人们对医疗卫生工作要求的不断提高，越来越多的新理论和新技术广泛应用于儿科临床。这要求儿科医务人员须具备更全面的医学理论知识和丰富的临床实践经验，以此提高临床治疗水平。

　　全书内容新颖，重点突出，简明实用，紧密结合临床，详细地介绍了儿科各系统常见疾病的定义、病因、发病机制、临床表现、诊断与治疗等方面的内容，可供儿科医护人员学习参考。

　　本书有助于提高儿科疾病的诊治水平，帮助患者早日康复。诚挚感谢所有专家和同道给予的鼓励和支持。书中若有不足之处，请广大读者不吝指正。

目　　录

第一章　新生儿疾病

第一节　早产与早产儿

一、早产

（一）早产现状

随着基础医学的发展及辅助生殖技术的进步，时至今日，围生医学的发展已取得可喜成绩，然而随着生活节奏加快、生活压力增加、孕妇年龄增大、试管婴儿的诞生等因素，早产并未得到很好的控制。全球早产的发生率为 5％～15％，美国大样本的统计为 12％左右；2005 年中华医学会儿科学分会新生儿学组多中心调查显示，早产发生率为 7.8％；2007 年中国医院新生儿流行病学调查报告显示，早产发生率为 8.1％。有研究表明，早产儿占住院新生儿的比例为34.038％，且有逐年上升趋势。早产及早产儿问题成为国内外围生医学研究的重点。

早产（指非特异性早产）机制目前仍不是十分清楚。临床上，除了死胎和致死性畸形引产外，25％～40％属于选择性早产。大部分是由产科医师评估后终止妊娠，少部分由社会因素造成。

早产是导致围生儿死亡的重要原因，除出生缺陷外，占围生儿死亡的 70％以上。早产儿尤其是极低出生体重儿的死亡率高达 12.7％～20.8％，其主要死因为窒息、肺出血、颅内出血、寒冷损伤综合征、感染性疾病、胆红素脑病、营养代谢性疾病等。早产儿的远期预后较差，存活早产儿 8％留有运动障碍、智力障碍、生长迟缓、学习困难、行为问题（注意力缺陷、多动综合征）及视听障碍，给社会和家庭造成巨大的经济和心理负担。

（二）早产的定义及分类

1.早产的定义

早产指妊娠不满 37 足周（<259 天）分娩者。国外把早产定义为胎龄满 20 周至不满 37 周。早产定义较广，在此期间出生的早产儿器官及各个系统的发育状况亦有很大差异，护理及救治的措施和难度有所不同，预后也有明显差异。因此，为满足预防与治疗的需求，有必要对早产及早产儿进行详细分类。

2.早产的分类

（1）按照妊娠时限分类。轻型早产指妊娠 32～36 周的早产，占早产的绝大部分，出生后早期结局相对较好。早期早产指妊娠 28 周但不足 32 周之间的早产，多数易夭折。极早早产指妊娠小于 28 周的早产。

（2）按照病因分类分为自发性早产、胎膜早破性早产、医源性早产。

自发性早产：妊娠不满 37 足周自发性出现早产临产，继而分娩；约占全部早产的 50%，原因不明。

胎膜早破性早产：先出现胎膜早破，继而出现早产分娩；约占全部早产的 25%。感染被认为是此类早产的主要原因。

医源性早产：有医学指征（母亲高血压、胎盘早剥、胎儿窘迫等）需要在妊娠 37 周以前结束分娩者；约占全部早产的 25%。

（三）早产发生的原因

1.母体因素

（1）一般社会情况和社会因素

①孕妇的年龄过大或过小。年龄小于 18 周岁或大于 40 岁、体重小于 45kg、身高低于 150cm，均与早产的发生有关。30 岁以下和以上孕妇发生妊娠高血压疾病的比例分别为 10.6%、16.8%。孕妇年龄较小者，社会经济状况低下，可导致孕妇营养缺乏。流行病学研究提示，营养缺乏在早产发生中占有重要地位。

②种族、遗传因素。有研究显示，在美国同等经济情况下黑人早产的发生率高于白人 50%。有研究发现，出生时孕周小于 37 周的妇女娩出早产儿的危险增高。另有研究提示，基因 PON2311 位点多态性与早产的发生具有显著相关性。

③不良生活习惯。吸烟、酗酒、滥用毒品亦与早产有关。尼古丁和可卡因中有很强的血管收缩剂，可通过激活胎儿的下丘脑-垂体-肾上腺轴而导致早产。在国内应重视被动吸烟问题。

④生活环境。从事体力劳动、工作时间过长、工作过累、情绪波动或过度紧张可使早产发生率明显增加。

⑤妊娠后期频繁的性生活，易引起胎膜早破，也是早产的较常见原因。

（2）既往人工流产史、早产史或死胎史：调查显示，人工流产与再次妊娠早产相关，且人工流产次数越多，再次妊娠流产的风险越大，原因可能与机械损伤造成宫颈内口功能不全，以及术后引起的感染有关。但也有研究认为，前 3 个月流产和 1 次人工流产史，并不会导致再次妊娠流产的风险增大。人工流产还可增加再次妊娠并发症的发生率，如先兆早产、前置胎盘、胎膜早破和胎儿窘迫等，间接增加早产及医源性早产的发生。有研究显示，有早产史的妇女，再次妊娠仍然有早产的可能性。当孕妇第一次妊娠时发生早产，以后的妊娠发生早产的可能性增加 2 倍。如果最初两次均发生早产，第三次妊娠发生早产的可能性增加 3 倍。

（3）感染：是引起早产的重要原因之一，感染可导致胎膜早破，进而发生早产。多为生殖道感染，起源于阴道、宫颈，进一步上行导致宫内感染。解脲支原体、沙眼衣原体、厌氧菌是引起孕妇生殖道感染的常见病原体，妊娠期间感染生殖道后，可破坏邻近羊膜上的溶酶体膜，释放出磷脂酶 A_2，促进胎膜上的花生四烯酸转化为前列腺素并诱发宫缩；同时，细胞内溶酶体酶的释放，对羊膜绒毛膜细胞产生直接的细胞毒性作用，导致胎膜破坏，减弱胎膜张力，导致胎膜早破。此外，梅毒、淋病、尖锐湿疣、生殖器疱疹、艾滋病、人类微小病毒 B19 感染均是早产的高危因素。少数非生殖道感染也可诱发早产，如未治疗的急性肾盂肾炎，30% 发生早产，伴有肺炎的孕妇早产发生率高达 25%。

(4)胎膜早破:在早产的妇女中,约 1/3 并发胎膜早破。正常情况下妊娠中期以后,胎膜停止生长,到妊娠晚期胎膜变薄,当孕妇膳食中缺乏铜和维生素 C 时,可使胎膜脆性增加,如宫内压力增大,容易破裂。胎膜早破是结果,而导致胎膜早破的原因才是引起早产的原因,主要为感染、胎膜损伤、胎膜异常、宫颈功能不全、羊膜腔内张力过高、胎位异常、多胎、羊水过多、妊娠期间行宫颈环扎术或羊膜腔穿刺术等。胎膜早破后阴道的病原微生物易上行感染,感染程度与破膜时间有关,若超过 24 小时,感染率增加 5~10 倍。胎膜早破可引起脐带脱垂、胎儿窘迫及新生儿颅内出血及感染,突然破膜还可引起胎盘早剥,这些都可引起早产。

(5)妊娠期疾病:妊娠并发症本身可导致早产,或为保证母胎安全,未足月而终止妊娠。

①妊娠期高血压疾病:国外发病率为 7%~12%,国内为 9.4%,可导致子痫前期和子痫,常常造成医源性早产。

②溶血、肝酶升高和血小板减少综合征:子痫前期/子痫患者并发有血小板减少、异常外周血涂片和肝功能异常,我国发生率为 2.7%,通常导致早产。

③产前出血:常引起早产,但是产前出血是症状,不是原因,引起的原因有创伤、局部病变、炎性反应、溃疡、糜烂、静脉曲张破裂、息肉及肿瘤、前置胎盘、胎盘早剥、子宫破裂、胎盘边缘血窦破裂、羊水栓塞致弥漫性血管内凝血、胎盘和脐带异常、妊娠合并出血性疾病等,其中胎盘因素和宫颈疾病是主要原因。

④妊娠期肝内胆汁淤积综合征:是妊娠中、晚期特有的并发症,临床上以上皮肤瘙痒和黄疸为特征,发病率 0.8%~12%,有明显的地域和种族差异。有研究证实,胆汁淤积综合征患者的胎儿对类固醇代谢障碍,不能将 16α-羟基-去氢表雄酮转变为惰性较大的雌三醇,而转变为具有活性的雌二醇,从而导致早产。此外,胆汁淤积综合征使胎儿宫内窘迫发生率增高,也增加了医源性早产的发生。

⑤其他:妊娠合并急性阑尾炎、急性胰腺炎、外伤、慢性肾炎、心脏病、肝炎、红斑狼疮,以及妊娠早期贫血等,也可引起早产。

(6)其他:孕妇不育史、孕期增重少(胎儿生长受限)、妊娠剧吐也是早产比较明显的高危因素,这些因素在导致早产的高危因素中所占比例低于 2%。

2.胎儿因素

(1)胎位异常,如臀位、横位等。

(2)多胎妊娠、双胎妊娠、羊水过多可使子宫过度膨胀,宫腔压力增大,诱发子宫收缩。双胎妊娠早产的发病率高达 50%。

(3)胎儿畸形及胎死宫内。

3.子宫、胎盘因素

(1)子宫畸形:如双子宫、双角子宫、纵隔子宫等。

(2)宫颈功能不全:在无宫缩和胎膜早破的情况下,宫颈缩短和扩张,羊膜囊自宫颈管膨出宫颈外,最终因感染及宫腔内压增加导致胎膜破裂而发生早产。

(3)前置胎盘及胎盘早剥。

(4)子宫肌瘤、卵巢肿瘤、子宫颈癌。

4.其他因素

如母儿血型不合、溶血病、心理因素、厌恶孩子、家庭不和、长途旅行、气候变化、交通事故外伤等。另外,性生活、乳头刺激等均可诱发早产。

二、早产儿

(一)早产儿的分类

1.根据胎龄分类

胎龄指从最后 1 次正常月经第 1 天起至分娩时止,通常以周表示。胎龄<37 周的新生儿,根据孕龄分为 3 类:①轻型早产儿,32~36 周的早产儿;②非常早产儿,28~32 周的早产儿;③极早早产儿,<28 周的早产儿。近年又有人把其中 34 周至不足 37 周之间的早产儿称为近足月儿或者称为晚期早产儿。

2.根据出生体重分类

出生体重指出生 1 小时内的体重。①低出生体重儿:出生体重<2500g;②极低出生体重儿:出生体重<1500g;③超低出生体重儿:出生体重<1000g。④正常出生体重儿:2500g≤出生体重≤4000g。

(二)早产儿的特点

1.呼吸系统

早产儿呼吸中枢及呼吸系统的发育尚不成熟,呼吸浅表且节律不规则,常出现周期性呼吸及呼吸暂停。所谓周期性呼吸,即呼吸停止<20 秒,不伴有心率减慢及发绀。呼吸暂停指呼吸停止>20 秒,并伴有心率<100 次/分及发绀。呼吸暂停可根据病因分为中枢性、阻塞性和混合性。

2.循环系统

出生时尚不完善,约半数超低出生体重儿会出现低血压,一般在 6.0~8.0kPa(45~60mmHg)。早产儿低血压和动脉导管关闭延迟(足月儿在生后 10~15 小时即可在功能上关闭)是早产儿循环系统常见的问题,容易造成各脏器的潜在损害,影响早产儿的生存质量。

3.消化系统

尽管从 15 周就可检测到胎儿口部的吸吮动作,但是协调的吸吮和吞咽到 34 周才成熟,因此,早产儿易发生乳汁吸入。协调的食管蠕动存在于孕 32 周时,然而与足月儿相比,其收缩幅度、传播速度及下食管括约肌压力均是较低的,因此比足月儿更易发生胃食管反流。国外有研究证实,早产儿胃排空延迟,可能与胃窦和十二指肠动力不成熟及两者之间缺乏协调活动有关。早产儿结肠动力不成熟,当有呼吸窘迫或感染时,常可出现类似于巨结肠的动力性肠梗阻,严重时可导致坏死性小肠结肠炎。刚出生的新生儿胃内 pH 较高,因此在初生 5~8 天内胃蛋白酶是无活性的,且十二指肠各种蛋白酶活性也较低,因此,只能消化不足 80% 的摄入蛋白质。同时,由于胰脂酶活性、胆酸和胆盐水平较低,因此,早产儿对脂肪的消化吸收能力有限。此外,早产儿由于乳糖酶水平较低,在功能上可能有轻度乳糖不耐受。由于早产儿肝功能较差,生理黄疸早且重,持续时间长,易发生低蛋白血症和低血糖。

4.泌尿系统

肾小球滤过率低，不能有效地排出过多的水分和溶质。原因：①肾皮质肾小球发育不良，滤过功能几乎全由近髓部肾小球承担，滤过膜表面积较成人小；②心搏出量小，动脉血压低，肾灌注不足；③入球及出球小动脉阻力高；④肾小球毛细血管通透性低。早产儿肾浓缩功能较差，排钠分数高，肾小管对醛固酮反应较低，易出现低钠血症。葡糖糖阈值低，易发生低血糖。

5.血液系统

早产儿血容量为 89～105mL/kg，末梢有核红细胞较多，白细胞及血小板均低于足月儿；胎龄越小，体重越低，生理性贫血下降越早，幅度越大，出生体重 1.0～1.5kg 者可降至80g/L，出生体重不足 1.0kg 者可降至70g/L，6 周后血红蛋白降至 70～100g/L（足月儿于 8～12 周后降至 110g/L）。早产儿生理性贫血的原因中最主要的是内源性促红细胞生成素产生不足，由于胎儿和早产儿出生后数周内促红细胞生成素主要在肝脏产生，而肝脏对贫血和组织缺氧的敏感性远低于肾脏。有研究表明，早产儿贫血时促红细胞生成素水平与血红蛋白下降程度明显不成比例。

6.神经系统

胎龄愈小，原始反射愈难引出或者不完全，肌张力低。早产儿尤其低出生体重儿，易发生脑室管膜下出血及脑白质损伤，重者脑室周围白质软化。

7.免疫系统

早产儿免疫功能及屏障功能差，易发生感染性疾病。

8.能量及体液代谢

生理性体重下降明显，生后 5～7 天，低出生体重儿、极低出生体重儿体重下降10%～15%，超低出生体重儿体重下降可达 20%。早产儿所需热量基本同足月儿，体液占体重的80%。体温调节中枢不完善，易出现低体温，体重越低或者日龄越小，所需中性温度越高。

（三）早产儿的并发症

早产儿出生体重较小，大部分早产儿发育在 2 年内赶上足月出生的婴儿。由于出生时发育不完善，近期并发症多，往往遗留远期并发症，严重影响生存质量。

1.早产儿的近期并发症

(1)呼吸窘迫综合征(RDS)：由肺内表面活性物质缺乏引起，胎龄愈小，发病率愈高。

①临床表现：出生后 2～6 小时出现，主要表现为呼吸急促、鼻翼翕动、呼气呻吟、吸气性三凹征、发绀、呼吸窘迫进行性加重，严重时呼吸浅表、呼吸节律不整、呼吸暂停及四肢松弛。体格检查可见胸廓扁平，听诊呼吸音减低，肺泡渗出时可闻及湿性啰音。RDS 通常出生后第 2、3 天病情严重，72 小时后明显好转，但是出生体重、肺病变严重程度、表面活性物质的治疗、是否有感染的存在及动脉导管的开放均对患儿的病程有不同程度的影响。X 线检查，是目前确诊 RDS 的最佳手段，主要表现：a.毛玻璃样改变；b.支气管充气征；c.白肺。

②鉴别诊断：a.湿肺，又名新生儿暂时性呼吸性增快，多见于足月儿及近足月的剖宫产儿，自限性疾病。出生后数小时内出现呼吸增快，但吃奶佳，哭声响亮及反应好，重者发绀及呻吟。听诊可闻及呼吸音减低及湿啰音。X 线胸片显示肺气肿、肺门纹理增粗和斑点状云雾线，常见叶间积液，对症治疗即可，一般 2～3 天症状缓解。b.B 组链球菌肺炎，由 B 组链球菌败血症所

致的宫内感染性肺炎,临床表现及X线难与RDS鉴别,但是前者母亲妊娠晚期多有感染、羊水早破或羊水异味史;机械通气参数较低,病程与RDS不同。c.膈疝,表现为阵发性的呼吸急促及发绀,腹部凹陷,X线胸片可见患侧胸部有充气的肠曲或者胃泡影及肺不张,纵隔向对侧移位。d.吸入性肺炎,多见于足月儿和过期产儿,有羊水、胎粪吸入史。e.早产儿颅内出血,多有缺氧复苏史,需及时做头颅B超或CT检查鉴别。f.肺泡性蛋白沉积症,少见的肺部疾病,可见足月新生儿。

③治疗:目的是保证通换气功能正常,待自身肺表面活性物质(PS)产生增加,RDS得以恢复。机械通气和PS替代疗法是治疗的重要手段。

(2)频发性呼吸暂停:极低出生体重儿有70%可发生呼吸暂停。通常于出生2～4周后才消失,紧急处理三部曲:刺激、药物治疗、氧疗。a.刺激:托背、弹足底,出现青紫须气囊给氧。b.药物治疗:氨茶碱负荷量4～6mg/kg,12小时后给维持量,每次2mg/kg,每天2～3次(半衰期短,须多次给药)监测血浓度,保持在5～15μg/mL;不良反应有烦躁、心动过速、惊厥、胃肠道出血、高血糖。枸橼酸咖啡因负荷量为20mg/kg(相当于咖啡因10mg/kg),维持量为5mg/kg,每天1次,静脉滴注。优点:半衰期较长,脂溶性高,透过血脑屏障快。纳洛酮为0.1mg/kg,必要时4～6小时再用。c.氧疗:经鼻持续正压通气(nCPAP)(压力0.3kPa)、机械通气(若频繁呼吸暂停,呼吸机参数一般不需要很高)。

(3)肺出血:肺出血指肺的大量出血,至少影响到肺的两个大叶,不包括肺部散在的局灶性小量出血。发生于许多严重疾病的晚期,是严重的综合征。早产儿各系统发育不成熟是肺出血的主要原因。临床表现:出血前数小时至明确诊断常表现首先是经皮血氧饱和度($TcSO_2$)的下降,呼吸暂停、呼吸不规则、继之呼吸窘迫及肺内出现湿性啰音。有50%患儿从鼻孔或口腔流出或喷出血性分泌物或棕色液体或于插管时流出或吸出泡沫样血性液,这时诊断已很明确,但少数患儿无血性分泌物流出。X线表现肺内广泛分布的小点片或斑片状融合阴影、肺血管瘀血影,肺部原有病变。治疗:积极治疗原发疾病,止血治疗,必要时输血治疗,在治疗原发病基础上尽早使用呼吸机。呼吸机参数设置:吸气峰压(PIP)2.5～3.0kPa,呼气末正压(PEEP)5～7cmH_2O,吸气压(I):呼气压(E)=1:1,呼吸30～40次/分;对严重广泛肺出血,病情好转后呼吸机参数调整不能操之过急。

(4)新生儿持续肺动脉高压:出生后肺血管阻力不能下降,导致肺血流减少,卵圆孔和动脉导管水平存在分流,三尖瓣反流。通常继发于呼吸系统疾病,如RDS、肺炎等,表现为低氧性呼吸衰竭,氧饱和度监测可表现出导管前后氧合水平的差异。须做心脏彩超以排除心脏解剖结构的异常。持续肺动脉高压可以危及生命,需要立即处理。

(5)气胸:气体进入胸膜腔所致。常发生于存在肺部病变并接受呼吸支持的新生儿,也可发生于自主呼吸和没有肺部病变的新生儿(通常在生后最初几次自主呼吸时发生)。表现为急性的呼吸窘迫和需氧,张力性气胸可表现为心血管功能的突然恶化。少量的气胸症状可不明显,可密切观察,中到大量的气胸需要放置胸腔引流管引流。

(6)脑室周围-脑室内出血:常见于胎龄<32周、体重<1500g的早产儿。临床表现不典型,多发生在出生后的前4天,可表现呼吸暂停、嗜睡、肌张力减低等,还伴有心动过缓、体温降低、代谢性酸中毒、低血压等,但20%～50%患儿可无明显症状。根据头颅B超或计算机断层

扫描(CT)检查可分为 4 级。Ⅰ级:室管膜下胚胎生发层基质出血。Ⅱ级:Ⅰ级出血破入脑室,但脑室不扩大。Ⅲ级:Ⅰ级出血破入脑室伴脑室扩大。Ⅳ:Ⅲ级基础上伴有脑实质出血。其中Ⅲ、Ⅳ级常遗留神经系统后遗症。

治疗:a.一般治疗,保持患儿安静,避免搬动和尽量减少刺激性操作;b.维持血压正常,保证足够热量供给,注意液体平衡;c.止血、防治脑水肿,纠正贫血、休克、酸中毒等并发症。

(7)高胆红素血症:高胆红素血症即黄疸,指由于循环血中胆红素过多而引起的皮肤、巩膜及其他组织黄染,分为生理性黄疸和病理性黄疸。生理性黄疸:超过 80% 的早产儿于出生后 2～3 天出现黄疸,4～5 天达到高峰,5～7 天开始消退;一般情况良好,可延长 3～4 周消退,足月儿一般 2 周消退,每日血清胆红素升高 $<85\mu mol/L$ 或者每小时 $<5mg/L$。生理性黄疸是排除性诊断。病理性黄疸:a.黄疸在出生后 24 小时内出现,细胞学检查(TBS)$>102\mu mol/L$;b.足月儿 TBS$>220.6\mu mol/L$,早产儿$>255\mu mol/L$;c.血清结合胆红素$>26\mu mol/L$;d.TBS 每日上升$>85\mu mol/L$;e.黄疸持续时间长,超过 2～4 周或进行性加重。

治疗:主要针对高间接胆红素血症,重点是降低胆红素,防止胆红素脑病。a.光照疗法,胆红素能吸收光线,以波长 450～460nm 的光线作用最强,故蓝光和绿光有效。注意光疗时不显性失水增加,维生素 B_2 破坏加速,故适量补充;也可能出现发热、腹泻、皮疹等副作用,停止光疗后一般可自行缓解。b.换血疗法,适用于产前已经明确诊断,出生后 12 小时内胆红素每小时升高 $>12\mu mol/L$ 或已达到 $342\mu mol/L$ 者,早产儿或者上一胎溶血严重者。c.药物治疗,应用丙种球蛋白、白蛋白、肝酶诱导剂,纠正酸中毒、缺氧,防止低血糖、低体温。

(8)动脉导管未闭:动脉导管未闭是早产儿常见的心脏问题,约占早产儿的 20%,早产儿生后 2～3 天,由于 RDS 和机械通气的应用,肺动脉压力和阻力较高,故通过动脉导管的分流量较少。之后,通过 RDS 的好转、机械通气停止,肺动脉压力和阻力下降,约有 30% 的患儿出现通过动脉导管的左向右分流明显增大,从而引起左心室容量负荷过重,可表现为气促、呛咳、多汗、体重不增,甚至心力衰竭。典型病例于胸骨左缘第 2 肋间有响亮粗糙的连续性机械性杂音。早期 B 超筛查可明确诊断。

治疗:a.限制液体量。b.药物治疗,选用抑制前列腺素合成的药物,如吲哚美辛,首剂 0.2mg/kg,静脉滴注,第 2、第 3 剂 0.1～0.3mg/kg,间隔 12 小时,总剂量不超过 0.6mg/kg。c.手术治疗,当药物治疗无效时使用手术结扎或切断动脉导管。伴发 RDS 或心力衰竭者,若内科治疗无效应尽早手术。

(9)坏死性小肠结肠炎:由围产期多种致病因素导致的以腹胀、呕吐、便血为主要症状的急性坏死性肠道疾病,主要发生于早产儿,在极低出生体重儿(<1500g)中发生率为 5%～10%,胎龄越小,本病发生率越高。病情严重,病死率为 50%。机制复杂,尚未完全明确,可能与早产、肠壁缺氧、缺血、肠道菌群失调及喂养有关。多于出生后 2～12 天发病,极低出生体重儿可迟至 2 个月。临床表现为初起喂养困难、腹胀、胃潴留等,以及呼吸窘迫、呼吸暂停、嗜睡、体温波动等全身症状。随后大便性状改变,出现血便。严重者呼吸衰竭、休克、弥散性血管内凝血(DIC),甚至死亡。查体可见肠型、腹壁发红、肠鸣音减弱或者消失。腹部 X 线平片表现为麻痹性肠梗阻,肠壁积气和门静脉充气征为特征性表现。

治疗:绝对禁食同时胃肠减压;抗感染;静脉营养支持疗法;出现气腹或腹膜炎时行外科

治疗。

(10)低血糖:出生后血糖<2.2mmol/L为低血糖,反复低血糖可引起神经系统危害。出生72小时内的早产儿低血糖发生率约5%。临床表现非特异性,表现为震颤、阵发性发绀、呼吸暂停或呼吸增快、哭声减弱或音调变高、肌张力低下、反应差、嗜睡、惊厥,也可表现为面色苍白、多汗、体温不升、心动过速、哭闹等。

处理:出生后监测血糖直至稳定,积极对症治疗,寻找病因。

(11)代谢性酸中毒:血浆中HCO_3^-原发性减少。主要原因是无氧酵解旺盛,导致高乳酸血症及肾脏保碱排酸的功能较差,感染也可造成代谢性酸中毒。临床表现:轻度(HCO_3^- 13~18mmol/L)患儿可仅表现呼吸增快或者无症状,中度(HCO_3^- 9~13mmol/L)患儿出现心律增快、厌食、恶心、呕吐、精神萎靡、嗜睡,甚至昏迷。重度患儿出现(HCO_3^-<9mmol/L)心率减慢、低血压、心力衰竭,危及生命。早产儿呼吸功能较差,呼吸改变可不典型。

治疗:改善循环、肾功能和呼吸功能。轻度酸中毒可不处理。中、重度应补充碱剂,首选碳酸氢钠。注意避免频繁或快速输给高张碳酸氢钠液;避免过快完全纠正酸中毒。

(12)寒冷损伤综合征:又名新生儿硬肿症,多由寒冷或(和)热量摄入不足、多种疾病(如严重感染、重度窒息等)、微循环障碍、体温调节中枢功能低下造成。

临床表现:反应低下、哭声低弱、活动减少,也可出现呼吸暂停等。低体温,四肢或全身冰冷。皮肤硬肿,常呈对称性,发生次序——下肢、臀部、面颊、上肢、全身。须与新生儿水肿(有各自的临床特点)、新生儿皮下坏疽(有难产或产钳分娩史)相鉴别。

治疗:复温、监测体温,热量和液体补充,控制感染,纠正器官功能紊乱。

2.早产儿的晚期并发症

(1)支气管肺发育不良(BPD):慢性肺疾病。出生后即需要机械通气和吸氧,出生后28天或纠正胎龄36周仍依赖吸氧或机械通气,并有肺功能异常的慢性肺部疾病。原因:肺气道发育不成熟,易造成气压伤或氧中毒及动脉导管开放,导致气管、肺发育不全及慢性肺功能不全,多见于超低出生体重儿,发生率可达50%。主要临床表现为对氧气的依赖。

治疗:a.呼吸支持,以尽可能低的气道压力和氧浓度,维持血气指标基本正常,争取尽早撤离呼吸机。b.限制液体量,应限制液体入量,必要时可使用小剂量利尿剂。c.应用糖皮质激素,炎性反应在BPD发病中起重要作用,而激素具有抗炎作用,但其不良反应较多,例如抑制脑发育、导致感染扩散等,故不常规使用激素预防BPD,对严重病例可谨慎吸入激素。d.抗感染,机械通气及BPD易合并肺部感染,而肺部感染反过来又可促使BPD的发生和发展,多做痰培养,根据药敏结果选用抗生素。

(2)贫血:胎龄、体重越小,贫血出现的时间越早越重。生理因素:早产儿红细胞寿命较短,生长发育速度快。早产儿维生素K、维生素D、维生素E及铁储存不足(尤其是胎龄不足30周的极低出生体重儿铁储备量极少),加上喂养困难,早产儿监护过程取血检验等医源性失血也应引起足够重视,并且病情越重,越需多次取血监测,如果是极低出生体重儿,血容量更少,更易发生医源性失血。例如,出生体重为1.0kg的早产儿如果每天取血2mL,连续5天就可失血10%。另外,感染、出血、溶血等均是导致贫血的常见原因。

临床表现:出生后2~3月或更早逐渐出现面色苍白、甲床苍白、全身倦怠、无力、肌张力低下、哭声低微、吸吮力弱、奶量减少,有时呕吐、腹胀、便稀。较重者面色多虚肿、体重不增,肝脾可肿大。机体抵抗力差,易患感染性疾病。

实验室检查:出生后一周内静脉血血红蛋白≤130g/L,1周后<100g/L,可诊断为贫血。严重者输血治疗,早产儿尤其是极低出生体重儿,一般每次5~15mL/kg,采用输血泵控制输注时间不短于2小时。有研究表明,血红蛋白<100g/L的早产儿经红细胞输注可纠正其呼吸节律改变(如呼吸急促、呼吸困难、呼吸暂停)、心律改变(如心动过速、心动过缓)以及体重不增、吸吮困难等。

(3)脑室周围白质软化:脑白质损伤是早产儿脑损伤的形式之一,最严重的结局是早产儿脑室周围白质软化。

发病机制:早产儿出生后的一段时间内,供应白质的小动脉在解剖结构上并未完全发育成熟,另外,发育中的少突胶质前体细胞对缺血敏感。主要病因有妊娠高血压疾病、贫血、胎-胎输血、胎盘和脐带异常、宫内窘迫、新生儿循环异常、低氧血症及难以纠正的低血糖等,均可导致白质供血障碍而致损伤。临床表现均是非特异性的,即使脑室周围白质损伤相当严重,患儿也只表现反应差。影像学诊断是早产儿脑室周围白质损伤应用最广泛的诊断方法。

早期水肿阶段:颅脑超声以无创、便于床旁操作的优势,成为首选。特点是病变部位回声增强,且粗糙、不均匀;病变广泛时,可见强回声自脑室周围向外辐射性弥散,直至皮层下;轻度的7~10天内超声影像恢复,重者进一步钙化或软化。

软化灶形成阶段:软化灶在2mm以上超声检查可探及,一般在白质损伤3~4周,超声显示低回声或者无回声的软化灶;同时,脑室扩大,脑容积减少;此阶段CT、磁共振成像(MRI)检查有较高的敏感和特异性;3~4个月后,随着胶质细胞的填充,软化灶逐渐在影像上消失。

治疗:"三维持、三对症"。"三维持",即维持良好呼吸、维持良好循环、维持血糖在正常值。"三对症",指控制惊厥、降低颅内压、消除脑干症状。待病情稳定,根据患儿的具体情况及早进行智能与体能的康复训练,有利于脑功能的恢复和减少后遗症的发生。

(4)早产儿视网膜病变:异常的视网膜血管形成而导致的双眼疾病,严重者可致失明。

发病机制:早产儿视网膜血管发育未成熟,在血管进一步成熟过程中,由于代谢需求增加导致局部视网膜缺氧,视网膜缺氧可继发血管生长因子大量产生,从而刺激新生血管形成,同时伴有纤维组织增殖,纤维血管沿玻璃体前面生长,在晶状体后方形成晶状体后纤维膜,膜的收缩重者可引起视网膜脱落,严重者可致失明。

病变程度可分为5期。初次检查仅表现无血管区,则记录为未成熟视网膜或0期视网膜病变。1期:视网膜后极部在血管区与周边无血管区之间出现一条白色平坦的细分界线。2期:分界线变宽、增高或者粉色的嵴样隆起突出视网膜面。3期:凸出于视网膜表面的纤维增殖。4期:局限视网膜脱离。5期:视网膜全脱离。80%以上出生时体重小于1kg的早产儿发生视网膜病,尤其是氧疗患儿。出生后4~6周眼底筛查,可降低视网膜病变的发生率,1期、2期视网膜病变只需密切观察即可,大部分可自行消退,当发展至严重程度时则须治疗。

(5)超低出生体重儿佝偻病:早产儿血清钙低下,但于第7天可恢复正常水平,一般不发生低钙症状,不必补钙;但超低出生体重儿容易患佝偻病,因为钙、磷及维生素D的储存较少;吸收脂肪及脂溶性维生素的功能较差;生长较快,钙、磷的一般供给量往往不能满足需要,表现为补磷不足;容易有感染和消化道紊乱,因此,对矿物质及脂肪存在吸收障碍。

3.早产儿的感染问题

感染贯穿整个病程,由于早产儿免疫系统尚未发育成熟,对细菌、病毒、真菌和其他病原微生物抵抗力低,因此比足月儿更容易并发感染,如败血症、肺炎、脑膜炎等。

早产儿感染具有以下特点:①临床表现不典型,症状和体征非特异性,易与非感染性疾病混淆,如早产儿患败血症,临床常表现为自发性活动减少、吸吮无力、呼吸暂停、硬肿、心动过缓和体温不稳(过高或者过低)。②产前感染发生率较高,以败血症和肺炎为多。③病程进展快,易出现休克、弥散性血管内凝血。④容易发生严重感染、机会感染,常发生院内感染,以产超广谱β-内酰胺酶细菌、真菌感染多见。⑤死亡率高,尤其合并坏死性小肠结肠炎者。⑥病情恶化要考虑到感染的可能性。

与早产儿感染发生有关的因素:早产儿存活率的明显提高,自身免疫功能低下,住院时间长,静脉置管、气管插管及机械通气等较多的医疗操作,胎膜早破等。早产儿感染以条件致病菌为主要致病菌,生后1周内感染以革兰阴性菌常见,但住院时间超过2周要注意革兰阳性菌及真菌感染。有研究提示,凝固酶阴性的葡萄球菌是早产儿后期感染最多见的病原菌;真菌感染与抗生素尤其是碳青霉烯类的滥用有关,真菌感染与部分患儿坏死性小肠结肠炎的发生有关,须引起重视。

相对于足月儿,早产儿感染具有特殊危害,可导致或促发脑瘫、早产儿视网膜病变、动脉导管未闭、支气管肺发育不良的发生。有研究表明,早发性系统感染,尤其是脑膜炎,与脑瘫、视力、听力受损等神经损伤有关;而临床感染中毒表现不明显的所谓"低度"系统感染引起的炎症瀑布可导致脑白质病变。

三、临床特征

(一)胎膜早破早产儿的临床特征

1.感染

感染是胎膜早破早产儿的主要表现。感染与胎膜早破关系密切,羊膜腔感染时可促使胎膜早破,胎膜早破又可导致上行性感染,引起胎儿宫内感染。因此,感染既是胎膜早破的病因,又是胎膜早破的结果。胎膜早破时间越长,胎儿感染机会越多。如超过24小时,胎儿感染很难避免,严重者可致胎儿死亡。此外,感染可引起早产儿败血症和神经系统损伤,如脑瘫等疾病的发生。

2.呼吸问题

(1)胎膜早破早产儿相对不容易发生 RDS,可能与应激有关。但胎膜早破继发羊水减少,易于造成胎儿或脐带宫内受压,引起胎儿窘迫和出生窒息,可加重 RDS。

(2)干肺综合征:胎膜早破超过3天,羊水少,肺液丢失,发生气道塌陷,导致呼吸困难。

3.其他问题

如呼吸暂停、肺出血、颅内出血、代谢紊乱等。

（二）妊娠高血压疾病早产儿的临床特征

1.小于胎龄儿

妊娠期高血压疾病的基本变化是全身小动脉痉挛收缩,胎盘循环阻力增加,胎盘血流减少;螺旋小动脉狭窄闭塞,胎盘床血管急性粥样化也使胎盘血流减少,影响胎儿的血流量和胎儿胎盘的物质交换,导致胎儿生长受限、宫内窘迫等。

2.外周血象的变化

(1)有核红细胞增多:与慢性缺氧刺激有关。

(2)暂时性中性粒细胞减少:一般不增加患感染性疾病风险。

(3)血小板减少:与血管痉挛引起内皮损伤以及血小板活力被激活、消耗有关。

（三）胎盘早剥早产儿的临床特征

胎盘早剥早产儿死亡率高达 20％～35％,为无早剥者的 15～27 倍。胎盘早剥早产儿在临床上易出现颅内出血、缺血缺氧性脑病、贫血、弥散性血管内凝血、酸中毒、RDS、新生儿硬肿病、呼吸暂停、休克、心肌损害、心力衰竭等急危重并发症。其机制与以下因素有关。

1.凝血功能障碍

凝血功能障碍是胎盘早剥早产儿特殊、潜隐且险恶的病理变化。剥离处胎盘绒毛和蜕膜释放大量的组织凝血活酶,进入母亲和胎儿体内,激活内源性凝血系统,从而导致弥散性血管内凝血。重型胎盘早剥,剥离面超过 1/3,以内出血为主;重型胎盘早剥早产儿均发生弥散性血管内凝血,来势凶猛。轻型胎盘早剥,剥离面不超过 1/3,以外出血为主,患儿发生弥散性血管内凝血时进展相对较慢,潜伏较大的危险。

2.缺氧缺血

胎盘脱离子宫,势必影响供血、供氧,导致发生胎儿呼吸循环功能障碍、胎儿窘迫和新生儿窒息。

3.失血

胎盘早剥母体出血,会导致胎儿的失血,表现贫血和低血容量休克。

4.成熟度低

胎盘早剥多发生于未足月妊娠,且发生后应立即终止妊娠。

（四）糖尿病母亲的早产儿临床特征

1.早产儿小于胎龄儿

与妊娠阶段糖尿病症状未得到控制,合并肝肾功能损害、视网膜病变等有关。

2.代谢紊乱

出现低血糖、低血钙(甲状旁腺功能降低)、低血镁。

3.围产期窒息和颅内出血

妊娠期糖尿病可引起全身血管病变,大、中、小动脉和毛细血管均可累及,增加早产风险。发生高胰岛素血症,促进糖原、脂肪、蛋白质合成,胎儿高血糖及高胰岛素血症使机体耗氧量增加,导致宫内缺氧,不得不终止妊娠而致早产。因胎儿过大,易发生难产和产伤,造成新生儿窒息和颅内出血。

4.呼吸窘迫综合征

胰岛素拮抗肾上腺皮质激素,选择性剖宫产使前列腺素产生减少。

5.血液系统疾病

红细胞增多可使血流缓慢,氧气交换及转运减少,加重组织缺氧和酸中毒。同时易发生高胆红素血症。

6.先天畸形

出现心脏缺损。

(五)多胎妊娠早产儿的临床特征

(1)多胎妊娠围生儿死亡率为10%～12%,双胎儿死亡率比单胎儿高4倍。

(2)多胎妊娠并发症发生率明显高于单胎妊娠,如妊娠高血压疾病、胎膜早破、前置胎盘等。

(3)胎儿宫内发育迟缓(IVGR),出生后表现为小于胎龄儿。

(4)容易出现低体温、低血糖、视网膜病变、RDS、呼吸暂停、肺出血、颅内出血、脑室周围白质软化等早产儿问题。

(5)窒息:后出生者窒息发生率高。

(6)感染问题:多胎妊娠宫内压增高,发生胎膜早破;早产儿侵袭性操作多。

(7)双胎输血综合征:双绒毛膜双胎时,一胎儿血液通过胎盘吻合血管输给另一胎儿;双胎儿血红蛋白相差超过50g/L,体重相差≥20%,供血者可发生生长受限、肾灌注不足、羊水过少、营养不良、贫血、休克、死胎。受血者血容量增多、动脉压增高,可发生红细胞增多症、胎儿水肿、心力衰竭、血栓形成、呼吸暂停。

(8)发育畸形:单卵双胎儿多见。

四、营养需求

尽管早产儿获取最合适的营养供应非常关键,但目前针对其明确的营养需求标准尚未建立。目前的《肠外肠内营养学临床指南》旨在为相同孕龄的健康婴儿提供营养素来保证生长速率和体重增长,并维持正常的血液和组织营养素浓度。几乎所有在新生儿重症监护治疗病房(NICU)接受治疗的超低出生体重儿(出生体重<1000g)都会经历生长受限。从出生后到达足月胎龄之前,早产儿往往无法获得正常胎儿在宫内应有的生长速率。严重的新生儿疾病、不恰当的肠外和肠内营养支持导致能量、蛋白质和矿物质的缺乏加重,造成了早产儿的生长受限。不过,出生后几小时内启动肠外营养支持、几天内启动肠内营养支持的临床实践方案已经开始在缓解宫外生长受限中发挥作用。

(一)肠外营养

对于早产儿,特别是那些出生体重<1500g的婴儿,肠外摄入葡萄糖、脂肪和氨基酸是营养支持的重要组成部分。在低体重早产儿中,喂养不耐受是一个常见的问题,其主要原因是胃容量有限、小肠运动减弱以及其他复杂疾病,而这些因素会导致肠内喂养量增长缓慢,延长达到完全肠道喂养的时间。

因此,肠外营养是对肠内营养的必要补充,通过这两种营养途径使得每日摄入量能够满足婴儿的营养需求。必要时,也可以单独通过静脉营养通路长时间维持基本的营养需求。

对于出生体重＞1500g 的早产儿和近足月儿(胎龄＞34 周),与足月儿相比,这些婴儿需要更多的营养支持,但目前对肠外营养方案的相关研究仍然不足。这些早产儿的肠外营养支持应依据个体情况进行具体分析。另外,任何胎龄的宫内生长迟缓(IUGR)婴儿均需要特殊的营养支持方案。

液体疗法的目的是为了避免脱水和液体潴留,提供稳定的电解质和葡萄糖浓度,维持正常的酸碱平衡。由于经皮肤不显性失水在不同胎龄和体重的婴儿上变化很大,所以个体化的液体疗法十分重要。对于出生体重＞1000g 的早产儿,第 1 天的液体需求量接近 60～80mL/kg,接下来每天增加 20mL/kg,直至出生后第 4 天总量达到每天 120～140mL/kg。在生理性的出生后细胞外液丢失前应当限制静脉补钠。当血清钠浓度低于 140mg/dL 时,应该补充钠[3～4mEq/(kg·d)]与氯化物、醋酸盐的混合物,以纠正钠丢失和代谢性酸中毒。

对于出生体重＜1000g 的新生儿,出生后前 5 天必须给予较高的液体摄入量,液体量的多少取决于尿量和不显性失水量,严重情况下甚至可以达到 5～7mL/(kg·h)。最后,如果以全静脉营养作为唯一的营养来源,补液速率需要达到 140～160mL/kg 来确保婴儿每天 15～20g/kg 的体重增长。同时,这个时期还需要添加 2～4mEq/(kg·d)的钠和氯化物以及 1.5～2mEq/(kg·d)的钾来保证积极生长。对于极早早产儿,由于其保钠能力的减弱和尿液中电解质的高排泄量,需要摄入更多的钠和氯化物。

1.蛋白质

早产儿需要摄入最低 1.2g/(kg·d)的氨基酸来补充蛋白质的分解和在尿液中的丢失,因此,仅给予葡萄糖而不含氨基酸将会导致早产儿蛋白质丢失增多。极低出生体重儿出生后几小时内必须给予最低 2～3g/(kg·d)的氨基酸,以保证体内蛋白质储存和最大血浆蛋白浓度,可以在全静脉营养建立前通过静脉给予 2％～4％的氨基酸储备溶液来实现。研究表明,早期的氨基酸干预不会显著增加代谢性酸中毒的发生率,也不会提高血尿素氮及血氨浓度。

当肠外脂质和葡萄糖能量摄入量为 60kcal/(kg·d),氨基酸摄入量为 2.5～3.0g/(kg·d)时,机体可达到正氮平衡,处于合成代谢阶段。当非蛋白能量摄入量为 80～85kcal/(kg·d),氨基酸摄入量为 2.7～4g/(kg·d)时,会引起氮潴留。为了维持生长,必须给予最少 70kCal/(kg·d)的肠外非蛋白能量摄入。

2.葡萄糖

使用葡萄糖作为唯一的非蛋白能量来源会产生各种问题,葡萄糖浓度高于 12.5g/dL 时会对外周静脉造成局部刺激。此外,当极低出生体重儿葡萄糖输注速率＞6mg/(kg·min)时,持续的糖异生与葡萄糖摄入会造成高血糖(血糖浓度＞150mg/dL)。为了避免由于血清渗透压变化过大引起的潜在不良反应及尿糖增加导致的渗透性利尿,葡萄糖输注的速率应当从＜8.6g/(kg·d)开始。通常情况下,平稳增加的葡萄糖输注速率会刺激内源性胰岛素的分泌,在给予 5～7 天的肠外营养后,机体能够耐受 11～12mg/(kg·min)溶液,130～140mL/(kg·d)的输注速率。此外,早期供给蛋白质会使高血糖和高钾血症的发生减少。过去通常使用静脉注射胰岛素来增加糖耐量和提高能量摄取,然而,由于静脉输液管会黏附胰岛素和血糖,导致其浓度波动增大,带来更多的并发症和更高的病死率,所以应该尽量避免这种做法。

3.静脉脂质输注

静脉脂质制剂的运用,使得通过外周静脉就能提供生长所需的高密度能量来源,这些脂质不仅具有高热量(20%磷脂浓度的脂肪乳的能量密度为 2kcal/mL),并且与血浆有着同样的渗透压,由此避免了对静脉的刺激。新生儿对 20%磷脂浓度的脂肪乳具有最佳的脂质耐受性。最低 0.5g/(kg·d)脂肪乳的输注可以防止必需脂肪酸的缺乏。新生儿对于静脉脂质输注的耐受性较年长儿差,极早早产儿则更差。此外,宫内生长受限的婴儿对脂肪乳输注的耐受性小于相同胎龄的婴儿。与氨基酸供给不同,生后早期脂质给予并未显示出更多优势,但是 24 小时持续静脉输注脂肪乳仍是必需的,剂量可以 1.0~2.0g/(kg·d)增加至 3.0g/(kg·d)。脂肪耐量可以通过检测血清三酰甘油的浓度来间接判断,一般需<200mg/dL。全静脉营养的患者摄入的脂肪应当提供非蛋白热量的 25%~40%。

肉碱是参与脂肪代谢的一种重要的氨基酸,早产儿血液和组织中的肉碱浓度较足月儿低。尽管临床研究并未表明向静脉营养溶液中添加肉碱能带来代谢或生理上的益处,但普遍认为,静脉给予肉碱能提高早产儿利用外源性脂肪产能的能力。若需要向肠外营养液中添加肉碱,其浓度最好达到 10mg/(kg·d)。

静脉输注脂肪乳能提高血清游离脂肪酸浓度,后者能将胆红素从清蛋白结合位点上游离出来。然而,研究表明,即使 24 小时持续静脉给予脂肪的速率达到 3~3.5g/(kg·d),血清中游离胆红素的含量也不受影响,黄疸患儿也无须停用。

目前已被美国批准的主要来源于大豆的静脉脂肪乳剂(MO 或 IL),因其存在加速胆汁游积和肝功能损伤的可能性而被认为不适用于长期(>2 周)的肠外营养支持方案。然而,北美地区还不存在可供选择的其他脂肪乳制剂。尽管对于已存在胆汁淤积的患儿,降低脂肪输注速率至 1mg/(kg·d)能够减缓胆汁淤积的进程,但是单独的脂质循环并不见得可以降低肠外营养相关的肝疾病。还有人认为,脂肪作为氧化剂的来源,会刺激炎症反应的发生。但脂质或多种维生素受到光照生成氧化产物的临床意义仍不明确。包含所有营养成分的全肠外营养液作为单一液体来源时,维生素及微量元素在光照下可能会加强氧化作用。因此,铁元素尤其不应当被添加进去。目前并没有正式推荐肠外营养液避光保护,但一些研究者已经开始推广。

4.钙、磷及微量元素

虽然肠外营养通常不能满足胎儿钙和磷的需求,但对于患有严重的代谢性骨病的早产儿,通过每天摄入 120~150mL/kg 的添加了钙和磷的肠外氨基酸溶液(氨基酸浓度至少 2.5g/dL),能够使疾病的损伤降到最低。每一个机构都必须为其肠外营养液建立钙磷溶解曲线。向氨基酸溶液中添加半胱氨酸能够降低溶液的 pH,使得钙磷的溶解达到最大化,其他增加矿物质运输的方法还包括使用甘油磷酸钙,但这种方法在北美地区尚不可用。钙的目标摄入量为 60~80mg/(kg·d),磷为 39~67mg/(kg·d)。

当肠外营养作为肠内营养的补充或者仅维持 1~2 周时,锌是唯一需要额外添加的微量元素。倘若需要进行长期的全肠外营养,其他的微量元素也需要被添加,然而,对胆汁淤积性黄疸的患儿不需要补锰,肾功能不全的患儿不可添加硒和铬。铜对抗氧化物的合成是必需的,继发于长期肠外营养支持的胆汁淤积会导致铜的积累,因此,是否需要添加铜应根据血铜的浓度来确定。

5.多种维生素

美国地区有多种早产儿可用的肠外维生素制剂。早产儿肠外维生素每日推荐量为市面上复合维生素包装(5mL)的 40%(2mL)。这种剂量的维生素混合物能够提供推荐剂量的维生素 E 与维生素 K,而维生素 A 与维生素 D 水平偏低,大部分 B 族维生素水平偏高。对静脉给予脂溶性维生素存在的困难是,它们容易黏附在静脉输液管上,尤其是维生素 A。这个问题可以通过将多种维生素加入到静脉脂肪乳中加以解决。然而,此种方法在环境光线下可能会引起脂质过氧化反应。

(二)肠外营养向肠内营养的过渡

从肠外营养向完全肠内营养的过渡是一个关键时期,此时肠外营养的减弱及肠内摄入的不足会导致总营养需求量波动过大。此时需要通过计算各营养素在肠外营养中的浓度,来将这个时期可避免的营养损失量减少到最低。对于大部分婴儿,当肠内喂养量达至少 120mL/(kg·d),肠内营养已经可以满足基本的液体需要量时,就可以停止肠外营养。

(三)肠内营养

出生后生长的质量取决于所喂养食物的种类、数量和质量。喂养标准配方奶的早产儿比同期的成熟胎儿脂肪/体重百分比更高。与喂养标准配方奶或非强化母乳相比,独特的早产儿配方奶和早产儿母乳强化剂的使用可使早产儿体重构成比增加以及骨盐沉积接近于正常胎儿。

一项关于特殊配方的早产儿配方奶的前瞻性随机试验显示,与足月儿标准配方奶相比,早产儿配方奶能显著改善生长和认知发育。这些发现强调健康保健专家需要精心计划与监控早产儿住院期间和出院后的营养护理,尤其是出院后由非强化母乳喂养的早产儿。针对早产儿特定的营养需求,营养专家达成共识后总结了相关可用的数据和指南,但仍需要进一步参考更详细的信息。

1.总能量需求

能量是维持身体功能和生长所必需的。由于极低出生体重儿极高的生长要求,他们对能量波动尤为敏感。早产儿静息代谢率(在最少身体活动情况下)在出生后第 1 周内较低。在中性温度环境下,全肠外营养时的静息代谢率约为 40kcal/(kg·d),2~3 周经口喂养的婴儿的静息代谢率为 50kcal/(kg·d)。到 6 周时,大多早产儿可有 80kcal/(kg·d)的基础能量消耗。每增加 1g 体重需要消耗 3~4.5kcal 能量(包括储存和合成所需)。因此,若要达到每天 15g 的体重增加,则需要比静息代谢率 50kcal/(kg·d)再额外增加 45~67kcal/(kg·d)的热量。必须注意的是,这些能量需求量主要由健康生长的早产儿在 3~4 周的生长数据中得出。

活动消耗、中性温度下的基础代谢、营养吸收以及组织合成(生长)所需能量在婴儿之间是不同的。这些差异可能在生长受限或者小于胎龄儿中更加显著。实际上,105~130kcal/(kg·d)的肠内喂养量能使大多数早产儿达到良好的生长速率。如果在这个摄入量的基础上,伴有能量需求增加的慢性肺疾病,生长状况不令人满意时,那么就需要给予更多的热量。

2.蛋白质

0~4.0g/(kg·d)的肠内蛋白质摄入量是合适无害的。根据胎儿蛋白积累速率预计的蛋白需要量为 3.5～4g/(kg·d)，并且孕周越小需要量越高。一项研究显示，在极低出生体重儿中，更高蛋白质含量(3.6g/100kcal)的配方奶相比标准配方奶(蛋白含量为 3.0g/100kcal)会增强蛋白质合成和体重增长，并且没有证据表明会引起代谢性应激。这一发现由 Cochrane 循证医学数据库的相关综述支持。

关于最适用于早产儿的婴儿配方奶中蛋白质的种类和数量已经进行了多项研究。一般而言，喂养以乳清为主的配方奶的足月儿代谢指标和血浆氨基酸浓度接近于那些喂养混合母乳的婴儿。部分水解配方奶已被证实比足月儿全牛乳配方奶更能降低特应性皮炎的发病率。不过尚无早产儿的相关数据。

3.脂肪

脂肪为正在生长的早产儿提供了主要的能源。在母乳中，约 50% 的能量来源于脂肪；在商品化的配方奶中，脂肪提供了 40%～50% 的能量。两者均提供 5～7g/(kg·d)的脂肪。母乳中的饱和脂肪能很好地被早产儿吸收。部分原因是脂肪酸分布在三酰甘油上的位点不同。母乳脂肪中的棕榈酸位于 β 位，牛乳、其他大部分动物脂肪以及植物油中的棕榈酸位于 α 位，前者更容易被吸收。胃脂肪酶、胰脂肪酶相关蛋白和胆盐刺激脂酶能促进三酰甘油分解为脂肪酸和甘油。这些脂肪酶活性补偿了早产儿的胰脂肪酶和管腔内胆汁盐浓度偏低的现象。在配方奶喂养的早产儿中，当配方奶混合母乳喂养时，脂肪的吸收增加，很可能是母乳中脂肪酶的作用。因此，母乳在脂肪的消化吸收上有明显优势。

早产儿配方奶含有中链三酰甘油(MCT)和富含长链多不饱和三酰甘油的植物油的混合物，两者都能被早产儿良好吸收。这种脂肪混合物满足了必须脂肪酸的预计需要量。其中至少 3% 的能量来自亚油酸及额外少量 α-亚麻酸。专为早产儿设计的配方奶含有比母乳更多的 MCT，但对体重增长或脂肪堆积的作用并无明显差别。

母乳中含有少量的二十二碳六烯酸(DHA)和花生四烯酸(ARA)。尽管在稳定同位素研究中发现，足月儿和早产儿都可以通过内源性途径合成这些脂肪酸，说明他们都具有合成 DHA 和 ARA 的能力，但早产儿的这种能力是不足的。喂养不含 DHA 或 ARA 配方奶的早产儿与那些母乳补充或喂养者相比组织中的脂质浓度有所下降。在配方奶中添加 DHA 和 ARA 至与母乳相似浓度，可以观察到相对短期内的视力和认知改善。由于母亲饮食结构不同，母乳中的 DHA 浓度差异非常大，通过鱼油补充额外的 DHA 可能为母乳喂养的早产儿带来进一步神经发育的长期益处。但是由于缺乏长期的随访研究，这种方法目前尚不被推荐。

4.糖类

糖类可随时供能并能防止组织分解代谢。在婴儿情况稳定后，预计其需要量为能量的 40%～50% 或 10～14g/(kg·d)，孕 34 周的早产儿的小肠乳糖酶活性只有足月儿的 30%。然而，在临床上，乳糖不耐受很少是配方奶和母乳的问题。这可能是因为早产儿在早期发育阶段小肠水解乳糖的能力相对较高。葡萄糖聚合物的糖苷酶在早产儿中是活化的，并且早产儿对这些聚合物耐受性良好。与乳糖相比，单位重量的葡萄糖聚合物仅略微升高配方奶的渗透压，所以使用葡萄糖聚合物可以将高糖配方奶的渗透压控制在 300mmol/L 以下。乳糖能够促进钙的吸收，专为早产儿设计的配方奶含有 40%～50% 的乳糖和 50%～60% 葡萄糖聚合物，这一比例并不会减少矿物质的吸收。

5.低聚糖(益生元)

母乳低聚糖通过刺激结肠内有益的微生物菌群生长(如双歧杆菌和乳酸菌)来保护婴儿。低聚糖是一种由 3~10 个单糖组成的糖类。母乳中低聚糖的浓度从初乳时的 20g/L 逐渐减少到成熟乳中的 5~14g/L。低聚糖是母乳中第三丰富的成分,仅次于乳糖和脂质。低聚糖只有部分会在小肠中消化,未消化部分到达结肠后,可在结肠选择性地促进益生菌菌群的生长与发育。约 90% 的低聚糖作为膳食纤维在婴儿的排泄物中被发现。低聚糖由遗传因素影响,对其生化过程仍知之甚少。已经证实母乳中含有超过 200 种不同的低聚糖,而成熟牛乳中仅含有微量,母乳中低聚糖结构的多样性和丰富性使其能区别于以牛乳为主的婴儿配方奶。虽然还没有发现母乳低聚糖的天然替代品,但也没有足够的证据支持在早产儿配方奶中添加低聚糖。研究者为人工合成母乳中的低聚糖作出的努力给将来这个领域的后续研究奠定了基础。一些足月儿配方奶添加了母乳中不常见的低聚糖,包括低聚半乳糖和低聚果糖。

6.矿物质

(1)钠、钾和氯:早产儿,尤其是极低出生体重儿,钠的高排泄率至少持续到出生后的第 10天。母乳、足月儿配方奶或专为早产儿设计的母乳强化剂中钠的浓度较低,可能会导致低钠血症。特殊早产儿配方奶在完全喂养水平能提供每天 1.7~2.2mEq/kg 的钠。在稳定增长时期,通常每天 2~3mEq/kg 的日摄入量能满足早产儿钠的需要量。早产儿的钾需要量与足月儿的相同,每天为 2~3mEq/kg。

(2)钙、磷和镁:在怀孕的最后 3 个月,足月胎儿会积累约 80% 的钙、磷和镁。早产儿要达到与足月儿相似的生长和骨盐沉积速率,其每千克体重需要摄入的矿物质也要比足月儿高。然而,并不总能在生命最初几周内给极低出生体重儿提供足量的营养素,特别是钙和磷。因此,骨质缺乏在这些婴儿中很常见,其中部分还会发生骨折。美国儿科学会(AAP)近期建议肠道喂养的早产儿应当最大限度地增加钙、磷和维生素 D 摄入量以防止骨质缺乏。

牛乳来源的足月儿配方奶含有 53~76mg/100kcal 的钙和 42~57mg/100kcal 的磷,使用这些配方奶的早产儿,其骨矿物质含量(BMC)由光子吸收测定法测定后发现低于正常胎儿值。然而,专为早产儿设计的配方奶含有 165~180mg/100kcal 的钙和 82~100mg/100kcal 的磷,这能改善矿物质均衡和提高 BMC 至原宫内水平。早产儿母乳含有约 40mg/100kcal 的钙和 20mg/100kcal 的磷。现已经发现骨盐沉积的减少与佝偻病的发生有关,粉状或液状的母乳强化剂能改善矿物质均衡,增加骨盐沉积。

(3)铁:大部分人类胎儿的铁积累发生在怀孕的最后 3 个月内。按每千克体重来算,出生时早产儿的铁含量低于足月儿的铁含量(75mg/kg)。由于大部分的铁存在于循环血红蛋白中,一些早产儿因频繁的静脉采血进一步消耗了可用于红细胞生成的铁。但极低出生体重儿可能会频繁输注浓缩红细胞,这其中又可提供 1mg/mL 的元素铁。

在生命最初 2 周,无铁补充的明显指标存在,因为早期的铁剂治疗无法改善早产儿生理性贫血。但是在 2 周龄后,应该提供每日 2~4mg/kg 的铁剂给生长中的早产儿。铁强化的早产儿配方奶喂养的早产儿不需要额外添加铁。然而,所有的早产儿(甚至是那些母乳喂养的)都应该补充至少 2mg/(kg·d)的铁直到 12 个月龄。配方奶喂养的早产儿从第一次喂养就可以开始用铁强化的配方奶。

在治疗早产儿贫血方面,新生儿红细胞输注和使用重组人红细胞生成素这两种方法仍然存在很大争议。大量的临床试验和基于这些试验的 meta 分析发现,目前还不能明确推荐用其中一种治疗方法来替代另一种。重组人红细胞生成素有刺激早产儿红细胞生成的功能,但还没有明确证实重组人红细胞生成素可以成功替代或显著减少红细胞输血需求,尤其是在静脉抽血化验的次数尽量减少的情况下。因此,在大多数早产儿身上,包括极小的早产儿(出生体重<1000g),使用重组人红细胞生成素预防或者治疗早产儿贫血的效果可能无法体现。如果使用红细胞生成素,铁剂补充量需要增加到 $6mg/(kg \cdot d)$,因为活跃的红细胞生成素需要额外的铁作为底物。

7.微量元素

(1)锌:在怀孕的最后 3 个月内,胎儿对锌的预计代谢速率为 $850\mu g/d$。虽然初乳中锌的浓度很高,但母乳中的锌浓度会在产后 1 个月迅速下降到 2.5mg/L,在产后 3 个月下降到 1.1mg/L。目前锌的肠内营养推荐量为 $1\sim3mg/(kg \cdot d)$。当前市售的早产儿和足月儿配方奶及母乳强化剂均提供了足够的锌来满足这些推荐量。

(2)铜:据估计,胎儿每天的铜消耗量为 $56\mu g/kg$。早产儿母亲的母乳在出生后第 1 个月内的铜含量为 $58\sim72\mu g/dL$。早产儿最多可从强化母乳中吸收 57% 的铜,最少从牛乳为主的标准配方奶中吸收 27% 的铜。铜的吸收受饮食中锌浓度的影响。主要喂养牛乳或长期给予不含铜的肠外营养的早产儿常发生铜缺乏。通过喂养母乳或早产儿配方奶能满足推荐的每日摄入量。

(3)碘:母乳中的碘含量随母体摄入量而变化,这与其食物来源的地理位置有关。尽管推荐的碘摄取量是 $10\sim60\mu g/(kg \cdot d)$,但还是有报道称,早产儿碘摄入量为 $10\sim30\mu g/(kg \cdot d)$ 出现了暂时性甲状腺功能减退的现象。所有的早产儿配方奶均能满足这个需求量。市售的粉状母乳强化剂不含有额外的碘。

(4)其他的微量元素:硒、铬、钼或锰的缺乏在母乳喂养的健康早产儿中还没有报道。当前这些微量元素的最小推荐量以母乳中的浓度为准。

8.水溶性维生素

水溶性维生素的推荐摄入量基于母乳和当前喂养方案所提供的估计量,包括对其生理功能及排泄的认识、储存期间的稳定性,以及早产儿对水溶性维生素需求的极少量研究数据来确定的。总体来讲,体内水溶性维生素的储存量是很有限的,持续补充这些营养素对正常代谢十分必要。由于早产儿较高的蛋白质需求和随孕期缩短而降低的维生素储存量,早产儿的推荐摄入量比足月儿要高。母乳喂养的早产儿肠内水溶性维生素的推荐摄入量可以通过用含有维生素的母乳强化剂获得。标准口服复合维生素补充剂提供的水溶性维生素就相对较少。配方奶喂养早产儿的维生素推荐量可以通过喂养专为早产儿设计的含有更多水溶性维生素的配方奶来获取。

(1)维生素 C:母乳中的维生素 C 含量约 8mg/100kcal,早产儿配方奶中维生素 C 在 20~40mg/100kcal 内变化。因为维生素 C 在一些氨基酸代谢中是必需的,其需要量会因早产儿高水平的蛋白质代谢而增加。肠道补充维生素 C 对任何新生儿疾病发病率都没有显示出净效益,其中也包括了支气管肺发育不良。在母乳的处理和储存期间会丢失维生素 C,可通过补充母乳强化剂或复合维生素来补偿。《肠外肠内营养学临床指南》中维生素 C 摄入量为 $18\sim24mg/(kg\cdot d)$。

(2)维生素 B_1：它是糖代谢和支链氨基酸脱羧作用必需酶的一种辅因子。母乳中维生素 B_1 的含量为 $20\mu g/100kcal$，早产儿配方奶中维生素 B_1 的含量为 $200\sim250\mu g/100kcal$。用市售的母乳强化剂强化母乳至 $24kcal/Oz$ 时能提供等量的维生素 B_1。维生素 B_1 的推荐摄入量范围为 $180\sim240\mu g/(kg\cdot d)$。

(3)维生素 B_2：它是黄素蛋白的主要成分，也是很多氧化还原反应的递氢体。处于负氮平衡的婴儿尿维生素的丢失可能增加，光疗的婴儿体内胆红素会遇光分解，也可能会消耗储存的维生素 B_2。维生素 B_2 在母乳中的含量为 $49\mu g/100kcal$，在早产儿配方奶中为 $150\sim620\mu g/100kcal$。市售的母乳强化剂强化母乳至 $24kcal/Oz$ 时能提供 $250\sim500\mu g/100kcal$ 的维生素 B_2。由于维生素 B_2 的光敏性，在储存和处理期间，它在母乳中的含量会下降。《肠外肠内营养学临床指南》维生素 B_2 摄入量范围在 $250\sim360\mu g/(kg\cdot d)$。当早产儿因疾病导致维生素 B_2 丢失增加时，允许有更高的摄入量。

(4)维生素 B_6：它是一种参与许多涉及氨基酸合成和代谢反应的辅因子。维生素 B_6 的需要量与蛋白质的摄入量直接相关。母乳中的维生素 B_6 含量为 $28\mu g/100kcal$，而早产儿配方奶中为 $150\sim250pg/100kcal$。母乳强化剂在指导下使用时含有等量值。通用的维生素 B_6 推荐摄入量为 $150\sim210\mu g/(kg\cdot d)$。

(5)维生素 B_3（烟酸）：它是一种在许多氧化还原反应（包括糖酵解、电子传递以及脂肪酸合成）中起作用的辅因子的主要成分。母乳中烟酸的含量为 $210\mu g/100kcal$，早产儿配方奶中烟酸含量为 $3900\sim5000\mu g/100kcal$。母乳强化剂在指导下使用时可提供相同量。在使用目前的喂养方案的健康早产儿中无烟酸缺乏的病例报道；然而，也无肠道喂养的婴儿烟酸状态的相关研究。推荐摄入量为 $3.6\sim4.8pg/(kg\cdot d)$。

(6)生物素：它是一种羧化反应的辅因子，参与叶酸代谢。生物素缺乏的唯一一篇报道发生在几周仅靠不含生物素的肠外营养支持的婴儿中。母乳中的生物素含量为 $0.56\mu g/100kcal$，早产儿配方奶中的含量为 $3.9\sim37\mu g/100kcal$。粉状的母乳强化剂在指导下使用时含有等量值。推荐摄入量为 $3.6\sim6\mu g/(kg\cdot d)$。

(7)维生素 B_5（泛酸）：它是两种脂肪、糖类以及蛋白质代谢所必需的酰基转移酶 A 的组成成分。母乳含量为 $250\mu g/100kcal$，早产儿配方奶为 $1200\sim1900\mu g/100kcal$，均易满足推荐的 $1.2\sim1.7mg/(kg\cdot d)$ 的每日摄入量。粉状的母乳强化剂在指导下使用也包含相等量的泛酸。

(8)维生素 B_9（叶酸）：它是氨基酸和核酸代谢中一碳单位的受体和供体。其缺乏会影响细胞分裂，特别在肠和骨髓等细胞更新迅速的组织中。由于有限的肝储备及出生后迅速生长，早产儿叶酸缺乏的风险增大。研究显示，补充叶酸的早产儿，经对红细胞叶酸浓度进行评估后发现叶酸浓度升高。根据这些研究得出，叶酸推荐摄入量范围为 $25\sim50\mu g/kg$。母乳可提供约 $7\mu g/100kcal$ 的叶酸，早产儿配方奶则含有 $20\sim37\mu g/100kcal$。粉状的母乳强化剂在指导下使用时提供高达叶酸 $30\mu g/100kcal$。

(9)维生素 B_{12}（钴胺素）：它是一种参与 DNA 合成和甲基转移的辅因子。其缺乏的临床症状已在素食母亲、单一母乳喂养的婴儿中有所报道。尚无母亲营养良好而婴儿（包括足月儿和早产儿)缺乏维生素 B_{12} 的报道。母乳和婴儿配方奶中的维生素 B_{12} 能被婴儿很好地吸收。母乳能够提供 $0.7\mu g/100kcal$ 维生素 B_{12},而早产儿配方奶维生素 B_{12} 含量为 $0.25\sim0.55\mu g/100kcal$。粉状的母乳强化剂在指导下使用时将提供 $0.22\sim0.79\mu g/100kcal$ 维生素 B_{12}。维生素 B_{12} 推荐摄入量为 $0.3\mu g/(kg \cdot d)$。

9.脂溶性维生素

早产儿的肠外和肠内营养均需要提供脂溶性维生素。关于出院后脂溶性维生素如何补充的相关信息还很少。对于母乳喂养的婴儿,可通过口服溶液补充维生素 A、维生素 D 和维生素 E 如果早产儿以足月儿的标准喂养配方奶,他们的维生素的摄入量在体重达到 3kg 前都将达不到推荐量。因此,对于"健康"的早产儿,在他们体重达到 3kg 后可能不需要额外补充除维生素 D 以外的脂溶性维生素。另外,为曾在 NICU 治疗的早产儿所设计的配方中应包含足量的脂溶性维生素。

(1)维生素 A:它是一种能够促进上皮组织正常生长和分化的脂溶性维生素,主要储存于肝。早产儿出生时肝中维生素 A 的含量很低,浓度检测表明,其储存量少,甚至处于消耗状态。除此之外,早产儿血浆维生素 A 和视黄醇结合蛋白(RBP)的含量、维生素 A 与 RBP 的比例均低于足月儿推荐的维生素 A 摄入量为 $700\sim1500U/(kg \cdot d)$。早产儿每日补充 $1500U/kg$ 就能维持正常的血清维生素 A 和 RBP 浓度。特殊的早产儿配方奶中维生素 A 的含量很高 $[10150U/L(1250U/100kcal)]$,足以满足早产儿的需求,而母乳中维生素 A 的含量仅为 $2230U/L(338U/100kcal)$,达不到推荐摄入量。直接使用的母乳强化剂能够提供额外 $6200\sim9500U/L$ 的维生素 A。有研究结果表明,正常水平的维生素 A 能够降低早产儿肺疾病的发生率和严重程度。大规模研究证实,维生素 A 降低了 36 周时的支气管肺发育不良患儿氧疗比例。尽管额外补充维生素 A 有利于降低早产儿患肺疾病的风险,但是临床医生必须考虑到这种益处与反复肌内注射之间的利弊。出院后早产儿的血液维生素 A 含量很难达到足月儿的水平,使用已有的维生素补充制剂可能也无法满足婴儿的需求。

(2)维生素 E:它是一种抗氧化剂,能够阻止细胞膜上脂质的过氧化反应,机体对维生素 E 的需求量随着饮食中多不饱和脂肪酸(PUFA)含量的增加而增加。有报道发现早产儿维生素 E 缺乏会引起溶血性贫血,这种疾病与喂养 PUFA 含量高、维生素 E 不足的强化铁奶粉密切相关,其中铁作为反应的氧化剂。现有的配方奶调整了维生素 E 与 PUFA 的比例,以避免上述问题的发生。肠内喂养必须提供最低 $0.7U/100kcal$ 的维生素 E 和最少 $1U/g$ 的亚油酸。对早产儿视网膜病变、支气管肺发育不良和脑室内出血等疾病的预防和治疗上并无推荐的维生素 E 治疗剂量。但在美国,极低出生体重儿接受 $6\sim12U/(kg \cdot d)$ 的肠内维生素 E 已成为各方共识。每 100kcal 热量的早产儿配方奶粉能提供 $4\sim6U/kg$ 的维生素 E,母乳中维生素 E 的含量变化大且通常较低,使用粉末状的母乳强化剂能提供与配方奶粉相同量的维生素 E。

(3)维生素 D:它是一种多能类固醇激素,除了在维持骨质健康方面起着关键的作用外,在其他许多方面也发挥重要功效,人体的许多组织和细胞都有维生素 D 受体。维生素 D 与提高心血管健康、刺激免疫系统、预防癌症以及其他慢性疾病等相关。维生素 D 缺乏会导致生长受限、骨骼发育不良,增加后期患髋骨骨折的风险。母体的维生素 D 水平波动较大,其中一些母亲可能存在维生素 D 储备不足或缺乏,并因此导致胎儿处在低维生素 D 水平的风险中。

早产儿的骨质减少主要由钙、磷摄入不足引起,但维生素 D 缺乏也在其中起一定作用。锻炼对于提升早产儿骨矿物密度的作用仍然存在争议。推荐的维生素 D 肠内摄入量为 150～400U/(kg·d)。对于出生体重＜1250g 和胎龄＜32 周的早产儿,用高矿物含量的牛奶来源的配方奶粉喂养。每日维生素 D 摄入约 400U 就能够维持正常的血清 25-羟化维生素 D 浓度,同时可以提升数月内 1,25-二羟维生素 D 的浓度,每天 200U 也是可行的。没有证据表明需要给予早产儿＞400U/d 的维生素 D,美国儿科学会的推荐量为每日 200～400U。美国儿科学会和美国医学研究所均认为,每天 400U 的维生素 D 可以满足 0～6 个月的健康足月儿的需求摄入量,当给予正常喂养量时,现有的液体和粉末状母乳强化剂以及早产儿特殊配方奶粉能够提供 200～400L/d 维生素 D,因此,有必要对早产儿进行额外的维生素 D 补充。

(4)维生素 K:几乎不在体内储存,因此,它的每日摄入十分重要。新生儿出血性疾病常见于单一母乳喂养的婴儿,这正是由于维生素 K 缺乏而导致的。生后肌内注射维生素 K 是一项常规的预防措施,对于出生体重＞1kg 的早产儿,可以给予 1mg 的维生素 K,而对于出生体重＜1kg 的婴儿,推荐剂量为 0.3mg/kg。早产儿配方奶粉提供了充足的维生素 K,能够满足早产儿的每日需要量。母乳中维生素 K 的含量较低,使用含有维生素 K 的母乳强化剂可以提供额外的维生素 K,由此达到 8～10μg/kg 的每日推荐摄入量。

10.能量密度和需水量

早产儿母乳和足月儿母乳在第 21 天哺乳期的能量密度接近 67kcal/dL(20kcal/Oz)。不同母亲乳汁的能量密度差别较大,不同时间、不同阶段的乳汁均不相同(前乳与后乳相比,后者脂肪含量更高)。能量密度为 67kcal/dL 的配方奶粉可以用来喂养早产儿,但高浓缩的配方奶(如 81kcal/dL)是更好的选择,它能以更小的喂养量提供更多的热量,这样在胃容量有限或需要限制液体量时更有优势,高浓缩的配方奶提供的水分足够让大部分早产儿排出蛋白代谢产物和电解质。

(四)母乳

早产儿母亲的母乳是肠内营养的一大选择。母乳通常能很好地被早产儿耐受,并有研究报道,母乳比婴儿配方奶能更早达到完全肠内喂养。除了其营养价值外,母乳还提供了婴儿健康和发育相关的免疫抗菌成分、激素和酶。母乳中的酶(如胆盐刺激酯酶和脂蛋白脂肪酶)可以提高营养素的生物利用度。然而,在开始生长以后,早产儿的营养需求诸如蛋白、钙、磷、镁、钠、铜、锌、叶酸、维生素(B_2、B_6、C、D、E、K)都会超过母乳所能提供的量。

跟配方奶不同,在每一次喂养(或挤奶)、每天及整个哺乳过程中,母乳的成分都有所不同。早产儿母亲的母乳,特别是出生后前 2 周,含有比足月母乳更高的能量,更高浓度的脂肪、蛋白质、钠盐和少量减少的乳糖、钙、磷。因为早产乳的脂肪含量较高,所以其能量密度也较高。在哺乳期的前 2～3 周喂养量很高[180～200mL/(kg·d)],早产乳中丰富的蛋白质含量可以满足婴儿生长的氮需求量。但是,在哺乳期第 1 个月末,早产乳中蛋白质含量已经不能满足大多数早产儿的需求。由早产儿长期应用无补充剂的母乳引发的相关代谢并发症包括低钠血症(第 4～5 周)、低蛋白血症(第 8～12 周)、骨质减少(第 4～5 个月)和锌缺乏(第 2～6 个月)。

为了纠正早产乳中的营养素缺乏,应用母乳强化剂可以提供额外的蛋白质、矿物质和维生素。当这些补充剂在产后第一个月加入到母乳后,最终的营养素、矿物质和维生素浓度与早产儿配方奶相似。相关临床研究显示,添加了商业化粉状强化剂的母乳,对婴儿代谢和生长的作用接近于适用低出生体重儿的配方奶。

母乳摄入与降低坏死性小肠结肠炎发生相关,这似乎与母乳中含有免疫和抗菌成分有关。一项国际新生儿数据库的回顾性分析显示了母乳与降低坏死性小肠结肠炎病死率呈剂量相关效应。独有的母乳喂养方案(包括母乳和母乳来源的强化剂)的应用降低了出生体重<1250g婴儿坏死性小肠结肠炎和术后坏死性小肠结肠炎的发病率,其中对照组喂养添加牛来源的母乳强化剂的母乳或早产儿配方奶(母亲无法母乳喂养情况)。极低出生体重儿在坏死性小肠结肠炎最常发病时段(34周孕龄之前)应鼓励尽可能多的进食母乳(母亲自身或捐赠母乳)。另外,在母亲无法母乳喂养的情况下,巴氏消毒的含母乳强化剂的捐赠母乳似乎对预防坏死性小肠结肠炎也起到一定作用。

早产儿母亲自身的母乳喂养能促进神经系统的发育。一个非随机的研究报道表明,喂养其母亲母乳的早产儿比喂养足月儿配方奶的早产儿在18个月和7.5~8岁时具有更高的发育相关指数。30个月时的神经发育结局与自身母亲母乳摄入量呈现剂量相关效应,具体为每$10mL/(kg \cdot d)$的母乳摄入量可以增长0.59的智力发育指数(MDI)。

(五)促进泌乳及母乳的处理

早产儿的母亲应尽可能进行母乳喂养,甚至那些在出院时打算用配方奶喂养的母亲也常常愿意在出生后最初几周挤出她们的母乳进行喂养。在婴儿身体状况没有那么平稳的最初关键性几周,这些母乳可以用来建立肠内喂养。

母亲应该在孩子出生后24小时内开始挤奶,并且有相关的口头及书面指导帮助他们使用正确的方法收集、存储和处理母乳并协助放置吸奶泵以建立和维持母乳供应。哺乳期咨询的相关问题,如挤奶频率、促进母乳流出的方法以及乳房和乳头的护理也应给予告知。

新鲜母乳可以立即喂养或储存于4℃冰箱。冷藏母乳可以在挤奶后96小时内安全使用。48~96小时不使用的母乳应在挤出后迅速冻存于-20℃冰箱。母乳冰冻和加热处理会使一些不稳定的因子发生改变,如细胞组分、免疫球蛋白A(IgA)及免疫球蛋白(IgM)和乳铁蛋白、溶菌酶、C_3补体。但通常情况下冰冻比加热更益于保存这些因子。经过冻存的母乳在挤出后3个月内基本保留了大多免疫成分(除了细胞组分)和维生素。这些母乳在用来喂养母亲自己的婴儿时并不一定需要进行常规细菌检查和巴氏消毒。

冻存的母乳应该在冰箱里或温水中(水龙头的流水)逐渐解冻。商用的母乳加热器同样可以用来解冻母乳并且平稳加热至体温。在加热或与水接触之前应该将母乳容器的盖子收于塑料袋中避免污染。不建议使用微波炉解冻,因为这样会减少IgA和溶菌酶的活性,并可能生成热点。解冻的母乳应该存放在冰箱并且在24小时内使用。

1.捐赠母乳

在过去一个世纪,捐赠母乳已经在北美正式实行。捐赠的母乳常用于喂养足月儿和早产儿,直到20世纪80年代,出于对人类免疫缺陷病毒(HIV)传播的担忧,用于医疗的母乳库的数量开始下降。近十年来,有了合适的筛查和准备标准后,捐赠母乳的使用又出现了明显的上升,而这些母乳特别适用于早产儿。北美母乳库协会(HMBANA)拥有很多北美的非盈利母乳库,并制订了操作和安全指南。每一个母乳库都要严格遵守由HMBANA制订的流程来筛查,对捐赠者可能影响母乳质量的传染性疾病、病史和生活习惯进行筛查。在美国同样也有商业性的母乳库。集中起来的捐赠母乳可以在医院通过处方获取。尽管仍没有母乳库相关的联邦法规或指南,美国食品药品监督管理局(FDA)也支持建立正规的母乳库并认为那些非正规途径的母乳共享是不安全的。捐赠的母乳集中起来后进行巴氏消毒,检查细菌和HIV,最后冻存。捐赠母乳主要由足月儿母亲的母乳和少量来自早产儿母亲的母乳组成。与母亲的母乳一样,捐赠母乳在喂养早产儿时也需要加入强化剂(美国和加拿大关于捐赠母乳库的相关信息可在HMBANA官网查询)。

2.母乳强化剂

粉状和液状母乳强化剂配方均包含了合适比例的蛋白质、矿物质和维生素,它们可用来补充早产儿母乳,最高可达24kcal/Oz。液状的母乳强化剂需要补充维生素,特别是维生素D,哺乳前将它们与母乳混合后使用。

(六)早产儿商业配方奶

早产儿商业配方奶可用来满足早产儿生长的特殊营养需求。这一类配方的特征:比足月儿标准配方含有更多的蛋白质和矿物质;包含乳糖和葡萄糖聚合物的糖类;混合一部分MCT的脂肪。这些配方的维生素含量充足,通常不需要再额外添加。早产儿的配方奶主要来源于牛奶,主要成分为乳清蛋白,其中,部分水解的乳清蛋白是它主要的蛋白来源。早产儿配方奶提供2.7～3.5g/100kcal的蛋白质,使早产儿的体重增长速率和身体组分更接近正常出生婴儿。

相比于足月儿标准配方奶,早产儿配方奶中更高含量的钙和磷增加了矿物质的净储存量并提高了骨的矿物质含量,无须再额外添加维生素D。

早产儿配方奶中混合的脂肪用来改善营养吸收,其中40%～50%为MCTs。这些脂肪有助于减轻由肠脂肪酶或胆盐水平较低引起的吸收效率下降。但是,MCTs也可能导致血浆酮体升高、尿二羟酸分泌增加。

在2002年,FDA关于由阪崎肠杆菌引起的婴儿严重感染病例报道向儿科医学界提出警告。最终发现感染的原因是婴儿配方奶粉受到了这种微生物的污染。粉状婴儿配方奶不是商业性无菌产品。早产儿和那些具有潜在疾病隐患的婴儿发生感染的风险率最高。因此,FDA不推荐早产儿或免疫力低下的婴儿使用粉状婴儿配方奶,可用早产儿专用的商业性无菌液态配方奶替代。非母乳喂养的早产儿通常使用无菌的液态早产儿配方奶,但大多母乳喂养的婴儿还是继续使用非无菌的粉状母乳强化剂。世界卫生组织和联合国粮食及农业组织进一步给出建议,其中包括鼓励工业制造商开发出价格可负担的无菌配方奶。

北美以外地区的许多数据显著表明,益生菌可以对抗坏死性小肠结肠炎和其他原因导致的死亡。益生菌已经被采用至足月儿配方奶中,但仍未使用在早产儿配方奶中。特殊的益生菌在早产儿饮食中的应用仍需要进一步的研究。

(七)肠内喂养的方法

每个婴儿的肠内喂养方法基于其孕周、出生体重、身体状况和医院的护理经验选择。详细的喂养方案必须由临床医生制订,包括喂养时间、喂养类型(配方奶,母乳)、喂养方法、喂养频率和增加速率。早产儿喂养方案的实行能帮助早产儿提前过渡至完全肠内营养,降低如坏死性小肠结肠炎引起的新生儿病死率。

1.营养性喂养

尽管对所谓的"营养性喂养""消化道启动"或"最小量肠内喂养"等概念还没有统一的定义,这些名词已经在文献中用来描述非营养性的摄入[1～25mL/(kg·d)]。一些临床医生建议营养性喂养,特别是母乳,应该在出生后尽早开始。相关报道关于早期肠内营养的益处包括:降低间接高胆红素血症、胆汁淤积性黄疸和骨代谢疾病的发生率;增加胃泌素和其他肠激素的分泌水平;缩短达到完全肠内喂养的时间;加速体重增长。研究并未发现早产儿在接受早期、最小量肠内喂养后坏死性小肠结肠炎的发病率会增加,甚至对于那些出生后患有严重疾病、健康状况极不稳定的婴儿也是如此。

2.喂养途径

婴儿协调吸吮、吞咽和呼吸的能力决定了肠内营养的途径,这些能力在32～34孕周时的早产儿中出现。这个孕周的早产儿如果具有活力,可以尝试用乳头及乳房进行喂养。如果是更早的早产儿或者伴有危重症则需要管饲喂养。鼻胃管和口胃管喂养是目前最常见的管饲喂养方法。胃的利用最大化了胃肠道的消化能力。有研究证明,用配方奶持续滴注喂养比推注喂养更容易发生不耐受,并降低早产儿的生长速率;而用早期母乳喂养,却发现持续滴注喂养能更快地过渡到完全肠内营养并获得更高的生长速率。经幽门喂养的方法并未发现对能量的吸收有所提高,并存在许多潜在的风险。这种方法只有在极个别情况下(如长期胃轻瘫或严重胃食管反流)才会采用,并需要尽快恢复经胃喂养。如果婴儿长期无法进行乳房喂养,此时为了减少管饲喂养引起的口腔刺激不良反应和其他并发症(如吸入性肺炎等),应考虑使用胃造口管饲。

鼻胃管、口胃管或胃造口管饲喂养的婴儿一般采用间断推注或持续滴注喂养。由于现有研究对喂养不耐受的定义标准差异较大,所以很难比较这两种方法的喂养不耐受性。推注喂养与周期性的激素释放相关,通常认为此喂养方法更加符合生理性。另外,一项关于早产儿十二指肠运动对喂养的反应的研究发现,全配方奶持续滴注超过2小时就产生1次正常的十二指肠运动模式;反之,15分钟内推注相同量的配方奶会抑制其运动活力。基于这些发现,一种"缓慢静脉推注"技术(如持续30分钟到2小时)可能成为一种最佳耐受性的喂养方法。在对象为<29孕周且出生体重<1200g的婴儿的小型研究中,这些婴儿接受持续滴注喂养后,比对照组平均提前1周过渡到了完全肠内营养($P<0.027$)。但是,在喂养耐受和坏死性小肠结肠炎发病率上两者没有差异。营养素吸收减少也是持续滴注喂养的一大问题。母乳和MCT添加剂中的脂肪容易黏附在管壁上造成损失,降低了能量密度。同样的,添加至母乳的强化剂在持续滴注过程中损失也会增加。全母乳是初始喂养的理想选择(只有在母乳无法使用的情况下才考虑全配方奶)。没有证据支持使用稀释后的母乳或配方奶进行初始喂养,只有在特殊情况下,如需要降低营养摄入时才会考虑。

一项随机对照试验证明,对极低出生体重儿患儿进行早期的、积极的肠内和肠外营养可以改善生长结局,并且不会增加该试验所检查的临床和代谢后遗症的风险。

(八)早产儿出院后的喂养

现今从NICU出院的婴儿最小体重只有1500g(有或没有喂养母乳),这样的情况下,早产儿出院后的喂养日渐重要并引起了越来越多的关注。极低出生体重儿出院后面临着营养缺乏的高风险。尽管早产儿宫内体重增长速率在医院内集中饮食管理下会先达到,但追赶生长仍只会在出院以后才发生。

总之,有关于早产儿出院后应喂养什么(特别是以追赶生长为目标)的数据目前很少。鉴于这些早产儿在生命后期出现代谢综合征的风险增加,早产儿(特别是宫内生长受限)出院后保持什么样的追赶生长速率成为目前一个急需研究的重要领域。

母乳喂养是出院后的首选,但是美国佛蒙特-牛津网显示,所有低出生体重儿中只有少于一半能在出院后可以获得母乳喂养。由于母乳中营养素含量变化大、蛋白质随时间逐渐减少,这使得只有母乳喂养的婴儿面临着营养素缺乏的高风险。出院后单纯喂养母乳而不添加补充剂可能无法提供充足的热量、蛋白质、矿物质和维生素。关于出院后早产儿母乳强化剂使用方面的数据现在仍有所冲突,并且存在着很大的局限性。强化母乳的策略应根据婴儿1年来的生长轨迹做个体最优化处理。对那些出生体重低于1250g,伴或不伴宫内或宫外生长受限的婴儿需要考虑给予最少12周的强化母乳喂养,因为他们是营养素缺乏的高风险人群。当今的临床策略:出院后配方奶(22kcal/Oz)添加母乳强化剂;出院后配方奶每天分多次喂养含有适用于早产儿的高热量配方(30kcal/Oz)的液态强化剂。粉剂产品因不能无菌处理,使用时仍须谨慎。这些婴儿还需要补充维生素和铁元素。

对于喂养配方奶的婴儿来说,一般可在体重接近2000g和即将出院前时从早产儿配方奶改为特殊的出院后配方奶。这些配方奶的能量可达22kcal/Oz或24kcal/Oz。出院后配方奶比标准配方奶维生素含量更高,所以不需再额外添加。一项随机对照试验的meta分析显示,含高热量高蛋白的出院后配方奶的益处是有限的。还有一部分随机试验中,与出院后配方奶喂养的婴儿相比,通过增加标准配方奶的喂养量就能够很大程度上补偿出院后配方提供的额外营养成分。出院后喂养标准配方奶的婴儿需要补充额外的维生素和铁元素强化剂。但是,现在还没有相关资料说明出院后这些补充剂需要添加多久。与母乳强化剂类似,出院后配方奶的喂养策略应根据婴儿第一年的生长轨迹做个体最优化处理。

出院后的婴儿应该保持密切随访,并由基础保健医生评估其生长指标、铁元素、维生素和矿物质含量。出院记录中可包含住院患者的生长曲线图和营养建议,以此来帮助基础保健医生进行随访诊疗。监测生长曲线(包括与足月儿相应的身体组分)可以带来更好的神经发育结局。但是,目前仍然缺乏可信度高、有合适性价比的身体组分和骨矿物质密度测量方法。对于出院后母乳喂养的婴儿,应向母亲提供合适的哺乳指导,帮助母亲在前6个月(调整后月龄)内促进乳房哺乳和(或)泵奶,以此与足月儿单纯乳房喂养的推荐保持一致。

在存活率越来越高的极低出生体重早产儿中,营养在其获得最佳的健康和发育结局的过程中起到了关键作用。由于早期新生儿阶段的营养不足的潜在危害,早产儿喂养的目标是提供营养支持以保证最佳的生长和发育并降低营养相关疾病的发病率和病死率。早期的、积极的营养策略旨在降低许多早产儿伴有甚至持续到出院的出生后生长迟缓现象。因此,对极低出生体重早产儿在出院后的最佳营养策略的进一步研究变得极为重要。

第二节　新生儿呼吸系统疾病

一、喉软化

喉软化又称先天性单纯性喉喘鸣，是新生儿期喘鸣的最常见原因，约占婴幼儿喘鸣的45％～75％。因喉部组织过度松弛，吸气时向内塌陷，阻塞喉腔上口，使气道梗阻，发出喉部的喘鸣声。该病为自限性疾病，多数患儿无须特殊治疗，但少数患儿可因严重上气道梗阻及并发症危及生命。

（一）病因及病理生理

本病的病因尚不清楚，既往认为孕期营养障碍使胎儿钙或其他电解质缺乏，导致喉软骨发育不成熟所致。但有病理研究发现，即使是重度喉软化，在行声门上成形术时，切除的组织中并未发现软骨发育不成熟或超微结构异常，因此，近年认为，解剖结构异常、神经支配与功能异常及炎症因素均与该病的发生密切相关。此外，多数的喉软化患儿合并胃食管反流，部分神经系统发育异常的患儿合并喉软化。

（二）诊断与鉴别诊断

1.诊断

喉鸣为本病的最主要临床表现。一般在吸气时出现，少数重症患儿呼气时也可发生。喉鸣多为间歇性发作，睡眠、安静时减轻或消失，哺乳、哭闹、躁动时加重。多数患儿症状较轻，喉鸣发作时可伴有三凹征，严重者可伴呼吸暂停、发绀，甚至威胁患儿生命。

2.鉴别诊断

需借助纤维喉镜检查，可直接观察喉软化的解剖定位及严重程度。但由于许多导致上气道梗阻的疾病与喉软化具有相似的临床表现，如喉鸣、吸气性呼吸困难等，因此，往往需要直接喉镜、纤维喉镜、鼻叫镜、支气管镜、CT扫描及染色体检查等以资鉴别，需鉴别的疾病如下：

（1）鼻后孔闭锁：单侧闭锁可长时间不被发觉，多表现为患侧鼻塞、黏膜苍白、流胶冻样分泌物，生后可能被忽略，常于婴儿期，甚至儿童期才被发现。若为双侧闭锁，生后即可出现呼吸困难、发绀及窒息，啼哭时症状消失或缓解，吃奶时加重，采用棉絮试验或插入鼻饲导管探测鼻腔是否通畅，是初步判定鼻后孔闭锁或狭窄的最简单方法，但最终诊断需经CT扫描或鼻咽镜检查证实。

（2）罗班序列征：由于下颌骨发育不全（小下颌）迫使舌向后移位，使舌根失去舌部肌群牵引而发生后垂（即舌后坠），导致口咽部堵塞而发生上呼吸道梗阻，因此，本病的特征性表现为小下颌，舌后坠及其引起的上呼吸道梗阻、高腭弓或腭裂。若患儿出生后具备上述临床表现，即可诊断，但部分患儿可因下颌小不明显或呼吸困难表现时间较晚，而导致罗班序列征的诊断延迟于新生儿期后才做出。除临床表现外，CT或MRI可更精确反映气管梗阻程度，染色体分析有助于除外其他疾病。

（3）先天性囊肿：也是导致新生儿喘鸣和发绀的常见原因之一。可发生于鼻腔、口内、舌部、会厌及咽喉部等任一部位,如舌甲状舌管囊肿、会厌囊肿及咽后壁囊肿等。此类患儿常以喉鸣为首发症状,哭闹或吸吮时明显,重者发生呼吸暂停及呼吸窘迫,甚至猝死。直接喉镜检查对于发现舌根及会厌囊肿很重要,但咽喉壁囊肿常不易被发现。喉部 CT 或 MRI 扫描,不仅可准确而清晰显示囊肿部位、大小及与邻近组织的关系,还能明确气管受压后的狭窄程度,是确诊的必要检测手段。

(4)声带麻痹:也是新生儿喘鸣的常见原因。生后常有哭声嘶哑,甚至无声。可为单侧或双侧,单侧以左侧多见,主要由于该侧喉返神经较长,出生时易受牵拉而导致损伤,可同时伴有同侧的其他周围神经损伤,如面神经、臂丛神经、膈神经等。直接喉镜检查,特别是电子纤维喉镜检查可发现麻痹声带。

(5)其他:声门下狭窄多见于长时间的气管插管所致,拔管后患儿出现喉鸣或呼吸困难。先天性喉蹼、先天性气管狭窄、异位胸腺组织等也能导致气道梗阻。直接喉镜、纤维喉镜及支气管镜等检查有助于上述疾病的诊断,但仍需在血氧饱和度监测下,由技术娴熟者进行操作。此外,主动脉弓发育不良或起自主动脉的血管位置异常,及迷路的大血管(如肺动脉吊带畸形等),这些异常的血管形成紧缩的血管环,压迫气管导致气道梗阻,心脏彩超有时难以发现,但心脏的增强三维 CT 扫描及磁共振血管成像对确诊本病有重要价值。

(三)治疗

本病为自限性疾病,约 84% 的患儿症状较轻,不需手术治疗,一般在 12～18 个月后可自行好转。在新生儿期,在生后不久即发生严重的呼吸困难,表现为发绀、呼吸暂停,甚至窒息,需立即气管插管,以解除或缓解气道梗阻,避免因严重的低氧血症而导致相关并发症的发生。对严重病例,即可导致威胁生命的阻塞性呼吸暂停、肺源性心脏病、生长发育停滞的患儿需要手术治疗,目前声门上成形术是重度喉软化首选的手术方式。仅有少数合并神经系统疾病或有不良预后的严重气道梗阻的患儿需气管切开术。

二、新生儿肺透明膜病

新生儿肺透明膜病又称新生儿呼吸窘迫综合征,系指出生后不久即出现进行性呼吸困难,呼吸衰竭,病理特征为肺泡壁上附有嗜伊红透明膜和肺不张。

(一)病因

1.早产儿

早产儿肺发育未成熟,PS 合成分泌不足。胎龄 15 周时,可在细支气管测得 SP-B 和 SP-C 的 mRNA,胎龄 24～25 周开始合成磷脂和活性 SP-B,以后 PS 合成量逐渐增多,但直到 35 周左右 PS 量才迅速增多。因此,胎龄小于 35 周的早产儿易发生 RDS。胎龄越小,发生率越高。

2.围生期窒息

是增加发病率和影响其严重程度的重要因素,围产期窒息可能影响肺泡表面活性物质的产生和肺动脉痉挛。

3.糖尿病

无糖尿病母亲新生儿的 HMD 的发病率为无糖尿病母亲的同胎龄新生儿的 5～6 倍。糖尿病母亲的胰岛素水平升高,具有拮抗肾上腺皮质激素的作用,可延迟胎儿的肺发育成熟。

4.其他的危险因素

正常分娩的子宫收缩可使肾上腺皮质激素水平升高,促进肺发育成熟,剖宫产缺乏这种刺激。

(二)发病机制

本病因缺乏由Ⅱ型肺泡细胞产生的表面活性物质所造成。表面活性物质的85%由脂类组成,在胎龄20～24周时出现,35周后迅速增加,故本病多见于早产儿。表面活性物质具有降低肺表面张力、保持呼气时肺泡张开的作用。表面活性物质缺乏时,肺泡表面张力增高,肺泡半径缩小,吸气时必须增加压力,吸气时半径最小的肺泡最先萎陷,导致进行性呼吸困难和肺不张。低氧血症等又抑制表面活性物质的合成,由于肺组织缺氧、毛细血管通透性增高、细胞外液漏出、纤维蛋白沉着于肺泡表面形成透明膜,严重妨碍气体交换。

(三)临床表现

本病多见于早产儿。出生时或生后不久(4～6小时内)即出现呼吸急促、呼气性呻吟、鼻扇和吸气性三凹征等典型体征。病情呈进行性加重,至生后6小时症状已十分明显。继而出现呼吸不规则、呼吸暂停、发绀,甚至面色青灰合并四肢松弛;心音由强转弱,两肺呼吸音减弱,早期多无啰音,以后可闻及细湿啰音。

(四)辅助检查

1.肺成熟度检查

(1)卵磷脂与鞘磷脂比值(L/S):胎儿肺内液体与羊水相通,故可测羊水中卵磷脂与鞘磷脂比值,L/S<1.5表示肺未成熟,RDS发生率可达58%;L/S 1.5～1.9表示肺成熟处于过渡期,RDS发生率17%;L/S 2.0～2.5表示肺基本成熟,RDS发生率仅0.5%。

(2)磷脂酰甘油(PG):小于3%表示肺未成熟,敏感度较高,假阳性率较US低。

(3)泡沫试验:生后1小时内从新生儿胃内抽出胃液0.5mL,加等量95%乙醇溶液在试管内,振荡15秒,然后静立15分钟,观察管壁内泡沫多少来判断结果。"－"为管壁无泡沫;"＋"为气泡占管周<1/3;"＋＋"为>1/3管周至单层泡沫;"＋＋＋"为有双层气泡排列者。"－"者示肺泡表面活性物质不足,易发生HMD;"＋＋＋"示可排除HMD;"＋"～"＋＋"为可疑。

2.肺X线检查

本病X线检查有特异性表现,需在短期内连续摄片动态观察。通常按病情限度将HMD的X线所见分为4级:

(1)Ⅰ级:肺野透亮度普遍减弱,细小网状及颗粒状阴影分布于两肺野,无肺气肿。

(2)Ⅱ级:除全肺可见较大密集颗粒阴影外,出现支气管充气征。

(3)Ⅲ级:肺野透亮度更加降低,呈毛玻璃样,横膈及心界部分模糊,支气管充气征明显。

(4)Ⅳ级:整个肺野呈"白肺",支气管充气征更加明显,似秃叶树枝。胸廓扩张良好,横膈位置正常。

(五)诊断与鉴别诊断

HMD需与围产期引起呼吸困难的其他疾病鉴别,如吸入综合征、肺湿、宫内肺炎、膈疝和肺出血等。通过病史、临床症状和胸部X线片不难区别。此类引起呼吸困难疾病大多见于足月儿。

1.早产儿宫内感染性肺炎

早期胸部 X 线片很难区别。下述症状提示婴儿有肺炎：胎膜早破超过 24 小时；发热或持续有低体温；四肢肌张力减弱，反应低下；生后 12 小时内出现黄疸；早期出现呼吸暂停和持续性低血压。可抽取胃液检菌协助诊断。

2.青紫型先天性心脏病

先天性心脏病体格检查有异常体征，胸部 X 线片可见心影增大，肺血增多或减少。

(六)治疗

1.肺泡表面活性物质替代疗法

目前已常规性的用于预防或治疗 HMD 新生儿。目前主张预防性给药，仅限于确有表面活性物质缺乏可能的早产儿，生后 15 分钟内给药。确诊患儿应立即给药。临床推荐治疗剂量：首剂为 $100\sim200$mg/kg，必要时再重复 $1\sim2$ 次，剂量减为 100mgkg，每隔 $8\sim12$ 小时给药 1 次。

2.一般治疗

(1)维持中性温度：适度保持温度与湿度以减少氧气的消耗。使用呼吸器的患儿应置于远红外线开放暖箱，监护呼吸、心率、血压、血氧饱和度等，给予氧气时亦应加热与湿化。

(2)维持营养、体液及电解质平衡：生后最初 $2\sim3$ 天内禁止经口喂养，应静脉滴注维持营养需要和体液平衡。生后 $2\sim3$ 天液体需每日 $60\sim80$mL/kg，钠每日 $2\sim4$mmol/kg，生后第 3 天起，钾每日 $1\sim2$mmol/kg。3 天后可经鼻饲胃管喂养，如不能接受经口喂养则进行部分或全部胃肠外营养。加用氨基酸和脂肪乳使热量＞232kJ/kg(60kcal/kg)，并注意补钙，当血浆蛋白低于 $20\sim25$g/L 时，可输血浆或清蛋白 $5\sim1.0$g/kg。

(3)纠正代谢性酸中毒：根据血气结果纠正，5％碳酸氢钠溶液 5mL/kg，加 2.5 倍 5％～10％葡萄糖溶液配成等渗液静脉滴注，可提高血 HCO_3^-，$3\sim5$mmol/L。呼吸性酸中毒用呼吸机改善通气纠正，而不应给碱性药。

(4)抗生素使用：由于 RDS 易与 B 组溶血性链球菌感染等宫内肺炎相混淆，且常急剧恶化。经气管内插管可使呼吸道黏膜损伤而发生感染，故所有 RDS 均应用抗生素治疗。根据呼吸道分泌物培养药敏试验选用有效抗生素。

3.氧疗

根据缺氧限度选择不同供氧方法。轻症者用面罩、头罩给氧，使 PaO_2 维持在 $60\sim80$mmHg($8\sim10.7$kPa)，吸入氧浓度应根据 PaO_2 值调整，一般为 40％～60％。如吸氧浓度达 60％，PaO_2 仍低于 50mmHg(6.67kPa)青紫无改善，应及早选用持续气道正压通气(CPAP)给氧。

4.CPAP 给氧

一旦发生呼气性呻吟，即给予 CPAP。CPAP 一般用于轻型和早期 RDS，如 $PaCO_2$ 低于 60mmHg(8kPa)，使用 CPAP 后可避免进行机械通气。

5.机械通气

用 CPAP 治疗时压力＞8cmH$_2$O(0.79kPa)，氧浓度 80％，如 PaO_2＜50mmHg，呼吸窘迫

暂停反复发作；血气分析呈Ⅱ型呼吸衰竭，$PaO_2 > 70mmHg(9.33kPa)$；胸部 X 线片显示病变在Ⅲ级或Ⅲ级以上。具有其中任何一条者，均为应用机械通气的指征。呼吸机参数初调值：吸入氧浓度 60%，吸气峰压（PIP）$20\sim25cmH_2O(1.96\sim2.45kPa)$，PEEP $4\sim5cmH_2O(0.139\sim0.49kPa)$，呼吸频率 $30\sim40$ 次/分，吸呼比$(1:1)\sim(1:1.2)$。然后根据血气分析和病情变化适当调节参数。

（七）预后

病情轻者，72 小时后逐渐恢复。病情重者，如无机械辅助通气，多在数小时到 3 日内死亡；如能生存 3 天以上而未并发脑室内出血或肺炎等并发症，则肺泡Ⅱ型细胞可产生足够的表面活性物质，使病情逐渐好转，经数日可痊愈。

三、胎粪吸入综合征

胎粪吸入综合征（MAS）多发生于足月儿和过期产儿。是指胎儿在宫内或产时吸入混有胎粪的羊水导致呼吸道和肺泡机械性阻塞和化学性炎症，出生后出现以呼吸窘迫为主，同时伴有其他脏器受损的一组综合征。

（一）病因

引发胎粪吸入综合征的原因现在仍不很清楚，急、慢性缺氧和（或）感染可导致宫内排泄胎粪，此时胎儿或新生儿喘息会吸入粪染羊水。产前或产时吸入胎粪可阻塞气道，影响气体交换，引起严重呼吸窘迫。

1.过熟儿

胎粪吸入综合征的发生和胎儿的成熟度有明显的相关性。怀孕周期超过 42 周的胎儿，有 30% 的机会发生羊水胎粪染色。而怀孕周数在 37 周以下的新生儿则极少发生羊水胎粪染色。

2.子宫内胎儿窘迫

胎儿在子宫内若侦测到心跳在宫缩时有不规律的下降或下降过慢，脐带动脉的血液流动在舒张期消失或逆流或胎儿心跳过慢等与胎儿子宫内窘迫有关的迹象时，发生胎粪吸入综合征的机会都会增加。

3.家族内有过敏性的体质

母亲有气喘问题的胎儿或新生儿发生 MAS 的比例明显增加。

4.母亲吸烟或使用特殊药物

抽烟对胎儿的影响是大家所熟知的，可以造成胎儿在子宫内的生长迟滞，胎儿处于一种不适当的环境下，胎粪自然就容易排出体外，加上胎盘功能不足，所以容易发生胎粪吸入综合征。使用一些禁药，如安非他命、古柯碱等会引起血管收缩或血管发炎，所以胎儿容易发生窘迫的状况导致胎粪吸入综合征。

（二）临床表现

（1）分娩时可见羊水混胎粪。患儿皮肤、脐窝和指（趾）甲床留有胎粪痕迹。口、鼻腔吸引物中含有胎粪。气管内吸引物中见胎粪可确诊。

（2）出生后即有呼吸困难、发绀、前胸隆起，伴有三凹征等呼吸窘迫表现，症状的轻重与吸入羊水的物理形状(混悬液或块状胎粪等)有关,少数患儿也可出现呼气性呻吟。早期两肺有鼾音或粗湿啰音,以后出现中、细湿啰音。如呼吸窘迫突然加重和一侧呼吸音明显减弱,应怀疑发生气胸。

(3)重症 MAS 患儿多伴有新生儿持续性肺动脉高压(PPHN),主要表现为持续而严重的发绀。

(三)X 线检查

1.轻型

肺纹理增粗,呈轻度肺气肿,横膈轻度下降,诊断需要结合病史及临床,常仅需吸入低于40%氧,吸氧时间<48 小时。

2.中型

肺野有密度增加的粗颗粒或片状、团块状、云絮状阴影;或有节段肺不张及透亮充气区,心影常缩小,常需吸入>40%氧,持续吸氧时间>48 小时,但无气漏发生。

3.重型

两肺有广泛粗颗粒阴影或斑片云絮状阴影及肺气肿现象,有时可见肺不张和炎症融合形成大片状阴影,常并发气胸或纵隔积气,需机械通气治疗,持续通气时间常超过 48 小时,常伴肺动脉高压。

(四)诊断

要诊断胎粪吸入综合征首先要有羊水胎便染色的发生,患儿的皮肤、脐带及指甲通常会因为长期的胎粪浸泡而出现染色,声带也会因为胎粪的吸入而染上颜色,如果能将声带下方的气管内容物抽出来,也会抽出胎粪。胸部 X 线片上的典型变化也有助于诊断。

(五)治疗

是否需要插管抽出声带以下呼吸道内的胎粪,取决于新生儿的临床表现及医务人员的处理时间。若是胎粪在羊水中很稀,只有当胎儿在产前即出现窘迫迹象、明显窒息或产科医护人员未能清除口咽内胎粪的时候,才需要插管来抽除胎粪。若是羊水中的胎粪浓度很高,甚至有胎粪的颗粒,那么应该插管抽出胎粪。如果新生儿的临床表现正常,无需任何处置便非常活跃,不必插管处理。

1.一般处理及监护

(1)注意保温,将患儿置于合适的中性环境温度中。

(2)有呼吸系统症状者应进行血氧监测,可做血气或以经皮测氧仪或脉搏血氧饱和度仪监测氧合状态,及时处理低氧血症,如有严重低氧血症疑并发持续肺动脉高压时,条件许可时应做脐动脉插管。

(3)严重窒息者应每隔 2 小时监测血压 1 次,当有低血压、灌流不足及心搏出量不足表现时,可输入生理盐水,必要时可考虑血浆或 5%白蛋白;对于严重窒息患儿尚需精确记录尿量,为防止脑水肿及肾衰竭,需限制液体,出生后第 1 天给予液量为 60mL/kg,第 2 天根据尿量可增加至 60～80mL/kg,有代谢性酸中毒者应以碳酸氢钠纠正。

(4)监测血糖及血钙,发现异常均应及时纠正。

2.氧疗

物理治疗过程中需同时供氧,证实有低氧血症时应给予头罩湿化、加温吸氧,随时调整吸入氧浓度,使血氧分压保持在 6.65kPa 以上,因持续低氧会造成肺血管痉挛并发持续肺动脉高压。

3.清理呼吸道

(1)出生后 2 小时内,每 30 分钟行胸部物理治疗及吸引一次,如有呼吸道症状出现,胸部X 线片有斑片阴影时,以后每隔 3～4 小时做胸部物理治疗及吸引 1 次。

(2)见到胎粪污染羊水时,于婴儿胸部娩出前清理口、鼻、咽分泌物,用大口径吸管吸出含胎粪的黏液、羊水,窒息如无活力婴儿出生时立即在喉镜下用胎粪吸引管做气管内吸引,然后再按复苏步骤处理,必要时需再次气管插管吸引。

(3)如自主呼吸有力可拔除气管插管,继续观察呼吸症状,同时摄胸片了解肺部吸入情况。

4.机械通气

(1)当吸入氧浓度增加至 60％,而 $PaO_2 < 6.65kPa$ 或 $PaCO_2 > 7.98kPa$ 时需机械通气治疗,为防止空气进一步滞留于肺内不能用太高呼气末正压,推荐用 0.196～0.39kPa,可用较高吸气峰压(2.94～3.43kPa),呼吸频率 20～25/min,吸气时间 0.4～0.5 秒,应有足够呼气时间;也可将呼吸机开始设置为:吸入氧浓度 0.8,呼吸频率 60/min,吸气峰压2.45kPa,呼气末正压0.29kPa。

(2)某些患儿对较快的通气频率及较短的吸气时间(每次 0.2 秒)反应良好,常规呼吸机治疗失败或并发气漏时,改用高频振荡通气常能取得良好效果。

(3)呼吸机应用过程中如有躁动需同时用镇静药或肌肉松弛药,胎粪吸入综合征患儿在机械通气时,随时应警惕气胸发生,需准备好抽气注射器及排气设备。

5.药物治疗

胎粪会加速细菌生长,故当 X 线胸片显示肺部有浸润变化时应常规给予广谱抗生素治疗,必要时做气管分泌物细菌培养。

6.其他

严重低氧血症病例经上述处理不能使低氧改善时,常并发持续肺动脉高压。

四、新生儿湿肺

新生儿湿肺又称新生儿暂时性呼吸困难或Ⅱ型呼吸窘迫综合征,与我们常说的、多见于早产儿、由肺泡表面活性物质缺乏导致的新生儿呼吸窘迫综合征有所不同。新生儿湿肺于 1959年由美国 Avery 医生提出。湿肺是足月新生儿呼吸窘迫最常见的原因之一,发病率为0.3％～12.0％,占呼吸窘迫病例的 40％。

(一)发病机制

1.Cl^- 泵和 Na^+ 通道

湿肺由分娩后胎儿肺液的清除延迟,肺液蓄积过多引起。胎儿期,肺上皮细胞分泌肺液和 Cl^-,促进肺生长发育,肺液总量达到 20～25mL/kg。在孕晚期(35 周左右),上皮 Na^+ 通道

(ENaC)开放,主动重吸收 Na^+,伴肺液的重吸收,即肺液通过 ENaC 从肺泡腔进入肺间质,进而进入血管及淋巴管。在产程发动过程中,胎儿体内激素,如糖皮质激素、儿茶酚胺类、前列腺素等分泌增加,特别是去甲肾上腺素分泌增加,Cl^- 泵被抑制,重吸收液体的 Na^+ 通道被激活,主动重吸收 Na^+,伴肺液的重吸收。氧气张力的变化放大了上皮细胞 Na^+ 的转运能力和 ENaC 的基因表达。

2.静水压的影响因素

另一方面,阴道分娩新生儿通过产道时胸部受到 $9.3kPa(95mmHg)$ 的压力挤压,有 $20\sim40mL$ 肺液经口、鼻排出,剩余的液体在自主呼吸后由肺泡经毛细淋巴管及毛细血管进入肺间质,再通过肺内淋巴及静脉系统吸收。出生后,肺液的产生速度和肺内液体总量迅速下降。液体吸收的过程由神经内分泌激素调节,引起淋巴管的舒张。因此,肺液渗透压增高,肺淋巴管、毛细血管、肺间质静水压增高,肺淋巴管、肺毛细血管渗透压降低,肺泡上皮细胞通透性受损或者影响肺淋巴管、毛细血管等的转运功能的因素,均可影响肺液的正常清除和转运,导致肺液潴留。

3.分娩方式

研究认为,分娩方式与湿肺发病率相关。阴道分娩婴儿胸腔内气体约为 $32.7mL/kg$,而剖宫产出生婴儿约为 $19.7mL/kg$。剖宫产儿湿肺发病率较阴道分娩儿高。剖宫产儿尽管胸腔容量在正常范围,但缺乏产道挤压,肺液的潴留增多,肺间质和肺泡内液体更多,从而增加湿肺患病率。择期剖宫产更因缺乏产程发动,胎儿体内儿茶酚胺类等分泌不足,肺泡上皮细胞 ENaC 活性较弱,对 Na^+ 重吸收减少,肺液吸收减少,使发生湿肺的风险增加。剖宫产儿血浆蛋白水平比阴道分娩儿低,血浆胶体渗透压相对较低,使肺液脉管系统吸收障碍,引起肺液清除障碍,发生液体从肺组织进入间质的净移动,增加湿肺发生风险。

4.胎龄

研究认为,湿肺的发生率与胎龄呈负相关,在 39 周后,湿肺的发生率与胎龄无明显相关性。足月择期剖宫产儿与胎龄 37 周~40 周的阴道分娩儿比较,除了择期剖宫产增加婴儿患湿肺的风险之外,相对胎龄越小,湿肺的发病率越高。胎龄 33~34 周的早产儿湿肺发病率高达 11.6%,35~36 周为 5%,足月儿为 0.7%。自胎龄 35 周开始,肺泡上皮细胞 Cl^- 通道逐渐关闭,肺液分泌减少。ENaC 表达显著增强,Na^+ 通道开放,促进肺液重吸收。胎龄越小,ENaC 的表达越低,Na^+ 和肺液重吸收越少。所以胎龄小于 35 周出生的早产儿,肺泡上皮 Cl^- 通道仍处于开放状态,仍有大量肺液分泌,而 ENaC 仍未开放,血中儿茶酚胺分泌不足,肺液重吸收还未建立,因此容易发生湿肺。

早产儿因肺发育未成熟,肺泡表面活性物质缺乏,易造成肺泡壁的损伤;肾上腺素受体敏感性差,血浆胶体渗透压较低,引起肺液吸收障碍。此外,早产儿胸廓较小,呼吸肌薄弱,肺顺应性差,气体交换面积较小,更易于延迟肺液吸收。

5.其他危险因素

(1)性别:男性患儿体内的睾丸激素等可抑制肺泡表面活性物质生成及肺成熟,降低肺顺应性,使呼吸系统疾病的发生率增高。

(2)母亲病史:近期研究表明,湿肺的新生儿母亲特征性地具有产程延长和产程进展失败导致剖宫产的产科病史。Demissie 等发现,湿肺的新生儿母亲较对照组罹患哮喘的比例增加。Schatz 等比较了两组共 294 例患有哮喘和无哮喘的孕妇,将孕周和吸烟等情况进行匹配,哮喘的母亲中有 11 例婴儿(3.7%)患有哮喘,而对照组仅 1 例(0.3%)。以往认为,母亲使用大剂量麻醉镇静、围产期窒息和无产程进展的选择性剖宫产与湿肺有关,现在认为无显著相关性。

(二)临床表现

湿肺主要表现为出生后立即或数小时内出现呼吸急促、呻吟、三凹征、鼻翼翕动、发绀、氧饱和度降低等。症状一般持续 48 小时以上至数天,可自行缓解。

肺部 X 线检查可见肺泡及间质积液、肺淤血、肺气肿及肺叶间隙、胸腔积液等。血气分析一般在正常范围内,由于呼吸频率增快,PCO_2 常常降低。如果呼吸频率增快伴有 PCO_2 升高的趋势,需要警惕呼吸疲劳,甚至呼吸衰竭的可能。有些重症湿肺可能并发急性呼吸窘迫综合征(ARDS)、PPHN 等,胸片提示双肺呈白肺,肺动脉压高,病情危重,需要有创机械通气等治疗。

(三)诊断与鉴别诊断

湿肺的诊断主要依据病史、临床表现及肺影像学检查。湿肺一般于出生后即刻或数小时内出现呼吸困难,轻症者症状持续数小时后逐渐减轻,重症病例呼吸困难严重,症状可持续数天。湿肺 X 线胸片可见双肺透亮度下降、斑片状渗出影、网状纹理增粗、肺泡及间质积液、肺淤血、肺气肿及叶间、胸腔积液等。

湿肺需要与 HMD 等疾病鉴别。轻症湿肺与 HMD 鉴别较容易,而重症湿肺双肺渗出很严重,与 HMD 鉴别有时比较困难。但 HMD 在起病早期呼吸困难进行性加重比较明显,很快发生发绀和呼吸衰竭。湿肺胸片征象多样化,且变化较快,开始为小斑片状影,病变呈局灶性,不像 HMD 那样均匀,随着病情进展,广泛融合成片状致密影。

(四)治疗

1.呼吸支持

湿肺患儿 72 小时内应严密监测,观察呼吸变化。轻症病例可先给鼻导管或头罩吸氧,如仍有呼吸困难,应及时给予无创呼吸支持,如经鼻持续气道正压通气(NCPAP)或鼻塞间歇正压通气(NIPPV)。如无创通气下呼吸困难仍无缓解,应根据血气结果选择有创通气。

2.适当控制液量

湿肺是由于新生儿出生后肺液积蓄过多,肺顺应性下降,妨碍气体交换而引起呼吸困难,故有学者提出,限制液量摄入可改善湿肺临床症状,明显缩短严重湿肺新生儿呼吸支持时间。

3.抗生素的选择与应用

生后 36~48 小时可应用抗生素,当感染的问题被排除之后,可以停用。抗生素可以选择氨苄西林或头孢菌素类。

4.利尿剂的使用

以往使用利尿剂治疗湿肺,促进肺液重吸收,但研究显示,常规口服、雾化或静脉注射等方法使用呋塞米治疗湿肺均不能改善临床症状或病程。

5.预防措施

(1)延迟择期剖宫产时间:随着胎龄逐渐增大,湿肺的发病率明显下降。国内外学者目前普遍推荐将择期剖宫产时间延迟至胎龄39周以后,以减少剖宫产相关疾病发生率。

(2)产前使用糖皮质激素:研究表明,产妇于剖宫产前24～48小时使用糖皮质激素可降低新生儿湿肺的发病率。

综上所述,新生儿湿肺是常见的呼吸系统疾病,为自限性病程,大部分为轻症,但严重并发症亦可发生。湿肺远期预后良好,尤其男性患儿,儿童期可能与哮喘发病率相关。

五、新生儿肺出血

1994年,Pappin就指出,缺氧是导致新生儿肺出血发生的最直接原因。围产期窒息儿中,有30%～50%发生肺出血、窒息,并可引起多脏器损伤。活产婴10376例前瞻性研究发现,有脏器损伤者156例,其中117例(75.0%)为窒息引起,以肺脏受损最常见,肺出血为常见肺脏损伤之一。

(一)病因与发病机制

1.病因

新生儿肺出血病因包括低体温/寒冷损伤、围产期缺氧(包括窒息)及孕母患妊娠期高血压疾病等。

2.发病机制

经近十多年的动物实验及临床研究,我们发现肺血管内皮细胞(PVEC)受损,是导致新生儿肺出血的根本原因,其中有肺神经内分泌细胞(PNECs)、多种血管活性肽及氧自由基直接或间接参与了PVEC的损害过程。

(1)肺神经内分泌细胞

①解剖结构:PNECs主要是由神经内分泌细胞(坏死性小肠结肠炎)及神经上皮小体(NEBs)所构成。NEC常以单个细胞形式散在分布于大的气管黏膜及大气管连接处,形态多样,主要为圆锥形或纺锤形,细胞从上皮基膜延伸至近气管管腔或沿基膜在相邻气道上皮间伸展。NEBs为至少由两个NEC成簇聚集而成的卵圆形小体,多位于气流量大的支气管交叉处,并在终末细支气管-肺泡连接部,乃至肺泡壁均可见到。

NEBs表面大部分覆盖有一层立方形Clara细胞,仅有部分朝向气管管腔的尖端裸露,可有立方形微绒毛出现在裸露尖端表面,与气道管腔相连。电镜下NEBs表面有多个突起,与肺毛细血管基膜紧密接触。

NEBs细胞内显著的结构特征为:胞质内有大小不一、形态各异的大量高密度核心小泡(DCV),直径为70～230mn不等,内含具有强大肺血管及支气管舒缩反应的单胺及多种肽类分泌颗粒。这些颗粒并不是朝向气管腔分泌,而是朝向基膜下迷走神经感觉传入神经纤维、平滑肌细胞、毛细血管床等结构及邻近的气道上皮分泌。

②促进肺发育和气道上皮细胞分化:许多研究发现,NEBs与支气管树的发育存在一定关系:NEC首先出现于最近端的发育气道中,以后才转变成NEBs,随着更多远端的气道发育,

NEBs亦以离心的方式生长和发育。NEC前体细胞在孕8周胎儿肺中出现,但数量不多且缺少DCV,孕14周后出现NEBs,孕20周左右NEC数量渐达高峰,而NEBs则于胎龄末期及新生儿期数量才最多,但PNECs总体数量仍然很少,不到全部上皮的1%,新生儿期后逐渐减少,在成人肺中已极少见到。

③受感觉传入神经支配:用免疫组化、迷走神经切断和神经元示踪法均证实,NEBs受源自迷走神经细胞体的感觉传入神经纤维支配,而NEC无神经纤维支配,原因未明。电镜下突触连接特点表明,NEBs为神经感受器复合体中突触的前成分,神经末梢则为突触的后成分。将顺行荧光神经元示踪剂DiI注入小鼠迷走神经结节状神经节后,用共轭显微镜观察,可见气道上皮内迷走传入神经纤维树枝状末端与NEBs相连,进一步证实支配NEBs的神经纤维为感觉性。另外,在鼠气道NEBs及与其相连的感觉传入神经纤维中,降钙素基因相关肽(CGRP)免疫组化染色均阳性,故认为CGRP与感觉传入神经纤维有关。

(2)PNECs与肺出血相关的生物学功能

①PNECs为对缺氧敏感的气道化学感受器:肺出血的发生与早产及低出生体重有关,出生体重越低,肺出血发生率越高。过去认为,早产/低出生体重是肺出血的病因,原因是支气管壁和肺泡壁弹力纤维发育不成熟,肺泡表面活性物质减少,肺泡容易闭合;肺毛细血管多,血管通透性比成人高3~6倍,肝功不成熟、凝血因子合成不足等。但近年来调查资料显示,如无围产期缺氧或感染,单纯早产/低出生体重,并不会导致肺出血,国外大量早产/低出生体重儿亦罕见发生肺出血的报道,提示上述各种内在因素仅是早产/低出生体重儿缺氧性肺出血的易发因素。

近年研究发现,窒息儿中早产/低出生体重儿多发生肺出血的原因,与胎儿晚期及新生儿早期存在特殊的外周化学感受器NEBs有重要关系。

人类呼吸化学感受系统包括中枢及外周化学感受器。中枢化学感受器位于延髓表面腹外侧,紧邻呼吸中枢和第四脑室,直接与脑脊液(CSF)接触,可感知缺氧及脑脊液pH变化。但早产/低出生体重儿的中枢化学感受器发育尚未成熟,仅对CSF中的H^+浓度变化敏感,对低氧无感应,当血中$PaCO_2$升高,CSF中H_2CO_3分解出H^+,可刺激中枢化学感受器并传导至呼吸中枢,产生通气功能。

外周化学感受器有两类:

①颈动脉体:位于颈总动脉分叉处外侧血管壁内,为直径2~3mm的扁平特殊小体,电镜下上皮细胞分两型,Ⅰ型细胞(主细胞)聚集成群,胞质内有许多致密核心小泡,内含具有调节心血管及呼吸功能的神经分泌颗粒,胞膜与交感神经颈前节、舌咽神经和迷走神经相连并受其支配,Ⅰ型细胞是可感知动脉血O_2、CO_2含量及血pH变化的化学感受器,缺氧与pH变化均可通过膜电位改变,将信号通过中枢神经传入呼吸、循环中枢,调节呼吸及心血管系统;Ⅱ型细胞(支持细胞)位于Ⅰ型细胞周围,胞质中颗粒少;早产/低出生体重儿颈动脉体发育亦未成熟。

②NEBs:为胎儿晚期及新生儿早期特有的外周化学感受器,在形态、结构和生理特点上与颈动脉体有许多惊人的相似之处,但仅对缺氧敏感,对CO_2无反应,因直接暴露于吸入空气中,可更快感知吸入空气中氧浓度的快速信号变化。虽受迷走神经感觉传入纤维支配,但主要是通过胞吐分泌血管活性物质,并经旁分泌途径直接与肺血管平滑肌上相关受体结合而迅速

调节肺血流分布,对缺氧机体起保护作用,这对出生时不成熟、气体交换功能相对较差的新生肺来说,尤为重要。

作为外周化学感受器,两者相同之处在于:颈动脉体与 NEBs 均具有细胞膜-细胞内信号转导功能,能在缺氧时通过细胞膜上 NADPH 氧化酶-氧敏感 K^+ 通道产生低氧化学信号转导,胞吐神经分泌颗粒,并通过与细胞相连的传入神经,将冲动传至脑干中枢。颈动脉体与 NEBs 两者不同之处在于:

①感应对象不同:前者对 PaO_2、$PaCO_2$ 及血 pH 变化均能感知,后者仅对缺氧敏感,对高碳酸无反应。

②分泌物质不同:前者仅分泌神经递质;后者除分泌神经递质外,更以分泌血管活性肽为主。

③传递途径不同:前者通过神经传递途径,将信息传至脑干;后者神经递质既通过神经传递途径,将信息传至脑干及通过脊髓反射弧传至肺血管平滑肌,更将血管活性肽信息通过旁分泌与自分泌途径传至 PVEC 与肺血管平滑肌。

④作用部位不同:前者主要作用于脑干中枢;后者神经递质既可作用于脑干中枢,亦可作用于脊髓,其血管活性肽更主要作用于 PVEC 及肺血管平滑肌。

⑤感应速度不同:由于两者分布位置的差异,NEBs 位于气道内,直接暴露于吸入空气中,并与肺毛细血管接近,可比颈动脉体更快感知氧浓度的信号变化。NEBs 分泌的血管活性肽,可直接与 PVEC 及肺血管平滑肌上相关受体结合而迅速调节肺血流。

由于 NEBs 对缺氧反应迅速,其分泌的血管活性肽直接影响其靶细胞 PVEC 与肺血管平滑肌,这就解释了肺出血多见于缺氧/窒息新生儿尤为早产/低出生体重儿的原因。随着日龄的增长,NEBs 数目迅速减少而作用减弱,颈动脉体的发育则会渐趋成熟而作用增强,对 PVEC 与肺血管平滑肌的直接影响亦日趋消失。

(2)缺氧导致 NEBs 中的 DCV 发生胞吐现象 NEBs 胞质的 DCV 中,含有多种调节肽,包括 5-羟色胺(5-HT)、胃泌素释放肽、降钙素基因相关肽、亮氨酸脑啡肽、降钙素、缩胆囊素、内皮素-1(ET-1)、Y 肽、P 物质等,它们具有血管和支气管舒缩调节及其他功能。在缺氧情况下,上述 2 或 3 种物质常共存同一 DCV 中并同时被分泌(胞吐现象),这在正常肺组织中很少见,提示缺氧时 NEBs 的调节肽间确有协同作用。在新生儿弥散性肺出血病理检查中,我们亦证实 NEBs 中 ET-1 和 CGRP 的共存现象。近年来,一系列对 NEBs 膜受体蛋白的研究证实,NEBs 膜上存在有 NADPH 氧化酶及对过氧化物敏感的电压门控 K^+ 通道。Cutz 根据多项实验结果,提出了 NEBs 膜上还原型辅酶Ⅱ(NADPH)氧化酶-氧敏感 K^+ 通道模型:缺氧时,NEBs 膜上 NADPH 氧化酶活性下降→该酶产生的超氧阴离子(O_2^-)减少→经 Fenton 反应,生成 OH 等活性氧(ROS)→诱使氧敏感 K^+ 通道蛋白变构与通道关闭→外向 K^+ 流减少→膜去极化→电压依赖性 Ca^{2+} 通道开放→细胞外 Ca^{2+} 内流增加→DCV 胞吐增多→DCV 中调节肽被分泌→分泌物对靶细胞发挥作用。生理状态或轻度短时缺氧,均可使 NBEs 同时或不同时分泌下面三种属生理性、调节性的血管活性肽。

①5-HT:5-HT 既是一种神经递质,也是一种活性肽,仅储存于 NEBs 的 DCV 中,是结合型的、无生物活性的 5-HT。DCV 吐胞后,被分泌的 5-HT 转具活性。5-HT 以神经分泌方式

(经组织液传导,作用于邻近传入神经纤维),刺激与 NEBs 相连的感觉传入神经,一方面将冲动传至脑干呼吸中枢,起调节呼吸运动的作用,另一方面通过脊髓反射弧,将冲动直接作用于传出神经(轴突反射),并释放血管活性肽以作用于其邻近的气管及血管平滑肌,导致气管及肺血管痉挛收缩。我们用外源性 5-HT 于新生鼠气管内滴入不久,即有急性缺氧表现并伴轻度肺出血,但不同浓度的 5-HT,其致肺出血的程度并无差异,提示 5-HT 并非呈病理性、持续性分泌,推测其主要是通过脊髓反射弧而对肺出血起间接作用。

②CGRP:CGRP 是 1983 年 Rosenfeld 等应用基因重组技术发现的感觉神经肽,也是迄今为止体内最强的扩血管活性肽,主要存在于 NEBs 的 DCV 及围绕上皮细胞、血管、支气管平滑肌的神经网络中。CGRP 可与 ET-1 共存于同一个或不同的 DCV 中,在生理情况下或轻度缺氧时,DCV 中胞吐 5-HT 与 ET-1 可致肺血管痉挛,为维持肺血管张力新的动态平衡,CGRP 可通过旁分泌途径(经组织液传导,作用于邻近靶细胞),一方面与血管平滑肌上 CGRP 受体结合,激活腺苷酸环化酶,最终生成环腺苷酸(cAMP);另一方面亦可与 PVEC 上 CGRP 受体结合,激活一氧化氮合成酶(NOS),最终生成环鸟苷酸(cGMP),cAMP 与 cGMP 增加,使血管平滑肌细胞膜超极化,最终导致肺血管平滑肌松弛,以拮抗 5-HT 与 ET-1 的缩血管作用,共同维持肺血管张力动态平衡。

③ET-1:被 DCV 分泌的 ET-1,一方面以旁分泌方式使缺氧局部肺血管收缩,血流从通气差的区域流向通气良好的区域,并通过与 CGRP 拮抗,以维持通气与血流灌注比值(V/Q)在正常范围;另一方面以自分泌方式(经组织液扩散后又返回作用于自身细胞)作用于 NEBs 自身,以调节 DCV 中血管活性肽的产生与释放。

3.缺氧与缺氧诱导因子

缺氧抑制 PVEC 膜上的 NADPH 氧化酶,活性氧(ROS)生成减少,促进缺氧诱导因子(HIF-1)的形成与激活。

(1)HIF-1 基本特征:自 1992 年 Semenza 首次报道 HIF-1 以来,人们逐渐认识到 HIF-1 不仅参与了机体氧稳定的调节,还是在缺氧条件下调节其下游基因表达的最重要的关键性转录因子。

HIF-1 是 PVEC 在缺氧诱导下产生的一种异源二聚体结构的核转录因子,由 HIF-1α 和 HIF-1β 两个亚基组成。HIF-1α 亚基是 HIF-1 的主要活性亚基,其 N 端含氧依赖性降解区(ODD 区),是两个亚基二聚化和与下游基因 DNA 结合的活性区,氧对 HIF-1 活性调控主要通过该亚基进行;C 端含反式激活结构域区(TAD 区),主要参与缺氧诱导的蛋白稳定、转录激活及介导 HIF-1α 在缺氧状态下的核聚集。HIF-1β 亚基在细胞内属构建性稳定表达,不受环境氧浓度影响,但在 HIF-1 中也必不可少,因只有在两个亚基二聚化并发生适形性变化后,HIF-1 才能与其下游基因结合并发挥调控作用。

(2)HIF-1 的形成与激活:缺氧可导致 NEBs 与 PVEC 膜上的 NADPH 氧化酶活性下调,导致 ROS 生成减少,促使 NEBs 一方面胞吐分泌 5-HT、CGRP、ET-1 等血管活性物质,另一方面促进 PVEC 中 HIF-1 的形成与激活。

①氧化应激参与了 HIF-1 的形成:HIF-1 存在于各肺细胞中,但常氧条件下,HIF-1α 结构中的 ODD 区,可通过激活泛素蛋白一蛋白酶体途径,使 HIF-1α 速降解(半减期<1 分钟)而无

法检测到,仅可检测到 HIF-1β,如果截去 ODD 区,可使 HIF-1α 在有氧条件下保持稳定及完整的转录活性。Chandel 等发现,缺氧 30 分钟,肺细胞的 HIF-1α mRNA 水平开始升高,60 分钟达最高值,以后维持于高峰水平,当给予高浓度氧后,肺内 HIF-1α 水平迅速下降,4 小时后回复至基线水平,但对 HIF-1βmRNA 无明显影响,提示 HIF-1α 的形成与低氧程度及持续时间有高依赖性。

②激活 HIF-1 的途径与机制:活性氧在激活、调控 HIF-1α 的过程中起重要作用,但对 HIF-1β 表达无影响,ROS 可减少 HIF-1α 的积累,下调 HIF-1α 的水平。而活化的 NADPH 氧化酶是减少 ROS 的重要来源,其信息传递通路为:常氧下,PVEC 膜上的 NADPH 氧化酶前半段,依据前述 Cutz 提出的 NADPH 氧化酶-氧敏感 K^+ 通道模型,产生形成 ROS,后半段 ROS 激活脯氨酸羟化酶,使 HIF-1α 的-SH 基氧化成为-SS 基,羟基化的 HIF-1α 和 VHL 抑癌基因产物(pVHL)结合后,激活细胞内泛素-蛋白体酶活性,后者促使 HIF-1α 的降解。缺氧时 NADPH 氧化酶活性下降,由其诱生的 ROS 信使分子减少,导致 HIF-1α 活性增强。

③HIF-1 的表达与对下游目标基因的转录激活:低温缺氧可诱导 HIF-1α 在新生鼠出血肺组织的 PVEC、平滑肌细胞及肺上皮细胞等部位表达,其表达随低温缺氧时间的延长而增强,但进入复温供高氧后,上述组织中 HIF-1α 的表达则显著下降。经 3 代培养的 HUVEC 在低温缺氧期,HIF-1α 表达已明显增加,但该细胞并无明显形态学改变;而在复温供高氧阶段,尽管 HIF-1α 蛋白表达已明显下降,但细胞膨胀呈球状,胞质淡染,边界不清,间隙增宽,细胞存活率显著下降;而应用 RNA 干扰方法研究 HIF-1α 对 HUVECs 凋亡情况的影响,则进一步发现,缺氧明显上调 HIF-1α 的 mRNA 和蛋白水平,但未见明显的细胞凋亡;而经复氧处理后,虽 60% 的 HIF-1α mRNA 和蛋白表达受抑制,但细胞凋亡明显增加,提示 HUVEC 受损与 HIF-1α 的表达并无直接相关。

HIF-1 能在转录水平调控其 100 多种下游缺氧反应基因(HRG)的转录,HRG 表达调控区都存在缺氧反应元件(HRE),即 HIF-1 的结合位点。与新生儿肺出血相关的靶基因主要有 VEGF、ET-1、NOS 等。

4.HIF-1 与血管内皮生长因子(VEGF)

血管内皮生长因子最早由 Ferrar 于 1989 年从牛垂体滤泡星状细胞的培养基中提纯出来,VEGF 可在支气管上皮细胞、肺Ⅰ型上皮细胞(TⅠ)、肺Ⅱ型上皮细胞(TⅡ)、PVEC、气道和血管平滑肌细胞中表达,但主要在 PVEC 中表达,是特异作用于 PVEC 的生长因子,其生物学效应由 VEGFR-1 与 VEGFR-2 两种膜受体介导。

(1)HIF-1 对 VEGF 的调控:HIF-1 对其下游基因 VEGF 的表达调控有缺氧和非缺氧诱导机制,其中缺氧是 VEGF 表达的最强诱导因素。HIF 对 VEGF 的缺氧诱导调控表现在:缺氧状态下,HIF-1 与 VEGF 的 DNA 结合,进而激活 HIF-1α 转录活性区,被激活的 HIF-1α 通过磷酸蛋白将转录信号传给 VEGF,启动并增强 KECF 基因的转录,从而上调 VEGF 的表达。KECF 属快反应表达基因,成年小鼠 6% 氧 6 小时即见肺组织 VEGF mRNA 显著增加。HIF-1 诱导 VEGF 转录后,缺氧尚能产生一种缺氧诱导蛋白,以稳定 VEGF mRNA 的结构,使 VEGF mRNA 的半减期延长,并能通过增强 VEGF 受体表达,以而增强 VEGF 的生物学功能。

（2）与 PVEC 相关的 VEGF 生物学功能：

①增加肺血管通透性、促进肺水肿：早在 1973 年，Cole 通过收集发生肺出血的新生儿的肺内液进行分析发现，肺内血性液体成分与全血并不一致，血液只占其中一部分，而其他成分，如电解质、尿素、磷酸酶与血浆相比无明显差别，由此提出了出血性肺水肿的观点，认为新生儿肺出血是由于血管通透性增加所致。VEGF 是目前发现的最强的血管通透因子，其增加血管通透能力是组织胺的 2 万倍，Valerie 将 VEGF 作用于 PVEC，发现 1ng/mL 水平的 VEGF 在 15 分钟内即可使 PVEC 通透性增加。Carpenter 在缺氧诱导幼鼠肺水肿的研究中证实，缺氧性肺水肿的形成是由于肺组织中 VEGF mRNA 表达增强及 VEGF 蛋白增多所致，应用 VEGF 阻滞剂后，肺水肿得以显著减轻。

VEGF 致肺血管通透性增加的机制为：VEGF 与受体 VEGFR-1 结合后，通过活化磷脂酶 C、促进甘油二酯生成及钙离子内流，从而导致细胞器空泡化、细胞间隙增宽、大分子物质可从中通过并进入细胞间隙。而细胞间隙增宽的原因是肌球蛋白磷酸化和肌动蛋白张力丝形成，导致肌动蛋白排列发生改变，使细胞间隙扩大及导致细胞内囊泡滤器之间窗口开启。病理电镜检查亦证实，在低温缺氧下，PVEC 间连接蛋白收缩，细胞间隙增宽，毛细血管连接中断，架构蛋白构形改变，最终致肺血管通透性增加。

②抗凋亡作用：VEGF 通过受体 VEGFR-2 介导，激活磷脂酰肌醇激酶信号转导途径和上调抗凋亡蛋白 Bcl-2 及 A1，对 PVEC 起保护和抗凋亡作用。

③在出血肺组织中的作用：在低温缺氧后复温供高氧所致肺出血的新生鼠肺中发现，肺水肿先于肺出血发生，而血管通透性增加和肺水肿又是肺出血发生的前提。通过观察肺组织中 VEGF mRNA 的表达，并测定 VEGF 蛋白含量及作凝胶电泳检测等方法，证实在低温缺氧期，VEGF 的表达调控受缺氧诱导机制调控，在病理肺组织中有较广泛表达，导致肺血管通透性的增加和肺水肿；复温供高氧期，VEGF 的表达调控则受非缺氧诱导机制（如 ET-1）所诱导，VEGF 在发生水肿的肺泡间隔中表达尤为明显，肺血管通透性和肺水肿继续加重，并导致肺出血。LeCras 亦提及，肺内过度表达 VEGF，可引发严重的肺血管渗漏，肺泡内蛋白增多，并可导致肺出血，因而 VEGF 高表达所致血管高通透性可能与肺出血的发病机制有关。

5.HIF-1 与 ET-1

内皮素（ET）家族包括 ET-1、ET-2、ET-3 和血管活性肠肽（VIC）。ET-1 于 1988 年由日本学者 Yanagisawa 从猪主动脉内皮细胞培养液中首先发现并分离出来，为内皮素家族中最重要的成员。肺是 ET-1 含量最丰富的器官，也是 ET-1 最重要的合成、代谢和靶器官，ET-1 在 NEBs 及在肺组织中的 PVEC、呼吸道上皮细胞及肺泡内的吞噬细胞中均能合成，但主要来源于 PVEC。PVEC 合成与释放 ET-1 的正常量较其他组织高 5～10 倍。ETA 介导血管收缩和细胞增生，主要分布在肺血管和支气管平滑肌中；ETB 受体又可分为 ETB-1 和 ETB-2 两亚型，ETB-1 主要分布于 PVEC 细胞膜上，介导 ET-1 合成、分泌、调节及介导 ET-1 在肺内过度分泌时的清除，并通过刺激 PVEC 生成一氧化氮（NO）和前列环素以舒张血管。ETB-2 主要在血管平滑肌细胞中表达，与血管收缩机制相耦联。新生儿肺组织中内皮素 A（ETA）受体密度明显高于内皮素 B（ETB），且对 ET-1 有高度亲和性。

（1）HIF-1 对 ET-1 的调控：HIF-1 能以快速调节的方式诱导 ET-1 表达及增强其基因转

录:缺氧状态下,HIF-1 在核内转录生成 ET-1 mRNA 的前体,经剪切后成为前内皮素原 mRNA(ppET-1 mRNA),翻译生成前内皮素原(ppET-1),再生成无生物活性的 ET 前体大分子 ET-1(BigET-1),最后经关键酶、ET 转换酶(ECE)水解,生成具有生物活性的成熟 ET-1。抑制 HIF-1 与 ET-1 的 HRE 结合,则可下调 ET-1 的表达。

为证实 ET-1 持续分泌确是受细胞内 HIF-1α 表达增强所调控,我们采用以下方法:

①用免疫组化方法,证实低温缺氧可诱导鼠肺组织 HIF-1α 水平升高,并促进 PVEC 中靶基因 ET-1 mRNA 转录和翻译,使 ET-1 水平显著升高且导致肺出血,提示在缺氧状态下 HIF-1 可通过调节 ET-1 的表达,在肺出血的发生及发展过程中起重要作用。

②由于 RAN 干扰(iRNA)技术能高效、特异地使相应基因失活,是目前最有效的基因抑制技术,已作为一种简单有效的替代基因敲除的有力工具,采用 iRNA 技术,通过成功构建使基因表达受明显干扰的重组质粒特异性小干扰 RNA(HIF-1α siRNA)真核表达载体,并将其转染至经 3 代培养的 HUVECs 中,发现该载体即使在缺氧状态下,对细胞 HIF-1α mRNA 及 HIF-1α 蛋白表达仍均有抑制作用,细胞 ET-1 含量亦有所降低,从而提示通过抑制 HIF-1α 基因表达,其下游靶基因 HIF-1α 的表达同样可受到抑制。

(2)影响 ET-1 表达的因素

①缺氧:缺氧是 ET-1 表达的强大诱导剂。成年大鼠吸入 10%氧 6 小时、幼鼠吸入 10%氧 24 小时,均可检测到肺组织中 ppET-1 mRNA 增加。新生鼠吸入 5%～6%氧 6 小时后,单纯缺氧和低温缺氧两组 ppET-1 mRNA 表达均显著增强,且两组间不存在差异,证实导致 ppET-1 mRNA 表达增强的原因主要是缺氧而非低温。

②高氧:ET-1 含量增高也与高氧有关。

Higgins 等发现,高氧下细胞培养液中的 ET-1 水平较常氧下高;高氧肺损伤的小鼠血浆中 ET-1 含量异常增高,而用 ET-1 受体阻断剂后,可减轻肺损伤程度。

动物实验进一步表明,尽管低温缺氧 4 小时,肺组织 ET-1 仅轻度升高,肺出血发生率亦仅为 30%(点状、局灶及弥散性肺出血各 10%),但经复温供高氧后,出血肺组织中 ppET-1 mRNA 与 ET-1 含量持续异常升高,且肺出血越重,它们的含量越高,肺出血发生率可达 80%(局灶性 30%,弥散性 50%)。由此推测,高氧复温后 ppET-1 mRNA 与 ET-1 持续的高表达,可使肺血管张力显著增高,导致血液从高压的肺血管流向低压的肺泡而发生肺出血。

高氧吸入可导致肺组织释放核转录因子 NF-κB、肿瘤坏死因子-α[TNF-α、白细胞介素-1β(IL-1β)]及 ROS 等炎症递质,这些递质损伤 PVEC,导致 PPET-1 mRNA 持续高表达。

(3)与 PVEC 相关的 ET-1 生物学功能:

①导致肺血管痉挛和缺氧性肺动脉高压:生理情况下,由 NEBs 分泌的 CGRP 与 ET-1、由 PVEC 分泌的 NO 与 ET-1,均起生理性、调节性互相拮抗作用,共同参与肺血管张力平衡的调节。但在急性缺氧下,PVEC 持续释放 ET-1,起代偿作用的 CGRP 与 NO 处于失衡状态,在新生鼠肺出血的研究中亦发现,在缺氧状态下,肺组织中 ET-1 和 CGRP、NO 均增高,但 CGRP、NO 的增高程度远不如 ET-1 显著,甚至在肺出血死亡的新生儿肺组织中,亦未能发现 CGRP 的代偿增加。

ET-1 是急性缺氧形成缺氧性肺动脉高压最重要的原因。缺氧状态下,PVEC 持续大量分泌 ET-1, ET-1 可经组织液扩散的旁分泌途径, 作用于邻近血管平滑肌细胞膜上 ETA 受体, 通过复杂的跨膜信息转导, 引起环腺苷酸(cAMP)增加, 最终导致血管平滑肌收缩、肺血管痉挛, 产生缺氧性肺动脉高压, 并导致肺血管跨壁压升高。动物供 10% 氧 5 分钟即可检测到肺动脉压升高, 应用 ETA 受体阻断剂后, 在血氧分压改善的同时, 平均肺动脉压显著下降。

缺氧除促进 ET-1 表达外, 还可能从以下方面加强 ET-1 的作用: 缺氧下 ETA 受体表达增强, 由于 ETA 受体激活主要介导持续性肺血管收缩, 其表达增强后将导致 ET-1 缩血管效应的放大。缺氧下 ETB 受体被抑制, NO 生成途径受损, 亦是 ET-1 导致缺氧性肺高压形成的原因之一。

②增加肺血管通透性、促进肺水肿: ET-1 与 VEGF 相互促进是肺水肿形成的重要原因之一。作为调节血管功能的重要因子, VEGF 与 ET-1 同为 HIF-1 的下游基因, 缺氧可通过 HIF-1 诱导 EI-1 与 VEGF 同时出现高表达, 此时可通过 ETA 受体介导, 促进 KECF 表达; 将与大鼠血管平滑肌细胞共同培养, 发现 VEGF mRNA 的表达显著增高, 当阻断 ET-1 后, VEGF mRNA 与 ET-1 含量迅速下降。

KECF 亦可通过 ECE 的介导, 促进 ET-1 表达: 将 VEGF 与牛主动脉细胞共同培养, 3 小时后 ppET-1 mRNA 表达显著增强并达到高峰, 同时可检测到 ECE mRNA 及 ECE 蛋白表达亦明显增高。

早有报道用含 ET-1 的缓冲液灌流大鼠离体肺, 可引发肺水肿; 给新生鼠气管内滴入 ET-1, 在诱发肺出血的同时, 亦伴有明显肺水肿。应用 ET-1 受体阻断剂, 能成功阻断幼鼠缺氧后肺水肿的形成。以上均表明, ET-1 与 VEGF 可共同导致肺血管通透性增加, 促进肺水肿。

③ET-1 致肺血管通透性增加机制:

a.压力性通透性增高: 肺水肿是由于 ET-1 导致肺血管压力增高而引发的压力性渗漏。

b.高渗透性通透性增高: 缺氧幼鼠肺组织中 ET-1 和 VEGF 均表达增强, 分别用 ET-1 受体阻断剂或 VEGF 受体阻断剂后, VEGF 与 ET-1 表达均同时下降, 同时也阻断了肺水肿的形成, 减少了肺泡内蛋白渗漏。有学者认为, ET-1 导致肺水肿, 是因 ET-1 促进了 VEGF 的表达, 后者导致大孔性渗漏所造成。

c.肺毛细血管应激衰竭: 1993 年, West 提出了"肺毛细血管应激衰竭"学说, 认为肺毛细血管应激衰竭实际上是一个渐进发展的过程, 当肺毛细血管跨壁压稍增高时, 流体静压即可升高, 导致低蛋白性水肿, 此时气血屏障(BGB)形态无明显改变, 当跨壁压逐渐增大后, 血管内皮细胞被拉伸, 细胞间隙增大, 导致高渗透性通透性增高, 再进一步发展, 即成毛细血管应激衰竭。BGB 是非常薄的结构, 只有 0.2～0.3 岬, 稍被拉伸即可破裂, 这也可能是临床上肺出血易发生于新生儿的重要原因之一。新生兔肺毛细血管跨壁压至 15cmH$_2$O 时肺血管内皮和肺泡上皮即开始断裂, 出现大量富含蛋白物质的渗漏, 同时红细胞从血管移向肺泡, 发生明显的肺出血。

④导致 PVEC 损伤、引起肺出血: 缺氧状态下, ET-1 可通过自分泌途径, 诱导内源性 ROS 生成, 而供高氧后, 外来高氧更可通过吸入产生大量外源性 ROS, 在内、外源性 ROS 的共同作用下, 造成对 PVEC 的严重脂质过氧化损害, 且缺氧又可使基质金属蛋白酶(MMP)及 MMP

抑制物表达失衡,导致 PVEC 细胞外基质的胶原蛋白、弹力蛋白等降解异常,弹力纤维网断裂,基膜分解,最后毛细血管破裂而发生肺出血。

(4)进一步明确 ET-1 与肺出血间的因果关系:

①ppET-1 mRNA 在新生鼠肺出血发生过程中肺组织中表达增强:采用反转录-聚合酶链反应(RT-PCR)检测新生鼠出血肺组织中 ppET-1 mRNA 表达,证实:

a.低温缺氧期,肺组织 ppET-1 mRNA 表达已明显增强;复温供高氧期,ppET-1 mRNA 仍持续高表达,提示肺组织中 ET-1 含量增加是由于基因转录增强所致,并且转录增强在肺出血发生早期即已开始。

b.ppET-1 mRNA 持续的转录增强,导致 ET-1 含量增多,尤其在高氧复温阶段,此期间肺出血亦最严重。

②ET 致肺出血及 CGRP 对 ET 的拮抗作用:

a.对新生鼠采用外源性 ET-1 气管内滴入,结果显示:仅气管内滴入 ET-1,即可建立肺出血模型,并在一定浓度范围内,随 ET-1 浓度的增加,肺出血加重,但无一例发生心、脑、肝、肾及消化道出血。存活大鼠滴入 ET-1 后 30 分钟最严重,提示肺出血确为肺组织中 ET-1 水平异常升高所导致。

b.对新生鼠采用气管内先滴入 ET-1,后滴入不同浓度的 ET-1 拮抗剂、外源性 CGRP,结果显示:随滴入 CGRP 浓度的不断增加,ET-1 所致的肺出血逐渐减少,且实验过程中无一例大鼠死亡。表明 CGRP 确实有拮抗 ET-1 的致肺出血作用。

③ET-1 的增加是导致肺出血的重要原因而不是肺出血的结果:将气管导管插入新生鼠右侧支气管后滴入 ET-1,仅见右肺组织发生肺出血,而左肺却无肺出血发生,证实肺组织中 ET-1 的增多是肺出血的重要原因,而不是肺出血的结果。且由于左肺及其他脏器均无出血,说明肺组织 ET-1 是通过旁分泌及自分泌途径而非远距分泌途径(通过血液运输,作用于远距离靶细胞),对 PVEC 起原发性肺损伤作用。

6.内皮素与一氧化氮

急性缺氧早期,NO 可保护 PVEC 免受 ET-1 损害,持续缺氧期 NO 耗尽,保护功能丧失。

NO 于 1980 年被 Furchaout 在一项研究中发现,是细胞间通信的一种气体小分子物质,结构简单,广泛分布于生物体内各组织中,半减期极短,只有 3~5 秒,由 PVEC 中 NO 的限速酶即内皮型一氧化氮合酶(eNOS)生成和分泌,具有强烈的肺血管扩张作用,可与 ET-1 的缩血管作用相拮抗。

(1)ET-1 对 NO 的调控:ET-1 通过激活蛋白激酶 C(PKC)通道系统的转导途径,对 NO 起调控作用:生理状况下,由 PVEC 分泌的 ET-1,与 PVEC 膜上 ETB 受体结合,经与 G 蛋白藕联,激活 PKC,引起 Ca^{2+} 外流,胞内 Ca^{2+} 水平降低,从而避免肺血管痉挛;同时活化磷酸激酶 C,通过钙调蛋白激活 eNOS,再通过 L-精氨酸-瓜氨酸途径,生成 NO。NO 从 PVEC 分泌后,通过旁分泌途径,激活肺血管平滑肌细胞中鸟苷酸环化酶(GC-S)受体介导的信号转导,导致细胞内 cGMP 急剧增加,最终导致肺血管平滑肌松弛、肺血管扩张,从而拮抗 ET-1 的缩血管作用,同时,NO 对 ET-1 释放亦有明显的反向抑制作用。故 ET-1 与 NO 存在一定程度的相互制约,对维持肺血管正常的结构和功能具有重要意义。

（2）与 PVEC 相关的 NO 生物学功能：

①急性缺氧早期：随着 ET-1 分泌增加，eNOS 活性增强，约 30 分钟内 NO 代偿性增加，以与 ET-1 的缩血管作用拮抗。此时，NO 除具有血管扩张作用外，尚对 PVEC 起以下保护作用：

a.抑制血小板聚集与黏附。

b.使 PVEC 免受毒性损害。

c.抗感染作用。

d.抑制细胞凋亡作用。

②持续缺氧期：急性缺氧持续 1 小时，PVEC 中 ET-1 即于短时间内转录加快，ET-1 呈持续性分泌，但持续缺氧可导致 eNOS 活性及表达受抑制，NO 生成减少并最终耗竭，NO 已失去对 PVEC 的保护作用，持续分泌的 ET-1 可通过 ROS 导致 PVEC 损伤。

动物实验亦表明，急性缺氧早期的肺组织中，ET-1 和 eNOS 在支气管及肺泡上皮细胞、肺血管平滑肌细胞，尤其 PVEC 中均有阳性表达。但持续缺氧 3 小时后，随着 ET-1 阳性强度不断增加，肺出血程度加重，eNOS 阳性强度反而不断减低，与 ET-1 阳性表达呈负相关。提示急性缺氧早期，呈生理性、调节性分泌的 NO，在进入缺氧持续状态后，已不能制约 ET-1 的缩血管作用及对 PVEC 的损害作用，以致发生肺出血。

7.内皮素与活性氧

ROS 是指在生物体内与氧代谢有关的含氧自由基和易形成自由基的过氧化物（H_2O_2）的总称，是细胞内有氧代谢过程中产生的具有很高生物活性的含氧化合物。

（1）ET-1 对 ROS 的调控：生理情况下，细胞内线粒体不断通过酶与非酶反应，产生 ROS，但在抗氧化酶及内、外源性抗氧化剂的协同作用下，又不断地被清除，因而 ROS 维持在一个非常低且稳定的水平。缺氧期间，ET-1 通过自分泌途径，与 PVEC 自身表面受体 ETB-1 结合，生成较多的降解产物次黄嘌呤，并在黄嘌呤氧化酶（XO）作用下，在生成尿酸的同时最终生成 O_2^-。通过 NADPH 氧化酶生成 ROS，PVEC 膜上的 NAD-PH 氧化酶是肺缺血再灌注时产生 ROS 的主要来源。

（2）与 PVEC 相关的 ROS 生物学功能：导致 PVEC 损伤：ROS 对 PVEC 的损害取决于肺组织内的 ROS 种类和活性，PVEC 既是缺血再灌注损伤的靶器官，又是含氧自由基产生的主要部位。PVEC 最易受到氧化损伤的原因，与内皮细胞相对缺少超氧化物歧化酶（SOD）和过氧化氢酶（CAT）等抗氧化酶及该细胞膜上存在阴离子通道有关。ROS 可通过下列途径对 PVEC 加以损伤：

①脂质过氧化作用：ROS 攻击 PVEC 生物膜中的不饱和脂肪酸，引发脂质过氧化，导致膜结构与功能破坏，膜酶损伤，最终导致 PVEC 不同程度损害，甚或凋亡或死亡。

②蛋白质过氧化作用：引起蛋白质交联、蛋白质水解及蛋白质功能丧失。

③DNA 的氧化损伤：PVEC 内线粒体 DNA（mt DNA）缺乏相关 DNA 修复酶，是最先受大量含氧自由基攻击及最先启动细胞凋亡的细胞成分。

④细胞因子表达增强：激活核转录因子 NF-κB，诱导 TNF、IL-1、IL-6、IL-8、ICAM、ELAM-1 等细胞因子的基因表达，加剧炎症反应。

（3）与新生儿肺出血关系：

①缺氧期：实验表明，从点状肺出血开始，肺组织 ROS 即已增加，此时可见程度不等的 PVEC、间隙连接（GJ）及 TⅡ损害，毛细血管基膜（BM）菲薄或断裂，说明肺出血时 ROS 主要损害部位为肺毛细血管。此期间由 ET-1 通过自分泌途径诱导产生的 NO 及感觉神经肽（如 P 物质）等，均可协同导致 GJ 损害，细胞间连接蛋白收缩，架构蛋白构形改变，细胞间隙变形、增宽，从而导致肺毛细血管通透性增加，毛细血管中富含蛋白质的液体及红细胞，通过受损的 GJ 进入肺间质和肺泡而致肺水肿、肺出血。但含氧自由基生成为需氧过程，缺氧期间含氧自由基生成较少，对 PVEC 的脂质过氧化损害较少。

②高氧期：低温缺氧后复温供高氧的过程，实际是缺氧缺血及其后的再灌注过程，肺出血主要发生于供高氧阶段，在供高氧后的最初几分钟内，高浓度氧以 XO 作为电子受体，通过 XO 途径，最终大量生成 ROS，导致以 SOD 为主的抗氧化酶减少及灭活。尽管含氧自由基亦可损害 TⅡ并致肺泡表面活性物质减少，但更主要的是通过上述损伤途径，导致 PVEC 严重受损。

（二）病理

1.病理解剖类型

广州市儿童医院新生儿肺出血 788 例死亡病理检查显示，肺出血可有三种病理类型，其中点状肺出血（整个肺可见针尖或绿豆大小的出血）28 例，局灶性肺出血（肺表面有总面积小于两叶的小灶或小片状出血）498 例，弥散性肺出血（肺表面可见总面积达两叶以上甚或全肺的斑块状或大片状暗红色出血）262 例。1995 年以前，临床最常见的现象是在接收出生 1 周内缺氧伴硬肿症或严重低体温患儿时，仅少数发生肺出血，一旦给予快速复温并吸高浓度氧后，大多迅速出现严重肺出血。在窒息抢救中及抢救后常供高氧，肺脏可呈现缺氧缺血再灌注改变，此窒息及其抢救过程，与上述寒冷损伤儿的低温缺氧后复温供高浓度氧的抢救过程基本一致。为模拟上述寒冷损伤导致新生儿肺出血的临床过程，进一步证实包括窒息在内的各种缺氧原因确可导致肺出血，我们选择出生 3～5 天、体重 6～8g 的 Wistar 新生大鼠，采用低温（30℃）缺氧（5％）1～4 小时后复温（37℃）供高氧（100％）1～2 小时的方法，成功制做出与临床病因相符的、理想的肺出血动物模型，随低温缺氧后复温供高氧时间的延长，肺出血程度由轻至重亦可表现为点状肺出血、局灶性肺出血及弥散性肺出血三种病理类型，并发现与单纯低温比较，单纯缺氧发生肺出血的例数更多。

2.病理损害部位

肺出血主要病理损害部位为 PVEC，亦可涉及 BM。

（1）与肺出血相关的 PVEC 生物学功能：PVEC 为衬附在肺血管腔内表面的连续单层细胞群，细胞间有紧密连接结构，并形成密集的肺毛细血管网。PVEC 除作为血液和组织间物质转运的屏障，并使循环血液保持流动状态外，更具有高度复杂的代谢和内分泌功能，其中与肺出血相关的主要生物学功能有：

①选择通透性：PVEC 具有独特的结构和代谢特性，其腔面有一层称为糖萼的细胞衣，对于血浆大分子物质有屏障作用，又能选择性调节小分子至超大分子物质通过血管壁。转运方式有：

a.通过扩散作用,使气体和某些脂溶性物质通过胞膜脂质层。

b.利用质膜小泡运转大分子物质。

c.利用由质膜小泡互相通连而形成的穿内皮细胞通道进行物质运输。

d.某些血管活性物质可导致 PVEC 细胞间隙扩大,血浆中大分子物质可透过内皮裂隙,堆积在内皮下层。

②分泌血管活性物质:PVEC 能合成与分泌缺氧诱导因子、NO、ET-1 等多种血管活性物质,参与血管舒缩运动的调节。

③其他作用:尚能分泌相应物质,起抗凝与促凝、溶解纤维蛋白及抗血小板黏附和聚集作用。亦可合成和分泌多种结缔组织成分,如蛋白聚糖、弹力蛋白及纤维结合蛋白等粘连蛋白。

(2)与肺出血相关的 BM 的生物学功能:细胞外基质(ECM)是存在于细胞间结构和功能高度复杂的生命大分子,主要由各型纤维状结构的胶原蛋白、弹力蛋白及充填于纤维和细胞间的无定型物质、蛋白聚糖(如透明质酸)及糖蛋白(如纤维连接蛋白)等组成。ECM 的结构包括 BM 和细胞间质,BM 中的弹力纤维由弹力蛋白及纤维结合蛋白构成,弹力蛋白分子以共价键广泛交联成可任意卷曲而富有弹性的弹力纤维网,以保持毛细血管的形态学位置。生理情况下,ECM 受基质金属蛋白酶(MMP)及 MMP 抑制物所调控而处于激活与抑制的动态平衡,对维持血管的完整性及稳定性起十分重要的作用。

(3)肺出血时 PVEC 与 BM 的病理改变:检查肺出血新生儿及新生鼠的出血肺组织。

①肉眼检查发现,随肺出血程度的加重,肺组织从正常肺→肺水肿→点状肺出→局灶性肺出血→弥散性肺出血方向发展。

②光镜下均出现肺间质水肿,肺毛细血管充血及肺泡腔内红细胞浸润等现象,亦随肺出血的加重而加剧。

③透射电镜下,见 PVEC、BM 及 TⅡ 有不同程度损害,表现为 TⅡ 板层小体排空;线粒体肿胀及微绒毛减少;PVEC 的 GJ 增宽至断裂、PVEC 肿胀、坏死,BM 变薄甚或弹力纤维网断裂。

离体脐血管内皮细胞经低温缺氧后复温供高氧的实验证实,低温缺氧期,细胞存活率轻度下降,复温供高氧期,细胞肿胀明显,存活率显著下降,说明血管内皮细胞确可受缺氧损害,且损害主要发生于其后的复温供高氧阶段。

缺氧后供高氧的动物肺细胞凋亡原位检测及肺细胞凋亡相关基因 Fasm RNA、FasL mRNA 原位杂交检测后,经普通电镜及萤光电镜发现,随着缺氧及缺氧后供高氧时间的延长,肺上皮细胞与 PVEC 的凋亡指数及肺细胞凋亡相关基因水平均不断增高,说明肺组织缺氧缺血再灌注,可导致肺细胞及 PVEC 受损

通过病理改变证实,低温缺氧后复温供高氧可导致:

①受损,细胞间隙增宽,引起血管通透性增加,肺组织水肿。肺水肿及肺出血虽为不可分割的组织连续过程,但肺水肿先于肺出血发生。

②TⅡ受损,板层小体排空,致其所含的肺泡表面活性物质消耗,肺泡萎陷加重缺氧,亦加重肺出血的发生。

③PVEC 受损、凋亡或坏死,又可致血管通透性进一步增加,PVEC 损伤后不易修复,故最

终导致肺泡壁结构破坏而致肺出血。

④ECM 在缺氧性肺动脉高压时,MMP 激活,胶原蛋白、弹力蛋白等降解,导致 BM 弹力纤维网断裂,使肺出血容易发生。

(三)诊断

新生儿肺出血,一向以病理诊断为标准,仅指弥散性肺出血一种,但实际上肺出血病理由轻至重包括点状肺出血、灶性肺出血及弥散性肺出血三种类型。随着新生儿肺出血抢救成功率的提高,只要胃管内无血性液,气道内血性液又非人为损伤性(如插管、吸引),结合其他症状,临床即可诊断为肺出血,但临床无法确知是哪一类型的肺出血,因而过去以病理诊断代替临床诊断的方法,已不适用于临床,尤其对于肺出血的存活病例。

1.临床表现

在能明确肺出血诊断前或可询及或发现患儿有围产期窒息缺氧史,临床表现无特异性,一般有低体温、皮肤苍白、发绀、反应差等全身症状;常伴有呼吸障碍:呼吸增快、呼吸暂停、呼吸困难、吸气性凹陷或呻吟。当发现口、鼻腔或气道有血性液,已可确诊。若肺出血量多,此时临床表现可突然加重,出现休克、肺部听诊呼吸音减低或有粗大湿啰音。

2.辅助检查

(1)X 线检查:弥散性肺出血者胸部 X 线表现为:

①广泛分布的斑片状影,大小不一,密度均匀,有时可有支气管充气征。

②可见肺血管瘀血影:两肺门血管影增多,两肺或呈较粗网状影或伴斑片影。

③大量出血时或呈"白肺"征。

④心影增大、肋间隙增宽。

⑤或可见到原发性肺部病变。

(2)实验室检查:

①血气分析可见 PaO_2 下降,$PaCO_2$ 升高;酸中毒多为代谢性。

②外周血红细胞及血红蛋白减少。

3.关于早期诊断

我们在探索中发现,低体重、低体温、酸中毒、机械通气开始时间及呼吸衰竭类型等五项,均可影响肺出血抢救成功率,并据此制订了一个评分标准:分值≤3 分者可观察;发现评分 4～6 分者,当时尚无气道出血,但使用机械通气后不久,均发现气道内有血性液,此情况为相对较早期的肺出血;＞7 分者,常有鼻、口腔或气管内大量出血,多为晚期出血,此时尽管使用常规机械能气(CMV),效果也不理想。故评分 4～6 分或可作为肺出血相对早期的诊断依据。

4.诊断标准

在当前尚无更科学更确切的诊断标准的情况下,可暂时采用 2001 年中华医学会儿科学分会新生儿组制订的《新生儿肺出血的诊断与治疗方案》。

(1)具有肺出血原发病和高危因素:窒息,缺氧;早产/低体重;低体温,寒冷损伤;严重基础疾病(败血症、心肺疾患)等。

(2)症状和体征:

①全身症状:低体温,皮肤苍白,发绀,活动力低下,呈休克状态或可见皮肤出血斑,穿刺部

位不易止血。

②呼吸障碍:呼吸暂停,呼吸困难,吸气性凹陷,呻吟,发绀,呼吸增快或临床表现突然加重。

③出血:鼻腔、口腔流出或喷出血性液体或于气管插管后流出或吸引泡沫样血性液。

④肺部听诊:呼吸音减低或有粗大湿啰音。

(3)X线检查:有典型肺出血胸部X线表现:

①广泛分布的斑片状影,大小不一,密度均匀,有时可有支气管充气征。

②可见肺血管瘀血影:两肺门血管影增多,两肺或呈较粗网状影。

③心影轻至中度增大,以左室大为明显,部分心胸比>0.6。

④大量出血时或呈"白肺"征。

⑤或可见到原发性肺部病变。

(4)与呼吸窘迫综合征及肺炎鉴别:

①呼吸窘迫综合征可见肺透亮度减低,呈毛玻璃样改变,心影模糊,肋间隙变窄,而肺出血则心影增大、肋间隙增宽。

②肺炎可见肺纹理增多,以中下肺野为主,心影常不大。而肺出血则见大片或斑片状影。密度较炎症高且涉及两肺各叶。鉴别困难时最好结合临床并作X线动态观察。

(5)实验室检查:血气分析可见PaO_2下降,$PaCO_2$升高,酸中毒多为代谢性,少数为呼吸性或混合性。外周血红细胞与血小板减少。

(四)治疗

新生儿肺出血,由于未能早期诊断,且严重病例病程极短,未及治疗即已死亡,尽管国内外不断开展治疗学研究,但除采用机械通气取得一定成绩外,目前尚无其他突破性进展。近年来在发病机制研究上开始取得初步成效,某些新的治疗方法已被提出,但尚在基础研究阶段,临床应用并未开展。现就肺出血的各项成熟的或构想中的治疗方法及其原理作一个简述。

治疗上必须针对六个环节:

(1)各种围产期缺氧的病因治疗。

(2)抗失血性贫血或低容量性休克。

(3)抗血液积聚于肺泡引起的血气交换障碍。

(4)抗ET-1异常分泌导致的肺动脉高压及肺血管跨壁压升高。

(5)调控能诱导ET-1与含氧自由基生成的各种因子。

(6)抗ET-1的异常分泌,修复PVEC。

1.常规治疗

(1)病因治疗:针对各种围产期缺氧的病因进行治疗。

(2)一般治疗:注意保暖,保持呼吸道畅通,限制输液量为60mL/(kg·d),滴速为(3~4)mL/(kg·h)。

(3)对症治疗

①纠正缺氧:纠正缺氧十分重要,但是缺氧性肺血管痉挛,属生理性保护反应,该反应使血液离开缺氧肺泡,以维持适宜的通气、灌流比例。目前多过于强调缺氧对机体的损害作用,而

忽略机体对缺氧的保护作用。一旦迅速供高浓度氧,使保护作用中断,反而可导致氧中毒损害,故对肺出血患儿,可先供浓度 50%~60%氧,必要时才逐渐提高吸氧浓度。

②纠正代谢性酸中毒:超声心动图测定肺血流及肺动脉压参数后证实,缺氧引发的酸中毒,除可损害机体代谢与生理功能外,亦可致肺动脉压升高,且与缺氧程度平衡。酸中毒引发的肺动脉高压及细胞损害,早期可以逆转,如酸中毒持续,则逆转困难。故应早期应用 1.4%碳酸氢钠 8~10mL/kg 静脉注射,必要时重复应用,使 pH≥7.25,既可纠正严重酸中毒,亦有助于降低肺动脉高压。

③纠正贫血及低容量性休克:弥散性肺出血,常因失血致贫血,甚或失血性低容量性休克,前者可输新鲜血,每次 10mL/kg,维持红细胞比容(Hct)45%以上。后者除输血外,应作抗休克的相关治疗。

④肝素的应用:肺出血为血管因素而非凝血因素所致,一般不需抗凝治疗,但肺出血后期可能发生肺部的局部凝血障碍,如发现血小板少于 $80\times10^9/L$,为预防 DIC 发生,可即用超微量肝素 $1U/(kg\cdot2h)$ 或 6U/kg 静脉注射,每 6 小时 1 次,以防止微血栓形成。

⑤止血药应用:肺出血为血管因素而非凝血或血小板因素所致,一般不需用止血药。有报道称,对肺出血儿气管内滴入巴曲酶或肾上腺素,可起止血作用。但巴曲酶对血管因素所致的肺出血作用有限。肾上腺素通过使肺血管强烈收缩而止血,但并不适合在肺动脉高压的情况下应用。

2.CMV

(1)CMV 治疗原理

①持续正压通气(CPPV)能以一定的压力将肺泡中血液集中推向肺泡某侧,以减少血性液对肺泡细胞的弥散性覆盖与浸润,防止因 PS 合成与分泌减少、肺间质水肿等而导致肺泡萎陷,从而扩大血气交换面积。

②CPPV 在肺泡内维持一定的正压,平衡了肺动脉高压与肺泡低压间的肺血管跨壁压差,减少或避免了血液流经受损的毛细血管、由高压的肺血管流向低压的肺泡。事实上,临床肺出血越严重,机械通气所需的压力也越大。

③通过 PIP 及 PEEP,对已破裂的肺毛细血管加以压迫,可导致反应性血管收缩,血管内皮粘连,血管堵塞而起"压迫止血"作用。

(2)CMV 参数调节:吸入空气中的氧浓度分数(FiO_2)0.5~0.6,PEEP(4~6)cmH_2O,呼吸次数(RR)(35~40)次/分,PIP(25~30)cmH_2O,吸呼比(I/E)1:(2~2.5),气体流量(FR)(8~12)L/min。保持 pH 7.25~7.35,$PaO_2\geq50mmHg$,$PaCO_2$ 45~65mmHg,若 PIP>35cmH_2O 时仍有发绀,说明肺出血严重,患儿常死亡。呼吸机撤机时间,必须依据肺出血情况及窒息对呼吸的影响综合考虑。

(3)应用注意事项

①压力与潮气量(VT)调节:机械通气同高氧一样可引起新生儿肺损伤。肺损伤包括:

a.PIP 过高所致的气压损伤。

b.因 PEEP 过低致肺泡周期性开与关,引起剪切力改变的肺不张损伤。

c.VT 过大,对肺泡过度牵拉所致的容积损伤。

d.由上述各种损伤诱发的肺生物学损伤。

②呼吸频率调节:应在保证血气值安全的情况下,降低呼吸频率、增加呼吸间歇时间,以适当的呼吸频率进行通气,有利于气道损伤的修复。

③吸氧浓度调节:新生儿尤其早产儿临床及动物实验均证实,$FiO_2 > 0.80$ 时,可致出血肺组织中含氧自由基大量生成,导致 PVEC 发生脂质膜过氧化损害,诱导 PVEC 凋亡及坏死。而 NO 亦与含氧自由基生成高活力的有害物质,如 NO_2、NO_3 等,加重 PVEC 损害而发生肺出血,故供氧浓度应加以适当控制。

目前 CMV 治疗新生儿肺出血成功率多维持在 $50\% \sim 75\%$ 而未能进一步提高,原因与上机时机、参数的选择与调节、呼吸机应用熟练程度、原发病的轻重、肺出血类型、合并症处理等有关。

3.高频振荡通气(HFOV)

高频通气(HFV)包括四种类型:高频正压通气(HFPPV)、高频喷射通气(HFJV)、高频间断气流(HFIF)及高频振荡通气(HFOV)。国外于 20 世纪 70 年代初曾使用 HFOV 治疗新生儿肺出血,发现与 CMV 比较,并无明显优点。但随着呼吸机型的不断更新,近年的研究报告均肯定了 HFOV 对肺出血的疗效。

(1)HFOV 治疗原理:HFOV 治疗肺出血的机制尚不明确,推测与采用高平均气道压(MAP)有关。高 MAP 策略包括:

①一开始就采用比 CMV 高的 MAP。

②在降低 MAP 前先降低 FiO_2。

HFOV 采用了 CMV 所无法达到的高 MAP,可产生高膨胀压以维持肺泡高容量,有利于肺泡康复而使动脉/肺泡氧分压比例(a/APO_2)升高、$PaCO_2$ 下降以改善通气。尽管采用了高 MAP,但因潮气量少(2.5mL 左右),故肺气压伤的报道较少。

(2)应用指征:在 CMV 治疗后,PEEP 仍$\geqslant 8cmH_2O$,动脉-肺泡血氧分压差(a/APO_2)<0.2,和(或)有呼吸性酸中毒($PaCO_2 \geqslant 60mmHg$,pH<7.25)者。

(3)应用方法:HFOV 专用机为 SensorMedics3100,可提供 $10 \sim 15$ 次/s 的震动频率。其他参数调节:HFOV 震动频率,足月儿为 10Hz(1 出相当于频率 60 次/分),早产儿为 15Hz;吸/呼比(I/E)1:($2 \sim 3$);震荡压 $30 \sim 40cmH_2O$ 或以看到或触到胸廓有较明显震动或以能维持 $PaCO_2$ 在目标范围为准;偏置气流 $20 \sim 30L/min$。病情好转后可渐降参数,当能达到 $FiO_{2h} \leqslant 0.4$,MAP$\leqslant 8.0cmH_2O$,病情稳定 $6 \sim 12$ 小时后,可考虑转回 CMV 治疗。

4.外源性 PS

(1)治疗原理:三种病理类型的肺出血中,在肺组织电镜检查均发现,肺泡Ⅱ型细胞表现为轻重不等的线粒体、微绒毛及板层小体受损。另外,肺出血时肺毛细血管通透性升高,血浆蛋白可渗至肺泡腔中,扰乱单分子层的形成而抑制 PS 的表面活性,血液中各种蛋白质抑制 PS 活性的强度顺序依次为纤维蛋白>纤维蛋白原>球蛋白>IgG 和 IgM。上述情况均使肺泡表面张力升高而致肺泡萎陷,加重缺氧并促进肺出血发生。应用 PS 后,可以:

①降低肺泡表面张力,提高肺顺应性,防止肺泡萎陷。

②改善通气/灌流比例,减少肺内分流。

③增加组织氧供,减少酸中毒及无氧酵解产生。

④清除含氧自由基,抑制局部炎性递质损伤作用。

⑤可修复肺泡Ⅱ型细胞中的板层小体。

(2)应用方法:国外对肺出血儿在采用 CMV 或 HFOV 的同时,气管内滴入 PS 天然制剂 Survanta 4mL/kg,1 次/小时,最大剂量为 4 次。Pandit 对 15 名生后 24 小时内发生肺出血的新生儿,于肺出血发生 10 小时内给予天然 PS,用药 3～6 小时后,患儿氧指数(OI)及 a/APO_2 明显改善并均存活。

(3)应用注意事项:实际上,对 PS 的疗效,至今仍存在争议,但国外报道采用 PS 治疗的早产儿,无论是用天然制剂 Survanta 或人工合成制剂 Exosurf,其肺出血发生率均显著升高。Tomaszewka 在 1008 例低出生体重儿中,严格挑选出各项条件完全配对相同的、均使用机械通气且通气情况基本相同的两组重度呼吸窘迫综合征(RDS)各 58 例,一组有肺出血,另一组无肺出血,发现肺出血组有 91.4%(53/58)于肺出血前用过 PS,而无肺出血组则为 69.0%(40/58),两者差异有显著性,认为 PS 的应用可增加肺出血发生率。PS 致肺出血的原理可能为:

①动脉导管未闭(PDA),有报道证实 PDA 存在时,应用 PS 更易导致肺出血。可能 PS 治疗 RDS 后,肺功能明显改善,肺顺应性增加,肺血管阻力降低,血液通过未闭的动脉导管进入肺循环,增加左向右分流,导致肺毛细血管压力升高,毛细血管与肺泡间跨壁压升高,在缺氧引起 PVEC 受损的基础上,导致血液外渗,甚至毛细血管破裂而发生肺出血。

②肺部突然膨胀产生气压伤,药物分布不均匀,PS 较易进入病变较轻的肺泡;或没有及时降低呼吸机参数,使肺泡过度膨胀受损。

③PS 触发肺局部凝血障碍,天然 PS 制剂中存在血小板活化因子成分,可直接抑制血小板和凝血因子功能,通过消耗血小板和凝血因子而产生局部凝血障碍,加重肺出血。

但对上述观点,亦有学者持相反意见,认为应用 PS 不会增加肺出血发生率,Braun 报道使用和未使用 PS 的 RDS 患儿,肺出血总发生率无差异,患有严重肺出血的早产、极低出生体重儿,应用 PS 可明显减轻 RDS 病情而没有增加肺出血发生率,超声心动图亦未发现 PDA 与肺出血有关。据估计,得出上述不同结论的原因可能与使用的 PS 制剂不同(有天然、人工合成和半合成三种)、给药方案、用药时间、剂量及受试对象不同等有关,故对肺出血患儿可否用 PS,尚须进一步探讨。但目前大多数学者主张应用。

5.缓解肺动脉高压

(1)外源性一氧化氮(NO)

①应用原理:由 ET-1 诱导生成的扩血管活性因子 NO,仅属生理性、调节性分泌,无法拮抗缩血管活性肽 ET-1 在缺氧持续时的缩血管作用,从而导致肺血管痉挛、肺动脉高压、肺血管跨壁压升高、红细胞向肺泡渗出。理论上,补充 NO 可拮抗 ET-1 的缩血管作用及其所致的肺动脉高压。动物实验表明,给予 NO,可通过拮抗 ET-1 的致肺动脉高压,反馈抑制 ET-1 的分泌及其对 PVEC 的损害,从而减轻肺出血。

②应用方法:新生儿持续性肺动脉高压时,5ppm 即取得最大氧合,增加剂量并未能进一步改善氧合,以上提示,NO 吸入具有不同的浓度效应,故应以最低吸入浓度以取得最好疗效。由于肺血管对 NO 会产生高反应性:在 NO 吸入治疗的 5 天内,肺血管对 NO 的反应会随时间

的延长而升高(高反应期),但此后则随时间的延长而下降,提示 NO 既不宜使用单一剂量,亦不宜间断使用,其剂量应根据情况随时调整,且应于 5～6 天后才停用。

③不良反应:

a.高铁血红蛋白血症(MHb),NO 与血红蛋白(Hb)的反应生成高铁血红蛋白的速度大于 MHb 的还原速度,从而导致 MHb 堆积。

b.NO 能抑制血小板的激活和聚集而易致出血。

c.生成 NO_3:NO 和含氧自由基结合可生成对细胞有毒性作用的 NO_3。

(2)NO 供体:NO 供体是指不需 NOS 参与,仅通过自身或其他酶催化后,在靶器官局部释放 NO 而起舒张血管作用的物质。由于 NO 吸入价格昂贵,操作复杂,需呼吸机支持,且具有一定不良反应,临床上不能广泛应用。近年提出采用可能更有效、更安全、更方便及能代替 NO 治疗肺动脉高压的 NO 供体。其中西地那非应用较多,西地那非为一种磷酸二酯酶 (PDE)-5 抑制剂,在肺血管平滑肌细胞内,能引起平滑肌舒张的 cGMP,在 PDE-5 作用下,可转变为能引起平滑肌收缩的鸟苷酸(GMP),导致肺血管收缩。PDE-5 强效抑制剂西地那非,可选择性抑制 PDE-5 将 cGMP 转变为 GMP 的作用,从而增加 cGMP 浓度,诱导肺血管扩张,降低肺动脉高压。

国外目前已用西地那非治疗新生儿肺动脉高压:开始为 0.5mg/kg,每 6 小时 1 次口服,如果无反应,最大量可用至 2mg/kg,每 6 小时 1 次。一般给药后 20 分钟～3 小时已有反应,包括 OI 下降;导管前、后 SaO_2g 减少;SaO_2、PaO_2 升高,当明显改善极有可能停氧后,可停止药物治疗。如无改善,在治疗 6～8 剂后亦应停药;如发生低血压,应减少剂量或中断治疗。西地那非已作为治疗新生儿肺出血所致肺动脉高压的一个有希望的药物,但因应用西地那非的最佳剂量及药物动力学资料仍然有限,故仍需大样本对照研究及长期追踪。

6.其他正在进行探索的药物

(1)ET-1 拮抗剂:ET-1 的生物学效应乃通过其特异受体所介导,因此拮抗 ET-1 受体的治疗是目前研究的重点,波生坦是口服的 ET-1 受体拮抗剂,可与 ETA 和 ETB 受体竞争结合,因而同时拮抗 ETA 与 ETB 受体,与 ETA 受体的亲和力比与 ETB 稍高,可降低肺和全身血管阻力。是目前美国 FDA 批准用于肺动脉高压治疗的一种口服制剂,成人剂量为 62.5～125mg,每天 2 次。波生坦类似药替唑生坦对胎粪吸入患儿,同样可明显改善血流动力学状态及肺动脉高压,尚可通过减轻肺内炎症而减轻肺损伤程度。新生儿剂量不详,同时价格昂贵,国内目前没有该药物。

(2)外源性 CGRP:内源性 CGRP 是由 NEBs 分泌的强烈扩血管活性肽,生理状态下可调节 ET-1 的强缩血管作用,但在病理状态下,CGRP 的分泌不足以拮抗 ET-1 持续分泌所造成的 PVEC 损害。动物实验亦发现,肺出血时 CGRP 尽管亦呈阳性表达,但并不随 ET-1 的不断升高而升高。由此推测,补充 CGRP 可有效拮抗 ET-1 所引起持续血管痉挛、肺动脉高压及肺血管与肺泡间升高的跨壁压,并可改善 PVEC 损害程度,降低肺出血发生率及严重度。国外已有采用 CGRP 成功治疗成人肺出血的报道。有学者于新生鼠气管内滴入 ET-130 分钟后,再滴入 CGRP,结果发现,随着滴入 CGRP 浓度的不断增加,ET-1 所致的肺出血逐渐减少,且无一例死亡,证实了 CGRP 对 exET-1 所致肺出血确有治疗作用,相信 CGRP 可成为干扰 ET-1

信号转导途径的药物,为用于临床治疗新生儿肺出血开辟一条新的思路。

(3)含氧自由基拮抗剂:低温缺氧后复温供高氧,实际是缺氧、缺血及其后再灌注过程,缺氧期肺组织持续分泌的ET-1,可通过自分泌途径产生含氧自由基,而吸高浓度氧产生的再灌注过程,则可生成大量ROS,ROS可通过对细胞膜脂质过氧化过程,损伤PVEC而导致肺出血,理论上可采用ROS拮抗剂治疗。

ROS拮抗剂可分为酶类拮抗剂,如超氧化物歧化酶、过氧化氢酶、过氧化物酶、谷胱甘肽等,及非酶类拮抗剂,如维生素C、维生素E、β-胡萝卜素、别嘌呤醇、N-乙酰半胱氨酸及褪黑素等。目前较常用的是维生素C 0.5~1.0g/d静脉滴注、维生素E 25mg/d口服或10mg/(kg·d)肌内注射。含氧自由基拮抗剂虽能拮抗已生成的ROS,但实际作用较弱,且不能修复已受ROS损害的PVEC。近年来发现,ROS拮抗剂对新生儿ROS损伤性疾病,在预防或治疗上均未能取得满意的效果,甚至会对机体带来不利影响,如维生素E干扰中性粒细胞和单核细胞对细菌的杀伤作用,维生素C促进氧化损伤,N-乙酰半胱氨酸可通过抑制核转录因子而影响基因调控,此外尚有抑制细胞生长和分化、干扰细胞信号转导等报道。故相信ROS拮抗剂对肺出血的治疗作用不大或仅能起辅助治疗作用。

(4)MMPS抑制剂:毛细血管壁ECM受MMP及MMP抑制物所调控,处于激活与抑制的动态平衡。当缺氧引起肺血管痉挛、肺动脉高压时或于供高浓度氧时,均可使MMP过度激活,致ECM中胶原蛋白、弹性蛋白等降解,血管基膜弹力纤维网断裂,最后肺血管破裂可导致肺出血的发生。因而推测应用MMP抑制剂,可能帮助肺血管基膜的修复辅助治疗肺出血。

综上所述,由于新生儿肺出血病情凶险、病死率高、治疗困难、故防重于治,预防的重点在于防治肺出血的病因。

第三节 新生儿循环系统疾病

一、新生儿持续性肺动脉高压

出生后胎儿心血管系统必须很快适应宫外生活的新需求,其循环的转换障碍在新生儿肺动脉高压的发生中起重要作用。如果不能顺利实现出生后肺血管阻力(PVR)的持续下降,可引起新生儿持续性肺动脉高压(PPHN)。PPHN指生后肺血管阻力持续性增高,肺动脉压超过体循环动脉压,使由胎儿型循环过渡至正常"成人"型循环发生障碍,而引起的心房和(或)动脉导管水平血液的右向左分流,临床出现严重低氧血症等症状。PPHN多见于足月儿、近足月或过期产儿,但是早产儿亦可出现肺血管阻力的异常增高。该病已成为NICU的重要临床问题,可出现多种并发症,包括死亡、神经发育损伤和其他问题。

(一)生后循环的转换和PPHN的病因及机制

1.出生后循环的转换

生后循环转换指生后数分钟至数小时的循环调整,也是生后生理变化最明显的时期。当肺血管阻力由胎儿时期的高水平降至生后的低水平时,肺血流可增加 8 倍,以利于肺气体交换。

生后的肺充气扩张是肺血流动力学变化的主要因素。相关促进生后肺阻力降低的事件:①肺的通气扩张;②生后血氧分压的增加可进一步降低肺血管阻力;③脐带结扎使新生儿脱离了低血管阻力的胎盘,使体循环阻力增加。

2.PPHN 的相关病因和机制

(1)宫内慢性缺氧或围产期窒息:是最常见的相关发病因素。宫内慢性缺氧和窒息可致 eNOS 及 Ca^{2+} 敏感钾通道基因表达降低,而后者是介导肺血管扩张的重要递质;血小板衍生生长因子(PDGF)也是较强的平滑肌细胞促分裂素,它在慢性肺高压的肺平滑肌增生中起重要作用。慢性缺氧可致肺小动脉的重塑和异常肌化;生后急性缺氧可致缩血管递质的释放以对抗生后肺血管的扩张。

(2)肺实质性疾病:常见有 RDS、MAS 和肺炎等,它们可因低氧而出现肺血管收缩、肺动脉高压。上述情况虽然与肺血管的暂时性痉挛有关,但与新生儿的胎龄(成熟度)有较大关系,所以 PPHN 常发生在足月儿或过期产儿,中早产儿相对少见,如有,也多见于有宫内生长受限的早产儿。

(3)肺发育不良:包括肺实质及肺血管发育不良,如肺泡毛细血管发育不良,肺实质发育低下和先天性膈疝,后者常存在肺动脉平滑肌可溶性鸟苷酸环化酶(GC)活性降低,使血管反应性降低。

(4)心功能不全:病因包括围产期窒息、代谢紊乱、宫内动脉导管关闭等;母亲在产前接受非类固醇类抗感染药物,如布洛芬、吲哚美辛和阿司匹林等。环氧化酶抑制剂能减少花生四烯酸的合成,使动脉导管过早关闭。因宫内动脉导管关闭,可致外周肺动脉的结构重塑,肺动脉肌化、肺血管阻力增高而导致 PPHN 的发生。

(5)肺炎或败血症:由于细菌或病毒、内毒素等引起的心脏收缩功能抑制、内源性 NO 的抑制、血栓素和白细胞三烯的释放、肺微血管血栓、血液黏滞度增高、肺血管痉挛等。

(6)遗传因素:在 PPHN 发病中的作用仍不十分清楚,相关报道并不多。内源性 NO 在调节肺血管张力及生后循环的转换中起重要作用。尚未发现 NOS 基因多态性与 PPHN 的相关性,但在 PPHN 患者体内可出现 eNOS 表达的降低。2001 年,Pearson 在新英格兰医学杂志首次报道了氨基甲酰磷酸合成酶基因多态性与 PPHN 的关系,该基因的多态性与尿素循环中间产物精氨酸和瓜氨酸水平相关,在新生儿期尿素循环尚未发育完善,由于遗传因素而致的氨基甲酰磷酸合成酶功能低下,使精氨酸和瓜氨酸水平的下降并影响 NO 的产生,最终导致 PPHN 的发生。这项研究为进一步探讨遗传因素在 PPHN 的发病提供了新的思路。

(7)母亲孕期用药:最近的临床研究显示,母亲在孕期使用选择性 5-羟色胺再摄取抑制剂(SSRI),如百优解抗抑郁治疗,可使新生儿 PPHN 的发病率增加,其中在孕 20 周之后仍使用该药显著增加 PPHN 的发生,而在孕 20 周前应用该药或在孕期任何时间应用非 SSRI 类抗抑郁药并不增加 PPHN 的发生。因为 SSRI 在孕妇应用相对比较多,应引起注意。

(8)其他:孕妇及新生儿甲状腺功能亢进可直接或间接影响肺血管的成熟、内源性舒血管物质的代谢、氧耗、血管平滑肌的反应性及表面活性物质的产生,由此而导致严重的 PPHN 已有报道。

3.PPHN 发病的病理形式

PPHN 并不是一种单一的疾病,而是由多种因素所致的临床综合征,因此对不同病因及不同病理生理改变的 PPHN,临床处理、治疗反应往往有差异。了解 PPHN 的发病相关因素对治疗方法的选择、疗效估计和预后判断有重要意义。PPHN 的病理生理基本有三种形式:

(1)肺血管适应不良:指肺血管阻力在生后不能迅速下降,而其肺小动脉数量及肌层的解剖结构正常。肺血管阻力的异常增加是由于肺实质性疾病,如 MAS、RDS、围产期应激如酸中毒、低温、低氧、高碳酸血症等引起;这些患者占 PPHN 的大多数,其肺血管阻力增高属对急性损伤的异常适应,其改变是可逆的,对药物治疗常有反应。

(2)肺血管发育不良:指在宫内表现为平滑肌从肺泡前生长至正常无平滑肌的肺泡内动脉,而肺小动脉的数量正常,属于对慢性损伤的代偿,也属于适应不良。由于血管平滑肌肥厚、管腔减小使血流受阻。慢性宫内缺氧可引起肺血管重塑和中层肌肥厚;宫内胎儿动脉导管早期关闭(如母亲应用阿司匹林、吲哚美辛等)可继发肺血管增生;对于这些患者,治疗效果较差。

(3)肺血管发育不全:指气道、肺泡及相关的动脉数减少,血管面积减小,使肺血管阻力增加。胸部 X 线片见肺血管纹少,肺野相对清晰,故可称为"黑色肺"PPHN。该型 PPHN 的病理改变可见于先天性膈疝、肺发育不良等,其治疗效果最差。

(二)PPHN 的临床表现和诊断

1.临床表现

患者多为足月儿或过期产儿,可有羊水被胎粪污染、围产期窒息、胎粪吸入等病史。生后除短期内有窘迫外,在生后 24 小时内可发现有发绀,如有肺部原发性疾病,患儿可出现气急、三凹和呻吟,动脉血气显示严重低氧,二氧化碳分压相对正常。应强调在适当通气情况下,任何新生儿早期表现为严重的低氧血症,与肺实质疾病的严重程度或胸部 X 线表现不成比例,并除外气胸及先天性心脏病时均应考虑 PPHN 的可能。

PPHN 患儿常表现为明显发绀,一般吸氧不能缓解;通过心脏听诊可在左或右下胸骨缘闻及三尖瓣反流所致的收缩期杂音。因肺动脉压力增高而出现第二心音增强。

当新生儿在人工呼吸机应用时,呼吸机参数未变而血氧分压不稳定应考虑有 PPHN 可能。当有肺实质性疾病存在通气/血流失调时,也可出现血氧分压的不稳定,故该表现也不是 PPHN 所特有。

2.相关的诊断方法

(1)诊断试验

①高氧试验:新生儿发绀可由多种原因引起。高氧吸入试验的目的是将 PPHN 或发绀型先天性心脏病与肺部疾病所致的发绀进行鉴别。肺部疾病所出现的发绀常由 V/Q 失调引起,在高氧浓度(如 100%)吸入后可出现血氧分压的显著上升。临床常以头匣或面罩吸入 100% 氧 5～10 分钟,如缺氧无改善提示存在 PPHN 或发绀型心脏病所致的右向左血液分流存在。如血氧分压大于 150mmHg,则可排除大多发绀型先天性心脏病;但氧分压小于 150mmHg 也不能将 PPHN 与发绀型先天性心脏病作出鉴别。高氧试验的持续时间不宜过长,因很多发绀型先天性心脏病在高氧吸入后 PVR 降低,属禁忌。

②高氧高通气试验：PPHN或发绀型先天型心脏病由于均存在右向左分流，在一般吸氧后血氧分压常无明显改善。在PPHN，如能使肺血管阻力暂时下降则右向左分流可显著减少，血氧改善；而在发绀型先天性心脏病，血氧分压不会改善。高氧高通气试验的具体方法是：对高氧试验后仍发绀者在气管插管或面罩下行皮囊通气，频率为100~150次/分，持续5~10分钟，使血二氧化碳分压下降至"临界点"（30~20mmHg），此时血氧分压可显著上升，可大于100mmHg，而发绀型心脏病患者血氧分压增加不明显。如需较高的通气压力（>40cmH$_2$O）才能使血二氧化碳分压下降至临界点，则提示PPHN患儿预后不良。

（2）辅助检查

①动脉导管开口前后血氧分压差：PPHN患者的右向左分流可出现在心房卵圆孔水平或动脉导管水平或两者均有。当存在动脉导管水平的右向左分流，动脉导管开口前的血氧分压高于开口后的血氧分压。可同时检查动脉导管开口前（常取右桡动脉）及动脉导管开口后的动脉（常为左桡动脉、脐动脉或下肢动脉）血氧分压；当两者差值>15~20mmHg或两处的经皮血氧饱和度差>5%~10%，又同时能排除先天性心脏病时，提示患儿有PPHN并存在动脉导管水平的右向左分流。当PPHN患者的右向左分流不在动脉导管水平而只存在心房水平，上述试验的血氧差别可不出现，但此时也不能排除PPHN可能。

②胸部X线摄片：常为正常或与肺部原发疾病有关。心胸比例可稍增大，肺血流减少或正常。

③心电图：可见右室占优势，也可出现心肌缺血表现。

④超声多普勒检查：该项检查已作为PPHN诊断和评估的主要手段。可排除先天性心脏病的存在；证实心房或动脉导管水平右向左分流；提供肺动脉高压程度的定性和定量证据并可进行一系列血流动力学评估。

可用M超或多普勒方法测定右室收缩前期与右室收缩期时间的比值（PEP/RVET），比值增大提示肺动脉压力增高；或以多普勒方法测定肺动脉血流加速时间（AT）及加速时间，右室射血时间比值（AT/RVET）。测定值缩小，提示肺动脉高压。但是，上述方法特异性相对较差，近年来已被彩色多普勒方法逐渐取代。

以二维彩色多普勒超声在高位左胸骨旁切面显示开放的动脉导管，根据导管水平的血流方向可确定右向左分流、双向分流或左向右分流。也可将多普勒取样点置于动脉导管内，根据流速，参照体循环压，以简化伯努利方程计算肺动脉压力。

因绝大多数新生儿，尤其是围产期有窒息或肺阻力增加者可出现心脏三尖瓣收缩期的反流。常利用肺动脉高压患者的三尖瓣反流，以连续多普勒测定反流速度，以简化伯努利方程，计算肺动脉压：肺动脉收缩压＝4×反流血流速度2＋中心静脉压（CVP）。其基本原理是：当肺动脉瓣正常时，右心室收缩压与肺动脉收缩压相同；当三尖瓣存在反流时，收缩期右室血反流进入右心房，其进入的速度与房-室压力差有关；利用连续多普勒测定反流速度可计算出相应的压力差值。当肺动脉收缩压≥75%体循环收缩压时，可诊断为肺动脉高压。

以彩色多普勒直接观察心房水平经卵圆孔的右向左分流，如不能显示，还可采用2~3mL生理盐水经上肢或头皮静脉（中心静脉更佳）快速推注，如同时见"雪花状"影由右房进入左房，即可证实右向左分流。

其他:以多普勒测定左或右肺动脉平均血流速度,流速降低提示肺血管阻力增加、肺动脉高压,系列动态观察对评估 PPHN 的治疗效果有意义。

⑤其他监测指标:

a.血氧指标:尽管新生儿肺动脉高压诊断的直接证据很重要,临床上常以患儿的动脉血氧状态作为 PPHN 程度估计和疗效评价的重要指标。PaO_2 测定是最简单和直接的指标。当吸入氧浓度为 100% 时,PaO_2 仍低于 50mmHg,对 PPHN 病死率的预测特异性达 90% 以上。

b.心室压力增高的间接证据:脑利尿钠肽(BNP)在成人心血管疾病中常被作为心功能不全的监测指标。BNP 由心室分泌,在心室充盈压力增高时分泌增加。临床研究显示,PPHN 急性期血浆 BNP 水平显著增高,而非 PPHN 的呼吸系统疾病患者或正常新生儿 BNP 不增高,且与 OI 有较好的相关性。因此,血 BNP 水平可作为 PPHN 的鉴别诊断、病情监测和预后判断的快速监测指标。在 PPHN 缺乏超声诊断条件时,进行 BNP 监测有一定临床诊断和鉴别诊断价值。

总之,PPHN 的诊断可根据临床表现、体检及辅助检查和诊断试验(高氧试验、高氧高通气试验等)做出。在各种检查中超声多普勒检查有重要地位。有新生儿监护病房设施的单位一般均有超声多普勒检查设备。推荐用床边超声检查,用此方法能排除先天性心脏病的存在,并能评估肺动脉压力。目前较多采用的方法是利用肺动脉高压患儿的三尖瓣反流,以连续多普勒测定反流流速,以简化伯努利方程计算肺动脉压,当肺动脉收缩压≥75% 体循环收缩压时,可诊断为肺动脉高压。

(三)治疗

低氧性呼吸衰竭和 PPHN 有较高的病死率和并发症,治疗的目标是纠正低氧血症,同时尽可能减少由于呼吸治疗本身而出现的并发症。经典(传统)的治疗手段有人工呼吸机的高通气、纠正酸中毒或碱化血液、纠正体循环低血压或给以正性肌力药物或液体扩容。近年来发展的新治疗方法,如 NO 吸入、表面活性物质应用等已显著改善了该病的预后。新型的治疗方法,如血管扩张剂、抗氧化剂治疗等仍在不断地探索中,并有一定的前景。上述传统的治疗手段在临床上已取得了较好的效果,但遗憾的是,除 NO 吸入和表面活性物质治疗有经随机对照研究的循证医学证据外,其他治疗方法尚缺乏随机对照试验研究证实,其治疗的潜在缺点也逐渐引起了人们的重视。

1.机械通气治疗

自 1983 年以来,采用气管插管人工呼吸机进行高通气以降低肺动脉压力一直是治疗 PPHN 的主要方法之一。通过机械通气使血氧分压维持正常或偏高,同时使血 PCO_2 降低,以利于肺血管扩张和肺动脉压的下降。既往所谓的高通气一般是将 $PaCO_2$ 降至 25mmHg,维持 $PaO_2>80mmHg$,患儿经心导管监测可见肺动脉压力的显著下降。新生儿肺血管对氧的反应不稳定,低氧性肺血管痉挛可引起致命性的肺血管阻力增加;为减少血氧的波动,临床医生常倾向于将氧分压稳定在较高的水平;同时,在呼吸机参数撤离过程中,氧的调节也应逐渐降低,以免出现反应性肺血管痉挛。但尚无临床证据提示目标血氧分压超过 70~80mmHg 对患儿更为有利。

关于机械通气时呼吸机的调节,如患者无明显肺实质性疾病,呼吸频率可设置为 60~

80 次/分,吸气峰压力 25cmH_2O 左右,呼气末正压 2～4cmH_2O,吸气时间 0.2～0.4 秒;当有肺实质性疾病,可用较低的呼吸机频率,较长的吸气时间,呼气末正压可设置为 4～6cmH_2O。近年来,考虑到高氧的潜在不良反应,有学者尝试较温和的通气。在 20 世纪末报道的 NO 吸入治疗 PPHN 的多中心研究资料中,将 NO 应用前的 PaO_2 维持在＞80mmHg,$PaCO_2$ 30～35mmHg,以降低肺动脉压力。但是,随着对高氧和低碳酸血症危害的研究深入,发现高氧可引起 ROS 增加;低 $PaCO_2$ 可显著降低脑血流,尤其在早产儿可增加脑室周白质软化(PVL)的发生机会;研究还发现,曾经由于高通气治疗而有明显低碳酸血症者,听力异常的发生机会显著增加,这些资料均提示在 PPHN 的治疗中应该避免过高的血氧分压和过低的 $PaCO_2$。教科书中有关 PPHN 的治疗中也逐步修改了治疗时对 $PaCO_2$ 和 pH 的要求,如在 1998 年版 *Manual of Neonatal Care*(Boston)中提出将 $PaCO_2$ 维持在 35～40mmHg;而在该书的 2004 和 2008 版,修改为 35～45mmHg。近年来也有学者将 PPHN 的血气目标 $PaCO_2$ 维持在 35～50mmHg。

如氧合改善不理想时,可试用高频震荡人工呼吸机(HFOV)。PPHN 伴有肺实质性疾病时,呼吸治疗应考虑针对原发病而采取不同的策略,而高频通气常用于严重肺实质性疾病所致的呼吸衰竭。在 PPHN 需要 NO 吸入治疗时,HFOV 能复张更多的肺泡而有利于 NO 的递送。

2.应用碱性液体提高血 pH

酸中毒时肺血管阻力增加,通过提高血 pH 以降低肺血管阻力是临床治疗 PPHN 的常用手段。可通过高通气降低 PCO_2 或(和)应用碳酸氢钠液体提高血 pH,但两者的意义不同。碱性液体的应用有高钠、CO_2 产生增加等不良反应。实验研究证实,如需显著降低肺血管阻力,pH 需达到 7.60 以上,$PaCO_2$ 需降低至 25mmHg 以下,而此时治疗的相关风险,如脑血流的减少和听力损伤的潜在并发症发生机会增加。传统的方法是将血 pH 提高至 7.45～7.55,目前主张将其保持在 7.35～7.45 即可。

3.提高体循环压力

PPHN 的右向左分流程度取决于体循环与肺循环压力差,提高体循环压有利于减少右向左分流。维持正常血压,将动脉收缩压维持在 50～75mmHg,平均压在 45～55mmHg。当有容量丢失或因血管扩张剂应用后血压降低时,可用生理盐水、5％的蛋白、血浆或输血;为增加心肌收缩力,常使用正性肌力药物,如多巴胺 2～10μg/(kg·min)、多巴酚丁胺 2～10μg/(kg·min)、肾上腺素 0.03～0.10μg/(kg·min)。

4.镇静和镇痛

因儿茶酚胺释放能激活肾上腺能受体,使肺血管阻力增加,临床上对 PPHN 常使用镇静剂以减少应激反应。可用吗啡,每次 0.1～0.3mg/kg 或以 0.1mg/(kg·h)维持;或用芬太尼 3～8μg/(kg·h)维持。必要时用肌松剂,如潘可龙每次 0.1mg/kg,维持量为 0.04～0.1mg/kg,每 1～4 小时 1 次。

5.应用扩血管药物降低肺动脉压力

PPHN 可由肺血管发育不良、发育不全或功能性适应不良所致,药物治疗目的是使肺血管平滑肌舒张、血管扩张。目前临床和实验研究主要集中在对调节肺血管张力的三条途径进行探索:包括 NO、前列环素及 ET 在肺血管张力的调节及相关类似物或阻滞剂的应用。

(1)NO 吸入治疗:NO 吸入是目前唯一的高度选择性的肺血管扩张剂。在 20 世纪 90 年代初,Roborts 和 Kinsella 首次报道将 NO 吸入用于 PPHN。美国多中心研究显示,对 PPHN 患者早期应用 NO 吸入能使氧合改善,减少体外膜氧合器(ECMO)的应用;治疗后长期的神经系统随访也未见明显异常;近年来还有资料显示 NO 吸入治疗后的早产儿脑性瘫痪的发生率有所减少。

①NO 吸入降低肺动脉压的原理:NO 是血管平滑肌张力的主要调节因子,已证实它就是内皮衍生舒张因子(EDRF);出生后的肺血管阻力下降有 NO 的介导参与。内源性 NO 由 L-精氨酸通过一系列酶反应而产生。NO 通过与鸟苷酸环化酶的血红素组分结合,激活鸟苷酸环化酶,使 cGMP 产生增加,后者可能通过抑制细胞内钙激活的机制,使血管和支气管平滑肌舒张。当 NO 以气体形式经呼吸道吸入后,能舒张肺血管平滑肌,而进入血液的 NO 很快被灭活,使体循环血管不受影响。NO 与血红素铁有高度亲和力,包括还原型血红蛋白,结合后形成亚硝酰基血红蛋白(NOHb),后者被氧化成高铁血红蛋白,高铁血红蛋白被进一步还原成硝酸盐及亚硝酸盐,通过尿液、少量通过唾液和肠道排泄。由于 NO 在血管内的快速灭活,它对体循环不产生作用。这与传统的扩血管药物不同。NO 吸入治疗的临床实践证明,它能选择性降低肺动脉压,能改善通气血流比值,降低肺内或肺外分流,使患儿氧合改善。

②NO 吸入方法:

a.NO 气源:NO 气体在自然界普遍存在,是不稳定的高亲脂性自由基,并有轻微的金属气味。NO 通过雷电和石化燃料的燃烧产生。大气中 NO 的浓度常在 10~100ppb(10 亿分之一)。商品化的 NO 气体通过硝酸与二氧化硫反应生成。NO 一旦合成,常与高纯度的氮气混合,以 2000psi 的压力储存于铝合金钢瓶中。医用 NO 气源浓度常为 400 或 800ppm(百万分之一)。

b.吸入 NO 的连接方法与浓度估算:NO 吸入通常经人工呼吸机辅助通气完成。NO 接人人工呼吸机有多种方法,各有其特点。

呼吸机前混合:将 NO 气体与氮气分别连接外接混合器,再接人呼吸机的"空气"入口,通过调节外接混合器及呼吸机混合器,获得所需的 NO 吸入浓度。此方法能较均匀地将 NO 与吸入气混合,能精确达到所需的吸入浓度,不受呼吸形式、潮气量、每分通气量、流量等影响。但当呼吸机内容量较大时,NO 与 O_2 的接触机会增加,会导致 NO_2 的产生增加;混合器及呼吸机内部的气体溢出可致 NO 气体污染室内空气。此外,使用此方法常需消耗较多的 NO 气源。

将 NO 气体加入呼吸机的输出端混合:用此法混合时,应将 NO 气体加入到呼吸机输出端的近端,使气体到达患者端前已充分混合。

混合气体的 NO 浓度估算:混合后 NO 浓度=(NO 流量×气源浓度)/(NO 流量+呼吸机流量)或所需 NO 流量=呼吸机流量+[(NO 气源浓度÷所需 NO 浓度)-1]。此混合方法相对节约 NO 气源;NO 与 O_2 的接触时间少,因此 NO_2 产生较少。其缺点是当每分通气量、流量变化时,实际 NO 吸入浓度会相应波动。

③吸入 NO 时的浓度监测:由于 NO 吸入浓度受潮气量、吸入氧浓度、气源浓度等影响,高

浓度 NO 吸入可致肺损伤,精确的 NO 吸入浓度常需持续监测。NO 与氧反应可生成 NO_2,后者对肺损伤更为明显。当 $NO_2 \geqslant 2ppm$ 时,可使气道反应性增加。由于 NO_2 可与水反应生成 HNO_3,它在肺内停留时间很长,被肺上皮细胞吸收后会导致损伤。临床上常用化学发光法或电化学法监测吸入气 NO/NO_2 浓度。应用时应注意将测量探头连接于近患者端;测量前需用标准 NO/NO_2 气体将仪器校正。为精确反映混合后气体 NO/NO_2 浓度,至少应将 NO/NO_2 探头连接于离气源加入端 30cm 以上的近患者端。

④NO 吸入适用对象:20 世纪 90 年代初,Roborts 和 Kinsella 分别报道将 NO 吸入用于 PPHN。患儿在常规治疗包括高氧、高通气、应用碱性药物、提高体循环压等措施后低氧血症仍明显或需很高的呼吸机参数才能维持时,可采用 NO 吸入治疗。有条件者以超声检查排除先天性心血管畸形,并证实肺动脉高压同时低氧血症明显,如 OI>25 常是 NO 吸入的应用指征。表现为卵圆孔和(或)动脉导管水平的右向左分流或经三尖瓣反流估测肺动脉压为>75% 体循环压时,可考虑用 NO 吸入治疗。

先天性膈疝伴有肺发育不良并发 PPPN 时可用 NO 吸入治疗,但有严重的肺发育不良时,疗效往往较差,仅 35% 左右患儿有效。

早产儿呼吸窘迫综合征可并发 PPHN,低氧血症难以纠正时可试用 NO 吸入。

新生儿左向右分流先天性心脏病患者常有肺动脉压增高,由于体外循环手术常有肺内源性 NO 产生减少,此时可用较低剂量 NO 吸入维持,以降低肺血管阻力。在体外循环手术后常可出现肺动脉高压并发症而需要用镇静剂、人工呼吸机高通气甚至体外膜氧合器治疗。对这些术后患儿可应用 NO 吸入,使肺动脉压下降。但对先天性心脏病患者进行 NO 吸入治疗前应明确其存在的解剖畸形性质。某些畸形,如永存动脉干、左心发育不良综合征、单心室等常依赖较高的肺循环阻力以平衡体肺循环,维持体循环氧合。此时如吸入 NO,可致命。

对于其他多种原因引起足月儿严重低氧性呼吸衰竭,经常规呼吸机、血管活性药物、高频呼吸机等治疗后可能仍有低氧血症而最终需 ECMO 治疗。因吸入 NO 只扩张有通气的肺血管,故它不仅能降低肺动脉压,还能改善通气/血流比值。

⑤吸入 NO 的剂量调节:虽然 NO 吸入有一定的剂量-效应关系,一般在吸入浓度大于 80ppm 时效应增加不明显,而相应的不良反应明显增加。考虑到 NO 及 NO_2 的潜在毒性作用,应尽可能用较小的剂量以达到临床所需的目的。临床对 PPHN 的常用剂量为 20ppm,可在吸入后 4 小时改为 5~6ppm 维持,一般不影响疗效,并可以此低浓度维持至 24 小时或数天,一般小于 2 周。对 NO 有依赖者,可用较低浓度如 1~2ppm 维持,最终撤离。

⑥吸入 NO 的撤离:尽管没有统一的 NO 撤离方式,一般在 PPHN 患儿血氧改善、右向左分流消失、吸入氧浓度降为 0.4~0.45、平均气道压力小于 $10cmH_2O$ 时可考虑开始撤离 NO。长时间吸入 NO 会抑制内源性 NO 合酶,故 NO 吸入应逐渐撤离。在吸入浓度较高时,可每 4 小时降低 NO 5ppm,而此时吸入氧浓度不变。在撤离时要监测动脉血气、心率、血压及氧饱和度。如患者能耐受,逐渐将 NO 撤离。在撤离时如氧饱和度下降超过 10% 或其值低于 85%,可提高吸入氧浓度 10%~20%,NO 应再增加 5ppm,在 30 分钟后可考虑再次撤离。当 NO 吸入<5ppm 时,撤离时每次降 1ppm,以免引起肺动脉高压的反跳。

⑦吸入 NO 的疗效评价:NO 吸入后患儿可即刻出现血氧改善,也可缓慢地变化。其反应

不同取决于肺部疾病、心脏功能及体循环血流动力学在病理生理中所起的不同作用。一般在入选时 OI 在 15～25 者,治疗反应较 OI>25 者更好。临床上新生儿在 NO 吸入后可出现下列反应:

a.吸入后氧合改善并能持续。

b.吸入后氧合改善,但不能持续。

c.吸入后氧合改善并能持续,但产生对 NO 吸入的依赖。

d.吸入后氧合无改善或者恶化。

NO 吸入疗效差的可能原因有:

a.新生儿低氧不伴有肺动脉高压。

b.有先天性心血管畸形而未被发现,如完全性肺静脉异位引流、主动脉缩窄、肺毛细血管发育不良等。

c.败血症引起的心功能不全伴左心房、室及肺静脉舒张末期压力增高。

d.存在严重的肺实质性疾病,吸入 NO 有时反而使氧合恶化。

e.严重肺发育不良。

f.血管平滑肌反应性改变。

评价吸入 NO 对氧合改善的疗效时可采用 OI。OI 涉及呼吸机参数、吸入氧浓度及血氧分压等综合因素,即:

$$OI=平均气道压力×吸入氧浓度÷动脉氧分压$$

NO 吸入治疗是一连续的过程,单独某个时间点的 OI 尚不能全面反映疗效。可采用动态观测 OI 的方法,即 TWOI。该方法计算 OI 的升降值(下降为负数,上升为正数)与时间的积分值,再除以观测时间(小时),当结果值为负数时,提示氧合改善,负值越大,改善越显著;当结果值为正数时,提示氧合恶化。

⑧吸入 NO 毒性机制及防治方法:一般来说,目前临床应用的 NO 吸入剂量是安全的,也未见长期不良反应。NO 本身为一种自由基,大剂量吸入对肺有直接损伤作用。若吸入浓度在 80ppm 以内,数天吸入后尚未见对肺毒性作用的报道。但为安全起见,呼吸机的呼出气端口应连接管道,将废气引出室外或以负压装置吸出。

NO 与氧结合后可产生 NO_2,后者 50%～60%可滞留于肺,与水结合形成 HNO,被肺上皮细胞吸收,对其有直接损伤作用。NO_2 的生成取决于 NO 浓度的平方与氧浓度。此外,NO 与 NO_2 反应可产生三氧化二氮,后者是水溶性的,易形成硝酸盐及亚硝酸盐,这也参与了对肺的损伤。$5ppmNO_2$ 吸入 4 小时,即可对肺造成轻度炎症;长期暴露于 NO_2 还可使气道功能减退、感染的可能性增加。临床上所用 NO 吸入浓度很少使 NO_2 超过 2ppm。为减少 NO_2 产生,可将呼吸机流量降至 8～12L/min,以减少 NO 的加入量。通过有效地监测 NO、NO_2 浓度,其毒性作用是可以避免的。另外,吸入 NO 还可产生以下副作用:

a.高铁血红蛋白的产生:NO 与血红蛋白的亲和力较一氧化碳与血红蛋白的亲和力大280～1500 倍,与还原型血红蛋白的结合力较氧合型高 5～20 倍。高铁血红蛋白血症的产生取决于患者的血红蛋白浓度及氧化程度、高铁血红蛋白还原酶的活性及最终的 NO 吸入量。一般短期应用吸入 NO,其浓度在 20～80ppm 时,高铁血红蛋白很少超过 2%;数天应用后可有所增高,但较少超过10%及出现临床症状;当高铁血红蛋白明显增高时,如超过70%,可静脉应用维生素C 500mg和输血进行治疗。

b.其他不良反应:在应用吸入NO后可出现出血时间延长。其机制可能与血小板内的cGMP激活有关。对有出血倾向者,尤其是早产儿,在吸入NO过程中应密切观察。

(2)其他扩血管药物降低肺动脉压力:一般扩血管药物往往不能选择性扩张肺动脉,其临床疗效常有限。NO吸入是治疗PPHN的"金标准",但是由于NO吸入需投入的费用常较高,有人提出有必要对在这个"NO时代"被遗忘的药物治疗方法做重新考虑。

①硫酸镁:能拮抗Ca^{2+}进入平滑肌细胞;影响前列腺的代谢;抑制儿茶酚胺的释放;降低平滑肌对缩血管药物的反应。硫酸镁剂量为:负荷量200mg/kg,注射30分钟;维持量为50~150mg/(kg·h),可连续应用1~3天,但需监测血钙和血压,以免出现体循环低血压。硫酸镁有镇静作用,故在应用后12~24小时应逐渐撤离已在使用的吗啡、芬太尼等镇静剂。

②妥拉唑啉:有胃肠道出血、体循环低血压等不良反应,已较少用于PPHN。

③前列腺素与前列环素:在动物实验,前列腺素D_2能降低肺血管阻力30%,而在PPHN常不能显著降低肺血管阻力或改善氧合。前列环素:PPHN患者在前毛细血管存在前列环素合成酶缺乏;前列环素能增加牵张引起的肺泡表面活性物质的分泌;在低氧时,前列环素对降低肺血管阻力尤其重要;近年来证实,气管内应用前列环素能选择性降低肺血管阻力;前列环素与磷酸二酯酶-5抑制剂联合应用有协同作用。此外,较稳定的拟前列环素药物如伊洛前列素和依前列醇对原发性肺动脉高压及小儿先天性心脏病并发肺动脉高压均有显著的作用,它们的半衰期分别为30分钟和2分钟,其中iloprost吸入给药具有较好的肺血管选择性,推荐剂量为每次$0.5\mu g/kg$,吸入5分钟,每4小时1次,这是PPHN患者无NO吸入治疗条件时一种较好的替代方法。目前也有口服前列环素,如贝前列素,剂量为每次$1\mu g/kg$,每6小时1次,经胃管注入。

④肺泡表面活性物质:成功的PPHN治疗取决于呼吸机应用时保持肺的最佳扩张状态。低肺容量引起间质的牵引力下降,继而肺泡萎陷,功能余气量下降;而肺泡过度扩张引起肺泡血管受压。因均一的肺扩张,合适的V/Q对PPHN的治疗关系密切,肺泡表面活性物质应用能使肺泡均匀扩张,肺血管阻力下降而显示其疗效。临床研究显示,低氧性呼吸衰竭和PPHN患儿在表面活性物质应用后需进行ECMO治疗的机会减少,其中对OI值在15~22者效果最好。此外,PPHN患者常伴有胎粪吸入性肺炎,胎粪可引起肺泡表面活性物质灭活,引起继发性表面活性物质缺乏,使缺氧及肺动脉高压加重,这也是对PPHN应用表面活性物质替代的依据。

⑤磷酸二酯酶抑制剂:NO引起的肺血管扩张在很大程度上取决于可溶性cGMP的增加。抑制鸟苷酸环化酶活性可阻断NO供体的作用,提示该途径对NO发挥作用很重要。cGMP通过特异性磷酸二酯酶灭活,故抑制磷酸二酯酶活性有"放大"NO作用的效果,可用于预防反跳性肺血管痉挛。PPHN在治疗撤离时(尤其是NO应用停止后)可出现反跳性肺血管痉挛及肺动脉高压,使用磷酸二酯酶-5抑制剂可显著减少反跳。

PDE-5抑制剂西地那非可被试用于新生儿PPHN,且显示出能较好选择性地作用于肺血管床。最近报道的临床随机盲法对照试验对新生儿PPHN的治疗结果显示,口服西地那非组

（1mg/kg，每 6 小时 1 次）较对照组氧合改善显著，病死率显著下降。也有将西地那非经气道给药（每次 0.75mg/kg 或 1.5mg/kg），以加快起效时间和提高其对肺血管的选择性，并取得了较好的疗效。2010 年出版的较为著名的新生儿药物手册 *Neofax* 已将该药收录，并详细介绍了其使用方法（口服剂量为 0.5～2mg/kg，每 6～12 小时 1 次）；提出该药可在对吸入 NO 或其他常规治疗方法无效的 PPHN 或 PPHN 不能撤离 NO 或无 NO 吸入条件时使用，这为新生儿医生提供了参考。该药在 PPHN 治疗中很有前途，因尚未被批准用于儿科及新生儿，有进一步的临床对照研究的必要。也有学者认为，西地那非可作为在目前的标准治疗后仍无效时的一种最后治疗手段。

⑥其他磷酸二酯酶抑制剂与 PPHN 治疗：磷酸二酯酶-3 抑制剂常用于儿童心脏手术后，以改善心肌收缩力，降低血管阻力。近年来也有报道将磷酸二酯酶-3 抑制剂用于 PPHN 的治疗，使用剂量为负荷量 75μg/kg 静脉滴注超过 60 分钟，即给以 0.5～0.75μg/(kg·min) 维持。对于＜30 周的早产儿，负荷量 135μg/kg 静脉滴注 3 小时，即给以 0.2μg/(kg·min) 维持。有学者对 4 例严重的 PPHN 患者在 NO 吸入治疗无效后给以米力农，结果氧合显著改善。但在治疗中，2 例患儿出现了严重的脑室内出血，是否与用药有关尚不清楚，但应引起注意，有必要进行临床随机对比研究。米力农治疗 PPHN 的有效性和安全性尚不完全清楚，目前仅限于随机对照的研究中。

⑦内皮素拮抗剂：口服内皮素受体拮抗剂波生坦已用于临床，结果显示该药能改善患者的血流动力学和生活质量。由于该药有潜在的肝脏毒性作用，较少用于小于 2 岁的儿童。有报道对早产儿支气管肺发育不良（BPD）并发肺动脉高压时应用波生坦，并取得了一定的疗效。该药可用于难治性肺动脉高压，如先天性膈疝并发的 PPHN、BPD 并发的肺心病或先天性心脏病并发的肺动脉压力增高。

（3）其他治疗

①抗氧化治疗：氧化应激在 PPHN 的发病中起重要作用，故抗氧化剂用于 PPHN 的治疗近年来受到了重视。研究显示，重组人超氧化物歧化酶（rhSOD）于气管内应用能减轻实验性胎粪吸入性肺损伤的程度。PPHN 的动物实验已证实，气管内应用 rhSOD 后能显著降低肺动脉压力和改善氧合。rhSOD 也可用于新生儿临床，对早产儿在生后早期应用 rhSOD 可显著改善婴儿期呼吸系统的预后。上述结果显示，抗氧化治疗在 PPHN 治疗中有潜在的临床价值。

②吸入 NO 高频通气治疗：理想的 NO 吸入疗效取决于肺泡的有效通气，高频振荡通气治疗能使肺泡充分、均一扩张以及能募集或扩张更多的肺泡，使 NO 吸入发挥更好的作用。虽然部分报道显示，高频通气对 PPHN 有一定的疗效，但随机对照研究未发现其有降低患儿病死率的作用，也不能减少重症患者最终用 ECMO 的机会。吸入 NO 对 PPHN 的疗效，取决于肺部原发病的性质。当用常规呼吸机＋吸入 NO 或单用 HFOV 通气失败者，联合 HFOV 通气＋NO 吸入后疗效显著提高，尤其对严重肺实质疾病所致的 PPHN，因经 HFOV 通气后肺容量持续稳定，可加强肺严重病变区域 NO 的递送。

③NO 吸入的可能替代物：NO 具有许多重要的生物学作用，临床上用 NO 吸入治疗新生儿持续性肺动脉高压和 RDS 取得了良好的疗效，但 NO 易与氧或超氧离子形成毒性的氮氧化

物,限制了它的临床使用。对 NO 的研究中发现亚硝基硫醇在体内分布广泛,可分解产生 NO,具有和 NO 类似的生物学作用。有人甚至提出它才是真正的血管内皮舒张因子。目前,人工合成的亚硝基硫醇作为一类新型的 NO 供体类药物引起了人们极大的兴趣。Stamler 等在低氧性的肺动脉高压猪模型上发现,用人工合成的一种亚硝基硫醇-亚硝酸乙酯(ENO)吸入治疗可选择性地降低肺动脉压而不影响体循环的压力,与 NO 相比,停药后无反弹现象,高铁血红蛋白血症比较轻微。随后对 7 例持续性肺动脉高压的新生儿进行了临床试验,亚硝酸乙酯同样取得了良好的疗效,患者的血流指标和氧合状态都得到了改善,但这类药物投入临床使用还有待进一步的研究。对其他实验性肺动脉进行 ENO 吸入也选择性降低肺动脉压,并发现有较长的作用持续时间。

④ECMO:是新生儿低氧性呼吸衰竭和 PPHN 治疗的最后选择。随着 NO 吸入和高频通气技术的广泛开展,ECMO 的使用已显著减少。一般 ECMO 的指征是:在两次血气分析测定计算的 OI 均>30。国内仅个别单位开展了此项治疗技术。

在上述各种扩血管治疗方法中,NO 吸入治疗是目前唯一的选择性肺血管扩张剂,被认为是金标准。但仍有 20%～30%的患儿对 NO 吸入无反应,这种失败情况多见于有肺实质性疾病和肺发育不良的 PPHN 患者。除 NO 外,目前所有的血管活性药物应用疗效均有争议。常规的 PPHN 治疗方法可能是血管活性药物发挥疗效的基础,例如,患儿在血 pH 值<7.25 时对吸入 NO 的反应不如 PH≥7.25 者显著。也有学者在做 ECMO 的单位发现有 70%的患者转入时已应用了扩血管药物作为最后的治疗方法,但相当多的患者在停用了这些药物后临床反而有明显改善,以上情况都说明了对 PPHN 治疗时"传统"治疗的重要性。

二、心力衰竭

心力衰竭是一种临床和病理生理综合征,由于心脏结构或功能的受损,无法维持体循环或肺循环的适宜流速,不能以适宜的压力使心室充盈,不能满足机体代谢的需要。临床表现为相对低的心输出量和为了增加心输出量而产生的代偿反应。

(一)病因

儿科心力衰竭的主要原因包括:

(1)先天性心脏病:产生过度的工作负荷,导致压力或容量超负荷,伴或不伴发绀。先天性心脏病的发生率为 0.8%,其中 1/3～1/2 需要立即治疗,在未经治疗的患儿中,每年有 0.1%～0.2%发展至心力衰竭。

(2)心肌疾病:为基因异常或后天获得性,如代谢因素、感染性疾病、药物或毒物所致。

(3)心脏修补术后,心肌功能紊乱。

(二)病理生理

1.心力衰竭血流动力学的变化

心功能或心输出量的调节主要涉及下列 5 个基本因素:

(1)前负荷:又称容量负荷,可用心室舒张末期压力表示。

(2)后负荷:又称压力负荷,系指心室开始收缩后所承受的负荷,可由心室射血时的收缩压或主动脉压表示。

(3)心肌收缩力:指与心脏前、后负荷无关的心室收缩能力,与心肌细胞内 Ca^{2+} 浓度、收缩蛋白及能量蛋白的转换有关,受交感神经调节。

(4)心率:心输出量(L/min)=每搏输出量(L)×心率(次/分)。

(5)心室收缩协调性。

2.胎儿心力衰竭

胎儿心力衰竭发展到新生儿期可能是致命性的,但是在胎儿期,由于血流动力学的因素,胎儿能够很好地耐受。室上性心动过速、房室传导阻滞导致的严重心动过缓、贫血、三尖瓣的 Ebstein 畸形导致的严重三尖瓣反流或房室流出道缺陷导致的二尖瓣反流、心肌炎都可能引起胎儿心力衰竭。大多数可通过胎儿超声心动分辨。严重的胎儿心力衰竭导致胎儿水肿、腹腔或心包积液。

3.生后第1天的心力衰竭

大多数心脏结构异常在生后数小时内不引起心力衰竭,而继发于窒息、低血糖、低血钙或败血症的心肌功能紊乱常常会在第1天引起心力衰竭。继发于低氧血症的三尖瓣反流或瓣膜异常的 Ebstein 畸形也常常在第1天引起心力衰竭。随着肺动脉压下降,情况会有所改善。

4.第1周的心力衰竭

严重的心脏功能紊乱如果未经治疗,将在第1周发展成心力衰竭。动脉导管持续开放可能会增加存活概率,因此须应用前列腺素 E1 保持动脉导管开放。

(1)末梢动脉搏动和血氧饱和度应当在上、下肢分别检查。由于主动脉缩窄或主动脉弓离断,肺动脉压力高,经动脉导管水平的右向左分流使得下肢血流灌注不足,导致血氧饱和度低。

(2)房间隔或室间隔缺损不会导致生后最初2周心力衰竭,因此需要考虑主动脉缩窄和肺静脉异位引流等的原因。

(3)早产儿心肌储备力差,只是 PDA 也可能在生后第1周导致心力衰竭。

(4)肾上腺功能不足或新生儿甲状腺中毒都可能表现为心力衰竭。

5.第2周之后的心力衰竭

在生后 6～8 周,室间隔缺损患儿可表现出心力衰竭。

(三)临床表现

新生儿心力衰竭有不同的临床表现,例如可能同时存在先天性心脏病的结构异常,导致肺循环充血和体循环低灌注(当两个循环系统通过心内结构的缺损或未闭的动脉导管相联系时)。喂养困难常常是新生儿和小婴儿充血性心力衰竭的最初表现,表现为喂养时间延长(>20 分钟)、喂养量减少、不耐受、呕吐、多汗和拒食。持续时间超过1个月的充血性心力衰竭可导致体重增长不佳则长期的体重增长不佳会影响身长的增长。

心力衰竭的新生儿可能会出现如下体征:肝大,超过肋下 3cm,治疗有效后,肝的边缘明显回缩;奔马律是心力衰竭最常见的体征;左心衰竭时,可能会有喘息,提示肺炎或严重心力衰竭;交替脉(衰竭心肌的强、弱收缩交替)或奇脉(吸气时脉搏和血压降低)常见于重度充血性心力衰竭的婴儿。慢性心力衰竭时,喂养困难、肺部炎症、代谢增加导致生长发育落后,体重的落后比身长和头围的落后更明显。

(四)诊断和鉴别诊断

在我国,新生儿心力衰竭一直沿用的是婴儿心力衰竭指标。国外有文献总结新生儿心力衰竭诊断有如下指标:心动过速,>180 次/分;喂哺奶量每次<100mL,每次喂哺时间>40 分钟;呼吸增快,>60 次/分;呼吸困难;出现奔马律;肝大。

也有国外学者将新生儿心力衰竭程度进行评分来评价其严重程度。分值越高(最高分=14 分),程度越重。

新生儿心力衰竭需要和肺部疾病或败血症进行鉴别。

(五)辅助检查

1.心电图检查

心电图为非特异性,但在心力衰竭的患儿常常有异常,表现为窦性心动过速、左心室肥厚、ST-T 改变和 Ⅰ 度房室传导阻滞。

2.胸片检查

新生儿心胸比>60%、婴儿心胸比>55%是心力衰竭的线索。需要除外呼气位胸片,其可能表现为心脏增大。

(六)治疗

心力衰竭的治疗包括针对病因的治疗、对突发事件的管理和控制充血状态。

1.治疗病因

针对心力衰竭的病因进行治疗,才有可能治愈疾病。

2.突发事件的管理

充血性心力衰竭患儿临床状态的恶化几乎总是可以追溯到一个突发事件。管理突发事件能显著改善预后。突发事件包括风湿活动、感染性心内膜炎、并发感染、贫血、电解质紊乱、心律失常、肺栓塞、药物相互作用、药物毒性或其他系统的干扰等。

3.控制充血状态

这是充血性心力衰竭的传统治疗方案。治疗往往是在明确诊断之前就开始,并长期应用,旨在减少肺循环或体循环的充血状态[使用利尿剂),减少不成比例升高的后负荷(使用血管扩张剂,包括血管紧张素转化酶抑制剂(ACEI)类药物],增加心肌收缩力(使用正性肌力药物)。

(1)地高辛:尽管在左向右分流型先天性心脏病中,地高辛的应用还有争议,但地高辛始终是儿科治疗心力衰竭最常用的药物。地高辛可以改善心肌收缩力、减慢心率、增加每搏输出量、降低心室舒张末期压力、增加尿量、提高心输出量、改善静脉淤血。对于严重心力衰竭患儿,地高辛化量按照 $30\sim40\mu g/kg$ 计算(静脉是口服剂量的 3/4),首剂用地高辛化量的 $1/3\sim1/2$,余量分 $2\sim3$ 次,在 24 小时内完成洋地黄化。也可用 $8\sim10\mu g/(kg \cdot d)$ 维持量开始,不做首次负荷,每日剂量分 2 次给药。

(2)利尿剂:利尿剂能迅速缓解肺循环和体循环的充血状态。常用呋塞米,每次 $1mg/kg$。监测体重、血尿素氮和血清电解质很重要。每次应用<$2mg/kg$ 的呋塞米或其他利尿剂时,不需要补充钾。如果有低钾血症,需要每日补充 $1\sim1.5mmol/kg$ 钾盐。

(3)血管舒张剂:ACEI 类药物能显著改善成年心力衰竭患者的生活质量。在有左向右分流的患儿,ACEI 用于体循环阻力增高者非常有效,但不能用于有主动脉或二尖瓣狭窄的患儿。ACEI用于血容量不足的患儿时,会导致严重的低血压。可以先给予常规剂量的1/4。依那普利从0.1~0.5mg/(kg·d)开始,卡托普利最大剂量为6mg/(kg·d)。如果有肾功能异常(例如血清肌酐升高至>1.5mg/dL),则不应用ACEI类药物,因为可能会影响肾功能的发育。

(4)正性肌力药物:正性肌力药物是除地高辛之外,最常用于短期循环支持或度过危险期的药物,但长期使用正性肌力药物并不能改善生存率。多巴胺是目前使用最广泛的儿科正性肌力支持药物。使用中高剂量[6~10μg/(kg·min)]时具有收缩外周血管和提高血压的作用。使用更高剂量[20μg/(kg·min)]时,可强烈收缩血管,升高血压,增加心肌做功,具有反作用。使用多巴胺也会增加肺血管阻力,并导致心动过速。对于某些患儿(如二尖瓣狭窄患儿),这两个因素可能是有害的。

对于早产儿的低血压,多巴胺低剂量应用时,治疗效果明显。多巴酚丁胺是一种人工合成的拟交感神经剂,相对较少引起心动过速或血压上升。其与多巴胺同时输入可产生协同作用,提供正性肌力支持。剂量低至0.5μg/(kg·min)可能是有效的。然而,由于个体差异,5~20μg/(kg·min)的剂量都是常用剂量。肾上腺素、去甲肾上腺素和异丙肾上腺素都是强有力的药物,用于术后心输出量低下时使用。异丙肾上腺素为一种β受体激动剂,能够刺激肺循环和体循环心肌舒张,引起心动过速。

(5)氨力农:正性肌力药物,一种磷酸二酯酶抑制剂,有肺血管舒张作用。负荷剂量3mg/kg,1小时后为5~10μg/(kg·min),主要用于儿童心脏手术后或难治性心力衰竭。血小板减少症和肝功能障碍患者不宜使用。不宜与葡萄糖溶液或与呋塞米混合。

(6)其他

①卡维地洛:第三代β受体阻滞剂,具有非选择性扩张血管作用,有效改善左心室功能,用于成人心力衰竭治疗。近期研究表明,在扩张型心肌病婴儿,应用卡维地洛可明显改善心功能。理想治疗时机、剂量和长期效果尚有待多中心研究证实。当然,需要更多临床试验确定卡维地洛对于死亡率的影响。

②左卡尼汀:用于某些类型的代谢性心肌病治疗,50~100mg/(kg·d),分次使用。尚未证实用于其他心肌病。

③前列腺素E$_1$:大动脉转位、主动脉缩窄、左心发育不全综合征等病症,应用前列腺素E1能显著改善症状。治疗从0.05μg/(kg·min)开始,可达到0.4μg/(kg·min)。输入时,患者可能会出现呼吸暂停,需要呼吸支持。易激惹、惊厥、低血压和高热是少见的症状。

4.其他选择

(1)体外膜肺氧合和心室辅助装置:体外膜肺氧合和心室辅助装置最初用于呼吸衰竭,尤其在先天性心脏病术前和术后应用,已成为很好的治疗措施之一。左心室辅助装置(LVAD)和主动脉内球囊反搏(IABP)都已经用于心力衰竭的儿科患者。

(2)心脏移植:美国的一项报道中,25例儿科心脏移植患者,年龄7天至18岁,其中3例小于1岁。随访2年时,存活率为79%,随访5年时,只追踪到19名患者,其中9例日常生活无问题。儿科患者进行心脏移植前景较好,对某些疾病来说,远期生存率满意。最常见进行心脏移植的疾病是心肌病(例如,限制性心肌病、心律失常性右心室发育不良/心肌病和心室功能差的肥厚型心肌病）。

5.其他治疗

给患儿喂奶时,注意抬高头位,有时为了避免吸入,暂时停止经口喂养。吗啡在有肺水肿的患儿中谨慎使用,可用到 0.05mg/kg,严重病例需要呼吸机辅助呼吸。心力衰竭患儿热量需求为 120～150kcal/(kg·d),钠盐 2～3mmol/(kg·d)。

三、心律失常

胎儿、新生儿心律失常并不少见,随着心脏电生理传导系统的逐渐发育,多数新生儿心律失常为自限性过程,也存在个体差异。

(一)病因

1.生理因素

最常见,由胎儿、新生儿心脏传导系统发育不成熟所致,可引起窦性心律失常、过早搏动、阵发性室上性心动过速、心房扑动及颤动、不同程度的房室传导阻滞等心电图改变。

2.病理因素

常伴有各种原发病:①围产期缺氧缺血;②各种感染;③电解质紊乱、酸碱平衡失调;④心脏器质性疾病;⑤先天性代谢性疾病;⑥甲状腺功能异常;⑦围产期药物影响(如阿托品、肾上腺素、洋地黄、普罗帕酮等);⑧新生儿狼疮综合征。

(二)诊断

胎儿心律失常主要依据胎儿超声心动图做出诊断。新生儿心律失常依据体表 12 导联心电图诊断,心电监护示波器所显示的心脏节律变化对诊断有帮助,但不能作为诊断的唯一依据,均需行超声心动图除外先天性心脏病。

新生儿常见心律失常主要有三大类型:①心动过速;②心动过缓;③节律异常。心电图分析时,需要考虑以下方面:①频率(正常、增快、减慢);②节律(规则或不规则,阵发性或渐进性);③QRS 波形。

临床诊断新生儿心律失常时,应进行心脏电生理和血流动力学评估。如患儿末梢循环不良和(或)低血压,应立即建立静脉输液途径,给予相应复苏急救处理。先救治休克,再明确病因,偶遇新生儿心室纤颤则需要即刻除颤治疗。因诊断与治疗各有不同,以下按照心动过速、心动过缓和节律异常三类分述。

1.心动过速

(1)QRS 波形正常的心动过速

①阵发性室上性心动过速为新生儿最常见的症状性心律失常,发生率约为 1/2500。新生儿可无症状,也可出现易激惹、烦躁、面色苍白、拒食、呕吐。心脏听诊心率增快,律齐,心音有力。如心动过速持续 24 小时可出现心力衰竭。

室上性心动过速(简称室上速)心电图特点:a.心率增快,常为 240～260 次/分,最快可达320 次/分;RR 间期多均齐;b.具有突发突止特点;c.QRS 波形态和时间正常。

室上速应与窦性心动过速鉴别,如难以鉴别,则按室上速治疗。如伴室内差异性传导,还应与阵发性室性心动过速(简称室速)鉴别,可选用广谱抗心律失常药物或电击复律。

室上速治疗包括以下措施:

a.潜水反射刺激迷走神经:病情稳定者可予冰袋或浸冰水(0～4℃)的湿毛巾敷面,每次10～15秒,间隔3～5分钟,不超过3次。不得用压迫眼球方法。

b.药物治疗:i.洋地黄类药物,如发作持续时间长伴心力衰竭者首选洋地黄,静脉用药可在10小时内中止发作。地高辛酊剂(50μg/mL)口服,给药方便、安全、剂量准确、吸收良好,为目前治疗阵发性室上性心动过速和房扑的第一线药物。应用洋地黄的副作用包括各种室上性心律失常、胃肠道反应等,应监测心电图和血药浓度(地高辛血药浓度<3～4ng/mL),在达化量后6小时检查血药浓度。不得用地高辛治疗预激综合征导致的阵发性室上速,因其具有潜在加速房室结旁路折返的作用。ii.其他药物。如发作持续时间较短,不伴心力衰竭,可选普罗帕酮;无效再用洋地黄。普萘洛尔(心得安)可用于治疗预激综合征导致的阵发性室上速,副作用有呼吸暂停和低血糖,需要心电监护和血糖监测1～2天。

c.电学治疗:包括电击复律和电起搏。还可用经食管心房起搏超速抑制的方法终止室上速。

室上速终止发作转为窦性心律后,可应用洋地黄或普罗帕酮维持治疗5～7天再停药;如室上速反复发作,药物可维持6～12个月。

d.围产期治疗:如产科体检发现胎儿心动过速,可经胎儿超声心动图确诊室上速,注意有无合并先天性心脏病或胎儿水肿,治疗需给孕母服用可通过胎盘屏障的抗心律失常药物,如地高辛、氟卡尼丁等。如药物治疗无效伴胎儿水肿是结束分娩的指征,推荐剖宫产分娩,注意胎儿心率不是宫内窘迫的可靠指标。

②心房扑动和颤动 新生儿心房扑动和颤动较少见,约占心律失常的9%～14%,临床表现除心脏听诊可有心律不齐外,大致同室上速。

新生儿房扑心电图表现为P波消失,代之以快速、规则、呈锯齿状扑动波(即F波),以Ⅱ、Ⅲ、AVF、V_1导联明显,频率为360～480次/分;心室率较心房率慢,房室传导阻滞常为2:1或3:1传导。

新生儿房颤心电图表现为P波消失,代之以纤细、零乱、快速而形态不同的颤动波(即F波),以V_1、V_2导联明显,频率为400～750次/分;心室律完全不规则,RR绝对不整,心室率取决于房室传导阻滞的程度。

房扑和房颤应及时抗心律失常治疗,终止发作,药物和电学治疗同室上速。

(2)QRS波形增宽的心动过速

①室速:多伴有严重原发病和血流动力学障碍,临床表现为烦躁、大汗、面色苍白、发绀、呼吸急促、呼吸困难、血压下降、心音低钝、心源性休克、心力衰竭、阿斯综合征等。心电图表现为QRS波宽大畸形,时间>0.08秒,T波与主波方向相反,心室率一般为150～200次/分;P波与QRS波无关,心房率较心室率慢,可有室性融合波或心室夺获,是与室上速伴室内差异性传导鉴别的关键。

室速治疗包括及时纠正心律失常、终止发作、积极治疗原发病和改善心肌细胞代谢。血流动力学稳定者可给予利多卡因稀释后缓慢静脉注射,继之持续静脉滴注;行心电监护,注意窦性心动过缓(简称窦缓)、传导阻滞等副作用;还可用普罗帕酮静脉注射;如室速由地高辛中毒所致,可用苯妥英钠纠正;如药物治疗无效或有明显循环障碍者,可用同步直流电击复律,注意纠正酸中毒,可在电复律前给予高通气和碳酸氢钠治疗。

②室性纤颤:常在危重儿临终前心电监护中出现,QRS波与T波完全消失,代之一系列快速、不规则、大小不等、波形不同的颤动波,频率为150～500次/分。查体心音和脉搏消失,需立即给予心肺复苏和电除颤治疗,利多卡因剂量方法见表1-3-1;当复苏成功后,需查找病因,给予病因治疗。

表 1-3-1　常用抗心律失常药物剂量表

药名	剂量和用法	适应证
地高辛	口服洋地黄化量早产儿为 20μg/kg,足月儿为 30μg/kg,分 3 次,每 8 小时 1 次;达洋地黄化量后 12 小时开始用维持量,每天 10μg/kg,分 2 次,每 12 小时 1 次	室上速
普罗帕酮(心律平) IC类	口服每次 4～6mg/kg,维持量每次 2～3mg/kg,每 8 小时 1 次 静注每次 1mg/kg 加 5％葡萄糖 20mL 缓慢注射,20 分钟后可重复,总次数≤3 次,总量＜5mg/kg;静滴维持 4～7μg/(kg·min)	室上性及室性心律失常
利多卡因 IB类	静注每次 1mg/kg 加 5％葡萄糖 20mL 缓慢注射,每 5～10 分钟 1 次,3 次后改为静滴维持 20～50μg/(kg·min)	室性心律失常
苯妥英钠 IB类	静注每次 2～4mg/kg 加生理盐水 20mL 缓慢注射,10～15 分钟后可重复 1 次	洋地黄中毒致室早、室速
普萘洛尔(心得安) II类	口服每天 1mg/kg,每 8 小时 1 次;静注 0.1mg/kg 加 5％葡萄糖 20mL 缓慢注射	先天性长 Q-T 间期综合征、各种早搏、室上速
美托洛尔(倍他乐克) II类	口服每天 0.2～1mg/kg,每 12 小时 1 次;静注 0.05～0.1mg/kg 加 5％葡萄糖或生理盐水 20mL 缓慢注射	窦速、早搏、室上速、心房扑动、心房颤动(简称房颤)、室速
胺碘酮III类	口服每天 10～15mg/kg,每 8 小时 1 次,维持量每天 3～5mg/kg,每天 1～2 次,也可隔天 1 次或每周用 5 天,停 2 天 静脉每次 2.5～5mg/kg 加 5％葡萄糖 20mL 在 30 分钟至 2 小时泵入,静滴维持 10～15mg/(kg·d),浓度≤2mg/mL	室上性及室性心律失常
腺苷	静注 37.5～50μg/kg,2～5 秒内快速"弹丸式"静推,最大量为 200μg/kg	室上速,新生儿或小婴儿慎用
阿托品	静注、皮下注射或口服,每次 0.01～0.03mg/kg,每 6～8 小时 1 次	心动过缓,高度房室阻滞

药名	剂量和用法	适应证
异丙肾上腺素	静滴 1mg 加 5％葡萄糖 250mL(浓度 4μg/m),从小剂量开始,逐渐增加,一般用 0.05～0.5μg/(kg·min),最大量为 2μg/(kg·min)	心动过缓、高度房室阻滞、Q-T 间期延长尖端扭转型室速

注:ⅠB类和ⅠC类为钠通道阻滞剂,Ⅱ类为β阻滞剂,Ⅲ类为延长动作电位时间的药物,Ⅳ类为钙通道阻滞剂

2.心动过缓

新生儿心率<100 次/分为心动过缓,常见原因有窦性心动过缓、窦房结功能不良、先天性房室阻滞、左房异构、QT 延长综合征伴 2:1 房室阻滞等。

房室传导阻滞(AVB)包括Ⅰ度、Ⅱ度(不完全性房室传导阻滞)及Ⅲ度(完全性房室传导阻滞)。

(1)Ⅰ度房室传导阻滞:新生儿 PR 间期>0.15 秒为Ⅰ度房室传导阻滞,一般无症状,心脏听诊可有第一心音低钝。无需特殊治疗。

(2)Ⅱ度房室传导阻滞:一般无症状,心脏听诊可有第一心音低钝、心律不齐。心电图表现分为两型:①莫氏Ⅰ型:PR 间期逐渐延长,直至 P 波后无 QRS 波,临床意义同Ⅰ度房室传导阻滞;②莫氏Ⅱ型:PR 间期固定;P 波按规律出现,部分 P 波后无 QRS 波。Ⅱ度Ⅱ型有可能变为Ⅲ度房室传导阻滞,应提高警惕。室上速发作、地高辛中毒者常出现Ⅱ度房室阻滞,无需特殊治疗,主要针对原发病治疗。

(3)Ⅲ度房室传导阻滞(CHB):窦房结激动均不能下传至心室为 CHB,心房与心室各自起搏,彼此无关,心室率比心房率慢。CHB 常在室内即发现胎儿心动过缓。无心脏结构异常的 CHB 应警惕母体变态反应病,如系统性红斑狼疮(SLE),母体存在 SSA 和 SSB 抗体者有 2％～3％机率发生 CHB,预后不佳。

CHB 症状与原发病病情与心动过缓的程度有关,如心室率>50 次/分,患儿可无症状;如心室率<50 次/分,多有血流动力学障碍,临床表现为面色苍白、发绀、呼吸困难、血压下降、心音低钝、心源性休克、心力衰竭、阿斯综合征等。

心电图表现为 PP 间隔与 RR 间隔各有其固定规律,P 波与 QRS 波无关;心房率 70～200 次/分,多为窦性心律;心室率多为 40～80 次/分,为交界性或室性逸搏心律;QRS 波形态取决于房室传导系统阻滞部位,如阻滞部位在近端,QRS 波无增宽,如阻滞部位在远端,QRS 波畸形、增宽。

3.节律异常

(1)房性期前收缩(PAC):一般无症状,心脏听诊可有心律不齐、漏跳等。心电图表现为提前出现的异位 P′波,形态与窦性不同,常埋在前一个心动周期的 T 波中;P′R 间期>0.10 秒;QRS 波形态可正常与窦性相同或 QRS 波增宽变形(房早伴室内差异性传导)或无 QRS 波(房早未下传);代偿间歇多为不完全性。

(2)室性期前收缩(PVC):心电图表现为提前出现的 QRS 波,宽大畸形,时间>0.08 秒,T 波多与主波方向相反;QRS 波前无 P 波;代偿间歇多为完全性。单发 PVC 并不少见,PVC 成

对出现,如二联律或三联律,一般无需干预。

(三)治疗

1.电复律治疗

(1)电击复律:利用短暂直流电击,使心脏所有起搏点同时除极,以消除异位起搏点并中断各折返途径,终止各种快速型心律失常,使窦房结重新控制心律。

①适应证:主要用于血流动力学不稳定的患儿:a.室上速伴严重心力衰竭或药物治疗无效者;b.心电图无法分辨的快速异位心律,病情危重者;c.房扑或房颤伴心力衰竭,药物治疗无效者;d.室速;e.心室颤动(简称室颤)。

②禁忌证:洋地黄或电解质紊乱引起的快速型心律失常。

③方法:一般采用体外同步直流电击术。具体步骤:a.做好复苏准备,检查机器同步性能。b.除颤器电极上涂以适量导电糊,便于导电及预防皮肤灼伤。将一个电极置于胸骨右缘第 2 肋间,另一个于左腋中线第 4 肋间。电极片直径约 4.5cm。c.应用最小而有效的能量进行复律,首次 1~2J/kg,如无效,可增至 4J/kg,最大量 6J/kg,一般婴儿用 20~40J。一次治疗重复电击不宜超过 2~3 次。

④并发症及处理:电击复律可引起心律失常,转复后常出现窦缓或各种类型期前收缩,1~2 分钟后自行消失;少数出现室速或室颤,多由机器同步装置失灵、用电量过大所致,调整机器和用电量后,可再次电击复律;偶发心脏停搏,多为原有窦房结功能障碍者,应采用电起搏治疗。电击复律后应密切观察 1~2 小时,并用抗心律失常药物维持治疗数月,以防复发。

(2)临时起搏器:对严重心动过缓新生儿,经脐静脉或股静脉植入临时起搏器较困难,需要使用荧光剂;2kg 以上婴儿可经皮下安置临时起搏器,但易引起皮肤烫伤;窦房结功能不良可经食道安置起搏器,但对于 CHB 无效。

2.改善心肌细胞代谢的治疗

能量合剂(葡萄糖、三磷腺苷、辅酶 Q10、维生素 C)、果糖二磷酸钠、磷酸肌酸钠等心肌营养药物可改善心肌细胞代谢,促进新生儿心脏传导系统发育成熟,可酌情应用。

四、先天性心脏病

先天性心脏病(CHD)是指胎儿时期心脏血管发育异常而致的心血管畸形,是新生儿最常见的出生缺陷之一。

(一)流行病学

美国 2009 年统计,活产新生儿 CHD 发生率为 6‰~8‰。中国 2008 年全国妇幼卫生监测年度报告显示,CHD 发病率为 2.4‰。2011 年广东省心血管病研究所调查显示,活产儿 CHD 发病率为 8.27‰,与国外报道接近,其中危重和复杂型 CHD 约占整体 CHD 的 10%。

(二)病因

先天性心脏病的病因至今尚未完全明确,目前认为,心血管畸形的发生主要由遗传和环境因素及其相互作用所致。据目前了解,单基因遗传病和染色体异常导致的各类先天性心脏病约占总数的 15%,但多数先天性心脏病目前仍认为,由多基因和环境因素共同作用所致,与心血管畸形相关性较强的因素包括：①先天性心脏病家族史；②早期宫内感染，如风疹、流行性感冒、腮腺炎和柯萨奇病毒等；③孕母有大剂量放射线接触史和服用药物史（抗肿瘤药物、抗癫痫药物等）；④孕妇代谢紊乱性疾病（糖尿病、高钙血症等）；⑤引起宫内缺氧的慢性疾病；⑥妊娠早期酗酒、吸食毒品等。

（三）诊断

1.临床表现

症状出现的时间及伴随症状依赖于：①解剖缺陷的本质及严重程度；②解剖缺陷的宫内影响；③胎儿循环向新生儿循环过渡对心血管生理的影响、动脉导管关闭及肺循环阻力下降。

不同类型先天性心脏病表现为非特异性的症状和体征：

（1）青紫：是新生儿先天性心脏病最常见的表现，常表现为中心性青紫，可不伴明显呼吸困难，在生后1周内出现者，可能为肺动脉流出道梗阻，如肺动脉狭窄或闭锁、大血管转位等，严重者可见于完全性肺静脉异位引流。

严重主动脉缩窄或主动脉弓离断以及持续肺动脉高压时，由于右心室压力高，需经动脉导管循环供应下肢的血供，从而出现下半身青紫，即差异性青紫的现象。

（2）充血性心力衰竭：新生儿心力衰竭的临床诊断应基于一定的临床表现，而非超声和实验室检查。早期症状表现为心率增快（＞160次/分），呼吸浅促、增快（＞60次/分），出现奔马律，肺部啰音，肝大＞肋下3cm或在短期内进行性增大，毛细血管再充盈时间延长。与成人相比，水肿少见。也可表现为多汗、喂养困难、喂奶时气促、易疲乏、生长不良，心力衰竭晚期可表现为心动过缓、呼吸减慢和呼吸暂停。另外，胎儿水肿可为宫内心力衰竭的表现。

（3）心脏杂音：新生儿出生后最初几天的心脏杂音与多种结构性心脏病有关。收缩期杂音一般是由于：①半月瓣或流出道狭窄；②房室瓣反流；③间隔缺损。半月瓣狭窄（收缩期喷射性杂音）及房室瓣功能不良（收缩期反流性杂音）易在出生后极迅速出现，而左向右分流杂音（收缩期室间隔缺损反流杂音或持续动脉导管未闭杂音）可能在生后2～4周肺血管阻力下降、左向右分流增加时出现。

此外，新生儿可出现烦躁不安或萎靡，面色发灰，皮肤出现花纹，血压一般正常，当心搏出量明显减少时，血压可降低。测量四肢血压也有重要意义，上肢血压较下肢高＞10mmHg则为异常，提示主动脉缩窄、主动脉弓发育不良或主动脉弓受压。需注意，新生儿四肢血压无梯度并不能明确排除主动脉缩窄或其他畸形，但有四肢血压差异为主动脉异常的诊断指标。

2.辅助检查

（1）血气分析：可提示低氧血症和代谢性酸中毒。注意上、下肢或右上肢与其他肢体的血氧饱和度差异，可鉴别是否存在经动脉导管的右向左分流。

（2）高氧试验：对所有怀疑严重先天性心脏病的新生儿（不仅是青紫患儿）均应进行高氧试验。此试验可能为新生儿初步评估最敏感、特异的简便方法，尤其是在不能及时做超声心动图的医院。患儿吸纯氧15分钟后进行血气分析，如上、下肢 PaO_2 均＞250mmHg，可排除严重结构性先天性心脏病（高氧试验阳性）；在无明确肺疾病的患儿吸纯氧时，PaO_2＜100mmHg（高氧试验阴性）则可能是由于心内右向左分流，为发绀型先天性心脏病的有效诊断标准；PaO_2 介于100～250mmHg，可能是患有结构性先天性心脏病伴完全心内混合。

（3）胸片：应当采取正侧位片。新生儿可能由于胸腺的覆盖，很难确定心脏大小，但胸片仍能提供许多有用信息，如心脏大小（心胸比＞0.6）、内脏位置和主动脉弓位置（左或右），右位主动脉弓有90％合并先天性心脏病。肺野透亮度高或灌注差提示肺血减少，而弥漫性不透光肺野可提示肺血流增加或明显左心房高压。

（4）心电图：新生儿心电图反映宫内存在的血流动力学关系，故正常心电图显示的是右心优势，在心律失常诊断中意义重大，但不作为诊断CHD的必备手段。

（5）超声心动图：二维超声检查联合彩色多普勒已成为心脏解剖学诊断的主要工具，二维超声非常适用于新生儿复杂型先天性心脏病的诊断。强调采用包括至少十二个切面观的顺序节段分析法，其要点如下：①心脏位置；②心房位置；③肺静脉与心房的连接关系；④心室的方位和特征；⑤心房与心室的连接关系；⑥大动脉的方位与特征；⑦心室与大动脉的连接关系；⑧心内分流情况；⑨流出道梗阻情况。随着产科超声和胎儿超声心动图的广泛应用，越来越多CHD能在出生前获得诊断。胎儿超声心动图的时间建议为18～20周，最早能在16周时诊断。胎儿超声心动图改进了对某些复杂型先天性心脏病的宫内评估，使医师对胎儿心脏病的干预成为可能，同时可发现胎儿心动过速或心动过缓等心律失常问题。

新生儿心脏畸形的最终诊断仍需依靠出生后检查。超声心动图虽为无创检查方法，但对可疑CHD的新生儿完成超声心动图检查可能需1小时或更长时间，患儿或早产儿可能不耐受，例如，检查期间暴露可能导致体温不稳定，在胸骨上窝观察主动脉弓时颈部过度伸仰可能对于呼吸衰竭或气道纤细的新生儿存在风险。因此，检查时应由1名新生儿科医师密切观察患儿而非仅由超声科医师单独完成，检查过程中应注意观察生命体征、呼吸状态及体温等。

（6）心脏CT：用于超声心动图不能明确诊断的一些复杂型先天性心脏病，限于X线影响，新生儿较少用。

（7）心脏MRI：用于超声心动图难以观察到的心外大血管结构及与周围组织、气道的关系，用于复杂型先天性心脏病的诊断。

（8）心导管检查：为一种侵入性检查，主要用于通过上述无创检查仍不能明确诊断的一些复杂型先天性心脏病的术前诊断。

五、新生儿心肌炎

新生儿心肌炎是新生儿时期由多种因素引起的心肌炎性渗出和心肌纤维变性、溶解和坏死，从而导致有不同程度的心肌功能障碍和全身症状的疾病，因其较难在早期发现而常常被延误治疗，病死率高，故应引起重视。

（一）流行病学

由于其临床表现多样化及缺乏高敏感性与特异性确诊手段，诊断较为困难，因此较难统计到精确的发病率。据报道，心肌炎在总体人群中的发病率为1/100000～1/10000。但回顾性及前瞻性研究均显示，在猝死儿童的尸检病例中，2/5的患儿可以找到确切或可疑心肌炎依据。许多学者认为，婴儿和年幼儿可能更易发生心肌炎，因为在此年龄段肠道病毒及腺病毒感染率更高。

（二）自然病程

心肌炎的病程各不相同,主要取决于其不同的临床表现。大多患儿可以完全恢复,即使临床表现可能类似急性心肌梗死。部分患儿临床表现为轻度左心室收缩功能障碍可在几周至数月内改善。重度左心功能不全患儿(包括射血分数小于 35％、左心室舒张末期直径大于 60mm)中约 1/4 需要心脏移植,1/2 发展为慢性扩张性心肌病,其余可能会自然康复。

儿童病毒性心肌炎的存活率为 70％～100％,其中约 2/3 可完全康复。虽然婴幼儿心肌炎预后良好,但是由肠道病毒感染引起的新生儿心肌炎病死率高,文献所报道的病死率高达 32％,并且,在存活患儿中约有 58％并发有严重的心脏后遗症。因此,新生儿心肌炎存在更高的风险。

（三）病因

心肌炎通常是由感染所致,以病毒感染最多见,亦可由其他病原感染引起,例如细菌和真菌感染;一些非感染性因素,比如自身免疫性疾病或毒素等也可导致心肌炎的发生。

在病毒性心肌炎的致病原中,柯萨奇 B 病毒曾经被认为是最为常见的,目前已分离到 B3、B4、B5 等亚型。近年来,在约 2/5 的急性病毒性心肌炎的儿童患者中,运用聚合酶链式反应(PCR)技术在心肌组织标本中检测到了腺病毒 DNA。有研究显示,无论是在儿童还是成年病毒性心肌炎患者中,腺病毒感染较肠道病毒感染更为多见。柯萨奇病毒与腺病毒享有共同的细胞受体。

其他少见的致病原,如巨细胞病毒感染后引起的心肌炎,因其可渗入心肌组织致使心肌细胞发生坏死而具有很高的病死率;细小病毒 B19 感染较为常见,可引起传染性红斑。目前有报道显示,细小病毒感染与心肌炎相关,在存在心肌组织炎性改变或左心功能不全的成年患者中,约 1/10 病例可在心内膜心肌活检标本检测到该病毒 DNA,目前亦有报道细小病毒心肌炎导致儿童猝死的病例。其他与儿童心肌炎相关的病毒还包括丙型肝炎病毒和单纯疱疹病毒。此外,人类免疫缺陷病毒(HIV)感染可导致心肌炎与左心室功能不全。

引起心肌炎的病毒感染可以发生在妊娠期、围产期或者出生后。新生儿发生的心肌炎暴发流行,通常为柯萨奇病毒或埃可病毒,大多病情严重,病死率高,在新生儿的粪便中可检测到病原。柯萨奇 B 病毒被证明在妊娠晚期可通过胎盘传递,并有母体感染导致新生儿心肌炎暴发的报道。风疹病毒、水痘病毒感染大多由妊娠期宫内感染所致。

（四）病理

其发病机制至今尚未明确。目前认为,心肌炎早期是病原体直接侵犯心肌所致,而晚期多由免疫因素所致。

心肌炎的临床预后取决于心肌受损的范围和程度。组织学研究显示,患者的心脏扩大、外观白、心肌软弛,光镜下可见不同程度的间质性心肌炎表现,心肌内淋巴细胞、单核细胞、嗜酸性粒细胞及中性粒细胞广泛浸润,密集呈斑点状,亦可呈分散分布,后期常出现心肌局限性病变及坏死。心肌坏死的程度和范围随炎性反应的类型不同而出现很大差异。在疾病的后期,部分坏死的心肌组织可能最终会被瘢痕组织替代,心脏呈现间质性纤维化。

1986 年提出的 Dallas 诊断标准曾制订了心肌炎组织学上的定义及分类,对心肌炎做了如下定义:心肌组织有炎性细胞浸润和心肌细胞损伤,包括心肌细胞的坏死和(或)退行性变,但非缺血性损害所致。病变共分为四种：活动性心肌炎表现为心肌损伤与炎性细胞浸润并存；可疑心肌炎为仅表现为炎性细胞浸润，无心肌细胞损伤；慢性心肌炎则定义为再次心肌活检仍证实存在有活动性心肌炎；心肌炎恢复期定义为再次心肌活检证实炎性细胞浸润减轻或消失，存在结缔组织愈合的征象。

虽然该标准曾被广泛运用，但是目前来看仍存在很大的局限性，且敏感性与特异性均较低。目前的研究数据显示，在临床诊断中，联合运用免疫组化及病毒学技术与传统的心肌组织学标准可提高病毒性心肌炎诊断的准确性。

（五）临床表现

新生儿心肌炎轻重不一，且变化多样，多数在出生后一周内出现症状，如在出生后 48 小时内发病，则提示宫内感染。有报道称，婴儿通常比年长儿及成人更易表现为急性暴发性心肌炎，因此需要在早期给予及时的循环和呼吸支持。如果患儿得到及时的治疗，其心室功能有望完全恢复。

临床症状以新生儿心功能不全为主，主要表现为呼吸急促和心动过速、肺部啰音、肝脏增大、少尿或无尿、肌张力低下、毛细血管回流延迟等。与成人不同的是，新生儿很少出现水肿。此外，可有多项非特异性临床症状与体征，如喂养困难、面色苍白、多汗、脉弱、体温不升或发热、咳嗽、奶量少、嗜睡、呕吐、腹泻、皮疹或黄疸等，严重者可出现呼吸窘迫或发绀。体温正常下可出现心动过速、奔马律、心音低钝或者出现心前区杂音。

另有部分患儿偶伴有神经系统症状，如惊厥、昏迷、脑脊液呈无菌性脑膜炎样改变等。

（六）辅助检查

1.X 线检查

心脏扩大，X 线透视下可见心搏减弱，重者出现肺水肿表现。

2.心电图检查

常见的心电图表现为非特异性 ST 段或 T 波改变、病理性 Q 波、T 波倒置和 QRS 波低电压。极少数患者出现类似成人心肌梗死的心电图特征，主要为Ⅰ、Ⅱ、aVF、V5、V6 等导联 ST 段下降，T 波低平、倒置、双向，重者 ST 段抬高呈单向曲线并伴有深 Q 波。心肌炎可导致房室传导阻滞和室性心律失常，包括频发室性早搏或持续性室速。少数患者可仅表现为窦性心动过速。

3.超声心动图检查

表现多样化，缺乏特异性。绝大多数患者均存在不同程度超声心动图检查异常。左心室收缩功能降低伴短轴缩短率及射血分数下降最为常见，局部室壁运动异常伴功能性二尖瓣反流、心脏扩大、心包积液也并不少见。左、右心室内可发现血栓形成。对于新生儿，超声心动图应首先除外冠状动脉畸形，尤其是左冠状动脉起源于肺动脉以及左半心肌梗死阻型病变，其临床表现可与心肌炎相似。

4.心脏生物标记

新生儿期心肌同工酶（CK-MB）不仅产生于心肌细胞，还同时来源于骨骼肌，并且以后者所占比重更大，因此，其敏感性与特异性均不如肌钙蛋白，并不推荐作为新生儿期心肌损伤的生物学指标。在肌钙蛋白家族中，虽然肌钙蛋白 I（cTnI）与肌钙蛋白 T（cTnT）均存在于心肌细胞中,但在胚胎发育时期,后者同时也在骨骼肌中表达。当机体遭受损伤时,骨骼肌可重新生成 cTnT。因此,cTnI 对于诊断心肌损伤特异性更高。cTnI 对于新生儿心肌损害有着宽广的诊断时间窗,在心肌细胞损伤后数小时 cTnI 即可增高,并可维持至损伤后 10 天左右。但目前国内尚缺乏上述指标的新生儿正常值,故不适用于临床筛查。

5.心内膜心肌活检

尽管 Dallas 诊断标准具有不少局限性,但通过心导管技术进行右心室心内膜心肌活检依然被认为是诊断心肌炎的金标准。

6.病毒 PCR 检测

运用 PCR 技术可以成功而快速地在血液中检测病毒基因序列,从而确定病原。或者依赖鼻咽部拭子或粪便的病毒培养,以及血清病毒抗体的测定等方法以明确感染源。但这些方法相对于 PCR 技术而言耗时长,诊断率低。

7.MRI 检查

尽管关于 MRI 在儿童心肌炎中的诊断价值尚缺乏研究,但成人中的研究证实心脏 MRI已经逐步成为诊断心肌炎的一项非常重要的非侵袭性检测方法。检查主要包括心脏功能、结构异常及心肌炎症的组织学特点,包括细胞及细胞外周水肿,并且可以对疾病的预后提供参考。

(七)治疗

新生儿急性心肌炎可以出现心功能不全的症状、体征和(或)心律失常,病程往往是暴发性和致命性的,当然,如果患儿得到及时的治疗,其心室功能有望完全恢复。对于病毒性心肌炎,目前尚无特效的治疗方法。治疗目的与手段主要是保护心肌、改善心功能不全、纠正心律失常等支持与对症疗法。

1.保持安静

避免对患儿过度体检及护理操作,尽量减少刺激,保证其休息。

2.支持治疗

支持治疗有供氧,使用利尿剂、强心剂,减轻后负荷,机械通气等。重症病例可以考虑使用体外膜肺氧合器或者心室辅助装置来支持心肌功能。使用洋地黄药物时需要密切心电监护,警惕可能出现的异位节律或者传导阻滞。

3.给予自由基清除剂

急性期给予大剂量维生素 C 治疗,剂量为 100～200mg/kg,缓慢静脉滴注,每天 1～2 次,2～4 周为一个疗程。

4.改善心肌代谢

可给予 1,6-二磷酸果糖等药物以营养心肌并改善心肌代谢。

5.应用免疫抑制剂

主要是激素,但目前仍有争议,仅运用于重症患者。

6.改善心功能不全

只要血压能维持在正常范围,重要脏器血供能够得到维持,尽可能避免使用正性肌力药物,以减少心肌的负荷。必要时,可以使用洋地黄类药物,但应谨慎使用以防洋地黄中毒而引起心律失常。

7.纠正心律失常

对于无血流动力学变化的心律失常,一般不予治疗。如心律失常影响心排血量,则需积极处理。

六、动脉导管未闭

动脉导管持续开放通常发生于早产儿,称为动脉导管未闭(PDA)。胎龄越小,出生体重越低,PDA发生率越高。胎龄<29周、体重<1500g的早产儿,发病率为45%～55%,小于28周的早产儿PDA发病率高达75%。当动脉导管左向右分流量大时,肺循环血流增多而体循环血流减少,导致循环血液重新分配,从而可能出现一系列相关并发症,如肺出血、肺水肿、支气管肺发育不良、颅内出血、坏死性小肠结肠炎等,使早产儿围产期病死率明显增加,严重影响存活者呼吸、循环及神经系统等远期预后。

(一)病理生理

动脉导管(DA)是胎儿时期肺动脉主干和降主动脉之间的正常交通血管,为胎儿循环的重要组成部分。在胎儿期由于宫内低氧、低一氧化氮、前列腺素类物质水平高等原因,动脉导管保持开放,心室输出的绝大部分血液分流入降主动脉,通过腹下动脉经脐动脉回到胎盘进行气体交换。出生后,氧分压升高,局部血管前列腺素类物质浓度下降,诱发动脉导管平滑肌收缩,导致新生儿期动脉导管功能性闭合。血小板在生后填补至收缩的动脉导管,形成血栓阻塞收缩的动脉导管,随后出现解剖重构,故血小板黏附和聚集是动脉导管关闭的关键步骤。

新生儿生后体循环阻力增加,肺循环阻力下降,左心室压力高于右心室,如PDA存在,则出现导管水平左向右分流。早产儿PDA左向右分流持续时间长,伴以下病理生理变化:①肺循环血量增加,出现肺水肿;②肺部液体容量增多,导致肺顺应性下降;③肺顺应下降增加呼吸做功,最终出现呼吸衰竭。当存在左向右分流的PDA时,进入左心室的血量增多,使左心室舒张期负荷加重,导致左心房、左心室增大。当存在肺动脉高压或肺循环阻力高于体循环时,可发生右向左或双向分流,引起青紫。早产儿出生后2～3天内,由于RDS的存在及机械通气的应用,肺动脉压力和阻力较高,动脉导管的分流量较少;随着肺泡表面活性物质的替代治疗,RDS好转,肺动脉阻力下降,约30%的患儿可出现动脉导管重新开放,左向右分流量明显增大,从而引起左心室容量负荷过重,严重者出现顽固性心力衰竭和肺出血,此时常常需要结扎动脉导管以挽救患儿生命。

(二)临床表现

通常绝大部分足月儿48小时内动脉导管功能性关闭,因此一般生后72小时仍存在动脉导管未闭考虑动脉导管持续开放(pPDA)。若动脉导管内径小,左向右分流量少,可无临床症状;当动脉导管内径大,左向右分流量大时,pPDA易导致出现血流动力学显著的PDA(hsPDA),主要临床表现为动脉导管内径≥1.6mm,导管分流大,伴有明显心脏杂音、心动过速、呼吸增快、脉压增大、低血压、机械通气治疗等。

1.症状

早产儿PDA临床表现不典型,常引起心力衰竭,加重呼吸困难,进乳时更明显,大多数患儿体重不增,并发肺动脉高压、逆向分流的患儿可出现差异性发绀。

2.体征

胸骨左缘第 2 肋间可闻及连续性机器样杂音,肺动脉压升高时,杂音减轻,仅有收缩期杂音。周围血管征:水冲脉、枪击音、甲床毛细血管搏动。

(三)辅助检查

1.心电图检查

分流量大时,心电图可表现 P 波增宽,左心室高电压,S_{V_1} 波加深,R_{V_6} 波增高。若合并肺动脉高压,则出现左、右心室合并增大。

2.胸片检查

分流量小者无异常表现,分流量大者肺血多,肺动脉段突出,肺门血管影增粗,左心室、左心房增大。

3.超声心动图检查

可测量动脉导管的类型、内径大小及分流方向,若 PDA 左向右分流量大,可测得左心房、左心室内径增大及是否影响心功能。若 PDA 出现右向左或双向分流,可测得肺动脉高压、三尖瓣反流等其他心脏损伤。

(四)治疗与监护

目前较为一致的观点是早产儿数天内保证适度液量,hsPDA 首选药物治疗,当动脉导管不能自行关闭或药物关闭无效且有明显血流动力学变化时需要选择手术治疗。PDA 治疗前首先需除外依赖动脉导管的复杂 CHD,主要包括依赖动脉导管供应肺循环的青紫型 CHD(肺动脉狭窄或闭锁、Ebstein 畸形等)和依赖动脉导管供应体循环的青紫型 CHD(主动脉瓣狭窄或闭锁、左心发育不良综合征、主动脉弓离断等)。

1.液体管理

包括液体限制、利用利尿剂及多巴胺维持血压。有 hsPDA 的早产儿的液体管理是个挑战。在生后的最初几天里,液体限制应既满足生理需要又要避免液体不足。在吲哚美辛等药物治疗期间不建议常规的液体限制,因为会导致器官低灌注和能量限制。理想的液体摄入是满足最低限度的液体正平衡,允许新生儿在生后 5 天内体重每天减少 1%～2%。这样能满足基本的生理需要,避免脱水,减少 hsPDA 的发生。在生后最初几天,液体摄入应当略少于或等于液体出量(尿量和不显性失水),暖箱湿度为 80%～90% 可减少不显性失水,减少每天的液体摄入。每天液体入量控制在 100mL/kg 以内,血钠<150mmol/L。一旦血钠持续升高、体重丢失>2%,应当增加液体入量。

对于 hsPDA,如果肺血容量过多,应当限制液体,应用利尿剂或机械通气。如果体循环低灌注,应观察尿量和乳酸。若尿量<0.5mL/(kg·h),乳酸>3mmol/L,应监测血压。如果血压低,应用多巴胺;如血压正常,应适当调整液体。若尿量>0.5mL/(kg·h)、乳酸<3mmol/L,应调整液体,满足能量需要。

在应用吲哚美辛等药物期间,若出现少尿、氧或通气需求增加、肺或外周水肿,应监测尿量。若<1mL/(kg·h),应控制液体入量。若尿量>1mL/(kg·h),应调整液体,满足能量需要,纠正低氧、酸中毒和电解质紊乱。

利尿剂仅在肺水肿、肢体水肿及心力衰竭时应用。呋塞米可能会增加前列腺素 E_2 的产生,阻止吲哚美辛相关的肾损害,但也可能降低导管对吲哚美辛的反应。联合应用呋塞米和吲哚美辛可能会导致低钠血症和血肌酐升高,而不影响尿量。呋塞米每次 1mg/kg,每6～12 小时一次或每小时 0.2～0.5mg/kg,维持尿量在 1mL/(kg·h)。

2.药物治疗

(1)吲哚美辛:首剂 0.2mg/kg,第 2、3 剂 0.1～0.2mg/kg,每剂间隔 12 小时,虽然可有效提高动脉导管的关闭率,减少脑室内出血、hsPDA 及外科手术的发生,但并没有降低慢性肺疾病和坏死性小肠结肠炎的发病率或改善神经发育的远期预后。

(2)布洛芬:疗效与吲哚美辛相近,口服与静脉滴注疗效相似,且不良反应较吲哚美辛轻微,能减少坏死性小肠结肠炎和一过性肾功能不全的发生。首剂 10mg/kg,第 2、3 剂为5mg/kg,每剂间隔 24 小时。可根据超声心动图监测结果考虑是否完成疗程,若超声显示动脉导管仍有明显血流,且颅脑超声无恶化者,可给予下一剂。布洛芬可显著降低血浆前列腺素水平,且可使新生儿血浆前列腺素水平持续降低 72 小时,这对于关闭动脉导管很重要。

(3)对乙酰氨基酚:近年来有文献报道,存在 hsPDA 的早产儿应用布洛芬治疗失败或存在布洛芬应用禁忌证时,可应用对乙酰氨基酚。每剂 15mg/kg 口服,间隔 6 小时一次,服药后48 小时导管功能性关闭,且无明显的不良反应。与布洛芬相比,对乙酰氨基酚具有以下优点:①无外周血管收缩作用;②可用于存在非甾体抗炎药禁忌证的新生儿;③当布洛芬治疗失败后,亦可发挥有效的动脉导管关闭作用,避免了手术风险。

3.手术治疗

当动脉导管不能自行关闭或药物关闭无效且有明显血流动力学变化时需要选择手术治疗。术前必须经超声心动图证实动脉导管的存在,并除外复杂性 CHD。

PDA 手术主要有开胸手术、胸腔镜和介入治疗(经导管封堵术)。有研究发现胸腔镜较介入治疗更经济、安全,且疗效相似。尽管结扎动脉导管成功概率高,但术后可能并发气胸、乳糜胸、脊柱侧弯和感染等,且增加支气管肺发育不良(BPD)、坏死性小肠结肠炎和早产儿视网膜病变综合征(ROP)的发生概率。对于小于 32 周的早产儿,虽然手术结扎能降低早产儿的病死率,但另一方面,不仅增加发生 BPD 和 ROP 的风险,还会增加儿童早期神经系统发育异常的风险。然而,对于存在 hsPDA 且药物治疗无效的早产儿,如不行 PDA 结扎术,可能增加死亡率。研究发现,结扎 PDA 能提高极低出生体重儿的存活率,但生后 2 周内行手术者病死率高。

(五)预后与预防

PDA 能引起肺间质及肺泡水肿,降低肺顺应性,导致呼吸机参数设置提高,高氧负荷机械通气时间延长,进而诱发 BPD。超低出生体重儿和极低出生体重儿的重要器官对低灌注敏感,PDA 左向右分流常引起肺损伤合并心肌功能障碍,导致全身低灌注,并发脑室内出血、坏死性小肠结肠炎、肾衰竭等情况。预防性手术结扎可能导致膈肌麻痹、左侧声带麻痹、左心室收缩功能受损、呼吸循环衰竭,增加 BPD 的风险,且不能改善远期神经系统后遗症。吲哚美辛或布洛芬治疗可能与自发性肠穿孔、肾功能受损、脑血管自主调节改变有关。

第四节　新生儿消化系统疾病

一、先天性食管闭锁

先天性食管闭锁是一种严重的食管先天性发育异常,发生率为 0.2‰～0.3‰,大约 20% 发生于早产儿,20% 发生于小于胎龄儿。美国学者 Thomas Gibsont 于 1696 年首先报道该病,Haight 和 Towsle 在 1941 年第一次成功地进行食管吻合加气管食管瘘修补术,目前西方国家先天性食管闭锁手术成功率 90% 以上,我国 1958 年以后才有手术成功的病例报道,目前的成活率也达到 90% 左右。

(一)病理类型

先天性食管闭锁分五种病理类型(Gross 五型分法)(图 1-4-1):

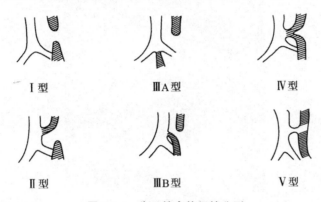

图 1-4-1　先天性食管闭锁分型

1.Ⅰ型食管闭锁

无气管食管瘘,两端间距离长短不等,占 4%～8%。

2.Ⅱ型食管闭锁

伴近端气管食管瘘,通常闭锁两端相距较远(＞2 个椎体),占 0.5%～1.0%。

3.Ⅲ型食管闭锁

伴远端气管食管瘘,两端间距离超过 2cm 者称 A 型,不到 2cm 者称 B 型,此型最常见,占 85%～90%。

4.Ⅳ型食管闭锁

伴有近端和远端气管食管瘘,占 1%。

5.Ⅴ型无食管闭锁

只伴气管食管瘘亦称 H 型,占 2%～5%。

(二)诊断

1.产前诊断

(1)B 超检查:发现妊娠羊水过多,胎儿近端食道扩张而又不能找到胃泡;上颈部盲袋症:随胎儿的吞咽,食管区域有一囊性的盲袋"充盈"或"排空"。

（2）羊膜腔穿刺造影：造影剂进入呼吸道显示气管、支气管，未进入胃肠道（除V型外）。

（3）MRI检查：近端食管扩张、远端食管消失的征象。

2.出生后诊断

（1）临床表现：①口腔分泌物多伴口吐泡沫，喂奶后立即发生呕吐、呛咳、甚至发绀、窒息；②Ⅲ、Ⅳ型食管闭锁，大量气体经下段食管漏进入胃肠道内，腹部显著膨胀，叩诊呈鼓音，而Ⅰ、Ⅱ型食管闭锁气体不能进入胃肠道，呈舟状腹；③分泌物、胃液、唾液反复吸入及部分患者腹胀横膈抬高导致呼吸窘迫；④V型无食道闭锁只伴气管食管瘘在新生儿期症状不明显，表现为反复肺炎或呼吸窘迫，且与进食有关。

（2）胃管插入受阻：8F胃管经口或鼻插入食管受阻（8～12cm），摄片证实胃管的位置，了解胃肠内气体，鉴别食管闭锁类型（图1-4-2）。

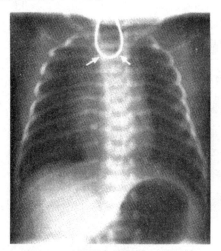

图 1-4-2　Ⅲ型食管闭锁X线平片

（3）食管碘油造影：导管内注入1～2mL水溶性碘造影剂显示盲端的位置和有无上端食管气管瘘（图1-4-3）。

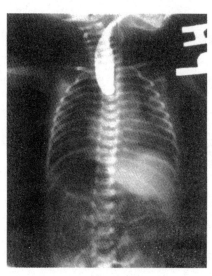

图 1-4-3　食管碘油造影

（4）V型诊断：有一定困难，需气管镜/食管镜，食管或气管造影才能诊断。

3.伴随畸形诊断

（1）染色体畸形。

（2）VACTERL 综合征脊椎畸形、无肛、先天性心脏病、先天性食管闭锁、肾脏发育缺陷、肢体畸形。

（三）鉴别诊断

1.先天性食管狭窄

单发或多段狭窄，严重狭窄生后不久可有吞咽困难、呕吐、呛咳、置入胃管有阻力或置入困难。食管碘油造影可显示狭窄段明确诊断。

2.食管蹼

极罕见，由于食管形成过程中空化不全形成内壁隔膜，临床表现吞咽缓慢、呕吐及呛咳，食管造影见隔膜突入食管腔，蹼上方食管可扩张呈漏斗形，食管镜检查见蹼如隔状，中间有环形狭窄孔。

3.短食管和胸胃

贲门和部分胃固定于胸腔，使食管长度缩短，食管纤维性变，缩窄变细，新生儿期发病，表现吞咽困难、食后呕吐，食管造影显示贲门位于膈肌上方，食管和胃交接处在第7、8胸椎处。

（四）围术期处理

（1）术前主要降低反流吸入和气体进入胃肠道的风险，除常规保暖、禁食、给氧外还有以下措施：①多孔管置入食管近端盲袋，间断或持续吸引；②床头抬高30°，减少胃内容物经气管食管瘘反流入气道；③尽量避免气管插管正压通气，确因病情需要机械通气则采用相对高呼吸频率和低的压力以减少腹胀，避免气管插管进入气管食管瘘；④避免过度镇静抑制自主呼吸。

（2）明确诊断后应尽早施行手术。①一次根治性手术：切断结扎瘘管、气管瘘口缝合修补、食管两端吻合术；②分期手术：切断封闭食管气管瘘、上端食管盲端于左颈部作食管造口、胃造瘘术、8周～12个月作胃或结肠代食管术。

（3）术后 NICU 监护。①呼吸支持，维持水、电解质和酸碱平衡；②肠外营养支持；③抗生素预防感染；④保留胃管1周以上起支撑作用；⑤术后5～7天造影无吻合口瘘开始肠内营养；⑥术后3周行造影判断有无吻合口狭窄，必要时定期行食管扩张术。

（4）手术并发症识别。食管吻合口瘘（10%～15%）或狭窄（5%～10%）、食管气管瘘复发（<10%）、胃食管反流（40%～70%）、气管软化导致气道梗阻（25%）。

（五）预后

1994 年 Lewis Spitz 等学者按危险等级对预后情况分级。一级：体重＞1500g，无心血管畸形手术成活率在95%以上；二级：体重＜1500g 或伴有先天性心血管畸形，成功率在80%左右；三级：体重＜1500g，同时合并严重的先天性心血管畸形，仅有30%～40%成活，且生存质量较差。

二、先天性消化道畸形

(一)先天性肥厚性幽门狭窄

先天性肥厚性幽门狭窄是指幽门的环形肌肥厚使幽门管腔狭窄,从而引发上消化道不全梗阻症状。为新生儿期常见的腹部外科疾病,占消化道畸形的第 3 位,仅次于肛门直肠畸形和先天性巨结肠。

1.流行病学

先天性肥厚性幽门狭窄是新生儿常见的消化道疾病,具有明显的地区和种族发病差异。男性较多,国内外统计男女之比为 4 : 1～5 : 1。

2.病因

(1)遗传因素:在病因学上起着很重要的作用,发病有明显的家族性。研究指出,幽门狭窄的遗传机制是多基因性,是由一个显性基因和一个性修饰多因子构成的定向遗传基因。这种遗传倾向受一定的环境因素影响,如社会阶层、饮食种类、季节等。

(2)神经功能:肽能神经的结构改变和功能不全可能是主要病因之一,通过免疫荧光技术观察到环肌中含脑啡肽和血管活性肠肽的神经纤维数量明显减少,应用放射免疫法测定组织中 P 物质含量减少,由此推测,这些肽类神经的变化与发病有关。

(3)胃肠激素:近年研究胃肠激素,测定血清和胃液中前列腺素(E_2 和 E_{2a})浓度,发现患儿胃液中含量明显升高,提示发病机制是幽门肌层局部激素浓度增高使肌肉处于持续紧张状态而发病。

(4)肌肉功能性肥厚:机械性刺激一方面可造成黏膜水肿增厚,另一方面也导致大脑皮层对内脏的功能失调,使幽门发生痉挛。两种因素促使幽门狭窄,形成严重梗阻而出现症状。但亦有学者持否定意见,认为幽门痉挛首先引起幽门肌肉的功能性肥厚是不恰当的,因为肥厚的肌肉主要是环形肌,况且痉挛应引起某些先期症状,然而在某些呕吐发作而很早就进行手术的患者中,通常发现肿块已经形成,肿块大小与年龄及病程长短无关。肌肉肥厚至临界值时,才表现为幽门梗阻。

(5)环境因素:发病有明显的季节性高峰,以春、秋季为主,在活检的组织切片中发现神经节先天性细胞周围有白细胞浸润,推测可能与病毒感染有关。但检测患儿及其母亲的血、粪和咽部,均未能分离出柯萨奇病毒,血清中和抗体亦无变化。用柯萨奇病毒感染动物亦未见病理改变,研究仍在继续。

3.诊断

(1)临床表现

①消化道高位梗阻症状:如呕吐,上腹部可见胃蠕动波和触及肥大的幽门肿块。

②脱水和营养不良:由于呕吐进行性加重,入量不足,常有脱水。初期体重不增,以后迅速下降,日见消瘦,以致小于出生体重,呈营养不良貌。皮下脂肪减少,皮肤松弛、干燥、有皱纹、弹性消失,前囟及眼窝凹陷,颊部脂肪消失,呈老年人面容。

③碱中毒:由于长期呕吐,丢失大量胃酸和钾离子,可致低氯、低钾性碱中毒。临床表现为

呼吸浅慢。因血中游离钙离子降低,可引起低钙痉挛,表现为手足搐搦、喉痉挛、强直性抽搐等。血浆二氧化碳结合力增高,常在31mmol/L(70%容积)以上。但如患儿脱水严重,将导致肾功能低下,酸性代谢产物潴留体内,部分碱性物质被中和,故有明显碱中毒者并不多见。少数晚期病例甚至以代谢性酸中毒为主,表现为精神萎靡、拒食、面色灰白。

④黄疸:主要为未结合胆红素增高,手术后黄疸逐渐消失。黄疸原因与入量不足、脱水、酸中毒影响肝细胞的葡萄糖醛酰转移酶活力,以及大便排出延迟增加肠肝循环有关。有时出现结合胆红素增高,与肥厚的幽门压迫胆总管产生机械性梗阻、自主神经平衡失调引起胆总管的痉挛、脱水致胆汁浓缩及淤积等有关。

(2)辅助检查:腹部X线平片立位时可见胃扩张,胃下界达第2腰椎水平以下,肠道内气体减少。卧位时可在充气的胃壁上见到胃蠕动波的凹痕。再用稀薄钡剂或泛影葡胺进行X线检查即可确诊,主要表现为胃扩张,钡剂至幽门部停止前进,仅有少量进入十二指肠。幽门管细长狭窄,呈线状,固定不变,可长达1.5～3.0cm,直径仅1～3mm。幽门环形肌肥厚对胃窦侧产生压迫,称为"肩征";对十二指肠球底部产生的压迫使十二指肠球部形似蕈状,称"蕈征"。严重者幽门管不充钡,仅幽门入口充钡,似鸟嘴状,称"鸟嘴征"。钡剂经胃排空时间明显延长,4～6小时后尚有95%的钡剂留在胃内,只少量进入肠腔。诊断后应及时吸出钡剂,以防呕吐时误吸入肺内。

腹部B超可见幽门管延长(超过16mm)和幽门壁增厚(超过4mm)。幽门肌显示低密度回声,相应黏膜层显示高密度回声。超声的敏感性接近90%,可替代钡餐检查。

4.治疗

(1)内科疗法:针对诊断未能确定、症状轻微或发病较晚的病例;无外科手术条件或因并发其他疾病暂不能手术以及家长拒用手术治疗时,可采用内科治疗。

(2)外科疗法:确定诊断者应手术治疗。

(二)肛门直肠畸形

肛门直肠畸形是小儿外科常见的先天畸形之一,其发病率居先天性消化道畸形首位,为1/5000～1/1500,男性发病率稍高。其畸形涉及的范围较大,可包括远端肛门直肠畸形及泌尿生殖道畸形。不同类型的肛门直肠畸形治疗及预后大不相同。

1.诊断

(1)临床表现:因类型较多,临床表现不一,出现症状的时间也不同,大多数患儿无肛门。主要表现为低位肠梗阻的症状。肛门直肠闭锁者,出生后无胎粪排出,腹部逐渐膨胀,进食后呕吐,吐出物为奶,含胆汁和粪样物,症状进行性加重,并出现脱水、电解质紊乱,可引起肠穿孔等合并症,1周内可死亡。肛门直肠狭窄和合并瘘管者可因瘘管的粗细及位置不同,临床表现有很大差异。男孩无肛合并直肠后尿道瘘者,瘘管多较细,肠梗阻症状多较明显,并可出现尿中带胎粪或气体等症状,在尿道口、尿布上沾染极少量胎粪。肛门处无孔道多能早期被发现而就诊。如未得到及时诊治,可反复发生尿道炎。肛门直肠狭窄和女孩合并低位直肠阴道瘘者,瘘管多较粗大,可通过瘘管排便,肠梗阻症状多不明显,常在数月后因添加辅食,大便变稠厚,才出现肠梗阻症状。由于经常排便不畅,粪便积聚在结肠内可形成坚硬的粪石或继发巨结肠,多数影响生长发育,也可引起阴道炎或上行感染。检查肛门,常见臀部平圆,臀沟变浅,肛门处无孔或仅有一痕迹。低位畸形者,指诊可触及直肠盲端的膨胀感。

(2)辅助检查

①超声检查:可准确测出直肠盲端与肛门皮肤的距离,为无损伤性检查。

②X线检查:将患儿倒置1~2分钟,于肛门凹陷处皮肤上贴一金属标记,拍侧位片,测金属标记与充气直肠的距离,以判断直肠盲端的位置。须于生后24小时检查,因吞咽的空气约20小时才能达到直肠盲端,否则易将盲端估计过高。直肠盲端位于PC线上方者为高位型,下方者为低位型,在PC线下,但仍在M线(通过坐骨结节上2/3和下1/3交接点的与PC线平行的线)上方者为中间位型。

③瘘管造影:合并瘘管但诊断困难者可采用瘘管造影,侧卧位摄片。

④尿道膀胱造影:可见造影剂充满瘘管或进入直肠,可确定诊断。对新生儿用此法不易成功,阳性可肯定诊断,阴性不能除外。

2.治疗

生后一般情况良好,就诊时间多在生后5天之内。高位肛门直肠闭锁,合并有瘘管(多较细小),不能维持通畅排便者,应在新生儿期尽早行根治手术。低位或中间位闭锁,合并瘘管(常较粗大),生后可通畅排便者,可延迟至婴儿期手术。先天性狭窄可用探子扩张,须持续1年。如为膜状闭锁,切开隔膜再扩张。肛门部皮肤与直肠盲端距离2cm以内者,经会阴行肛门成形术,术后继续扩肛。肛门皮肤与直肠盲端距离2cm以上以及合并膀胱或尿道直肠瘘者,可先暂时行结肠造瘘或一期会阴肛门成形术,术后也须扩肛,防止瘢痕狭窄。肛门正常,直肠闭锁者需行开腹手术。

三、胃食管反流

胃食管反流描述的是胃内容物反流到食管甚至口腔这一常见现象。正常人每昼夜也可发生数次胃食管反流,尤其是在摄入了茶、咖啡、牛奶或汤之类的液体之后。所以,在主要依靠牛奶摄取营养的婴幼儿身上,反流发生更为常见。新生儿及小婴儿反流的典型症状是餐后或睡眠时的逆呃、溢奶或呕吐。病理性反流的定义是指反流使新生儿及小婴儿产生了睡眠障碍、疼痛明显、营养不良等症状。

(一)正常新生儿食管结构与功能

1.解剖

食管是一个肌性、管状器官,用来将食物从口腔输送到胃部。食管肌肉上半部分为骨骼肌,下半部分为平滑肌。管腔由一层非角化复层鳞状上皮覆盖;在食管与胃的连接处,上皮层渐变为单层柱状上皮,也就是形成所谓的贲门上皮。膈食管膜固定膈食管裂孔,它的缺陷可导致裂孔疝。食管内层直接与胃小弯相延续,但其外壁形成了切迹,即所谓的His角。His角呈锐角,具有抗反流作用。His角变钝或越平,解剖结构异常造成的反流越有可能发生。

2.神经支配

支配食管的副交感神经来源于迷走神经,交感神经来源于交感干节后神经元。食管肌间神经丛和黏膜下丛含有非胆碱能非肾上腺能神经,它们通过多种神经递质来共同调节食管的复杂功能,其中最重要的是持续活跃的脑干核对食管括约肌的中枢性调节。

3.食管括约肌

在食管的上、下端有两套括约肌系统。成人食管上端括约肌的张力明显比食管下端括约肌(LES)的张力高。当食物由口腔向下推进或反流物从食管下段到达食管上部时,食管上端括约肌是舒张的,因此,反流物可到达咽下,最终可到达口腔。防止胃内容物反流,主要依靠食管下端括约肌。食管下端括约肌的张力范围是15～25mmHg。测压时,这个张力范围可以用来简便准确地定位食管下端括约肌的位置。食管下端括约肌的压力转变就发生在膈内。上段括约肌属于胸腔,下端括约肌属于腹腔。

4.蠕动

一旦食物到达食管,它就被推进式的蠕动波推送至胃部,称为原发蠕动。食管任何部位的扩张,比如说在反流发生时,局部的推进式蠕动波将反流的食管内容物推回胃部,称为继发蠕动。第三蠕动或病理性收缩是指孤立的或是不协调的收缩。

5.新生儿和小婴儿的食管发育

研究这个年龄段食管功能的最好方法是联合 pH 监测和食管测压。对早产儿和新生儿的研究已表明,食管下端括约肌的长度是 10.7mm。婴儿的食管下端括约肌的张力是 18～23mmHg,与年龄较大儿童以及成人几乎相同。

食管测压研究表明,食管推进式蠕动的发育有一个生理性延迟。年龄最小组中诱导吞咽后只有 59% 的研究对象出现食管推进式蠕动,41% 的研究对象出现食管同步性收缩。但是在 4 周龄组,几乎所有的研究对象在 8～10 次诱导吞咽后出现正常的蠕动反应。

(二)原因

食管下端括约肌的典型特点:它不仅在食物由推进式蠕动波推入食管时舒张,它本身还有自发舒张(自发短暂食管下端括约肌舒张,STLESR),每隔 5～10 秒发生一次。健康人即便没有其他的食管活动,这种自发舒张也是持续存在的。在食管和胃之间存在一开放的共同空间,其在测压图上表现为典型的食管迹线向腹腔压力曲线移行时产生的一个突然压力变化,也就是所谓的"共同腔现象"(CCP)。通常,这些舒张现象难以察觉。在大多情况下反流物只会到达食管下段,并迅速因继发蠕动推回至胃部。正常情况下反流引起的任何 pH 下降,在接下来的吞咽过程中逐步被唾液所中和。但在病理性反流或反流性疾病的患者中,自发食管下端括约肌舒张持续时间长且频率高。

大约半数的新生儿及小婴儿都会出现轻度吐口水、回奶或吐奶等明显的胃食管反流症状。后续观察发现,这些症状在 4～6 个月龄后发生频率会逐渐降低,且在 12 个月逐渐消失。先前认为较小婴儿之所以会频发反流是因为生理性的食管下端括约肌张力缺失。但是,之前充足的食管测压研究证据表明,胃食管反流的发生并非由发育不成熟的食管下端括约肌张力不足引起,也非食管蠕动缺失引起,而应当是其他因素作用的结果。

那么在这个年龄段到底是什么发育不成熟呢？又是什么因素可能导致频发反流呢？考虑以下三个因素:

1.自发性的食管下端括约肌舒张

我们可以证明,新生儿和小婴儿的胃食管反流是由自发食管下端括约肌舒张导致的。存在病理性反流的婴儿有更长、更频繁的 STLESR,但是 LES 张力正常,这些发现之后被 Omari 等人所证实。进一步的研究表明,病理性的 STLESR 与食管推进式蠕动运动的发育不成熟有关。因此,我们可以得出结论:新生儿与小婴儿胃食管反流的发生与 LES 张力消失无关,反而可能与中枢神经系统对食管及其括约肌运动调节发育延迟有关。反流发生率尤其高的婴儿多伴有睡眠呼吸暂停,这进一步说明了不成熟的中枢调节机制是 STLESR 发生的原因。在大多情况下,这种不稳定的功能状态在出生第一年内随着中枢系统发育的逐渐成熟而得到纠正,因而第一年后再发生的反流就和成人型没有什么区别了。但是,反流症状在 12 个月左右消失并不表明其食管的功能就正常了。持续性反流依然存在,只是临床症状可以是轻微的甚至是不被察觉的,以致若干年后,部分患者可能出现明显病理性反流引起的后遗症。对成年人的研究表明,大约一半成年反流性疾病患者在儿童期就有明显症状。

2.His 角

新生儿和小婴儿 His 角对食管下端括约肌的功能和自发性舒张的发生有显著影响。与较大年龄儿童相比,新生儿及婴儿的 His 角要更为平坦,内镜下也观察不到黏膜瓣膜。黏膜瓣膜保护机制的缺失使得餐后胃内压升高产生的张力直接作用于括约肌。

3.液体食物的反流

众所周知的是,任何进食的液体都可以引起反流。大量的液体,如牛奶可引起婴儿经常反流。当婴儿在 1 岁末食物改为固态时,反流的频率显著下降。

(三)婴幼儿病理性反流的症状

病理性反流在婴幼儿有很多不同的症状。最典型的症状是进食后、进食过程中以及入睡时的牛奶和食物的反流。枕头打湿是另一个症状,更多的症状包括无法安静的睡眠伴发突然醒来啼哭。如果存在严重的反复呕吐,孩子很可能发生营养不良甚至死亡。甚至有文献报道,观察到严重的病理性反流,即使补充足够的维生素 D,患者仍发生骨发育不良。更多的可疑症状包括发育延迟、反复呼吸道感染以及精神不安和亢进。很常见的反流相关性问题主要是喂养困难以及由此产生的妨碍母婴关系。但是,临床症状对于反流不是很可靠,经常与 24 小时 pH 检测结果和组织学检查结果不符。

胃食管反流最重要的并发症是食管炎,由过于频繁和长时间的食管下端括约肌松弛以及慢性的胃酸暴露引起。食管黏膜炎症可引起微出血以及慢性贫血,如果炎症扩散至深层,最终因继发瘢痕导致食管狭窄。但是,新生儿因进食牛奶,胃酸会在 2 小时内中和,因此很少发生食管炎。

(四)诊断

有很多方法可用于病理性反流的诊断,只有少数被新生儿使用,这取决于是否需要进一步诊断。

1.食管的影像学

X 线检查与食管造影检查的主要目的是了解食管的形态和蠕动功能。观察胃食管连接处,确认有无食管裂孔疝,评估 His 角、吞咽功能和食管的蠕动进程,以及通过影像了解食管上皮的炎症情况。相对的,检查中反流的实际证据就不是很重要,因为检查暴露的时间太短,反流的程度很可能被高估或低估。非直接的证据包括在检查中的气体反流、水虹吸实验阳性(大量饮水后的反流），以及必须记录反流的高度。非直接证据的检查需要结合 24 小时 pH 检测结果综合考虑其意义。

2.24 小时 pH 检测

这种方式是评估食管功能的金标准。经鼻引入最细的管子或锑电极至食管，测得的 pH 将由仪器自动记录。理想情况下，最好能利用多个探针同时记录胃、食管下段和食管上段的 pH。这样，可以观察食管中 pH 的改变是否与胃中 pH 的变化相对应，而且还可以观察反流是否达到食管上段。

pH 下降至 4 以下、至少持续 15 秒的反流记录为反流次数，中和 pH/使 pH 上升至 4 以上所需要的时间记录为反流清除，反流次数以及大于 5 分钟的反流清除时间和最长的反流都会在该检查中进行评估。同时需要记录的还包括进食的种类、平躺及直立的时间。不同的机构采用不同的阳性判断值，部分受成人标准影响。考虑到进食以牛奶为主的婴儿发生反流时，很少有 pH 降至 4 以下，因此我们常采用较低的诊断阈值，即 3%。

该方法的局限性在于无法记录反流中性 pH 液或反流轻度碱性液使 pH 上升的情况。

3.联合阻抗/pH 监测

联合阻抗技术和 pH 监测可以确定所有的反流和食糜移动的方向。如此一来，甚至是所有的中性和碱性的反流也可以被 24 小时记录。这相比单纯的 pH 测定而言，为真正的反流提供了更具信息量和更有价值的评估。鉴于非酸性反流的误吸可能是反复呼吸道感染的重要原因之一，联合阻抗/pH 检测可能在不久的将来替代单纯的 pH 检测成为诊断胃食管反流的新金标准。

4.压力测试

食管测压在 20 世纪 70 年代开始进行，最初测量的是食管下端括约肌压力。当时普遍认为，食管下段低压力是造成反流的原因，最初在新生儿和婴儿实施的压力测试中证实了这一点。然而，只有用低灌注、低顺应性的泵检测，才能得到相应的压力数据。

正如之前新生儿反流这部分内容所述，20 世纪 70 年代的检查发现，即使是在这个年龄段，食管下端括约肌的压力也是正常的。另外，压力测定是一种评判食管运动功能和食管蠕动的好方法。测试显示胃内容物的反流发生在食管下括约肌自发性松弛的时候。这些松弛的测压图像就是 CCP，表现为典型的食管压力上升迹线高于腹腔压力，并随着呼吸腹腔压力波动而反转。继发性蠕动使得反流物返回胃内，并通过吞咽唾液逐渐中和下降的 pH。CCP 可以用来分析非酸性的、中性的或者碱性的反流，结合 pH 测定，就可以获得联合阻抗检查结果。但是，压力测试也有局限性，由于它是一项运动依赖性检测，需要被检查儿童保持平静，所以它不适合作为常规性检查方法，但在科学研究中不可或缺。

5.内镜和组织学

软式纤维内镜和活检是有创检查，却是诊断食管炎的唯一方法，老年人胃食管反流患者诊断中常用此法，却很少在新生儿病患中应用。

简单地讲，内镜在直视下进入食管并到达十二指肠，常规做十二指肠和胃窦部活检。内镜的头端在胃内可翻转逆向观察胃食管交界处。正常情况下，食管紧紧地围绕内镜，上文所提到过的黏膜皱襞在侧围。相反，存在食管裂孔疝的病患，贲门是稍许开放的，检查装置可以看见疝出的胃,而食管下端括约肌环绕内镜的位置也相对较高。

在撤回内镜过程中,可以精确地观察到胃食管交界和 Z 线。正常情况下,食管上皮呈光滑、乳白红色,分级为 0 级;在食管炎病例中,可以观察到食管上皮红、肿,分为 1 级和 2 级;条纹状的侵蚀为 3 级;深溃疡为 4 级;或食管腔呈狭窄为 5 级。食管远端黏膜的轻微发红属正常表现。0～2 级属于主观评估,可能与组织学改变不符,因此需要从 Z 线近端 1～2cm 起,直到食管上段,取多处组织活检。

活检质量对精准的组织学诊断有着决定性的重要意义。所以,应该采用尽可能粗的内镜和最大的活检钳,以便获取尽可能好的标本。活检标本可放在一片软木塞上,迅速固定并保存在甲醛中。理想的活检标本应包含整个上皮细胞及基底细胞层。由于上皮层变薄,基底细胞层增厚或乳头相对延长,都是细胞更新加快或病理性反流的征象。即使在没有临床症状的情况下,上皮内的嗜酸性粒细胞增多可以证实食管炎的存在。糜烂和溃疡在本质上是严重慢性食管炎的征象,但在小婴儿中不一定表现出明显症状。另外,大于 20 个嗜酸性粒细胞每高倍视野是非反流相关性过敏性疾病/萎缩性疾病,即嗜酸性食管炎的征象。

6.核医学检查

核医学检查使检查者能够观察到食团通过食管移动的过程、通过核素示踪来观察反流相关的误吸、测量进食标准餐后胃排空的时间。此检查进食食物由固体部分和液体部分组成,比如鸡蛋和水。^{99}Tc 标记的硫胶体作为示踪剂,可动态观察吞咽动作。设定观察区域,一方面反流可以被记录,另一方面可以测量胃排空的平均时间,并绘制时间/活动曲线。如果发生了误吸,24 小时后的核素检查可以发现患者肺部的示踪剂。

(五)治疗

1.保守治疗

当婴儿出现明显的反胃和迟缓性呕吐病史、反复的呼吸道感染或/和疼痛、夜间不安或其他的典型症状时,需考虑病理性反流。由于新生儿及小婴儿发生食管炎的可能性非常小,所以在没有其他适应证的情况下,内镜检查可不需要。除了 24 小时 pH 监测和阻抗外,食管对比剂造影检查和幽门部超声检查是常规项目,以便除外任何阻碍反流自愈的情况,如食管裂孔疝、慢性器官长轴性胃扭转、胃狭窄、幽门肥厚及其他解剖异常等。

其他方面正常的婴儿中,90％的病理性反流造成的食管功能障碍可自行成熟好转,因此首选保守治疗。以往的研究显示,俯卧位可以最有效地防止反流,因为此时食管裂孔的位置最高。然而,这种体位下婴儿猝死的风险显著增高。睡眠中呕吐会使鼻和口腔阻塞、延长呼吸暂停的时间,导致婴儿猝死综合征。如今,推荐的做法是抬高躯干的仰卧位或睡觉时左侧卧位或抬高床头。

少食多餐和用米粥加厚食物是推荐方法。文献中没有明确的证据显示这些方法和特殊的人工乳制品配方在降低反流指数评分中是有效的,但它们的确减少了呕吐事件的发生。大多数病例症状在几个月后消退。促胃肠道动力药物治疗是无效的,并且不再应用于新生儿及小婴儿。

如前所述,没有临床症状不一定就意味着没有反流。因此,生后一年需要做 24 小时阻抗/pH 监测以明确排除持续性反流。

约10%的婴幼儿会持续反流病理状态,这时,进一步的治疗和控制就显得十分必要了。这些患儿一般需要额外应用抑酸剂,如质子泵抑制剂(PPI)。目前仍需要更多的研究来确定儿童和婴儿中出现哪些症状需要用PPI来治疗。无论是采用了哪种药物来治疗反流,医师必须明白,药物虽使胃酸的产生大量减少,但非酸性反流并没有减少,它们仍有可能造成反复的吸入(尤其在睡眠中)和慢性呼吸道感染。

食管功能的自行好转在3~4岁时仍有可能发生,所以当患者症状轻微或拒绝手术时,可以继续保守治疗。然而,过了这个年龄,功能的自行成熟是不可能了,于是就有了手术指征。否则,这些患者的病理性反流会持续到成年。

2.手术治疗

由于出生后第一年内,食管功能可自发性逐渐成熟,因此大多新生儿以及婴儿不需要手术治疗。但是,仍有一部分患儿即使是在住院监测治疗期间,各种保守治疗方案依然无效。除此以外,食管自发性成熟过程也不会发生在,经过矫正的食管闭锁、膈疝、先天性裂孔疝,甚至翻转胃、器官轴向胃扭结以及其他一些先天畸形等情况中。由于长期使用PPI中和胃酸可能出现严重的并发症,这些患儿需要手术治疗。

抗反流手术的原则:延长腹腔段食管、以完全或部分(背侧折叠 Toupet 术和腹侧折叠 Thai 术)折叠形式将胃底围绕食管。现在,标准的治疗方式为腹腔镜手术。手术方式的选择由外科医生决定,所有三种方法都可以达到较好的效果。但是在那些大脑发育迟滞或早产儿或早期接受手术的患儿中,胃底折叠术后的长期随访显示较高的失败率。最常见的术后并发症为反流复发,在三种手术中均有报道。反流复发的可能因素与呼吸横膈的运动以及吞咽时食管明显缩短有关。其他一些造成复发的危险因素主要发生在大脑发育迟滞的患儿。Nissen 手术后的罕见并发症包括,胃底折叠过紧、呕吐功能丧失、气顶综合征或倾倒综合征。

Collis 胃成形术虽然不常用,但在一部分小胃患儿身上非常实用。手术方法为加深 His 角,并与食管平行使用吻合器,延长腹腔段食管,再将延长的胃底围绕延长的食管行 Nissen、Toupet 或 Thai 折叠术。

严重的大脑发育迟滞患儿伴有大量的反嚼及反复胃食管反流,可采用胃-食管切开术。食管与胃分离,然后与空肠行 Roux-en-Y 吻合。由于食物将直接进入空肠,所以不会再发生反复 CER 及反嚼。

最近几年中,许多新的治疗技术用于治疗成人反流。例如通过腔内吻合器产生黏膜褶皱、利用无线电波损伤贲门(Stretta 方法)或者是通过内镜进行黏膜下注射外源性物质(商品名 Enteryx)。然而这些技术在儿童中使用经验极少,也缺少长期预后的随访。

(六)新生儿及婴儿因反流引起的特殊问题

1.咽喉反流

白天以及/或夜间的慢性、酸性反流液误吸导致出现的喉部症状,如声嘶、频繁咳嗽、吞咽困难。诊断咽喉反流需要喉部内镜检查。喉部反流的主要征象包括发红、溃疡以及声带假性多发息肉。但在进食主要为奶制品的婴儿中,这些征象并不常见。治疗上建议使用 PPI。

2.反流相关性呼吸道感染

酸性或非酸性反流可以导致反复呼吸道感染或肺炎。但必须排除其他一些可能的原因,包括囊性纤维化、异物吸入、H 型瘘管或其他一些呼吸道畸形。在大脑发育迟滞的患儿中,咽食管运输中断(吞咽不协调)也是反复误吸、呼吸道感染的主要原因之一。

诊断并不容易,除非在影像学检查中发现在反流期有吸入造影剂。支气管肺泡灌洗及核医学检查结果都不能作为确诊依据。同时对上段食管及下段食管进行 pH 监测,如发现反流延伸至上段食管,可提供间接证据。一旦反复呼吸道感染与反流相关且证据确凿,可进行手术治疗。

3.裂孔疝

任何大小的胃成分向上滑动进入或超过食管裂孔都称为食管裂孔疝(HH)。虽然滑动性 HH 很少发生在新生儿及婴儿身上,但一旦出现,都不要指望其能自发性恢复正常解剖结构。以前婴儿出现的微小裂孔疝,称为"formemineure",现在已不再认为是病理情况,而被认为是该年龄组特有的、胃食管连接部的正常的特殊解剖结构。

胃底折叠术后形成的食管旁疝并不罕见。一部分胃通过裂孔滑至胸腔,位于胃-食管连接部外侧。如果手术后的食管旁疝有合并反流或其他症状,那么需要进行手术矫正。先天性食管旁疝是指新生儿期胃位置异常、颠倒胃,表现为胃食管连接部正常,但胃或多或少地进入胸腔内。

4.食管闭锁以及先天性膈疝

食管闭锁的患儿即使在手术后,其下段食管仍可能存在功能异常或缺乏推进性蠕动。由于缺乏蠕动,其胃食管反流时间及反流量都会比较多,其胃酸清除时间也会延长。这些患儿中,较长的胃酸清除时间可能会导致慢性食管炎,一般不会自愈,需要外科手术矫正。

先天性膈疝患儿因为异常的胃-食管横膈解剖结构,常常会出现病理性反流。由于自发性缓解或痊愈基本不会发生,一般需要早期行胃底折叠术。

5.神经系统受损儿童的反流

患有严重神经系统功能损伤的儿童,胃食管反流是常见疾病,而且常常会导致一系列合并症,如食管炎、食管狭窄、贫血和(或)Barrett 食管。虽然这些症状常常在儿童后期才出现临床表现。但其实在小婴儿期,呕吐、反复呼吸道感染以及生长受阻常常都提示他们存在明显的反流问题。食管测压结果显示,这些患儿并没有括约肌功能不全,而是存在过多的自发性食管下端括约肌松弛。这些发现再一次支持有关病理性反流与脑部调解中心功能紊乱相关的假说。治疗方式上是采用保守治疗、PPI、胃底折叠术、伴或不伴纽扣式装置的胃造瘘术,还是食管胃切开,需要根据患儿个体情况并结合生活质量以及生活环境进行选择。

总之,胃食管反流在新生儿及小婴儿中很常见。大部分的原因不是食管下端括约肌功能不全,而是食管下段自发性松弛过多,属于食管正常功能发育延迟。超过 90% 的患儿,1 岁前食管功能逐渐成熟,因此,保守治疗就足够了。然而一些严重的或伴有并发症的反流,如反复呼吸道感染和先天性畸形,常常需要手术矫正,包括半环绕或完全性胃底折叠。

四、新生儿消化道出血

新生儿消化道出血按部位分为上消化道出血和下消化道出血两种。前者指 Treitz 韧带以上的消化道出血(食管、胃、十二指肠、胰腺、胆道),多表现为呕血或排柏油样便;后者指 Treitz 韧带远端的消化道出血,多表现为鲜红、暗红或果酱样便,出血量多时可反流到胃,引起呕血。

(一)病因

1.假性呕血和(或)便血

常见于插管或外伤所致的鼻咽部或气管出血被吞咽至消化道;新生儿咽下综合征;生后1～2天的胎便、移行便,久置后可呈黑色;口服铁剂、铋剂、碳末、酚酞等引起者极少见;阴道出血污染粪便。

2.全身性出凝血性疾病

某些重症疾病,如感染、硬肿病、新生儿肺透明膜病等所致弥散性血管内凝血(DIC)引起者多见,常见的还有新生儿自然出血症。迟发性维生素 K 缺乏症、血小板减少性紫癜或各种先天性凝血因子缺乏症引起者较少见。

3.消化道疾病

(1)反流性食管炎:胃食管反流致食管炎伴发溃疡时可出现呕血、黑便,并有顽固性呕吐、营养不良和生长发育迟缓。

(2)急性胃黏膜病变:指各种应激因素,如颅内出血、颅内压增高、缺氧、败血症、低血糖、剧烈呕吐,以及使用非甾体抗炎药或皮质类固醇等引起的胃黏膜急性糜烂、溃疡和出血。多于生后1～2天内起病。

(3)急性胃肠炎:可见发热、呕吐、腹泻,严重者有便血和(或)呕血。

(4)肠梗阻:可有呕吐、腹胀、呕血和便血,可因肠旋转不良、肠重复畸形引起。

(5)食物蛋白介导的小肠结肠炎:也可有呕血和便血。

(6)先天性巨结肠:可引起便血。

(7)坏死性小肠结肠炎:可引起呕血或便血。

(8)乙状结肠、直肠及肛门疾病:多表现为便血,可因息肉、肛门-直肠裂等引起。

(9)血管畸形(血管瘤、动静脉瘘):根据其不同部位可引起便血或呕血。

(二)诊断

1.详细询问病史

首先要排除假性呕血和便血,排除全身性出、凝血障碍疾病,然后根据便血的颜色及呕血是否含胆汁等对出血初步定位。呕血与黑便同时存在者可能是上消化道出血;呕血带胆汁时可能是下消化道上段出血;洗胃后胃抽取液带有鲜血时为幽门以上出血,应排除操作损伤;黑便、果酱样便、咖啡色便不伴呕血提示小肠或右半结肠出血;鲜红色便或暗红色便提示左半结肠或直肠出血;血与成形便不相混或便后滴血提示病变在直肠或肛门;大便混有黏液和脓血多为肠道炎症。失血量的多少(<20mL 为小量,>200mL 为大量)和速度、失血的原因及其基础疾病常对呕血和便血的轻重有所提示。出血量的多少应根据以下来判断:①呕血、便血情况。呕出咖啡样物,一般出血量不大;呕红色或暗红色血,出血量较大;呕血同时有暗红色血便,出血量大。②生命体征。心率增快,血压下降,出现休克表现说明出血量大。③实验室检查。血红蛋白水平于出血后 1 小时开始下降,血液充分稀释需要 24～36 小时,故要连续观测血红蛋白水平以估计出血量。另外,除外肾衰竭后,血尿素氮(BUN)升高也提示出血量较大。此外,应注意询问有无其他伴随症状,如反应差、吃奶差、发热、体温不升、排便不畅等。

2.体格检查

除全身各系统检查外,特别要注意腹部、皮肤黏膜检查及生命体征的稳定情况。腹部是否膨隆?有无胃肠型?腹肌是否紧张?肝脾是否肿大?有无包块?腹部叩诊是否呈鼓音?移动性浊音是否阳性?肠鸣音是否正常?皮肤是否有出血点?是否有瘀斑?是否有黄染、苍白等?口腔黏膜及巩膜是否苍白?四肢末梢情况、毛细血管充盈时间等。并进行呼吸、心率、血压、氧饱和度的监测。

3.实验室检查

血常规、便常规+隐血、呕吐物隐血、凝血三项、肝功三项、血型、BUN 等。

4.辅助检查

(1)内窥镜检查:电子胃镜及结肠镜检查能确定出血部位及情况,能在直视下活检和止血并发现浅表及微小病变。

(2)X 线检查:腹部立位平片可排除肠梗阻和肠穿孔,对小肠扭转、坏死性肠炎及胎粪性腹膜炎尤为重要。钡剂造影宜在非出血期进行,钡灌肠对下消化道疾病及肠套叠有诊断价值。

(3)同位素扫描及血管造影术:可用 99 锝-硫胶或其他锝酸盐标记的红细胞扫描,对诊断亚急性或间歇性出血最有价值。血管造影术为损伤性检查,新生儿很少用。

5.外科手术探查

出血经内镜保守治疗效果不佳,经内科输血、扩容治疗循环不能改善或好转后又恶化,在补液或排尿量足够的情况下血尿素氮仍持续上升,提示出血可能持续,需要外科手术探查。

(三)治疗

1.对症治疗

自然出血可给予维生素 K_1 治疗。纠正休克(扩容、输血)、抗感染,并给予注射用血凝酶(立芷雪)、酚磺乙胺等。可输新鲜同型血 10～20mL/kg,必要时可增加。输血前应迅速正确地判断出血量。

2.置胃管局部止血

(1)充分减压:有效的胃减压可减少胃的含血量,有利于血凝集,防止溃疡加重,有利于损害的修复。

(2)去甲肾上腺素灌注:止血率达 85%,100mL 冷盐水+8mg 去甲肾上腺素,每次 10～20mL,保留 30 分钟,再吸出。可重复。

(3)通过胃管注入药物止血、保护黏膜:凝血酶(1/3 支)稀释 1 倍、云南白药(1/3 支)等注入止血,蒙脱石散(1/3 支)、磷酸铝凝胶(1/3 支)等注入保护黏膜。

3.抑酸剂及止血药物

西咪替丁(泰胃美)15～20mg/(kg・d)每日 1 次或每日 2 次,用生理盐水 20mL,15～30 分钟滴注。奥美拉唑(洛赛克)0.7～1mg/(kg・d),每日 1 次或每日 2 次,用生理盐水20mL,15～30 分钟滴注。酚磺乙胺每次 10～15mg/kg,每日 2～3 次口服、肌注或静注;肾上腺色腙(安络血)每次 1.25～2.5mg,肌注。氨甲苯酸每次 100mg,静注。血凝酶每次 0.33U 静点或肌注。

4.手术治疗

保守治疗无效且需每日大量输血,疑有胃肠道坏死或穿孔时,进行手术治疗。

五、新生儿食管穿孔

自 1969 年 Eklof 报道了第一例医源性食管穿孔病例以来,在过去的二十年里,早产儿发生食管穿孔的报道逐渐增多。尽管非手术治疗可以对食管穿孔起到很好的效果,但如果没有及时诊断和处理食管穿孔,其仍可致命。食管穿孔有时也需外科手术积极干预。所以,儿外科医师必须熟悉这一疾病,并参与其治疗过程。

(一)分类及病因

新生儿食管穿孔分为医源性和非医源性。非医源性食管穿孔罕见,且一般发生于足月儿。穿孔部位好发于食管下三分之一段。自发性食管穿孔的病因包括产时腹压增大、围产期低氧血症以及反流相关性食管消化性溃疡。

医源性食管穿孔最常见于早产儿及小于胎龄儿,好发部位为食管颈部和咽喉部。常见的原因包括:吸痰管材质过硬、创伤性喉镜、食管插管和臀位分娩时对胎儿头部不恰当的手法操作。当胎儿头颈部呈现过度伸展状态时,食管穿孔常发生在环咽肌水平,因其食管后壁贴近第六或第七颈椎。起先,可能是由于喉镜片或气管插管引起喉咽部黏膜下损伤,导致环咽肌痉挛;在早产儿及小于胎龄儿身上,气管内插管可进一步损伤食管入口;随后的口咽吸痰操作或放置鼻胃管可能恶化黏膜下损伤,以至发生食管全层穿孔。中段食管穿孔常常与食管狭窄行扩张或食管闭锁术后吻合口瘘相关。胸腔引流管放置不正确,可能会破坏新鲜的吻合口或在近端食管肌层切开处损伤穿孔。也有报道在早产儿中发现食管因管道的直接压迫发生坏死。远端食管穿孔常常与食管炎继发狭窄后扩张术、抗反流手术技术性失误及胃造口球囊放置位置错误相关。

(二)临床表现与诊断

医源性食管损伤的患儿由于吞咽障碍出现口沫增多及流涎,也会出现明显的呼吸窘迫症状。插入鼻胃管困难,可能是造成食管穿孔原发疾病的表现,也有可能是食管穿孔造成组织水肿或穿孔后鼻胃管进入异常通道的征象。胸片发现鼻胃管位置异常,常提示有食管穿孔可能。

早产儿气管插管后,口腔分泌物出现血丝,常提示需要随访胸片。如果不检查,则容易造成漏诊。食管穿孔的症状一般在食管出现阻塞后才会出现,而且容易误诊为食管闭锁。可通过患儿出生后有无症状期、发病前有反复插管或吸痰史、孕期有无羊水过多以及胸片上鼻胃管的位置与走向进行鉴别。部分食管穿孔的患儿因出现液气胸而继发呼吸窘迫。一般情况下,右侧胸膜腔最常被累及。胸腔穿刺或放置胸腔引流管可引出血性浆液或先前进食的食物。也有报道新生儿食管穿孔出现乳糜-气胸。

一旦怀疑食管穿孔,必须行前后位和侧立位胸片。胸片异常情况与穿孔位置相关。口咽及颈部食管穿孔常表现为颈部皮下积气,而无纵隔积气。食管中部穿孔则会出现纵隔积气,气胸或胸腔积液。鼻胃管路径异常(进入右侧胸腔,心包腔,右侧纵隔)可以确诊。纵隔增宽及纵隔边界变钝,常继发于纵隔炎症,但往往出现较晚,意义不大。如 X 线片表现上述情况,提示需要食管造影检查。Mollit 等人将发生在早产儿中的食管损伤分为三类：

(1)颈部食管局限性穿孔引起的咽部憩室。

(2)与食管纵轴平行的后壁黏膜穿孔。

(3)穿孔进入游离胸腔,使气体、食管内容物进入胸腔。

胸片见鼻胃管进入胸腔或心包腔,即可确诊食管穿孔。除非在拔除鼻胃管和胸腔引流管后患儿临床症状加重,一般不需要具体定位食管穿孔的位置。如果患儿出现食管梗阻症状,则需行食管造影检查,造影剂选用泛影葡胺、泛影酸钠或甲泛葡胺。需避免钡剂误吸造成的纵隔炎或引起严重肺炎。如果是咽部食管穿孔,严重的环咽肌痉挛可造成造影困难,可通过以下几个方面与食管闭锁形成的假憩室进行鉴别;侧位胸片上,气管与乳白色通道间的距离要大于先天性食管闭锁中,上囊袋(与气管紧密相连)与气管间的距离;穿孔形成的乳白色通道要比食管闭锁更长、更窄,形态更不规则;侧位片上,食管闭锁的上端盲端可能挤压气管,而穿孔中则没有。一般不用食管镜检查诊断食管穿孔,其可能会将穿孔范围变大。

新生儿自发性食管穿孔常常会出现呼吸窘迫,症状可能生后出现,也可能是出生数小时后延迟出现。新生儿自发性食管穿孔中的气胸常常发生在右侧,而成人的气胸往往在左侧,这可能与新生儿主动脉在食管左侧,形成一个天然左侧纵隔屏障有关。如果穿孔未诊断或被发现,随后的喂食可能加重呼吸窘迫。任何可疑的穿孔都必须行食管造影以评估损伤程度及定位。

(三)治疗

食管穿孔由于其进展凶险需要及时诊断及积极处理。处理方式需要根据病变位置、损伤大小、新生儿全身反应、损伤与开始治疗之间的时间间隔进行选择与个体化治疗。咽部及食管小的黏膜下穿孔,病变局限于纵隔且无全身症状,可采用非手术方式治疗,且不需要对病变位置具体定位。可拔出位于纵隔或心包腔的异常胃管,再在目镜协助下重新插管。广谱抗生素使用 7～14 天,由于患儿不能正常进食,需进行静脉补液或全肠外营养。损伤后 7～10 天复查食管造影。如穿孔完全愈合,可以恢复正常进食。如仍未愈合,可继续保守治疗一周,一般都可愈合。

一般情况下,常规外科干预并不能提高食管穿孔患儿的存活率。一旦发现纵隔气肿、气胸或胸腔积液需行胸腔引流。治疗期间需密切监测患儿的白细胞总数、C-反应蛋白、血小板计数、血气分析以及 X 胸片在内的一系列指标,一旦临床症状恶化或有呼吸道梗阻征象,胸腔闭式引流不能充分引流,则需进行食管修补术,直接修补穿孔处。

如果因为瘢痕、炎症或组织比较脆弱而无法进行直接修补穿孔时,可行颈部食管造口术,关闭食管穿孔区域并行胃造口术。食管下段长的线性穿孔需要立即行开胸手术,清除穿孔周边坏死边缘组织,利用胸膜皮瓣覆盖,完成一期修补缺损。这些情况都需要置入鼻胃管以减少恢复期发生的胃食管反流风险。

(四)总结

医源性食管穿孔比文献报道的更常见,如没有早期诊断,常可致命。虽然确切的咽部、食管穿孔发生率很低,但考虑到新生儿重症监护室早产儿的大量咽部操作,小心预防穿孔的发生十分必要。要求做到喉镜观察声带、温柔插管、避免使用锋利的器械、吸痰时小心操作,避免暴力性鼻胃管插管。

普遍认为,大部分新生儿的食管穿孔发生在颈部,且由气管插管操作不熟练引起的。食管穿孔早期诊断后,大部分可以通过非手术治疗治愈,但需进行密切监护。食管穿孔诱发全身其他系统疾病,常常需要手术干预。早期诊断的食管穿孔,可有多种治疗方式进行选择,如保守治疗、闭式胸腔引流及一期手术修补。新生儿食管穿孔病死率(4%)显著低于成人及大年龄儿病例(25%～50%)。如果食管穿孔诊断延迟,可能导致食管无法进行一期修补,并大大增加病死率,而且最终还需要食管替代治疗。所有的食管穿孔都需要外科会诊,以保证及时干预和方法选择正确,从而降低病死率及长期致残率。

六、新生儿坏死性小肠结肠炎

新生儿坏死性小肠结肠炎是新生儿特别是早产儿常见消化系统急症。临床以腹胀、呕吐、腹泻、便血为主要表现,腹部 X 线平片以肠壁囊样积气为特征,病理以回肠远端和结肠近端坏死为特点。随着 NICU 的建立发展以及机械通气的应用,近几十年发病率有增加趋势,与早产儿存活增加有关,是新生儿尤其是早产儿死亡的重要原因。存活者常留有短肠综合征。

(一)病因
NEC 的确切病因和发病机制目前还不肯定,但普遍认为该病是多因性疾病,主要与下列因素有关:

1.感染

感染是 NEC 的主要原因之一,大多为克雷伯杆菌、大肠埃希杆菌、铜绿假单胞菌等肠道细菌。

2.早产

是 NEC 的重要发病因素,因早产儿免疫功能差、肠蠕动差,加之出生时易发生窒息,造成肠壁缺氧损伤,使细菌侵入。

3.缺氧和再灌注损伤

各种原因使肠壁缺血、缺氧,如在新生儿窒息、呼吸疾病、休克等缺氧缺血情况时肠壁血管收缩,导致肠黏膜缺血缺氧、发生坏死,随着恢复供氧,血管扩张充血,扩张时的再灌注会增加组织损伤。

4.喂养

加奶速度过快,奶液渗透压过高,高渗药物溶液进入胃肠道等。

(二)临床诊断及分期
本病多见于早产、低体重儿,男多于女,发病时间与病因和孕周有关。通常生后 2～3 周内发病,<28 周早产儿由于开奶迟,多在生后 3～4 周发病,最迟可至生后 2 个月。当围产期窒息是主要因素时,常在生后很快发生。典型症状是腹胀、黏液血便和呕吐。

1.腹胀

首发症状,先有胃排空延迟,后全腹胀,肠鸣音减弱或消失。

2.呕吐、血便

呕吐可有胆汁或咖啡样物,腹泻、血便。

3.病情进展迅速、感染中毒症状严重。

4.其他

隐匿发生者表现非特异性症状,早期表现类似新生儿败血症。

改良的 Bell 分期标准是目前国际上公认的 NEC 临床分期(表 1-4-1)。

表 1-4-1 改良 Bell 分期标准

分期	分度	全身表现	胃肠道表现	X 线特点
ⅠA	早期 NEC	体温不升,呼吸暂停,心动过缓,嗜睡	胃潴留,轻度腹胀呕吐,便潜血阳性	正常或肠扩张轻度,肠梗阻征象
ⅠB	早期 NEC	同ⅠA	鲜血便	同ⅠA
ⅡA	典型 NEC-轻度	同ⅠA	同ⅠA+肠鸣音消失伴或不伴腹部压痛	肠扩张,肠梗阻征象,肠壁积气
ⅡB	典型 NEC-中度	同ⅠA+轻度代谢性酸中毒,轻度血小板减少	同ⅠA+肠鸣音消失,有明确的压痛,伴或不伴腹壁蜂窝织炎或右下腹包块	同ⅡA+门静脉积气伴或不伴腹水
ⅢA	进展 NEC-重度(肠损伤)	同ⅡB+低血压,心动过缓,严重呼吸暂停呼吸性和代谢性酸中毒,DIC,血小板减少	同ⅠA+弥漫性腹膜炎征象,明显的压疼和腹胀	同ⅡB+明确腹水
ⅢB	进展 NEC-重度(肠穿孔)	同ⅢA	同ⅢA	同ⅡB+气腹

(三)辅助检查

1.大便潜血检查

早期大便潜血呈阳性。

2.血小板和 C 反应蛋白(CRP)检查

血小板降低和 CRP 升高对判断病情很有帮助。

3.X 线检查

一旦怀疑本病立即拍腹部 X 线,每隔6～12小时动态观察其变化。拍片的体位主要是仰卧、立侧、水平侧位。禁做钡餐或钡灌肠,因其有肠穿孔的危险。肠穿孔常发生在诊断后的最初 2 天内。

典型的 X 线早期改变为胃泡扩张,轻或中度肠管胀气,肠间隙增厚,肠黏膜粗厚、模糊,部分病例有肠管内气液面,如果有少量或局限性肠壁积气则可确诊。病变进展时肠腔积气加重,部分肠管形态不规则,僵直固定,肠管内可有气液面。继而腹腔出现渗液并逐渐增多,腹部密度增高。部分病例可见门静脉积气,提示预后不良。如果出现肠祥固定扩张,提示肠道全层坏死,动力消失。

4.超声检查

NEC 时腹部超声可见肠壁增厚、肠壁积气、门静脉积气、腹水和胆囊周围积气。其中门静脉积气和腹水的诊断敏感性优于 X 线。近年彩色多普勒超声检测和定量肠壁血流应用可发现有患儿肠壁局部或多处血流灌注不良,是评价肠道血循环状况的手段。

5.MRI 检查

MRI 可看到泡沫样肠壁、肠腔中异常液平面等现象,可作为肠坏死的非损伤性诊断手段,有助于 NEC 手术时机的选择。

（四）诊断

1.疑似 NEC

腹胀,突然出现喂养不耐受,但 X 线检查没有肠壁积气、门静脉积气、膈下游离气体等。

2.明确 NEC

腹胀伴有 X 线检查肠壁积气或门静脉积气或两者同时存在。X 线检查其他征象可有肠襻固定扩张,肠梗阻,肠壁穿孔有膈下游离气体等。

（五）鉴别诊断

1.中毒性肠麻痹

原发病为腹泻或败血症时,易将坏死性小肠结肠炎误诊为中毒性肠麻痹,但后者无便血,X 线平片上无肠壁间积气等。

2.机械性肠梗阻

X 线腹平片上液平面的跨度较大,肠壁较薄,无肠壁间隙增宽模糊,无肠壁积气,结合临床不难区别。

3.肠扭转

机械性肠梗阻症状重,呕吐频繁,腹部 X 线平片示十二指肠梗阻影像,腹部阴影密度均匀增深,并存在不规则多形气体影,无明显充气扩张的肠曲。

4.先天性巨结肠

有腹胀,X 线平片上有小肠、结肠充气影,需与早期坏死性小肠结肠炎鉴别。前者有便秘史,无血便,X 线平片动态观察无肠壁积气征。

5.自发性胃穿孔

多由于先天性胃壁肌层缺损引起,常见于胃大弯近贲门处。患儿生后 3～5 天突然进行性腹胀,伴呕吐、呼吸困难和发绀,X 线平片腹部仅见气腹,无肠壁积气或肠管胀气。

（六）治疗

1.禁食

怀疑本病时即开始禁食,腹胀明显者同时行胃肠减压,禁食时间 7～10 天。恢复胃肠道喂养指征为一般情况好转,腹胀消失,肠鸣音恢复,大便潜血阴性。

2.支持疗法

全胃肠道外营养和足量液体。

3.抗生素应用

一旦出现 NEC 应静脉给予抗生素 10～14 天。

4.腹膜引流与外科手术治疗

NEC 单纯合并气腹也可先采用腹膜引流,需手术病例生命体征稳定后进行。对极低出生体重儿发生 NEC 合并穿孔、不能耐受手术者,可作腹膜引流。

(七)预防

1.合理喂养

对极低体重儿首选母奶,早期微量喂养,不应增奶过快。不能喂母乳者可选用早产儿专用奶粉。

2.益生菌

口服益生菌可抑制肠内致病菌的过度繁殖,使异常的肠通透性、失衡的肠微生态系统恢复正常,还可提高肠道屏障免疫功能、减低炎症反应。

3.表皮生长因子(EGF)

近年发现补充外源性 EGF 对于 NEC 患者十分重要,临床尚未普遍开展。

4.糖皮质激素

产前应用激素对 NEC 预防作用还需进一步临床研究。

(八)预后

本病病死率高,特别是胎龄<28 周,出生体重<1000g 者。有败血症、DIC、持续腹水者预后差。5%～30%存活者有肠狭窄。切除回肠终端可以导致维生素 B_{12} 缺乏和贫血,肠切除广泛者引起短肠综合征和营养不良。严重 NEC 存活后可以留有残疾,需要进行长期神经发育的随访。

第五节　新生儿血液系统疾病

一、新生儿失血性贫血

新生儿失血性贫血可发生在出生前、出生时或生后三个不同时期。新生儿严重贫血中,失血性贫血占 5%～10%,在 NICU,有 25%的新生儿红细胞容量<25mL/kg,大部分严重贫血是失血引起。

失血性贫血的临床表现因失血的急缓及失血量而异。妊娠期反复出血者,贫血发生慢,比较隐匿,胎儿有时间产生血流动力学代偿,出生时婴儿可无或仅出现轻度贫血的症状;如果分娩时急性失血,可导致胎儿休克,需及时诊断与抢救。若认识不足,二者死亡率均高。

内出血时,患儿因红细胞破坏后释放胆红素进入血液,可产生明显的黄疸,甚至发生脑红素脑病。因出血部位不同尚有其他不同症状,如颅内出血出现神经系统症状、肝破裂出血产生移动性浊音、腹膜后出血可触及腹部包块等。

(一)出生前失血

主要经胎盘失血,包括胎儿-胎盘出血、胎儿-母体输血及双胎输血。这是一类出生前或出生时的隐性出血,由于出血隐匿、出血量多少不等及出血速度可缓可急,临床表现各不相同。

1.胎儿-胎盘出血

胎儿-胎盘出血是指胎儿出血至胎盘而引起新生儿贫血,可以是胎盘实质出血,也可以是胎盘后血肿。引起胎儿-胎盘出血的常见原因有两种：

（1）脐带绕颈：脐带绕颈时，因脐静脉比脐动脉壁薄，容易受挤压阻塞，故胎儿不能得到脐静脉来的胎盘血，而胎儿的血继续自脐动脉流回胎盘，造成胎儿失血。胎儿失血严重时可达到其血容量的20%。

（2）剖宫产：剖宫产手术中结扎脐带前如婴儿位置高于胎盘，脐动脉血可以继续流回胎盘，而脐静脉血压力低，难以克服势能差流回胎儿体内，造成胎儿失血。文献报道，剖宫产婴儿血容量小于阴道分娩婴儿。

2.胎儿-母体输血

大量胎儿-母体输血是新生儿期贫血的常见原因。

（1）病因：因母体及胎儿血液循环各为完整系统，在正常情况下，胎儿血液不能通过胎盘屏障进入母体血循环，但当屏障被破坏时，可出现胎儿血液少量缓慢或大量急速流入母体血循环。胎儿-母体输血大部分是原发性的，可发生于妊娠各个时期，较多发生于产前及产时，绝大多数病例病因不明。约50%的胎儿发生少量的胎儿-母体输血（<0.5mL），8%的胎儿发生较大量的胎儿-母体输血（0.5~40mL），1%的胎儿发生大量输血（>40mL）。中重度胎儿-母体输血在活产婴儿中发生率为1‰~3‰。大量胎儿-母体输血可致死产、缺氧缺血性脑病或严重贫血。

（2）发病机制及高危因素

①脐动脉和绒毛间隙存在压力差，胎儿循环中的水分及代谢产物可到达母体，因此胎儿血亦可循此途径进入母体。绒毛有破损时，胎儿血可直接进入母体。有人检查妊娠各期胎盘发现，胎儿母亲交界面有不少小裂口及滋养层炎性损害，是继发于血管的阻塞和绒毛的梗塞所致。

②孕妇腹部外伤可造成子宫胎盘损伤，破坏胎盘屏障，导致胎儿-母体输血。

③经腹羊膜穿刺时，穿刺针可损伤胎盘并引起出血，曾有报道胎儿-母体输血10.8%发生在诊断性羊膜穿刺后。

④外倒转术、静脉注射催产素等操作同样可损伤胎盘。

⑤胎盘绒毛膜血管瘤、绒毛膜癌及母亲妊娠高血压综合征、胎盘早剥、前置胎盘等疾病亦可造成胎盘屏障的损害。

胎儿红细胞最早可在妊娠4~8周通过胎盘进入母血循环，也可在临产时。同剖宫产比，阴道分娩并不会增加胎儿-母体输血发生率。

（3）临床表现：一般取决于出血量的大小及出血的速度，出血量小可无症状，出血量达到约50mL才会有明显的失血性贫血性表现。此外尚有以下特点：

①胎动突然意外减少，可能是急性大量胎儿-母体输血的征兆，胎心律呈正弦曲线、胎心基线变异减少、晚期减速。胎动减少或消失、胎心律呈正弦曲线及胎儿水肿三联征常是胎儿-母体输血晚期征象，不过有时甚至大量胎儿-母体输血却无症状，病情隐匿，发展迅速，常表现为出生时严重贫血或突然死产。因此，存在胎儿-母体输血高危因素的孕妇可及早行红细胞酸洗脱试验。

②如胎儿出生时及生后24小时Hb浓度正常、网织红细胞正常，表明出血发生在分娩前

数周,代偿性红细胞增生已经完成。

③长期缓慢出血时婴儿会出现缺铁性贫血,呈小细胞低色素性。

④若胎儿出生时即有贫血,24 小时后更甚,网织红细胞增高,表示出血在生前几天发生。

⑤胎儿出生时 Hb 正常,24 小时后下降,表示分娩时出血。因为出血急性期血容量尚未代偿性增加,红细胞未被稀释,所以出生时 Hb 浓度正常。出血量大时常表现为低血容量性休克。

⑥发生胎儿-母体输血后母亲可能出现寒战、发热等输血反应,严重者出现溶血反应,可导致急性肾衰竭,这是胎儿与母亲血型不合所致。

对母亲有羊膜穿刺史的婴儿应密切观察是否有贫血的表现。部分严重的慢性出血者(Hb 仅 40～60g/L)可能仅有非常轻微的症状。

(4)诊断:如胎儿-母体输血发生在宫内,出生后仅有贫血表现,诊断有一定困难,常依赖于各种实验室检查:

①母亲血液循环中找到胎儿红细胞:红细胞酸洗脱试验或称 Kleihauer-Betke 试验(KBT),是基于胎儿 Hb(HbF)在酸性缓冲液中有抗酸作用而保留在红细胞内,母亲的 Hb 则被酸洗去成为空影细胞。此法不但可以发现胎儿红细胞,还可以大约估计新生儿失血量,是目前常用的检查方法。分析结果应注意:a.排除母亲患血红蛋白病,HbF 增加,如遗传性胎儿血红蛋白持续存在症(HPFH);b.母子若有 ABO 等血型不合,胎儿红细胞进入母亲血液后极易被迅速清除,故酸洗脱试验应在分娩后数小时内尽早进行,否则易出现假阴性。

②母血胎儿 Hb 定量分析:母血中 HbF 较稳定,不受血液凝固的影响,因此,通过计算母血 HbF 估计出血量相对比 KBT 准确,母血 HbF 含量上升＞3%有诊断意义。

③甲胎蛋白定量:甲胎蛋白(AFP)检测较 KBT 稳定性更好,即使在母婴血型不合情况下,仍能保持稳定水平。母血 AFP 值与胎盘屏障完整性有关,AFP 升高,胎儿-母体输血发生概率明显增加。有报道称胎儿-母体输血产妇术后 2 天 AFP 仍明显高于正常,但 AFP 在不同孕周有不同值,该方法需得到发生胎儿-母体输血之前的 AFP 值,并同时需排除 AFP 增高引起的其他疾病,因此在临床中的应用受到一定限制。

④流式细胞术:流式细胞术(FCM)是近年来采用的一种先进的检查方法。用特异性抗 HbF 抗体标记,定量分析母血中胎儿红细胞,可对单个细胞逐渐地进行高速准确的定量分析和分类,且有高度的重复性。与 KBT 之间有良好的相关性,但更敏感和精确。因此该法可弥补 KBT 的不足,适用于母亲患 HPFH 及其他各种血红蛋白病的情况,并具有简便、客观、更精确定量等特点。

⑤免疫荧光技术:准确率比 KBT 明显提高,但荧光标记费用高,临床应用受限。

⑥多普勒超声检查:是一种无创性的检查方法。在胎儿发生急性失血时,彩色超声可探测到胎儿大脑中动脉峰值流速上升伴舒张期末血流折返,且可见胎儿冠状动脉血流。

(5)治疗及预防:对出血量大但未成熟的胎儿可行宫内输血,已成熟者应终止妊娠。

①胎儿宫内输血:使用 Rh 阴性的 O 型压缩红细胞,并要求与母亲血清配型试验无凝集现象。有时需反复输血,当胎儿血细胞比容≥40%或 Hb≥150g/L 时,停止输血。输血时注意胎心监护,注意对胎儿进行生物物理评分。

②Rh 阴性母亲处理:母亲与胎儿 Rh 血型不合时,可在胎儿-母体输血发生 72 小时内预防性给予 RhD 免疫球蛋白(RhDIgG),后者可特异性结合胎儿红细胞上的 D 抗原,从而阻断抗 D 的产生。

③新生儿处理

a.出生早期的救治:大量胎儿-母体输血患儿因严重贫血,在出生时 Apgar 评分偏低,临床表现为皮肤苍白、反应低下、脐血 pH 低、高乳酸血症、多器官受累等。根据新生儿失血的急缓和贫血程度进行相应输血、抗休克,以及纠酸、抗感染等治疗。急性失血者临床处于休克或休克的代偿期,应立即输注生理盐水或 5％白蛋白 15～20mL/kg,以恢复血容量至正常。抢救重度贫血的新生儿时,早期输血治疗是抢救成功的关键。

b.新生儿贫血可输入浓缩红细胞,根据 KBT 结果计算失血量:胎儿丢失血量＝母亲血容量×母亲血细胞比容×KBT(％)/正常新生儿血细胞比容。母体血容量按 70mL/kg 计算,新生儿血细胞比容设为 50％。对慢性贫血有心力衰竭时可给予部分换血疗法。慢性失血仅表现为轻度贫血无窘迫者,不需特殊治疗。

c.器官损害治疗:严重贫血、休克可导致多系统损害,如心、肝、肾损害以及坏死性小肠结肠炎等,严重者可导致死亡。需密切监测器官功能状态,及时发现异常,以得到及早的干预。

3.双胎输血综合征

又称胎-胎输血(TTT),是单绒毛膜双胎妊娠的一个合并症,其围产期发病率及死亡率均高,1941 年 Herlitz 首先报道本病,后来对其临床表现虽然有较多的认识,但其发病机制仍不清楚。

(二)出生时失血

出生时失血多为分娩时产科意外情况、胎盘及脐带畸形引起。严重出生时失血常发生于前置胎盘、胎盘早剥或剖宫产时误切伤及胎盘而失血。胎盘畸形、多叶胎盘较多见,后者每叶都有脆弱的静脉分支连接主胎盘,该血管易破裂出血。正常脐带可由于过度牵拉而使血管突然破裂出血,多发生在近胎儿的 1/3 处,可自限。脐带血管畸形,如脐带血管瘤、迷走血管等易破裂出血,后者是脐带到达其植入处前分出一条或多条血管,此血管壁薄,缺乏脐带胶样组织的保护,极易破裂。脐带帆状植入胎盘者,血管亦在无保护的情况下穿过羊膜和绒毛膜之间,其出血率为 1％～2％。

血管前置是指部分胎儿脐带血管穿行于胎膜,无胎盘组织保护,位于胎先露与宫颈内口之间,覆盖于宫颈内口区域,临床并不少见,其发生率为 0.03％～0.27％。常见病因有帆状胎盘、胎盘低置、分叶胎盘、副胎盘、双胎等。血管前置一旦发生压迫或破裂,围生儿死亡率极高。其临床表现为妊娠中晚期无痛性阴道出血、胎膜破裂或胎儿经阴道分娩时前置的血管发生破裂导致大出血,伴胎心率异常或消失、胎儿死亡等不良后果发生。产前超声仍是目前诊断血管前置简单、方便又可靠的方法,尤其是妊娠中期超声,其诊断正确率极高。不管是妊娠中期或晚期,当腹部超声不能明确排除血管前置时,建议进一步行经会阴或阴道超声排除血管前置,保证胎儿分娩时的安全,降低围生儿的死亡率。

出生时失血为急性失血,且出血量大。患儿出生时即有苍白、心率快等症状,重者呼吸不规则、心音低钝、哭声细以及有毛细血管再充盈时间延长等末梢循环不良表现,甚至出现休克、中心静脉压明显下降或以死胎、死产娩出。应注意,急性失血的婴儿早期 Hb 浓度正常,6～12 小时后由于体液重新调整,血容量代偿性增加,Hb 浓度才会降低,在此之前 Hb 浓度不是判断是否出血或出血严重程度的指标。当怀疑婴儿产时出血时,应在生后 6～12 小时再次检测 Hb 浓度。

皮肤黏膜苍白是最常见的症状,需与新生儿窒息的苍白相鉴别(表 1-5-1)。前者伴有心率快、气急、低血压和休克,一般无青紫,给氧及辅助通气后症状无改善;而后者心率及呼吸慢,常有三凹征,除苍白外有青紫,给氧及辅助通气后症状有明显改善。去氧 Hb 至少达到 50g/L (5mg/dL)时才会出现发绀,严重贫血时 Hb 很低,故不会出现发绀。

表 1-5-1　新生儿窒息与急性失血鉴别

	急性失血	新生儿窒息
心率	下降	上升
呼吸频率	下降	上升
肋间凹陷	有	无
皮肤颜色	苍白、青紫	苍白、无青紫
吸氧/辅助通气	显著改善	无显著改善

急性大量失血者出生时常表现为新生儿窒息,除积极进行新生儿复苏以外,结合病史及时正确判断出失血所导致的低血容量情况,及时给予充分的扩容是抢救成功的关键。及早输注悬浮红细胞纠正贫血,恢复期应及早补充铁剂。

(三)出生后失血

新生儿期失血以脐带、胃肠道和内出血为常见。

脐带失血的原因可能有:①断脐时脐带结扎不紧或脐带断端再度开放;②经脐静脉插管换血时,换入含过多保养液低 Hb 的血液;③多次诊断性脐静脉取血。

胃肠道出血多为维生素 K 缺乏、NEC、应激性溃疡、DIC 等造成。应注意询问生后是否用过维生素 K,若未使用,则可能是维生素 K 缺乏引起的新生儿出血症,出血与依赖维生素 K 的凝血因子Ⅱ、Ⅶ、Ⅸ、Ⅹ缺乏有关。凝血方面的检查,如凝血酶原时间(PT)、部分凝血活酶时间(PTT)、纤维蛋白原测定等有助于诊断。这些检查同样可用于 DIC 的诊断,应注意查找引起 DIC 的病因,如严重缺氧、酸中毒、感染、NEC 及挤压性皮肤大片淤血等。严重的产科疾病,包括胎盘早剥、绒毛膜血管瘤、惊厥与双胎妊娠相关的死胎等都可能增加发生 DIC 的危险。NEC 是早产儿消化道出血的常见原因。而应激性溃疡常发生于胃或十二指肠,而且常伴随全身严重疾病,可能继发于使用某种药物,长期应用类固醇也与其发病有关。

生后 1 天内呕吐新鲜血或鼻饲管内有鲜血或者便血,常继发于生产过程中咽下母血,呕吐物抗碱试验可证实为母亲的 Hb,而且患儿一般情况良好,无出血性贫血的临床表现,不难与以上胃肠道出血相鉴别。

胃肠道出血往往比较严重,失血量很大时应紧急处理,有低血压时应快速输血,补充血容量,并进行其他相应处理,如禁食、止血、补充凝血因子、抑制胃酸分泌等。

内出血多由产伤引起,贫血多在生后 24～72 小时出现,多伴黄疸。以下是几种常见的出血部位：①巨大头颅血肿或帽状腱膜下血肿；②颅内出血；③肝脾破裂；④肾上腺出血。有些足月儿可由脑血管发育畸形引起颅内出血，出血量较大时可伴有贫血。因此，对出生后不明原因的贫血，需要常规进行颅脑及腹部的超声检查，排查内出血。

各种出血可因凝血机制障碍引起，亦可因此而使其他原因的出血加重；或因出血量大，凝血因子消耗而导致继发性凝血机制障碍，严重者发生 DIC。

在 NICU 的危重新生儿，尤其是极低或超低出生体重的早产儿医源性失血所致的贫血较多见，失血量＞7.5mL/kg 即可引起贫血。因此，需要有计划安排检验项目，尽可能减少不必要的取血。

（四）新生儿失血性贫血的治疗

新生儿失血性贫血应根据失血的严重程度及急性或慢性贫血来决定治疗措施。轻度或慢性贫血，患儿无窘迫现象，无需立即处理，也不需要输血，仅需要补充铁剂。但急性大量失血者，出现软弱、苍白，甚至低血压或休克等表现时，应立即采取紧急治疗措施。

1.输血指征

①婴儿出生 24 小时内，静脉 Hb＜130g/L。②急性失血≥10％的血容量。③静脉采血≥5％～10％的血容量。④婴儿肺部疾病时，应维持 Hb≥130g/L，以确保氧容量，减轻组织缺氧。⑤先天性心脏病，如室间隔缺损有大量左向右分流者，维持 Hb＞130g/L 可增加肺血管阻力，使左向右分流及肺血流减少。肺血管阻力增加尚可促使开放的动脉导管关闭，但应注意输血可加重心力衰竭。⑥出现与贫血有关的症状，如气急、呼吸困难、呼吸暂停、心动过速或过缓、进食困难或淡漠等，输血后症状减轻。

由于严重贫血婴儿往往有早期心力衰竭，因此输血速度应很慢[2mL/(kg·h)]。如已经出现充血性心力衰竭，开始输血前应使用速效利尿剂，如呋塞米 1mg/kg 静脉注射。

输血不良反应包括溶血反应、血液传播性疾病[如乙型肝炎病毒（HBV）、丙型肝炎病毒（HCV）、丁型肝炎病毒（HDV）、梅毒、人类免疫缺陷病毒（HIV）及巨细胞病毒（CMV）感染]等。接近 40％～60％的成人 CMV 血清阳性，母亲 CMV 血清阴性的早产儿（出生体重＜1250g）通过输血可获得严重的 CMV 感染。由于 CMV 主要存在于白细胞，故去除白细胞可减少其感染机会。此外尚有移植物抗宿主反应，可将血照射 500 拉德后再使用。对血浆、人类白细胞抗原（HLA）过敏及输血引起的血容量超负荷等问题也应引起重视。

2.铁剂治疗

大量失血患儿，无论急性还是慢性均要补充铁剂，以补充储存铁量。元素铁剂量为 2～3mg/(kg·d)，补充时间至少 3 个月，为保证婴儿生长需要，需持续 1 年。

3.合并症治疗

当贫血患儿有心力衰竭时，可在输血前静脉注射高效利尿药呋塞米 1mg/kg。

二、新生儿出血症

新生儿出血症（NHD）又称新生儿自然出血症、新生儿低凝血酶原血症、新生儿维生素 K 缺乏性出血症等。其主要是体内维生素 K 缺乏、某些维生素 K 依赖性凝血因子活力低下而引致的出血性疾病。20世纪60年代以来开展对初生婴儿常规注射维生素K,本病发生率大为减少,但在边远地区农村仍不少见。

新生儿止血机制有别于较大儿童,某些凝血因子的缺乏或活力低下、血小板数量和(或)功能不足、各种疾病导致的凝血因子大量消耗,均可以发生出血。

(一)病因

1.凝血因子缺乏

(1)维生素K:依赖性凝血因子Ⅱ、Ⅶ、Ⅸ、Ⅹ以及抗凝血蛋白C、S的暂时性缺乏在新生儿期很常见,与维生素K缺乏有关的因素包括:①孕母维生素K通过胎盘的量少,胎儿肝内储存量低;②母亲在孕期使用加速维生素K降解的药物;③母乳中含维生素K量少($15\mu g/L$),远低于牛乳中含量($60\mu g/L$),故母乳喂养者多发;④初生时肠道菌群未建立或肠道炎症、口服抗生素抑制肠道正常菌群,使之合成维生素K少;⑤患先天性肝胆道疾患时胆汁分泌减少,影响维生素K的吸收。早产儿发病尤其严重,足月儿如生后不及时补充维生素K也容易发生该病。

(2)凝血障碍:许多疾病如DIC、感染、休克、缺氧、NEC、肾静脉血栓形成(RVT),以及使用血管内导管,均可以导致大量凝血因子消耗、凝血功能异常,严重的肝脏疾患使凝血因子的产生减少也是一个重要原因。

(3)遗传性疾病:X连锁隐性遗传,如血友病甲、乙、丙;常染色体显性遗传,如血管性假血友病(VWD)、纤维蛋白原结构变异(罕见);常染色体隐性遗传如凝血因子Ⅺ、Ⅷ、Ⅴ、Ⅹ、Ⅱ、纤维蛋白原和ⅩⅢ的缺乏均可见到(以其发生频率排序),严重的Ⅷ和ⅩⅢ因子缺乏可导致新生儿颅内出血,Ⅺ因子的缺乏则可能在手术或损伤时发生非预料的出血。

2.血小板数量或功能异常

遗传性血小板减少症、免疫性血小板减少症、母亲免疫性血小板减少性紫癜(ITP)、子痫前期或严重的子宫胎盘功能不全、感染或窒息导致DIC,遗传性骨髓衰竭综合征,如范可尼贫血、先天性白血病;不伴有DIC的凝血和血管损伤,如血管畸形、导管血栓、NEC和RVT等,可消耗大量血小板而引起出血。

3.其他

潜在性血管性因素引起的出血,如中枢神经系统出血、肺出血,动静脉畸形和血管瘤;外伤性出血等。

(二)诊断

1.病史

询问家族史(各代亲属有出血性疾病者考虑与遗传性凝血因子缺乏鉴别);母亲妊娠期用药和分娩时情况,是否纯母乳喂养;患儿有无肝胆疾患、长期使用抗生素、慢性腹泻等病史。

2.临床表现

NHD的特点是原来表现正常的小婴儿突然发生出血,没有发现严重的潜在疾病,可见皮肤或内脏出血和贫血导致的各系统异常。而其他出血多伴有原发病的表现如感染休克等,患儿一般情况较差。轻症出血患儿吃奶反应如常;出血多者皮肤黏膜苍白、发绀;多数患儿有精神状态改变,如烦躁激惹、反应低下、呼吸节律不整、拒食、呕吐、腹胀,甚至惊厥、昏迷。出血严重者常伴呼吸循环改变,如气促、呼吸困难,发绀;心率增快、心律不齐,肢端发凉及末梢循环不良,甚至出现休克。

本症可分为早发型(生后 24 小时内发病)、经典型(生后 2~7 天发病、早产儿可延至 2 周)和迟发型(生后 2 周~3 个月发病)。

常见出血部位为脐残端部出血或皮肤黏膜出血点、瘀斑或注射、穿刺部位渗血不止;消化道出血可有呕血或便血;颅内出血可表现为前囟饱满膨隆、颅缝开裂、瞳孔大小不等、对光反射迟钝或消失,常留有神经系统后遗症。肺出血、尿血等较少见。

脐出血和消化道出血一般为少量或中量出血,个别大出血可致休克,但治疗后恢复良好,绝大多数无并发症或后遗症。早产儿、晚发型患者多有颅内出血,可致死或发生脑积水、脑萎缩、脑瘫等后遗症,预后不良。

3.实验室检查

(1)血常规和外周血涂片:NHD 主要为急性出血所致的贫血,红细胞和血红蛋白成比例下降,白细胞和血小板计数正常;感染引起出血者除贫血之外有白细胞尤其中性粒细胞的改变;血小板减少往往见于严重感染和血小板减少症。涂片可了解血小板和红细胞的形态、大小、分布数量以及颗粒碎片等,有助于感染和血小板疾病的鉴别诊断。

(2)PT:PTT 延长(>对照 2 倍),出血时间(BT)、凝血时间、血小板计数、纤维蛋白原正常,未检出纤维蛋白降解产物。

(3)活性 Ⅱ 因子与 Ⅱ 因子总量比值:测定此值<1 时表示存在无活性凝血酶原,有维生素 K 缺乏。

(4)PIVKA Ⅱ 测定:采用免疫学方法或电泳法直接测定无活性凝血酶原前体蛋白,阳性即表示维生素 K 缺乏,此为诊断之金标准。≥2μg/L 为阳性。

(5)维生素 K 测定:用高压液相层析(HPLC)可直接测定血中维生素 K,<200ng/L 为维生素 K 缺乏。但此法需血量多,不太适用于新生儿。

(6)影像学检查:头颅 B 超、CT、MRI 等可明确出血的性质、部位及程度。

本病一般根据病史特点、临床表现和实验室检查即可诊断,维生素 K 治疗有效可确诊。

(三)鉴别诊断

1.新生儿咽下综合征

新生儿娩出时可吞下母血,生后不久即发生呕血和便血。但查血常规无贫血,凝血功能检查正常,洗胃后呕吐停止。可作 Apt 试验(胃液碱变试验)鉴别:取 1 份血性呕吐物或抽出的血性胃液加 5 份水,搅匀,静置或离心 10 分钟(2000 转/分),取上清液(粉红色)4mL 加 1% 氢氧化钠 1mL,隔 1~2 分钟观察,液体变为棕黄色为母血(成人血),仍为粉红色为婴儿血。

2.消化道出血

新生儿应激性溃疡、胃穿孔、坏死性小肠结肠炎等均有消化道出血,此类疾患多有诱发因素如窒息缺氧、感染、喂养不当等,可见腹胀、肠型,腹部平片有肠道积气或腹腔内游离气体、休克等症状和体征,实验室检查早期凝血功能正常,后期可有凝血异常且多伴血小板下降。

3.其他

出血性疾病先天性血小板减少性紫癜有血小板减少;DIC 常伴有严重原发疾病,除凝血酶原时间延长外，血小板计数降低、纤维蛋白原减少及降解产物增加、D-二聚体升高均有助于鉴别；先天性凝血因子缺乏多为单一性，临床较为罕见；伴有脾脏肿大者需考虑先天性感染或红细胞增多症；伴有黄疸则考虑感染、肝脏疾病等。

（四）治疗

NHD 的治疗原则为尽早明确诊断，及时控制出血，改善贫血状况，防止并发症。

1.补充维生素 K

对 NHD 应立即肌内注射或静脉缓慢注射维生素 K_1 1～2mg，出血一般能迅速改善；早产儿尤其极低出生体重儿或存在肝胆疾患的婴儿，由于肝脏功能不成熟或受损，其凝血因子前体蛋白合成不足、维生素 K 利用受限，故单用维生素 K 疗效欠佳，此时应加用凝血酶原复合物（PCC，10～20 血浆当量单位/kg）或输注含有活性凝血因子的新鲜血浆。

2.新鲜冰冻血浆或新鲜全血

早产极低出生体重儿和（或）严重出血、有休克表现者可输注 10～20mL/kg，可迅速补充各种活性凝血因子，后者尚可纠正贫血。

3.支持治疗

胃肠道出血时应暂时禁食，从静脉补充热卡和各种营养素；恢复期后仍有贫血者可考虑小量输血或补充铁剂、叶酸和维生素 C；大量颅内出血并发中枢神经系统损害者，早期有颅内压升高时需使用脱水剂，后期可加用护脑营养药物，出院后高危儿专科门诊随访，在医师指导下行综合康复治疗，3～6 个月时复查头颅 CT 或 MRI，了解病变恢复情况。

（五）预防

NHD 是完全可以预防的，所有活产新生儿出生后应常规肌内注射维生素 K_1 1～2mg，然后于 1 周和 4 周时各口服 5mg，共 3 次。长期胃肠道外营养、慢性腹泻、脂肪吸收不良或有肝胆疾患者，均需定期补充维生素 K_1，每周 1 次肌内注射维生素 K_1 0.5mg。孕母服用抗凝药、抗癫痫药或抗结核药物者，妊娠最后 3 个月内需肌内注射维生素 K_1 10mg/次共 3～5 次，临产前 24 小时内再肌内注射或静滴维生素 K_1 10mg，新生儿出生后肌内注射维生素 K_1 1mg，可预防早发型 NHD。纯母乳喂养的乳母应每周口服维生素 K_1 2 次，每次 20mg 或每天口服维生素 K_1 5mg，可有效提高母乳中维生素 K 水平，预防晚发型 NHD。但母亲应用维生素 K 的预防效果和剂量、时限均不完全肯定和统一。

三、新生儿溶血病

新生儿溶血病（HDN）是指由母婴血型不合引起的胎儿或新生儿同族免疫性溶血。临床以胎儿水肿和（或）黄疸、贫血为主要表现，严重者可致死或遗留严重后遗症。至今在人类已知的 33 个红细胞血型系统中，以 ABO 血型不合最常见，其次为 Rh 血型不合，MN（少见血型）血型不合较罕见。有报道新生儿溶血病中，ABO 溶血病占 85.3%，Rh 溶血病占 14.6%，MN 溶血病仅占 0.1%。

新生儿溶血病为母婴血型不合引起的抗原抗体反应，由于母亲体内不存在胎儿的某种父源性红细胞血型抗原，当胎儿红细胞通过胎盘进入母体循环后，母体被该抗原致敏，产生相应的抗体,当此抗体(IgG)经胎盘进入胎儿血液循环时,与胎儿红细胞膜表面的相应抗原结合(致敏红细胞),这些被免疫抗体覆盖的红细胞随后在单核-吞噬细胞系统内被破坏,引起溶血。溶血严重时出现贫血、水肿和黄疸等一系列表现。若胎儿红细胞在分娩时进入母血,则母亲产生的抗体不使这一胎发病,而可能使下一胎发病。

(一)ABO 血型不合溶血病

1.发病机制

母胎间的胎盘屏障并不完善,妊娠早期即可发生母亲至胎儿及胎儿至母亲的输血,大多数孕妇血中的胎儿血量仅为 0.1～3.0mL,但若反复多次小量胎儿血液进入母体,则可使母体致敏。早期流产或人工流产同样存在胎母输血。再次怀孕仍为同类 ABO 血型不合时即可致新生儿溶血病。除红细胞外,ABO 血型物质还广泛存在于自然界,如某些食物、细菌或疫苗等,如 O 型妇女曾经受到这些非特异性免疫刺激,也可产生抗 A 或抗 B 的 IgG 抗体。因此,40%～50%的ABO 溶血病可发生于第一胎。

在 ABO 血型不合溶血病中,O 型孕母所产生的抗 A 或抗 B 的 IgG 抗体可通过胎盘进入胎儿血液循环而引起胎儿红细胞凝集溶解,而 A 型或 B 型孕母产生的抗 B 或抗 A 的 IgG 抗体效价较低。因此 ABO 血型不合所致的新生儿溶血病多见于 O 型母亲所生的 A 或 B 型胎儿(新生儿)。A 型或 B 型母亲所生的 B 型或 A 型新生儿发生的溶血病不到 ABO 溶血病的 5%。

在母子 ABO 血型不合中,仅 10%的新生儿发生 ABO 血型不合溶血病。其原因为:①胎儿红细胞抗原性强弱不同,导致抗体产生量的多少各异;②血浆及组织中存在的 A 血型和 B 血型物质可与来自母体的抗体结合,使血中抗体减少。

2.临床表现

新生儿溶血病的病情轻重与溶血程度相一致,多数较轻。

(1)黄疸:为 ABO 血型不合溶血病的主要症状甚或是轻症者的唯一症状,为红细胞破坏产生大量未结合胆红素所致。因未结合胆红素能通过胎盘进入母体排泄,胎儿娩出时可呈贫血貌而无黄疸。因溶血程度多数较轻,新生儿黄疸大多数于生后 2～3 天出现,约 25%黄疸在生后 24 小时内出现,迅速升高,达高胆红素血症。血清胆红素以未结合胆红素升高为主,可达256μmol/L 以上,少数发展为重症高胆红素血症,血清胆红素超过 342μmol/L。如不及时处理,尤其存在其他高危因素时,可发生胆红素脑病。

(2)贫血:当溶血导致红细胞破坏的速度超过其生成的速度时,临床出现贫血的表现。程度轻重不一,多数程度较轻,重度贫血(血红蛋白 100g/L)仅占少数。此外,有些病例在生后2～6周出现晚期贫血,甚至可持续数月。这是免疫抗体持续存在引起持续溶血所致。

(3)髓外造血:是胎儿对红细胞破坏过多的代偿性反应,贫血使肾合成促红细胞生成素增加,刺激肝、脾、骨髓等部位红细胞的产生和释放增多,从而出现肝脾大。

(4)胎儿水肿:在 ABO 血型不合溶血病中较为少见。当胎儿血红蛋白下降至 40g/L 以下时,由于严重缺氧、充血性心力衰竭、肾重吸收水盐增加、继发于肝功能损害的低蛋白血症等,可出现胎儿水肿。此外,门静脉和脐静脉梗阻导致胎盘灌注下降也是胎儿水肿的原因。

3.辅助检查

（1）产前检查

①父母亲血型鉴定：凡既往有不明原因的流产、早产、死胎、死产史或前一胎有重症黄疸史的产妇，应警惕有无母子血型不合。测定父母亲血型，若父母血型不合，应测定母亲血型抗体。

②母亲血型抗体测定：怀疑胎儿可能发生溶血病的孕妇应进行抗血型抗体测定。一般在妊娠第4个月首次测定，以后每月测一次；妊娠7~8个月隔周测定一次；第8个月后每周测定一次。当抗体效价达1∶32时，宜行羊水检查或其他检查。由于自然界中存在类似A、B抗原物质，母亲体内可存在天然的抗A或抗B抗体，通常将抗A或抗B抗体效价1∶64作为可疑病例。母亲的抗体效价维持不变提示病情稳定。

③羊水检查：胎儿溶血程度越重，羊水胆红素的含量就越高，故羊水胆红素含量可用来估计病情和决定是否终止妊娠。羊水在波长450nm处的光密度与羊水中胆红素含量呈一定相关性，可用分光光度计测定羊水在波长450nm处的光密度代表羊水胆红素水平的高低。由于羊水胆红素的含量随孕周增加而降低，故在不同孕周所测得的光密度的数值有不同意义。

④影像学检查：全身水肿胎儿的X线片可见软组织增宽的透明带，四肢弯曲度较差。B超检查显示胎儿肝大、胸腔积液和腹水。但在ABO溶血的胎儿少见。

（2）生后检查：对于出生24小时内出现黄疸、黄疸迅速加深达到干预标准的新生儿或出生时有水肿、贫血的新生儿，应考虑新生儿溶血病，需做血常规、母婴血型、血清胆红素检查和Coombs试验。

①血液学检查：红细胞和血红蛋白多数在正常范围，血红蛋白在100g/L以下者仅占5%左右，贫血患儿网织红细胞增高，重症病例有核红细胞可达10%以上。红细胞形态特点是出现球形红细胞，而且红细胞盐水渗透脆性和自溶性都增加。

②胆红素测定：ABO溶血病溶血程度差异较大，故血清胆红素增高的程度也不一致。血清胆红素以未结合胆红素升高为主。如果溶血严重，造成胆汁淤积，结合胆红素也可升高。如出生时即疑为溶血病，可进行脐血胆红素测定，明显增高者提示溶血病。

③溶血三项试验

a.改良Coombs试验（直接抗人球蛋白试验）：充分洗涤后的受检红细胞盐水悬液与最适稀释度的抗人球蛋白血清混合，如有红细胞凝聚为阳性，表明红细胞已致敏，ABO溶血病阳性率低。该项为该新生儿溶血病的确诊试验。

b.抗体释放试验：通过加热使新生儿致敏红细胞膜上的母血型抗体释放，再将释放液与同型成人红细胞混合，发生凝结为阳性。该试验可检测新生儿红细胞是否已致敏，也是溶血病的确诊试验。

c.血清游离抗体试验：在患儿血清中加入同型的成人红细胞，再加入抗人球蛋白血清，红细胞凝聚为阳性，检测新生儿血清中来母体的血型抗体。血清游离抗体试验阳性只表明患儿血清中存在游离的血型抗体，并不一定致敏，故不能作为确诊试验。该项实验有助于估计是否继续溶血或换血后的效果评价。

④呼气末一氧化碳（ETCOc）测定：是监测内源性一氧化碳（CO）产生的很好指标。CO从衰老的红细胞和血红蛋白产生的血红素经血红素氧化酶转化为胆绿素的过程中释放，每代谢

一个克分子的亚铁血红素就会产生等克分子数的 CO。CO 在血液中与血红蛋白结合形成缺氧血红蛋白(COHb),然后到达肺部,CO 由呼吸排出。ETCOc 水平与溶血病程度直接相关,可以用气相色谱法检测,其敏感度和特异度均较好,是一种无创的检测方法。在临床上对严重高胆红素血症的患儿监测内源性 CO 的生成可以更直观地反映血清胆红素的生成。

4.诊断

依据母婴 ABO 血型不合(常为母 O 型,子 A 型或 B 型),孕妇 A 或 B 抗体效价增高;生后新生儿出现黄疸早,进展快,伴或不伴贫血、网织红细胞增高,改良 Coombs 试验和(或)抗体释放试验阳性可确诊。主要的鉴别诊断包括生理性黄疸、感染、非血型物质抗体所致新生儿溶血病。非血型物质抗体所致新生儿溶血病包括孕母患自身免疫性溶血性贫血、含 IgG 类药物性抗体、风疹病毒、水痘病毒、巨细胞病毒(CMV)、HCV 等导致的新生儿溶血病。

5.治疗

包括产前治疗和生后治疗。产前治疗主要有宫内输血、静脉注射免疫球蛋白(IVIG)和孕母血浆置换疗法,但 ABO 溶血病多因程度不重而无需应用。生后治疗根据病情轻重选择光照疗法、换血疗法、输血疗法、IVIG 应用等治疗方法。

(1)光照疗法:ABO 溶血病多数为轻到中度,仅光疗即能达到降低血清胆红素、防止胆红素脑病发生的目的。对血胆红素水平达光疗干预标准者及时采用光疗;对达到换血标准者,在明确病因诊断以及准备换血的同时予以强光疗。

(2)换血疗法:可置换出患儿血循环中的胆红素、致敏红细胞和免疫抗体,纠正贫血,并提供白蛋白,以结合患儿血中新产生的胆红素。

换血的指征参考 2014 年《中华儿科杂志》发表的《新生儿高胆红素血症诊断和治疗专家共识》:①出生胎龄≥35 周的早产儿和足月儿的可参照 2004 年美国儿科学会推荐的换血参考标准,出生体重<2500g 的早产儿换血标准可参照新生儿黄疸章节的标准;②准备换血的同时给予强光疗 4~6 小时,若血清胆红素水平未下降甚至持续升高或光疗后总胆红素(TSB)下降幅度未达34~50μmol/L(2~3mg/dL),立即给予换血;③出生前已明确溶血病诊断,脐血胆红素>76μmol/L(4.5mg/dL),血红蛋白<110g/L,伴有水肿、肝脾大和心力衰竭者;④已出现胆红素脑病症状者无论胆红素水平是否达换血标准或胆红素在准备换血期间已明显下降,都应给予换血;⑤在上述指标基础上,还可以将胆红素与白蛋白之比(B/A)作为换血决策的参考,溶血病新生儿胎龄≥38 周 B/A 值达 7.2,胎龄 35~38 周者 B/A 值达 6.8,可作为考虑换血的附加依据。

(3)药物治疗

①IVIG:IVIG 可抑制孕妇血型抗体的产生,并阻止其进入胎儿,封闭巨噬细胞膜上的 Fc 受体,从而减轻溶血,阻止贫血进一步加重。IVIG 可用于已被致敏的孕母,也可直接用于已发生严重溶血的胎儿和新生儿。用于重症 ABO 血型不合溶血病的早期,剂量为 1g/kg,2~4 小时静脉持续输注。必要时可 12 小时后重复一剂。IVIG 仅减轻溶血,阻止贫血进一步加重,不能降低胆红素水平,故须联用光疗等措施。

②白蛋白:对于严重高胆红素血症,尤其存在高危因素的新生儿,可使用人血白蛋白,白蛋白剂量为1.0g/kg,加入 10%葡萄糖溶液中静脉滴注;或输血浆,每次 10~20mL/kg,每日 1

次。输注白蛋白或血浆可增加胆红素的蛋白结合位点,减少游离的未结合胆红素,防止胆红素脑病。同时还要避免使用与胆红素竞争蛋白结合位点的药物。

（4）定期随访:ABO 血型不合溶血病的新生儿出院后需定期随访,复查血红蛋白及胆红素,了解有无胆红素的反跳和贫血。当出现贫血不耐受的临床表现,如心动过速、气促、喂养困难或体重不增等,应予以输血纠正。

（二）Rh 血型不合溶血病

Rh 血型抗原来源于第 1 对染色体短臂上 3 对紧密连锁的等位基因,其中 D 抗原最早被发现,且抗原性最强,凡具有 D 抗原时称为 Rh 阳性,其中 45% 为纯合子,55% 为杂合子。Rh 阴性是由于两条 1 号染色体上均无 RhD 基因,使红细胞膜缺乏 RhD 蛋白。Rh 血型系统存在遗传多态性。Rh 阳性有两类变异:一类为弱 D,另一类为部分 D。Rh 阴性也有三类多态性:RhD 基因完整、RhD 基因部分缺失、RhD 基因缺失。

1.发病机制

Rh 血型系统具有高度的多态性和高度的免疫源性,是仅次于 ABO 血型系统的重要血型系统。Rh 抗原主要有 5 种,即 D、C、c、E、e 抗原。其中 D 抗原的免疫源性最强,是引起新生儿溶血病的主要原因之一,含有该抗原者称为 Rh 阳性血型,不含该抗原者称为 Rh 阴性血型。Rh 阴性血型发生率在不同种族中存在差异:美国白人约 15%,黑人约 5%,我国汉族为 0.34%,某些少数民族(如乌兹别克族、塔塔尔族等)在 5% 以上。因此,我国新生儿 Rh 血型不合溶血病的发生率小于国外。

在正常妊娠期间,胎儿通过胎盘进入母体循环的血量很少。大多数孕妇血中的胎儿血量为 0.1~0.3mL,进入母体的含 Rh 阳性红细胞的胎儿血量大于 0.3mL 时才有可能引起 Rh 溶血。妊娠高血压病、剖宫产、胎盘早期剥离、异位妊娠、臀位产、前置胎盘等产科因素及羊膜腔穿刺、经腹部穿刺绒毛活检、流产等可增加胎儿血液进入母体的机会,故可增加发生 Rh 溶血的危险性。如果胎儿红细胞的 Rh 血型与母亲不合,因抗原性不同使母体致敏,当母体再次接受相同抗原的刺激时便产生相应的血型抗体 IgG,该抗体经胎盘进入胎儿循环,作用于胎儿红细胞并导致溶血。

虽然胎儿红细胞在妊娠 30 余天即具有 Rh 系统抗原,但 Rh 血型不合的胎儿红细胞经胎盘进入母体循环,被母体脾的巨噬细胞所吞噬后,需要经过相当长的时间才能释放出足够量的 Rh 抗原,该抗原抵达脾淋巴细胞的相应抗原受体而产生 Rh 抗体。这种初发免疫反应发展缓慢,常历时 2 个月以上,甚至长达 6 个月,所产生的抗体常较弱,且为 IgM,不通过胎盘。故第 1 胎胎儿分娩时母体仅处于原发性免疫反应的潜伏阶段,溶血病发病率很低。而当母体发生原发性免疫反应后再次怀孕时,即使经胎盘输血的血量很少,也能很快地发生继发性免疫反应,IgG 抗体迅速上升,再通过胎盘进入胎儿循环,导致胎儿红细胞破坏而溶血。

当母婴同时存在 ABO 血型不合时,进入母体的 Rh 阳性红细胞在母体内很快被抗 A 或抗 B 抗体破坏,以至于致敏的 Rh 阳性红细胞抗原不足,使 Rh 溶血发生率下降。Rh 阴性红细胞经产妇与其 Rh 阳性胎儿的 ABO 血型相合者,Rh 溶血发生率为 16%;若 ABO 血型不相合,则 Rh 溶血发生率仅为 1%~2%。Rh 血型系统的抗原强弱顺序为 D>E>C>c>e。Rh 阳性母亲也可因缺乏 E、C、c、e 抗原而引起新生儿溶血病,其中以抗 E 溶血病(母为 ee)较多见。而在接受过 Rh 抗原免疫的人中,血清中可以出现不止一种抗体,多抗体所致病情比单一抗体所致者严重。

Rh 血型不合溶血病绝大多数发生在第二胎或以后。如孕母以往已被致敏(如曾接受过 Rh 血型不合的输血),也可发生在第一胎(约 1%);或 Rh 阴性孕母在胎儿时,其 Rh 阳性的母亲的少量 Rh 阳性血经胎盘进入体内而发生了初发免疫反应,这就是 Tailor 提出的"外祖母学说"。

Rh 血型不合溶血病也可发生于 Rh 阳性母亲,可因缺乏 E、C、c 或 e 抗原而致敏产生抗体,导致胎儿及新生儿发生溶血。

2.临床表现

症状的轻重程度与溶血程度相关,其典型的临床表现有:

(1)贫血:贫血程度常较重。新生儿贫血:轻度溶血者脐带的血红蛋白＞140g/L,中度＜140g/L,重度则低于 80g/L 且常伴有胎儿水肿。出生后溶血继续进行,贫血刺激患儿造血组织产生较多未成熟红细胞、网织红细胞和有核红细胞,并出现在外周血中。部分 Rh 溶血病患儿在 2～6 周发生明显贫血(血红蛋白＜80g/L),成为晚期贫血或迟发性贫血。这是 Rh 血型抗体在体内持久存在(超过 1～2 个月,甚至达 6 个月)而继续溶血所致。有些患儿虽经过换血治疗使体内抗体含量减少,但不能完全消除,也可使溶血持续存在引起晚期贫血。部分换血的患儿,低氧血症得到改善,导致促红细胞生成素产生减少,而使贫血持续数月。也有人认为,早期使用大剂量 IVIG 使溶血暂缓,随着 IVIG 的逐渐消失,在疾病后期血型抗体再次发挥作用而导致晚期贫血。

(2)胎儿水肿:多见于溶血严重者。严重的贫血导致胎儿组织缺氧,心力衰竭,肾重吸收水、盐增加。因缺氧和髓外造血增加,出现肝脏大、门静脉压升高、门静脉阻塞、肝细胞受损使白蛋白合成减少而致低蛋白血症。心力衰竭致静脉压增高,胎儿缺氧导致血管内皮受损,使血管内蛋白漏出,以致体腔内液体潴留。患儿全身水肿、苍白、皮肤瘀斑、胸腔积液、腹水、心音低、心率快、呼吸困难。出现腹水时,血细胞比容一般≤0.15,血红蛋白≤50g/L。严重贫血和胎儿水肿最终可致胎儿脏器功能衰竭,甚至胎死腹中。活产者多为早产,生时多有窒息,最终出现呼吸窘迫综合征,如不及时治疗,常在生后不久死亡。

(3)黄疸:黄疸出现早、进展快是本病的特点。由于胎儿溶血产生的未结合胆红素经胎盘转运至孕母循环中,通过母体代谢为结合胆红素排泄,故胎儿及刚出生的新生儿黄疸一般不明显。但出生后新生儿肝对胆红素的代谢能力低下,难以将溶血所产生的大量胆红素进行代谢,因此在 24 小时内(常在 4～5 小时)出现黄疸并迅速加深,于生后第 3、4 天黄疸达峰值,可超过 $340\mu mol/L(20mg/dL)$。当过多的游离未结合胆红素透过血脑屏障,可引起胆红素脑病。

(4)肝脾大:贫血使肾合成促红细胞生成素增加,刺激胎儿骨髓、肝、脾产生和释放更多的红细胞,故致肝脾大。轻症者不明显,重症者肿大明显。

3.辅助检查

(1)产前检查

①孕母血抗体测定:Rh 阴性的孕妇若与其配偶的 Rh 血型不合,需要妊娠期监测血型抗体。在妊娠第 16 周左右行第 1 次测定,于 28～30 周再次测定,以后每隔 2～4 周重复一次。抗体效价持续上升者提示母儿 Rh 血型不合溶血病。当抗体效价达 1∶16 时宜行超声检查评

估胎儿贫血程度。

②分子生物学方法:用于血型基因型鉴定。常用 PCR 检查羊水或脐带血中胎儿红细胞血型的基因型。由于对羊水和绒毛膜取样会增加母体致敏风险,使胎儿更易产生溶血,且有流产和死胎的可能,故须慎重评价。近年来,国内外采用无创胎儿 Rh 基因型检测方法。

③产前 B 超检查:当母体血清抗体效价超过界值(多数定为 1:32~1:8),建议监测胎儿大脑中动脉收缩期峰值流速(MCA-PSV),评估胎儿贫血程度。采用 MCA-PSV 诊断胎儿重度贫血的敏感性为 75.5%,特异性为 90.8%。如测得 MCA-PSV≥1.5MoM,则建议行脐静脉穿刺明确胎儿贫血程度。目前,国际上胎儿宫内输血的指征为血细胞比容＜0.30,首选血管内输血。

(2)生后检查:依据病史及典型临床体征考虑本病时,应进一步进行相关实验室检查。

①血液检查:脐血或新生儿血红细胞及血红蛋白减少、网织红细胞和有核红细胞增加、血清未结合胆红素进行性升高,均提示患儿可能存在溶血,需进一步检测血清特异性抗体。

②溶血三项试验:改良 Coombs 试验、抗体释放试验及血清游离抗体试验,前两项阳性可确诊。

③ETCOc 测定:监测内源性 CO 的生成,可直观反映血清胆红素的生成。

4.诊断

根据母婴 Rh 血型不合、出生后黄疸出现早并迅速加深,伴或不伴贫血和网织红细胞升高,可考虑诊断。结合溶血三项试验,若改良 Coombs 试验和红细胞抗体释放试验阳性,即可确诊。

5.治疗

包括出生前治疗和生后治疗。前者主要防治严重贫血和低氧血症,有宫内输血和孕母血浆置换疗法,极少数重症患者在宫内已开始接受治疗,以减轻病情、防止死胎,绝大多数治疗在生后进行。后者主要是高胆红素血症和贫血的治疗,包括光照疗法、换血疗法、输血疗法、静脉丙种球蛋白的应用以及药物治疗等。

(1)出生前治疗

①宫内输血:宫内输血时机对胎儿预后非常重要。困难在于准确评估贫血程度,判断最佳输血时机。根据监测大脑中动脉收缩期峰值流速、脐血检测等手段,目前多认为,胎儿中/重度贫血但尚未出现水肿时是宫内输血的最佳时机。这时可一次输入较多血,从而减少输血次数,并避免过早干预导致的并发症。以往曾主张妊娠 32 周时考虑分娩,但由此带来了早产的并发症、高胆红素血症、需要换血等问题。近年主张宫内输血进行到妊娠 34~35 周,无其他终止妊娠指征时,可于妊娠 37~38 周后分娩,以增加胎儿肝和血脑屏障的成熟度,降低高胆红素血症及胆红素脑病的发生,减少换血机会。

血源选择 O 型(或与孕母、胎儿同型,如均为 A 或 B 型)、Rh 阴性且与母亲血清不凝集的浓缩红细胞,以新鲜洗涤红细胞(＜7 天)为佳。血源应为巨细胞病毒阴性,与母血清进行交叉配血试验阴性,并于输注前先予 γ 射线照射,以杀灭淋巴细胞,预防移植物抗宿主病。

②IVIG:可用于已被致敏的孕母,也可直接用于已发生严重溶血的胎儿。一般于妊娠 28 周前,给孕妇应用 IVIG400mg/(kg·d)×(4~5)天,每间隔 2~3 周可重复应用,直至分娩。

③母亲血浆置换术:若孕母血型抗体效价高于 1∶64,且有过 Rh 溶血病病史,应考虑行血浆置换术。若羊水测定 A450 值提示为溶血病,应及时行血浆置换术,可将母体血液中的抗体分离去除,但不能终止抗体的继续产生,也不能逆转胎儿的病情。术后检测孕母抗体水平,如再次升高,可再行血浆置换术。

④提前分娩:当羊水分光光度计测定胆红素表明胎儿受累程度重且孕周>32 周,可测定羊水卵磷脂/鞘磷脂(L/S),以判断胎肺成熟度,必要时考虑提前分娩。

(2)生后治疗:产前已确诊者,在胎儿娩出时立即钳扎脐带,以防胎盘血流入患儿体内加重溶血,再根据病情及症状,选用下列各种措施:

①光照疗法:有助于降低血清胆红素、防止胆红素脑病,但不能阻止溶血及纠正贫血,故不能代替换血疗法。强光疗优于普通光疗,光疗期间密切监测胆红素水平,如胆红素持续升高达到换血水平,及时进行换血。

②换血疗法:胎儿期重度受累,出生时有水肿、腹水、贫血、心肺功能不全者,如不及时处理常生后不久死亡。应保持有效的通气、抽腹水、尽快进行交换输血。换血疗法的目的为置换出患儿循环血中的未结合胆红素、致敏红细胞和免疫抗体,同时纠正贫血,并提供白蛋白以结合患儿血中新产生的胆红素。

③IVIG 的应用:确诊 Rh 溶血病后尽早应用 IVIG,以减轻溶血反应。早期应用 IVIG 联合强光疗可减少换血。应用剂量为 1g/kg,必要时重复应用。

6.预防

以多克隆的抗 D 免疫球蛋白作为预防剂,这种多克隆抗体主要来自高度免疫化的 RhD 阴性母亲的血浆。预防对象是分娩过 RhD 阳性胎儿的 RhD 阴性母亲或有其他原因导致 RhD 阴性孕妇接触 RhD 阳性胎儿血液的致敏事件,如流产、羊膜穿刺、绒毛活检、脐带穿刺和产前出血等,这些产妇也需进行预防。一般在分娩后或发生致敏事件后 72 小时内尽早使用预防剂。多克隆抗体的预防作用机制可能是注射的抗 D 抗体与输入的 RhD 阳性红细胞结合,这种复合物被脾的单核巨噬细胞清除,使 D 抗原在被免疫系统识别之前破坏。

产后广泛应用抗 D 免疫球蛋白减少了约 90% 的 RhD 同种免疫及随后发生的 Rh 相关的胎儿和新生儿溶血等问题。28～29 孕周预防性应用 Rh 免疫球蛋白可将孕晚期 RhD 同种免疫发生率从 2% 降至 0.1%,将随后发生的 Rh 相关胎儿和新生儿问题阻断率从 95% 升高至 99%。

RhD 同种免疫一旦发生,使用抗 D 免疫球蛋白无效。故 Rh 阴性孕妇一旦妊娠 Rh 阳性胎儿,如存在发生母胎输血的风险,即可应用抗 D 免疫球蛋白。

(三)其他血型不合溶血病

红细胞抗原有 33 个系统,共 400 多种抗原,包括常见的 ABO 血型系统、Rh 血型系统,以及少见的 MN、Ss、P.Lutheran、Lewis、Diego、Kell、Duffy、Kidd、Xg、Ii 等血型系统。各血型系统的抗原强度不同,除了 ABO 血型系统和 Rh 血型系统抗原性较强外,其他血型系统抗原性较弱,血型不合溶血病发病率低,偶有报道。

1.MN 血型不合溶血病

在我国及全球有零星报道。MN 血型系统包含 40 个血型抗原,其中 M、N、S、s 和 U 是最常见的导致新生儿溶血病的血型抗原。抗 M 主要为 IgM，但并存 IgG 成分时可致新生儿溶血病，其发生率不高，但一旦发生，症状很重，甚至发生死胎。有报道 MN 溶血病可发生严重高胆红素血症和贫血，也有黄疸不重而贫血严重，严重贫血、胎儿水肿可致生后不久死亡。抗 S 导致的新生儿溶血病往往较轻，也偶有重症的报道。抗 U 导致的新生儿溶血病仅在黑人中有报道。

2.Kell 血型不合溶血病

Kell 血型系统有 24 个血型抗原，其中 K_1（Kell，K）和 K_2 是最常见的导致新生儿溶血病的血型抗原，其他抗原，如 K3、K4、K5、K6、K7 和 K10 等也可引起溶血。因 Kell 血型抗原表达于红系造血祖细胞，故其抗体不仅引起溶血，还有抑制红细胞生成的作用。因此，本病贫血重而黄疸轻，两者不成比例。临床表现为溶血，但网织红细胞可不升高，同时伴造血抑制而非髓外造血亢进。超声检查发现胎儿水肿比羊水检查胆红素更有诊断价值。

3.Kidd 血型不合溶血病

与新生儿溶血病相比，Kidd 血型抗体在临床上以引起溶血性输血反应为多。文献报道 Kidd 血型抗体（包括抗 Jka 和抗 Jkb）常与其他血型抗体并存。其在体内和体外的凝集效价都易降低，且属补体依赖性抗体，并有明显的剂量效应，在测定时应注意。Kidd 血型不合所致溶血病往往较轻。

4.Duffy 血型不合溶血病

Duffy 血型系统有 2 个血型抗原，即 Fya 和 Fyb。仅前者的抗体可导致新生儿溶血病。抗 Fya 阳性者有 18% 发生溶血，其中 1/3 需输血治疗。

临床上新生儿黄疸出现早、程度重，同时伴有贫血时，如果母子 ABO 和 Rh 血型相合，也仍需要完善抗人球蛋白试验，查找是否存在其他少见血型不合性溶血病。

四、红细胞增多症

红细胞增多症是新生儿早期较为常见的临床症候。可发生在某些病理儿中，也常见于健康的足月新生儿，发病率约占活产新生儿的 1.0%～5.0%，在 FC 受体（FCR）、小于胎龄儿、过期产儿和糖尿病母亲的婴儿中发生率更高。本症常与高黏滞度合并存在，但两者概念不一。新生儿生后 1 周内静脉血细胞比容（Hct）≥65%，可考虑为红细胞增多症；高黏滞度定义为黏滞度＞平均值 2 个标准差或＞18cps，受 Hct、红细胞变形性和血浆其他成分的影响；Hct≤60%～65% 时与黏滞度呈线性相关，当 Hct≥70% 时则黏滞度明显增加，两者可呈指数相关。

（一）病因

新生儿真性红细胞增多症的主要病因（表 1-5-3）：

表 1-5-3　新生儿真性红细胞增多症的病因

分类	主要病种
胎盘输血	双胎输血，母-胎输血，延迟脐带结扎或挤压脐带
宫内慢性缺氧	SGA，过期产儿，妊娠高血压综合征，孕母心肺疾患
妊娠环境不良	高海拔地区怀孕，孕母抽烟或药物（普萘洛尔）影响

分类	主要病种
内分泌及代谢疾患	先天性肾上腺皮质增生,甲状腺毒症,母糖尿病
染色体异常	21-三体、13-三体和18-三体综合征,Beckwith 综合征

以上病因又可分为主动型及被动型两大类,前者主要由宫内缺氧、红细胞生成增加引起,后者则继发于红细胞输注如胎间输血和延迟结扎脐带等。氧的转运有赖于血红蛋白和血液流速,血细胞比容低时氧转运减少,但血细胞比容过高时血流速度减慢、血黏滞度增高、血管阻力增加、心搏出量减少,导致缺氧、酸中毒及营养物质供应减少,各器官功能障碍而出现一系列临床症状。

(二)诊断

1.病史

大部分红细胞增多症在宫内已发生,少数在分娩时发生,生后了解孕母妊娠和分娩情况,有助于相关诊断。

2.临床表现

患儿发生临床症状的轻重度不一,部分患儿可完全不呈现症状。症状为非特异性,与累及器官有关。特征表现为皮肤黏膜发红,呈多血质貌;神经系统可见淡漠嗜睡、激惹、震颤或惊跳,肌张力减低,大脑缺氧可发生抽搐;呼吸系统有呼吸困难、气促、发绀、呼吸暂停;循环系统可有充血性心力衰竭、肺动脉高压;消化系统有肝大、黄疸、腹胀、腹泻、呕吐,甚至 NEC;泌尿系统出现少尿、血尿、蛋白尿、RVT、急性肾衰竭;凝血障碍可导致 DIC、肺出血等。

3.实验室检查

(1)血常规:Hct≥65％即可诊断本病;如足跟毛细血管血 Hct≥65％,需加做外周静脉血 Hct 方可确诊。除 Hct 增高外,尚可有血小板减少,白细胞数一般正常或偏高。Hct 测定最好以生后12小时为准,因生后数小时内血液浓缩,12小时后恢复常态,此时取血检测较为准确。

(2)凝血功能检查:可因血小板减少而发生出血时间延长和凝血功能异常。

(3)生化检查:常有低血糖、低血钙;部分有酸中毒、二氧化碳结合力升高;肝肾功能损害者有酶学异常或氮质血症;黄疸者血胆红素升高,以非结合胆红素为主。

(4)黏滞度检测:很少有医院开展,如能检测则对临床治疗更有参考价值。

(三)鉴别诊断

新生儿真性红细胞增多症是由体内红细胞绝对数量增加而造成,临床上需与脱水致血液浓缩、血流缓慢、血细胞淤积等引起的假性 Hct 增高所鉴别。

(四)治疗

1.对症治疗

呼吸窘迫、发绀缺氧者应予氧疗;胃纳欠佳或拒食者可鼻饲喂养或静脉补液;高胆红素血症者给予光疗并注意补充水分;及时纠正低血糖和低血钙。

2.补液

Hct 在60％～70％、无临床症状的患儿可密切观察,暂不换血;通常需增加液体入量20～

$40mL/(kg \cdot d)$,每 $4 \sim 6$ 小时复测 Hct。

3.部分换血疗法

通常认为,对 Hct$>65\%$ 并有临床症状者或 Hct$>70\%$ 尚无临床症状者,均应予部分换血治疗;但对无症状者的换血指征有不同意见,因换血并未显著改变远期预后。部分换血首选生理盐水,有研究认为,其与新鲜血浆或白蛋白的效果相仿且可避免血制品的风险。目前多选择外周动静脉同步换血法,部分换血公式如下:

$$换血量 = \frac{血容量/kg \times 体重(kg) \times (实际~Hct - 预期~Hct)}{实际~Hct}$$

足月儿血容量约 $80 \sim 90mL/kg$,极低体重儿为 $100mL/kg$,预期 Hct 为 $55\% \sim 60\%$。

一般足月儿静脉 Hct 在 $65\% \sim 80\%$ 时,换血量为 $45 \sim 90mL$。部分换血注意事项同高胆红素血症时换血疗法,换血前后应严密监测以防止并发症。

(五)预防

本病远期预后与病因及其并发症相关,各种围产期因素,如窒息缺氧、SGA 等可有精神运动发育迟缓,发生急性肾衰竭、NEC、DIC、肺出血等严重并发症者可致死或留有后遗症。应加强围产期管理,避免各种致病因素。

五、血小板减少症

血小板减少是新生儿出血的主要原因之一。新生儿(包括早产儿)的血小板计数正常范围与其他年龄小儿相仿,为 $150 \sim 300 \times 10^9/L$;轻度、暂时性的血小板下降在新生儿期较为常见,通常认为计数$<100 \times 10^9/L$ 为血小板减少,应积极查找原因。在新生儿总体发病率很低,为 $0.7\% \sim 0.9\%$,但在 NICU 可至$22\% \sim 35\%$,而超低出生体重儿的发生率高达 70%,故认为发生率与胎龄相关。

(一)病因

新生儿血小板减少的原因主要有 3 种:巨核细胞产生或释放血小板减少、血小板破坏增加或两种因素同时存在。根据病因可将新生儿血小板减少分为免疫性、感染性、先天性或遗传性几大类。

(二)诊断

1.病史

应注意与发病相关的因素,如母亲患 ITP、SLE 及用药史;新生儿溶血病、感染及用药史。感染和脓毒血症无论何时均应为了解病史和鉴别诊断的首位,延误诊断和治疗将导致死亡。

2.临床表现

依血小板减少的程度起病可急可缓,部分轻症者无临床症状体征。主要症状为出血,常见皮肤瘀点、瘀斑、紫癜,重者生后数小时内迅速出现广泛性瘀斑,以受压和穿刺部位最为多见,可同时有便血、呕血、脐残端出血、头颅血肿及颅内出血。出血量少者经数天后逐渐好转,出血量大者病情转重,皮肤黏膜和甲床苍白发绀,心率增快,呼吸困难,发生颅内出血时有神经系统症状如意识改变、肌张力增高和抽搐,常有较重度黄疸,可致死亡或后遗症。一般无肝脾淋巴结肿大。发病在生后 72 小时内为早发型,需考虑先天性感染、脓毒血症、DIC、母亲疾患和染色体病;发病在 72 小时之后为晚型,需考虑生后重症感染、中心导管血栓和遗传性疾患。

3.实验室检查

(1)外周血象:血小板计数下降,发生出血时血小板多<30×10^9/L;贫血时红细胞和血红蛋白成比例下降、网织红细胞增多,白细胞数一般正常。

(2)凝血功能:出血时间延长而凝血时间正常,但严重血小板减少时可因血小板因子Ⅲ缺乏而致凝血时间延长。大便潜血试验多为阳性。

(3)骨髓穿刺:包括骨髓涂片和骨髓活检,全面了解骨髓造血细胞的比例和分类,尤其是巨噬细胞情况。

(4)先天性感染:CRP、PCT 等炎性指标;母儿血小板抗原抗体(HPA、HPA-IgG)及相关免疫学检查。

(5)其他:心电图、胸片、肝胆脾 B 超、生化检查等,必要时头颅 CT 或 MRI,以了解全身重要脏器的功能及病变情况并指导治疗。

(三)临床分型

1.免疫性血小板减少性紫癜

此型特点是母亲和胎儿血中都存在抗血小板抗原的免疫性抗体,抗体为 IgG,可通过胎盘传递给胎儿。

(1)同族免疫性血小板减少性紫癜。

(2)先天被动免疫性血小板减少性紫癜。

(3)新生儿溶血病并发血小板减少。

(4)药物致血小板减少。

2.感染性血小板减少性紫癜

各种细菌、病毒、螺旋体和原虫感染均可能引起血小板减少,可分为先天性(宫内感染)和后天性感染。

3.先天性或遗传性血小板减少性紫癜

(1)先天性巨核细胞增生不良。

(2)遗传性血小板减少性紫癜:Wiskott-Aldrich 综合征、May-Hegglin 异常综合征。

4.其他能引起血小板减少的疾病

(1)巨大血管瘤。

(2)骨髓浸润性疾病。

(3)血栓性血小板减少性紫癜。

(4)围产期合并症。

(四)治疗

治疗原则为尽可能寻找病因、去除致病因素,防治感染、出血及相关并发症。如血小板>30×10^9/L,出血不严重,可不作特殊治疗仅严密观察及病因治疗;如血小板<30×10^9/L,为预防颅内出血,可考虑以下治疗:

1.输血小板

使用洗涤过的母亲血小板最为有效而安全,剂量为每次 10～15mL/kg。

2.输新鲜血

输入与患儿血小板同型的新鲜全血,所输鲜血中的血小板虽然可被患儿血中抗体破坏,但实际上消耗了抗体,有利于病情恢复;发生严重出血时,本法可作为急救措施。

3.IVIG

可保护血小板免受破坏,剂量为 1g/(kg·d),连续 2 天。对感染或免疫因素导致的血小板减少使用 IVIG 冲击疗法更为有效。

4.肾上腺皮质激素

能降低毛细血管通透性,减少出血,抑制巨噬细胞破坏有抗体吸附的血小板,促使血小板较快回升。应在输血小板和 IVIG 无效、排除细菌或病毒感染的情况下才考虑使用。甲基泼尼松龙 1mg/kg bid,连用 3～5 天或在使用 IVIG 当天 1mg/kg,q8h 静注;也有推荐口服泼尼松 1～3mg/(kg·d),视病情恢复逐渐减停。

5.换血

最理想的血源是与血小板抗原匹配的血,可清除抗体并提供不被破坏的血小板;对合并高胆红素血症者还可清除血中胆红素。

大多数患儿经保守治疗后病情稳定,出血停止,血小板逐渐回升至正常。少数出血严重者需反复多次输注血小板和 IVIG,必要时加用较长疗程的口服皮质激素。

(五)预防

产前评估发生血小板减少症的风险和高危因素,孕期和新生儿用药必须慎重;避免围产期合并症,如窒息、RDS、感染、NEC、硬肿症和红细胞增多症;胎儿血小板<$50×10^9/L$ 者考虑行选择性剖宫产以降低颅内出血的发生率。

六、弥散性血管内凝血

DIC 是一种由不同病因导致的以全身性血管内凝血系统激活为特征的获得性出血综合征。患儿在毛细血管、小动脉、小静脉内出现广泛纤维蛋白原沉积和血小板聚集,形成广泛的微血栓,同时,由于凝血过程消耗大量凝血因子和血小板,激活纤维蛋白溶解(纤溶)系统,引起继发性纤维蛋白溶解亢进,从而出现全身广泛出血、微循环障碍、休克、器官功能障碍和贫血等临床表现。

(一)病因

所有可能导致缺氧、酸中毒、组织坏死、休克和(或)内皮损伤的威胁生命的严重全身性疾病均可引发 DIC。常见诱发 DIC 的途径主要包括全身炎症反应综合征引发细胞因子风暴和激活凝血因子级联反应或是由于促凝物质释放入血。主要病因包括以下几类:

1.感染

感染是导致新生儿 DIC 最常见的原因,严重宫内感染及生后感染均可导致 DIC。

2.缺氧及酸中毒

窒息、胎粪吸入、新生儿 RDS、青紫型先天性心脏病、颅内出血等均可导致缺氧及酸中毒,引发严重 DIC。

3.新生儿硬肿病

寒冷及皮下脂肪变硬,可致微循环的血液灌注不良,导致组织缺氧、酸中毒,因而毛细血管内皮受损,血液黏稠,常合并严重感染。

4.溶血

新生儿溶血病或其他严重溶血性疾病,由于红细胞大量破坏释放磷酯类凝血活酶性物质,血小板破坏释放血小板第Ⅲ因子,促发内源性凝血及血小板黏附。

5.围产因素

患儿母亲存在羊水栓塞、重度妊娠期高血压疾病、胎盘早剥、前置胎盘等疾病时,由于胎盘组织损伤,胎盘滋养层所含组织凝血活酶(Ⅲ因子)进入胎儿循环,激活外源性凝血系统,导致DIC。上述围产期疾病还可导致患儿发生缺氧、酸中毒及血管内皮损伤,加重DIC。

6.其他

早产儿及小于胎龄儿的凝血因子水平低于正常新生儿,且易发生低体温、硬肿病及感染等,易患DIC;机械通气使用不当(高潮气量30mL/kg)也可导致新生儿凝血功能紊乱,发生DIC。如患儿存在严重外伤或恶性疾病(如白血病等),亦可发生DIC,但在新生儿期相对少见。

(二)发病机制

正常机体存在凝血、抗凝血和纤维蛋白溶解系统,三者之间处于动态平衡状态。

1.DIC发生机制

(1)凝血系统被激活:凡能使凝血作用增强或抑制纤维蛋白溶解系统活性的各种因素均可引起DIC的发生,但其发病起始于凝血系统的激活。①在各种致病因素,例如细菌内毒素、抗原抗体复合物、缺氧、酸中毒、产科因素等作用下,血管内皮细胞及血小板膜发生损伤,内皮下胶原暴露,引起血小板黏附,血小板释放腺苷二磷酸(ADP)、5-羟色胺(5-HT)等的同时产生血小板第Ⅲ因子(PF3),血液与暴露的血管壁胶原组织相接触,Ⅻ因子即被激活,接触激活生成的Ⅻa依次和其他有关凝血因子(Ⅺ、Ⅸ、Ⅹ、Ⅷ、Ⅴ)及相应激酶相互作用,发生瀑布式系列反应,经过生成Ⅹa这一重要环节,最终形成血液活性凝血酶原激活物,从而激活血液(内凝)系统。②各种致病因素同时导致血管壁损伤,释放出凝血活酶,激活组织外凝系统。③当红细胞大量破坏或与血小板同时大量破坏时,细胞膜内侧面的酸性磷脂暴露,可释放大量凝血或促凝物质。④单核巨噬细胞系统功能障碍不能清除血液中过多的促凝物质。⑤同时,补体系统激活也有促凝作用。上述因素共同作用导致DIC发生。

(2)纤维蛋白溶解系统(纤溶系统)被激活:在凝血系统被激活的同时,各种致病因素通过下列4个途径激活纤溶系统:①血管内皮细胞释放的纤溶酶原激活物直接激活纤溶酶原形成纤溶酶,使纤维蛋白溶解。②Ⅻa使血液中的纤溶酶原前激活物转变为纤溶酶原激活物,使纤溶酶原转变为纤溶酶。③某些脏器,如肺、脾、肾、子宫等含有纤溶酶原激活物,发生DIC时,这些器官常受累,纤溶酶原激活物释放入血循环,使纤溶酶原转变为纤溶酶。④缺氧、酸中毒、失血、创伤、手术等均可激活纤溶活动。纤溶酶形成后,作用于纤维蛋白及纤维蛋白原,使之分解为FDP,主要为X、Y、D、E碎片。FDP有很强的抗凝作用,可加重出血。

(3)蛋白C系统调节能力降低:蛋白C系统对凝血系统起重要调节作用,由一组蛋白质组成,包括蛋白 C、蛋白 S、血栓调节蛋白和激活的蛋白 C 抑制物,新生儿血浆蛋白 C 低于成人水平。蛋白 C 抗凝系统被血管内皮表面的血栓调节蛋白和凝血酶原复合物激活,一旦激活就可起到减少凝血酶生成和促纤溶作用,阻止 DIC 的进展。因此,蛋白 C 系统调节能力降低时可导致 DIC 发生。

2.新生儿发生 DIC 的病理生理特点

(1)凝血和抗凝机制调节不完善:凝血因子无法通过胎盘,虽然人类胎儿可合成少量凝血因子,但至足月出生时,凝血系统仍未发育完善,各种凝血因子活性明显下降,血小板反应能力低下,至生后 6 个月左右才达到成人水平。生后机体的抗凝和纤溶活性均处于被抑制或未被激活状态,凝血系统在极低水平上维持相对平衡,即有出血又有血栓形成的倾向。

(2)围产不良因素:当产妇存在胎盘早剥、前置胎盘、先兆子痫、HELLP 综合征等围产期并发症时,对母儿双方的循环均可产生影响,其中胎盘在激活双方凝血系统方面发挥重要作用。新生儿窒息、贫血、休克、脑损伤、先天性发绀型心脏病、肺疾病等均可引起低氧血症及灌注不足。

(3)新生儿免疫功能低下:易患重症感染,感染后由于其反应性和生理调节能力较差,易出现低体温、循环呼吸衰竭等情况,导致组织缺氧缺血性损害,发生酸中毒,使血管内皮细胞受到破坏,通透性增加,组织凝血活酶释放,单核细胞活化,各种细胞因子大量表达,发生全身炎症反应,激活全身凝血系统,凝血抑制物表达减少,纤溶系统活性降低,凝血因子聚集,产生大量微循环微血栓,消耗凝血因子及血小板。

(4)新生儿肝功能不完善:在疾病状态下,肝无法产生足够的凝血因子以补充消耗,故临床易出现出血表现。同时,新生儿纤维蛋白溶解能力相对较强,纤维蛋白降解产物较多,后者具有强大的抗凝作用,可加重出血表现。

(三)临床表现

根据病程 DIC 进展速度可分为急性型和慢性型,两型之间分界不清,可互相转换。新生儿 DIC 绝大部分为急性、全身性、严重型 DIC,病情进展迅速,出血症状严重,常发生休克。重症 DIC 患儿可于 1~2 日内死亡。慢性型病程则可长达数月,临床表现相对较轻,高凝症状较为明显。可见于 Rh 血型不合溶血病、未经处理的红细胞增多症、小于胎龄儿、胎-胎输血综合征患儿及唐氏综合征等或局部 DIC(如卡梅综合征)。

DIC 的临床表现可分为高凝期、消耗性低凝期和继发性纤溶亢进期三期,各期之间难以区别且有交叉,一般 DIC 早期以凝血过程为主,晚期以纤溶亢进为主。在 DIC 早期,凝血系统激活过程中,由于血栓在组织器官微循环中形成,血液淤滞,不一定有出血表现,主要是相应组织器官缺氧、缺血表现,可为发热、蛋白尿、低氧血症、酸中毒等非特性表现,患儿凝血时间缩短而无出血表现,易被误诊。DIC 晚期,患儿多出现凝血障碍,此时由于血小板和凝血因子大量消耗,并继发纤溶亢进,其产生的 FDP 具有强抗凝作用,同时患儿体内类肝素抗凝物质反应性增加,可出现自发、广泛或多部位的出血表现。出血是 DIC 最常见的症状,也是诊断 DIC 的主要依据。出血多首先出现在静脉穿刺部位或手术部位,最常见的出血为皮肤瘀点、瘀斑,也可有消化道出血、颅内出血等。随着病程进展,患儿可出现休克、多器官功能衰竭表现。肺栓塞可有呼吸困难、发绀、胸闷、咯血及呼吸衰竭等;消化道血管栓塞可出现消化道出血、穿孔等表现;

脑栓塞可出现惊厥及昏迷。由于血液瘀滞在微循环中,回心血量和心输出量不足,血压下降,可出现休克。休克与 DIC 互为因果,形成恶性循环。当临床上某些原发病合并无法解释的休克时,应警惕合并 DIC 的可能。当发生微血管病性溶血,可出现发热、黄疸、血红蛋白尿、贫血等表现,病情进展迅速。

(四)辅助检查

DIC 的病生理过程涉及凝血系统、纤溶系统、血小板系统及血管内皮系统四个方面。由于DIC 早期临床表现不特异,依靠临床表现诊断 DIC 较为困难。近年来,主要依靠分子标志物测定进行 DIC 的早期诊断。

1.常规实验室监测指标

(1)血常规:多数 DIC 患儿血小板$<100\times10^9$/L,呈进行性下降;严重病例$<50\times10^9$/L,血涂片检查可见红细胞呈三角形、扭曲形等,并可见红细胞破坏形成的碎片,网织红细胞往往升高。

(2)凝血检查

①凝血时间延长:正常为 7~12 分钟,DIC 高凝期明显缩短<6 分钟,消耗性低凝期则明显延长。

②PT 延长:日龄小于 4 天者≥20 秒,日龄>5 天者≥15 秒。

③白陶土部分凝血活酶时间(KPTT)延长:>45 秒可作为 DIC 诊断标准。

④纤维蛋白原降低:新生儿正常值 1.17~2.25g/L。纤维蛋白原<160mg 时有参考价值。

(3)纤溶检查

①TT 延长:新生儿正常值为 19~44 秒。检测指标比对照组延长超过 3 秒即有诊断意义。

②血浆鱼精蛋白副凝(3P)试验:新生儿生后 24 小时后 3P 试验仍为阳性有诊断意义。但3P 试验阴性不能完全排除 DIC 诊断。

③FDP:可经不同方法检测。乳胶凝集试验的 FDP 正常值<10ig/mL;醛化或鞣酸化红细胞血凝抑制试验的 FDP 正常值为 1~5mg/L,≥10mg/L 有诊断意义;葡萄球菌聚集试验的FDP 正常值为 0~2mg/L;ELISA 法检测,正常尿中 FDP 量为 28±17ig/L。

(4)目前临床较常用的各项实验室检查可分为两类:

①DIC 筛选试验:a.血小板减少;b.PT 延长;c.KPTT 延长;d.血浆纤维蛋白原减少。

②DIC 确诊试验:a.FDP 增多;b.Ⅷ及Ⅴ因子减少;c.凝血时间延长(不被鱼精蛋白纠正);d.AT-Ⅲ降低。

2.协助早期诊断 DIC 的监测指标

(1)凝血酶原断片(F1+2):F1+2 是活性 X 因子作用于凝血酶原而生成凝血酶的过程中裂解产生的活性多肽片段,它是凝血酶原活化的特异性分子标志物,对监测血栓疾病的高凝状态有重要作用。该物质在血中浓度增高,可反映体内凝血酶生成亢进,而 DIC 早期血管内血栓形成继发于凝血系统的功能亢进,因此 F1+2 可预测早期 DIC 的出现。F1+2 在 DIC 早期阳性率极高,在 DIC 中晚期,患儿血中 F1+2 浓度亦保持高水平,提示凝血激活的持续存在。F1+2 是 DIC 早期诊断的重要指标之一,当发现其增高时,及早进行抗凝治疗,对预防 DIC 向多脏器功能障碍进展有着非常重要的意义。放射免疫分析(RIA)法和 ELISA 法测定,正常值分别为 $1.97\pm0.99nmol/L$ 和 $0.67\pm0.19nmol/L$。

(2)凝血酶-抗凝血酶复合物(TAT):TAT 是抗凝血酶Ⅲ(AT-Ⅲ)和凝血酶形成的复合物,可灭活凝血酶。它是凝血酶早期形成的分子标志物之一,在 DIC 早期 TAT 即可增高,故对预测 DIC 的发生较敏感,测定 TAT 可证实凝血酶的生成。测定血中凝血酶的浓度对估计凝血亢进状态和血栓倾向有着重要意义,但由于产生的凝血酶很快被体内的抗凝物质所中和,故直接测定凝血酶非常困难。因此,可利用 F1+2 和 TAT 间接测定,TAT 增高,除提示 DIC 外,可早期预测血栓形成,对抗凝疗法的疗效判定亦有指导意义。正常对照值为 $1.7\pm0.3\mu g/L$。

(3)纤维蛋白肽 A(FPA):FPA 是凝血酶作用于纤维蛋白原,通过蛋白分解作用使纤维蛋白原转换成纤维蛋白的过程中释放出的一种肽。测定血中 FPA 浓度可反映凝血酶的生成。FPA 除作为 DIC 早期指标外,还可用于血栓患者使用肝素治疗时抗凝效果的动态监测指标。对急性心肌梗死溶栓疗法后的预后判断也非常有用。

(4)抗凝血酶Ⅲ:AT-Ⅲ 是最重要的凝血酶抑制物。DIC 患儿存在持续凝血、中性粒细胞活化释放的弹性蛋白酶降解、AT-Ⅲ 生成减少等体征,AT-Ⅲ 大量消耗,可导致 AT-Ⅲ 严重不足。与 F1+2 不同,AT-Ⅲ 在 DIC 早期阳性率极高,而在 DIC 中晚期,因凝血酶生成障碍,AT-Ⅲ 阳性率会有所下降。AT-Ⅲ 除可抗凝血酶以外,还有失活 X 因子和Ⅸ因子的作用。AT-Ⅲ 还有与肝素结合的特性,当 AT-Ⅲ 与肝素结合后,其抗凝血酶作用可提高 1000 倍。因此在 DIC 患儿使用肝素治疗时,应当测定 AT-Ⅲ 活性。当 AT-Ⅲ 的活性<60% 时,肝素几乎不能发挥它的抗凝作用。AT-Ⅲ 活性正常值:成人为 80%~100%,早产儿为 40%~70%;AT-Ⅲ 抗原正常值:成人为 8~11IU/mL,早产儿为 4~7IU/mL。

(5)D-二聚体(D-dimer,D-D):D-D 为纤维蛋白多聚体或交联纤维蛋白降解产物(FDP)被纤溶酶水解的产物中的最小片段,其存在说明体内形成凝血酶和纤溶酶,是观察纤溶效果最有价值的指标,亦是诊断 DIC 前期(pre-DIC)最敏感而可靠的分子标志物。纤维蛋白原的分解过程为原发性纤溶,其降解产物为 FDP;纤维蛋白的分解过程为继发性纤溶,其降解产物为 FDP 和 D-D。因此,D-D 是区分原发性或继发性纤溶的重要指标,与 FDP 相比,D-D 升高,反映了体内血栓过多形成,排除了纤维蛋白降解产物的干扰,且随病情加重升高更加明显,故可作为早期诊断 DIC 的特异指标。血浆正常值为 0~0.5mg/L,DIC 时升高。目前 D-D、F1+2、AT-Ⅲ 可作为早期反映体内抗凝及纤溶系统激活的敏感性指标,在 DIC 早期诊断中具有重要价值。

(6)纤维蛋白肽 Ba15-42(FPBa15-42):FPBa15-42 为纤溶酶裂解纤维蛋白所释放的片段,当凝血功能亢进时会增高,可作为 DIC 的早期诊断指标,并区别于原发纤溶亢进。该标志物可作为 DIC 早期诊断的定性检查。

(7)可溶性纤维蛋白单体复合物(SFMC):失去 FPA 和 FPB 的纤维蛋白原形成纤维蛋白单体。SFMC 由纤维蛋白单体(FM)、纤维蛋白原和 FDP 结合后形成。SFMC 增高可反映凝血酶活性增高和纤维蛋白形成。在 DIC 等血栓性疾病早期,SFMC 明显高于非 DIC 期,且治疗后 SFMC 下降提示预后良好,故其作为血液凝固亢进的指标在临床上有着非常重要的价值。传统测定方法是 3P 试验,一般情况下,3P 试验的敏感度在纤维蛋白单体＞50ig/mL 时才可阳性,而红细胞凝集法(FM 试验)的敏感度在纤维蛋白单体 2.5ig/mL 时即可阳性。故现很多国家已用 FM 试验取代了敏感度较差的 3P 试验。

(8)纤溶酶-抗纤溶酶复合物(PAP):为纤溶酶与抗纤溶酶形成的复合物,其既可反映纤溶系统的激活,也可反映纤溶抑制物被消耗。动态监测 PAP 有助于 DIC 的诊断和疗效评价。

(9)血栓调节蛋白(TM):是血管内皮细胞表面的一种单链跨膜糖蛋白,99％以上的血管内皮细胞表达 TM,其可与凝血酶 1∶1 结合形成可逆性复合物,从而降低凝血酶的凝血活性,但同时使其激活蛋白 C 的能力增强 1000～20000 倍,而活化蛋白 C 可抑制内、外源凝血反应,产生抗凝并促进纤溶,故 TM 在凝血调节过程中发挥重要作用。内皮细胞受损后 TM 脱落进入血液,可作为血管内皮受损的分子标志物,是 DIC 发生最早出现的异常标志物之一,也是 DIC 诊断的首选指标之一。对于可疑 DIC 的患儿进行血浆 TM 定量测定,有助于确诊和早期诊断。

(五)诊断和鉴别诊断

1.DIC 诊断标准

目前尚未发现对 DIC 具有特异性参考价值的实验室指标,任何一项单一的实验室检查均不能确诊或排除 DIC 诊断,临床应结合原发病、临床表现及各项检查指标等综合判断。

如患儿出现穿刺部位出血或止血困难,有皮肤出血点、瘀点、瘀斑、内脏出血、组织、器官栓塞、溶血性黄疸、血红蛋白尿、休克等表现时,同时在各项实验室检查指标中三项阳性,即可疑诊 DIC,四项指标阳性可确诊。

虽然在上述情况下可迅速做出 DIC 诊断,但此时 DIC 已发展至纤溶亢进阶段,病情往往难以逆转,近年来,国际上对 DIC 的诊断标准逐渐趋于简单、快速、实用。目前临床上较常用的 DIC 诊断评分系统为国际血栓形成与止血学会(ISTH)于 2001 年制定的 DIC 分级诊断标准,具体如下:

(1)诱发因素:患儿是否存在与 DIC 相关的基础疾病。如果有,继续以下步骤,如果无,不再继续。

(2)做一般凝血试验。

(3)对一般凝血试验结果进行积分

①血小板计数:＞100×10^9/L 为 0 分,$(50～100) \times 10^9$/L 为 1 分,＜50×10^9/L 为 2 分。

②纤维蛋白相关标志物增高(如可溶性纤维蛋白单体或纤维蛋白降解产物):不升高为 0 分,中度升高为 2 分,明显升高为 3 分。

③凝血酶原时间:延长＜3 秒为 0 分,＞3 秒但＜6 秒为 2 分,＞6 秒为 2 分。

④纤维蛋白原质量浓度:＞1g/L 为 0 分,≤1g/L 为 1 分。

(4)统计积分。

(5)如积分＞5,提示为失代偿显性 DIC,需每日重复检测;如积分≤5 提示代偿性非显性 DIC,可每 1～2 天重复检测。

2.pre-DIC 诊断标准

pre-DIC 患儿具有 DIC 发病原因、某些临床表现和凝血-纤溶反应的异常指标,但尚未达到 DIC 诊断标准。以下为 pre-DIC 的诊断标准：

（1）存在易致 DIC 的基础疾病。

（2）出现下列临床表现 1 项以上：①皮肤、黏膜栓塞，灶性缺血性坏死、脱落及溃疡形成；②原发病不易解释的微循环障碍，如皮肤苍白、湿冷及发绀等；③不明原因的肺、肾、脑等轻度或可逆性脏器功能障碍；④抗凝治疗有效。

（3）同时有下列试验指标异常 3 项以上：①正常操作条件下，采集血标本易凝固或 PT 缩短＞3 秒，活化部分凝血活酶时间（APTT）缩短 5 秒以上；②血浆血小板活化分子标志物（a-TG、PF4、TXB_2）含量增加；③凝血激活分子标志物（F1＋2、TAT、FPA、SFM）含量增高；④抗凝活性降低：（AT-Ⅲ活性降低，PC 活性降低）；⑤血管内皮细胞受损伤分子标志物（ET-1、TM）增高。

3.鉴别诊断

DIC 需注意与维生素 K 缺乏所致新生儿出血症、肝病、免疫性血小板减少症、血友病、先天性纤维蛋白缺乏症等相鉴别，临床应注意详细询问并追问相关疾病史，有助于鉴别诊断。维生素 K 缺乏所致新生儿出血症是新生儿期常见疾病，患儿一般情况良好，除存在 PT 延长外（严重病例 APTT 可延长），其他凝血相关指标及血小板计数等均正常，维生素 K 治疗显效快。严重肝病患儿由于肝功能异常，往往出现出、凝血功能障碍，此类患儿一般 FDP 无明显增加且肝素治疗无效，可作鉴别。免疫性血小板减少症患儿除血小板计数减少外，其他出凝血指标均正常。血友病患儿除 APTT 延长外，余出、凝血指标均正常。

（六）治疗与监护

DIC 的治疗措施包括积极治疗原发病、消除病因、纠正低氧血症和酸中毒、防治休克、保护重要脏器功能、抗凝或抗纤溶等。其中治疗原发病和纠正休克、酸中毒和缺氧最为重要，如原发病得到控制，患儿病情趋于稳定，出血可迅速停止，实验室指标可恢复正常。成分输血可作为替代治疗手段，如同时存在血小板减少症，可输注血小板；存在低纤维蛋白原血症时，可输注冷凝集物；如存在其他凝血因子缺乏，可输注新鲜冰冻血浆。

1.原发病治疗

由于感染、缺氧缺血等因素是新生儿 DIC 的常见原因，故临床发现相关病史及临床表现，应考虑到对凝血功能的影响，及早进行相关干预，尽力使患儿 DIC 前期得以逆转。原发病治疗包括在有确切感染证据甚至可疑感染因素时及时应用抗生素、纠正酸中毒、改善氧合与稳定循环等措施。

2.抗凝治疗

（1）肝素治疗：肝素是主要的抗凝治疗药物，可用于存在血栓的患儿或对发生静脉血栓高风险的患儿进行预防性应用。临床上多使用肝素和低分子肝素，使用原则为早期、低剂量、持续静脉滴注或皮下注射。

肝素应用指标：①处于高凝状态者；②有明显栓塞者；③消耗性凝血期，表现为凝血因子、血小板、纤维蛋白原进行性下降，出血加重等；④准备补充凝血因子（如输注血浆等）或应用纤溶抑制物而未能确定促凝物质是否仍发生作用时。

肝素应用禁忌证：①存在活动性出血，如颅内出血、消化道出血等；②血管损伤或有新鲜创面；③晚期以继发性纤维蛋白溶解为主的 DIC；④原有严重出血性疾病或严重肝病伴多种凝血因子和血小板减少；⑤因其经肾排泄，故肝肾功能异常者应慎用。

肝素剂量及疗程：一般遵循个体化原则，可采取间歇或持续静脉滴注给药。持续静脉滴注时，滴速为 15U/(kg·h)。皮下注射使用 80～100U/kg，4～6 小时给药一次，每次用药前应监测凝血时间，以不超过 20～25 分钟为准。如超过 30 分钟或出血严重，应立即停用。血液中肝素水平骤然升高可致大出血。

应用肝素后如出血症状减少或停止、休克纠正、血小板及各项出凝血纤溶等实验室指标逐步恢复正常，则提示治疗有效，可逐步停用肝素，因血小板回升需数天至数周，故不可作为停药指标。如应用肝素后疗效不佳，应积极治疗原发病及酸中毒等，同时合用 AT-Ⅲ 与肝素，既可减少肝素用量，增强肝素疗效，又可减少停用肝素后的反弹性血栓形成倾向，还可缩短感染性 DIC 的病程，降低病死率。首剂用量为 40～80U/(kg·d)，以后逐日递减，维持抗凝血酶活性至 30％以上。

（2）血小板、血浆及成分输血当①患儿血小板计数＜$50×10^9$/L 且同时伴随出血或需行外科手术、有创操作时；②血小板＜$30×10^9$/L 有发生颅内出血风险时，可给予血小板输注，常用剂量为 10mL/kg。无需预防性输注血小板。当患儿处于凝血因子大量消耗的纤溶亢进阶段，可给予新鲜冰冻血浆补充凝血因子，常用剂量为 10～20mL/kg，可提高凝血因子 20％～40％。确诊低纤维蛋白（原）血症时，可给予冷沉淀或血浆，前者优于后者。患儿存在贫血或需要提高组织携氧能力时可给予压缩红细胞。避免应用凝血因子浓缩物，如人凝血因子Ⅸ制剂，因其可激活凝血途径，加重凝血功能紊乱。近年来，高纯度重组血浆衍生蛋白替代治疗在欧洲已被批准应用于临床，其可在一定程度上减少新鲜冰冻血浆的使用。

（3）止血药：抗纤溶剂、重组活性Ⅶ因子、抗凝血酶、水蛭素、活化蛋白 C、细胞因子途径抑制物、血栓调节蛋白等都可用于 DIC 的治疗。临床医师可根据不同的临床表现，选择进行针对性治疗方法。

①抗凝血酶：抗凝血酶在重症感染时大量消耗，是疾病进入危重状态的重要标志。应用外源性抗凝血酶已成为近年来 DIC 治疗的热点。使用抗凝血酶替代物可使抗凝血酶水平增加 70％～80％，可有效纠正 DIC 的凝血失衡。但抗凝血酶与肝素有相互拮抗作用，可能增加出血风险，故对于新生儿应用抗凝血酶尚缺乏确实的临床证据。

②血浆蛋白 C：血浆蛋白 C 是生理抗凝血物质，其可抑制炎症性反应及其引起的细胞凋亡。蛋白 C 浓缩剂可使脓毒症并发 DIC 患儿的血浆蛋白 C 水平在 24 小时内恢复正常水平，并可使 D-D 下降，血小板和纤维蛋白原上升。但目前尚缺乏随机临床试验资料，故血浆蛋白 C 的应用仅局限于有蛋白 C 缺乏临床表现的患儿，对新生儿应用应慎重。

③重组水蛭素：基因重组水蛭素是目前发现的最强的凝血酶抑制剂，其可高效、特异地与凝血酶结合，使其失去裂解纤维蛋白原为纤维蛋白的能力，阻止纤维蛋白凝固，同时阻止凝血酶催化的止血反应及凝血酶诱导的血小板反应，最终达到抗凝目的。其作用不依赖 AT-Ⅲ，少有过敏表现，极少导致血小板减少，稳定性好，毒性低，且皮下注射生物利用度高。尤其适用于感染所致的 DIC 高凝期。来匹芦定先以 0.4mg/kg 缓慢推注，然后再以 0.15mg/(kg·h) 速度维持静脉滴注，连续用药 2～10 天，使用过程中需监测 APTT，并依据结果调整剂量。

④组织因子途径抑制物(TFPI):TFPI 是组织因子Ⅷa 复合物的特异性抑制剂,早期使用可阻断 DIC 的病理凝血过程。

⑤抗纤溶药物:在高凝期和消耗性低凝期均忌用,只有在继发性纤溶亢进所致严重出血使用肝素控制血管内凝血时方可使用,常用药物包括氨甲苯酸(对羧基苄胺)及 6-氨基己酸。

⑥加贝酯:加贝酯是一种丝氨酸蛋白酶抑制剂,可抑制凝血酶和纤溶酶活性,阻断 DIC 的病理过程,可用于 DIC 的治疗。

(七)预后与预防

DIC 患儿的预后主要取决于其原发病,如能早期发现 DIC,积极治疗原发病,原发病治愈,则 DIC 患儿的预后良好,但仍需注意预防终末器官损伤。如患儿 DIC 进展迅速,发生重要脏器出血,则可能导致不可逆的器官功能损伤,预后不良,存活者可遗留长期后遗症。

积极预防引发 DIC 的原发病可有效减少 DIC 的发病概率。有研究表明,对于存在易导致 DIC 的原发病的危重病例,早期应用低分子量肝素 10U/kg 皮下注射,2 次/天,连续 3 天,可起到一定预防作用。

第二章　呼吸系统疾病

第一节　急性上呼吸道感染

急性上呼吸道感染（AURI）简称上感，俗称"感冒"，常以炎症局限于上呼吸道的某个解剖部位来诊断，如急性鼻咽炎、急性咽炎、急性扁桃体炎等。

一、病因

1.病原体

90％以上由病毒感染引起，最常见的是鼻病毒，有 100 余种血清型，其次是呼吸道合胞病毒、流感病毒、副流感病毒、腺病毒、柯萨奇病毒、埃可病毒等。婴幼儿病毒感染后易继发细菌感染，其中以溶血性链球菌最为常见，其次为肺炎链球菌、流感嗜血杆菌等，肺炎支原体也可引起上呼吸道感染。

2.易感因素

婴幼儿呼吸道解剖、生理及其免疫功能特点是小儿易患上呼吸道感染的因素。疾病因素，如营养不良、维生素 A 缺陷、佝偻病等，或气候变化、护理不当等往往是诱发因素。

二、临床表现

轻重不一，与年龄、病原和机体抵抗力不同有关。婴幼儿全身表现重，易发生危重情况，年长儿症状轻，以呼吸道局部表现为主。

（一）一般类型上呼吸道感染

1.全身及呼吸系统表现

可骤然起病，表现为高热、精神萎靡、食欲缺乏，甚至发生高热惊厥；也可于受凉后 1～3 天出现鼻塞、打喷嚏、流涕、干咳。体检可见咽部充血，扁桃体肿大，颌下淋巴结肿大；肺部呼吸音正常。少数小儿出现不同形状的皮疹多为肠道病毒感染。

2.消化系统表现

除食欲缺乏外，婴幼儿患上呼吸道感染可出现呕吐、腹泻；年长儿可出现阵发性脐周疼痛，与肠痉挛、肠系膜淋巴结炎有关。

（二）特殊类型的上呼吸道感染

见表 2-1-1。

表 2-1-1　两种特殊类型的上呼吸道感染

	疱疹性咽峡炎	咽结合膜热
病因	柯萨奇病毒 A 组 V 型	腺病毒 3 型、7 型
发病季节	夏、秋季	春、夏季
临床表现	发热、咽痛	发热、咽炎、结合膜炎
体征	2～4mm 疱疹或破溃成溃疡	结合膜充血,颈部、耳后淋巴结可肿大
病程	1 周左右	1～2 周

三、辅助检查

1.血常规

病毒感染时血白细胞数正常或偏低,细菌感染白细胞增高,以中性粒细胞增高为主。

2.病原学检查

病毒血清学特异性抗体检查、病毒抗原快速诊断、病毒分离,有利于病毒感染的诊断;咽拭子培养有利于了解细菌感染。

四、诊断及鉴别诊断

(一)诊断

1.流行情况

了解当地疾病的流行情况对诊断和鉴别诊断均有帮助,患某种急性上呼吸道感染时,不但患者症状相似,其并发症也大致相同。

2.临床特点

扁桃体及咽部黏膜明显红肿,咽后壁淋巴滤泡增生。婴幼儿时期的急性上呼吸道感染往往以突然高热,甚至发生高热惊厥为突出表现,同时有呕吐、腹泻等。较长儿童以鼻咽炎症状为主,表现接近成人,但常伴有腹痛。

3.血象

发热较高、白细胞较低时应考虑常见的急性病毒性上呼吸道感染,并根据当地流行情况和患儿的接触史排除流感、麻疹、疟疾、伤寒、结核病等。白细胞持续增高时,一般考虑细菌感染,但在病毒感染早期也可以高达 15×10^9/L 左右,但中性粒细胞很少超过 75%。白细胞特别高时,应排除细菌性肺炎、传染性单核细胞增多症和百日咳等,急性咽炎伴有皮疹、全身淋巴结肿大及肝脾肿大者,应检查异常淋巴细胞,排除传染性单核细胞增多症。

(二)鉴别诊断

1.急性传染病

根据临床表现和体征一般均可做出诊断,但某些急性传染病,如幼儿急疹、麻疹、百日咳、猩红热、流行性脑膜炎等,前驱症状与急性上呼吸道感染相似,因此应仔细询问病史,注意当地流行情况,结合流行病学、体征及观察病情发展才能及时做出诊断,如扁桃体上有较大的膜性渗出物或超出扁桃体范围,需认真排除白喉,当扁桃体上有脓性分泌物时,应考虑链球菌感染,一般以咽涂片检查细菌,必要时培养。

2.败血症和脑膜炎

如存在急性咽炎的同时还有出血性皮疹,则必须排除败血症和脑膜炎。

3.与流感鉴别

流感有明显的流行病史,多有全身症状,如高热、四肢酸痛、头痛等,可有衰竭状态,一般鼻咽部症状如鼻分泌物多和咳嗽等较全身中毒症状为轻。

4.与消化系统疾病鉴别

婴幼儿时期的急性上呼吸道感染往往有消化道症状,如呕吐、腹痛、腹泻等,可误诊为原发性胃肠病。上呼吸道感染伴有腹痛,可由蛔虫骚动、肠系膜淋巴结炎引起,需与急腹症、急性阑尾炎相鉴别。

5.过敏性鼻炎

有些"感冒"患儿的全身症状不重,常为喷嚏、流涕、鼻黏膜苍白水肿,病程较长且反复发作,则应考虑过敏性鼻炎,在鼻拭子涂片检查时,如见到嗜酸性粒细胞增多,可助诊断,此病在学龄前和学龄儿多见。

6.传染性单核细胞增多症

急性咽炎伴有皮疹,全身淋巴结肿大及肝脾肿大者应检查血象,如白细胞特别高、异常淋巴细胞高时,应除外传染性单核细胞增多症。

五、并发症

急性上呼吸道感染如不及时治疗,可引起很多并发症,在婴幼儿时期常并发急性心肌炎、支气管炎、肺炎等,较长儿童可并发肾炎、风湿热、鼻窦炎等,并发症分三大类:

1.感染蔓延至附近器官

感染自鼻咽部蔓延至附近器官,较为常见的有急性结膜炎、鼻窦炎、口腔炎、喉炎、中耳炎和颈淋巴结炎,其他有咽后壁脓肿、扁桃体周围脓肿、上颌骨骨髓炎、支气管炎和肺炎等。

2.感染播散到全身

病原通过血液循环播散到全身,细菌感染并发败血症时,可导致化脓性病灶,如皮下脓肿、脓胸、心包炎、腹膜炎、关节炎、骨髓炎、脑膜炎、脑脓肿和泌尿系感染等。

3.变态反应性疾病

由于感染和变态反应对机体的影响,可发生风湿热、肾炎、肝炎、心肌炎、紫癜、类风湿病及其他结缔组织病等。

六、治疗

以充分休息、对症治疗、预防并发症为主,并重视一般护理和支持疗法。

(一)药物疗法

可分去因疗法和支持疗法。去因疗法中对病毒感染多采用中药治疗。有人从初乳中提取分泌型 IgA 滴鼻,用量 $0.3\sim0.5mg/(kg\cdot d)$,分 $6\sim8$ 次,连续 $2\sim3$ 天,疗效较好。细菌性感染则用青霉素和其他抗生素。大多数急性上呼吸道感染为病毒感染,抗生素非但无效,还可引起机体菌群失调,必须避免滥用。当合并细菌感染时,如 β 溶血性链球菌 A 组引起的咽炎或扁桃体炎,青霉素有效,如 $2\sim3$ 天后无效,应考虑其他病原体感染。高热时可用退热药,如对乙酰氨基酚(扑热息痛)和布洛芬,根据病情可 $4\sim6$ 小时重复使用一次,1 天不超过 4 次。但避免用量过大,以免体温骤降、多汗,甚至虚脱。对轻症咳嗽的小儿,尤其是小婴儿,不宜用大量止咳的药品。

(二)局部治疗

如有鼻炎,为了使呼吸道通畅,保证休息,应在进食和睡前用小儿滴鼻药,$4\sim6$ 次/天,每次每鼻孔 2 滴。婴儿忌用油剂滴鼻,避免吸入下呼吸道而致类脂性肺炎。年长儿患咽喉炎或扁桃体炎时,可用淡盐水或复方硼酸溶液漱口。

(三)对并发症的治疗

对常见并发症的治疗,是处理急性上呼吸道感染的一个重要环节,必须根据轻重缓急而采取适当措施。

(四)一般护理

注意休息和护理,发热期宜给予患儿流食或软食,多饮水;吃奶婴儿应少量多次喂奶,以免导致吐泻等消化不良症状。室温宜恒定,保持一定湿度,有喉炎症状时更要注意。为了减轻咽痛及颈淋巴结疼痛,年长儿可用冷敷或热敷。鼻咽分泌物过多时,可取俯卧位。

第二节 急性呼吸窘迫综合征

急性呼吸窘迫综合征(ARDS)又名休克肺综合征,是在抢救或治疗的过程中发生以肺微循环障碍为主的急性呼吸窘迫和低氧血综合征。它是肺对不同情况下严重损伤时的非特异性反应,其特征是严重的进行性呼吸衰竭,尽管吸入高浓度氧仍不能纠正。近年来,虽由于对本征的早期诊断及呼气末正压呼吸器的应用,使预后有所改善,但病死率仍很高。儿科最常见的因素是婴幼儿肺炎、败血症、感染性休克、误吸和溺水。

一、病 因

(一)原发病因(35%)

引起 ARDS 的原发病或基础病很多,其发生常与一种或多种高危因素有关,如感染性或出血性休克、头部创伤和其他神经性肺水肿、烫伤、药物中毒、胰腺炎和大量输血等。

(二)环境因素(25%)

由于小儿抵抗力免疫力都比成人低,特别是患病后,正常成人所处的环境没有问题,但患儿可由于吸烟或吸入化学物质导致该症状的发生。

(三)疾病因素(18%)

很多时候患儿患有其他肺部疾病,导致该症状出现,如小儿吸入性肺炎、肺部感染、肺栓塞、肺挫伤和放射性肺炎等直接原因引起。

（四）其他因素（12％）

患儿自身免疫力低下，呼吸系统主要器官可能发育不够完善导致作用力量不足够，从而呼吸困难甚至呼吸窘迫。

上述原因的最终结果是肺毛细血管上皮通透性弥漫性增加，最终造成肺水肿，肺泡和小气道内充满水肿液、黏液、血液等，而致肺透明膜形成，引起明显的右到左的肺内分流，使肺变得僵硬。同时，由于肺泡表面活性物质的大量消耗和破坏，Ⅱ型肺泡上皮细胞增生，最终肺泡间隔增厚伴炎症和纤维增生。

二、临床表现

ARDS起病急，多见于严重外伤、休克、重症感染的患者突然出现呼吸增快，在24～48小时可出现严重呼吸窘迫，呼吸时常带鼻音或呻吟，有明显发绀及胸凹陷现象，但多无咳嗽和血沫痰，肺部体征极少，有时可闻支气管呼吸音及偶闻干湿啰音，晚期才有肺部实变体征，如叩浊、呼吸音减低及明显管状呼吸音，典型的临床经过可分为以下4期：

（一）急性损伤期

ARDS如系创伤诱发，急性损伤期的时间较为明确，如系氧中毒所引起则难以确定损伤的时间，此期并无肺或ARDS特征性体征。虽然某些患儿有通气过度、低碳酸血症和呼吸性碱中毒，但PaO_2仍正常，胸部听诊及X线检查正常，原发性损伤在肺部者例外。

（二）潜伏期

亦称表面稳定期，继上期之后持续6～48小时，此期患儿心、肺功能稳定，但通气过度持续存在，胸片可见细小网状浸润和肺间质性积液。通过连续观察，发现最终发展为ARDS患儿在此期的血细胞比容、动脉血氧分压、肺血管阻力和pH与不发生ARDS者有明显区别。因此，在此期患儿虽然表面稳定，但有可能发展成为ARDS，需提高警惕。

（三）急性呼吸衰竭期

突然气促、呼吸困难、刺激性咳嗽、咳出白色泡沫痰或血痰、心率增快、恐惧感伴有发绀、鼻翼翕动、三凹征，肺部有时可闻及哮鸣音，吸氧及增加通气量后，缺氧状态不见好转。

（四）严重生理障碍期

从急性呼吸衰竭期过渡至本期的界线不明显，如患儿出现ARDS不常见的高碳酸血症时，表明病情转重，但并非不可逆，严重ARDS的慢性肺部病变，需要为时数月的呼吸支持才能消失。但有一些低氧血症及高碳酸血症的患儿对通气治疗毫无反应，最终死于难治性呼吸衰竭合并代谢紊乱，因此，也称此期为终末期。

三、检查

血气分析早期可见进行性低氧血症和代谢性酸中毒，当病情逐渐发展，可发生二氧化碳潴留。早期PaO_2小于8.0kPa（60mmHg）及动脉血氧饱和度（SaO_2）降低，$PaCO_2$小于4.7kPa（35mmHg）。晚期PaO_2继续下降，$PaCO_2$可高于正常，计算肺泡动脉氧分压差（$A\text{-}aDO_2$）可急骤增加,主要反映肺内右到左分流增加。由于明显肺水肿和表面活性物质缺乏,肺变得僵硬,肺功能检查显示肺潮气量减少和肺活量明显下降,X线表现早、中期可无异常或呈轻度间质性改变,表现为肺纹理增多、边缘模糊、继之出现斑片状阴影;中晚期,斑片状阴影增多、呈磨玻璃样或见散在小片状肺泡性实变的阴影;晚期两肺普遍密度增高,可见两肺广泛不同程度的融合性实变,间质水肿加重,肺泡性水肿亦较前明显,支气管气相明显。

四、诊断要点

1.有引起 ARDS 的原发病

原发病包括肺部疾病(如肺炎、误吸、溺水)和肺外全身系统疾病(如创伤、脓毒症、休克、烧伤、胰腺炎和心肺复苏后等),严重急性呼吸综合征(SARS)、禽流感、手足口病及甲型 H1N1 流感危重症的严重阶段亦可引起 ARDS。

2.体征

临床体征包括气促、呼吸困难、刺激性咳嗽、心率增快、恐惧感伴有发绀、鼻翼翕动、三凹征,肺部有时可闻及哮鸣音,一般面罩吸氧时缺氧状态不能改善。

3.血气分析

应动态观察血气变化。

(1)早期为明显低氧血症、低碳酸血症、呼吸性碱中毒。

(2)晚期二氧化碳潴留,呈呼吸性酸中毒和代谢性混合性酸中毒。

(3)根据动脉和混合静脉血气值、吸入氧浓度(FiO_2)、和平均气道压计算各项参数,如氧合指数(PaO_2/FiO_2)、肺泡动脉氧分压差($A\text{-}aDO_2$)。

4.X 线检查

(1)早期仅有肺纹理增粗及斑点状浸润。

(2)继之出现融合成片状,实质浸润呈磨玻璃状、有肺大疱,肺不张,病灶间肺过度充气。

(3)晚期可见两肺密度增高实变,大片融合,心缘不清呈"白肺"样改变。

不同原发病的胸部 X 线片表现可不一致。新生儿、小婴儿需考虑拍摄 X 线片条件、呼吸气相不同和呼吸机条件的影响。

5.CT 检查

CT 检查有助于早期诊断。

在病变早期可见肺野密度增加,呈点状硬、不规则血管影。ARDS 时肺 CT 表现可分为未损伤肺、受损及萎缩肺、实变和坏死肺等。

五、鉴别诊断

在病程中应将其与心源性肺水肿相鉴别(表 2-2-1)。

表 2-2-1 急性呼吸窘迫综合征与心源性肺水肿的鉴别诊断

项目	急性呼吸窘迫综合征	心源性肺水肿
发病机制	肺实质细胞损害、肺毛细血管通透性增加	肺毛细血管静水压升高

项目	急性呼吸窘迫综合征	心源性肺水肿
起病	较缓	急
病史	感染、创伤、休克等	心血管疾病
痰的性质	非泡沫状稀血样痰	粉红色泡沫痰
痰内蛋白含量	高	低
痰中蛋白/血浆蛋白	>0.7	<0.5
体位	能平卧	端坐呼吸
胸部听诊	早期可无啰音,后期湿啰音广泛分布	双肺底可闻及湿啰音
肺动脉嵌顿压	<18mmHg	>18mmHg
心脏大小	正常	常增大
血液分布	正常或对称分布	逆向分布
叶间裂	少见	多见
支气管血管袖	少见	多见
胸膜渗出	少见	多见
水肿液分布	斑片状,周边区多见	肺门周围多见
支气管气像	多见	少见
强心利尿治疗	无效	有效
提高吸入氧浓度	难以纠正低氧	低氧血症改善
机械通气要点	PEEP 的好处在于肺泡复张改善氧合	适当的 PEEP/CPAP 减少回心血量
机械通气适应证	重要脏器组织顽固的氧合不足	心电不稳、AMI、严重心律失常

PEEP.呼气末正压;CPAP.持续气道正压;AMI.急性心肌梗死

六、辅助检查

1.评估感染情况与寻找病因

(1)血常规+CRP+PCT:应进行血常规检查,至少每 3 天 1 次,ARDS 早期,由于中性粒细胞在肺内扣押,白细胞常一过性下降,最低可 $<1\times10^9/L$,杆状核粒细胞 >10%。若白细胞计数 $>20\times10^9/L$,应每天查 1 次。

(2)痰培养寻找可能的病原。

(3)血培养寻找可能的病原。

(4)血呼吸道病原体及痰呼吸道病原体检测,月龄者,须行衣原体、解脲支原体检测。

2.影像学检查

(1)X 线胸片:机械通气时至少每 3 天 1 次,病情变化时及时摄胸片,有气漏时应至少每天 1 次。

(2)胸部 CT:有转运呼吸机条件时应及时行胸部 CT 检查。

(3)超声心动图：注意观察有无肺动脉高压。

(4)心电图：及时发现心律失常及急性心肌梗死等情况。

3.其他常规检验

(1)血型＋交叉配血、传染病四项。

(2)生化（含肝肾功能、心肌酶、血脂、血糖、血清蛋白、电解质）。

(3)凝血五项。

(4)免疫学检测体液免疫、细胞免疫。

4.血气分析

反复检查动脉血气，对上机患儿，每天小得少于 1 次，以动态比较。

七、治疗

（一）综合性治疗和药物治疗

1.积极治疗原发病和避免医源性高危因素

积极控制原发病和遏制其诱导的全身失控性炎症反应是治疗的关键。严重感染是引起 ARDS 首位高危因素，也是影响 ARDS 的首要原因。因此，应积极控制感染，抢救休克，尽量少用库存血，及时地进行骨折复位和固定等措施也很重要。

2.液体管理

ARDS 患儿在最初 3 天的液体量呈负平衡，可显著降低患儿的病死率。美国心肺和血管研究院公布了 ARDS 协作网"水分与导管治疗项目"（FACTT）结果，限制性液体管理策略使呼吸机脱机天数缩短，肺生理学指标得到相应的改善，ICU 外的治疗天数延长，并且使 60 天内的死亡率下降，这些数据表明限制性液体管理策略对于 ARDS 患儿的预后效果更好。应用利尿剂减轻肺水肿能改善氧合、减轻肺损伤、缩短 ICU 住院时间。但是，应用利尿剂减轻肺水肿可能会导致有效循环血量下降和器官灌注不足。因此，在维持循环稳定和保证组织器官灌注前提下，以最低有效血容量来维持循环功能，实施限制性液体管理（利尿和限制补液），保持体液负平衡，一般按生理需要量的 70% 给予。必要时可放置 Swan-Ganz 漂浮导管，动态监测肺动脉楔压（PAWP），保持 PAWP 在 $14\sim16cmH_2O$。若无测定 PAWP 条件，应仔细观察患儿尿量、血压，随时调整输入液体量，避免输液过多过快。值得注意的是，尽管在 FACTT 研究中表明，限制性液体管理策略有较好的预后，但休克的患儿是否如此，尚待进一步研究；对于脓毒症的早期治疗不宜限制液体量，进行早期有目标性的治疗（大量液体复苏）可以改善预后；由于没有将需要透析治疗的患儿考虑在 FACTT 的研究之中，关于这类患儿还没有明确的液体管理策略可供参考。

采用晶体液还是胶体液进行液体复苏存在争论。低蛋白血症是严重感染发生 ARDS 的独立危险因素，可导致 ARDS 病情恶化，机械通气时间延长，病死率增加。尽管白蛋白联合呋塞米治疗未能明显降低伴低蛋白血症 ARDS 患儿的病死率，但与单纯应用呋塞米相比，氧合明显改善、休克时间缩短。对于有低蛋白血症的患儿，在补充白蛋白等胶体液时联合应用呋塞米，有助于实现液体负平衡。

3.营养支持

应尽早给予营养支持,首选肠内营养,强调个体化治疗和采用持续泵入。在 ARDS 早期,应采用允许性低热卡的能量供给原则,避免过度喂养。适当降低糖类比例,降低呼吸商。采取充分措施,避免反流和误吸。

Puntes-Arruda 等 Meta 分析显示,给予含有高浓度的二十碳五烯酸、γ-亚油酸和 ω-3 脂肪酸的肠内营养能增加氧合、减少 ICU 停留时间和降低 28 天死亡率。在标准营养配方基础上,添加鱼油、亚麻酸与抗氧化剂可能为 ALI 患儿更理想的选择。

4.糖皮质激素

作用于 ARDS 的多个发病环节,糖皮质激素很早就已经用于 ARDS 的治疗。但是,糖皮质激素给药的时机和剂量备受争议。

Peter 等使用多层贝叶斯模型方法对 1996—2007 年所有随机对照试验进行 Meta 分析,结果显示糖皮质激素在预防 ARDS 方面并没有明显优势,高危患儿使用糖皮质激素反而易使患儿发展为 ARDS,并增加死亡率,不建议常规使用糖皮质激素防治 ARDS。Kim 等对来自韩国 2009 年 245 名 H1N1 流感患儿进行研究,糖皮质激素治疗组 30 天的病死率高于非激素治疗组,有学者认为对于 H1N1 流感病毒感染而导致的 ARDS 患儿不建议早期给予糖皮质激素治疗,可能与糖皮质激素可延长病毒的复制有关。然而,对于其他因素导致的 ARDS,早期给予糖皮质激素可能改善预后,Seam 等对美国 4 家三级医院 ICU 共 79 名患儿实施 2：1 随机对照试验,结果显示早期给予甲基泼尼松龙持续性治疗可通过明显降低重要炎症和凝血指标改善临床症状和预后,但需要进一步大规模随机对照试验进行证实。

既往应用糖皮质激素治疗 ARDS 的研究中,所采用的甲泼尼龙剂量不一。Tang 等对 1967—2007 年所有使用低剂量甲泼尼龙治疗 ARDS 的研究进行 Meta 分析,结果显示低剂量持续使用糖皮质激素治疗 ARDS 有利于改善患儿的预后(包括死亡率),并且未见糖皮质激素相关不良反应增加。Lamontagne 等进行应用糖皮质激素高、低剂量组之间预后的比较,发现对 ARDS 及重症肺炎使用低剂量糖皮质激素持续治疗可降低病死率,改善预后。

5.粒细胞-巨噬细胞集落刺激因子(GM-CSF)

GM-CSF 维持肺稳态的重要成分,也是肺泡上皮细胞生长因子、肺泡细胞修复来源物质。目前对 GM-CSF 的研究结果存在争议,需要更大样本量研究其在 ARDS 中的疗效和安全性。

6.输血

在临床稳定、有充分氧输送证据(除外发绀型心脏病、出血、严重低氧血症)的患儿,建议将血红蛋白浓度 70g/L 作为 ARDS 患儿红细胞输注的临界值。

7.血液净化

在高容量血液滤过的情况下,连续性血液净化可清除 1 万～30 万的中分子量细胞因子,通过吸附机制清除 IL-6 等细胞因子,减少肺血管外的肺水含量,维持内环境稳定和机体容量调节,改善氧合。但是,血液净化确切疗效尚待进一步研究。

8.干细胞治疗

儿科报道较少。大部分成果为病例报道或动物实验,证据可信度不高。

9.其他

研究表明,β₂ 受体激动剂并不能降低 ARDS 死亡率。因此,不推荐使用 β₂ 受体激动剂。前列腺素 E_1、酮康唑、己酮可可碱、内毒素和细胞因子单克隆抗体、重组人活化蛋白 C 等药物的作用不确定,需要进一步研究明确。

(二)呼吸支持治疗

呼吸支持治疗是纠正或改善顽固性低氧血症的关键手段,可以防止肺泡塌陷、减轻肺水肿、改善肺泡氧合和防止呼吸肌疲劳。

1.氧疗

是纠正 ARDS 低氧血症的基本手段,使 PaO_2 达到 $60\sim80mmHg$。根据低氧血症改善的程度和治疗反应调整氧疗方式。首先使用鼻导管,当需要较高的吸氧浓度时,可采用面罩或头罩吸氧。但是,氧疗常常难以奏效。

2.无创支持通气

在 ARDS 高危患儿中,早期无创正压通气可以改善气体交换、降低呼吸功,避免潜在的有创通气并发症。对于免疫功能低下的 ARDS 患儿,早期可以首先试用无创支持通气。但是,指南不推荐有严重疾病的 ARDS 患儿进行无创支持通气。

接受无创支持通气患儿若临床症状无明显改善或有恶化的表现,包括呼吸频率增加、呼吸功增加、气体交换障碍和意识水平改变,则需要气管插管和有创机械通气。ARDS 患儿接受无创通气时,应该使用口鼻或全面罩,实现最有效的人机同步,应该密切监测潜在的并发症,如皮肤破裂、胃腹胀满、气压伤及结膜炎等。接受无创正压通气时,强烈推荐进行加温、加湿。

3.常规机械通气

(1)时机选择:ARDS 患儿经高浓度吸氧($>50\%$)不能改善低氧血症($PaO_2<60mmHg$)时,应气管插管。早期机械通气能更有效地改善低氧血症、降低呼吸功、缓解呼吸窘迫、改善全身缺氧和防止肺外器官损害。

(2)体位:气管插管可导致声门关闭功能丧失、胃内容物反流并误吸到下呼吸道。因此,平卧位机械通气容易出现呼吸机相关性肺炎(VAP),而半卧位则显著降低 VAP 的发生率。如果没有脊髓损伤等体位改变的禁忌证,ARDS 患儿应采用 $30°\sim45°$ 角半卧位。

(3)通气模式:压力限制型通气模式易与患者的自主呼吸同步,可减少或避免应用镇静剂和肌松剂;提供的气流为递减波型,有利于气体的交换和增加氧合;压力波形近似方形,产生同样潮气量所需压力明显要比容量限制型通气模式低;ARDS 肺部病变多为不均匀分布,若有一持续压力平台,可率先使一些顺应性好的肺泡得到充气,随着压力的持续及时间的推移,另一些顺应性稍差的肺泡亦得到充气而不致压力过高,从而避免了机械通气相关性肺损伤(VALI)。

在压力限制型通气模式的常用通气模式,如压力辅助通气(PAV)、压力控制通气(PCV)、压力支持通气(PSV)和压力控制-同步间歇指令通气(PC-SIMV)中,在 ARDS 的早期阶段,选用 PCV,因为 PCV 可比 PAV、PSV 和 PC-SIMV 提供更多的通气辅助功,从而减少患儿自主呼吸功和氧耗量。在撤机时,可改用 PC-SIMV 或 PSV,以锻炼患儿的呼吸肌力量。

采用保留部分自主呼吸的通气模式是 ARDS 呼吸支持的趋势。部分通气支持模式可部分减少对机械通气的依赖,降低气道峰值压,通过提高心排血量而增加全身氧的输送,改善通气/血流值,保留患儿主动运动能力和呼吸道清洁排痰能力,减少对血流动力学和胃肠运动的干扰。一项前瞻性对照研究显示,与控制通气相比,保留自主呼吸的患儿镇静剂使用量、机械通气时间和 ICU 住院时间均明显减少。因此,在循环功能稳定、人机协调性较好的情况下,ARDS 患儿机械通气时有必要保留自主呼吸。常用的自主呼吸模式:

①PSV:需要自主呼吸触发,触发后每次吸气时呼吸机给予一定支持压力,呼吸频率完全决定于患儿,潮气量大小决定于压力大小和患儿呼吸力量。该模式除有定压型模式的优点外,尚有比较完善的自主呼吸特点,需患儿有较好的自主呼吸触发能力。PSV 非常符合 ARDS 患儿具有较强的自主呼吸、较大的吸气流速、较快的呼吸频率和较大通气量的特点。早期研究提示,ARDS 患儿应尽早使用 PSV+PEEP 治疗,以减轻呼吸肌营养不良和缩短呼吸机时间。近年来,PSV 改善 ARDS 观点受到挑战。随着 PSV 支持水平增加,潮气量明显增加,吸-呼气转换时间明显延迟,触发延迟时间显著延长,人机难以同步。神经调节辅助通气(NAVA)是应用实时监测膈肌电活动信号实施机械通气的新技术,通过膈肌电活动信号触发吸气和呼气切换,根据膈肌电活动信号的幅度决定通气支持水平。有研究提示,与 PSV 相比,NAVA 通气支持时间、通气支持水平与自身呼吸形式更加匹配,应用 NAVA 更能改善 ARDS 患儿人机同步性。

②反比通气(IRV):当吸气时间超过 1/2 呼吸周期,称为 IRV。IRV 可使气道平均压增高,肺内分流减少,而伴以较低的 PEEP 和 PIP 水平。因为呼气时间缩短,产生内源性 PEEP,可增加功能残气量。但是,IRV 与自主呼吸不协调,且可能对血流动力学产生影响,并不能降低死亡率,主要用于正比通气无效的患儿。

③双相气道正压(BiPAP):让患儿的自主呼吸交替地在两种不同的气道正压水平上进行,以两个压力水平间转换引起呼吸容量的改变而达到机械通气辅助的作用,其实质是自主呼吸+双水平的持续气道正压。BiPAP 可满足从指令到间歇指令和自主呼吸的不同需要,不仅允许自主呼吸间断出现,也允许在两个压力水平上持续存在,克服传统机械通气自主呼吸和控制通气不能并存的特点,改善人机对抗。研究表明,肺复张手法联合 BiPAP 比单纯小潮气量容量控制/辅助通气更具有迅速改善氧合、肺顺应性明显增加、缩短带机时间、稳定血流动力学及减少镇静药物的使用等优点。

(4)镇静、镇痛和肌松:机械通气需要考虑用镇静、镇痛剂,以缓解焦虑、躁动、疼痛,减少过度的氧耗。镇静方案包括镇静目标和评估镇静效果的标准。根据镇静目标来调整镇静剂的剂量,常用 Ramsay 评分来评估镇静深度、制订镇静计划。以 Ramsay 评分 3～4 分作为镇静目标。每天均需中断或减少镇静药物剂量直至患儿清醒,以判断患儿的镇静程度和意识状态。

恰当的肌松剂应用能增加胸壁顺应性,促进人机同步,减少机体氧耗和呼吸功,甚至可能会降低 VALI。不合理应用肌松剂会导致痰液引流障碍、肺不张、通气/血流值失衡和 ICU 获得性衰弱等严重并发症,延长机械通气时间和住院时间。机械通气的 ARDS 患儿应尽量避免使用肌松剂。如确有必要使用肌松剂,应监测肌松水平,以预防膈肌功能不全。

(5)肺保护性通气策略(限制潮气量和平台压):自 1972 年以来,应用大潮气量(10～15mL/kg)一直是 ARDS 正压通气的标准用法。20 世纪 90 年代,VALI 受到重视,并提出保护性机械通气策略。其中,小潮气量通气是最为接受的一种模式。研究显示,肺保护性通气措施可明显减少 VALI。大潮气量通气可引起肺泡过度扩张和呼气时肺泡萎陷,反复的潮气性肺泡过度牵拉可诱发病理改变与 ARDS 相似的弥散性肺泡损伤。损伤的肺可诱导释放炎性细胞因子进入循环,引起多器官功能衰竭。2000 年,美国 ARDS 协作网进行的大样本多中心随机对照试验显示,小潮气量(6mL/kg 理想体重)的病死率(31%)比常规通气组(12mL/kg 理想体重)的病死率(39.8%)低 9%,28 天内平均上机天数明显减少。小潮气量通气还能降低炎性介质和细胞因子水平,对 ALI 患儿具有良好的抗炎和屏障保护作用。Meta 分析显示,小潮气量通气可显著降低气胸发生率和病死率。

气道平台压是指吸气平台时的气道压力。气道峰压包括用于扩张肺泡的压力(约等于平台压)和用于扩张气道的压力。因此,肺泡压以平台压而不是气道峰压表示更为准确,平台压能更直接地反映 VALI 的危险程度,高平台压不仅可引起气压伤,也可引起类似 ARDS 的弥散性肺损伤。Terragni 等研究发现,大约 1/3 的严重 ARDS 患儿,尽管用 6mL/kg 理想体重的潮气量进行通气,根据胸部 CT 扫描,仍有肺泡过度扩张的证据;对于使用 6mL/kg 潮气量,气道平台压仍在 $28\sim30cmH_2O$ 以上的患儿,逐步减小潮气量至 4mL/kg,以控制气道平台压在 $25\sim28cmH_2O$,72 小时后肺泡灌洗液中 IL-1b、IL-6、IL-8 及 IL-Ra 等炎症因子的表达均显著下降。对于重症 ARDS 患儿即使设定 6mL/kg 的潮气量,若平台压仍在 $28\sim30cmH_2O$ 以上,仍有可能导致 VALI,需要结合平台压进一步降低潮气量。

由于不同 ARDS 患儿的正常通气肺组织容积差异较大,可能出现同一潮气量通气时不同 ARDS 肺组织所受应力水平存在显著差异。因此,ARDS 患儿潮气量的选择除了应强调个体化,还应综合考虑患儿病变程度、平台压水平、胸壁顺应性和自主呼吸强度等因素的影响,如对于胸壁顺应性显著降低的患儿(如严重肥胖、腹腔高压),常因胸腔内压力异常增加导致大量肺泡塌陷,为增加跨肺泡压复张塌陷肺泡,此时平台压水平有可能会超过 $30cmH_2O$。对于重度 ARDS 患儿,过强的自主吸气会显著增大跨肺泡压和增加肺泡过度牵张的风险,此时应适当降低平台压水平或抑制自主呼吸强度。

对于任何机械通气的患儿,在控制通气模式下,应该根据肺的病理状态和呼吸系统顺应性设置潮气量。以患儿的年龄或者体重为依据(5~8mL/预计千克体重),控制潮气量在患儿生理潮气量范围之内或以下。呼吸系统顺应性差的患儿,潮气量应为预测每千克体重 3~6mL。对于肺顺应性保持较好的患儿,潮气量应更接近生理范围(5~8mL/预测千克体重)。在没有跨肺压数值的情况下,吸气平台压力不超过 $28cmH_2O$。胸壁弹性增加(即胸壁顺应性减小)的患儿可以允许吸气平台压稍高($29\sim32cmH_2O$)。

(6)允许性高碳酸血症(PHC):在保证 ARDS 患儿氧合的同时,允许 $PaCO_2$ 在一定范围内缓慢升高,即允许性高碳酸血症。应用小潮气量通气难免发生高碳酸血症和呼吸性酸中毒。PHC 是肺保护性通气策略的结果,并非 ARDS 的治疗目标。目前采用 PHC 策略的安全性还有争议。大多数研究提示,实施 PHC 策略是安全的。但在缺血性心脏病、左心衰竭或右心衰竭、肺动脉高压和颅脑损伤时应禁用。目前尚无理想的 $PaCO_2$ 上限值,一般主张保持 pH>7.2,$PaCO_2$ 不超过 9.33kPa(70mmHg)。对于非常严重的二氧化碳潴留患儿(经积极处理后 pH 仍低于 7.2),不推荐常规补充碳酸氢盐。有条件单位此时可考虑联合应用 ECMO、体外二氧化碳清除技术。

（7）确定最佳 PEEP：ARDS 肺泡塌陷不但可导致顽固性低氧血症，且部分可复张的肺泡周期性塌陷开放而产生的剪切力会导致或加重 VALI。PEEP 在具有肺复张效应的同时，也具有肺泡过度膨胀的双刃剑效应。肺复张与高 PEEP 联合使用有可能使原来正常通气的肺泡过度膨胀，导致 VALI 和加重 ARDS。ARDS 应采用防止肺泡塌陷的最佳 PEEP。

在过去 10 余年，已有 3 个随机对照试验研究评价两种不同 PEEP 法对 ARDS 患儿病死率的影响，在应用小潮气量通气的基础上积极加用高 PEEP 可明显改善 ARDS 患儿的氧合，但是不能降低 ARDS 的死亡率和 VALI 的发生率。Meta 分析显示，高 PEEP 加小潮气量通气不能改善成人 ARDS 的病死率。虽然高 PEEP 与低 PEEP 法的随机对照试验未能证明降低 ARDS 的病死率。然而，从总体上看，最佳 PEEP 的选择应强调个体化设置。高 PEEP 对于重度 ARDS 患儿是有好处的。对于轻度 ARDS（或急性肺损伤）患儿，应慎重使用高 PEEP。

设置最佳 PEEP 的方法有很多，包括 FiO_2/PEEP 递增法、低位转折点法、最大顺应性法、肺牵张指数法、胸部 CT 导向的 PEEP 递减法和最佳氧合法。Amato 和 Villar 研究显示，在小潮气量通气的同时，以静态压力-容积（P-V）曲线低位转折点压力＋$2cmH_2O$ 来确定 PEEP 能遏制肺部炎症介质的释放，降低 ARDS 的死亡率。Villar 多中心随机对照试验显示，用 FiO_2/PEEP 递增法治疗 ARDS 的住院死亡率为 55.5％，而低位转折点设置 PEEP 治疗 ARDS 的住院死亡率明显降低为 34％。若有条件，应根据静态 P-V 曲线低位转折点压力＋$2cmH_2O$ 来确定最佳 PEEP。

通过缓慢增减 PEEP 达到肺复张目的，同时严密监测氧合水平和血流动力学改变；而对于 PEEP 的调节，重度 ARDS 患儿使用中等水平的 PEEP（$10\sim15cmH_2O$）并缓慢增加直至出现可被观察到的氧合水平和血流动力学反应；当 PEEP 水平高于 $15cmH_2O$ 时，平台压需要一定限制。一般情况下，PEEP 初调时，可用 $3\sim5cmH_2O$，FiO_2 维持在 30％～50％；若氧合不佳，可参考 FiO_2 逐步上调 PEEP，每次可调 $2cmH_2O$，儿童 PEEP 一般用 $10\sim15cmH_2O$ 已经足够，最高根据年龄可调至 $16\sim20cmH_2O$。

（8）肺复张：是在设定潮气量的基础上，在短暂时间内（一般是 30～120 秒）以较高的 CPAP 或 PEEP，一般是 $30\sim45cmH_2O$，使萎陷的肺泡尽可能复张，促使塌陷肺泡复张、增加肺容积、改善氧合。肺复张是肺保护性通气策略的重要手段。

常用的肺复张手法包括控制性肺膨胀、PEEP 递增法及压力控制法。尽管研究显示肺复张联合高 PEEP 保持肺泡开放可持续改善患儿的氧合状况，儿童患儿应用肺复张手法（采用恒压通气、吸气压 $30\sim40cmH_2O$，持续时间为 15～20 秒）后 6 小时，FiO_2 可降低 6.1％。但是，ARDS 协作网经 550 例的临床验证，认为肺复张手法可短暂改善氧合而不能降低病死率，可增加气胸发生率肺复张的效果与 ARDS 的病因、肺损伤的严重程度、ARDS 病程、实施肺复张的压力和时间、患儿的体位及肺的可复张性等因素有关。肺复张治疗 ARDS 是否安全也无定论。Fan 等发现肺复张手法还可引起 8％～12％患儿出现短暂而显著的低血压及低氧血症，实施过程中需要密切关注正常通气肺泡是否出现过度膨胀甚至发生气压伤。

指南不推荐常规应用肺复张，仅用于威胁生命的难治性低氧血症，建议对中重度 ARDS

患儿实施肺复张,不建议对 ARDS 患儿进行持续肺复张,对血流动力学不稳定和有气压伤高危风险患儿实施肺复张应慎重。

(9)FiO_2:对于不同病情的 ARDS 患儿,氧合目标的设定应根据患儿是否存在组织缺氧的危险因素(如血红蛋白下降、血容量不足和心排血量降低)进行适当调整 FiO_2 水平并维持 SpO_2 为 88%~95% 和 PaO_2 为 55~80mmHg。一旦氧合改善,应及时降低 FiO_2。对于严重的低氧血症,为达到该目标可能需进行高浓度吸氧,甚至需要 100% 吸氧。尽管可能出现氧中毒,但是没有研究证实,单独高浓度吸氧会加重 ARDS 肺损伤。如果不及时纠正严重的低氧血症,则会危及患儿的生命安全。

(10)俯卧位通气:通过减少肺组织压缩,促进肺内液体移动,改善通气/血流值,明显增加氧合。PALISI 研究显示,俯卧位通气可显著改善急性肺损伤儿童的氧合,但是对脱离呼吸机天数、死亡率、肺损伤恢复时间、无肺外器官衰竭天数和认知功能损害等无显著改善。最近研究显示,俯卧位通气优于仰卧位通气,可以降低严重 ARDS 患儿的死亡率。Rival 等研究发现,俯卧位通气联合肺复张可显著改善氧合。

俯卧位通气主要用于治疗早期重度 ARDS($PaO_2/FiO_2 < 100mmHg$),尤其对于 PEEP 水平 $>10cmH_2O$ 患儿。如果无严重低血压和室性心律失常等禁忌证,可考虑俯卧位通气作为短期的抢救措施。需要注意预防婴儿猝死综合征、气道阻塞、低血压、呕吐和意外拔管。

(11)撤离机械通气:不同病种导致的呼吸衰竭儿童中,拔管失败率为 2%~20%,最常合并上气道水肿。对于儿科患儿(包括新生儿),预防使用糖皮质激素既能减少拔管后喘鸣的发生,又可减少再插管的次数。只要患儿一般情况好,神志清醒,有较强的咳痰能力,PEEP 降至 $5cmH_2O$ 以下,FiO_2 降至 40% 以下,$PaO_2>60$~70mmHg,即可停机。一旦达到撤机指征,应立即撤机,无须感染完全控制或病变完全恢复正常。避免加用经面罩机械通气"康复"或"过渡"或进行所谓的"序贯通气"。

4.HFOV

是一种完全不同于传统机械通气的呼吸支持方式,气道内气体在设定的平均气道压力水平上进行高频振荡,从而产生小于解剖无效腔的潮气量(1~4mL/kg)和高通气频率(3~15Hz,即 180~900 次/分)。HFOV 通过较高的平均气道压持续维持肺泡开放,改善氧合。因其潮气量很小,能避免肺泡过度牵张,减少 VALI 发生。

Meta 分析显示,HFOV 虽可改善氧合,但不能改善患儿病死率。在低氧性呼吸衰竭患儿的呼吸道平台压超过 $28cmH_2O$ 而又没有胸壁弹性下降证据的情况下,HFOV 可作为一种替代的通气模式,且应被考虑在中重度急性呼吸窘迫综合征(PARDS)患儿中使用。

在 HFOV 时,可调节的参数有 FiO_2、平均气道压力(MAP)、振幅及呼吸频率(1Hz=60 次/分)。参数调整需要根据患儿实际情况、胸部 X 线片和血气结果来进行。HFOV 参数初设时,应用稍高于常频通气时的 MAP(2~$3cmH_2O$),以达到合适的肺容量(功能残气量),保持肺泡扩张和良好的氧合。若氧合不满意,可每次 1~$2cmH_2O$ 的幅度提高 MAP。FiO_2 可先设置为 100%,后根据患儿的血氧饱和度调整。振幅可先置于 30~$35cmH_2O$,以可触及良好的胸廓抬举为准,根据患儿的二氧化碳潴留情况再调整。呼吸频率初设需按不同的年龄段设置(婴儿为 $10\sim15Hz$,儿童为 $6\sim10Hz$,成人为 $4\sim7Hz$),每次调整不超过 $0.5\sim1.0Hz$;吸/呼值通常为 0.33。每次调整好参数后,应及时复查血气,定期复查胸片。

当病情稳定好转后,使用 HFOV 的患儿很少直接撤机,通常转为常规机械通气。转为常规机械通气时,应考虑患儿原发病的治疗情况及氧合、通气状况。当原发病好转,FiO_2 降至 60% 以下,MAP 降至 $10\sim20cmH_2O$,若能维持正常氧合,无二氧化碳潴留,可转为常频通气。

HFOV 的危险主要有肺泡过度膨胀、气漏。尽管气胸是应用 HFOV 的适应证,但是有报道 HFOV 气压伤总体发病率与常频通气相近或更高。在使用 HFV 时,气道湿化不充分、MAP 过高、感染或气管供血减少,则可能出现呼吸道黏膜缺血坏死,导致坏死性气管支气管炎;使用较高的 MAP 可能会导致静脉回流减少而出现低血压,对于接受 HFOV 的患儿需加强对循环系统的监测。HFOV 可增加脑室内出血和脑室周围白质软化的机会,增加颅内出血的危险。HFOV 治疗早期过度通气会造成低二氧化碳血症,使脑血流减少,造成缺血性脑损伤,还存在继发呼吸机相关性肺炎、高浓度氧所致氧中毒的风险。

5.ECMO

是重症 ARDS 的救援措施。目前静脉-静脉 ECMO 是较理想的选择,对新生儿、儿童的治疗效果优于成人。体外生命支持组织报道共 44824 例用 ECMO 治疗患儿,接受 ECMO 的 ARDS 儿童存活率为 54%。英国的常规通气支持与 ECMO 治疗成人重型呼吸衰竭的多中心研究显示,ARDS 早期接受 ECMO 治疗 6 个月生存率 63%,而传统机械通气组 6 个月存活率仅 47%,对于严重 ARDS 接受高浓度氧吸入或较高压力支持治疗超过 7 天的患儿,ECMO 的疗效明显下降。HIN1 大流行性期间,多个研究显示,采用 ECMO 治疗的成人和儿童严重 ARDS 存活率都在 70% 以上,ECMO 能够降低严重 ARDS 患儿住院死亡率,改善远期预后。然而,对现有的 9 篇(包括 3 篇随机对照研究)文献的 Meta 分析表明,ECMO 不能改善成人 ARDS 的预后。重度 ARDS 患儿如果呼吸衰竭被考虑是可逆的或适合进行肺移植的,应该考虑接受 ECMO;对可能从中获益的患儿不应作太多限制,但若其生存分析结果有限的话,则不建议使用。

6.体外二氧化碳清除技术(ECCO_2R)

能有效清除二氧化碳。目前临床上可选择无泵型体外肺辅助技术(PECLA)或低流速泵驱动静脉二氧化碳清除系统。

与单独使用小潮气量通气或高频通气相比,$ECCO_2R$ 能减少肺损伤和显著改善 ARDS 预后。Terragni 等以 pH 作为启动指征,当 ARDS 患儿平台气道压在 $28\sim30cmH_2O$ 时,按每千克体重 1mL 降低潮气量直到平台气道压在 $25\sim28cmH_2O$,同时为保证清除二氧化碳和缓冲 pH,可以增加呼吸频率直到 40 次/分及每小时 20mmol 输注碳酸氢钠,如经过上述治疗后,pH 仍小于 7.25,立即启动 $ECCO_2R$。

7.非机械通气辅助治疗

(1)肺泡表面活性物质:ARDS 患儿多伴有肺泡表面活性物质减少或功能缺失,易引起肺泡塌陷。1980 年日本 Fuji-wara 等首次用牛肺泡表面活性物质治疗 10 例新生儿呼吸窘迫综合征患儿获得成功。肺泡表面活性物质能增强肺顺应性、减少呼吸功,维持肺泡稳定性,促进肺水清除,降低前脉细血管张力,对肺泡上皮细胞有保护作用。Willson 等对 153 例 $1\sim21$ 岁的 ARDS 患儿采用 2 次经气管滴入 $80mL/m^2$ 小牛肺泡表面活性物质,显示小牛肺泡表面活性物质可显著增加氧合和降低病死率。但是,Meng 等 Meta 分析纳入 9 个临床试验共 2575 例 ARDS 患儿,给予外源性肺泡表面活性物质仅能改善给药后 24 小时内的氧合,并不能改善患儿死亡率,而且氧合超过给药后 120 小时,会有较高的不良反应发生率。此外,也尚未解决肺泡表面活性物质最佳用药剂量、给药时间和间隔等问题。2015 新指南推荐,外源性肺泡表面活性物质不能作为常规治疗。

(2)NO 吸入:是内源性血管扩张剂。吸入一氧化氮可选择性扩张肺血管,显著降低肺动脉压,减少肺内分流,改善通气/血流值失调,同时具有抗炎的特性。Afshari 等 Meta 分析 14 个随机对照研究,共纳入 1303 例 ARDS 患儿,结果显示吸入一氧化氮仅能一过性提高开始 24 小时氧合,不能降低死亡率、机械通气时间和住院时间,反而可能增加肾功能不全风险。吸入一氧化氮不作为儿童 ARDS 的常规治疗,可用于被证实有肺动脉高压或严重右心室功能不全的患儿和作为重度患儿的抢救措施或转换体外生命支持的桥梁。

第三节　急性支气管炎

急性支气管炎是主要由病毒等多种病原体及环境刺激物等非生物因素所致的支气管黏膜的急性炎症。气管常同时受累,也称为急性气管支气管炎。常伴随在病毒性上呼吸道感染之后,冬季高发,婴幼儿多见,也是急性传染病的表现之一。由于气道黏膜受损或气道超敏反应,其主要症状咳嗽可长至 1～3 周。

一、病因

病毒感染是其主要致病因素,常见病毒有流感病毒、副流感病毒、腺病毒、呼吸道合胞病毒及鼻病毒等。本病病原体还有肺炎支原体、肺炎衣原体和百日咳杆菌等。在病毒感染的基础上,可继发细菌感染,如肺炎链球菌、A 族 β 溶血性链球菌、金黄色葡萄球菌、流感嗜血杆菌和沙门菌等。除新生儿及机械通气患儿外,免疫功能正常的儿童极少有单纯的细菌性支气管炎。免疫功能低下、特应性体质,如营养不良、佝偻病、过敏反应、慢性鼻炎、咽炎是本病的诱因。

致病因素可使气管支气管黏膜充血、水肿和分泌物增加,黏膜下层有中性粒细胞、淋巴细胞等浸润。严重者纤毛上皮细胞损伤脱落,黏膜纤毛功能降低。而受损的气道上皮对外来刺激易产生超敏反应,出现咳嗽,并且持续长达 1～3 周。机体炎症消退后,气管支气管黏膜结构和功能大多恢复正常。

二、临床表现

通常首先表现为非特异性的上呼吸道感染症状,如鼻咽炎,出现流涕、鼻塞、咽痛,乏力等,多无热或低热,流感病毒感染体温较高。3～4 天后,鼻咽部症状减轻,开始有频繁的刺激性干咳,咳嗽可为持续性或阵发性,遇冷空气、刺激性气味如烟草烟雾等刺激加剧。在较大儿童,剧烈咳嗽可导致胸痛。以后可有痰,痰液逐渐由稀薄变粘稠,呈脓性痰,这不一定是细菌感染的征象,可能为白细胞迁移引起炎症所致。

体格检查:早期可有咽部充血、结膜充血等,肺部听诊正常。病程进展、咳嗽加剧后,肺部听诊可有呼吸音粗糙,闻及干、湿啰音,也可有散在的哮鸣音。在肺的同一部位湿啰音常随咳嗽、体位变动等消失,肺部不固定的湿啰音是急性支气管炎的特征性表现。

某些急性传染病如麻疹、伤寒、白喉、猩红热,也包括流行性感冒和百日咳的发病累及气管支气管,出现上述临床表现。

三、辅助检查

胸部 X 线检查:双肺纹理增多、增粗或无异常。

四、诊断及鉴别诊断

(一)诊断

胸部啰音或粗或细,大多是中等湿啰音,主要散在下胸部,咳出分泌物后,啰音可暂时减少,偶因支气管内积痰太多,呼吸音可减低,但咳出痰液后,呼吸音即恢复正常。重症支气管炎与肺炎早期难以鉴别,如听到较深啰音或捻发音,咳嗽后啰音无明显减少时,应考虑肺炎做胸部 X 线检查以确诊。

(二)鉴别诊断

1.上呼吸道感染

上呼吸道感染临床表现为发热、鼻塞、流涕、喷嚏、咳嗽;乏力、食欲缺乏、呕吐、腹泻,儿童可诉头痛、腹痛、咽部不适,咽部充血,有时扁桃体充血、肿大,颈淋巴结可肿大并压痛,肺部听诊多正常。

2.支气管异物

当有呼吸道阻塞伴感染时,其呼吸道症状与急性气管炎相似,应注意询问患者有无呼吸道异物吸入史。经治疗后,疗效不好,迁延不愈,反复发作,胸部 X 线检查表现有肺不张、肺气肿等梗阻现象。

3.肺门支气管淋巴结核

根据结核接触史、结核菌素试验及胸部 X 线检查可鉴别。

4.毛细支气管炎

多见于 6 个月以下婴儿,有明显的急性发作性喘憋及呼吸困难,体温不高,喘憋发作时肺部啰音不明显,缓解后可听到细湿啰音。

5.支气管肺炎

急性支气管炎症状较重时,应与支气管肺炎作鉴别。

五、并发症

身体健壮的小儿少见并发症,但有营养不良、免疫功能低下、先天性呼吸道畸形、慢性鼻咽炎、佝偻病等小儿则易并发肺炎、中耳炎、喉炎及副鼻窦炎。

1.副鼻窦炎

表现为鼻塞,轻重不等,多因鼻黏膜充血肿胀和分泌物增多所致,鼻塞常可致暂时性嗅觉障碍。

2.头痛

慢性化脓性鼻窦炎一般有明显局部疼痛或头痛。

六、治疗

(一)一般治疗

(1)房间注意清洁、安静,保持光线充足、通风,但避免对流风直接吹患儿。

(2)高热时卧床休息。婴儿须经常调换卧位,使呼吸道分泌物易于排出。

(3)咳嗽频繁时可给镇咳药,但避免给药过量以致抑制分泌物的咳出。

(4)给予易消化物,供给足够水分。

(5)注意口腔、鼻及眼的局部清洁,并注意呼吸道隔离。

(6)发生痉挛而致呼吸困难时,轻者参考以下中医疗法"实热喘"处理,重者参考毛细支气管炎及支气管哮喘的治疗处理。

(二)其他治疗

(1)应用10%氯化铵溶液,使痰液易于咳出。剂量为每次 0.1～0.2mL/kg。

(2)用适量的吐根糖浆,使痰液易于咳出。婴幼儿每次 2～15 滴,年长儿每次 1～2mL,每日 4～6 次。

(3)并发细菌感染时,可选用适当抗菌药物。

(4)迁延性支气管炎可加用超短波或紫外线照射。

第四节　毛细支气管炎

支气管炎系指支气管发生炎症,小儿最常见且较严重的是毛细支气管炎,好发于冬、春季,可引起局部流行。毛细支气管炎的病变主要发生在肺部的细小支气管,也就是毛细支气管,所以其病名为"毛细支气管炎"。其通常是由普通感冒、流行性感冒等病毒性感染引起的并发症,是小儿常见的一种急性下呼吸道感染。

一、病因

(一)病毒感染

毛细支气管炎可由不同的病毒所致,呼吸道合胞病毒(RSV)是最常见的病原。在中国医科院儿科研究所所见病例中,分离出合胞病毒者占58%。此外,副流感病毒(3 型较常见)、腺病毒、流感病毒、偏肺病毒与鼻病毒均可引致毛细支气管炎。过去,偶自本病患儿分离出流感杆菌,可能在极个别情况下为病原菌,但也可能为带菌或病毒与细菌混合感染。

（二）粉尘刺激

气温骤降、呼吸道小气管痉挛缺血、防御功能下降等利于致病，烟雾、粉尘、污染大气等慢性刺激亦可使患者发病。

（三）过敏

过敏因素与发病也有一定关系。

二、发病机制

病变主要侵及直径 $75\sim300\mu m$ 的毛细支气管，表现为黏液分泌增加、有细胞破坏产物、纤维素堵塞、出现上皮细胞坏死及支气管周围淋巴细胞浸润，炎症可波及肺泡、肺泡壁及肺间质，肺不张、肺气肿较为明显。

三、临床表现

常在上呼吸道感染以后 2～3 天出现持续性干咳和喘息，可以出现发作性呼吸困难。咳与喘憋同时发生为本病特点，症状轻重不等，重者呼吸困难发展甚快，咳嗽略似百日咳。初起时呼吸症状远较中毒症状严重，出现发作性喘憋。体温高低不一，低热（甚至无热）、中等度发热及高热约各占三分之一，体温与一般病情并无平行关系。一般虽有呕吐，但不严重，也多无严重腹泻。由于肺气肿及胸腔膨胀压迫腹部，常易影响吃奶及进食。喘憋发作时呼吸快而浅，常伴有呼气性喘鸣，呼吸频率可达 60～80 次/分，甚至 100 次/分以上。脉快而细，常达 160～200 次/分，有明显鼻扇及三凹征。

四、辅助检查

（一）血象

白细胞总数及分类多在正常范围，中性粒细胞常不增加，嗜酸性细胞正常。

（二）血气分析

病情较重的小婴儿血气分析检查可有代谢性酸中毒，约 1/10 的病例可有呼吸性酸中毒，血气检查可见血 pH 降低，PaO_2 及 SaO_2 下降，$PaCO_2$ 可降低（过度换气）或增高（CO_2 潴留）。

（三）病原学检查

病毒快速诊断用免疫荧光技术、酶标抗体染色法或 ELISA 等法进行。有条件的单位可进行病毒分离及双份血清检查，以确定各种病毒感染。鼻、咽拭子细菌培养与健康儿无明显不同（二者均可有带菌情况）。

（四）X 线检查

可见全肺有不同程度的梗阻性肺气肿，摄片可显现支气管周围炎征象或有肺纹理粗厚。不少病例肺泡亦明显受累，有小的点片状阴影，但无大片实变，与腺病毒肺炎不同，故与其他急性肺炎较易区别。

（五）心电图

心率增快，少数病例可有心肌受损表现。

五、诊断及鉴别诊断

(一)诊断

重症病儿有明显的梗阻性肺气肿,可见面色苍白及唇发绀,胸部体征常有变异,叩诊呈鼓音。当毛细支气管接近于完全梗阻时,呼吸音明显减低或听不见,在喘憋发作时往往听不到湿啰音。当喘憋稍缓解时,可有弥散性细湿啰音或中湿啰音,喘鸣音往往很明显。发作时每有肋间增宽,肋骨横位,横膈及肝、脾因肺气肿推向下方。由于过度换气引起的不显性失水量增加和液体摄入量不足,部分患儿可发生比较严重的脱水。小婴儿还可能有代谢性酸中毒,重度喘憋者可有二氧化碳潴留,出现呼吸性酸中毒,动脉血氧分压降低。经正确治疗后,发展成心力衰竭者已较少见。本症患者年龄偏小,多见于2岁以内,尤以6个月内婴儿为多。发热一般不高或正常,在发病初期可有发作性呼吸困难,喘憋明显。体检两肺满布哮鸣音,结合X线胸片检查可明确诊断。

(二)鉴别诊断

本病有时须与以下几种疾病鉴别:

1.婴幼儿哮喘

婴儿的第一次感染性喘息发作,多数是毛细支气管炎。如有反复多次喘息发作,亲属有变态反应史,则有婴幼儿哮喘的可能。可试用肾上腺素或氨茶碱,哮喘者可迅速有效,而本症则效果不明显。

2.喘息性支气管炎

与轻型毛细支气管炎有时不易区别,但本症无明显肺气肿存在。因而咳喘表现不重,亦无中毒症状,且以后有反复发作为其特点。

3.腺病毒肺炎

多见于6~24个月婴幼儿,表现为高热、热程长,有明显中毒症状,且喘憋症状出现较晚,肺炎体征较明显,在胸片检查中,多可见到大片状融合性病灶。

4.粟粒型肺结核

有时呈发作性喘憋,但一般听不到啰音。尚有其他结核病症状,结核菌素试验阳性及X线所见,均有助于结核的诊断。

5.其他疾病

百日咳、充血性心力衰竭、心内膜弹力纤维增生症、异物,都可发生喘憋,有时也需鉴别。

六、治疗

(一)一般治疗

1.吸氧

既往体健的患儿若血氧饱和度降至90%以下,则为氧疗指征;若持续低于90%,则应通过足够的氧疗使血氧饱和度升至90%或以上;若患儿的血氧饱和度≥90%且进食良好、仅有轻微呼吸困难,则可停用氧疗。对于有明显血流动力学异常的心肺疾病史或早产史的患儿,在准备停用氧疗时应给予密切监测。

2.镇静

极度烦躁时应用。可用5%水合氯醛每次1mL/kg,口服或灌肠,或复方氯丙嗪肌内注射(异丙嗪和氯丙嗪每次各1mg/kg)。应用镇静剂时要密切注意呼吸节律的变化。

3.保持呼吸道通畅

有痰随时吸出;痰液黏稠者可予以盐酸氨溴索治疗以稀释痰液,给药途径可为静脉注射或雾化吸入。雾化吸入时,应使用吸入型盐酸氨溴索,静脉剂型慎用。应注意,由于本病患儿可能存在气道高反应性,因此,如病情需要以吸入途径给药时,应使用以压缩空气为动力的雾化器装置通过面罩吸入,忌用对气道有较大刺激作用的超声雾化吸入装置。

(二)控制喘憋

吸入支气管扩张剂和糖皮质激素治疗喘憋尚存一定的争议。国外许多有循证医学证据的研究显示,上述两药物对喘憋的疗效有限。不过,鉴于吸入治疗的安全性,通过空气压缩装置吸入支气管扩张剂(如沙丁胺醇、异丙托溴铵等)和糖皮质激素(如布地奈德等)可在临床早期试验性应用,如有效可继续给予,如果临床症状无改善则不继续使用。全身性糖皮质激素应慎用。近年来,对于中、重度毛细支气管炎患儿推荐使用高渗盐水和肾上腺素雾化吸入的治疗方法。

1.高渗盐水雾化吸入

3%盐水雾化吸,每次2~4mL,4~6次/天,疗程1~3天。研究表明,应用高渗盐水雾化吸入治疗中度毛细支气管炎,可明显减轻临床评分、减少住院率、缩短住院时间,安全性良好。但如果吸入过程中患儿不耐受或诱发气道痉挛时(如出现喘憋加重),需及时停用。

2.肾上腺素雾化吸入

收缩气管黏膜小动脉,减轻黏膜水肿、降低支气管黏膜厚度,从而提高气道直径而改善通气。用法:1岁以下肾上腺素每次0.5mg、1岁以上每次1mg,加入2mL生理盐水中,雾化吸入,2~4次/天,疗程1~3天。应用肾上腺素雾化吸入时,应密切观察患儿心率及血压变化。如治疗无效则不再增加剂量应用。

3.其他

静脉注射氨茶碱或硫酸镁可尝试使用,但尚缺乏确切的循证证据。

(三)抗病毒及其他病原体治疗

(1)明确或疑似肺炎支原体感染可予以大环内酯类抗生素治疗。

(2)有继发细菌感染时需酌情加用其他抗生素。

(3)利巴韦林静脉注射或雾化吸入。由于尚缺乏确切的循证依据,故不推荐常规应用。

(四)生物制品治疗

(1)IVIG可在重症患儿或上述治疗方法无效时考虑应用。研究表明,IVIG可缓解临床症状,减少患儿排毒量和缩短排毒期限。应用方法为每天400mg/kg,连续3~5天。

(2)静脉注射抗RSV单克隆抗体对高危婴儿(早产儿、支气管肺发育不良、先天性心脏病、免疫缺陷病)和毛细支气管炎后反复喘息发作者有确切的预防作用;RSV单克隆抗体上市后的研究也显示,预防治疗可显著降低住院率。但值得注意的是,该药不能治疗RSV感染。

（五）其他治疗

及时纠正酸碱失衡及离子紊乱；有心力衰竭时积极强心、利尿、减轻心脏负荷；出现脑水肿时及时降颅压及保护脑细胞；有呼吸衰竭时需要气管插管、人工通气治疗。

七、预后

近年研究表明，毛细支气管炎与哮喘的关系十分密切。多年追踪观察发现，婴儿急性毛细支气管炎所表现的喘息往往是哮喘的第一次发作。如喘息反复发作（有人认为超过 3 次），除外其他肺部疾病后应考虑支气管哮喘的诊断。国内外研究显示，有 30%～70% 的毛细支气管炎日后发展成哮喘；有过敏体质、家族有哮喘、过敏性鼻炎等遗传病史及父母吸烟的患儿，哮喘发生率较无以上因素者显著增高。研究显示，对存在哮喘危险因素的毛细支气管炎患儿出院后采用激素吸入治疗可明显减低其日后哮喘的发生率。因此，对诊断为毛细支气管炎的患儿，一定要定期随访；如果日后再有喘息发生（无论是感染或是运动、吸入冷空气等），特别是对支气管扩张剂及激素治疗敏感，即可能是哮喘。有人认为，毛细支气管炎患儿如果同时有哮喘的危险因素，即应按哮喘予以早期干预治疗。

第五节　支气管肺炎

支气管肺炎是小儿的一种主要常见病，尤多见于婴幼儿，也是婴儿时期主要死亡原因。支气管肺炎又称小叶肺炎，肺炎多发生于冬、春寒冷季节及气候骤变时，但夏季并不例外。甚至有些华南地区反而在夏天发病较多，患病后免疫力不持久，容易再受感染。支气管肺炎由细菌或病毒引起。

一、病因及发病机制

（一）好发因素

婴幼儿时期容易发生肺炎是由于其呼吸系统生理解剖上的特点，如气管、支气管管腔狭窄、黏液分泌少、纤毛运动差、肺弹力组织发育差、血管丰富易于充血、间质发育旺盛、肺泡数少、肺含气量少、易为黏液所阻塞等。在此年龄阶段免疫学上也有弱点，防御功能尚未充分发展，容易发生传染病、营养不良、佝偻病等疾患，这些内在因素不但使婴幼儿容易发生肺炎，而且病情比较严重。1 岁以下婴儿免疫力很差，故肺炎易于扩散，融合并延及两肺，年龄较大及体质较强的幼儿，机体反应性逐渐成熟，局限感染能力增强，肺炎往往出现较大的病灶，如局限于一叶则为大叶肺炎。

（二）病原菌感染

凡能引起上呼吸道感染的病原均可诱发支气管肺炎，但以细菌和病毒为主，其中肺炎链球菌、流感嗜血杆菌、RSV 最为常见。20 世纪 90 年代以后美国等发达国家普遍接种 b 型流感嗜血杆菌（Hib）疫苗，因而流感嗜血杆菌所致肺炎已明显减少，一般支气管肺炎大部分由于肺炎球菌所致,占细菌性肺炎的 9096 以上。其他细菌,如葡萄球菌、链球菌、流感杆菌、大肠埃希杆菌、肺炎杆菌、铜绿假单胞菌则较少见,肺炎球菌至少有 86 个不同血清型,都对青霉素敏感,所以目前分型对治疗的意义不大,较常见肺炎球菌型别是第 14、18、19、23 等型。

有毒力的肺炎球菌均带荚膜,含有特异性多糖,因而可以抵御噬菌作用。而无症状的肺炎球菌致病型的携带者在散播感染方面起到比肺炎患者更重要的作用,此病一般为散发,但在集体托幼机构有时可有流行。β 溶血性链球菌往往在麻疹或百日咳病程中作为继发感染出现。凝固酶阳性的金黄色葡萄球菌是小儿重症肺炎的常见病原菌,但白色葡萄球菌肺炎近几年来有增多趋势。流感杆菌引起的肺炎常继发于支气管炎、毛细支气管炎或败血症,3 岁以前较为多见。大肠埃希杆菌所引起的肺炎主要见于新生儿及营养不良的婴儿,但在近年来大量应用抗生素的情况下,此病与葡萄球菌肺炎一样,可继发于其他重病的过程中。肺炎杆菌肺炎及铜绿假单胞菌肺炎较少见,一般均为继发性。间质性支气管肺炎大多数由于病毒所致,主要为腺病毒、呼吸道合胞病毒、流感病毒、副流感病毒、麻疹病毒等,麻疹病程中常并发细菌性肺炎,但麻疹病毒本身亦可引起肺炎,曾自无细菌感染的麻疹肺炎早期死亡者肺内分离出麻疹病毒;间质性支气管肺炎也可由流感杆菌、百日咳杆菌、草绿色链球菌中某些型别及肺炎支原体所引起。

(三)发病机制

气道和肺泡壁的充血、水肿和渗出,导致气道阻塞和呼吸膜增厚,甚至肺泡填塞或萎陷,引起低氧血症和(或)高碳酸血症,发生呼吸衰竭,并引起其他系统的广泛损害,如心力衰竭、脑水肿、中毒性脑病、中毒性肠麻痹、消化道出血、稀释性低钠血症、呼吸性酸中毒和代谢性酸中毒等。一般认为,中毒性心肌炎和肺动脉高压是诱发心力衰竭的主要原因,但近年来有研究认为,肺炎患儿并无心肌收缩力的下降,而血管紧张素 II 水平的升高,心脏后负荷的增加可能对其起重要作用,重症肺炎合并不适当抗利尿激素分泌综合征亦可引起非心源性循环充血症状。

二、临床表现

(一)一般肺炎

典型肺炎的临床表现包括:

1.一般症状

起病急骤或迟缓,骤发的有发热、呕吐、烦躁及喘憋等症状。发病前可先有轻度的上呼吸道感染数天,早期体温多在 38～39℃,亦可高达 40℃左右,大多为弛张型或不规则发热,新生儿可不发热或体温不升,弱小婴儿大多起病迟缓、发热不高、咳嗽与肺部体征均不明显,常见呛奶、呕吐或呼吸困难,呛奶有时很显著,每次喂奶时可由鼻孔溢出。

2.咳嗽

咳嗽及咽部痰声,一般在早期就很明显,早期为干咳,极期咳嗽可减少,恢复期咳嗽增多、有痰,新生儿、早产儿可无咳嗽,仅表现为口吐白沫等。

3.气促

多发生于发热、咳嗽之后,呼吸浅表,呼吸频率加快(2 个月龄内＞60 次/分,2～12 个月龄>50 次/分,1~4 岁>40 次/分),重症者呼吸时呻吟,可出现发绀,呼吸和脉搏的比例自 1：4 上升为 1：2 左右。

4.呼吸困难

常见呼吸困难,口周或指甲青紫及鼻翼翕动,重者呈点头状呼吸、三凹征、呼气时间延长等,有些病儿头向后仰,以便较顺利地呼吸,若使患儿被动地向前屈颈时,免疫很明显,这种现象应和颈肌强直区别。

5.肺部固定细湿啰音

胸部体征早期可不明显或仅呼吸音粗糙或稍减低,以后可闻及固定的中、细湿啰音或捻发音,往往在哭闹、深呼吸时才能听到,叩诊正常或有轻微的叩诊浊音或减低的呼吸音,但当病灶融合扩大累及部分或整个肺叶时,可出现相应的肺实变体征,如果发现一侧肺有明显叩诊浊音和(或)呼吸音降低则应考虑有无合并胸腔积液或脓胸。

(二)重症肺炎

重症肺炎患者除呼吸系统严重受累外,还可累及循环、神经和消化等系统,出现相应的临床表现：

1.呼吸衰竭

早期表现与肺炎相同,一旦出现呼吸频率减慢或神经系统症状应考虑呼吸衰竭可能,及时进行血气分析。

2.循环系统

较重肺炎病儿常见心力衰竭,表现为以下几点：

(1)呼吸频率突然加快,超过 60 次/分。

(2)心率突然加快,超过 160 次/分。

(3)骤发极度烦躁不安,明显发绀,面色发灰,指(趾)甲微血管充盈时间延长。

(4)心音低钝,奔马律,颈静脉怒张。

(5)肝脏显著增大或在短时间内迅速增大。

(6)少尿或无尿,颜面眼睑或双下肢水肿,以上表现不能用其他原因解释者即应考虑心力衰竭,指端小静脉网充盈或颜面、四肢水肿,则为充血性心力衰竭的征象,有时四肢发凉、口周灰白、脉搏微弱,则为末梢循环衰竭。

3.神经系统

轻度缺氧常见表现为烦躁、嗜睡,很多幼婴儿在早期发生惊厥,多由高热或缺钙所致,如惊厥之同时有明显嗜睡和中毒症状或持续性昏迷,甚至发生强直性痉挛、偏瘫或其他脑征,则可能并发中枢神经系统病变如脑膜脑炎或中毒性脑病,脑水肿时出现意识障碍、惊厥、呼吸不规则、前囟隆起、脑膜刺激征等,但脑脊液化验基本正常。

4.消化系统

轻症肺炎常有食欲缺乏、呕吐、腹泻等,重症可引起麻痹性肠梗阻,表现为腹胀、肠鸣音消失。腹胀可由缺氧及毒素引起,严重时膈肌上升,可压迫胸部,可更加重呼吸困难,有时下叶肺炎可引起急性腹痛,应与腹部外科疾病鉴别,消化道出血时可呕吐咖啡渣样物,大便隐血阳性或排柏油样便。

三、检查

（一）血象

外周血白细胞计数和分类计数对判断细菌或病毒有一定价值，细菌感染以上指标大多增高，而病毒感染多数正常。支原体感染者外周血白细胞总数大多正常或偏高，分类以中性粒细胞为主，但在重症金黄色葡萄球菌或革兰阴性杆菌肺炎中，白细胞可增高或降低。

（二）特异性病原学检查

1.鼻咽部吸出物或痰标本

（1）病毒检测：病毒性肺炎早期，尤其是病程在 5 天以内者，可采集鼻咽部吸出物或痰（脱落上皮细胞），进行病毒检测，目前大多通过测定鼻咽部脱落细胞中病毒抗原、DNA 或 RNA 进行早期快速诊断。

（2）细菌检查：肺炎患儿的细菌学检查则较为困难，由于咽部存在着大量的正常菌群，而下呼吸道标本的取出不可避免地会受到其污染，因而呼吸道分泌物培养结果仅供参考，从咽拭或消毒导管吸取鼻咽部分泌物做细菌培养及药物敏感试验，可提供早期选用抗生素的依据。

2.血标本

血和胸腔积液培养阳性率甚低，如同时还有败血症的症状，应做血培养，病程相对较长的患儿则以采集血标本进行血清学检查，测定其血清特异 IgM 进行早期快速病毒学诊断，病毒分离与急性期/恢复期双份血清抗体测定是诊断病毒感染最可靠的依据，但因费时费力，无法应用于临床。

3.胸腔积液检查

出现胸腔积液时，可作胸穿，取胸腔积液培养及涂片检查，一般有 30% 肺炎双球菌肺炎病例。

4.其他

通过纤维支气管镜取材，尤其是保护性毛刷的应用，可使污染率降低至 2% 以下，有较好的应用前景，肺穿刺培养是诊断细菌性肺炎的金标准。但患儿和医生均不易接受，最近 Vuori Holopainen 对肺穿刺进行了综述评价，认为该技术有着其他方法无法比拟的优点，而且引起的气胸常无症状，可自然恢复，在某些机构仍可考虑使用。

（三）支原体检测

支原体检测与病毒检测相似，早期可直接采集咽拭子标本进行支原体抗原或 DNA 检测，病程长者可通过测定其血清特异 IgM 进行诊断。

（四）非特异性病原学检查

如外周血白细胞计数和分类计数、血白细胞碱性磷酸酶积分、四唑氮蓝试验等，对判断细菌或病毒可能有一定的参考价值。细菌感染以上指标大多增高，而病毒感染多数正常，支原体感染者外周血白细胞总数大多正常或偏高，分类以中性粒细胞为主，血 C 反应蛋白（CRP）、前降钙素（PCT）、白细胞介素-6（IL-6）等指标，细菌感染时大多增高，而病毒感染大多正常，但两者之间有较大重叠，鉴别价值不大，如以上指标显著增高，则强烈提示细菌感染，血冷凝集素试验＞1：32 对支原体肺炎有辅助诊断价值。

（五）血气分析

对肺炎患儿的严重度评价、预后判断及指导治疗具有重要意义。

（六）X 线检查

支气管肺炎的病因不同,因此在 X 线上所表现的变化,既有共同点,又各有其特点,早期见肺纹理增粗,以后出现小斑片状阴影,以双肺下野,中内带及心膈区居多,并可伴有肺不张或肺气肿,斑片状阴影亦可融合成大片,甚至波及整个节段。

1.病灶的形态

支气管肺炎主要是肺泡内有炎性渗出,多沿支气管蔓延而侵犯小叶、肺段或大叶。X 线征象可表现为非特异性小斑片状肺实质浸润阴影,以两肺、心膈角区及中内带较多,这种变化常见于 2 岁以下的婴幼儿。小斑片病灶可部分融合在一起成为大片状浸润影,甚至可类似节段或大叶肺炎的形态,若病变中出现较多的小圆形病灶时,就应考虑可能有多种混合的化脓性感染存在。

2.肺不张和肺气肿征

由于支气管内分泌物和肺炎的渗出物阻塞,可产生部分性肺不张或肺气肿,在小儿肺炎中肺气肿是早期常见征象之一,中毒症状越重肺气肿就越明显,在病程中出现泡性肺气肿及纵隔气肿的机会也比成人多见。

3.肺间质 X 线征

婴儿的肺间质组织发育好,患支气管肺炎时,可以出现一些肺间质的 X 线征象,常见两肺中内带纹理增多、模糊,流感病毒性肺炎、麻疹病毒性肺炎、百日咳杆菌肺炎所引起的肺间质炎性反应都可有这些 X 线征象。

4.肺门 X 线征

肺门周围局部的淋巴结大多数不肿大或仅呈现肺门阴影增深,甚至肺门周围湿润。

5.胸膜的 X 线征

胸膜改变较少,有时可出现一侧或双侧胸膜炎或胸腔积液的现象,尽管各种不同病因的支气管肺炎在 X 线表现上有共同点,但又不尽相同,因此,必须掌握好各种肺炎的 X 线表现,密切结合临床症状才能做出正确诊断。

（七）B 超及心电图检查

B 超检查:有肝脏损害或肝瘀血时,可有肝脏肿大。心电图检查:有无心肌损害。

四、诊断

根据急性起病、呼吸道症状及体征,一般临床诊断不难。必要时可做 X 线检查。气管分泌物细菌培养、咽拭子病毒分离有助于病原学诊断。其他病原学检查包括抗原和抗体检测。

五、鉴别诊断

在婴儿时期,常需与肺结核及其他引起呼吸困难的病症鉴别:

1.肺结核

鉴别时应重视家庭结核病史、结核菌素试验以及长期的临床观察。肺结核 X 线大多见肺部病变明显而临床症状较少,两者往往不成比例。

2.发生呼吸困难的其他疾病

如喉部梗阻,一般患儿有嘶哑、哮吼、吸气性呼吸困难等症状。如患儿呼吸加深,应考虑是否有酸中毒。支气管哮喘的呼吸困难以呼气相为主。婴儿阵发性心动过速虽有气促、发绀等症状,但有发作性心动过速的特点,可借助于心电图检查。

六、治疗

1.一般治疗

(1)护理:环境要安静、整洁。要保证患儿休息,避免过多治疗措施。室内要经常通风换气,使空气比较清新,并须保持一定温度(20℃左右)、湿度(相对湿度以60%为宜)。烦躁不安常可加重缺氧,可给镇静剂。但不可用过多的镇静剂,避免咳嗽受抑制反使痰液不易排出。避免使用呼吸兴奋剂,以免加重患儿的烦躁。

(2)饮食:应维持足够的入量,给以流食,并可补充维生素,同时补充钙剂。对病程较长者,要注意加强营养,防止发生营养不良。

2.抗生素疗法

细菌性肺炎应尽量查清病原菌后,至少要在取过体液标本作相应细菌培养后,开始选择敏感抗生素治疗。一般先用青霉素类治疗,不见效时,可改用其他抗生素,通常按照临床的病原体诊断或培养的阳性病菌选用适当抗生素。对原因不明的病例,可先联合应用两种抗生素。目前,抗生素,尤其头孢菌素类药物发展很快,应根据病情、细菌敏感情况、患者的经济状况合理选用。

儿童轻症肺炎首先用青霉素、第一代头孢菌素、氨苄西林。以上无效时改用哌拉西林、舒他西林、阿莫西林克拉维酸钾等。对青霉素过敏者用大环内酯类。疑为支原体或衣原体肺炎,首先用大环内酯类。

院内获得性肺炎及重症肺炎常由耐药菌引起,选用抗生素如下:①第二代或第三代头孢菌素,必要时可选用碳青霉烯类;②阿莫西林克拉维酸钾或磷霉素;③金黄色葡萄球菌引起的肺炎,选用万古霉素、利福平,必要时可选用利奈唑胺;④肠杆菌肺炎宜用第三代头孢菌素或头孢哌酮舒巴坦,必要时可选用碳青霉烯类或在知情同意后联合氨基糖苷类。

抗生素应使用到体温恢复正常后5~7天。停药过早不能完全控制感染;不可滥用抗生素,否则易引起体内菌群失调,造成致病菌耐药和真菌感染。

3.抗病毒疗法

如临床考虑病毒性肺炎,可试用利巴韦林,为广谱抗病毒药物,可用于治疗流感、副流感病毒、腺病毒以及RSV感染。更昔洛韦目前是治疗CMV感染的首选药物。另外,干扰素、聚肌胞注射液及左旋咪唑也有抗病毒作用。奥司他节是神经氨酸酶抑制剂,可用于甲型和乙型流感病毒的治疗。

4.免疫疗法

大剂量免疫球蛋白静脉注射对严重感染有良好治疗作用,可有封闭病毒抗原、激活巨噬细胞、增强机体的抗感染能力和调理功能。要注意的是,选择性 IgA 缺乏者禁用。但由于其价格昂贵,不宜作常规治疗。

5.对症治疗

包括退热与镇静、止咳平喘的治疗、氧疗等。对于有心力衰竭者,应早用强心药物。部分患儿出现腹胀,多为感染所致的动力性肠梗阻(麻痹性肠梗阻),一般采用非手术疗法,如禁食、胃肠减压等。DIC 的治疗包括治疗原发病,消除诱因,改善微循环,抗凝治疗,抗纤溶治疗,血小板及凝血因子补充,溶栓治疗等。在积极治疗肺炎时应注意纠正缺氧酸中毒、改善微循环、补充液量等。

6.液体疗法

一般肺炎患儿可口服保持液体入量,不需输液。对不能进食者,可进行静脉滴注输液。总液量以 $60\sim80mL/(kg \cdot d)$ 为宜,婴幼儿用量可偏大,较大儿童则应相对偏小。有明显脱水及代谢性酸中毒的患儿,可 $1/2\sim1/3$ 等渗的含钠液补足累积丢失量,然后用上述液体维持生理需要。有时,病程较长的严重患儿或在大量输液时可出现低钙血症,有手足搐搦或惊厥,应由静脉缓慢注射 10% 葡萄糖酸钙 $10\sim20mL$。

7.激素治疗

一般肺炎不需用肾上腺皮质激素。严重的细菌性肺炎,用有效抗生素控制感染的同时,在下列情况下可加用激素:①中毒症状严重,如出现休克、中毒性脑病、超高热(体温在 $40\,^\circ\!C$ 以上持续不退)等;②支气管痉挛明显或分泌物多;③早期胸腔积液,为了防止胸膜粘连也可局部应用。以短期治疗不超过 $3\sim5$ 天为宜。一般静脉滴注氢化可的松 $5\sim10mg/(kg \cdot d)$、甲泼尼龙 $1\sim2mg/(kg \cdot d)$ 或口服泼尼松 $1\sim2mg/(kg \cdot d)$。用激素超过 $5\sim7$ 天者,停药时宜逐渐减量。病毒性肺炎一般不用激素,毛细支气管炎喘憋严重时,也可考虑短期应用。

8.物理疗法

对于啰音经久不消的患儿宜用光疗、电疗。

9.并发症的治疗

肺炎常见的并发症为腹泻、呕吐、腹胀及肺气肿。较严重的并发症为脓胸、脓气胸、肺脓肿、心包炎及脑膜炎等。如出现上述并发症,应给予针对性治疗。

七、预防

1.加强护理和体格锻炼

婴儿时期应注意营养,及时增添辅食,培养良好的饮食及卫生习惯,多晒太阳,防止佝偻病的发生。从小锻炼身体,室内要开窗通风,经常在户外活动。

2.预防急性呼吸道感染及呼吸道传染病

对婴幼儿应尽可能避免接触呼吸道感染的患者,注意防治容易并发严重肺炎的呼吸道传染病,如百日咳、流感、腺病毒及麻疹等。对免疫缺陷性疾病或应用免疫抑制剂的患儿更要注意。

3.疫苗接种

RSV 疫苗和腺病毒疫苗均处于研发阶段,流感疫苗较成功。流感嗜血杆菌和肺炎链球菌疫苗可有效预防上述两种细菌感染。

八、预后

取决于患儿年龄、肺部炎症能否及时控制、感染细菌的数量、毒力强弱及对抗生素的敏感程度、患儿机体免疫状况以及有无严重并发症等。年龄越小,肺炎的发病率和病死率越高,尤其是新生儿和低体重儿。在营养不良、佝偻病、先天性心脏病、麻疹、百日咳或长期支气管炎的基础上并发肺炎,则预后较差。肺炎并发脓气胸、气道梗阻、中毒性脑病、心力衰竭和呼吸衰竭时,也使预后严重。

第六节　支气管哮喘

一、哮喘定义及发病情况

(一)哮喘定义

2002 年美国国立卫生院关于"全球哮喘管理和预防策略"中制订的定义为:支气管哮喘是一种由多种细胞(如嗜酸粒细胞、肥大细胞、T 淋巴细胞、中性粒细胞、气道上皮细胞等)和细胞组分参与的气道慢性炎性疾病。这种慢性炎症使易感者对多种激发因子具有气道高反应性,出现广泛但程度不一的气流受限,并引起反复发作性的喘息、气促、胸闷、咳嗽等症状,常在夜间和(或)清晨发作或加剧,多数患者可经治疗缓解或自然缓解。

此定义概括的要点为:①哮喘是一种慢性呼吸道炎症性疾病;②这种呼吸道的炎症与气道高反应性、气流受限和呼吸症状相联系;③气道炎症产生 4 种形式的气流受限:急性支气管收缩、气道壁肿胀、慢性黏液栓形成和气道壁的重建;④特应性是对常见环境中的过敏产生异常的 IgE 抗体反应,它是发生哮喘非常明确的预先倾向性因素;⑤由于哮喘被认为是一种炎症性疾病,这对它的诊断、预防和处理都具有很深远的意义。

(二)儿童哮喘的患病率

1998 年世界卫生组织(WHO)估计全球哮喘患者达 1.55 亿,2000 年 GINA 委员会根据在 80 个国家流行病学研究中收集到的标准化数据估计全球患者有 3 亿。据文献报道新几内亚高原的居民中儿童几乎无哮喘,患病率最高的地区是人口高度密集、近亲结婚较多的特里斯坦-达库尼亚群岛。英国报道儿童哮喘患病率 1964 年为 41%,1989 年为 10.2%,1994 年达 19.6%。中国台北儿童哮喘患病率 1974 年为 1.3%,1985 年为 5.1%,1994 年为 11.0%。1997 年国际儿童哮喘及过敏性疾病研究(ISAAC)第一期通过对 58 个国家 463801 名 13～14 岁儿童问卷调查发现,不同地区哮喘患病率差异达 10～30 倍,近 1 年来患病率最高的国家为英国、澳大利亚、新西兰、伊朗,其次为北美洲、中美洲等国家;最低为印度尼西亚、希腊、中国、印度及东欧一些国家。中国六城市(北京、上海、香港、乌鲁木齐、广州、重庆)ISAAC 调查结果显示,13～14 岁哮喘、变应性鼻炎、湿疹相关症状报告率有显著差异性,哮喘报告率香港最高(12.4%),与内地五城市中报告率最高的北京(5.1%)相差 1 倍。鼻部症状报告率也以香港最高(26.0%)。有关湿疹及其相关症状,12 个月内连续 6 个月以上反复出现痒疹的报告率香港最高(3.1%),广州最低(1.1%)。ISAAC 第二阶段问卷由 10902 名儿童的父母回答,并对3479 名儿童进行皮肤检查及皮肤变应原点刺检查,结果发现近年来喘息、中度喘息(说话受限)、鼻炎、结膜炎及肢体弯曲处皮炎患病率香港明显高于北京及广州,特应性发生率香港(41.2%)也高于北京(23.9%)和广州(30.8%),表明特应性和喘息高度相关。对香港人群进一步分析发现,由内地移居香港的儿童,其过敏症状及特应性发生率显著低于香港出生儿童,过敏原皮肤试验呈阳性(≥1 种变应原),内地出生者(后移居香港)为 22.0%,香港出生者为42.9%,主要为螨过敏差别较大。

为了解内地儿童哮喘患病现状,全国儿科哮喘协作组分别于 2010 年及 2020 年在相同的27 个城市中用同样方法对 0~14 岁儿童进行哮喘患病率调查,结果显示儿童哮喘近 2 年的患病率在 2010 年为 0.11%~2.03%,2020 年为 0.5%~3.33%,近 2 年的儿童哮喘平均患病率由0.9%上升至 1.5%,患病率平均上升 64.8%,而北京、上海、天津等城市患病率上升 1~2倍。各年龄组中以学龄前及学龄儿童患病率明显上升。两次调查性别比均以男性占优势(2020 年男女患病率比为 1.74∶1;2010 年为 1.67∶1),随着年龄增长,男女性别差异到青春期已十分接近。2020 年患病率最高为上海和重庆(3.3%),最低为海拔 3658m 以上较寒冷干燥的西藏高原城市拉萨,而其患病率也由 0.1%上升到 0.5%。两次调查各地区中均以华东地区患病率最高(由 1.4%上升到 2.2%),西北地区较低(由 0.5%上升到 1.0%),由于我国幅员广大,地域辽阔,地势高低、人口密度和生活环境等相差较大,所以全国不同地区城市儿童的哮喘患病率相差较大。

2020 年调查结果与 10 年前比较,显示我国城市儿童哮喘患病率呈明显上升趋势,这与全球总的哮喘患病率上升趋势一致。其中各年龄患病率除<3 岁外均有上升趋势,7~14 岁年龄组哮喘的患病率有显著增加。以呼吸道感染和过敏为诱因的哮喘发作占 94.62%。家庭成员中因孩子哮喘发病致使工作受影响的占 95.4%。婴幼儿和儿童哮喘诊断符合率为 66.70%。有 16.0%在既往诊治中从未考虑喘息问题,而 50%的哮喘患儿在发病后 3 年甚至更久才得到正确诊断。因此,哮喘的早期诊断及恰当治疗仍是当前需要迫切解决的问题。

(三)儿童哮喘病死率

病死率是指某一人群在一年内因某种疾病死亡的频率。世界范围内哮喘的病死率在逐年增高。1960 年在英格兰和威尔上出现哮喘死亡流行,于 1965 年达高峰。其中死亡最多见的是 0~14 岁的儿童。根据流行病学的调查分析,与大量销售和使用高浓度的异丙肾上腺素定量气雾剂有关。1970 年,新西兰也出现类似情况,其病死率比其他国家高出数倍,但原因不详。儿童哮喘 30%~50%至青春期哮喘症状消失,大约 2/3 哮喘患儿至青春期或成年后仍有哮喘,甚至残留肺功能损害或存在持续性咳嗽。但未见有关儿童哮喘病死率的详尽流行病学统计结果。

引起儿童哮喘病死率增高的原因:①抗感染治疗不足,研究表明许多哮喘患者长期依赖以支气管解痉药为主的治疗方案,世界各地许多地区包括我国广大农村在内,由于受到经济条件、医疗水平或地域因素的限制及对糖皮质激素不良反应的认识不足,吸入糖皮质激素治疗并没有得到推广;②哮喘患病率的增高及其严重度增加;③医务人员对哮喘的诊断及病情评估存在不当之处,出现误诊、漏诊以及对已知哮喘患儿的气道阻塞程度以及病情严重性的估计不足;④治疗措施不当,包括平喘药物过量导致中毒,平喘药治疗量不足及治疗不及时;⑤患儿家属缺乏哮喘防治相关知识。

二、致病因素

哮喘的相关危险因素包括宿主和环境因素。宿主因素是指易感个体或保护机体并防止哮喘发展的因素;环境因素是指影响易感个体,加速哮喘恶化和(或)导致持续出现哮喘症状的因素。

(一)宿主因素

1.遗传因素

许多研究表明哮喘患者的后代与非哮喘患者后代相比,哮喘的患病率及与哮喘相关的表型明显增加,大量研究证实哮喘患者具有明显的家族性遗传倾向,在与哮喘患者有血缘关系的各级亲属中,患有包括哮喘在内的特应性疾病的患病概率增高,其发病概率:一级亲属>二级亲属>三级亲属。近年来大多数学者认为,哮喘是一种在遗传易感人群发生的、与数种基因相关的、与环境因素有着密切关系的复杂性遗传疾病。其以多基因遗传方式,而且是非常复杂的多基因遗传。目前的研究主要集中在以下四大领域:特异性 IgE(sIgE)抗体、气道高反应性(AHR)的表达、炎性递质、Th1 和 Th2 细胞免疫反应。

2.性别

儿童期哮喘男性多于女性,原因可能与男孩气道较狭窄、气道高张力、高水平的 IgE 有关,这些因素增加了男孩对各种损伤所致的气流受限。青春期以后与之相反,由于性激素的作用,女性月经期、妊娠期和绝经期哮喘症状加重,导致在青春期及青春期以后女性哮喘的患病率增加。

3.特应性体质

特应性体质是机体接触环境中变应原后反应性产生异常数量的 IgE 抗体,通过总 IgE、sIgE 的检测和标准化变应原的皮肤点刺试验开展得以证实。流行病学资料显示,过敏性哮喘患者中 50% 具有 atopy 特征,对多种外界过敏原刺激过度地产生特异性免疫球蛋白。atopy 与哮喘的关系受到年龄的影响。大多数儿童被空气变应原致敏后在 3 年内发展为哮喘。然而 8~10 岁之后被空气变应原致敏的儿童发展为哮喘的并不比未致敏的儿童发展为哮喘的多。也有研究发现,哮喘和 atopy 可能独立遗传,白种人的研究证实仅 25%~60% 的哮喘归因于 atopy。我国的研究显示广州 atopy 患病率显著高于北京,而两城市哮喘的患病率却十分相似。说明 atopy 作为哮喘的一个重要影响因素已受到质疑。家系研究揭示只有哮喘和 atopy 同时存在或合并其他过敏性疾病时,其亲属患哮喘的危险性明显增加。

4.AHR

AHR 是一种对刺激过早、过强的反应,出现气道狭窄状态,是哮喘的危险因素之一。它具有遗传性,与血清 IgE 水平、气道炎症密切相关。产生高水平总 IgE 与 AHR 存在遗传连锁,调控气道反应性的基因定位于 5q,此区域与调节血浆 IgE 水平的基因位点十分接近。通过组胺刺激证实的无症状 AHR 也是哮喘危险因素之一。但不清楚 AHR 发生在哮喘症状之前、之中还是之后。无症状 AHR 与气道炎症和气道重塑有关,提示我们在哮喘发病之前就已经出现了气道炎症。

(二)环境因素

1.变应原暴露

按变应原存在的场所分为室内变应原和室外变应原,室内变应原包括屋尘螨、动物变应原、蟑螂变应原和真菌;室外变应原常见的是花粉和真菌。

屋尘螨抗原是由螨虫身体各部分、分泌物和排泄物组成。屋尘螨的主要种类有屋尘螨、粉尘螨、微角尘螨和埋内欧尘螨。

大多数螨变应原具有蛋白溶解活性,使它们更容易进入具有免疫活性的细胞。1g 尘土中屋尘螨的变应原的浓度>0.5g 成为对螨过敏的危险因素,类似的变应原浓度可激发哮喘症状。

来自于猫的变应原是强烈的气道致敏剂。主要的致敏蛋白(Feldl)除唾液外,在猫毛(特别是面部区域)、皮脂分泌物和尿液中均被发现。这些变应原易于在空气中传播,对猫过敏患者进入有猫存在的室内时迅速出现呼吸道症状。但有研究表明早期接触有猫的环境可减少而不是增加儿童患哮喘的危险性。狗产生 2 种重要的致敏蛋白(Can f1 和 Can f2)。来自于狗的变应原特征和来自于猫的变应原特征相似,猫和狗的致敏物质有轻微程度的交叉反应。多数蟑螂适于居住在热带环境;中央空调使它们在自己栖息地之外便可繁殖。最常见致敏品种是美洲蟑螂、德国蟑螂、亚洲蟑螂、澳大利亚蟑螂和棕色带蟑螂。

真菌生长在制冷、加热、湿化系统中,室内湿化器促进了真菌生长及增加空气传播的危险性。最常见的室内真菌是青霉菌、曲霉菌、支链孢属和念珠菌属。

花粉变应原主要来自树木、青草和野草。空气中花粉的浓度随着地域和气候条件而变化,但一般来说早春以树木花粉为主,晚春和夏季以禾草花粉为主,夏季和秋季以杂草粉多见。Lol P1(一种来自于生黑麦草的变应原)的浓度超过 $10\mu g/g$ 时与花粉诱发的哮喘恶化、症状、气道反应性和气道炎症的增强有关。

对于屋尘螨、动物皮屑、蟑螂、室外花粉、室外真菌和室内真菌,合理的避免策略被推荐,但是未显示临床作用。一荟萃分析质疑屋尘螨避免对于哮喘治疗的作用。尚无证据表明抗屋尘螨措施能预防哮喘发作。对于猫、狗等宠物致敏原,暴露和宠物致敏原致敏两者之间的关系不明确,目前尚无足够的数据支持或者反对家中养宠物,除非该儿童已对这种宠物致敏。蟑螂致敏原致敏与哮喘发生风险的增加有关。链格孢属真菌致敏不仅是哮喘发生的主要危险因素之一,而且与其严重程度有关。

2.空气污染

室外污染物包括 2 种主要的类型:工业烟雾(二氧化硫颗粒复合物)以及光化学烟雾(臭氧和氮氧化物),在特定场合 2 种污染可同时存在。在严重污染的城市中,当其环境污染物(例如二氧化硫、臭氧和氮氧化物)达到一定浓度后可诱发支气管收缩,一过性地增高气道反应性,并增加机体的过敏反应。一些研究提示不同的污染物可加重哮喘,但主要是在暴露于控制室内进行的试验。可能由于可变因素太大,所以把哮喘患病率的升高趋势与周围污染物联系起来的有关流行病学的结论一直还不确定。

3.被动吸烟

在烟草的烟雾中可发现超过 4500 种的化合物和污染物,其中包括可吸入颗粒物、多环碳氢化合物、一氧化碳、二氧化碳、二氧化氮、尼古丁和丙烯醛等。

被动吸烟是儿童吸入烟雾的主要形式,被动吸烟会增加下呼吸道疾病的发生率,不论是婴幼儿或儿童。燃烧飘出的烟雾可比吸烟者本人吸入的烟更具毒性,特别易刺激呼吸道黏膜。母亲在妊娠期吸烟或家庭成员吸烟,儿童在出生后会增加其发生哮喘和喘息症状的发生率。暴露于环境中的烟雾,对成年人哮喘的影响还没有进行广泛的研究,相关数据也有限。母亲在儿童的婴幼儿时期吸烟导致儿童在第 1 年内出现喘息症状的概率是普通孩子的 4 倍。母亲妊娠期间吸烟对儿童哮喘患病的影响证据尚少。

吸烟对哮喘的影响已有明确的结论,主动吸烟会加速哮喘患者肺功能的下降,加重病情并降低治疗效果。

4.药物

可能引起气道收缩的药物有:阿司匹林、β受体阻滞药、可卡因、双嘧达莫、海洛因、IL-12、呋喃妥因、非甾体抗炎药、普罗帕酮、鱼精蛋白、长春碱和丝裂霉素。某些治疗哮喘的雾化吸入药物,如抛射剂、二丙酸倍氯米松等也可能诱发哮喘的发作。

5.饮食

在 2015 年发表的 2 篇有关饮食与哮喘的文章,说明牛奶喂养或食用大豆蛋白较母乳喂养在儿童时期更易发生喘息性疾病。具有西方饮食结构特点,即增加摄入加工过的食品、增加W-6 多不饱和脂肪酸、减少抗氧化剂、减少 W-3 多不饱和脂肪酸导致哮喘或变应性疾病的患病率增高。饮食结构很有可能成为今后研究过敏性疾病(尤其是哮喘)的热点之一。

6.感染

流行病学证据证实急性呼吸道病毒感染可以诱发成年人和儿童哮喘的急性发作,每种呼吸道病毒依据其接触的部位和数量以及宿主易感性的程度不同几乎都能引起呼吸道疾病。呼吸道合胞病毒、副流感病毒和鼻病毒是引发婴幼儿喘息的主要病毒。婴幼儿期的细菌感染,尤其是肺炎衣原体,对其成年后哮喘的发生起着重要的作用,尽管有效的证据仅能提示气道的慢性细菌感染与哮喘严重程度之间,以及细菌感染与哮喘急性发作之间具有相关性。与上面的证据相反,德国完成的一项大样本的流行病学调查结果显示,出生后在早期反复的上呼吸道感染(包括鼻咽部的感染)对后期变态反应性疾病和哮喘的发生有保护作用,甚至对那些有变态反应性家族史的儿童也是一样。

7.社会经济状况

家庭的社会经济状况是代表一种生活方式的特点而不是其本身的危险因素。这些生活方式的特点包括饮食习惯、家庭成员的多少、卫生保健的程度、被动吸烟、变应原的暴露或其他还不清楚的决定因素。从卫生学假说来解释变态反应性疾病的流行病学,存在另外一个与社会经济发展相关的特点,那就是发达国家儿童哮喘和变态反应性疾病的患病率要高于发展中国家,并且这些疾病在发展中国家富裕地区的患病率要高于相对贫困的地区。

8.母乳喂养

母乳喂养可能对婴儿提供短时的保护,避免发生湿疹、食物过敏和喘息。澳大利亚的一项前瞻性队列研究探讨了母乳喂养和哮喘的关系,2012年多个儿童中心观察到在出生后至少4个月内仅用母乳喂养的儿童,在6岁时患哮喘的危险性和患病率明显下降。也有一些研究提示母乳含有各种各样的脂肪酸及介质,可能影响孩子发生哮喘的易感性。

9.极度情绪波动

精神紧张可能是哮喘发作的触发因素之一,主要见于大笑、哭泣、愤怒、恐惧所导致的过度通气和低碳酸血症,引起气道狭窄。惊恐有时也会有类似的哮喘触发效果。但是,需要强调哮喘不是一种精神性异常性疾病。

10.剧烈运动或吸入冷空气

剧烈运动诱发哮喘症状出现或加重在临床上十分常见,可能与患者运动时过度通气、冷空气吸入、张口呼吸气道干燥等多个因素有关。已有明确哮喘症状者应控制运动量,避免过度。吸入速效 β_2 受体激动药可起到预防作用。

总之,哮喘是与基因-基因、基因-环境等多种因素相互作用有关的复杂的疾病。因此,哮喘发生的危险因素是多种多样的,并且在个体间由于基因的组成不同存在差异。除了基因和环境暴露的相互作用的复杂因素外,在婴幼儿期、青春期、成年期和老年期等不同的时期哮喘有各自的特点。越来越多的证据支持某些环境因素的作用主要影响某一年龄阶段该疾病的发生。将来前瞻性的研究需要进一步澄清某些环境暴露对不同基因个体和不同生长阶段的作用。

三、发病机制

哮喘的发病机制不完全清楚,多数人认为,变态反应、气道慢性炎症、气道反应性增高及自主神经功能障碍等因素相互作用,共同参与哮喘的发病过程。

(一)变态反应

当变应原进入具有过敏体质的机体后,通过巨噬细胞和T淋巴细胞的传递,可刺激机体的B淋巴细胞合成特异性IgE,并结合于肥大细胞和嗜碱性粒细胞表面的高亲和性的IgE受体,若变应原再次进入体内,可与肥大细胞和嗜碱性粒细胞表面的IgE交联,从而促发细胞内一系列的反应,使该细胞合成并释放多种活性介质导致平滑肌收缩,黏液分泌增加,血管通透性增高和炎症细胞浸润等,炎症细胞在介质的作用下又可分泌多种介质,使气道病变加重,炎症浸润增加,产生哮喘的临床症状。根据变应原吸入后哮喘发生的时间,可分为速发型哮喘反应(IAR)、迟发型哮喘反应(LAR)和双相型哮喘反应(OAR)。IAR几乎在吸入变应原的同时立即发生反应,15~30分钟达高峰,2小时后逐渐恢复正常。LAR约6小时左右发病,持续时间长,可达数天,而且临床症状重,常呈持续性哮喘表现,肺功能损害严重而持久。LAR的发病机制较复杂,不仅与IgE介导的肥大细胞脱颗粒有关,主要是气道炎症反应所致,现在认为哮喘是一种涉及多种炎症细胞相互作用,许多介质和细胞因子参与的慢性气道炎症疾病。

(二)气道炎症

气道慢性炎症被认为是哮喘的基本的病理改变和反复发作的主要病理生理机制,不管哪一种类型的哮喘,哪一期的哮喘,都表现为以肥大细胞、嗜酸性粒细胞和T淋巴细胞为主的多种炎症细胞在气道的浸润和聚集,这些细胞相互作用可以分泌出数十种炎症介质和细胞因子,这些介质、细胞因子与炎症细胞互相作用,构成复杂的网络,相互作用和影响,使气道炎症持续存在。当机体遇到诱发因素时,这些炎症细胞能够释放多种炎症介质和细胞因子,引起气道平滑肌收缩,黏液分泌增加,血浆渗出和黏膜水肿,已知多种细胞,包括肥大细胞、嗜酸性粒细胞、嗜中性粒细胞、上皮细胞、巨噬细胞和内皮细胞都可产生炎症介质。主要的介质有:组胺、前列腺素(PG)、白三烯(LT)、血小板活化因子(PAF)、嗜酸性粒细胞趋化因子(ECF-A)、嗜中性粒细胞趋化因子(NCF-A)、主要碱基蛋白(MBP)、嗜酸性粒细胞阳离子蛋白(ECP)、内皮素-1(ET-1)、黏附因子(AMs)等。总之,哮喘的气道慢性炎症是由多种炎症细胞、炎症介质和细胞因子参与的,相互作用形成恶性循环,使气道炎症持续存在,其相互关系十分复杂,有待进一步研究。

(三)AHR

表现为气道对各种刺激因子出现过强或过早的收缩反应,是哮喘患者发生发展的另一个重要因素,目前普遍认为气道炎症是导致气道高反应性的重要机制之一,气道上皮损伤和上皮内神经的调控等因素亦参与了 AHR 的发病过程。当气道受到变应原或其他刺激后,由于多种炎症细胞释放炎症介质和细胞因子,神经轴索反射使副交感神经兴奋性增加,神经肽的释放等,均与 AHR 的发病过程有关。AHR 为支气管哮喘患者的共同病理生理特征,然而出现 AHR 者并非都是支气管哮喘,如长期吸烟、接触臭氧、病毒性上呼吸道感染、慢性阻塞性肺疾病(COPD)等也可出现 AHR,从临床的角度来讲,极轻度 AHR 需结合临床表现来诊断,但中度以上的 AHR 几乎可以肯定是哮喘。

(四)神经机制

神经因素也认为是哮喘发病的重要环节,支气管受复杂的自主神经支配,除胆碱能神经、肾上腺素能神经外,还有非肾上腺素能非胆碱能(NANC)神经系统。支气管哮喘与 β-肾上腺素能受体功能低下和迷走神经张力亢进有关,并可能存在有 α-肾上腺素能神经的反应性增加。NANC 能释放舒张支气管平滑肌的神经介质,如血管肠激肽(VIP)、一氧化氮(NO),以及收缩支气管平滑肌的介质,如 P 物质、神经激肽等,两者平衡失调,则可引起支气管平滑肌收缩。

四、临床表现

儿童哮喘起病可因不同年龄、不同诱因有所不同,婴幼儿哮喘多数在上呼吸道病毒感染后诱发,起病较缓,而儿童哮喘多由吸入变应原诱发,起病较急。哮喘发病初期主要表现为刺激性干咳,随后出现喘息症状,喘息轻重不一,轻者无气急,双肺仅闻散在哮鸣音和呼气时间延长,重者出现严重的呼气性呼吸困难,烦躁不安,端坐呼吸,甚至出现面色苍白,唇、指甲端发绀以及意识模糊等病情危重表现。体检时可见三凹征,呼气时肋间饱满,叩音两肺呈鼓音,肝上界下移,心界缩小,表现有明显的肺气肿存在,全肺可闻及哮鸣音,如支气管渗出较多,可出现湿性啰音,严重病例由于肺通气量极少,两肺哮鸣音可以消失,甚至听不到呼吸音。哮喘一般自行或给予药物后缓解,本病为反复发作,部分患者有明确的季节性,夜间发病较多,发作间歇期,多数患儿症状可完全消失,少数患儿有夜间咳嗽,自觉胸闷不适。

五、检查

1.血常规检查

发作时可有嗜酸性粒细胞增高,但多数不明显;如与病毒感染有关,一般白细胞计数正常或减低;如并发感染可有白细胞数增高,分类嗜中性粒细胞比例增高。

2.痰液检查

涂片在显微镜下可见较多嗜酸性粒细胞,可见嗜酸性粒细胞退化形成的尖棱结晶,黏液栓和透明的哮喘珠,如合并呼吸道细菌感染,痰涂片革兰染色、细胞培养及药物敏感试验有助于病原菌诊断及指导治疗。

3.血气分析

哮喘严重发作可有缺氧,PaO_2 和 SaO_2 降低,由于过度通气可使 $PaCO_2$ 下降,pH 上升,表现呼吸性碱中毒。如重症哮喘,病情进一步发展,气道阻塞严重,可有缺氧及 CO_2 潴留,$PaCO_2$ 上升,表现呼吸性酸中毒,如缺氧明显,可合并代谢性酸中毒。

4.特异性变应原的检测

可用放射性变应原吸附试验(RAST)测定特异性 IgE,过敏性哮喘患者血清 IgE 可较正常人高 2～6 倍,在缓解期可做皮肤过敏试验判断相关的变应原,但应防止发生过敏反应。

5.胸部 X 线检查

早期在哮喘发作时可见两肺透亮度增加,呈过度充气状态;在缓解期多无明显异常,如并发呼吸道感染,可见肺纹理增加及炎症性浸润阴影,同时要注意肺不张、气胸或纵隔气肿等并发症的存在。

6.肺功能检查

缓解期肺通气功能多数在正常范围,在哮喘发作时,由于呼气流速受限,表现为第 1 秒用力呼气量(FEV_1)、一秒率($FEV_1/FVC\%$)、最大呼气中期流速(MMER)、呼出 50% 与 75% 肺活量时的最大呼气流量(MEF 50% 与 MEF 75%)以及呼气峰值流量(PEFR)均减少,可用力肺活量减少,残气量增加,功能残气量和肺总量增加,残气占肺总量百分比增高,经过治疗后可逐渐恢复。

7.其他

必要时可做 CT 或 MRI 检查或纤维支气管镜检查以明确诊断。

六、分期及分级

(一)哮喘分期

根据临床表现哮喘可分为急性发作期、慢性持续期和临床缓解期。急性发作期指患者出现以喘息为主的各种症状,其发作持续的时间和程度不尽相同。慢性持续期指许多患者即使没有急性发作,但在相当长的时间内总是不同频度和(或)不同程度地出现症状(喘息、咳嗽和胸闷),因此,需要依据就诊前临床表现、肺功能,对其病情进行评价。临床缓解期指经过治疗或未经治疗症状和体征消失,肺功能(FEV_1 或 PEF)$\geq 80\%$预计值,并维持 3 个月以上。

（二）分级

哮喘的分级包括病情严重程度分级、哮喘控制水平分级和急性发作严重度分级。

1.病情严重程度的分级

病情严重程度分级主要用于初次诊断和既往虽被诊断但尚未按哮喘规范治疗的患儿，作为制定起始方案级别的依据（表 2-6-1）。

表 2-6-1　儿童哮喘严重程度分级

严重程度	日间症状	夜间症状/憋醒	应急缓解药的使用	活动受限	肺功能	急性发作（需使用全身激素治疗）
＜5 岁						
间歇状态（第1级）	≤2天/周，发作间歇无症状	无	≤2天/周	无		0～1次/年
轻度持续（第2级）	＞2天/周，但非每日有症状	1～2次/月	＞2天/周，但非每天使用	轻微受限		6个月内≥2次，根据发作的频度和严重度确定分级
中度持续（第3级）	每天有症状	3～4次/月	每天使用	部分受限		
重度持续（第4级）	每天持续有症状	＞1次/周	每天多次使用	严重受限		
≥5 岁						
间歇状态（第1级）	≤2天/周，但非每天有症状	＜2次/月	≤2天/周	无	FEV$_1$ 或 PEF≥正常预计值的 80％，PEF 或 FEV$_1$ 变异率＜20％	0～1次/年
轻度持续（第2级）	＞2天/周，但非每天有症状	3～4次/月	＞2天/周，但非每天使用	轻微受限	FEV$_1$ 或 PEF≥正常预计值的 80％，PEF 或 FEV$_1$ 变异率 20％～30％	≥2次/年，根据发作的频度和严重度确定分级
中度持续（第3级）	每天有症状	＞1次/周，但非每晚有症状	每天使用	部分受限	FEV$_1$ 或 PEF 达正常预计值的 60％～79％，PEF 或 FEV$_1$ 变异率＞30％	
重度持续（第4级）	每天持续有症状	经常出现通常每晚均有症状	每天多次使用	严重受限	FEV$_1$ 或 PFE＜正常预计值的 60％，PEF 或 FEV$_1$ 变异率＞30％	

注：①评估过去 2～4 周日间症状、夜间症状/憋醒、应急缓解药使用和活动受限情况；②患儿只要具有某级严重程度的任一项特点，就将其列为该级别；③任何级别严重程度，包括间歇状态，都可以出现严重的急性发作。

2.控制水平的分级

控制水平分级用于评估已规范治疗的哮喘患儿是否达到哮喘治疗目标及指导治疗方案的调整以达到并维持哮喘控制。以哮喘控制水平为主导的哮喘长期治疗方案可使患者得到更充分的治疗,使大多数哮喘患者达到临床控制(表 2-6-2)。

表 2-6-2　儿童哮喘控制水平分级

控制程度	日间症状	夜间症状/憋醒	应急缓解药的使用	活动受限	肺功能(≥5 岁者适用)	定级标准	急性发作(需使用全身激素治疗)
控制	无(或≤2 天/周)	无	无(或≤2 次/周)	无	≥正常预计值或本人最佳值的 80%	满足前述所有条件	0~1 次/年
部分控制	>2 天/周或≤2 天/周但多次出现	有	>2 次/周	有	<正常预计值或本人最佳值的 80%	在任何 1 周内出现前述 1 项特征	2~3 次/年
未控制						在任何 1 周内出现≥3 项"部分控制"中的特征	>3 次/年

注:①评估过去 2~4 周日间症状、夜间症状/憋醒、应急缓解药使用和活动受限情况。②出现任何一次急性发作都应复核维持治疗方案是否需要调整。

3.哮喘急性发作严重度分级

急性发作常表现为进行性加重的过程,以呼气流量降低为其特征,常因接触变应原、刺激物或呼吸道感染诱发。其起病缓急和病情轻重不一,可在数小时或数天内出现,偶尔可在数分钟内即危及生命,故应对病情做出正确评估,以便给予及时有效的紧急治疗。哮喘急性发作时病情严重程度的分级见表 2-6-3。

表 2-6-3　哮喘急性发作严重度分级

临床特点	轻度	中度	重度	危重度
气短	走路时	说话时	休息时	
体位	可平卧	喜坐位	前弓位	
讲话方式	能成句	成短句	说单字	难以说话
精神意识	可有焦虑、烦躁	常焦虑、烦躁	常焦虑、烦躁	嗜睡、意识模糊
呼吸频率	轻度增快	增快	明显增快	减慢或不规则
辅助呼吸肌活动及三凹征	常无	可有	通常有	胸腹反常运动
哮鸣音	散在,呼气末期	响亮、弥漫	响亮、弥漫、双相	减弱乃至消失
脉率	略增快	增快	明显增快	减慢或不规则
奇脉(kPa)	不存在<1.33	可有 1.33~3.33	通常有 2.67~5.33	不存在(提示呼吸肌疲劳)
使用速效 β_2 激动药后 PEF 占正常预计值或本人最佳值的百分数(%)	>80%	60%~80%	<60%或治疗效应维持<2 小时	<33%
PaO_2(吸空气)(kPa)	正常	>8	<8,可能有发绀	呼吸衰竭

续表

临床特点	轻度	中度	重度	危重度
$PaCO_2(kPa)$	<6	<6	≥6,明显上升	呼吸衰竭
SaO_2 吸空气	>0.95	>0.92~0.95	0.90~0.92	<0.90

注:①正常儿童清醒时呼吸频率上限。<2个月,<60/分;3~12个月,<50/分;2~5岁,<40/分;6~8岁,<30/分;②正常儿童脉率上限。2~12个月,<160/分;1~2岁,<120/分;3~8岁,<110/分;③小龄儿童较年长儿和成长更易发生高碳酸血症(低通气);④判断急性发作严重度时,只要存在某项严重程度的指标(不必全部指标存在),就可归入该严重度等级。

七、诊断与鉴别诊断

(一)诊断

哮喘是由多种细胞[如嗜酸粒细胞(EOS)、肥大细胞、T淋巴细胞、中性粒细胞和气道上皮细胞等]和细胞组分参与的气道慢性炎性疾病。这种慢性炎症导致AHR的增加,并引起反复发作性的喘息、气促、胸闷或咳嗽等症状,常在夜间和(或)清晨发作、加剧,通常出现广泛多变的可逆性气流受限,多数患者可自行缓解或经治疗缓解。儿童哮喘的主要症状是喘息和咳嗽。哮喘是引起喘息症状的最常见疾病,典型的、年长儿的哮喘诊断并不困难,但不典型哮喘常被误诊或漏诊,尤其是以咳嗽为唯一症状的咳嗽变异性哮喘(CVA)往往被误诊为支气管炎、复发性上呼吸道感染。年幼儿期哮喘易误诊为毛细支气管炎、肺炎、喘息性支气管炎,不适当地反复应用抗生素,致使失去早期诊疗的机会。但是并非所有喘息都由哮喘引起,一些可引起喘息症状的其他疾病也常被误诊为哮喘。年龄越小,致喘因素越复杂,在诊断儿童哮喘前应充分排除其他能引起喘息的疾病。由此可见,儿童哮喘的正确诊断和鉴别诊断显得十分重要。对于已诊断为哮喘的患者,还应进行分期和分级。

1.儿童哮喘

符合以下①~④条或④、⑤条者,可以诊断为哮喘。①反复发作喘息、咳嗽、气促、胸闷,多与接触变应原、冷空气、物理、化学性刺激、呼吸道感染以及运动等有关,常在夜间和(或)清晨发作或加剧。②发作时在双肺可闻及散在或弥散性,以呼气相为主的哮鸣音,呼气相延长。③上述症状和体征经抗哮喘治疗有效或自行缓解。④除外其他疾病所引起的喘息、咳嗽、气促和胸闷。⑤临床表现不典型者(如无明显喘息或哮鸣音),应至少具备以下1项:A.支气管激发试验或运动激发试验阳性;B.证实存在可逆性气流受限。a.支气管舒张试验阳性:吸入速效β_2受体激动药(如沙丁胺醇)后15分钟第一秒用力呼气量(FEV_1)增加≥12%;b.抗哮喘治疗有效:使用支气管舒张药和吸入(或口服)糖皮质激素治疗1~2周后,FEV_1增加≥12%;c.最大呼气流量(PEF)每日变异率(连续监测1~2周)≥20%。

2.CVA诊断标准

以下①~④项为诊断基本条件:①咳嗽持续>4周,常在夜间和(或)清晨发作或加重,以干咳为主;②临床上无感染征象或经较长时间抗生素治疗无效;③抗哮喘药物诊断性治疗有效;④排除其他原因引起的慢性咳嗽;⑤支气管激发试验阳性和(或)PEF 每日变异率(连续监测 1~2 周)≥20％;⑥个人或一、二级亲属有特应性疾病史或变应原检测阳性。

3.不典型哮喘的诊断

(1)运动性哮喘(EIA):运动性哮喘也称运动诱发性哮喘,是指达到一定的运动量后引起支气管痉挛而产生的哮喘,因此,其发作都是急性的、短暂的,而且大多数能自行缓解。常常兼发于某些哮喘患者,其特点为:①发病均在运动后。②有明显的自限性,发作后只需经过一定时间的安静休息即可逐渐恢复正常。③无外源性或内源性过敏性因素参与,特异性变应原皮试阴性。④一般血清 IgE 水平不高。运动诱发试验有助于诊断(常用的运动方式有跑步、自行车功率试验和平板车运动试验)。

(2)伴有胃食管反应(GER)的哮喘:某些哮喘儿童合并 GER 致使哮喘控制不佳。GER 经食管 24 小时 pH 测定或食管测压等方法明确诊断。这类哮喘患儿经加用 H_2 受体阻滞药或质子泵拮抗药等药物,再予以规范化哮喘治疗,常能使哮喘得以良好控制。

(3)药物性哮喘(DIA):药物性哮喘是哮喘的一种特殊类型,随着临床用药种类和数量增多,其发生率逐渐增高。其共同特征是具有明确的用药史,用药后哮喘发作或加剧,停药后哮喘可有不同程度地缓解,再次用药时可以再发哮喘。可能引起哮喘发作的药物很多,常见者有:阿司匹林、其他解热镇痛药及非甾体类抗炎药、β 受体阻滞药(如普萘洛尔)等。其中,阿司匹林是诱发药物性哮喘最常见的药物,某些哮喘患者服用阿司匹林、其他解热镇痛药及非甾体类抗炎药后数分钟或数小时即可诱发剧烈的哮喘,这种对以阿司匹林为代表的解热镇痛药的不耐受现象称为阿司匹林哮喘。多发生于中年人,有时也可见于少数儿童患者。

(4)合并阻塞性睡眠呼吸暂停综合征(OSAS)的哮喘:某些哮喘患者夜喘控制不佳常因合并 OSAS,OSAS 经多导睡眠图(PSG)进行睡眠呼吸监测可明确诊断。合并 OSAS 的哮喘患儿应用持续气道正压通气(CPAP)治疗后,并进行哮喘规范化治疗,常能使夜喘等症状得以良好控制。

(二)鉴别诊断

1.哮喘的鉴别诊断

(1)毛细支气管炎:常由呼吸道病毒,如呼吸道合胞病毒、副流感病毒、流感病毒、腺病毒等引起,肺支原体也可以致病,好发于 1 岁内婴儿,以 2~6 个月为多见,常在秋冬春季流行,毛细支气管炎后国内外有约 1/3 发展为哮喘(表 2-6-4)。

表 2-6-4 支气管哮喘与毛细支气管炎的鉴别

项目	支气管哮喘	毛细支气管炎
病因	多因素、感染变态反应原	病毒感染,以 RSV 为主
发病年龄	>6 个月,各年龄组	以 2~6 个月婴儿为多
症状	起病急,可突发、中止、无中毒症	起病急、缺氧、呼吸困难
体征	哮鸣音、呼气粗延长	哮鸣音、粗中细湿啰音
X 线胸片	肺气肿	支周炎、肺气肿

项目	支气管哮喘	毛细支气管炎
复发倾向	有	一般无
支气管舒张药	显效	有效

（2）先天性喉鸣：因喉部发育异常出现喉软骨软化，吸气时喉部组织陷入声门，出现吸气性喘鸣及呼吸困难，多在生后 7～14 天出现喘鸣，在哭闹、呼吸道感染时喘鸣和呼吸困难加重，当俯卧或被抱起时可消失，喘鸣随年龄增长到 6 个月至 12 岁消失（表 2-6-5）。

表 2-6-5　哮喘与先天性喉喘鸣的鉴别

项目	哮喘	先天性喉喘鸣
病因	多因素遗传,感染免疫疾病等	喉部软骨发育异常
发病年龄	＞6 个月,各年龄组	多于生后 7～14 天时出现
临床特征	下呼吸道阻塞	上呼吸道阻塞
	呼气性呼吸困难	吸气性呼吸困难
体征	哮鸣音,呼气延长	吸气性喘鸣音
治疗与转归	复发,需解痉和抗变态反应治疗	多于 6 个月至 2 岁后喘鸣消失

（3）支气管狭窄或软化：多为先天性，常见生后即出现症状，持续存在，每于感冒后加重，喘鸣音为双相性，CT、纤支镜或气道造影有助诊断。

（4）先天性下颌短小畸形：患儿出生后即可出现下颌小，舌厚短，舌向咽后下垂，有时伴腭裂，吸气时伴有喘鸣和阵发性发绀，仰卧位时呼吸困难加重。如将患儿侧卧或将舌向前牵引或用于扶起下颌，呼吸困难即可缓解。患儿常因呼吸困难不能正常哺乳，发育营养不良，可有胸部畸形及其他畸形。

（5）异物吸入：好发于幼儿及学龄前期，有吸入异物史，呛咳可有可无，并可出现持久的哮喘样呼吸困难，并随体位变换时加重或减轻。以吸气困难、吸气性喘鸣为主，而哮喘则表现为呼气喘鸣、呼气性呼吸困难。异物如在一侧气管内，喘鸣音及其他体征仅限于患侧，有时尚可听到特殊拍击音，与哮喘病体征表现为双侧明显不同。此外，呼吸道异物患儿，既往无喘息反复发作病史。胸部 X 线检查可有纵隔摆动或由于一侧气体滞留而两肺透光度不一致，如 X 线检查阴性，仍不能除外异物，可作支气管镜检查，不但可明确诊断，还可取出异物（表 2-6-6）。

表 2-6-6　哮喘与气道异物的鉴别

项目	哮喘	异物
病因	反复发作哮喘史	异物吸入史
年龄	＞6 个月,各年龄组	＜10 岁,尤＜3 岁
症状	喘息、咳嗽、呼吸困难	阵发性呛咳、呼吸困难
X 线胸片	无异常发现	纵隔摆动、肺不张、肺气肿
支气管舒张试验	（＋）	（－）

续表

项目	哮喘	异物
缓解规律	支气管舒张药治疗缓解	支气管镜取出异物后

(6)哮喘性支气管炎(喘息性支气管炎):多见于3岁以下虚胖婴幼儿。可有湿疹及其他过敏史。多发生在寒冷季节。病初2～3天有上吸道感染症状,如发热、咳嗽、流鼻涕,继之出现呼气性喘鸣。多不伴有明显的呼吸困难,喘息多不似支气管哮喘那样表现为突然发生突然停止,双肺闻及哮鸣音,有时伴湿啰音,喘息随感染的控制而缓解。严重者出现呼吸困难、鼻翼翕动、发绀、三凹征,双肺听诊以哮鸣为主,呼气延长,呼吸音降低,常伴湿啰音。有发热、外周血白细胞总数增加等感染的表现。喘息可反复发生,随年龄增长,发病次数逐渐减少,程度减轻,甚至消失。少数至年长后发展为支气管哮喘。

(7)支气管淋巴结结核:肿大淋巴结压迫支气管或因结核病变腐蚀和侵入支气管壁导致部分或完全阻塞,出现阵发性痉挛性咳嗽伴喘息、呼吸困难,常伴有疲乏、低热、盗汗、体重减轻、结核菌素试验常阳性、红细胞沉降率(ESR)常升高、X线胸片显示肺门有结节性致密阴影、其周围可见浸润、部分患者痰检可检到结核菌、疑有支气管内膜结核引起气道阻塞应作支气管镜检。

(8)胃食管反流:食道黏膜有炎症变化,有炎性递质释放,增强迷走神经张力,胃内容物反流入气道,发生反流,引起支气管痉挛而出现咳嗽、喘息,可行腹部B超、胃镜,近年来用食管24小时pH监测以助诊断。

(9)儿童心源性哮喘:相对少见,常见于先天性心脏病、心肌病、心内膜弹力纤维增生症患儿。本病发作季节性不强、运动后诱发,湿啰音多见,平喘药效果差,心电图,心脏超声检查可发现心律失常和心脏增大等。当心源性哮喘,尤其初次发作与哮喘急性发作难鉴别时,可应用静脉氨茶碱,禁用肾上腺素或吗啡(表2-6-7)。

表2-6-7　哮喘与心源性哮喘的鉴别

项目	哮喘	心源性哮喘
发病年龄	婴儿、年长儿、成年人	中老年
病史	哮喘反复发作史	心脏病、肾炎
体征	呼气相延长、哮鸣音	湿啰音、左心房扩大
心电图	无异常	心律失常或房室肥大
超声心动图	正常	异常
PEF、FEV_1	有下降	无异常
支气管扩张试验	(＋)	(－)
缓解办法	吸入平喘药	强心、利尿、血管扩张药

(10)纵隔疾病:恶性淋巴瘤、神经母细胞瘤、畸胎瘤、胸腺瘤和胸腺肥大(包括生理性肥大)等纵隔疾病均可出现喘息症状,可闻及双相哮鸣音。胸部X线片、胸部CT有助于临床诊断。

(11)囊性纤维性变(CF):又称黏滞病或黏液黏稠病,是家族性先无性疾病,为染色体隐性遗传病。临床特点,婴儿期起病,弥漫性慢性阻塞性肺病,胰腺功能不全及汗液中钠、氯浓度较正常高 3～5 倍。美国白种人较多见。

(12)肺嗜酸细胞浸润症(PIE):是一组与变态反应相关的肺部疾病,部分病例的临床表现与哮喘病基本相似,主要鉴别点为病程较短,痰液内嗜酸细胞相当多,末梢血中嗜酸细胞计数可超过 10% 或更多,X 线胸片显示浸润性病灶,可呈游走性阴影。糖皮质激素治疗后 48 小时内,症状和 X 线表现可迅速消失,在同一局部可反复发生。

(13)蛔虫性嗜酸性肺:又称 Loffler 综合征,是由蛔虫幼虫迁移至肺,穿破微血管引起炎性反应。轻者可无症状或轻微咳嗽,不发热或低热,因症状轻常被忽略。重者可突然高热,发生哮喘、呼吸困难,甚至喘憋、唇指发绀、咳血痰,也可有疲乏、咳嗽头痛、胸痛等表现。胸部体征正常或仅轻微异常,白细胞计数正常或稍高,嗜酸粒细胞计数增高,一般在 10%～30%,甚至可高达 70% 以上。胸部 X 线检查可见形状不规则、密度较低、边缘模糊的浸润阴影,其阴影变化较多,呈游走性,X 线改变,6～12 天自行消失,一般不超过 1 个月。

(14)其他尚需鉴别的疾病:气管环状血管压迫、气管食管瘘、原发性纤毛运动障碍综合征、原发性免疫缺陷、变态反应性支气管肺曲菌病、肉芽肿性肺部疾病等。

2.CVA 的鉴别诊断

有一些哮喘儿童尤其是 CVA 患儿,咳嗽是其主要症状,而无喘息,未闻及哮鸣音。应与下列疾病进行鉴别。

(1)支气管炎:为儿童咳嗽的主要原因,多发生于冬季,以学龄期前、后的儿童为主,咳嗽一般在 10 天左右停止,多为病毒感染引起,亦可为原发或继发细菌感染。与哮喘的主要区别之处是肺部无明显哮鸣音。胸部 X 线片无肺气肿,抗感染治疗有效。

(2)鼻炎、鼻窦炎:也是小儿慢性咳嗽常见原因之一。诊断依靠局部专科检查、鼻旁窦 X 线片或 CT 片检查。

(3)鼻后溢综合征(PNDS):诊断主要取决于患者所描述的症状和感觉,其诊断最好综合多项指标,包括症状、体征和 X 线征象以及最后针对性治疗的效果。

(4)胃食管反流(GRE):多数婴儿进食后发生反流,食管黏膜有炎症改变,反流可引起反射性气管痉挛而出现咳嗽。经食管 24 小时 pH 测定或食管测压等方法明确诊断,使用 H_2 受体阻滞药或质子泵拮抗药等药物常能控制症状。

(5)支气管扩张:典型病例主要症状是慢性咳嗽、大量咳痰、经常发热、反复咯血。婴儿临床表现可不典型,表现为反复性呼吸道感染。某些患者痰培养可见多种细菌。以往诊断支气管扩张的金标准为支气管造影。随着影像技术的发展,当前诊断支气管扩张的理想方法为高分辨 CT,其敏感性为 60%～100%,特异性为 92%～100%。

(6)其他疾病:如支气管肺发育不全(BPD)、气管异物、变态反应性支气管肺曲菌病、先天性支气管肺囊肿、肺隔离症、肺包虫囊肿、气管食管瘘、原发性纤毛运动障碍综合征、原发性免疫缺陷等。

八、治疗

（一）治疗原则

1.支气管哮喘的治疗

要坚持长期、持续、规范、个体化的治疗原则。

2.分期治疗

（1）急性发作期须快速缓解症状，如平喘、抗感染治疗。

（2）慢性持续期和临床缓解期：防止症状加重和预防复发，如避免触发因素、抗炎、降低气道高反应性、防止气道重塑，并做好自我管理。

（3）积极处理哮喘危重状态。

3.重视哮喘防治教育和管理

强调基于症状控制的哮喘管理模式，避免治疗不足和治疗过度，治疗过程中遵循"评估-调整治疗-监测"的管理循环，直至停药观察。

4.儿童哮喘的长期治疗方案

根据年龄分为≥6岁和<6岁儿的治疗方案，对未经正规治疗的初诊哮喘患儿根据病情严重程度选择第2级、第3级或更高级别治疗方案，每1～3个月审核1次治疗方案，根据病情控制情况适当调整治疗方案；如哮喘控制并已维持治疗3个月，可考虑降级治疗，直到可维持哮喘控制的最小剂量；如部分控制，可考虑升级治疗以达到控制；如未控制，可考虑升级或越级治疗直到达到控制。

5.临床缓解期的处理

通过加强哮喘患儿管理，监测病情变化，坚持规范治疗，避免诱发因素，治疗变应性鼻炎、鼻窦炎等并存疾病，以维持患儿病情长期稳定，提高其生命质量。

（二）治疗方法

目前治疗哮喘最好的方法是吸入治疗。吸入方法及吸入装置因年龄而异，压力定量气雾剂（pMDI）适用于7岁以上儿童，干粉吸入剂（DPI）适用于5岁以上儿童，pMDI加储物罐及雾化器各年龄儿童均可使用。同时不同装置的选择还与病情有关，哮喘严重发作时应借助储物罐吸入pMDI或用雾化器吸入溶液。此外，还可以通过口服、静脉、经皮等途径给药相应药物治疗哮喘。

（三）药物治疗

1.糖皮质激素

（1）糖皮质激素吸入疗法：早在20世纪50年代初就开始应用糖皮质激素（GCS）来治疗哮喘，至今它已成为治疗严重哮喘患者主要的甚至是救命药物，但由于长期周身使用GCS会引起许多不良反应，包括肾上腺皮质功能的抑制，皮肤、骨骼及结缔组织的不良改变，以及儿童生长受阻等，因此，应用有所限制，也促进了吸入型糖皮质激素（ICS）的发展，期望能获得肺内局部作用，但无明显的全身性不良反应。然而早期运用吸入疗法的化合物（如地塞米松等）是令人失望的，因这些化合物的局部作用不强，并不能在肝脏中快速地代谢为无活性的产物。随着局部作用强的 ICS 如丙酸倍氯米松（BDP）、布地奈德（BUD）和丙酸氟替卡松（FP）的应用，GCS 局部的抗炎疗效与全身不良反应之间的平衡得到很大改善。

ICS 具有高度安全性，30 年来已在中度、重度的哮喘患者中广泛使用。许多对照临床试验证明，ICS 可以有效地控制各型哮喘，包括缓解哮喘的症状和减少哮喘急性发作的次数。虽然在早期使用时，主要是作为口服糖皮质激素治疗的替代，但随后 ICS 的作用有了扩展，如今使用 ICS 已成为大多数哮喘患者的基本疗法。国内外许多从事哮喘研究包括全球哮喘防治创议（GINA）专家们确认 ICS 为哮喘基本疗法，已成为哮喘病治疗方案中不可替代的重要部分。ICS 已被反复证明，可以明显地控制不同严重度的哮喘，改善肺功能，减轻气道对非特异性刺激的高反应性，而且没有明显的全身性不良反应，因此，ICS 已成为成年人和儿童哮喘治疗的第一线治疗药物。

一种有效的 ICS 应具有以下几个特性：①有较高的糖皮质激素受体结合力和抗炎作用强度大；②在气道内贮留时间长，而在全身组织中滞留少；③在气道糖皮质激素受体分布区域有足够的沉积量；④首过效应强，全身生物活性低。

①吸入疗法在哮喘治疗所具有的优点

a.作用直接和迅速：哮喘的病变部位在呼吸道，吸入疗法使药物直接作用于气道，而不必使药物受口服时生物利用度和肝脏首过效应的影响，而且，有一些平喘药物（如速效 β_2 受体激动药特布他林和福莫特罗）吸入后 3～5 分钟即可发挥平喘作用。

b.吸入所需药物剂量小：儿童口服糖皮质激素，如泼尼松的剂量通常为 $1～2mg/(kg \cdot d)$，但使用 ICS 其剂量小，如＞5 岁儿童 BUD（都保或气雾剂）每日所需要的剂量通常为 $200～600\mu g$。

c.全身不良反应小：由于所需药物剂量小，其中仅仅有部分被吸收入血，因此，药物引起的全身性不良反应明显地少于口服给药。例如 ICS 在推荐剂量内很少出现口服激素引起的全身性不良反应（如满月脸、水牛背、高血压、糖尿病和骨质疏松等）。

因此，吸入疗法是治疗哮喘的一种较为理想的给药方法，值得大力推广。

②ICS 的分类及药动学：ICS 包括 FP、BDP、BUD、曲安奈德（TA）、氟尼缩松（FNS）、糠酸莫米松（MF）。皮质醇的 C17a、C16a 引入脂性基团，形成一系列 ICS，它们有很强的局部作用，当吸入时有很强的抗炎作用。常用 ICS 的脂溶性大小顺序为 FP＞BDP＞BUD＞TAA＞FNS。随着其脂溶性大小的变化，药物的药效学与药动学都会有一定影响。一方面增加药物的脂溶性不利于 GCS 结晶在人支气管液体中的溶解，吸入后 GCS 在气管黏膜上形成一个"微仓库"，增加药物在肺组织的沉积，同时也减慢药物从肺脂间隙中的释放，从而延长 GCS 局部抗炎作用时间；另一方面增加药物的脂溶性，也增加对 GCR 的亲和力，延长 GCR 占领时间，增加活性 GC-GCR 复合物的稳定性，使该复合物的半衰期延长，从而增加 GCS 局部抗炎作用；第三方面有利于 GCS 与肝脏中微粒 P-450 药酶结合而被代谢，从而使周身吸收后被肝脏转化而快速灭活。

③ICS 的药理作用

a.消除气道非特异性炎症

对炎症细胞的影响：ICS 应用不但可引起循环中嗜碱粒细胞、嗜酸粒细胞（EOS）、单核细胞及淋巴细胞数量的减少，而且使许多趋化因子，如调节正常 T 细胞表达和分泌的细胞因子

(RAN-TES)、嗜酸粒细胞趋化蛋白(Eotaxin)、单核细胞趋化蛋白(MCP)、巨噬细胞炎性蛋白(MIP)-1α、白细胞介素(IL)-8及血小板活化因子(PAF)合成受到抑制,使黏膜中肥大细胞和其他炎症细胞浸润亦明显减少,T淋巴细胞增殖活化受到抑制。

对黏液分泌的影响:除抑制基础分泌外,ICS尚可能通过减少组胺、白三烯、血小板激活因子等释放,使黏液腺促分泌素诱发的分泌亦减少。

对微血管渗漏的影响:ICS可增强气道内毛细血管的张力,降低毛细血管的通透性等血管反应以及通过对内皮细胞的影响,增强血管对内源性儿茶酚胺和其他血管收缩物质的反应性,并通过抑制趋化因子和(或)内皮活化递质的产生/释放,使其通透性降低。

抑制黏附分子的表达和合成:可抑制细胞间黏附分子(ICAM-1)和血管细胞间黏附分子(VCAM-1)、E-选择素和P-选择素等,从而抑制气道内炎性细胞的黏附、趋化和浸润。

b.阻断迟发型哮喘反应、降低气道反应性:ICS虽对过敏原诱发的直接哮喘反应无明显保护作用,但可通过抑制细胞免疫及非特异性抗炎作用阻断迟发型哮喘反应。后者在哮喘症状的持续及慢性哮喘的发生中起重要作用。糖皮质激素长期吸入可减轻气道高反应,改善肺功能,而一般剂量糖皮质激素口服则几乎不起作用。

c.提高气道平滑肌 β_2 受体反应性:ICS对气道平滑肌虽无直接作用,但可增强 β_2 受体的表达,改善气道对 β_2 受体激动药的反应性,并减少长期应用后造成的 β_2 受体下调作用,从而增强 β_2 受体激动药对支气管平滑肌的舒张效应。

d.对哮喘气道修复:表现为纤毛上皮细胞与杯状细胞比例正常化,增加上皮内神经数量,减少毛细血管后小静脉的内皮裂孔数量和减轻基膜的增厚。

e.GCS作用的分子学机制:GCS的作用是通过糖皮质激素受体(GCS-R)介导的,这种受体存在于人体多种组织的细胞质中,在与哮喘免疫学发病机制有关的免疫效应细胞如淋巴细胞、EOS、巨噬细胞、气道上皮细胞和内皮细胞均表达有丰富的GCS-R,而气道平滑肌细胞的表达相对较少。GCS是亲脂性的,它能迅速地穿透细胞膜而进入到细胞质,随即与GCS-R分子结合,使保持受体处于无活性状态的蛋白质分子(热休克蛋白)分离,并形成糖皮质激素受体复合物(GRC),而进入到细胞核中。

在细胞核中,GRC与糖皮质激素反应成分(GRE)结合,从而启动 β_2 受体基因、脂皮质素基因等基因的转录,由于这些基因均具有较强的抗炎作用,从而抑制气道炎症的发生。同时也可导致一些炎性介质合成的减少,包括细胞因子。这些细胞因子合成的减少,是基因转录减少的结果,这可能是GCS在治疗哮喘中的关键作用。

GCS还能通过抑制炎症转录因子而起抗炎作用,主要是抑制核因子-κB(NF-κB)和活化蛋白(AP)-1的活性。GRC可在细胞核中与AP-1、NF-κB直接作用,从而抑制了它们作为转录因子的作用,并有效地阻断了细胞因子对细胞的作用,这种蛋白质与蛋白质之间的相互作用较GRC与DNA的结合更为重要,现已认为这是GCS在哮喘治疗中抗炎作用的重要机制。NF-κB和AP-1介导的慢性炎性反应随它们的灭活可阻断此过程。

④临床应用

a.临床应用:5岁及以上儿童以及成年人哮喘的长期治疗方案中,严重度分级第2级、第3

级、第4级和第5级均是使用ICS的适应证,根据病情轻重不同单独使用ICS或者采取联合治疗方案(治疗方案中药物包含ICS)。对于5岁以下儿童哮喘的长期治疗,最有效的治疗药物是ICS,对于大多数患者推荐使用低剂量ICS(第2级)作为初始控制治疗。

如果低剂量ICS不能控制症状,增加ICS剂量是最佳选择,也根据病情轻重不同单独使用ICS或者采取联合治疗方案(治疗方案中药物包含ICS)。

b.吸入剂量和疗程:ICS的疗效通常在吸入后3～7天开始出现,故在急性发作期或病情不稳定的患儿,根据病情配合使用支气管扩张药和(或)短期加用全身糖皮质激素,一般先吸入β_2受体激动药,10～20分钟后再吸入糖皮质激素,待病情控制或哮喘缓解期继续给予吸入足量糖皮质激素,治疗不足的后果比糖皮质激素的不良反应危险更大。

控制治疗的剂量调整和疗程:单用中高剂量ICS者,尝试在达到并维持哮喘控制3个月后剂量减少50%。单用低剂量ICS能达到控制时,可改用每天1次给药。联合使用ICS和LABA者,先减少ICS约50%,直至达到低剂量ICS才考虑停LABA。如使用最低剂量患者的哮喘能维持控制,并且1年内无症状反复,可考虑停药。有相当比例的5岁以下儿童哮喘患儿的症状会自然缓解,因此,对此年龄儿童的控制治疗方案,每年至少要进行2次评估,以决定是否需要继续治疗。

⑤ICS的不良反应

a.全身不良反应:尽管ICS胃肠道吸收缓慢,而且肝代谢迅速,但仍有部分药物进入血液,在长期大剂量应用后仍可发生全身不良反应。目前多数学者认为常规剂量($<400\mu g/d$)吸入治疗较安全,长期吸入$800\mu g/d$以上则需注意对肾上腺皮质功能的影响。

有文献报道,大量吸入后可导致下丘脑垂体肾上腺(HPA)轴呈剂量相关性抑制,但肾上腺储备能力仍保留。迄今为止尚未见单用ICS导致肾上腺功能不全的临床病例报道。为减轻对HPA轴的抑制作用,如病情许可应减少每日用药次数或晨间给药。在pMDI基础上加用贮雾器及屏气后作饮水漱口可明显减少药物的吸收。

Wolthers报道,儿童应用BDP($400～800\mu g/d$)可抑制下肢生长,但这种生长落后可能与青春期发育推迟有关,后者存在于45%的哮喘患儿。而Agertoft等观察216例吸入皮质激素对哮喘患儿身高、体重年增长率的影响,结果表明与对照组无显著性差异,表明长期吸入治疗对患儿生长发育并无不良影响。

b.局部不良反应

口咽部真菌生长:可能系残留于口咽部的药物抑制黏膜表面中性粒细胞、淋巴细胞及巨噬细胞功能所致。轻者咽拭子培养阳性而无症状,重者可见鹅口疮,发生率5%～77%,儿童略低,鹅口疮的发生并不影响继续用药,只需局部应用制霉菌素或两性霉素B即可控制。采用大容量贮雾器、屏气后冲洗口腔及减少每日用量和次数可减少其发生的可能。迄今为止尚未见吸入疗法导致下呼吸道真菌感染的报道。

声音嘶哑:沉积于喉部的药物直接作用于声带随意肌使之产生可逆性功能障碍,发生率为33%～50%。这种现象停药后即可消失,再次用药时又可出现,如用贮雾器、减少每日用量可降低其发生率。此外,在吸气后应尽量屏气,减少呼气时沉积于喉部的药物颗粒。

咳嗽等刺激症状:部分患儿吸入后有咳嗽等症状,甚至发生支气管痉挛,而粉末型制剂发生较少,推测与 pMDI 中驱动剂或添加剂有关。吸药时应减慢吸气速率或加用贮雾器,必要时可事先吸入 β_2 受体激动药。

其他:长期使用 ICS 对免疫功能正常的患儿并不增加其下呼吸道病毒或细菌感染的发生率。局部或全身糖皮质激素应用可导致皮肤结缔组织萎缩,而 ICS 对支气管上皮并无类似改变,相反可促进受损纤毛上皮的修复,推测可能与肺成纤维细胞对激素分解代谢的敏感性明显低于皮肤成纤维细胞有关,而且 ICS 气道停留时间短暂,作用有限。

(2)哮喘吸入治疗装置介绍:哮喘是一种慢性呼吸道变应性炎症。其治疗目标为:减轻呼吸道炎症,降低气道高反应性(AHR),解除支气管痉挛,纠正低氧血症,改善或消除症状。自 20 世纪 90 年代全球哮喘防治创议(GINA)提出吸入治疗为主的综合治疗和管理原则以来,吸入治疗取得了巨大成功,吸入装置也经历了早期的超声波雾化器到现在的定量吸入器、干粉吸入器等的快速发展过程。

①吸入治疗的原理及影响因素:吸入治疗是利用气体射流原理,通过不同的装置把药物以气溶胶的形式输出并随呼吸进入体内,气溶胶具有巨大的接触面,有利于药物与气道表面接触而发挥治疗作用,吸入的药物可以较高浓度迅速到达病变部位,因此起效迅速。但气溶胶同时也具有凝聚倾向,其流动性取决于外界赋予它的初始速度,而沉降作用基本遵循 Stoke 定律,即沉降速度与颗粒的质量成正比。其中雾化微粒大小是质量最主要的因素:根据气溶胶微粒直径的不同,在气道内的沉积形式及部位也不同。以球形颗粒为例,直径 $>5\mu m$ 的颗粒多沉积在上呼吸道,尤其是鼻咽部。因为吸气时上呼吸道流速大,颗粒向前运动的惯性也大,鼻咽部气道做急转弯,颗粒就碰撞和黏着于咽后壁,以后被吞咽或咳出。更小的颗粒,尤以直径为 $1\sim5\mu m$ 者,多沉积在 5 级分支以下的支气管。因在小支气管中气体流速较慢,颗粒可因重力作用而沉积并黏着于管壁。极细小颗粒,主要是 $<1\mu m$ 者,可进入终末呼吸单位,由于布氏运动碰撞并黏着于肺泡壁。另外,药物形态、吸入装置,呼吸的潮气量、频率、吸气流速、吸入装置到口腔的距离、吸气压、屏气时间以及气道的口径和形态等的影响也不容忽视,但吸入装置的选择最为重要。

②吸入治疗装置:理想的吸入装置应具备输送药物效能好,能达到适当的肺部药物沉积量,且有良好的肺内药物分布,而口咽部的药物留存量较少,使用方便快捷,吸入技术的协调性要求低,适用年龄范围广,轻巧易于携带,同时适用于治疗哮喘急性发作和长期预防,不含有不利于患者或环境的添加剂,经济实用等特点。常用吸入装置特点及使用介绍如下。

a.定量吸入器(pMDI):利用操作过程中液化气体在突然减压瞬间急剧氧化而将药物切割成微粒并分散在空气中,由患者吸入呼吸道和肺内的一种方法。由药物、推进剂、表面活性物质或润滑剂 3 种成分组成,密封的贮药罐内盛有药物和助推剂(常用氟利昂),药物溶解或悬浮于液态的助推剂内。药液通过一个定量阀门可与定量室相通再经喷管喷出,距喷口 10cm 处微粒直径 $1.4\sim4.3\mu m$;每次手压驱动,计量活瓣供应 $25\sim100\mu l$ 溶液,由于其初始速度快,上气道由于惯性沉积多,而沉积在下呼吸道仅 10% 左右,吸入方法:吸前振摇,以使药液混匀;呼气至残气位;置吸嘴于口内 4cm 双唇包紧;在深缓吸气的同时,撤压使药液喷出,吸气气流深缓,以便将喷出的药雾吸入并沉积于病变的气道;吸气后屏气 $5\sim10$ 秒;休息 3 分钟后行下一次吸入。pMDI 体积小,药物包装在密闭容器中,减少了药物的变质和污染,增加了药物的稳定性和效价,每次给药量为一固定值,且价格低,易为患者接受。但吸入受呼吸生理的气体动力学影响,药物颗粒随空气吸入,部分又随呼气呼出,吸入药物剂量的精确性较差,且多以氟利昂(CFC,氟氯化碳)作助推剂,容易造成大气污染,现已找到一种氟利昂的替代品氢氟烷烃(HFA),这种物质不含氯,不破坏臭氧层,较 CFC 对温室效应影响小,疗效与之相仿,目前含氟氢烷的倍氯米松气雾剂等产品正在全球推广使用。pMDI 的药效主要是沉积于呼吸道的10％药液的作用,应特别强调正确掌握 pMDI 吸入技术,在婴幼儿和年老体弱患者,较难完成吸气和喷药动作的协调。因此,pMDI 适用于年龄＞6 岁的能配合的患者。

b.pMDI＋贮雾罐:即定量吸入器加贮雾罐,它先将药物喷入贮雾罐,然后通过患者反复多次吸气,将药物吸入肺内。贮雾罐的缓冲,可防止喷雾散失而提高吸入药量和治疗效果,使吸入肺部的药液量增加到33％,支气管解痉作用较常规 pMDI 增强 1 倍,克服了单用 pMDI 的不足,并且明显减少了口咽部药物的沉积量,提高了用药安全度。使用 pMDI 加贮雾罐时,不能1 次喷人多剂量药物,应喷入 1 次药物后深长呼吸 4～5 次或连续吸入 30 秒以上,然后间隔2～3 分钟后再进行下一次用药。吸药后必须漱口,以减少声嘶、口咽部真菌感染的发生率以及吸药时产生静电的影响。贮雾罐尤其适用于激素吸入治疗,用于各年龄患者,但＜4 岁的患者需加面罩。贮雾罐携带不方便,比单用 pMDI 增加费用,限制了它的推广使用。

c.干粉吸入器:通过患者主动吸入空气的动能分散药雾微粒,并随吸气将药物吸入肺内,没有气流对咽部的强烈刺激;微粒直径在 $0.5～3\mu m$ 之间,而且设计时考虑了吸入量和肺部沉积率的关系,吸入治疗效果较佳。根据剂量不同分为以下两种。

单剂量吸入器:有旋转式和转动式吸入器,其旋转盘和转动盘上带有锐利的针,待吸入的药物干粉剂则盛于胶囊内。使用方法,使用时将药物胶囊先装入吸纳器,然后稍加旋转即让旋转盘和转动盘上的针刺破胶囊,患者借助口含管深吸气即可带动吸纳器内部的螺旋叶片旋转,搅拌药物干粉使之成为气溶胶微粒而吸入。药物微粒在肺内的沉降率为 5％～6％,常用于色甘酸钠干粉吸入治疗儿童过敏性哮喘。

多剂量吸入器:有涡流式吸入器、碟式吸入器、都保、准纳器及主动式 DPI 等,本文主要介绍常用的两种装置:都保和准纳器。

都保:是一种多剂量干粉吸入装置,给药时不需要使用添加剂,常用的有特布他林都保、普米克都保、奥克斯都保、信必可都保等。使用方法:旋松盖子拔出吸入器,使吸入器直立,旋转旋柄,拧到底后再拧回到原来的位置,这时可听见 1 次响声,这样就使吸入器加入了 1 个剂量的药物;呼气至残气位,但不可对着吸嘴呼气;把吸嘴轻放在上下牙齿之间,双唇包住吸嘴但不要用力咬吸嘴,然后用力深长吸气;将吸入器移开嘴部,然后缓慢呼气,如需吸入多个剂量时可重复上述过程;吸入所需剂量后,盖上盖子,然后用水反复漱口几次,漱液吐出,不要咽下。在理想的吸气流速 60L/min 时,吸入肺部的药量可达到 20％以上,显著高于 pMDI;吸气流速在35L/min 时,吸入药量可达到(14.8±3.2)％,适用于 5 岁以上的儿童。

准纳器:是把药物的微粉密封在铝铂条内,铝铂条缠绕在一模制的塑料装置中,其中含丙酸氟替卡松和沙美特罗(商品名:舒利迭)。使用方法,a.打开:欲打开准纳器,用一手握住外壳,另一手的大拇指放在手柄上。向外推动拇指直至完全打开。b.推开:握住准纳器使吸嘴对着自己。向外推动滑动杆发出咔哒声，一个标准剂量的药物已备好以供吸入，在剂量指示窗口有相应显示，不要随意拨动滑动杆以免造成药物的浪费。c.吸入：尽量呼气、但切记不要将气呼入准纳器中；将吸嘴放入口中。由准纳器深深地平稳地吸入药物、切勿从口中拿出，继续屏气约 10 秒，在没有不适的情况下尽量屏住呼吸，缓慢恢复呼气。d.关闭：关闭准纳器，将大拇指放在手柄上，往后拉手柄、发出咔哒声表示准纳器已关闭，滑动杆自动复位。舒利迭的每个剂量单位都是单独包装并密封，以确保药品不受温度和湿度的影响，使治疗更为简便可靠，极大地提高了哮喘患者治疗依从性；而且准纳器上的计数窗可以准确提示患者所剩余的吸药次数，能够为不同的哮喘患者提供准确的药物剂量，为医生和患者提供了更为有效的管理依据。舒利迭准纳器所需要的吸气流速较小，吸入时的吸气流速为 30L/min，肺部药物沉积量可达 12%～17%，更方便老年人和儿童使用，适用年龄不＜4 岁。

针对使用干粉吸入装置所必需的流速要求，国外在近年又开发出全新一代的 DPI——主动式 DPI，其最大的优点是吸气流速要求低，剂量准确，药物吸入比例高且恒定，防潮性能好，可用不加辅料的纯药，装置更可长期反复使用，适用年龄范围广。

目前主要有两种类型，一种为电动 DPI，工作原理是通过低于 15L/min 的吸气流速启动电池驱动的马达，释放恒量的药物，每次能根据需要输出药物颗粒。另一种为带自动充气贮雾罐的 DPI，其工作原理是通过装有弹簧活塞的贮雾罐产生 60L/min 的气流，将干粉装置内的药物吸入贮雾罐形成稳定的气雾，产生的平均药雾颗粒直径为 2.8μm。贮雾罐经抗静电处理，药雾颗粒在贮雾罐内的半衰期长达 1.5 分钟，对患者的协调性要求低，吸入肺部的药量提高，剂量的重复性好，是一种新颖理想的吸入装置。

d.喷射式雾化器：又称小剂量雾化器，为临床上最常用的气溶胶发生装置之一。以压缩空气或氧气为动力，高速气流通过细口喷嘴，在其周围产生负压携带贮液罐药液卷进高速气流并将其粉碎成大小不一的雾滴，使用时把药物稀释到合适浓度后放入雾化器里，雾化器一端连上氧气，另一端连上面罩，打开氧气即可进行雾化治疗；常用气流量 6～8L/min，产生的微粒直径在 2～4μm，雾粒在肺内沉积约 10%。它可以喷雾多样药物，较少需要患者呼吸协调动作，而且无需氟利昂作为助推剂，携带方便容易操作；但雾化器易污染而导致交叉感染，吸入药物浪费严重，需要高压气流作为动力，治疗时间较长等而限制了它的广泛使用。

目前主要用于不能正确掌握 pMDI、严重气促无法做深吸气的危重哮喘患者的吸入治疗。

e.超声波雾化器：是将电能转换成超声薄板的高频振动，高频振动使药液转化成气溶胶雾粒，超声雾化器产生的气雾量比喷射雾化器要大，消耗药液一般为 1～2L/min，产生的气雾微粒也较大，一般为 3.7～10.5μm，气雾微粒在肺内的沉降率约 10% 以上。以前应用较为普遍。但由于存在产生的气溶胶的密度大，吸入后气道内氧分压相对偏低，长时间吸入（超过 20 分钟）可引起气道湿化过度而致呼吸困难或支气管痉挛，有缺氧或低氧血症的患者不宜使用等不足；而且会破坏糖皮质激素的结构，影响疗效，现在已很少用于哮喘的治疗。

③吸入装置的选择和使用要点：不同吸入装置产生的药物在支气管沉积率不同，绝大多数 pMDI 为 7%～11%，某些干粉吸收入器如 Diskhaler 为 9%～12%，都保干粉装置为 21%～32%，药物在支气管内沉积还受药物性质与吸入技巧的影响，目前所有的 pMDI 常引起药物在口咽部较高的沉积，典型的可达吸入剂量的 80% 左右。连接于 pMDI 的贮雾罐的普遍使用，

克服了协调困难的问题,也减少了药物在口咽部的沉积(减为5%左右),用DPI也有较多药物沉积在咽部,其中都保仅为40%,而其他达70%。

各种吸入装置都有一定的吸入技术要求,医护人员应熟悉各种吸入装置的特点,根据患者的年龄选择不同的吸入装置,训练指导患儿正确掌握吸入技术,以确保临床疗效。

严格地说,哮喘只能控制,不能治愈,吸入治疗可以有效控制哮喘的发作和减轻发作时的症状,明显减轻患者的痛苦。但吸入治疗时间长,费用高;另外,长期吸入激素存在局部不良反应,患者特别是婴幼儿对咽部刺激强烈的雾化吸入不易接受,家长更易接受注射及口服药物;医护人员对吸入治疗方法的宣传不够,加之操作方法不规范,严重影响了吸入效果。为此,加强宣传,使患者及陪护人员能够正确认识哮喘及吸入疗法的益处;为患者尤其是儿童选择合适的吸入装置是今后的一个研究热点。

2.茶碱类药物

茶碱属黄嘌呤类衍生物,临床应用已有50余年历史,是传统的治疗哮喘及慢性阻塞性肺部疾病的药物,以往认为茶碱治疗呼吸系统疾病主要在于其支气管扩张作用,由于茶碱支气管扩张作用的血浆浓度需达10~20mg/L,已接近茶碱中毒的血浆浓度,因此,茶碱的临床应用一直是临床医生需要谨慎选择的药物。随着吸入疗法和 $β_2$ 受体激动药的应用,茶碱类药物的应用有所减少,但是茶碱类药物在夜间哮喘控制方面及静脉注射茶碱对急性哮喘的治疗仍普遍,而且近年来研究发现,茶碱除具有支气管扩张作用外,还有抗炎和免疫调节作用,因此,茶碱在哮喘防治中仍有十分重要的临床地位。

(1)茶碱类药物的作用机制

①支气管舒张作用:茶碱的支气管扩张作用与血清浓度(5~20mg/L)呈对数相关,10mg/L时可阻断运动性支气管痉挛即哮喘,最佳作用浓度为15mg/L,给予负荷量后持续静脉滴注可提供良好的支气管扩张作用,效果优于间断给药,按24小时等距离给药可使血清茶碱浓度保持在10~20mg/L,能缓解慢性哮喘的症状和体征。缓释茶碱有助于维持血药浓度,减少昼夜间肺功能起伏变化所导致的突然呼吸停止。茶碱扩张支气管的作用机制仍不十分清楚,一般认为与以下因素有关。

a.磷酸二酯酶抑制作用:茶碱是非特异性的磷酸二酯酶(PDE)抑制药,能够抑制PDE,减缓环磷酸腺苷(cAMP)的降低,使细胞内cAMP增加,但治疗浓度下,这一作用很小,且无法证实气道平滑肌细胞茶碱浓度高于循环浓度。

b.腺苷受体拮抗作用:在治疗浓度茶碱为强有力的腺苷受体抑制药,此点可与支气管扩张有关。

c.内源性儿茶酚胺释放:茶碱增加肾上腺髓质释放肾上腺素,虽然量不多,但足以产生支气管扩张作用。

d.干扰钙通道:抑制细胞外钙离子内流和细胞内质网贮存 Ca^{2+} 的释放,从而产生平滑肌的舒张效应。

②支气管保护作用:茶碱可防止组胺、乙酰胆碱、过敏原、二氧化硫、蒸馏水、腺苷和运动诱发的哮喘患者的支气管收缩,这一作用在血浆浓度为5mg/L时已明显并呈剂量依赖性。

③抗炎和免疫调节作用:体外试验表明茶碱对炎症过程中涉及的不同类型细胞有潜在的

抗炎作用,包括肥大细胞、嗜碱粒细胞、淋巴细胞、嗜酸粒细胞(EOS)、中性粒细胞等;动物试验发现小剂量茶碱(10mg/L),可明显抑制速发型哮喘反应(IAR)和迟发型哮喘反应(LAR);临床研究平均血浓度7.8mg/L可抑制过敏原诱发的迟发哮喘反应。长期使用小剂量茶碱还可使外周血中抑制性T淋巴细胞(CD8$^+$)增加;茶碱同时通过活化cAMP促进B淋巴细胞凋亡,从而减少免疫球蛋白的产生,起免疫调节作用。其作用机制如下。

a.释放白细胞介素(IL)-10:IL-10有广泛抗炎作用,有证据表明哮喘中IL-10分泌减少,而茶碱增加IL-10释放,这一作用可能与PDE抑制有关。

b.抑制核因子-κB(NF-KB)的转录:茶碱阻止前炎症转录子NF-κB易位入核,可强有力减少哮喘中炎症基因的表达。但此作用出现在较高浓度,可能通过抑制PDE而发挥作用。

c.诱导细胞凋亡:茶碱可减少EOS和中性粒细胞凋亡,从而减轻慢性炎性反应。这与抗凋亡蛋白BCl-2有关。通过拮抗腺苷A$_{2a}$受体介导中性粒细胞凋亡,通过PDE抑制介导T淋巴细胞的凋亡。

d.激活组蛋白去乙酰化酶(HDAC):DNA核心组蛋白乙酰化是炎症基因转录所必需的,受HDAC的调节,哮喘患者中HDAC的活性降低。

研究发现茶碱单用有弱的抗炎作用,并可显著增强糖皮质激素的抗炎作用,使糖皮质激素抗炎作用增强100～1000倍,但两者通过不同途径起作用,茶碱直接激活HDAC,而糖皮质激素不直接激活HDAC,而是募集HDAC到激活的炎症基因的转录位点,使组蛋白去乙酰化,从而抑制炎症基因转录。

④其他:茶碱还能促进气道纤毛运动,增强黏膜纤毛转运速度;能增强膈肌收缩力,解除膈肌疲劳;能兴奋呼吸中枢,通过增加呼吸中枢对CO$_2$的敏感性,并且改善左右心室收缩功能,增加氧运输,改善呼吸肌的收缩功能,还有强心利尿改善心脏负荷的作用。

(2)茶碱类制剂的种类特点

①口服制剂

a.普通制剂:氨茶碱片(0.11片)适用于发作期患儿,按每次每千克体重5mg,每6～8小时给药1次。

b.缓释茶碱:适用于慢性哮喘及夜间哮喘发作预防和轻中度喘息发作。

葆乐辉(400mg/片):24小时控释剂,8～10mg/kg,每日1次。

茶喘平(125mg/片或250mg/片):成年人每次250～500mg,13～16岁每次125～250mg,6～8岁每次125mg,每12小时给药1次。

时尔平(每粒含茶碱0.1g):10～12mg/(kg·d),每12小时给药1次。

舒氟美(每粒含茶碱0.1g):成年人每次0.2g,每12小时1次。

缓释制剂要注意:a.不用水浸泡应吞服;b.饭后服用;c.夜间发作可在晚饭后服用。

②静脉用氨茶碱

a.急性发作,首选β$_2$激动药,常规雾化吸入,必要时2小时后重复1次。同时静脉给激素,必要时静脉注射氨茶碱。

b.若近2～3天未用茶碱,5mg/kg+10% GS 20～30分钟内进入后按0.8～0.9mg/(kg·h)持续静脉滴注待喘息缓解后改口服。

c.如已用茶碱,但 6 小时内未用,可测定血药浓度按 2.5mg/kg 静脉滴注或口服。

d.如 6 小时已用茶碱,最好暂不给茶碱。

③茶碱的新型制剂:近几年,茶碱缓释、控释剂型的开发避免了血药浓度的剧烈升高,提高了疗效,减少了不良反应。

a.二羟丙茶碱平喘作用虽仅为氨茶碱的 1/5,但毒性也约为氨茶碱的 1/5,对心脏的不良反应为氨茶碱的 1/10～1/20。

b.新一代甲基黄嘌呤衍生物多索茶碱,松弛支气管平滑肌作用是氨茶碱的 10～15 倍,而且起效快,作用时间长,具有氨茶碱所没有的镇咳作用,同时安全性明显高于茶碱。

c.PDE 特异性抑制药,如选择性 PDE4 抑制药西洛司特和罗氟司特高度选择性抑制 PDE4,口服吸收快,具有支气管扩张和抗炎作用,而且血药浓度波动小,不良反应小,已有报道应用于哮喘的临床治疗中。

(3)适应证

①慢性缓解期哮喘的长期控制是茶碱在哮喘治疗中的适应证。与糖皮质激素合用,可减少糖皮质激素用量。

②哮喘急性发作,首选雾化吸入 β_2 受体激动药,若无 β_2 受体激动药,则首选茶碱,对连续应用 β_2 受体激动药,效果不满意可换用或加用茶碱。

③夜间发作哮喘,宜用长效缓释药,解除夜间支气管痉挛。

④对咳嗽变异性哮喘(CVA)服用茶碱多数有效。

⑤对部分病毒性上感的剧烈咳嗽症状,适当用茶碱可使气道分泌物减少且易于排出,并降低气道反应性,缩短咳嗽时间。

急性发作患者,应静脉给药或口服普通茶碱,血药浓度以 10～15mg/L 为宜,而慢性发作用药,则可用缓释药,血药水平不可太高,5～10mg/L 即可。

(4)剂型选择

慢性哮喘的最佳选择是保持 24 小时治疗范围血药浓度的稳定峰谷差,以谷浓度百分比来表示。由于治疗浓度的幅度仅 10mg/L,故波动应＞100%,以保持血清浓度在下一剂量期间均处于治疗范围。缓释制剂每 12 小时 1 次,服用方便,而与快速制剂每 8 小时 1 次用药的血药浓度波动幅度一致。

(5)剂量选择

①快速支气管扩张作用的剂量

a.负荷量 D 与所达血清浓度 C 及表观分布容积 Vd 有关:$C＝D/Vd$,儿童 Vd 为 0.5L/kg,因此每毫克药物产生血药水平 2mg/L,故 30 分钟内输注 7.5mg/kg 可产生平均茶碱峰浓度 15mg/L(11～26mg/L)。若 24 小时内已用过茶碱,则负荷量 LOAD＝(理想给药浓度－测定血药浓度)×Vd,若无条件测血药浓度,患儿亦无茶碱中毒症状,给单剂 2.5mg/kg 相对安全。

b.1 次负荷后可在监测下评价是否继续另一次负荷。达到合适的血药浓度后,可开始维持静脉滴注。

输注速度－理想血药浓度(10～15mg/L)×清除率(L/小时)×理想体重＝CT·CL·BW

c.情况改善后改为口服,将达到治疗稳定浓度的剂量等分为间隔时间服用。

②慢性哮喘持续治疗的剂量:患者之间清除速度的差异及狭窄的治疗药物浓度范围使茶碱的治疗及潜在毒性剂量间有重叠,即适当的用量对清除减慢者可达中毒水平,因此,慢性哮喘应从小剂量开始即 16mg/(kg·d),最多达 400mg/d(儿童或成年人),若能耐受,逐步增加,每 3 天增加 25%,直至最佳剂量。

以下为达到治疗范围推荐剂量(中位数剂量)。

婴儿 mg/(kg·d)=0.3×同龄+8.0,儿童 1~9 岁 24mg/(kg·d),9~12 岁 20mg/(kg·d),青年 18mg/(kg·d),最大剂量 900mg/d。

注:稳定峰浓度采样时间为平片服药后 2 小时,缓释片服药后 3~7 小时,谷浓度多在下次服药前采样。

(6)茶碱与其他药物的相互作用:茶碱在肝内通过生物转化代谢然后通过尿排泄,7%~13%原型在尿排出,茶碱在肝内代谢酶的主要是细胞色素 P450,凡影响该酶活性的因素则影响茶碱代谢。

使血浓度下降的药物有 β_2 受体激动药、卡马西平、苯巴比妥、苯妥英钠、利福平、麻黄碱、两性霉素 B、钙通道阻滞药等。使血浓度升高的药物有 β_2 受体阻滞药(普萘洛尔),卡介苗、干扰素、H_2 受体阻滞药、别嘌呤醇、大环内酯类抗生素、氟喹诺酮类、磺胺甲噁唑、异烟肼等。

特别指出支原体感染时应减少茶碱用量或用阿奇霉素。

(7)茶碱的毒性和处理

①症状

a.轻度反应如恶心、胃部不适。

b.>20mg/L 剂量出现恶心、呕吐、头痛、腹泻、易激怒、失眠。

c.>35mg/L 剂量出现高血糖、低血压、心律失常、抽搐、导致死亡。

近年来发现成年人吸烟者静脉用 0.9mg/(kg·min),可使血药浓度>20mg/L。

②处理

a.发现中毒迹象立即测茶碱浓度,催吐,服用药用炭,若>60mg/L,无论是否有中毒症状立即行药用炭血液灌流,其他对症治疗。

b.为减少毒性不良反应,应注意以下几点。餐后用药,可减少对胃肠刺激;对慢性哮喘患者可从小量服起,逐渐加量至效果明显,但以不出现不良反应为宜;仔细询问同时服用的药物,如有相对影响,应相应调节剂量;咖啡、可乐等饮料使咖啡因与茶碱竞争酶,降低茶碱代谢、尽量不喝;有癫痫、心律失常、肝功能低下者尽可能避免应用茶碱;用药前仔细询问近 1~2 天茶碱服药情况,特别是 6 小时内茶碱用量。

3.白三烯受体拮抗药

近年来,半胱氨酰白三烯(Cys-LTs)受体拮抗药在哮喘防治中的地位日益受到重视,其中孟鲁司特钠具有高选择性,能竞争性拮抗白三烯 D4(LTD4)与 Cys-LT1 受体的结合,还能通过影响 Cys-LTs 合成过程中的必需酶 5-lipoxygenase 而减少 Cys-LTs 的合成。Cys-LTs 受体拮抗药不仅能扩张气道、改善哮喘患者肺功能,而且还有抗炎作用,能降低气道高反应性(AHR)等。现以孟鲁司特钠为例,介绍 Cys-LTs 体拮抗药的作用机制及在儿童哮喘治疗的研究进展。

（1）孟鲁司特钠的作用机制

①抑制气道嗜酸粒细胞（EOS）炎症：孟鲁司特钠能降低 Cys-LTs 诱导的黏附分子 Mac-1 表达和 EOS 游走迁移，抑制 LTD4 刺激的 EOS 增殖和活化，减少气道 EOS 浸润；还可通过降低 EOS 和嗜酸粒细胞阳离子蛋白（ECP）来抑制气道变态反应性炎症。轻中度过敏性哮喘患儿服用孟鲁司特钠 4~6 周后，外周血 EOS 和 ECP 明显降低；中度过敏性哮喘患儿服用 8 周后，也有类似的效果。已吸入激素的哮喘患儿，加用该药 5mg/d 共 4 周，痰液 ECP 显著降低，提示激素依赖的患儿补充孟鲁司特钠可抑制 EOS 炎症。然而，Diamant 等分别在尘螨激发前后给予哮喘患者 10mg 的孟鲁司特钠，结果诱导痰 EOS 及 ECP 并无明显降低，表明其抑制效应与剂量及疗程有关。

②抑制炎性递质释放：孟鲁司特钠对多种炎性递质均有不同程度的抑制作用，对于轻中度哮喘的气道炎症具有良好的抗炎作用。不仅能降低卵清白蛋白（OVA）致敏哮喘小鼠支气管肺泡灌洗液（BALF）和肺组织中白细胞介素（IL）-4 和 IL-5 浓度和表达、肺组织中 IL-13 和血管细胞黏附分子（VCAM）-1 表达及血清中 IL-5 和 IgE 的浓度，还能抑制交联葡聚糖刺激后大鼠气道内皮素（ET）-1 和干扰素（IFN）-γ 浓度的增加；其对哮喘患者外周血单个核细胞（PBMc）中 IL-5mRNA 表达也有抑制作用，能减少 Cys-LTs 分泌。轻中度过敏性哮喘患儿孟鲁司特钠治疗 4 周后，血清可溶性白细胞介素-2 受体（slL-2R）、肿瘤坏死因子（TNF）-α 及 ET-1 水平明显下降；治疗 6 周后血清 IL-4、可溶性细胞间黏附分子（sICAM-1）水平均明显降低。过敏性哮喘患儿治疗 4 周后，尘螨及花粉过敏原刺激的 PBMC 培养液中 IL-10 升高；治疗 8 周后血清 IL-10 升高，且其水平与 ECP 下降相关，提示孟鲁司特钠的疗效可能与提高体内 IL-10 水平有关。新近还有研究显示，轻度持续哮喘患儿孟鲁司特钠治疗 8 周后，血浆基质金属蛋白 9（MMP-9）水平显著降低，与症状及最大呼气流量（PEF）改善相关。

③降低呼出气一氧化氮（eNO）：一氧化氮（NO）在机体的免疫调控中起重要作用，它又是重要的炎性递质，哮喘患者 eNO 水平与气道炎症及病情密切相关。孟鲁司特钠能降低轻中度哮喘患儿 eNO 水平，有抑制气道炎症的功效。有研究显示 5mg/d 服 2 天后，eNO 降低了 15%，2 周时降低了 20%。已吸入低至中等剂量糖皮质激素，但 CNO 仍 $>20\times10^{-9}$ 的轻中度持续哮喘患儿加用孟鲁司特钠 3 周，eNO 明显下降，而吸入糖皮质激素组则无明显改变，显示其对吸入糖皮质激素有补充的抗炎作用。轻度持续哮喘患儿治疗 8 周后 eNO 水平显著降低，且与症状及 PEF 改善相关。但也有报道吸入布地奈德 $400\mu g/d$、eNO 仍然升高的患儿，分别给予孟鲁司特钠 5mg/d 或安慰药 4 周，2 组 eNO 及肺功能均无明显差异。造成以上结果不一的原因未明，可能与 LTC4 合成酶 A-444c 基因多态性有关。新近有研究进一步显示，轻度持续哮喘患儿孟鲁司特钠 5mg/d 治疗 4 周后 eNO 水平下降了 16%；而停药 2 周后 eNO 重新增高，肺功能也降低，而对照组未见类似变化，值得重视。

④抑制气道白三烯（LT）释放：中度持续哮喘患儿孟鲁司特钠治疗 4 周后鼻腔冲洗液中 LTC4 浓度明显降低，同时伴随 ECP 的降低及临床症状的改善；治疗 3~6 个月后 LTC4 仍处于低水平。过敏性哮喘患儿孟鲁司特钠治疗 4 周后呼出气中 LTC4 水平明显降低。表明其可通过抑制 LT 释放而发挥抗炎作用。

⑤改善肺功能，降低 AHR：孟鲁司特钠不仅能显著改善哮喘患者的肺功能，还可降低由运

动、组胺、醋甲胆碱(MCh)及猫变应原等所诱发的 AHR,抑制患者对吸入尘螨的速发型和迟发型反应,证实其有抑制气道炎症的功效。应用脉冲震荡技术显示,孟鲁司特钠治疗的第 1 个月,即可改善中心和外周气道功能,尤以后者为著。慢性持续哮喘患儿治疗 12 周,肺功能明显改善,β_2 受体激动药及吸入激素的用量均减少。OVA 致敏哮喘小鼠的气道对 MCh 的反应性随着 BALF 中 Cys-LTs 水平增加而升高,而使用孟鲁斯特钠后 AHR 则明显降低。最新的一项随机、双盲、安慰药对照的研究也显示,学龄前期儿童服用孟鲁司特钠 4 周后,气道对 MCh 的反应性显著降低。

⑥抑制气道重塑:气道重塑的病理特征为 EOS 浸润、杯状细胞和平滑肌细胞增生肥大、黏液腺增生及上皮下纤维化等。孟鲁司特钠能显著降低 OVA 致敏哮喘小鼠的上述病理变化,且 BALF 中蛋白质含量也明显降低。体外研究显示,孟鲁司特钠可抑制人支气管平滑肌肥大细胞对 LTD4 的增殖反应。该研究结果为今后可能应用 Cys-LTs 受体拮抗药防治气道重塑提供了依据。新近的一项随机双盲平行研究显示,孟鲁司特钠能减少轻度哮喘患者气道壁肌成纤维细胞,同时伴随淋巴单核细胞的减少及中性粒细胞显著增多,提示其对于在过敏性气道炎症中起关键作用的气道结构细胞有抑制作用,对于缓解哮喘气道重塑可能是有用的治疗。临床研究也显示重度持续哮喘儿童呼气凝集物中 Cys-LTs 水平与基底膜厚度显著相关,而孟鲁司特钠能降低其水平,表明其有抑制气道重塑作用。

(2)孟鲁司特钠治疗儿童哮喘的研究进展

①在运动性哮喘中的作用:孟鲁司特钠对运动性哮喘(EIA)患儿的 AHR 不仅有明显的短期疗效,而且还有长期的保护作用。5mg/d 连用 2 天,对 6~14 岁 EIA 患儿及 3~5 岁年幼儿吸入于冷空气所致的支气管收缩均有良好的保护作用,第一秒用力呼气量(FEV_1)下降最大百分比和运动后 FEV_1 恢复到运动前 5% 所需的时间明显减少,这种保护作用可延长至用药后 20~24 小时,伴随临床症状的改善,有反复 EIA 的过敏性哮喘患儿治疗 1 周后,速发型反应和迟发型反应均明显受抑制。单剂孟鲁司特钠的明显保护效应仅见于服药后 12 小时,故运动前服用该药应考虑其时效性。新近的研究进一步显示,孟鲁司特钠应用 4 周对于 EIA 也有显著的保护作用,且支气管扩张作用并不产生耐受性;持续应用 8 周不仅能使 EIA 患儿的哮喘评分改善、运动后 FEV_1 下降时间缩短,且停药 8 周后改善仍显著和持续,证实其能持久降低 EIA 患儿的 AHR。

②在慢性持续哮喘中的应用:孟鲁司特钠对于年长儿的慢性持续哮喘有显著疗效,且无明显不良反应,能控制哮喘症状,改善肺功能,并可作为 ICS 的补充治疗,减少 ICS 的用量。中重度哮喘患儿服用 5mg/d 共 8 周,能使晨间 FEV_1 增加 8.23%,症状恶化的天数及患儿比率、按需使用 β 受体激动药的天数明显减少,外周血 EOS 明显降低,生活质量轻微改善。5mg/d 治疗 1 个月,白天哮喘评分下降,FEV_1 和最大呼气流量(PEF)明显升高,既往 4 周内哮喘发作平均次数、夜间觉醒次数均明显减少。持续 12 周的治疗,同样能使轻度持续哮喘患儿的气道阻塞、白天症状得分、按需 β_2 受体激动药的用量、夜间觉醒次数、症状恶化的天数及患儿比率均有改善,尿 LTE4 降低。ICS 依赖的慢性持续哮喘患儿,加用孟鲁司特钠 5mg/d 1 个月后,FEV_1 得到改善,症状恶化的天数下降了 23%,β 受体激动药使用明显减少,血 EOS 降低;还能使 88% 患儿激素的用量减少,其中 66% 中止了激素的使用,表明其兼有扩张气道和抗炎效

果,与 ICS 有协同作用。已吸入低剂量糖皮质激素的哮喘患儿加用 4 周的孟鲁司特钠,使肺功能得到有效改善,是有效的治疗手段。

孟鲁司特钠同样能有效控制 2～5 岁年幼儿的慢性持续哮喘,改善肺功能,降低 eNO,减少 EIA,耐受良好,无明显不良反应。4mg/d 服用 10 周,能明显改善日间和夜间哮喘症状,明显减少有哮喘症状的天数、β_2 受体激动药和激素用量,降低外周血 EOS 计数。

③在间歇发作哮喘中的作用:病毒尤其是呼吸道合胞病毒(RSV)是诱发儿童哮喘症状间歇发作最常见的原因,RSV 感染患儿呼吸道分泌物中 Cys-LTs 水平明显升高,表明 Cys-LTs 与病毒相关性喘息密切相关。而孟鲁司特钠能有效预防病毒感染诱发的哮喘。一项多中心、双盲、平行研究显示,孟鲁司特钠服用 12 个月,可使 2～5 岁间歇发作的哮喘患儿症状减少 31.9%,距上一次发作的平均时间延迟了 2 个月,同时 ICS 及 β_2 受体激动药的应用也明显减少。最新的一项为期一年的多中心、随机、双盲研究也显示,2～14 岁间歇发作哮喘患儿在哮喘症状初发后服用至少 7 天或症状消失后 2 天,可使症状减少 14%,夜间觉醒减少 8.6%,缺课时间减少 37%,父母缺工时间减少 33%。

④在急性哮喘发作中的作用:有关白三烯受体拮抗药在急性哮喘中的研究很少,尚缺乏应用指南。2003 年 Kara 等学者报道,急性哮喘患者在糖皮质激素治疗的基础上加用孟鲁司特钠可能对于肺功能有附加的改善。一项随机对照研究显示,已使用糖皮质激素和 β_2 受体激动药的急性中重度哮喘患者,接受静脉注射孟鲁司特钠后 20 分钟,FEV_1 即较安慰药组有所改善,疗效可持续 2 小时,且 β_2 受体激动药的用量及治疗失败率均较对照组减少,表明在标准治疗的基础上,加用静脉注射孟鲁司特钠可取得快速的疗效。新近的一项随机、双盲、安慰药对照的研究首次显示,加用单剂 4mg 的孟鲁司特钠口服对于初始已用 β_2 受体激动药的 2～5 岁急性轻中度哮喘患儿具有附加的临床疗效,可改善哮喘症状评分,减少口服糖皮质激素用量,但不能降低住院率。

(3)孟鲁司特钠的安全性:有研究发现孟鲁司特钠治疗期间,大约 6% 的哮喘患儿出现头痛、哮喘发作、上呼吸道感染、腹痛等情况,但与安慰药组相比较,其发生率差异并无统计学意义,故尚不能确定是孟鲁司特钠的不良反应。英国的一项调查显示,接受孟鲁司特钠治疗的哮喘患儿中,放弃治疗的不足 25%,表明其对大部分患儿有效且耐受性好。有报道 1 例 3 岁的哮喘患儿和 1 例 5 岁的患儿分别服用了 80mg 和 135mg 的孟鲁司特钠,均未见不良反应发生。但孟鲁司特钠治疗后可发生一种罕见的变态反应性肉芽肿性血管炎(CSS),其机制尚不清楚。临床表现有单神经病或多神经病、咳嗽、关节肿胀、呼吸困难、肌痛、肢端麻木、血 EOS>10% 等。上述表现常发生在临床诊断为中重度的哮喘患儿,有血管炎综合征的危险因素,与激素联用后激素逐渐减量时,当重新用激素时,症状常可消失,因此,不能认为孟鲁司特钠是 CSS 的直接诱因。2003 年首次报道 1 例同时使用吸入激素和孟鲁司特钠的 7 岁哮喘患儿发生 CSS。

(4)孟鲁司特钠在儿童哮喘治疗中的地位:当前,ICS 在儿童哮喘的治疗中仍居主导地位。然而,即使应用中高剂量糖皮质激素治疗,部分患儿的症状仍得不到完全缓解,提示糖皮质激素不能抑制所有的气道炎症,尤其是体内 Cys-LTs 释放;ICS 对气道重塑的改善作用还不确定,且长时间吸入或增加剂量也带来了潜在的全身不良反应,如骨质疏松、生长发育迟缓、白内障等。此外,部分年幼儿由于吸入技术存在障碍,从而影响 ICS 的疗效;对轻度或由病毒感染诱发的哮喘,ICS 疗效并不确切,而孟鲁司特钠单用对轻度持续哮喘有较明显的疗效,还可对 ICS 产生协同效应,并可减少糖皮质激素的用量,对吸入中等以上剂量糖皮质激素而症状控制不好的中重度哮喘患儿,是较好的补充药物。由于其服用方便、依从性好、药效持续时间长、耐受性好,尤其适用于 5 岁以下幼儿,可作为长期控制药物在年幼儿哮喘、轻度持续哮喘、间歇发作哮喘及 EIA 治疗中发挥重要作用。《全球哮喘防治创议》(GINA)2006 年版指出:白三烯受体拮抗药治疗轻度持续性哮喘效果最佳,在 ICS 治疗中加用白三烯受体拮抗药会额外有益,可用于 2 岁以上儿童及青少年。

4.变应原的特异性免疫治疗

抗原特异免疫治疗,又称减敏疗法或脱敏疗法。基本方法是利用检测到的、对患者有过敏反应的过敏原,制成不同浓度,反复给患者皮下注射,剂量由小到大,浓度由低到高,逐渐诱导患者耐受该过敏原而不产生过敏反应。

标准化的抗原特异免疫治疗指应用标准化的变应原疫苗,其质量和标准化决定特异免疫治疗的成功。从有机原材料生产变应原提取物是一种古老而又成熟的制药技术,可是要在保持变应原的生物活性的同时保留所有潜在抗原,并祛除无关物质并不是简单的事情,这需要标准化。许多变应原厂商声称其产品是标准化的变应原,其实很多变应原产品只是达到了生产过程的规范化,而并未达到 WHO 所推荐的标准化。目前在我国还没有商品化的标准化变应原供应,而临床对此却有极为迫切的需求,因此,我国变应原的标准化迫在眉睫。标准化的目的是保证不同批次产品的一致性,而且标准化也是随着新技术的实现而逐渐改进的。

WHO 要求变应原的标准化至少要对三个方面进行评估。①组成最佳且一致;②主要致敏蛋白含量一致;③总变应原效价一致。

(1)适应证:变应原 IgE 反应导致多器官患病,许多患者有眼、鼻、肺症状。一些患者主要是一个器官有症状(但这并不意味着他们的呼吸道其他部位没有炎症)。明确过敏原,无法避免。药物治疗效果欠佳。患者理解免疫治疗的风险和限制。在决定免疫治疗时,要考虑所有的因素。①症状的严重程度和持续时间;②对药物的需求和药物的疗效;③治疗和疾病引起的危险;④生理因素;⑤病人对药物治疗和干预疾病病理基础的特异性免疫治疗的态度。

特异性免疫治疗的适应证主要为已明确为致敏原引起的变应性鼻炎、过敏性哮喘、季节性鼻炎、哮喘,对吸入糖皮质激素和支气管扩张药仍不能完全控制症状的过敏性哮喘、昆虫毒素过敏者。

(2)禁忌证:致敏原未明、非 IgE 介导的哮喘,重症哮喘患者尽管应用药物治疗,但第一秒用力呼气量(FEV$_1$)仍低于预计值 70% 以下者,无法进行减敏的致敏原引起的哮喘,5 岁以下儿童及妊娠期患者(维持治疗阶段可以继续),免疫治疗期间出现严重反应者。免疫缺陷疾病、肿瘤患者、一直服用 β 受体阻滞药的患者,不能理解免疫治疗过程及心理状态不能接受者。

(3)免疫治疗可能导致局部或全身的不良反应

①局部反应:发生在注射部位,表现为红、肿、痒;分为在注射后 20~30 分钟内或注射后 30 分钟后发生的两类;发生这种反应时可能需要调整剂量。

②全身反应:发生于远离注射部位,无特殊症状和体征;常发生在注射后数分钟,很少在注射 30 分钟后出现;当发生严重全身反应时,患者的免疫治疗计划要重新评估。

③皮下结节：当应用铝包被的疫苗时，注射部位皮下结节常见。这些结节大多数都会消失，并不需要调整剂量。

（4）免疫治疗的危险因素

①快速（冲击）免疫治疗。

②不稳定的哮喘，在注射前要用药物控制的哮喘。

③在症状加重期进行注射。

④高度敏感的个体（由皮试或 IgE 测定判断）。

⑤应用 β 受体阻滞药。

⑥使用未标准化的疫苗。

⑦操作失误。

⑧注射后立即离开诊所或在家中注射。

⑨剂量错误。

⑩偶然进行了（部分）静脉注射。

（5）免疫治疗临床实践

①处方时：告知患者，使患者了解免疫治疗的治疗机制、疗效、疗程以及不良反应的风险，确保患者同意进行治疗。

a.机制：免疫治疗旨在通过定期的皮下注射，连续增加变应原的剂量，从而增强患者对变应原的临床耐受性。

b.疗效：免疫治疗对药物治疗和避免接触变应原是一种补充治疗。大量临床实践证实免疫治疗可以显著减轻哮喘症状、减少患者用药量、减缓患者对特异性变应原的敏感性。相应的疗效在治疗进入维持阶段时（即 4 个月左右）即可显现。有研究证实，在治疗结束后，疗效仍然存在，并可防止新的过敏症发生。

c.疗程：免疫治疗旨在给予最佳的维持剂量。在开始的 15 周内，免疫治疗应当每周进行 1 次，然后每月或者每 2 月进行 1 次，进行 3～5 年。

d.风险：免疫治疗有潜在的危险性，这是因为变应原被注射到对其过敏的人体内，因此，在每次注射之后，需要进行 30 分钟的观察，并对患者的延迟反应进行观察。

②开始治疗前：在患者准备开始接受免疫治疗时，还需要告知患者。a.治疗计划：剂量递增和剂量调整计划。b.注意事项：在免疫治疗过程中，应尽量避免接触相关变应原；患者应该选择健康状态下进行免疫注射；在免疫注射前和注射后患者需要检测最大呼气流量（PEF）；在注射后和患者离开医院后可能的不良事件（提醒患者注意在注射期间注意观察相关症状）；如何处理相应的不良事件；如何与医生配合检测病情和疗效。c.建立信任关系：在患者和治疗工作人员之间建立最密切的联系，增加患儿及家属治疗的信心。

③治疗过程中

a.注射前：评估（基础病情、合并症、用药情况）；剂量调整（推迟注射、应对不良反应的剂量调整、注射间隔增加时）；核对与记录。

b.注射中：使用 1mL 的结核菌素注射器，注射上臂远端 1/3 的外侧和前臂中 1/3 的背侧；左右胳膊轮流皮下注射，避免注射到皮内、肌内或者静脉内。

c.注射后：在注射之后，应当由护士和（或）医生在办公室/医院对患者监测至少 30 分钟。教导患者立即报告在观察期间出现的任何症状。注射之后 30 分钟，患者离开之前，应当在记录表格上记录局部反应和峰流量。教导患者，在注射当天，避免和相关的变应原接触，并避免剧烈体育活动、饮酒等。

④不良反应

a.局部反应：包括红晕、肿胀、硬结、坏死等，口服抗组胺药、冷敷、调整剂量，直至终止治疗。

b.全身反应：包括休克、喉水肿、哮喘、鼻炎、血管性水肿、荨麻疹、全身性红斑、血管炎等。0.01mg/kg 或 0.3mL 1：1000 肾上腺素其他部位肌内注射，必要时 10～15 分钟重复注射；0.01mg/kg 或 0.2mL 1：1000 肾上腺素注射部位封闭；注射部位近端扎止血带；苯海拉明 1.25mg/kg 肌内或静脉注射。

轻度全身反应，a.症状：局部荨麻疹、鼻炎或轻度哮喘（PEF 基线下降＜20％）；b.处理：口服抗组胺药或吸入 β_2 受体激动药。

中度全身反应，a.症状：发生缓慢（＞15 分钟）全身性的荨麻疹和（或）中度哮喘（PEF 基线下降＜40％）；b.处理：口服抗组胺药、皮质激素和（或）吸入口：受体激动药（不使用肾上腺素）。

重度（非致命性）全身反应，a.症状：快速发生（＜15 分钟）全身性的荨麻疹、血管性水肿或严重哮喘（PEF 基线下降＞40％）；b.处理：全身皮质激素、抗组胺药和（或）吸入 β_2 受体激动药（可使用肾上腺素）。

过敏性休克，a.症状：立刻发生瘙痒、潮红、红斑、全身性的荨麻疹、血管性水肿或严重哮喘、低血压等；b.处理：即刻使用肾上腺素、全身皮质激素、抗组胺药、吸入 β_2 受体激动药、建立静脉通道、给氧的强化治疗。

⑤特殊反应的处理

a.支气管痉挛。氨茶碱 4mg/kg，20～30 分钟静脉滴注，皮质类固醇静脉滴注（如氢化皮质酮 5～10mg/kg 或甲泼尼龙 1～2mg/kg，地塞米松 0.25～0.5mg/kg 静脉滴注），布地奈德混悬液氧气驱动雾化吸入，速效 β_2 受体激动药（特布他林等）雾化吸入。

b.喉水肿肌内注射 1：1000 肾上腺素 0.3mL，喷射雾化吸入布地奈德混悬液，氧气吸入，喉插管或气管切开。

c.低血压升压药、输液、皮质类固醇。

d.心搏骤停复苏，除颤，抗心律不齐药，碳酸氢钠。

e.调整剂量，直至终止治疗。

（6）免疫治疗存在的问题及对策

①有诱发严重过敏反应的可能。早年有注射期间个别死亡的报道，甚至变应原皮试引发死亡。一般认为，病情较重，变应性鼻炎伴哮喘或特应性皮炎者且血清 IgE 水平高者是诱发过敏反应的高危因素。

②用于诊断和治疗的变应原浸液含有变应原性和非变应原性物质，使用非标准化的产品，诊断时只能测知变应原的来源而不能确切判定变应原分子，因此，也就不能根据每个患者实际的变应原全貌进行治疗。

③对变应原较为确切单一的病例治疗便利,且疗效好,若变应原的异源性较大或有多种因素存在,则因用于治疗的变应原有限,不能完全与产生变态反应的变应原相匹配,因此,会影响治疗效果。

④皮下注射有一定痛苦,且病程长,需多年规律性的应用,对治疗的终止点的判断或何种患者在停用治疗后会复发无明确的标准。

(7)变应原特异性免疫治疗的发展趋势

①佐剂:在免疫治疗时选用可与变应原协同应用的免疫佐剂,以达到既可减少注射次数又安全有效的目的。Sledge将氢氧化铝用作佐剂,但Whittall研究发现至少在鼠类,氢氧化铝可潜在介导Th2反应,并可刺激IgE生成。以后的研究以酪氨酸和脂质体代替氢氧化铝作为变应原载体,这些物质具有缓释特性,并可增加特异性IgG抗体的水平,增强变应原对T细胞的免疫反应,可减少用于治疗的变应原量,因而增加了应用安全性,提高了疗效。现在人们在寻找可有力介导Th1反应的佐剂,将其加入变应原提取物或重组变应原中用于特异性免疫治疗,一旦成功,将明显提高疗效,但仍缺少临床试验。

②修饰变应原:变应原提取物的质量是极其重要的。提取物效价提高,提示临床疗效可能提高,但是诱发过敏反应的危险也增大。为了降低不良反应,人们对经修饰的提取物进行了研究。修饰变应原就成为学者们的研究靶点。早期人们以甲醛处理变应浸液使成为类变应原,类变应原具有与未修饰的变应原几乎等同的变应原性,能保留产生特异性IgG抗体的能力,又不被肥大细胞黏附的IgE所识别,从而达到临床有效并减轻不良反应的目的。此后以戊二醛作为变应原的修饰物,经此修饰的变应原能使IFN-γ增多,继而改变Th1和Th2的平衡,向Th1反应为主转化,并下调IgE抗体。类变应原的优点还在于可以较大的剂量作为免疫治疗注射的开始,在剂量更换时浓度差可以很大,这样可缩短疗程,与未修饰的变应原比,能以更安全的方式减轻变态反应症状,尤其当类变应原与佐剂协同应用时效果更佳。但目前大量生产这类提取物或临床验证确保类变应原提取物,被患者足够量的T细胞有效识别,以维持长期疗效还是个难题。

③重组变应原:通过DNA重组技术,以编码变应原DNA为模板,可获得重组变应原,然后将多种重组变应原组合制备成component-resolred(CR)。以CR行体外和体内诊断可明确患者致敏的全部变应原内容和结构,即变应原全貌,据此设计针对该全貌的免疫疗法(CRIT)。CR有很低的变应原性活性和显著抗原性,因而使CRIT安全有效,疗程缩短。但要将各种变应原均以编码DNA重组,并用于临床尚需大量工作,不过已有的研究提示CRIT极有潜在应用前景。

④肽免疫疗法:变应原特异性免疫治疗常常是剂量依赖性的,但由于过敏反应的存在,使变应原治疗用量不能达到足够剂量。T细胞抗原表位肽,是变应原在MHC-Ⅱ参与下经APC处理后递呈给T细胞的一种短、线性氨基酸序列。它可为T细胞识别,但不能与变应原特异性IgE结合,因而也不能产生过敏反应,但却保留免疫治疗期间完全变应原调节T细胞反应性的能力。基于对T细胞调节效应的认识,把变应原分子(抗原决定簇)分级分离成肽类,使肥大细胞结合性IgE不能识别,但是能够刺激变应原特异性T细胞这是未来免疫治疗的前景,但必须生产潜在的T细胞抗原决定簇,有足够广泛的作用谱,对大多数患者有效。已有临

床实验证实,肽免疫治疗安全有效。但一种抗原 T 细胞表位肽尚不能足以保护所有患者。DNA 疫苗:从基因文库对一种重要变应原的 DNA 编码,加入一种质粒或病毒载体遗传物质内。该遗传物质在注入人体后就复制,在一段时间内诱导细胞内变应原蛋白的持续产生,继而激活 T 细胞和其他免疫感受态细胞。实验证明,编码某种抗原或变应原的质粒 DNA(pDNA)注入肌内或皮下,可被包括 APC 在内的体细胞摄取并合成变应原。pDNA 疫苗能诱导产生较强的 Th1 反应,可使 APC 细胞产生和分泌 IFN-γ、IL-12 和 IL-18,这些细胞因子均可引起 Th 向 Th1 分化。给小鼠接种卵清蛋白 pDNA 后再以卵清白蛋白激发,发现可抑制 EOS 浸润,IgE 抗体滴度降低。虽然初步证实 pDNA 疫苗有潜在应用前景,但克隆所有目的基因、寻找适宜载体及确立可控调节基序仍需较长时间。

⑤加强免疫治疗途径的研究:加强免疫治疗途径的研究,使之更加安全有效,简便易用,避免注射治疗的痛苦和可能发生的不良反应。自 1920 年始,早就有关口服途径的探究,但由于研究者们在服用方法、剂量积累及变应原种类等多方面的差异,使人们对该途径的效果和作用方式产生质疑。近几年有作者行舌下给药的研究,他们将花粉变应原以可溶性材料包被制成舌下含片口服,认为临床疗效满意,但该途径免疫治疗的机制还不清楚。分析舌下含服免疫治疗后淋巴细胞增殖反应显示活性显著降低,认为是诱导免疫耐受所致。另有某些观点认为变应原分子能透过舌下黏膜进入朗格汉斯细胞,进而引流至淋巴结,释放 IL-12,刺激 Th 细胞转换至 Th1 细胞活性,最后产生减敏反应。一旦这一机制被明确,人们将会花费更多的精力选择更好的作用靶点或辅助应用生物黏附剂、浸透增强剂和局部佐剂以增强舌下免疫治疗的疗效。此外,变应原鼻内局部脱敏也已试用多年,据称疗效满意。但由于剂量控制和变应原种类的限制以及可能诱发严重不良反应等因素仍未广泛开展。

(四)特异性免疫治疗

特异性免疫治疗(SIT)是目前唯一的对因治疗,对有花粉、尘螨等过敏的患儿可在哮喘控制良好的基础上进行,改变哮喘病程。治疗途径包括皮下注射和舌下含服两种方案。

(五)哮喘急性发作期的治疗

1.一般治疗

(1)氧疗:哮喘急性发作时,如果患儿经皮测氧饱和度低于 92%,需给予氧疗,可通过鼻导管、面罩或头罩给氧,使患儿氧饱和度到达 94% 以上。

(2)液体疗法:液体摄入不足、不显性失水增加、呕吐等可导致患儿脱水,可选用生理盐水或者乳酸 Ringer 液治疗,此外还应注意纠正电解质紊乱,如低钾血症等。

2.药物治疗

(1)吸入型速效 β_2 受体激动剂:是治疗儿童哮喘急性发作的首选药物。常用雾化吸入沙丁胺醇或特布他林,体重≤20kg,每次 2.5mg;体重>20kg,每次 5mg;第 1 小时可每 20 分钟 1 次,以后根据治疗反应逐渐延长给药间隔,根据病情每 1~4 小时重复吸入治疗。

(2)糖皮质激素:全身应用糖皮质激素是治疗儿童哮喘重度发作的一线药物,可予静脉滴注琥珀酸氢化可的松 5~10mg/(kg·次),每 6~8 小时 1 次或甲泼尼龙 1~2mg/(kg·次),每 6~8 小时 1 次。此外,可选用雾化吸入布地奈德混悬液 1mg/次,可每 20 分钟吸入 1 次,连续 3 次,待病情缓解每 6~8 小时雾化 1 次。

(3)抗胆碱能药物:短效抗胆碱能药物(SAMA)是儿童哮喘急性发作联合治疗的组成部分,可选用异丙托溴铵治疗,体重≤20kg,每次250μg;体重＞20kg,每次500μg,加入β_2受体激动剂溶液作雾化吸入,间隔时间同吸入β_2受体激动剂。

(4)硫酸镁:25~40mg/(kg·d)(≤2g/d),分1~2次,加入10%葡萄糖溶液20mL缓慢静脉滴注(20分钟以上),酌情使用1~3天。

(5)茶碱:在哮喘急性发作的治疗中,一般不推荐静脉使用茶碱;如经上述药物治疗后仍不能有效控制时,可酌情考虑使用,但治疗时需密切观察,并监测心电图、血药浓度,警惕药物不良反应。常用氨茶碱首剂5mg/kg,20~30分钟静脉滴入,其后0.7~1mg/(kg·h)维持。

(6)抗菌药物:哮喘急性发作期若有细菌感染的征象如发热、脓痰、胸部X线片有阴影或实变等改变时可根据需要应用抗菌药物,并根据痰培养及药敏试验结果合理选用。

(7)其他:如无条件使用吸入型速效β_2受体激动剂,可使用1:1000肾上腺素0.01mL/kg皮下注射(≤0.3mL),必要时可每20分钟1次,不超过3次。

3.机械通气辅助治疗

(1)无创通气:适用于有严重呼吸困难、又无紧急气管插管指征的患儿,有利于减少呼吸功、减轻呼吸肌疲劳、为药物治疗发挥作用争取时间。可采用面罩行持续气道正压通气(CPAP)。如果应用无创通气后患儿病情无改善甚至恶化,应尽早改为气管插管通气,以免贻误治疗时机。

(2)有创通气

①适应证:a.绝对适应证包括心跳呼吸骤停、严重缺氧、意识状态急剧恶化等;b.相对适应证:尽管积极治疗PaCO$_2$仍持续增高(＞40mmHg)伴进行性呼吸性酸中毒,并伴发严重代谢性酸中毒,持续低氧血症,烦躁不安或反应迟钝、呼吸窘迫、大汗淋漓提示严重呼吸肌疲劳或衰竭,既往曾因哮喘危重状态行气管插管机械通气等。

②气管插管:a.方式为推荐经口气管插管,优点在于操作相对简单、快速;导管口径相对较大,便于吸痰和降低气道阻力;哮喘患儿常伴有鼻部疾病如鼻窦炎等,经鼻插管可能增加鼻窦炎、中耳炎的发生率;哮喘患者上机时间一般较短,无须长期进行口腔护理。b.插管前先给100%氧气吸入,吸痰清理呼吸道,对烦躁不安的患儿可先应用镇静剂如地西泮对症治疗,由操作熟练的医生完成插管。

③呼吸机参数的设定:设置呼吸机参数需结合重症哮喘的病理生理学特点进行考虑,患者因存在气道阻力增高、呼吸功和静态肺容量增加,而伴有气体陷闭和增加的auto-PEEP。气体陷闭是由于支气管痉挛、炎症、分泌物等形成的活瓣阻塞气道。静态肺容量增加可导致auto-PEEP增高。所以,应采用小潮气量、高吸气流速、低呼吸频率以避免气压伤和过高的auto-PEEP。同时采用"允许性高碳酸血症"策略,即在进行低通气纠正低氧血症的同时,允许PaCO$_2$有一定程度的升高,血液pH在允许的范围内(一般为pH＞7.2),而不强调使PaCO$_2$迅速降至正常。采用"允许性高碳酸血症"是为了避免并发症的过渡方式,只在常规通气方式和相应措施无效时才考虑使用。

机械通气模式可选择压力控制或者容量控制。压力控制模式采用递减气流,有利于达到吸气峰压(PIP),但是随着气道阻力的变化,潮气量也随之变化,可能导致通气不足、二氧化碳潴留。容量控制模式在没有明显漏气的情况下可输送恒定潮气量,通过测量 PIP 和平台压可动态观察气道阻力的变化,避免气压伤产生,但是不足之处是由于潮气量恒定,如果呼气不完全则可造成肺过度膨胀,严重时导致气胸等并发症的发生。PEEP 的应用目前存在争议。但是对于有自主呼吸的患儿,若 PEEP 小于 auto-PEEP 则有利于萎陷的肺泡复张,改善通气/血流值,增加肺的顺应性,减少呼吸功,缓解呼吸困难。

④镇静剂、麻醉剂和肌松剂的应用

a.镇静剂:过度焦虑、需要插管的患儿可应用,使用时需严密观察病情。常用地西泮 0.3~0.5mg/kg、咪唑安定等。

b.麻醉剂:与镇静剂联用可给予患儿舒适感,防止人机对抗,降低氧耗和二氧化碳产生。首选氯胺酮,其具有镇静、镇痛和舒张支气管的作用,首剂 2mg/kg,之后 0.5~2mg/(kg·h)维持;但氯胺酮有扩张脑血管作用,颅内高压患儿慎用。

c.肌松剂:如果已用镇静、麻醉药物后仍然存在人机对抗,气道压力高,可考虑使用肌松剂抑制患儿自主呼吸。常用维库溴铵,参考用量为 4 个月内小儿(包括新生儿)首剂 0.01~0.02mg/kg,5 个月以上小儿 0.08~0.1mg/kg,静脉注射,速度为 0.8~1.4μg/(kg·h)。使用时间不宜过长,尤其是与糖皮质激素合用时容易发生急性肌病综合征。

⑤撤机:气道阻力下降,PaO_2 正常,镇静药、麻醉药和肌松剂已撤除,症状体征明显好转后考虑撤机。

⑥常见并发症:包括低血压、气压伤、低氧、气胸、皮下气肿、心搏骤停等。

第七节　结核性胸膜炎

结核性胸膜炎是结核病的一种类型,系结核菌由临近胸膜的原发病灶直接侵入胸膜或经淋巴管和血管播散至胸膜而引起的渗出性炎症。分为干性胸膜炎和浆液性胸膜炎。小儿结核性胸膜炎多为肺结核病灶直接浸润引起。在治疗上应早期诊断、积极抽液、早期正规全程抗结核治疗,可减少包裹性积液及胸膜肥厚的发生。

一、病因及发病机制

(一)病因

原发性结核病是结核杆菌首次侵入机体所引起的疾病,结核杆菌有 4 型:人型、牛型、鸟型和鼠型,而对人体有致病力者为人型结核杆菌和牛型结核杆菌,我国小儿结核病大多数由人型结核菌所引起,结核杆菌的免疫力较强,除有耐酸、耐碱、耐酒精的特性外,对于冷、热、干燥、光线以及化学物质等都有较强的耐受力,湿热对结核菌的杀菌力较强,在 65℃持续 30 分钟、70℃持续 10 分钟、80℃持续 5 分钟的条件下即可杀死,干热杀菌力较差,干热 100℃需 20 分钟以上才能杀死。因此干热杀菌,温度需高,时间需长,痰内的结核菌在直接太阳光下 2 小时内被杀死,而紫外线仅需 10 分钟,相反在阴暗处可存活数月之久,痰液内的结核菌如用 5％的石炭酸(苯酚)或 20％漂白粉液消毒,则需 24 小时方能生效。

(二)发病机制

引起结核性胸膜炎的途径有:

(1)肺门淋巴结核的细菌经淋巴管逆流至胸膜。

(2)邻近胸膜的肺结核病灶破溃,使结核杆菌或结核感染的产物直接进入胸膜腔内。

(3)急性或亚急性血行播散性结核引致胸膜炎。

(4)机体的变应性较高,胸膜对结核毒素出现高度反应引起渗出。

(5)胸椎结核和肋骨结核向胸膜腔溃破,以往认为结核性胸腔积液系胸膜对结核毒素过敏的观点是片面的,因为针式胸膜活检或胸腔镜活检已经证实 80％结核性胸膜炎壁层胸膜有典型的结核病理改变,因此,结核杆菌直接感染胸膜是结核性胸膜炎的主要发病机制。

早期胸膜充血,白细胞浸润,随后为淋巴细胞浸润占优势,胸膜表面有纤维素性渗出,继而出现浆液性渗出,由于大量纤维蛋白沉着于胸膜,可形成包裹性胸腔积液或广泛胸膜增厚,胸膜常有结核结节形成。

二、临床表现

(一)症状

起病可急可缓,多较急,起病多有发热,开始高热,1～2 周后渐退为低热,同时有患侧胸痛、疲乏、咳嗽和气促等,咳嗽时积液侧胸痛加剧,如针刺样,待积液增多后胸痛即可减轻或消失,呼吸困难和发憋的有无与积液的多少有关,大量积液时可有呼吸困难、胸闷。

(二)体征

积液少时可无明显体征,早期纤维素渗出阶段可有胸膜摩擦音,积液较多时,患侧胸廓饱满、肋间隙消失、呼吸运动减弱、触诊语颤减低、叩诊浊音、听诊呼吸音明显低于健侧、偶可闻少许水泡音、大量积液时气管移向健侧、慢性期广泛胸膜增厚、粘连、包裹,可出现病侧胸廓凹陷,呼吸运动及呼吸音减弱。

(三)查体

可见患侧胸廓较健侧膨隆,肋间隙变宽或较饱满,病例胸廓呼吸动度减弱,叩诊浊或实音,听诊呼吸音减低或消失,当渗出液刚出现或消退时可听到胸膜摩擦音。

三、检查

结核性胸膜炎初期,血中白细胞总数可增高或正常,中性粒细胞占优势,白细胞计数正常,并转为淋巴细胞为主,红细胞沉降率增快。

胸液外观多呈草黄色、透明或微浊或呈毛玻璃状,少数胸液可呈黄色、深黄色、浆液血性乃至血性,比重 1.018 以上,Rivalta 试验阳性,pH 约 $7.00～7.30$,有核细胞数$(0.1～2.0)×10^9/L$,急性期以中性粒细胞占优势,而后以淋巴细胞占优势,蛋白定量 30g/L 以上,如大于 50g/L,更支持结核性胸膜炎的诊断。葡萄糖含量$<3.4mmol/L$、乳酸脱氢酶(LDH)$>200U/L$、腺苷脱氨酶（ADA）＞45U/L、干扰素-γ＞3.7μ/mL、CEA＜20μg/L、流式细胞术细胞呈多倍体。目前有报道测定胸腔积液的结核性抗原和抗体，虽然结核性胸膜炎者其胸腔积液的浓度明显高于非结核性者，但特异性不高，限制其临床应用。胸腔积液结核杆菌阳性率低于25％，如采用胸腔积液离心沉淀后涂片、胸腔积液或胸膜组织培养、PCR等，可以提高阳性率，胸腔积液间皮细胞计数＜5％。

（一）胸膜活检

针刺胸膜活检是诊断结核性胸膜炎的重要手段。活检的胸膜组织除了可行病理检查外，还可行结核菌的培养，如壁层胸膜肉芽肿改变提示结核性胸膜炎的诊断。虽然其他的疾病如真菌性疾病、结节病、土拉菌病和风湿性胸膜炎均可有肉芽肿病变，但95％以上的胸膜肉芽肿病变系结核性胸膜炎，如胸膜活检未能发现肉芽肿病变，活检标本应该做抗酸染色，因为偶然在标本中可发现结核杆菌，第1次胸膜活检可发现60％的结核肉芽肿改变，活检3次则为80％左右，如活检标本培养加上显微镜检查，结核的诊断阳性率为90％，也可用胸腔镜行直视下胸膜活检，阳性率更高。

（二）X线检查

胸腔积液在300mL以下时，后前位X线胸片可能无阳性发现，少量积液时肋膈角变钝，积液量多在500mL以上，仰卧位透视观察，由于积聚于胸腔下部的液体散开，复见锐利的肋膈角，也可患侧卧位摄片，可见肺外侧密度增高的条状影。中等量积液表现为胸腔下部均匀的密度增高阴影、膈影被遮盖、积液呈上缘外侧高，内侧低的弧形阴影。大量胸腔积液时，肺野大部呈均匀浓密阴影，膈影被遮盖，纵隔向健侧移位。结核性胸腔积液有些可表现为特殊类型，常见的有：

1.叶间积液

液体积聚于一个或多个叶间隙内，表现为边缘锐利的梭形阴影或圆形阴影，在侧位胸片上显示积液位置与叶间隙有关。

2.肺下积液

液体主要积聚于肺底与膈肌之间，常与肋胸膜腔积液同时存在，直立位时，表现为患侧膈影增高，膈顶点由正常的内1/3处移到外1/3处，中部较平坦，左侧肺底积液表现为膈影与胃泡之间的距离增大，患侧肋膈角变钝，如怀疑肺下积液，嘱患者患侧卧位20分钟后做胸透或胸片检查，此时液体散开，患侧肺外缘呈带状阴影，并显出膈肌影，带状阴影越厚，积液越多。

3.包裹性积液

包裹性积液是胸膜粘连形成的局限性胸腔积液，肋胸膜腔包裹性积液常发生于下部的后外侧壁。少数可发生在前胸壁，X线征象直立位或适当倾斜位时可显示底边贴附于胸壁，内缘向肺野凸出的边界锐利，密度均匀的梭形或椭圆形阴影，阴影边缘与胸壁呈钝角。

4.纵隔积液

纵隔积液是纵隔胸膜腔的积液，前纵隔积液表现为沿心脏及大血管边沿的阴影，右前上纵隔积液阴影颇似胸腺阴影或右上肺不张阴影，取右侧卧位，左前斜30°位置20～30分钟后，摄该体位的后前位胸片，显示上纵隔阴影明显增宽，前下纵隔积液须与心脏增大阴影或心包积液相鉴别，后纵隔积液表现为沿脊柱的三角形或带状阴影。

（三）超声波检查

超声探测胸腔积液的灵敏度高,定位准确,并可估计胸腔积液的深度和积液量,提示穿刺部位,亦可以和胸膜增厚进行鉴别。

四、诊断

根据病史和临床表现,结核性胸膜炎一般可确诊。临床表现主要为中度发热、初起胸痛以后减轻、呼吸困难。体格检查、X线检查及超声波检查可做出胸液的诊断。诊断性胸腔穿刺、胸液的常规检查、生化检查和细菌培养等为诊断的必要措施,这些措施可对 75% 的胸液病因做出诊断。

五、鉴别诊断

1.细菌性肺炎

结核性胸膜炎的急性期常有发热、胸痛、咳嗽、气促,血白细胞计数增多,胸片 X 线表现高密度均匀阴影,易误诊为细菌性肺炎。但细菌性肺炎时咳嗽多有痰,常呈铁锈色痰。肺部为实变体征,痰涂片或培养常可发现致病菌。结核性胸膜炎则以干咳为主,胸部为积液体征,结核菌素试验(PPD 试验)可阳性。

2.类肺炎性胸腔积液

发生于细菌性肺炎、肺脓肿和支气管扩张伴有胸腔积液者,患者多有肺部病变的病史,积液量不多,见于病变的同侧。胸液白细胞计数明显增多,以中性粒细胞为主,胸液培养可有致病菌生长。

3.恶性胸腔积液

肺部恶性肿瘤、乳腺癌、淋巴瘤的胸膜直接侵犯或转移、胸膜间皮瘤等均可产生胸腔积液,而以肺部肿瘤伴发胸腔积液最为常见。结核性胸膜炎有时须与系统性红斑狼疮性胸膜炎、类风湿性胸膜炎等伴有胸腔积液者鉴别,这些疾病均有各自的临床特点,鉴别不难。

六、治疗

结核性胸膜炎的治疗包括一般治疗、抽取胸液、抗结核治疗、中医中药治疗。其化疗原则与化疗方法和活动性结核相同。

1.一般治疗

体温 38℃ 以上可卧床休息,一般患者可以适当起床活动。总的休息时间大约以体温恢复正常,胸液消失后仍须持续 2～3 个月。

2.胸腔穿刺抽液

由于结核性胸膜炎胸液蛋白含量和纤维蛋白含量高,容易引起胸膜粘连,故原则上应尽快抽尽胸腔内积液,每周 2～3 次。首次抽液不要超过 600mL,以后每次抽取量约 1000mL,最多不要超过 1500mL。如抽液过多、过快,可由于胸腔内压力骤降发生复张后肺水肿和循环衰竭。若出现头晕、出汗、面色苍白、脉搏细弱、四肢发冷、血压下降等反应,立即停止抽液,皮下注射肾上腺素,同时静脉内注射地塞米松,保留静脉输液导管,直至症状消失。如发生肺复张

后肺水肿,应进行相应的抢救。胸腔抽液有以下作用:

(1)减轻中毒症状,加速退热。

(2)解除肺脏和心脏血管受压,改善呼吸及循环功能。

(3)防止纤维蛋白沉着所致胸膜粘连肥厚。目前也有学者主张早期大量抽液或胸腔插管引流可减少胸膜增厚和胸膜粘连等并发症。

3.抗结核药物治疗

一般采用链霉素(SM)、异烟肼(INH)和利福平(RFP)或链霉素(SM)异烟肼(INH)乙胺丁醇(EMB)联合治疗。链霉素(SM)肌内注射,异烟肼(INH)、利福平、乙胺丁醇顿服,上述口服药物均连续服用9~12月。治疗过程必须注意抗结核药物的副作用,如听力的变化、视觉的变化和肝功能等,发生时应根据情况减量或停用。

结核性胸膜炎不主张常规使用糖皮质激素,因为有许多副作用。当大量胸腔积液、吸收不满意或结核中毒症状严重时可用泼尼松,至胸液明显减少或中毒症状减轻时每周减少。减药太快或用药时间太短,容易产生胸液或毒性症状的反跳。胸腔内注射抗结核药物或皮质激素没有肯定意义。抗结核药物在胸液的浓度已经足够,胸腔内注射药物对胸液的吸收及预防胸膜增厚与不用药物者没有显著差异。

第三章　循环系统疾病

第一节　室间隔缺损

室间隔缺损(VSD)是最常见的先天性心脏病(除外主动脉瓣二叶畸形),发生率为 2‰,约占先心病的 20%,如包括合并其他畸形的室缺在内,将超过先天性心脏病的 50%。单纯性 VSD 的发病率为活产婴儿 1.5‰~3.94‰,也有发病率高达 4.68‰ 的报道,报道的 VSD 发病率差异与检查方法和被检查的人群组成有关,VSD 的自然闭合也会影响 VSD 的检出率。在无症状的新生儿中应用超声心动图检查发现肌部 VSD 占 5%。在早产婴儿中发病率较足月婴儿高。

常见合并室间隔缺损的先天性心脏病有法洛四联症、右室双出口、永存动脉干、完全性大动脉转位、肺动脉闭锁、三尖瓣闭锁等,也可合并房间隔缺损、动脉导管未闭、主动脉弓畸形、主动脉狭窄、右室双腔等。

一、病理解剖

室间隔并不是一个完全平面的结构,在心脏短轴切面中新月形右心室围绕着圆形的左心室,室间隔呈 100°~120° 弧形。横切面中,室间隔从后向前,分隔左、右心室流入道,然后朝向右前成为左心室的流出道,再弯向左,几乎与额平面平行分隔两侧心室的流出道。因此,任何一个平面不可能完整地显示室间隔的各个部分。室间隔分为膜部及肌部。膜部室间隔为中央纤维体的一部分,与二尖瓣前叶、三尖瓣隔叶及主动脉瓣关系密切(图 3-1-1)。膜部室间隔直接位于主动脉右冠瓣与无冠瓣间之下。三尖瓣隔叶横跨附着于膜部室间隔,三尖瓣隔叶附着上部的膜部室间隔分隔左心室与右心房称为房室部分,构成房室间隔的前部,后部为肌部室间隔,而三尖瓣隔叶附着下部的膜部室间隔分隔左、右心室,称为心室间部分。

室间隔缺损的病理分类有多种(图 3-1-2),通常根据缺损在室间隔的部位及其朝向右心室的部位,缺损边缘特点及其与房室瓣、主动脉瓣关系,将 VSD 分为膜周型、肌部型、双动脉下型及邻近三尖瓣(非膜周)型 VSD。

(一)膜周型 VSD

膜部室间隔较小,缺损常超过膜部室间隔范围累及邻近部分的室间隔,故称为膜周型 VSD,约占所有 VSD 的 60%~70%。膜周型 VSD 均邻近于中央纤维体(二尖瓣、三尖瓣及主动脉瓣相互连续部位),均位于主动脉瓣下。

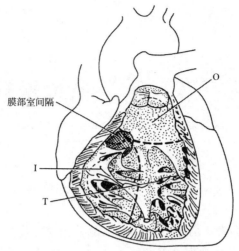

图 3-1-1　室间隔的解剖分区（右心室面）

I:流入道　T:小梁部　O:流出道

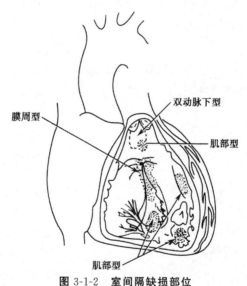

图 3-1-2　室间隔缺损部位

根据缺损延伸口朝向右心室的部位,可分为以下几种。

1.膜周流入道型

缺损口朝向右心室流入道,从右心室观察往往缺损被三尖瓣叶遮蔽。缺损的后缘为二尖瓣与三尖瓣连接部;前下边缘为肌部室间隔嵴;上缘为圆锥间隔。

2.膜周小梁部型

缺损延伸口朝向右心室心尖小梁部分。缺损后缘为二尖瓣与三尖瓣连接部;下缘及前缘为肌部室间隔;上缘为圆锥部室间隔。

3.膜周流出道型

缺损延伸口朝向右心室流出道。常伴一定程度的主动脉瓣骑跨或可见到肌部流出道间隔与其余肌部室隔部分对位不良。缺损后缘为二尖瓣与三尖瓣纤维连接部;前缘上部为圆锥部室间隔;前缘下部及下缘为肌部室间隔。大型缺损可累及 2 个或 3 个部分时称为膜周融合型。

（二）肌部型 VSD

缺损的边缘均为室间隔的肌肉，膜部室间隔完整，约占 VSD 的 15%～25%。根据缺损口朝向的部位可分为：①流入道型；②小梁部型；③流出道型。

肌部缺损可为单个或多个，也有合并膜周型 VSD。

（三）双动脉下型 VSD

也叫漏斗部型室缺，位于右心室的漏斗部，在肺动脉瓣的下方，根据缺损部位和周围组织不同分为干下型和嵴内型室缺。前者缺损上缘是肺动脉瓣环和主动脉瓣环间移行的纤维组织，下缘是肌性的，位于室上嵴内或其上方，传导束离缺损边缘较远。嵴内型缺损四周都是肌性组织，离肺动脉瓣尚有一定距离。漏斗部室缺由于离主动脉瓣较近，会导致与室缺临近的右冠窦和无冠窦失去瓣下结构的支撑；而且当心脏收缩时，血液从室间隔缺口处由左心室向右心室高速通过，会对位于室缺附近的主动脉瓣有一个向右心室牵拉的力，引起伯努利效应，长此以往，主动脉瓣很容易出现脱垂、关闭不全。该型 VSD 约占所有 VSD 的 3%～6%，但东方人群中的发生率较高，可达 29%。

（四）邻近三尖瓣（非膜周）型 VSD

缺损累及流入道肌部室间隔，也叫流入道型，邻近三尖瓣环，但未达到膜部室间隔。缺损的后缘为三尖瓣与二尖瓣的连接。与膜周型 VSD 不同，主动脉瓣瓣环与三尖瓣直接连接。该类 VSD 少见。

二、病理生理

室间隔缺损的病理生理取决于控制分流量及分流方向的缺损大小及肺血管阻力，直接与临床表现有关。缺损大小可粗分为三档：小型者分流量有一定的限度，虽然右室压力较正常稍高，左右室的压力仍保持很大的差距；中型者缺损口径约为主动脉之 1/2，仍能保持左右室间有一定的收缩压差距（≥20mmHg），但对分流阻力较小；大型者缺损已达到主动脉口的面积，无法限制分流量，左右室压力持平，这时分流量决定于肺循环和体循环的阻力。有人提出小于 1cm/m² 或 0.8cm/m²（正常主动脉瓣口约为 2.0cm²/m²）为限制性缺损，对血流动力学影响轻微或无。缺损部位对血流动力学的影响很小，至于心脏收缩时缺口是否缩小，只有小型缺口在收缩后期可暂闭，对大、中型缺损的分流无影响。对限制型室隔缺损分流的影响，肺血管阻力次于缺损大小。非限制型室隔缺损分流主要受肺血管阻力的影响。肺血管阻力低则分流量大，到达肺的血流量也大。

新生儿的肺循环阻力高，此时血细胞比容仍较高（约 50%），血流黏滞也使肺循环阻力增高。新生儿如有大型 VSD，起初分流量不大，心衰表现在新生儿期很少。早产儿的 VSD 症状出现较早，因早产肺血管壁的平滑肌尚未发育完善，所以肺循环阻力较低。正常新生儿在出生后 2 周内肺循环阻力即下降至出生后正常水平，但在高原地带，肺循环阻力不易下降。所以在青藏高原的 VSD 患婴，有心衰的症状较少且轻，这是由于氧分压较低，肺血管收缩，肺动脉和右室压力持续偏高使分流量减少。大型 VSD 婴儿可能因出生后肺发育及腺泡内血管数量的限制,正常的肺血管阻力下降延迟出现。出生后数周才出现经过缺损的大分流量。如果肺血管阻力下降有限,分流量则少。这些患者可能直到形成严重肺血管病时才被发现。

大量左向右分流使左室因超容而扩大和逐渐肥厚,心脏扩大使心肌拉长,在生理范围内可以增强收缩,但心腔内超容使舒张压上升。心肌的肥厚可减轻室壁的应力,但室壁的顺应性因此减弱,也使左室舒张末压上升。左室舒张压上升使左房回流左室受限,因此肺静脉、肺微血管等后续血流受堵,导致肺内淤血引起肺间质水肿,水分渐渐向肺泡渗出引起肺泡水肿,使肺的顺应性减低,呼吸费力,通气和换气都受到障碍,所以左心衰竭和呼吸衰竭同时表现。

左向右分流必然减少左室向主动脉的泵血量。体循环血流量不足导致许多代偿机制出现:血流中的儿茶酚胺增高和交感神经兴奋,使体循环血管收缩,阻力增高以维持血压;肾脏血流量减少兴奋肾素-血管紧张素系统引起钠水潴留血容量增多,使肺循环和体循环的静脉血管床淤血,引起肺水肿、肝增大及皮下水肿。

长期大量的左向右分流可使肺血管阻力升高并伴肺血管病变。Heath 和 Edwards 对此进行病理研究,做出程度不同的六级分法,肺血管的结构改变如发展严重终至无法回逆,使肺动脉由于血流量增加所致的动力性肺动脉高压向梗阻性肺动脉高压演变,肺动脉压可达到或超过主动脉压的高度,使缺口发生右向左分流,称艾森曼格终合征,其后发现除 VSD 外,其他各种左向右分流的先天性心脏病亦可继发此病理生理,所以 Wood 统称此为艾森门格综合征。

三、临床表现

临床的症状取决于缺损的大小和肺循环的阻力。心脏杂音大多于出生后 1~6 周被发现,亦有因肺动脉压像正常婴儿于出生后 1、2 日内即下降的中、小型缺损者,杂音出现较早。缺损的大小关系到患儿的临床表现和治疗措施,小缺损者终身无症状,不需治疗;大缺损者在婴儿期即可死于心力衰竭,所以临床估量室缺缺损大小和肺循环阻力,对治疗和预后有重要意义。

(一)小型缺损

临床无症状,多为体检时意外地发现心脏杂音方被辨认。患儿生长发育正常,胸廓无畸形,左室大小正常或稍有饱满。主要体征为胸骨左缘第三、四肋间有一响亮的全收缩期杂音,与第一音同时出现,常有震颤。杂音亦可于收缩中期较响,偶有在收缩晚期消失者,可能缺损在肌部,心肌收缩后缺损缩小甚至密闭。如系流出部缺损,杂音和震颤可高至胸骨左缘第二肋间。

(二)中型缺损

临床无症状,但亦可能在婴儿期曾有心衰症状而后缺损缩小。生长发育正常,胸廓无畸形或稍饱满。因分流量多左室可增大及搏动活跃,心脏杂音和震颤与小型缺损相同,但在心尖部偶可有第三心音增强及舒张中期杂音,此因通过二尖瓣口的血流增多,而有功能性的二尖瓣狭窄所致,这时肺、体血流量比(Qp/Qs)已达 2∶1。因左室排血有两条出路致提前完成,本来比肺动脉瓣关闭稍早的主动脉瓣关闭音因此更早,所以第二音分裂明显。

(三)大型缺损

患婴出生后初无症状,肺循环阻力迟至四、五周后逐渐下降,左向右分流量于是与日俱增;

加以此时有"生理性贫血",血黏度下降,肺循环阻力亦因此偏低。当左向右分流量很大,肺体血流量比(Qp/Qs)达(3~5)∶1,肺动脉压虽高,肺循环阻力可能并不高。肺血增多使肺的顺应性减小,于是患婴呼吸急促,喂养困难,多汗,吸气时可见胸骨上部抬高,而上腹及肋间内陷(郝氏沟),患婴往往由于喂养不足瘦小和体重不增加,而且使劲呼吸大量消耗能量。多汗系由于体循环血流不足所致的交感神经兴奋和呼吸劳累所致。左右心室均有增大,但以左室为主。心脏杂音为全收缩期的渐弱杂音,但因左右二室间压差不大,所以杂音可不很响,且可无震颤。第二音亢进,心尖部常可听到第三心音,构成奔马律。在第三心音后还可有一短促渐弱杂音,系因大量血流通过二尖瓣口有相对性的狭窄所致。临床上患婴有心衰肺水肿,并发肺炎者多属此型。

患儿的肺血管对高分流量所引起的反应因人而异。低反应者出生后肺循环阻力仍按正常婴儿一样下降,于是大量分流涌向肺循环,患婴可死于心力衰竭和肺水肿的呼吸衰竭。高反应者,缺损很大但肺血管对过多的血流量有强烈的收缩反应限制分流,而无心衰症状。这些患儿虽能度过婴儿期,但却有将来发生梗阻性肺动脉高压的可能。此外,不少患婴介于高、低反应两者之间。

当肺循环阻力高达体循环阻力的40%~70%时,缺损虽大,因右室的压力已高,所以分流量渐趋减少,但仍保持左向右的分流。体力活动时因肺循环阻力上升,可能出现右向左分流引起青紫。这类患儿的肺小动脉阻力甚易波动。如用过量的镇静剂或用麻醉剂而致通气不足时,可引起氧分压下降和二氧化碳分压上升,肺小动脉于是收缩而致肺循环阻力升高,使左向右分流减少,甚至发生右向左分流;一旦通气正常后又恢复左向右分流。心导管检查时用高浓度氧亦可使肺循环阻力下降,而使分流量有所增加。生长发育落后,胸骨常突出似鸡胸。右室增大可较左室明显,听诊可闻肺动脉的收缩期喀喇音,收缩期杂音减短,多无震颤,心尖区无舒张中期杂音,肺动脉瓣关闭音很响,且可摸得,与主动脉瓣关闭音很接近,而使第二音分裂不明显。

当肺循环阻力几乎达到体循环的高度,甚至超过体循环,因此有右向左的分流可出现青紫,并有杵状指及红细胞增多已成为艾森曼格终合征。过去认为肺血管的阻力增高病变系由胎儿沿袭下来,实际上系由胎儿期的平滑肌增厚逐渐演变为梗阻性病变,且可因年龄的增长而愈加严重;所以在学龄前期很少出现青紫,年长后青紫方明显(图3-1-3)。患儿生长发育可在正常范围内,胸廓往往有畸形。体征主要表现为肺动脉高压征,听诊常有肺动脉喷射性喀喇音,肺动脉瓣关闭音很响,且易摸得,分流的杂音可很轻,甚至不易听到,可能还有肺动脉瓣反流的舒张早期杂音。

四、辅助检查

(一)心电图检查

小型室间隔缺损患者及大型限制性室隔缺损在出生后婴儿的心电图可在正常范围。心电图检查可间接反映血流动力学状况。大型非限制的室隔缺损伴肺血流量增多的婴儿可为正常窦性节律,窦性心动过速,额面QRS波电轴正常,双室增大。左胸前导联QRS波呈左室优势伴深 Q 波为左室容量超负荷的表现。P 波有切凹，V_1P 波双向，向下的部分不小，提示左向右分流引起左房增大，亦间接反映左室的容量负荷。婴儿右胸前导联 T 波直立高耸提示右心室增高达体循环水平。如已有右室肥厚图形并伴左室容量超负荷，则提示左向右的分流量仍相当大。合并肺动脉高压者可呈电轴右偏，右室收缩期超负荷图形。在出生后数月系统随访检查心电图较单次心电图更能提供有关病情及预后的信息。新生儿电轴往往在 $+90°\sim+130°$，如数月内电轴逐渐向左进入 $+75°$、$+60°$、$+30°$ 的角度，则可提示肺循环的阻力已逐渐下降，如电轴继续朝右偏，反映肺循环阻力未降或逐步增高，在高分流的患儿中，观测电轴的动向对估量预后尤其有价值。电轴左偏（朝上向量）往往提示多发性缺损、流入道部位的缺损。在两岁内约有半数心电图上示双室增大，二岁后左室占优势渐多，也有随着缺损的相对或绝对缩小而在心电图上渐趋正常。如有肺动脉高压或右室流出道梗阻则可表现电轴右偏，右室肥厚而无左室肥厚。

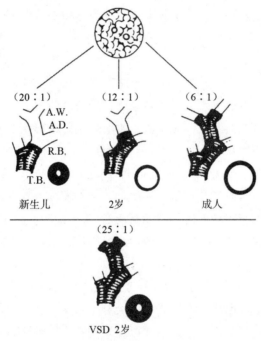

图 3-1-3　肺内肺动脉小支的发育示意图

（二）X 线检查

对估量分流量和肺循环的阻力可有帮助，如配合体征和心电图，对随访病程发展和判断预后亦有参考价值。典型的改变为心脏增大和肺动脉主干及其分支增粗。分流量大者左房左室增大，伴肺动脉压高者右室增大，右房一般不大，如原有左房左室增大，肺动脉压增高后因分流量减少，左房左室增大减轻。在 2 岁以内患儿，约有 70% 的心胸比例大于 55%，但到 10 岁时大于 55% 即降至 20%。其原因为：①正常小儿肺容量和胸廓的增长较心脏快，所以心胸比例由婴儿到儿童应有所下降；②室缺的口径有相对或绝对地缩小；③肺部的血管床容量增长很快，所以即使缺损大小不变，肺血管容量可增加承纳分流；④发生肺血管有梗阻性病变，分流量减少，左房左室的容量负荷下降，心脏增大减轻甚至不大。心脏明显增大可压迫左主支气管而引起左下肺不张。小型或限制型室隔缺损者胸部 X 线片正常。

肺血管影可反映分流量多少和肺动脉压力高低,如分流量很大而肺循环阻力不高时,肺血管影增多增粗,肺门有明显搏动;如有肺血管病变,分流量减少,肺门搏动减弱,肺门血管粗大,但周围分支管径锐减(图 3-1-4)。如合并右室流出道梗阻,中央及周围肺动脉均减少,肺动脉主干增宽罕见。在一岁内的婴儿 X 线上心影的大小及形态表现无特征性改变;心影或正常或扩大到左胸壁,心尖或翘起或向左下延伸,无肯定规律。

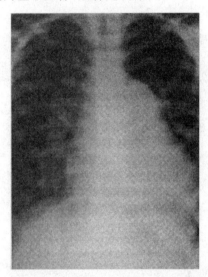

图 3-1-4 男,11 岁,大型室隔缺损的胸片

(三)超声心动图检查

在二维超声切面中见到室间隔各部连续中断为诊断缺损的依据。室间隔中断,断端粗钝而影浓密,并能在多种切面中见到的则诊断缺损比较可靠。各种切面中所见室间隔的解剖组成不尽相同,检查时可从多种切面及不同方向扫描来确定缺损的部位进行分型诊断。室间隔的膜部较薄,通常在心尖及剑突下四腔加主动脉根部切面中可以见到,位于主动脉瓣下,延续于室间隔肌部。胸骨旁左室长轴切面中邻近主动脉瓣的室间隔为流出道部分。肌部室间隔流入道部分可见于心尖或剑突下四腔切面,上自三尖瓣环附着处,下至三尖瓣腱束附着点,其余可见的室间隔为小梁部。膜周型室间隔缺损包括膜部室间隔及其他部位肌部室间隔缺损(图 3-1-5),肌部室间隔缺损周边为肌肉,而膜部室间隔完整(图 3-1-6)。双动脉下型 VSD 的上缘为主动脉瓣环与肺动脉瓣环纤维连接,两个动脉瓣处于相似水平(图 3-1-7)。左室长轴切面偏向右室流出道或从主动脉短轴转向长轴切面过程能够清楚显示双动脉下型 VSD 的特征,剑突下右室流出道切面也可见到上述特征。心尖四腔切面中看不到双动脉下型 VSD,膜部室间隔完整。经过多种切面检查,二维超声心动图对 VSD 的分型诊断与手术观察比较总符合率达 90%~97.5%。结合彩色血流显像检查也有助于 VSD 的分型诊断。在主动脉根部短轴切面,向流入道缺损者其分流血流与三尖瓣环平行,小梁部缺损者其分流血流朝向右室体部,流出道缺损者分流血流朝向流出道。室间隔的大小不等,还受心肌舒缩及邻近组织黏附的影响。大部分缺损为单个,也有多发性,最常见于小梁部肌部室间隔缺损。也有膜周型 VSD 与小梁部肌部 VSD 同时存在。二维超声心动图对 VSD 诊断敏感性很高,但小型 VSD(<2mm),近

心尖部的 VSD 或多发性 VSD 易被遗漏,如同时应用彩色血流显像有助发现上述类型的VSD。动物实验及临床应用结果证明,三维超声心动图在显示室间隔缺损部位、大小及形状等方面优于二维超声心动图。

假性膜部室隔瘤常见于膜周流入道型 VSD,剑突下或心尖四腔加主动脉根部切面中均可观察。心室收缩时突向右室呈瘤状,舒张期回复于缺损平面。随着假性膜部室隔瘤的形成,分流逐渐减少,分流多在瘤的下部。但 VSD 的边缘仍保持原来大小,彩色血流显像可以清楚显示分流的部位及范围。

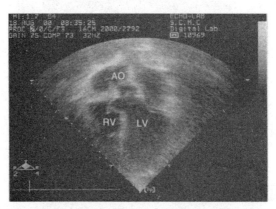

图 3-1-5　**心尖五腔切面显示膜周部流入道室间隔缺损。缺损位于主动脉下,部分三尖瓣组织附着并形成瘤状**

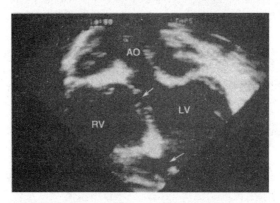

图 3-1-6　**心尖五腔切面显示多发性室间隔缺损,小梁肌部室间隔缺损(↑)**

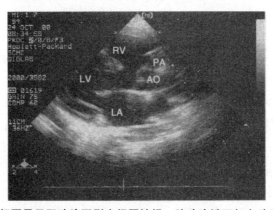

图 3-1-7　**胸骨旁左室长轴切面显示双动脉下型室间隔缺损。肺动脉瓣环与主动脉瓣环的连接为缺损的上缘**

应用二维及多普勒超声心动图技术可以估测 Qp/Qs。通过测量三尖瓣反流速度,肺动脉瓣反流速度估测右心室收缩压及肺动脉舒张压外,还可应用连续波多普勒超声直接测量经 VSD 分流血流的流速来了解左、右心室收缩压的压差(AP),进一步可估测右心室收缩压。不存在右心室流出道梗阻时,肺动脉收缩压与右心室收缩压相似。因此可以评估肺动脉高压。M 型超声用于测量心腔内径,间接反映室隔缺损的血流动力学状况,也可测得左心室功能。

手术或停体外循环后及时进行经食管超声心动图检查可确定是否存在残余分流或残余梗阻。室间隔缺损时术后即刻经食管超声心动图检查有残余分流可达 1/3 病例,其中 2/3 病例在出院时可消失。残余分流束宽≥4mm 者需要再次手术修补。残余分流束宽为 3mm 者需要结合左向右分流量(Qp/Qs)决定。流出道部位的室间隔缺损时常合并主动脉瓣脱垂及反流,术中经食道超声心动图检查可以评估纠治后各个主动脉瓣叶脱垂情况及反流程度提高手术效果。

超声心电图检查尚有助于发现合并的右室流出道梗阻及主动脉瓣脱垂、反流,以及其他合并畸形如房隔缺损、动脉导管未闭等。

(四)CT 和 MRI

单纯的室间隔缺损一般也不需要作 CT 和 MRI 检查。MRI 检查一般以自旋回波 T_1W 图像为主来观察室间隔连续性是否中断,若同时在梯度回波电影序列上发现有异常的分流血流存在,则是诊断室间隔缺损可靠的依据,梯度回波电影序列还可用来观察有无伴随的主动脉瓣关闭不全等。CT 和 MRI 检查对于发现肌部的小缺损还是比较敏感的,其中多层螺旋 CT 的空间分辨率更高一些。CT 和 MRI 检查还可清楚地显示左心房增大、左心室增大、右心室增大、肺动脉扩张等室间隔缺损的间接征象。

(五)心导管及心血管造影

由于超声心动图及 MRI 等无创性影像诊断技术已经能够有效地诊断室隔缺损的部位及血流动力学改变,目前单纯室隔缺损很少再需要心导管及心血管造影作为手术前的诊断方法。当诊断不明确,特别合并重度肺动脉高压而不能确定是否适合手术治疗时,心导管检查则有重要的诊断价值。通过心导管检查测定心腔压力及体、肺循环血流量可计算肺血管阻力,并可根据吸入纯氧或者扩张肺血管药物(如一氧化氮、前列腺素等)干预下肺动脉压分流量及阻力的变化评估肺血管的反应性,以了解肺动脉高压的程度及性质。

左心室造影轴向投照有助于显示缺损部位。长轴斜位投照时,X 线与前部室间隔相切,对最常见的膜周型室间隔缺损及小梁区肌部缺损显示最好。长轴斜位左室造影也可显示位于流入道的肌部缺损。但肝锁位左室造影对流入道肌部缺损的直接征象显示更好。多发性室间隔缺损也以长轴斜位左室造影显示最佳。左室造影右前斜位 30°～45°投照,X 线与漏斗部室间隔基本相切,是漏斗部缺损的最佳造影体位,可显示漏斗部缺损的直接征象。右前斜位左室造影片上,漏斗部缺损由主动脉瓣下方向肺动脉瓣下方喷射的造影剂束显示。根据进入右室时造影剂束上缘是否紧靠肺动脉瓣,判断是肺动脉瓣下型缺损还是流出道肌部缺损。右前斜位左室造影不仅能显示漏斗部缺损的直接征象,还能显示伴随的主动脉瓣脱垂及主动脉瓣脱垂的程度。为排除或诊断伴发的主动脉瓣关闭不全或动脉导管未闭可加做升主动脉造影。右心室造影适应于怀疑右室流出道梗阻时。

五、治疗

1.婴儿期合并心力衰竭

可用地高辛等强心药,必要时加用利尿剂和血管扩张药物。艾森曼格综合征为手术禁忌证,以改善症状、对症治疗为主。

2.应用封堵器经皮心导管介入治疗

适应证:①膜周部 VSD,年龄通常≥3 岁,对心脏有血流动力学影响的单纯性 VSD,VSD上缘距主动脉右冠瓣≥2mm,无主动脉右冠窦脱入 VSD 及主动脉瓣反流;②肌部缺损,通常≥5mm(图 3-1-8);③外科手术后残余分流。

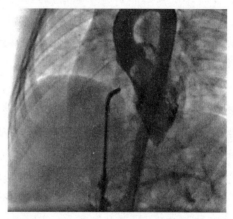

图 3-1-8　肌部室间隔缺损封堵治疗

3.体外循环下直视修补术

小型室间隔缺损无血流动力学改变的可不手术;中等室间隔缺损在学龄前期适宜手术;大型室间隔缺损在 6 个月内若有顽固性心力衰竭、反复肺炎、生长缓慢、肺动脉高压可即时手术;6 个月～2 岁若肺动脉压超过体循环压力的 50%应考虑手术;2 岁以后若肺循环血流量超过体循环血流量的 2 倍应手术。

第二节　动脉导管未闭

动脉导管未闭(PDA)为小儿先天性心脏病常见类型之一,占先天性心脏病发病总数的15%～20%,女性较多见。胎儿期动脉导管是血液循环的重要通道,出生后呼吸建立,流经动脉导管的动脉血氧升高,同时经肺循环清除的 PGE_2 增加,PGE_2 水平下降,动脉导管收缩,80%在生后 3 个月、95%在生后一年解剖学上完全关闭。若生后 3 个月仍持续开放,并产生病理、生理改变,即称动脉导管未闭。未成熟儿动脉导管发育不良,其氧敏感性钾离子通道对氧分压的反应低于成熟儿,故早产儿动脉导管未闭发病率高。未闭动脉导管的大小、长短和形态不一,可分为五型:①管型:导管长度多在 0.7～1cm 左右,直径粗细不等;②漏斗型:长度与管型相似,但其近主动脉端粗大,向肺动脉端逐渐变窄;③窗型:肺动脉与主动脉紧贴,两者之间为一孔道,直径往往较大;④动脉瘤型:导管两端细,中间呈瘤样扩张;⑤哑铃型:导管两端粗,中间细(图 3-2-1)。

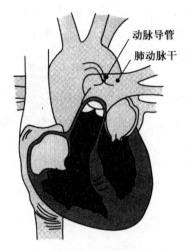

动脉导管
肺动脉干

图 3-2-1　动脉导管未闭血流图

一、病因

动脉导管未闭病因尚不明确。遗传因素和环境因素是其主要病因。

遗传因素:①多基因突变,如 MYH11、TFAP2B 突变;②单基因突变,如 Holt-Oram 综合征(TBX5 突变)、Noonan 综合征(PTPN11 突变)、Char 综合征(TFAP2B 突变);③染色体畸变,包括非整倍体和微小缺失。Turner 综合征(45,XO)、Kartagener 综合征、Klinefelter 综合征(47,XXY)可合并动脉导管未闭。

环境因素:①宫内感染:孕 2 个月内感染风疹病毒易导致动脉导管未闭和肺动脉瓣狭窄;②早产:早产儿动脉导管发育不成熟,对血氧的反应度下降,加之 PGE_2 清除较少,导管平滑肌内糖原消耗少,使动脉导管持续开放;③其他因素:接触放射线、服用药物、代谢性疾病、宫内缺氧等均可能与此病有关。

二、临床表现

新生儿出生数日内因肺动脉压仍高,所以分流量不多,杂音可不清楚;当肺循环阻力日趋降低后,左向右分流增加,心脏杂音渐明显。如导管较粗,肺血太多,常于出生 3～6 周时出现心功能不全及发育障碍的表现,如气促、喂养困难、多汗虚弱、体重不增等。婴儿期后心衰发生机会减少,但并发感染性心内膜炎的机会增加,心内膜炎的赘生物常在肺动脉端,脱落后导致肺梗死,表现似肺炎。年长患儿多属瘦长体型,早期无明显症状,常于体检时意外发现心脏杂音,偶有劳累后呼吸困难、易出汗、乏力等表现。大型动脉导管未闭如不及时手术治疗,可逐步出现肺动脉高压引起的劳力性气急。肺动脉段的扩张可压迫喉返神经而致声嘶,晚期可有咯血。自幼分流量大者心衰缓解后可留有鸡胸、心前区凸出和郝氏沟等体征。

动脉导管未闭最突出体征为连续性杂音,杂音位于胸骨左缘第一、二肋间或左锁骨下最响,偶亦可在第三肋间最响,常伴有震颤。分流量大者年长后发生肺动脉高压时,舒张期杂音首先减弱、消失;随着肺动脉压持续升高,接近主动脉收缩压,收缩期杂音也减弱,有时杂音全部消失,仅留第二心音亢进及分裂。肺动脉压如超过主动脉压出现右向左分流,往往不产生杂音,但可听到肺动脉的喷射音,肺动脉瓣关闭音亢进,继而可能有肺动脉瓣反流的舒张期杂音。分流量大者因通过二尖瓣口的血流量明显增加,所以心尖部可听到相对性狭窄的舒张期杂音,有时甚至有开放拍击音。

由于舒张期主动脉-肺动脉分流使主动脉舒张压降低,脉压增加而导致周围血管和毛细血管搏动增强的体征,如水冲脉、明显颈动脉搏动、点头运动、毛细血管搏动、枪击音和双重杂音等。

动脉导管血管瘤很少见,发生于婴儿或老年患者或继发于手术后或心内膜炎,有时可压迫邻近喉返神经而有嘶哑。

三、辅助检查

(一)心电图

心电图的改变取决于左室容量负荷和右室压力负荷的严重程度。动脉导管较细者心电图大致正常;粗大动脉导管未闭者,可出现电轴左偏、左室肥厚;伴有肺动脉高压时可出现双室肥厚,年长后如有梗阻性肺动脉高压,可有电轴右偏、右室肥厚。在某些肢体导联和左心前导联 P 波可有切迹、双峰或增宽,均提示肺血流量增多而使左房增大。左室容量负荷过重在年长儿的心电图上有特征性图形,Ⅱ、Ⅲ、aVF、V_5、V_6 导联 R 波高耸,Q 波深及 T 波高尖;S-T 段抬高呈弯钩状,V_1 导联的 S 波深。大量左向右分流肺动脉压升高时心电图示双室增大,在 V_1～V_6 上可表现为上下幅度相仿的 RS 波。

(二)胸部 X 线

心脏的大小与分流量直接有关,婴儿期有心衰症状者,心脏明显增大,心胸比例多超过0.6;幼儿和儿童患者约有 1/4 心脏大小正常,大多有心脏轻度增大,约有 10% 心胸比例超过0.6,有肺动脉高压时可见肺动脉干突出,左右心室增大。升主动脉在婴儿期往往正常,年长后渐渐增粗,主动脉结亦大,此与其他左向右分流型先心病不同;但至动脉导管开口处因一部分主动脉血分流入肺动脉,所以入降主动脉的流量锐减,管径趋小,似漏斗,为本病特征性改变(图 3-2-2)。

(三)超声心动图

二维超声心动图及彩色多普勒超声对动脉导管的诊断有十分重要的作用,两者结合是目前最常用的无创诊断技术。M 型超声可显示左心容量负荷增加的表现:左心房、左心室扩大。经胸二维超声心动图可显示主动脉横断面、肺动脉增宽,在肺动脉分支处与降主动脉相连接的动脉导管,可测量未闭动脉导管的内径、长短,观察其形态,确定其类型(图 3-2-3)。根据分流血流的速度可以估测肺动脉压。细小或扭曲的动脉导管在二维超声图像上可能不明显,然而彩色多普勒超声可显示其分流,有助于诊断。

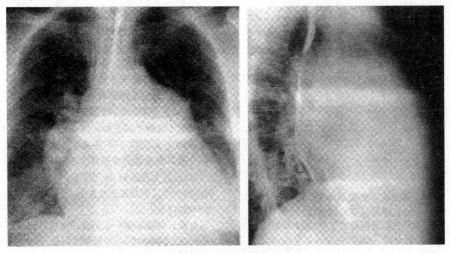

图 3-2-2 动脉导管未闭的较大分流时的 X 线改变：双肺纹理增粗，
肺门血管扩大，左房、左室扩大，主动脉结突出

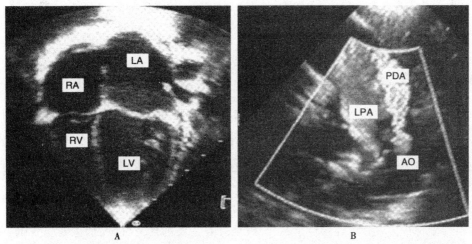

图 3-2-3 A.心尖四腔切面显示左心房、左心室扩大，室间隔往右侧偏移；B.胸骨上窝切面可见肺动脉分出左肺动脉处见降主动脉与肺动脉之间的异常血流。

LA:左心房；RA:右心房；RV:右心室；LV:左心室；LPA:左肺动脉；AO:主动脉；PDA:动脉导管未闭

（四）CT 和磁共振显像

CT 和 MRI 可以较好地显示动脉导管未闭的直接征象，同时也能清楚显示主动脉弓等心脏结构对动脉导管未闭及合并畸形的诊断有重要价值，必要时作为超声心动图的辅助诊断技术。

（五）心导管和造影检查

大部分 PDA 病例不需要心导管检查，如有肺动脉高压或有伴发其他畸形征象者，可进行心导管检查。如肺动脉（左分支尤明显）的血氧超过右室 0.6％～1.0％容量者有诊断意义，但如肺动脉内压力升高，血氧差即缩小，甚至有降主动脉血氧低于升主动脉的反向分流证据。右心导管由右室至肺动脉，易入降主动脉，此为未闭导管存在的明证；造影可以确诊，宜将造影剂注射至降主动脉的导管口稍下,这样在舒张期造影剂可回入导管内。此外,经股动脉插管至主动脉峡部或近动脉导管开口处行左侧位造影,可清楚观察 PDA 的形态(图 3-2-4)。

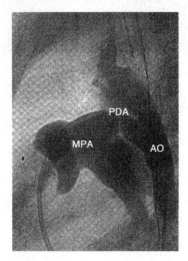

图 3-2-4　降主动脉造影示降主动脉与肺动脉之间见异常血流通道
MPA:主肺动脉;PDA:动脉导管未闭;AO:主动脉

四、鉴别诊断

本病的特征为连续性杂音,典型者确诊不难,下列情况可有相似的杂音,要注意鉴别。

(一)婴儿室间隔缺损合并主动脉瓣关闭不全

此杂音为收缩期舒张期双期杂音,但非连续性,非机器样,不向颈部传导,而向心尖传导,超声心动图检查可鉴别。

(二)主动脉窦瘤破裂

破入右室或右房后产生连续性杂音,但破裂时有突发的休克样症状,杂音位置低,多在心前区最响,超声心电图显示扩张的主动脉窦并突入某心腔,升主动脉造影可见升主动脉与窦瘤破入的心腔同时显影。

(三)主-肺动脉窗

杂音与动脉导管未闭类似,但位置低,以胸骨左缘三、四肋间明显,超声心动图在胸骨旁大动脉短轴切面显示升主动脉横断面与肺动脉主干之间回声缺失,右心导管在主肺动脉易直接进入升主动脉,同时升主动脉造影见肺动脉和升主动脉同时显影。

(四)动-静脉瘘

如冠状动脉瘘,可产生与动脉导管相似的连续性杂音,但位置低,在胸骨左缘第四肋间明显,舒张期较收缩期明显,超声心动图可见扩大的冠状动脉及瘘入相应心腔的分流血流,升主动脉造影可见扩张的冠状动脉及瘘入相应心腔同时显影。肺内动静脉瘘可于不寻常部位听到连续性杂音,但如分流量之大足以发出可闻的杂音,则必有青紫。其他如一侧肺动脉起源于主动脉,动脉单干的肺动脉起源狭窄等,亦可有连续性杂音。

五、治疗

动脉导管未闭的治疗主要包括外科手术治疗和介入治疗。

PDA 的介入治疗始于 1967 年,近年来,对于管型和漏斗型动脉导管治疗首选介入疗法。动脉导管血管瘤需手术治疗,不宜介入治疗。

外科手术可分为两种,未闭动脉导管结扎术和未闭动脉导管切断并缝闭术,后者适合于动脉导管特别短而粗者或者窗型导管未闭。自 1938 年 Gross 结扎动脉导管首告成功后,至今手术治疗已经普及。手术简便,效果好。

如合并其他左向右分流型先天性心脏病,如室间隔缺损、房间隔缺损等应同时手术治疗。

依赖动脉导管的严重心血管畸形,如肺动脉闭锁或主动脉闭锁,其肺循环或体循环的血源完全要依靠动脉导管供血,在此情况动脉导管不但不可以切断,而且吸氧也要慎重(因新生儿提高血氧可促使导管关闭)。相反,保持动脉导管畅通的措施对患婴有利,如用前列腺素 E_1 静脉点滴,使患婴有较好的条件接受手术。事实上,对肺血太少的发绀型先天性心脏病采用体、肺分流术,在功能上宛如建立动脉导管未闭。

第三节　房室间隔缺损

房室间隔缺损(AVSD)是一组以房室瓣周围的间隔组织缺损及房室瓣异常为特征的先天性心血管畸形,由于胚胎时期心内垫房室组织发育缺陷所致。房室间隔缺损也称为房室管缺损、心内膜垫缺损。

房室间隔缺损在合并先天性心脏病出生婴儿中约占 4%～5%。最近的资料估计,房室隔缺损的发生率为活产婴儿的 0.19/1000,约占所有先天性心脏病的 2.9%。在胎儿超声心动图检查出的先天性心脏病中,房室间隔缺损占 17%,经过胎儿流失在出生后的婴儿中房室间隔缺损的比例下降至 3%～5%。死胎中房室隔缺损在所有先天性心脏病中的比例较高为6.2%。房室间隔缺损常见于多种综合征,如 21-三体综合征、DiGeorge 综合征、EllisVan Crevela 综合征和内脏异位综合征等。大约 40% 的 21-三体综合征患儿伴先天性心脏病,其中 40% 为房室间隔缺损。也有报道 1/3 的 21-三体综合征患儿合并完全性房室隔缺损,合并原发孔型房隔缺损占 5%。房室隔缺损的发病与遗传综合征的关系,以及房室隔缺损患者的子代中较高的再发率(10%)均显示遗传因素对房室隔缺损发生的影响。目前已发现增加房室隔缺损发病的危险基因,但尚未确定致病基因,可能存在不同的遗传发病机制。

一、病理解剖

(一)病理特征

房室间隔有两部分即膜部与肌部。膜部位于前,分隔右心房与左心室流出道(房室段),左心室与右心室(室间段)。肌部位于后,分隔右心房与左心室流入道。因此,二尖瓣和三尖瓣大部分不附着于相同水平。二尖瓣前叶环部小部分附着间隔,大部分附着主动脉瓣环和中央纤维体。在房室间隔膜部区域有较大间隙,主动脉根部可楔入左、右房室孔之间。

房室间隔缺损均有以下共同的病理特征。

1.共同房室环及房室瓣异常

由于房室间隔的缺损,房间隔与室间隔不直接连接而导致形成共同的房室纤维环,即使房室瓣前桥叶与后桥叶连接并通过组织舌状结构完全附着于室间隔嵴上形成2个房室孔,房室纤维环仍是共同的。房室间隔缺损时房室瓣为5个瓣叶,即前桥叶、后桥叶、左侧叶,右侧叶及右前外侧叶,不同于正常的二尖瓣或三尖瓣。当分隔成2个房室孔时,分别称为左侧房室瓣或右侧房室瓣。左侧房室瓣为三叶,前桥叶、后桥叶及左侧叶。左侧叶较正常小,占瓣环<1/3,而正常为2/3。右侧房室瓣叶为右前外侧叶,右侧叶及后桥叶。右前外侧叶的大小因前桥叶分裂的部位而不同,实际上,右前外侧叶与前桥叶为1个整体。通常后桥叶不分裂,发育不良,瓣叶增厚。房室瓣向心室沉降。前桥叶与后桥叶连接而将共同房室孔分隔成2个房室孔时,在左侧房室孔前桥叶与后桥叶之间形成朝向室间隔的分隔区也称为"二尖瓣"前叶裂缺。房室间隔缺损时,除房室瓣分叶异常外,常有房室瓣叶组织缺失,多见于左侧前、后桥叶的联合处及左侧叶与后桥叶的联合处。反流多见于房室瓣叶缺失部位。也有瓣叶增厚、发育不良。左室2个乳头肌不似正常的前下、后上位置而呈上下位置,上位的乳头肌可影响左室流出道。乳头肌可融合或其中1个乳头肌发育不良、缺如,右室乳头肌大致与正常相似。

2.原发孔型房间隔缺损

通常原发孔型房间隔缺损较大,下缘为向下移位的房室瓣,上缘为新月状边缘的房间隔组织,房间隔组织的下端与房室瓣环融合。有时缺损巨大,为原发孔型房间隔缺损兼有继发型房间隔缺损,甚至形成共同心房。也有另外伴卵圆窝部位房间隔缺损或卵圆孔未闭。原发孔型房间隔缺损也可能很小,偶尔房室瓣与房间隔缺损的下缘粘连而呈现房间隔完整,不存在心房水平的交通。

3.流入道室间隔缺损

缺损部位在膜部,并向后下方延伸形成勺状凹陷的室间隔。从左室面观察,缺损的前上部是主动脉根部,后上部是房间隔的下缘,下部为肌部室间隔。房室间隔缺损均存在延伸范围不同的流入道室间隔缺损。房室瓣向下移位,前、后桥叶黏附于勺状凹陷的室间隔可能不呈现室间隔缺损。流入道部分室间隔缺损导致左心室流入道长度(房室瓣附着处至心尖距离)短于流出道长度(主动脉瓣至心尖距离)。正常心脏,左心室流入道长度与流出道长度相同。左侧房室瓣叶尖部朝向室间隔(正常时朝向心尖)。

4.左心室流出道延长

正常心脏两侧房室瓣环呈8字形,主动脉根部楔于两侧房室瓣环之间。房室间隔缺损则为共同房室瓣环,主动脉根部不能正常地楔入,而是向前上移位。主动脉根部位置的变化,使其与左侧房室瓣距离延长,导致左心室流出道延长呈鹅颈状。左心室流出道形似狭长,但无梗阻。也可因有腱束附着于左心室流出道或左心室流出道部分有纤维肌肉嵴形成狭窄。部分型房室间隔缺损合并左室流出道梗阻较房室隔缺损多见。主动脉根部的前上移位也使左心室流出道径长于流入道径。

（二）分型

房室间隔缺损的范围、房室瓣异常及房室瓣与间隔组织的关系变异很大。根据房室间隔缺损的范围及房室瓣异常的程度,房室间隔缺损可分为部分型、过渡型及完全型三类。

1.部分型房室间隔缺损

前桥叶与后桥叶相互连接,并通过组织舌状结构附着于勺状凹陷的室间隔,形成2个房室孔。房室瓣与室间隔之间无缺损或连接桥叶与室间隔的组织在心室收缩时突向右心室呈囊状,也称为三尖瓣囊,不存在心室水平的血流分流。房室瓣上方房间隔缺损(原发孔型)合并不同程度的左侧房室瓣畸形("二尖瓣"前叶裂缺)并伴不同程度的左侧房室瓣反流。

2.过渡型房室间隔缺损

前桥叶与后桥叶连接,通过组织附着于勺状凹陷的室间隔形成2个房室孔。房室瓣叶上方原发孔型房间隔缺损,下面可有室间隔缺损,通常较小并有桥叶腱束附着室间隔嵴部,连接组织也可在心室收缩时突向右心室,但是不如部分型房室间隔缺损紧密,存在心室水平少量的限制性分流。

3.完全型房室间隔缺损

前桥叶与后桥叶均骑跨在室间隔上,相互不连接而形成共同房室孔。房室瓣上方的原发孔型房间隔缺损,房室瓣下方为室间隔缺损均伴有血流分流,心室水平为非限制性分流。根据前桥叶骑跨的程度,房室瓣与室间隔的关系可以分成3种类型(Rastelli分型)。

(1)A型:前桥叶在室间隔处分成两部分,左侧部分完全在左心室,右侧部分(右前外侧叶)完全在右心室。连接两部分联合的腱束附着于勺状凹陷的室间隔上。右前外侧叶大小正常,附着右心室内乳头肌及前乳头肌,内乳头肌位置正常。

(2)B型:前桥叶骑跨程度中等,分裂的部位在右心室,右前外侧叶较小。联合的腱束连接乳头肌在室间隔右侧。内乳头肌位置异常,下移至隔缘小梁,靠近前乳头肌。

(3)C型:前桥叶极度骑跨,通常不分裂而飘浮在室间隔之上。即使存在右前外侧叶,也非常小。内乳头肌不明显或消失。前桥叶的右室部分连接前乳头肌(右室游离壁)。

在完全型房室间隔缺损中,A型最常见,C型其次,B型较少见。

根据共同房室环与心室腔相对的关系,在房室间隔缺损中(包括部分型及完全型)可有均衡或不均衡二种情况。两侧心室大小相似,共同房室环与两侧心室相对关系均衡平均为均衡型。共同房室环主要连接右心室,以致左侧心室小为右室优势。共同房室环主要连接左心室,以致右侧心室发育不良为左室优势。右室优势及左室优势均为不均衡型。房室间隔缺损中均衡型占大多数。如果房间隔与室间隔对位不良,可能两侧心房的血液流向一侧心室为心房双出口。

房室间隔缺损使房室结的位置偏后近冠状静脉窦开口,房室束的未分支部缩短,其走向与室间隔缘相近,尤在后下缘更靠近。左束支较早分出,左前分支发育不良,传导组织的偏后使QRS在额面呈逆钟向的向量环,心电图上表现电轴左偏,此为本病的特征之一。

（三）合并心脏畸形

部分型房室间隔缺损合并其他心脏畸形中有继发型房间隔缺损,左上腔静脉残存与冠状静脉窦连接,肺静脉连接异常,肺静脉狭窄,主动脉瓣下狭窄,主动脉缩窄,三尖瓣狭窄,动脉导管未闭等。完全型房室间隔缺损常合并其他圆锥动脉干畸形，如法洛四联症(约占 6～16％)，右室双出口(＜5％)及内脏异位症等。

二、病理生理

房室间隔缺损的血流动力学改变主要为心房、心室水平分流及房室瓣反流。心房、心室水平的分流量取决于缺损大小，房室瓣与房间隔、室间隔组织的关系，体、肺循环压力和阻力。房室瓣反流与瓣膜缺失程度及瓣膜装置畸形有关。原发孔型房隔缺损均存在心房水平左向右分流，如房隔偏左与室间隔对位不良或房隔缺如呈共同心房时部分体静脉可直接引入左心室而有少量的右向左分流。左侧房室瓣(二尖瓣)反流不显著的部分型房室间隔缺损的血流动力学改变与继发型房间隔缺损相同。心房水平左向右分流导致右侧心腔扩大，肺动脉增宽。房室间隔心室部分的分流取决心室流出道的阻力。通常为左向右分流，如合并主动脉狭窄或主动脉缩窄时更促使左向右分流，合并右室流出道梗阻或肺动脉高压则趋向右向左分流。房室隔缺损均伴有不同程度房室瓣反流，心室收缩时由桥叶对合处心室向心房分流，多数为左室向右房，右室向左房则较少。左侧房室瓣反流显著则同时有左心室增大的表现。完全性房室间隔缺损同时存在心房，心室水平的分流，及不同程度的房室瓣反流，两侧心室负荷增加，心腔扩大。肺血流量增加，肺动脉压力明显增高。完全性房室间隔缺损合并发生严重肺动脉高压较早。21-三体综合征患儿更易发生严重肺动脉高压。重度肺动脉高压时，心室水平可呈双向分流，出现青紫。房室间隔缺损合并左室流出道梗阻时更加重左心室的负荷。如合并右室流出道梗阻可减少肺血流量，而可出现心室水平右向左分流。

三、临床表现

部分型房室间隔缺损仅限于心房水平分流者可能在婴儿时期无症状而未被发现。在儿童时期可因检查发现心脏杂音而被确诊。心脏体征与房隔缺损相似，胸骨左缘上部 2/6 级喷射性收缩期杂音，肺动脉第二音固定分裂，左向右分流较大量时可在胸骨左缘下部听到三尖瓣相对狭窄的心脏杂音。完全型房室间隔缺损伴非限制、大量心室水平分流者可在出生后 3 个月内就出现心力衰竭，并有反复呼吸道感染。患儿呼吸急促，喂养困难，偶可有青紫，生长发育落后。胸前隆起，膈肌的使劲牵拉而成郝氏沟。胸骨左缘第二、三肋间有明显搏动，反映肺动脉干扩张和搏动强烈，有时因肺动脉高压还可摸到肺动脉瓣关闭的震动。在胸骨左缘下部及剑突附近可触及右室收缩期搏动。在胸骨左缘下部可听到房室瓣反流的杂音，向胸骨方向传导，因房室隔缺损的二尖瓣反流系左室向右房喷射。在胸骨左缘下部有室缺分流的收缩期杂音。心脏杂音响度因肺动脉压而异，合并肺动脉高压、杂音短而轻，房室传导稍有延迟，所以第一音柔和，第二音往往响亮且有固定分裂，如有肺动脉高压，分裂即不明显。此外，由于舒张时心房有大量血流灌注心室腔，在胸骨左缘下部及心尖可有房室瓣相对狭窄的杂音。

房室瓣反流的程度明显影响临床表现。如果部分型房室间隔缺损合并显著的二尖瓣反流则可增加心房水平的分流，而且也增加左心室的负荷可能早期出现症状。同样，完全型房室间隔合并重度房室瓣反流也会加重心力衰竭。合并心脏畸形也会改变临床表现，如果合并主动脉缩窄或左室发育不良可在婴儿早期出现重度的心力衰竭；合并肺静脉异位连接或法洛四联症可出现青紫；出生后持续肺动脉高压，特别合并 21-三体综合征的婴儿可能心脏杂音轻或不明显，但临床表现青紫，甚至形成 Eisenmenger 综合征而至儿童期才被发现。

四、辅助检查

(一)心电图

房室间隔缺损均有相似的心电图特点。由于房室结移位接近冠状窦口，左束支后下移位，导致心室除极方向从右下向左上部位而呈现电轴左偏，在完全型房室间隔缺损中更明显。Ongly 等总结 30 例完全型和 116 例部分型房室间隔缺损 QRS 向量朝上的程度，35 例(30%)部分型者 QRS 的电轴在 0~61°，完全型者仅 1 例；在 61°~91°之间者部分型 47 例(41%)，完全型者 6 例(20%)；91°~151°之间者部分型 25 例(22%)，完全型者 21 例(70%)；部分型中有 3 例，完全型者有 1 例电轴在 90°~180°之间；电轴不定者完全型者 1 例，部分型者 6 例，以上的电轴差异与心室肥厚无关，而与传导组织的位置有关，电生理显示左室后壁的激动有非协调的现象。

额面 QRS 向量环呈逆钟向，朝向上，Ⅲ、aVF 导联中 S 波优势，aVR 导联中 R 波明显，额面 R 轴向右上偏移更多，则室间隔勺状凹陷更深，完全型房室间隔缺损的可能更大。

90% 以上完全型房室间隔缺损及 3/4 的部分型房室间隔缺损患者伴 P-R 间期延长，多由于房内激动的延迟，而非结内传导有异。P 波电轴正常，可有增宽和增高，分别反映左、右房增大。右心前导联常为 rsR'波，反映右室肥厚；有时可有双室大或左室大的图形，反映房室瓣反流量很大。

(二)X 线平片

X 线平片表现与病理类型及血流动力学改变有关。部分型房室间隔缺损伴有明显二尖瓣反流，左心室的血反流入左心房后迅速进入右心房，右心房、右心室、左心房和左心室的容量负荷均增加，均有扩大，心影明显增大，并显得心影增大和肺血增加不成比例。若无二尖瓣反流，其血流动力学改变与继发型房间隔缺损相似，X 线平片表现也与继发型房间隔缺损相似，右心房、右心室增大，肺动脉段突出。

完全型房室间隔缺损伴有较大的室间隔缺损，但房室瓣反流较轻，X 线平片表现右心房、右心室、左心房和左心室均有增大，肺动脉段突出，肺血增加明显，常有肺动脉高压表现，若伴有严重的房室瓣反流，则其 X 线平片也有改变，二尖瓣反流明显则以左心房和左心室增大为主，三尖瓣反流明显则以右心房和右心室增大为主。

(三)超声心动图

应用二维超声心动图经过不同切面检查可以观察房室间隔缺损所有的重要病理改变，剑突下切面检查帮助最大。结合彩色多普勒超声有助于发现瓣膜反流及缺损的分流，评估血流动力学及肺动脉高压程度。房室间隔缺损常为内脏异位症合并心血管畸形的主要类型，因此必须重视心房、心室位置及心室大动脉连接的诊断。

1.房室间隔缺失征象

房室间隔缺损可导致原发孔型房间隔缺损，室间隔流入道部分呈勺状凹陷，及左、右房室瓣附着在室间隔的相同水平位置。原发孔型房间隔缺损位于房间隔的下端,直接在房室瓣上方。剑突下及心尖四腔切面中容易发现原发孔型房间隔缺损,通常不易漏诊。如果房室瓣叶黏附于房间隔缺损的下缘,缺损可能不明显。缺损延伸至邻近房间隔则缺损就比较大或呈共同心房。心尖及剑突下四腔切面前后连续扫查可以观察流入道部分室间隔缺损的延伸及房室瓣与室间隔组织的关系。当桥叶腱束组织附着室间隔时需要应用多普勒超声或彩色多普勒血流显像以确定是否存在心室间交通。部分型房室间隔缺损中不显现室间隔缺损或房室瓣与室间隔嵴之间呈瘤状,无血流通过。通常,心尖切面显示室间隔前部组织,剑突下切面显示室间隔后部组织。左、右房室瓣附着相同水平位置是房室间隔缺损的特殊征象,在心尖四腔切面中很清楚。正常心脏,二尖瓣与三尖瓣附着不同水平,三尖瓣隔叶附着靠近心尖,近心脏十字交叉处更明显。

胸骨旁左室长轴切面中可以测量左心室流入道与流出道的长度。房室间隔缺损时,左心室流出道长度长于流入道长度。

2.房室瓣形态及功能

在获得标准剑突下四腔切面后顺时针旋转探头 $30°\sim45°$ 可以获得正面显示房室瓣的切面。以此切面从心尖向心底(从左向右)扫查可以观察到房室间隔缺损的 5 个房室瓣叶,及其与室间隔的关系。前桥叶附着前上部室间隔(漏斗部),后桥叶附着后方的流入道室间隔。相同的切面中,也可显示共同房室孔或由前、后桥叶互相连接并附着于室间隔而形成 2 个分隔的房室孔。当形成 2 个房室孔时左侧房室孔三个瓣叶可在剑突下短轴切面中见到。前桥叶与后桥叶间隙指向室间隔,与单纯性二尖瓣前叶裂缺不同(裂缺指向左室流出道)。心尖四腔切面显示共同房室瓣的前桥叶,根据前桥叶分裂部位及其腱束附着的部位可以对完全型房室间隔缺损进行分型诊断。腱束可紧密或稀疏附着于室间隔嵴或在心室收缩时连接组织突向右心室呈瘤状。前桥叶中度骑跨时,腱束附者在右心室室间隔旁。极度骑跨的前桥叶呈飘浮状。剑突下四腔切面显示共同房室瓣的后桥叶。后桥叶骑跨室间隔,分别于连接左、右心室后乳头肌。后桥叶附着室间隔嵴。前桥叶下室间隔缺损较后桥叶下明显。胸骨旁短轴切面中也可观察房室孔及房室瓣。

在检查中可观察房室瓣叶增厚,瓣叶大小改变,闭合程度。结合多普勒超声及彩色血液显像估测房室瓣反流程度,反流方向,反流部位,可以进一步判断房室瓣的形态改变。左侧房室瓣双孔畸形在短轴切面中观察。剑突下及胸骨旁短轴切面对观察左心室乳头肌有帮助。Sittiwangkul 等发现合并左侧房室瓣双孔及左心室流出道异常的房室间隔缺损患者中,二个乳头肌之间的角度明显小于一般的房室间隔缺损患者。

3.左心室流出道形态

剑突下切面显示左心室流出道狭长,形似鹅颈,与主动脉根部向前上移位没有楔入房室瓣环有关,同时也使左心室流出道长度延长。左心室流出道梗阻较常发生于部分型房室间隔缺损。前桥叶紧紧地附着室间隔嵴使得左心室流出道更长、更狭。腱束附着于左室流出道、主动脉瓣下嵴、间隔肌肉肥厚、乳头肌异常等均可引起左室流出道狭窄。胸骨旁长轴切面也可用于检查左室流出道,并可见到舒张期左侧房室瓣叶碰到室间隔的征象。

4.血流动力学评估

房间隔部位左向右分流无限制时,血流呈低速度,层流血流,分流束宽度与缺损大小相似。室间隔缺损部位的分流束宽度也与缺损大小相似,如有组织遮挡时则可呈限制性分流。结合心腔扩大程度可以间接推测分流量。但是房室瓣环与两侧心室相对的关系可以影响心室的大小。右室优势时,左室较小或发育不良。

肺动脉压力可以根据心室水平分流速度,右侧房室瓣反流速度及肺动脉瓣反流速度估测。在测量右侧房室瓣反流速度时要注意避免左心室向右心房分流血液的影响。

(四)磁共振显像

MRI 显示的心脏切面图像及其价值相类似于二维超声心动图,也能显示房室间隔缺损病理特征。应用梯度回波色影序列也可根据异常血流判断房室瓣反流。但是在婴儿检查尚需要麻醉。因此,仅在怀疑合并主动脉或心脏外血管畸形时值得 MRI 检查。

(五)心导管及心血管造影

目前无创性影像检查技术如超声心动图及磁共振显像已能较完整地显示房室间隔缺损病理形态特征及瓣膜功能等满足临床诊断的要求。房室间隔缺损合并肺动脉高压患者在婴儿期错过手术机会很易发生肺血管病变。这类病例仍需要进行心导管检查评估肺动脉高压程度,同时进行肺血管反应检查评估肺血管病变程度,以确定是否适合手术及估计手术的效果。超声心动图检查不能明确合并心脏畸形如肺静脉连接异常,心室流出道梗阻,内脏异位等时尚需要心血管造影辅助诊断。完全型房室间隔缺损时心腔内血源结构比较复杂,常会影响肺循环血流量及肺血管阻力的准确计算。在评估肺动脉高压时要排除上呼吸道梗阻等因素的影响。21-三体综合征患儿常合并慢性鼻咽部梗阻影响气道通气,导致 CO_2 潴留,后者可使肺动脉压增高,Rp/Rs 高于无 21-三体综合征患儿,吸入纯氧后差别消失。

房室间隔缺损的心血管造影方法以左心室造影为主,选择猪尾巴左心造影导管,导管头端位置位于左心室尖部,造影剂用欧乃派克 350,1~1.5mL/kg。

虽然心导管较易从右心房进入左心房、左心室,也可用右心导管做左心室造影,因导管通过房室瓣可能加重房室瓣反流,因此通常常用猪尾巴导管经主动脉逆行送入左室做左室造影,以保证准确判断房室瓣反流的严重程度,同时可测定左室舒张末期压,以评价左心室功能。正位左心室造影是显示房室间隔缺损的特征性心血管造影表现"鹅颈征"的最好位置。无论何种类型的房室间隔缺损均有"鹅颈征"表现。心室舒张期,显示"鹅颈征"较收缩期更明显。有时可见左心室右缘呈锯齿状改变,此系二尖瓣前叶附着予室隔嵴所致,左室右缘的中下部有时可见一横形的透亮影,为二尖瓣裂缺所致,并可见到反流的造影剂从此处喷出。肝锁位左室造影是显示房室间隔缺损心水平分流的最佳体位,如心室水平的分流少量与房室瓣反流易混淆。房室间隔缺损的室间隔缺损位置较低,造影剂流动方向向下,而房室瓣反流的造影剂向上流入右房。完全型房室间隔缺损如室间隔缺损大,左心室造影有较多造影剂进入右心室,在心室舒张期可见不含或少含造影剂的心房血进入心室,勾画出共同房室瓣轮廓,形成卵圆形的负性阴影。判断房室瓣反流的严重程度也以肝锁位左室造影为佳,造影剂自左心室反流入左心房后立即经原发孔间隔缺损进入右心房,根据右心房分显影的面积及有无腔静脉显影,判断反流的严重程度。若原发孔房间隔缺损较小,为限止性,以左心房显影为主,则可根据左心房显影面积有无肺静脉显影,判断反流的严重程度。肝锁位左房造影可显示位置较低的原发孔型房间隔缺损。

五、治疗

(一)内科治疗

房室间隔缺损没有自然闭合的可能,必须早期进行手术治疗。内科治疗仅限于生后早期即出现心力衰竭的患儿,主要给予强心、利尿、扩血管等抗心力衰竭治疗,并积极预防和控制呼吸道感染。稳定病情后,择期行外科手术治疗。

1.强心剂

地高辛每天 $10\mu g/kg$,分 2 次,每 12 小时 1 次,口服,注意监测血药浓度。

2.利尿剂

氢氯噻嗪每次 $0.5\sim1mg/kg$,每天 3 次,口服,同时加用螺内酯每次 $0.5\sim1mg/kg$,每天 3 次,口服,亦可以呋塞米每次 $0.5\sim1mg/kg$ 替代氢氯噻嗪。

3.血管扩张剂

卡托普利 $1mg/(kg \cdot d)$,每 8 小时 1 次,从小剂量开始。必要时加用硝苯地平 $1mg/(kg \cdot d)$,每 8 小时 1 次,降低肺动脉高压。

4.预防和控制感染

有呼吸道感染时,立即选用有效抗生素控制感染,有条件者可给予静脉注射丙种球蛋白支持治疗。

(二)外科治疗

除极少数间隔缺损很小,又不伴房室瓣反流的患儿外,几乎所有的房室间隔缺损患儿均需要外科手术治疗。完全型房室间隔缺损患儿早期发生肺动脉高压及肺血管病变的概率较高,故应早期手术,一般在 6 个月左右,近年来更趋向于提前至 $3\sim4$ 个月。单纯型、部分型房室间隔缺损可在 $1\sim2$ 岁时手术。

第四节　主-肺动脉间隔缺损

主-肺动脉间隔缺损(APSD),又称主-肺动脉窗(APW),是指主动脉和肺动脉根部之间的间隔缺损,是胚胎发育过程中动脉主干分隔不完全而导致的,是一种比较少见的心脏畸形,占所有先天性心脏病的 0.2% 左右。根据缺损的位置不同,APSD 可以分为三型:Ⅰ型,缺损位于半月瓣和主肺动脉分叉之间,呈圆形,此型最常见;Ⅱ型,为远端缺损,缺损边缘常包含肺动脉分叉,呈螺旋形,此型常合并右肺动脉起源于主动脉;Ⅲ型,大型缺损,没有后边和远端边缘,此型较少见。APSD 常合并其他心脏畸形,最常见的合并畸形为 A 型主动脉弓离断或严重导管前缩窄。Ⅱ型 APSD 缺损同时合并右肺动脉起源于主动脉、动脉导管未闭、主动脉峡部发育不良,称为 Berry 综合征。

一、诊断与鉴别诊断

APSD临床上与大的左向右分流先心病如室间隔缺损、动脉导管未闭相似,常在生后几周内出现心功能不全表现,如呼吸急促、多汗、体重不增、反复呼吸道感染。尽管大的缺损有时会出现双向分流,临床上发绀并不明显。如合并主动脉弓中断或重度缩窄,当动脉导管关闭后会出现急性循环衰竭和酸中毒,而APSD的临床表现常被掩盖。

体检可见心前区右心室搏动显著,P2增强伴窄分裂,一些患儿肺动脉瓣区可闻及收缩期喀喇音,胸骨左缘上方可闻及类似动脉导管未闭的响亮收缩期喷射性杂音或机械样杂音,心尖区经常还可闻及舒张中期隆隆样杂音,说明通过二尖瓣血流增加。外周脉搏宏大。

心电图无特征性,常表现为右心室肥大或双心室肥大。胸片为大量左向右分流表现,心脏增大,肺血增多,肺动脉端凸出,主动脉结影常不明显。肺野过度充气,有时有肺水肿。超声心动图可明确诊断,二维超声见左房、左室增大,主动脉瓣与肺动脉瓣位置和运动正常,肺动脉明显增粗,常可见到主肺动脉间隔的缺损直接征象(图3-4-1),但有时正常人也可以在此区见到假性回声失落,脉冲和彩色多普勒可协助诊断。降主动脉内见明显舒张期逆向血流应考虑该诊断。超声心动图还可诊断其他合并畸形并估测肺动脉压力。现代超声技术检查诊断后多不需再进行心导管检查。心导管检查的主要目的为测定肺动脉压力并计算肺血管阻力以明确是否有手术指征,导管可自升主动脉进入主肺动脉或反之,升主动脉或主肺动脉内造影亦可直接显示缺损(图3-4-2),同时还可显示主动脉弓畸形或冠状动脉异常等其他合并畸形。

鉴别诊断主要为引起两大动脉间交通的畸形如动脉导管未闭、动脉单干,它们都引起脉压增宽、连续性杂音,临床上很难鉴别,通常动脉导管未闭症状没有APSD出现早,而动脉单干发绀常较APSD严重。大型室间隔缺损杂音部位较APSD低,在胸骨左缘下方,且没有周围血管征。超声心动图可进行鉴别。

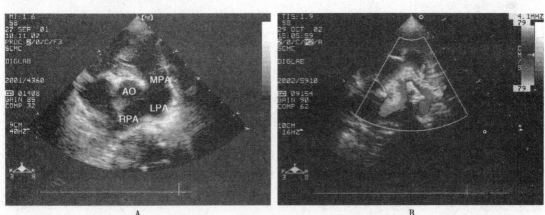

图 3-4-1　A.胸骨旁大动脉根部短轴切面显示肺动脉总干及右肺动脉起始部与主动脉的间隔缺损;

B.多普勒血流显像呈现局部高速左向右涡流血流,同时能看到肺动脉瓣

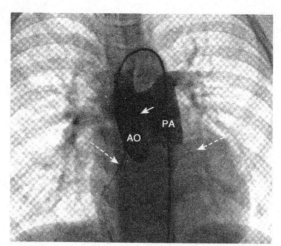

图 3-4-2　主动脉造影显示主肺动脉隔缺损（实线箭头）。虚线箭头示冠状动脉

AO：主动脉；PA：肺动脉

二、治疗

1.内科治疗

出现心衰症状按心衰处理，注意伴发畸形的存在与处理。如合并主动脉弓中断或重度缩窄，需应用前列腺素 E 保持动脉导管开放；如出现急性循环衰竭需给予作用快速的正性肌力药物（如多巴胺或多巴酚丁胺）及利尿剂，并争取尽早手术治疗。

2.手术治疗

APSD 患儿早期即可发生肺动脉高压，一旦诊断应尽可能早手术治疗，不管是新生儿或小婴儿。第一例手术是 1952 年波士顿儿童医院的 Gross 医生进行的，非体外循环下直接结扎两大动脉间的连接，由于这种方法常引起半月瓣和肺动脉扭曲且影响左冠状动脉，残余分流发生率也高，现已被摒弃。随后外科医生进行了多种尝试，包括体外循环下分离并缝合缺损，经肺动脉修补、经主动脉修补及经窗修补缺损。其中经主动脉修补缺损死亡率和再干预率最低，在无冠窦之上垂直切开主动脉壁，可以清楚显示缺损，以及冠状动脉开口、主动脉瓣叶、左右肺动脉开口，直视下人工补片修补缺损（图 3-4-3），用于大部分 APSD 患儿。如果缺损非常大，腔内补片可能影响到左冠状动脉，需应用经窗途径"三明治补片"方法修补。

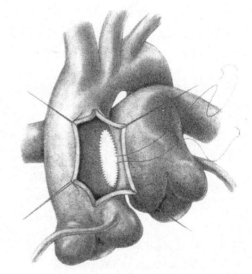

图 3-4-3　经主动脉修补主肺动脉隔缺损示意图

在升主动脉壁上无名动脉与无冠和右冠窦之间做一垂直切口，用椭圆形 Gore-Tex 补片修补缺损

总之，建议尽可能早期诊断，在发生阻力性肺血管病变前手术；除了巨大缺损需用"三明治

补片"方法修补外,尽可能选择经主动脉途径进行修补。如无合并复杂畸形手术近远期效果均很好,术后注意随访肺血管病变、主动脉和肺动脉瓣上梗阻、冠状动脉损伤以及伴发畸形的病变。

第五节　肺动脉狭窄

肺动脉狭窄为右室流出道梗阻的先天性心脏病(先心病),根据狭窄部位可分为漏斗部、瓣膜部、肺动脉干以及肺动脉分支狭窄,可呈单纯性或合并其他心血管畸形,约占先心病总数的25%～30%,约半数病例室间隔完整。其中以单纯肺动脉瓣狭窄最常见。

一、肺动脉瓣狭窄

单纯肺动脉瓣狭窄约占先心病总数的10%。因瓣口狭小,使右室射血困难,只有右室收缩压相应地提高,血液方能冲过狭窄的瓣口以维持足够的心排量。静息时,右室收缩压与肺动脉收缩压的压差超过10～15mmHg提示有肺动脉瓣狭窄的存在。

(一)病理解剖

正常肺动脉瓣叶为三个半月瓣,瓣叶交界处完全分离,瓣环与右室漏斗部肌肉相连接,肺动脉瓣狭窄根据病变累及的部位不同通常可分为以下三种类型(图3-5-1)。

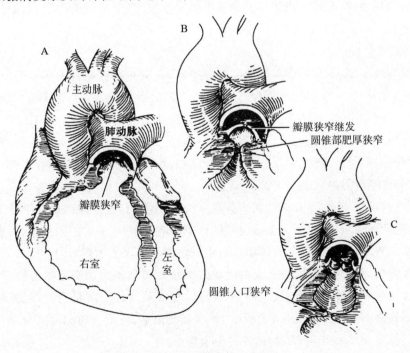

图3-5-1　肺动脉狭窄的几种类型
A.单纯的瓣膜狭窄;B.瓣膜狭窄继发圆锥部肌层肥厚而狭窄;C.圆锥部的入口狭窄,瓣膜正常

1.单纯肺动脉瓣狭窄

(1)典型肺动脉瓣狭窄:肺动脉瓣叶结构完整,三个瓣叶游离缘互相融合呈鱼嘴状,绝大多数瓣口位于中央,偶偏于一侧,在肺动脉壁上可见三个瓣叶融合的嵴线向肺动脉壁放射,瓣叶可缩短、增厚和僵硬。有时仅有两瓣。瓣叶活动良好呈圆顶状,瓣环发育正常,肺动脉干呈狭窄后扩张,其周径可超过主动脉,扩张自瓣环起,可延伸到左肺动脉。初生时并无扩张,可能由于狭窄口喷射出的急速血流及形成侧向的旋涡所具有的动能作用于肺动脉管壁,年久后使管壁弹力纤维失去弹性而扩张,但扩张的程度与狭窄的严重性并不成比例。

(2)发育不良型肺动脉瓣狭窄:肺动脉瓣叶形态不规则且明显增厚或呈结节状,瓣叶间无粘连,瓣叶启闭不灵活,瓣环发育不良,肺动脉干轻度扩张或不扩张,此症常有家族史。常见合并 Noonan 综合征。

本病的继发性病变为右室向心性肥厚,狭窄严重者,心室腔小,心内膜下心肌可有缺血性病变,甚至有右室心肌梗死。三尖瓣亦增厚,其闭合线及腱束附着处有纤维组织增生,可能因右室长期高压的刺激所致,甚至可致三尖瓣关闭不全。少数伴有左室肥厚,可能是室间隔增厚且向左占位,影响左室流出道所致。右房有继发性增大,心房壁增厚,卵圆孔开放或伴有房间隔缺损。

2.漏斗部狭窄

常位于入口处,肺动脉瓣正常。

3.肺动脉瓣狭窄伴漏斗部肌肉肥厚狭窄

呈混合型狭窄,漏斗部肌肉肥厚是继发于瓣膜狭窄,当瓣膜狭窄解除后,漏斗部肥厚肌肉可逐渐消退。

(二)病理生理

肺动脉瓣口狭窄,导致右室向肺动脉射血受阻,右室必须提高收缩压方能向肺动脉射血,其收缩压增高的程度与狭窄的严重程度成正比。肺动脉严重狭窄时,由于室间隔是完整的,右室收缩压可超过左室,此与法洛四联症时左、右心室压力相等不一样。随着年龄增长,如果狭窄不解除可造成右室进行性向心性肥厚,右心室顺应性下降,右室舒张压增高,有时伴有三尖瓣反流,右房、右室扩大,随之出现右心衰竭。此外,年长儿严重肺动脉瓣狭窄未获治疗可继发肝硬化,这与长期肝静脉瘀血有关。

中、重度肺动脉瓣狭窄,在胎儿期因有右室心肌增厚,右室心输出量可维持正常。如狭窄程度很重,腔静脉血回右房后,大多通过卵圆孔或房间隔缺损进入左房、左室,可使右室心腔偏小呈先天性发育不良,三尖瓣环也偏小。出生后由于心房水平大量右向左分流,临床可产生持续性中央性青紫,呈严重低氧血症,其血流动力学改变类似于室间隔完整的肺动脉闭锁,在婴儿期如未及时处理将危及生命。新生儿重症肺动脉瓣狭窄为心脏科急诊,需及时予以持续静脉滴注前列腺素 E_1,以维持动脉导管开放,改善低氧血症,待全身情况稳定后应立即行经皮腔内球囊肺动脉瓣成形术(PBPV 术)或外科手术治疗。

(三)临床表现

轻度肺动脉瓣狭窄及部分中度狭窄者可无临床症状,仅在常规体检时发现心脏杂音获得确诊。只有当安静时右心室不能维持正常的心排量及活动时心排量不能相应增加时出现临床症状,症状轻重相当悬殊,轻者仅表现为活动时气促及轻度发绀,重者可呈右心衰竭表现,自觉症状随年龄增长而增多,偶尔剧烈活动可导致晕厥甚至猝死,这类患者发作前常感心前区疼痛及(或)上腹部疼痛。有蹲踞者罕见。

患儿生长发育往往正常,即使有右心衰竭,表面看上去也不消瘦,呈满月脸。如心房水平无分流,大多无青紫,狭窄严重者可产生周围性青紫,面颊和指端可呈暗红色。狭窄严重者,如心房水平(卵圆孔)存在右向左分流,可产生中央性青紫。如为较大的房间隔缺损,出生后即可见严重发绀。

颈静脉有明显的搏动(a波)者提示狭窄严重,此种收缩期的搏动在肝区也可摸到,有心力衰竭时搏动可不明显。许多婴幼儿尽管在心导管检查时记录到大的a波,但在颈部却摸不到明显的颈静脉搏动。

体检心前区较饱满,明显隆起者少见。左侧胸骨旁可触及右室的抬举搏动。肺动脉干虽扩张,但在胸骨左缘第二肋间摸不到搏动。右室如有衰竭而扩张,在心前区有广泛的搏动,甚至可延伸到腋前线。在胸骨左缘第二、三肋间可以摸到收缩期震颤,杂音很响者震颤可波及胸骨上窝及胸骨左缘下部,心力衰竭时震颤减弱甚至消失,新生儿可无震颤。听诊第一心音正常,轻至中度狭窄者可听到收缩早期喀喇音(肺动脉喷射音),其来源系由于增厚但仍具弹性的瓣膜在右室开始收缩时打开,瓣膜突然绷紧所致。狭窄越重,喀喇音出现时间越早,甚至与第一心音重叠。喀喇音的响度随呼吸轻重不一,吸气时减弱,呼气时增强,主要与心室收缩时狭窄的瓣膜所处的位置不同有关。吸气时,增加的右房收缩压传导到右室及肺动脉瓣心室面,随即右室收缩时,肺动脉瓣已处于相对打开的位置,其收缩期移动的幅度相对较小,因而肺动脉收缩期喷射音相对柔和或减弱。相反,在呼气时,右室收缩前肺动脉瓣处于相对关闭的位置,在收缩期肺动脉瓣移动的幅度相对较大,其喀喇音较响。收缩早期喀喇音为单纯性肺动脉瓣狭窄的特征性体征之一。第二心音分裂,分裂程度与狭窄严重性成比例,重者可达0.14秒,但肺动脉瓣关闭音很轻甚至听不到。

听诊在胸骨左缘上部有响亮的喷射性收缩期杂音,此杂音为本病的另一特征性体征,杂音的响度与狭窄程度有关,轻度狭窄者,杂音在3/6级以下,中、重度狭窄者,杂音响度可达4/6级或4/6级以上,严重狭窄者通过瓣口血流减少则杂音反而轻。因通过狭窄口的湍流进入肺动脉及其分支,杂音可向左上胸、心前区、颈部、腋下及背面传导。心音图上显示振幅先呈渐强后渐弱的菱形振动,振幅高峰在收缩中期或更晚;频率中或高。轻度狭窄时杂音短促,振峰不超过收缩中期;严重狭窄时,渐强的振动延时很长,甚至主动脉的关闭音亦可被杂音掩盖(图3-5-2)。

(四)辅助检查

1.胸部X线

正位胸片中肺动脉段突出是肺动脉瓣狭窄最具特征性改变(80%～90%),系由狭窄后肺动脉总干及左肺动脉近端扩张(图3-5-3)所致,但在婴儿期及发育不良型肺动脉瓣狭窄此特征不明显。有心力衰竭而致心脏扩大者肺动脉扩张可完全被隐没。

约50%病例胸片中可见右房影增大,心尖圆隆,除极个别外,均为左位主动脉弓。除存在心房水平右向左分流致肺血管影减少或存在右心衰竭,肺血管影通常是正常的。轻至中度肺动脉瓣狭窄时心影大小通常是正常的,重度狭窄时如不伴心力衰竭,心影仅轻度增大,如合并三尖瓣反流、心力衰竭,可见心影呈中-重度扩大,主要为右房、右室扩大。

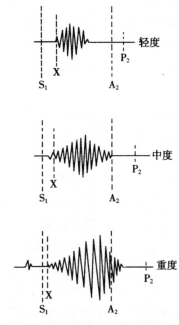

图 3-5-2　肺动脉瓣狭窄各种程度的心音和杂音

S_1:第一心音　　X:喷射性喀喇音　　A_2:主动脉瓣关闭音　　P_2:肺动脉关闭音

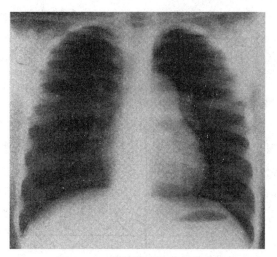

图 3-5-3　肺动脉瓣狭窄的胸片

心影不大,肺血正常,狭窄后肺动脉扩张明显

2.心电图

心电图为估测右室流出道梗阻严重程度最有用的实验室检查指标之一,但不能反映梗阻的部位。除极少数病例外,正确操作获得的心电图能对梗阻的严重程度做出判断(图 3-5-4)。轻度肺动脉瓣狭窄时约 30%～40% 的心电图是正常的,通常唯一的异常是平均 QRS 额面电

轴轻度右偏,如伴发于 Noonan 综合征,电轴则左偏。R_{V1} 波振幅除新生儿外,不超过 15mm,通常小于 10mm,右胸导联可看到心室间传导异常的图形:rSR'或 rR',T 波正常。中度狭窄时仅有不到 10% 的心电图是正常的,电轴右偏在 90°～130°,V_1 呈 rR'或 RS 波,R/S 可达 4:1,R 波振幅小于 20mm,T 波倒置或直立。严重狭窄时电轴可右偏至 110°～160°,甚至更多,右心前导联上呈单纯 R 波或 Rs、qR 波,R 波振幅多高于 20mm,T 波深倒,在左心前导联上 R/S<1.0。avR 的 R 波振幅亦增高。极严重病例 V_1 上呈 qR 型,R 波高耸,T 波呈对称深倒,且可延伸至 V_5、V_6 导联。P 波在 II 导联高尖,提示右房压高,右房增大;V_1 上 P 波亦常高尖,有时 V_1 的 P 波完全倒置,为右房有明显的扩张所致。根据心电图改变可以粗略估计右室压力,但亦有例外。一般说来,V_1 导联 R 波高度如超过 30mm,右室压力已超过 100mmHg。年龄在 2～20 岁的严重狭窄患者,R 波在 V_4R 或 V_1 导联的高度乘 5,相当于右室的收缩压。如 V_1 上出现 Q 波,avF 导联的 T 波倒置,$R_{v1}+S_{v5}\geqslant35mm$,有青紫或心衰者,右室与肺动脉间的压力阶差已超过 110mmHg。

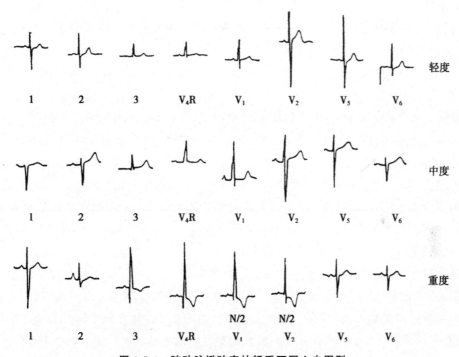

图 3-5-4　肺动脉瓣狭窄的轻重不同心电图型

3.超声心动图

　　二维超声心动图及多普勒超声可用于对肺动脉瓣狭窄的解剖形态及功能的评价。通常采用剑突下及胸骨旁短轴切面显示右室流出道、肺动脉瓣、肺动脉总干及狭窄后扩张,剑突下及心尖四腔切面评估心室腔及三尖瓣形态及功能(图 3-5-5)。二维超声心动图可用于鉴别典型肺动脉瓣狭窄与发育不良型肺动脉瓣狭窄,可经胸骨旁短轴切面探查肺动脉瓣叶形态及活动度,瓣环及肺动脉总干改变。应用多普勒超声测跨瓣血流速度估测肺动脉瓣的跨瓣压力阶差,可以评估狭窄程度。

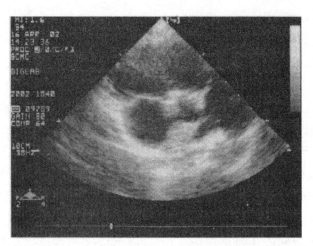

图 3-5-5　肺动脉瓣狭窄（胸骨旁肺动脉长轴）

4.心导管

通过体检、心电图、胸片及二维超声心动图等无创检查方法能对肺动脉瓣狭窄做出明确诊断，心导管术通常用于介入治疗时。

经心导管可获得的最重要的信息是狭窄的严重程度及狭窄的部位。可采用端孔导管插入肺动脉，然后向右室慢慢地回撤导管，连续记录压力曲线，并同步记录降主动脉压力。安静状态下右室收缩压＞30～35mmHg 及跨瓣压力阶差＞10mmHg 应视为异常。根据右室压力及跨瓣压力阶差将肺动脉瓣狭窄分为轻、中、重度，右室压力＜左室压力 50％，跨瓣压力阶差35～40mmHg 为轻度，右室收缩压＜左室压力 75％，跨瓣压力阶差＞40mmHg 为中度，右室压力如超过左室压力的 75％，且跨瓣压力阶差＞60～70mmHg 为严重狭窄，极重度病例右室收缩压偶可达 250～300mmHg。如测得右室压力很高时，不必强求导管插至肺动脉，尤其是房间隔完整者。根据肺动脉至右心室的连续压力波形可判断狭窄的部位（图 3-5-6），导管由肺动脉回撤至梗阻部位时，压力因受射流的影响，在收缩时反成负数（Venturi 现象）；当导管撤过狭窄的瓣口，曲线立即由肺动脉的低压变为右室的高压曲线，反映狭窄在肺动脉瓣；如系漏斗部狭窄，曲线先为肺动脉的低压，撤到漏斗部时收缩压与肺动脉相同，而舒张压与右室相同，以后至右室腔后出现高耸的收缩压力波形；如系瓣膜和漏斗部皆有狭窄则可有两个压力梯度，一在瓣膜，另一在漏斗部；在严重的瓣膜狭窄继发漏斗部的管状狭窄时，只可见特征性的漏斗部狭窄的压力波；如狭窄发生于瓣膜之后的肺动脉，压力曲线的阶差出现在肺动脉的左右分支处或在肺动脉的总干。

5.心血管造影

右心室正、侧位造影，当造影剂射入扩张的肺动脉时，可清楚地显示肺动脉瓣口的大小、瓣膜增厚的程度及造影剂进入肺动脉时的射流征（图 3-5-7）。典型的肺动脉瓣狭窄，瓣膜轻度增厚，在收缩时呈幕顶状，舒张期恢复正常，除严重瓣膜狭窄婴儿可有中度瓣环发育不良外，通常瓣环是正常的，肺动脉总干明显扩张。发育不良型肺动脉瓣狭窄，瓣膜明显增厚，瓣环发育不良，无明显收缩期幕顶征，远端肺动脉发育不良，在收缩-舒张期瓣叶的形态几乎无变化，无收缩期射流，无狭窄后肺动脉总干扩张。在严重肺动脉瓣狭窄者，因漏斗部肌肉肥厚可见弥漫性右室流出道狭窄,在收缩中晚期可见狭窄进一步加重。选择性左室造影,可显示正常大小的左心室及主动脉,在严重肺动脉瓣狭窄中有些患者室间隔可突向左室腔。

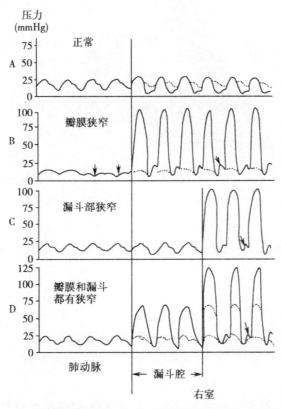

图 3-5-6　右心导管由肺动脉回撤入右室时的压力曲线,以推断肺动脉狭窄的类型

A.正常曲线:肺动脉与右室的收缩压持平,而右室舒张压较肺动脉为低,此因肺动脉瓣关闭,右室接受右房来血;B.瓣膜狭窄:压力阶差明显。近瓣口时因流速特快,故压力降低(箭头)。右室舒张期可见右房冲击度,提示右房收缩有力(小箭头);C.漏斗部(圆锥部)狭窄时,收缩压不变,而舒张压有所下降(与右室相等);D.瓣膜与漏斗皆有狭窄时,收缩压呈阶梯样上升

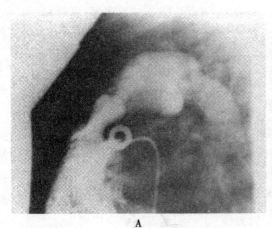

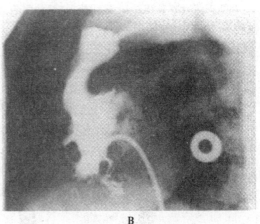

227

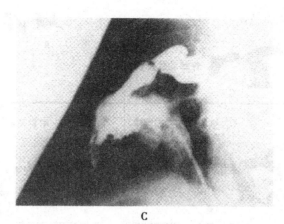

图 3-5-7　肺动脉瓣狭窄的心血管造影各种狭隘口喷样并显示狭窄后扩张

（左侧位右室造影，圆圈为直径 1cm 的比例标志）

（五）治疗

介入治疗：1979 年 Semb 等首先描述肺动脉瓣狭窄的非手术治疗方法，1982 年 Kan 等首先采用非开胸经导管球囊扩张法，即 PBPV 治疗肺动脉瓣狭窄，因其简便、有效、安全、经济，近十余年来已替代外科开胸手术，成为治疗肺动脉瓣狭窄的首选方法。轻度以上的典型肺动脉瓣狭窄及部分瓣环发育不良型肺动脉瓣狭窄均可选择 PBPV 治疗。

但对明显肺动脉瓣环发育不良并肺动脉瓣狭窄、右室发育不良、三尖瓣明显反流及右心功能不全者多推荐外科手术治疗。合并房隔缺损可同时行 PBPV 术及经导管房间隔缺损封堵术。

重度、极重度狭窄者，在新生儿期即出现严重的低氧血症，处理与室间隔完整的肺动脉闭锁相似，术前持续静滴前列腺素 E_1，维持动脉导管开放，使肺动脉血流增加，以纠正低氧血症。病情稳定后应即行外科手术或行 PBPV 术。

轻度肺动脉瓣狭窄不必治疗，需定期随访及对心内膜炎进行预防，应当作正常儿童对待，可不限制体育活动。

外科手术：典型肺动脉瓣狭窄通常采用直视下瓣膜切开术。发育不良型肺动脉瓣狭窄，单纯瓣膜切开通常不能解除右室与肺动脉间的压力阶差，通常需将部分增厚的瓣膜切除，还需补片扩大瓣环及近端肺动脉，以解除梗阻。瓣膜切开及流出道补片扩大可导致肺动脉瓣反流。

二、肺动脉瓣下狭窄

纤维或纤维肌性环可出现在瓣下右室流出道的任何水平，并造成梗阻。大的异常肌束还可将右心室腔分成两个单独腔（右心室双腔），并造成梗阻，常伴有室间隔缺损。孤立性弥漫性肺动脉瓣下狭窄而肺动脉瓣正常极其罕见。

继发于左心室显著肥厚的弥漫性室间隔肥厚可突入右心室或流出道，因而造成梗阻（Bernheim 效应）。心肌肿瘤，特别是涉及室间隔的肿瘤，也可引起右室流出道梗阻。

上述病损的临床表现类似于肺动脉瓣狭窄，但喀喇音可听不到，瓣后肺动脉瓣扩张也可不明显或缺乏。收缩期杂音在胸骨左缘第三、第四肋间最响。这些表现的存在应怀疑肺动脉瓣下狭窄的存在,但明确诊断有赖于超声、心导管及心血管造影术。手术是解除此类梗阻的唯一途径。

三、肺动脉瓣上狭窄

肺动脉瓣上狭窄可以发生在从主干至肺内动脉的各段,单发或多发,大多伴有其他畸形如肺动脉瓣狭窄、室间隔缺损、法洛四联症及主动脉瓣上狭窄等。单纯的肺动脉分支狭窄常合并 Noonan 综合征或者 William 综合征。

肺动脉的管腔狭窄依其部位可分为四型:①主干或其左右支;②主干分叉部,并延伸至左右支;③周围分支多发的梗阻;④主干及其周围分支狭窄。狭窄可局限。

本病的狭窄程度决定临床严重性;大多患儿无症状,胸骨左缘上部有一喷射性收缩期杂音,并向腋下及背面传导;如伴有收缩早期喀喇音,提示有肺动脉瓣狭窄同时存在,但肺动脉瓣关闭音可增强,提示瓣膜狭窄后还有梗阻存在。

X 线上多属正常,但有时可见某侧或某段肺野血管影减少;心电图上右室肥厚的程度可反映狭窄的严重性;二维超声可显示肺动脉主干及其近支的解剖。心导管可能发现在肺动脉的狭窄前后有明显的压力阶差,肺动脉造影可以看到狭窄的部位;为了避免狭窄部被重叠影像掩盖,必须用轴向位置方能将全貌暴露出来。

治疗可用球囊导管予以扩张,但单纯的球囊扩张再狭窄几率很高。支架的应用可防止扩张后再狭窄,局部的严重狭窄可以进行手术治疗。

第六节　法洛四联症

一、概述

法洛四联症是存活婴儿中最常见的发绀型先天性心脏病,其病理改变包括右室流出道狭窄、主动脉骑跨、室间隔缺损和右心室肥厚,其中右室流出道狭窄程度是决定病情严重程度的主要因素。本病的病理解剖特征有四种:

1.右室流出道狭窄

以漏斗部狭窄最常见,部分为肺动脉瓣膜及瓣环狭窄或与漏斗部狭窄同时存在。也可为肺动脉总干及(或)分支狭窄,严重者有肺动脉闭锁或缺如。

2.室间隔缺损

由于移位的漏斗部间隔与肌部间隔不能相连,又称为连接不良型室间隔缺损,主要包括膜周型、漏斗部肌部型、肺动脉瓣下型三种,其中膜周型缺损最常见。

3.主动脉骑跨

主动脉根部增粗右移并顺钟向转位,导致主动脉骑跨在室间隔缺损之上,其后壁与二尖瓣之间有纤维连接,此与右室双出口不同。

4.右心室肥厚

是右心室压力负荷增高的继发性改变,与右室流出道的狭窄程度、心室水平的分流量有关。且右室漏斗部肌肉的肥厚呈进行性改变,可进一步加重右室流出道梗阻。

部分可合并有其他心脏畸形,如右位主动脉弓、房间隔缺损、动脉导管未闭、左上腔静脉、冠状动脉异常、肺动脉瓣缺如等。

二、临床表现

(一)症状

1.发绀

法洛四联症患者均有不同程度的发绀。发绀常表现在唇、指(趾)甲、耳垂、鼻尖、口腔黏膜等毛细血管丰富的部位。出生时发绀多不明显,生后 3~6 个月(有的在 1 岁后)渐明显,并随着年龄的增长及肺动脉狭窄加重而发绀越重。新生儿期患儿多数时间处于睡眠状态,活动少,出生后 5~6 月,睡眠时间较减少,同时活动量的增加,氧的需要量也因此增加,发绀就越明显。此外,婴儿由于生理性贫血,故发绀表现可不明显。若在出生时即出现明显发绀,应考虑伴有肺动脉闭锁或广泛的右室流出道发育不良或严重的漏斗部及瓣膜、瓣环狭窄等可能。肺动脉狭窄不严重者一般在静止状态可不出现发绀,活动后出现轻微发绀,至年长后由于漏斗部呈渐进性肥厚,发绀渐加重。少数非发绀型法洛四联症,婴儿期以左向右分流为主,临床上不仅可没有发绀,而且还可有心衰和呼吸道感染等病史,酷似单纯大型室间隔缺损。

2.缺氧发作及活动耐力降低

在喂养、啼哭、行走、活动后气促加重。约 20%~70%患婴有缺氧发作史。表现为起病突然、呼吸深快、神情萎靡,伴发绀明显加重,甚至可发生昏厥、痉挛或脑血管意外。发作可持续数分钟至数小时,常能自然缓解,但也有少数因严重低氧血症与脑血管并发症而导致死亡。缺氧发作多发生在晨起时或在大便、哭吵及喂养后。发作频繁时期多是生后 6~18 个月,之后发作减少,可能与侧支循环建立有关。发作一般与发绀的严重程度无关。缺氧发作的机制可能是由于激动刺激右室流出道的心肌使之发生痉挛与收缩,从而使右室流出道完全堵塞所致。另有学者认为是敏感的呼吸中枢及流出道收缩的协同作用所致。由于啼哭或喂养或长睡苏醒后均可促使氧需要量增加与心跳加快,致心搏量增多,静脉回流量也增加,但因有肺动脉狭窄,故增加的血流只能从右侧向左侧分流,这样就导致体循环动脉 PO_2 及 pH 下降,而 PCO_2 却升高,敏感的呼吸中枢对此化学刺激产生的反应是呼吸深快,但呼吸增快的效应又能使静脉回流量增加,进而增加右向左分流,如此反复则形成恶性循环。严重的发绀引起严重的代谢性酸中毒也可能导致缺氧发作。此外,体循环阻力下降,使肺循环血流突然减少,也可发生缺氧发作。由于组织缺氧,活动耐力和体力皆低于同龄儿,肺动脉狭窄越重,活动耐力降低就越明显。

3.蹲踞

是法洛四联症患儿活动后常见的症状。发绀伴蹲踞者多见于四联症。蹲踞时下肢屈曲,可增加体循环阻力,减少右向左分流,使肺血流量增多,同时可使下腔静脉回心血流明显减少,从而使体循环血氧饱和度增加,可防止昏晕感。四联症患儿喜取的几种特殊姿势如婴儿常喜侧卧将双膝屈曲呈胎儿姿势;竖抱时喜将双膝屈曲,大腿贴腹部。年长儿不论站立或坐位均将双足交叉,坐时更喜屈膝,双小腿交叉盘坐。一般均不喜长时间的站立,因可导致直立位低血压与昏厥发生。

4.其他

法洛四联症很少发生心力衰竭,如有心衰发生,可见于婴儿期伴有轻的肺动脉狭窄并伴心室水平为左向右分流、伴有肺动脉瓣缺如、大的体肺侧支血管及室间隔缺损部分闭合等,后者偶可引起左室压大于右室压。另外法洛四联症可发生的并发症有脑脓肿、脑栓塞和感染性心内膜炎等。

(二)体征

1.生长、发育迟缓

主要发生于肺动脉严重狭窄患儿,身高体重低于同龄儿,但智力往往正常。

2.青紫、杵状指(趾)

为法洛四联症中常见体征。典型者全身皮肤出现发绀、眼结膜充血、咽部及口腔黏膜青紫、牙釉质钙化不良和牙龈易出血。如发绀持续 6 个月以上,由于长期缺氧,指(趾)端毛细血管扩张与增生,局部软组织及骨组织增生、肥大,出现杵状指(趾),呈鼓槌状。

3.心脏检查

大多数患儿心前区无隆起,心脏搏动不移位,胸骨左缘可扪及右室肥厚的右心抬举感。第一心音多正常,第二心音在非发绀型法洛四联症中有时可听到分裂,但在典型者中多因肺动脉狭窄而出现肺动脉第二音减弱延长或消失,在左第三肋间可出现单一而亢进的第二音,这是主动脉瓣关闭音。在胸骨左缘三、四肋间可出现由于漏斗部狭窄引起的短促而中等响度的收缩期喷射性杂音,极少数伴收缩期震颤。少数无青紫者在剑突上或胸骨左缘四、五肋间出现室间隔缺损的全收缩期杂音。但多数由于血流呈双向分流或右向左分流,故室缺多不发出杂音。通常四联症的杂音是由于右室流出道狭窄所引起,杂音越响、越长,说明狭窄越轻,右室到肺动脉血流量也越多,发绀也越轻。反之杂音越短促与柔和,说明狭窄越重,右向左分流越多,肺动脉的血流量也越少,发绀也重。狭窄严重,听诊收缩期杂音柔和而短促,单一第二音,可有主动脉喷射喀喇音。此外有左肺动脉缺如者可在胸骨右侧闻及杂音。肺动脉闭锁者,由于都有明显而丰富的支气管侧支循环因此胸骨左、右缘及背部大多可听到广泛的连续性血管杂音。伴有动脉导管未闭者,少数在婴儿期于左锁骨中部可出现连续性杂音,若在右胸上部出现连续性杂音,多提示右位主动脉弓伴大的右上肺侧支循环。典型法洛四联症者脉搏及血压一般多正常,左心室仍维持正常的有效每搏量。

三、辅助检查

1.实验室检查

法洛四联症患儿红细胞计数和比容通常升高,且与发绀程度成正比。但在新生儿与婴幼期由于常处于生理性贫血状态,故红细胞增多较少见。红细胞比容大多在 60%～70%,血红蛋白也增高约在 170～230g/L;若血红蛋白低于 150g/L,考虑有相对性贫血存在。此外动脉血氧饱和度大多降低,在60%～80%。严重发绀者,血小板可降低、凝血酶原时间延长,肝功能检查谷丙转氨酶(GPT)及谷草转氨酶(GOT)升高。尿蛋白有时阳性,特别是伴有高血压的成人法洛四联症患者。

2.心电图

法洛四联症的心电图特点为电轴右偏和右室肥厚。在体表心电图上表现为V_3R、V_1大R波形,V_5、V_6深S波。由于右室收缩期负荷加重,故TV_3R或TV_1呈双向或直立。右房肥大在婴幼儿少见,但可见于2/3较大儿童。另外T波呈深倒置或ST段下降等心肌劳损图形也少见于法洛四联症。双室肥厚仅见于非发绀型法洛四联症。房室传导在四联症中多正常,但室性早搏在年长儿和成人中经常可见。

3.胸部X线

典型者一般心影大小正常,右房可增大,左房、左室不大,上纵隔血管影由于扩大的主动脉可以增宽,少数可见主动脉弓右位;肺门血管阴影小,搏动不明显。肺野清晰,中侧带及外1/3肺血管影较细小。中度及重度患者由于右心室肥厚,使心尖上翘、圆钝,而肺动脉段内凹,使心影呈靴型轮廓(图3-6-2)。若气管左偏伴上腔静脉推向右外,提示右位主动脉弓,而主动脉的大小与肺动脉狭窄严重程度成反比。肺野透亮度愈增加,肺血管阴影越细小,提示狭窄越严重。若双侧肺血管影不对称提示左、右肺动脉大小不等,即狭窄程度不一样或是一侧肺动脉缺如或闭锁,常见为左肺动脉缺如,X线显示左侧肺血管影明显减少,同时右肺动脉都代偿性扩张。在轻型法洛四联症,心影大小及肺血管分布均可正常。如有丰富的侧支血管形成,肺野可呈纤细网状结构样改变。

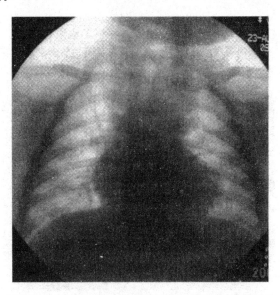

图3-6-2 法洛四联症后前位X线胸片显示"靴形心"

4.超声心动图

超声心动图是确诊法洛四联症的首选方法。采取心脏长轴、短轴及胸骨上凹、剑突下探察法常能显示四联症的病理解剖特异征象(图3-6-3),易确诊。①左室长轴切面见到增宽的主动脉根部,主动脉前壁右移并骑跨与室间隔上,室间隔与主动脉前壁连续中断,显示出室间隔缺损，但主动脉后壁与二尖瓣前叶仍呈纤维连接。②心底大血管短轴切面，可显示右室流出道狭窄的部位、程度及第三心室，还可见到肺动脉总干及其左右分支的发育情况以及是否伴有肺动脉瓣狭窄等，同一切面还能比较主动脉与肺动脉的比例为手术提供依据。③四腔位切面，可了解左、右心室大小及室壁的厚度。常见到右室前壁肥厚，内径增大，有时还可出现乳头肌及腱索增粗现象，左房、左室一般偏小。④胸骨上切面可见到增宽的主动脉及观察主动脉弓位置，也可观察异常头臂血管，动脉导管未闭及侧支血管等。

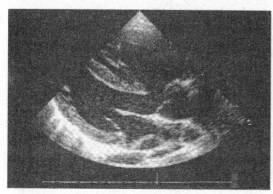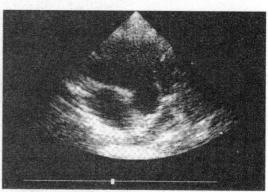

图 3-6-3　法洛四联症心脏超声检查图像

左图：胸骨旁左室长轴切面右图：胸骨旁大动脉根部短轴

彩色多普勒显示心室水平分流血束在整个心动周期中随左、右心室压力阶差而发生改变，频谱多普勒可记录到收缩期向下、舒张期向上的双向低速分流频谱；而在肺动脉部位可见狭窄后方呈五彩镶嵌血流束射向肺动脉，射流束近端的宽度取决于肺动脉狭窄的程度，狭窄愈重，射流束愈窄；严重狭窄者，狭窄远端及肺动脉内血流量少，可无明显血流信号。频谱多普勒可记录到全收缩期双向充填的尖峰状频谱。

5.MRI 和 CT

超高速 CT 和 MRI 可清晰显示室间隔缺损、漏斗部狭窄、右心室肥厚及主动脉骑跨；在进行三维重建后可清楚地显示主动脉、肺动脉的形态，对于外周肺动脉的发育情况显示满意（图 3-6-4）。利用 MRI 电影序列矢状面可显示快速血流通过狭窄漏斗部及肺动脉瓣口而在肺动脉根部产生无信号影。虽 MRI 和 CT 对心内结构的显示略逊于心脏超声，且 CT 成像有一定的电离辐射，但是在显示心外大血管及肺循环血管解剖方面，已能接近心血管造影的图像。

6.心导管和心血管造影

由于超声心动图和 MRI 或 CT 已能对法洛四联症做出明确诊断，一般不再需作心导管造影。但对外周肺动脉分支发育不良及体肺侧支血管存在的患者应做心血管造影。

通常作左心室造影，常取长轴斜位，可显示室间隔位置、大小以及有无多发缺损、左室发育情况、主动脉骑跨程度、主动脉弓及头臂血管有无变异和冠状动脉有无畸形（图 3-6-5）；右心室造影，取坐观位，可清楚显示肺动脉及其周围肺动脉和右室流出道的解剖形态及狭窄程度（图 3-6-6）。如左心室造影未能显示冠状动脉解剖或疑及冠状动脉有异常者、疑有动脉导管未闭及侧支血管，应再行升主动脉根部造影。据以往经验，主动脉造影一般足以显示冠状动脉解剖，不必再作选择性冠状动脉造影。法洛四联症伴肺动脉闭锁者，如升主动脉造影未能显示肺动脉,需作降主动脉或侧支血管或肺静脉楔入造影。

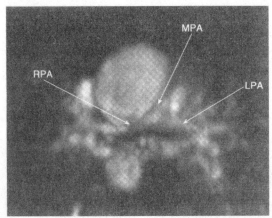

图 3-6-4　法洛四联症造影增强的磁共振血管造影图像(横断面)

显示肺动脉总干(MPA)及左、右肺动脉(LPA,RPA)

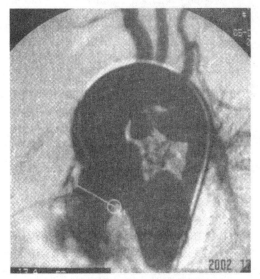

图 3-6-5　法洛四联症左室长轴斜位显示室
间隔缺损骑跨的主动脉及垂直型动脉导管

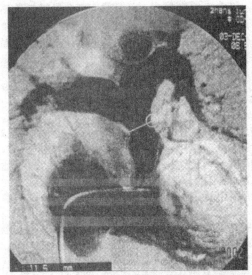

图 3-6-6　法洛四联症右室坐观位造影显
示狭窄的右心室流出道、肺动脉总干及左、右肺动脉

四、诊断与鉴别诊断

1.诊断

有以下临床特点应考虑是法洛四联症:①生后数月出现青紫伴有缺氧发作、蹲踞等,心前区收缩期杂音伴肺动脉第二音减弱;②心电图示电轴右偏及右心室肥厚;③胸片示肺血少,肺动脉段凹陷、心影不大,心尖抬高呈靴状。超声心动图、MRI 或 CT、心导管和心血管造影可以确诊。

2.鉴别诊断

轻型或非青紫型的法洛四联症应与单纯室间隔缺损相鉴别,其他需鉴别的发绀型先天性心脏病有完全性大动脉转位伴室间隔缺损及肺动脉瓣狭窄、右心室双出口伴肺动脉狭窄、单纯肺动脉瓣狭窄伴心房水平右向左分流、室隔完整的肺动脉闭锁、单心室伴肺动脉瓣狭窄等。

五、治疗

未经外科手术治疗的法洛四联症患者的自然寿命明显短于经过外科手术者。故凡是诊断明确者，都应施行外科手术治疗。内科治疗的原则是对症处理，预防及处理并发症，使患儿能在较好的条件下进行手术。

（一）内科治疗

法洛四联症因低氧血症而代偿性红细胞增多，血红蛋白提高，血细胞比容也增高，血液黏滞度增加，致使循环滞缓，易于形成血栓及凝血障碍。应注意液体的摄入量，尤其在夏天或遇腹泻、呕吐、高热等情况应防脱水，必要时可给静脉补液。红细胞过多时也可给予放血或换血使血红蛋白不超过 200g/L，血细胞比容不超过 65％。有感染时及时给予抗生素治疗，以防感染性心内膜炎的发生。本病常伴有小细胞低色素性贫血，若血红蛋白＜150g/L，应补充铁剂，必要时也可输血 5～10mL/kg，因贫血也可诱发缺氧发作。如有缺氧发作，应将患儿置于胸膝位，然后给予吸氧，建立通畅的输液通道，对极重型缺氧发作患儿，可作经皮股静脉插管，将导管直插至下腔静脉近右房处，便于药物快速作用于心脏。同时皮下或静脉注射吗啡 0.1～0.2mg/kg 或静脉注射普萘洛尔 0.05～0.1mg/kg。也可间隙静脉注射新福林（phenylephrine，去氧肾上腺素）0.05～0.1mg/kg，该药能提高外周动脉血管阻力，使左室压力增高，减少心室水平右向左分流，血压上升后可用静脉维持，病情稳定后维持应用 12～24 小时，再根据经皮血氧饱和度及血压调整剂量和停药。不宜在右室流出道痉挛尚未完全解除时撤药，以防再次缺氧发作而加重病情。此外静脉注射碳酸氢钠以纠正代谢性酸中毒。长期口服普萘洛尔每日 1～2mg/kg 可以预防缺氧发作。如经内科治疗仍有反复缺氧发作，则需进行外科急症手术。

（二）手术治疗

1.手术指征

对外科手术纠治法洛四联症解剖畸形没有争议，但在选择手术的最佳年龄、对有症状的婴幼儿及新生儿是行一期纠治还是行分流手术后再行根治术以及法洛四联症伴肺动脉闭锁或多发体肺侧支血管的处理上仍有争议。但越来越多的研究表明，对法洛四联症早期纠治可减少和消除先天畸形对心脏本身的损害作用（如心肌肥厚、纤维化、左心功能的影响及心律失常等），同时还可以促进心脏以外的其他器官正常发育，特别是可清除长期发绀对中枢神经系统的发育影响和早期建立肺部正常血流将会促进肺动脉和肺组织本身的发育。随着体外循环技术发展及新生儿和婴幼儿麻醉术改进、术后监护和心脏外科手术技术的不断提高，使法洛四联症早期一期纠治术成功率大大提高，同时与外科镶嵌治疗的心导管介入治疗迅速发展，使一些外科难以处理的问题及并发症不需二次外科手术而得以解决（如侧支血管的堵塞及外周肺动脉狭窄球囊扩张及支架植入术），而且前景乐观。目前我院对 6 月以上的法洛四联症患儿就可进行根治手术。

2.手术方法

决定根治手术与否，主要取决于左、右肺动脉发育、左心室发育情况和冠状动脉情况。左、右肺动脉发育情况的评估目前常用左、右肺动脉发出第一分支前血管的直径之和除以降主动脉横膈水平直径来替代原来采用的主、肺动脉比（McGoon比值）；该数值大于1.2～1.3时，作根治术较为安全。另一参考指标为肺动脉指数（Nakata指数），测量左、右肺动脉的截面积之和除以体表面积，其正常值为$\geqslant 330mm^2/m^2$。肺动脉指数$\geqslant 150mm^2/m^2$，可考虑一期根治术，如$<150mm^2/m^2$，根治手术应慎重。肺动脉指数$<120mm^2/m^2$，提示两侧肺动脉发育不良。左心室发育情况可用左室舒张末容量指数（左室舒张末期容量 mL/体表面积 m²）衡量，小于 $30mL/m^2$ 为左室发育不良。冠状动脉畸形对手术方案的选择也有影响，单支冠状动脉（左前降支异常起源于右冠状动脉或右冠状动脉异常起源于左前降支等）可能存在冠状动脉分支跨过右心室流出道，如术时损伤，可影响手术结果。

（1）姑息手术：法洛四联症姑息术有锁骨下动脉与肺动脉吻合术、降主动脉与左肺动脉吻合术、升主动脉与右肺动脉吻合术、闭式漏斗部切除术和肺动脉瓣切开术和上腔静脉与左右肺动脉吻合术。某些姑息手术方法有较多并发症，目前常用的法洛四联症姑息手术有两种，一种为改良 BWock-Taussig 术，即以人工管道连接右锁骨下动脉与右肺动脉，主要适用于婴幼儿四联症伴肺动脉条件较差或冠状动脉畸形。待患儿 4～5 岁后再用同种带瓣管道作二期矫治术。另一种为右室流出道补片扩大术，在体外循环下作右室流出道跨瓣环补片扩大术，而不关闭室间隔缺损，主要适用于左、右肺动脉发育不良的四联症患儿。术后需密切随访观察肺血流状况，以防肺血流过多引起左心功能不全，必须根据病情及时处理。对多数病例，通常在术后 1 年左右甚至 6 个月后待左、右肺动脉发育改善后再行二期矫治术。对于重症肺动脉瓣狭窄伴肺动脉分支狭窄病例可先行心导管介入治疗即经皮球囊扩张肺动脉瓣及左右肺动脉分支，从而促进肺血管发育，以取代体-肺动脉分流术，为进行根治术创造条件。但球囊扩张易诱发缺氧发作、室性心律失常甚至室颤的可能，因此需慎重。

（2）心内纠治术：心内纠治术在 1 岁以下，体重小于 10kg 婴幼儿，多应用深低温停循环体外循环下进行，而 1 岁以上，体重大于 10kg 的患儿则采用中度低温体外循环法。先作胸骨旁正中切口，然后根据冠状动脉的走向选择右室流出道纵切口。如仅有瓣膜狭窄，则作瓣交界切开扩大；如有瓣环和肺总动脉狭窄，则应延长切口过瓣环至分叉；如有一侧肺动脉开口或起始部狭窄，则切口应延伸至该侧肺动脉。切除梗阻的壁束、隔束及右室前壁肥厚肌肉及右室腔内异常肉柱。用涤纶补片修补室间隔缺损，再作右心室流出道补片扩大术。如无瓣环或肺动脉干狭窄，则补片扩大仅限于右室流出道；如有瓣环或肺动脉干狭窄，则需作跨瓣环右室流出道补片扩大术。如患儿有冠状动脉异常、肺动脉发育不良、肺动脉闭锁或一侧肺动脉缺如等畸形，则需作右室至肺动脉同种带瓣管道术。如合并肺动脉瓣缺如并有压迫气道表现者，需尽早、尽快手术治疗，以防止支气管软化及其他肺部并发症。手术除解除肺动脉瓣环狭窄、修补室间隔缺损外，还需作肺动脉整形，一般不用人工肺动脉瓣。即使有支气管软化，也可在根治术后，再植入支气管支架。法洛四联症伴有大侧支血管时，如侧支血管与肺动脉相通，可行介入封堵侧支血管后再手术治疗；如分别供血，则不能封堵，否则有发生肺梗死的危险。对因侧支血管扭曲而心导管无法封堵的大侧支血管，外科手术需尽量结扎。对有体肺大侧支血管的法洛四联症采用内外科镶嵌治疗能明显提高一期根治手术的成功率，并能减少患儿的创伤。

法洛四联症纠治效果较为满意。常见并发症为低心排血量综合征、残余右室流出道梗阻、残余室间隔缺损、心律失常和肺动脉瓣关闭不全等。

第七节　心肌病

一、原发性心肌病

（一）扩张性心肌病

1.概述

心肌病是伴有心功能障碍的、以心肌病变为主的非血管性、非瓣膜性心肌疾病。根据心肌病是否有明确的病因，可将心肌病分为两大类：一类是原发性心肌病，亦有人称之为特发性心肌病，此类心肌病病因不明。另一类是继发性心肌病，亦称特异性心肌病，此类心肌病病因明确，遗传代谢病糖原贮积症Ⅱ型所致的心肌病变、神经肌肉疾病伴发的心肌病、维生素 B_1 缺乏所致的心肌病等均属此类。

1980 年，世界卫生组织以 Goodwin 分类为基础，将原发性心肌病分为 3 类：

（1）扩张型心肌病（DCM）。

（2）肥厚型心肌病（HCM）。

（3）限制型心肌病（RCM）。

1995 年，世界卫生组织在原有 1980 年分类的基础上将不能归属于原来分类的心肌病增加了致心律失常性右心室心肌病和未分类心肌病两型。近年来，对心肌病的分类有了新的建议，但未能得到一致的认识。

2.病因与影响因素

目前普遍认为，DCM 与病毒感染、遗传线粒体 DNA 突变、免疫功能及代谢异常有关。年龄、性别、种族、生活背景及其他家庭成员患病比例都可成为影响小儿心肌病发生发展的危险因素。目前认为，在 DCM 的众多病因和发病机制中，除主要与免疫介导（体液免疫、细胞免疫）及家族遗传因素有关外，病毒感染（尤其是柯萨奇 B 组病毒）致病毒性心肌炎的转化与诱发本病关系最为密切。

（1）病毒感染：早在 1968 年，Saiwui 即已观察到肠道柯萨奇 B 组病毒（CoxB）感染所致心肌炎长期不愈可转化为心肌病。1990 年，Jin 用 PCR 检测 48 例 DCM 患者的心室肌活检标本中 5 例肠道病毒阳性，阳性率为 10.3%。Muir，Why，Satoh 分别报道 DCM 心肌活检标本中肠道病毒 RNA 检出率在 20%～50%。1995 年，有学者应用原位杂交方法探讨肠道病毒感染与 DCM 的关系，认为病毒性心肌炎患者 4%～48% 可转化为 DCM。Saroh 对 1 例心肌炎患者多次进行心肌活检，观察到由肠道病毒性心肌炎向 DCM 的转化。最新研究发现，HIV 病毒感染致 DCM 的发病率高，HIV 蛋白包括 gp120 的直接侵袭作用是其可能致病机制。慢性丙型肝炎病毒感染可导致多种肝外损害，包括 DCM 的发生。

1991 年，Archaid 和 Mcaruo 分别报道病毒性心肌炎反复或持续病毒感染可导致 DCM。2000 年，通过对 55 例 DCM 患儿用 ELISA 法检测血清特异性 CoxB 病毒 IgM 抗体，阳性率为 56.7%，这些患儿同时用 PCR 检测 CoxB 病毒 RNA，阳性率为 36.7%，显示 DCM 与 CoxB 病毒感染密切有关。由于患儿感染 CoxB 病毒后,血清 CoxB-IgM 抗体只有短期升高,DCM 患儿病史已有几年,而 CoxB-IgM 阳性率仍很高,说明 DCM 患儿与反复 CoxB 病毒感染有关。Mair 发现,在一些 DCM 患者中有持续肠道病毒 IgM 反应,可长达数月到数年。1994 年,Keeling 等对 65 例 DCM 患者连续检测血清病毒特异性 IgM,发现 22 例初诊 IgM 阳性的病例,抗体很快消失,仅 4 例持续时间超过 3 个月;随访发现,41 例血清 IgM 再次升高,提示有肠道病毒反复感染。

(2)免疫功能异常:心肌是一个多种抗原综合体,心肌抗原可分为器官特异性(针对心肌纤维)、组织特异性(心肌骨骼肌)及其他器官组织共同抗原。目前已在 DCM 患者的血清中发现多种心肌自身抗原,如肌球蛋白、线粒体腺苷酸移位因子、支链 α-酮酸脱氧酶复合物、β-肾上腺素能受体、M_2 毒蕈碱受体和热休克蛋白素。但是对这些自身抗原所产生抗体的机制和临床意义还不太明确。DCM 患者体内除具有与各种结构蛋白反应的抗体外,还具有对心脏有高度特异性的自身抗体(器官特异性抗体)。1991 年,Macohob 认为辅助 T 淋巴细胞和细胞毒 T 淋巴细胞比例失调与 DCM 发病有关。Caforio 等研究发现,在 DCM 患者血清中存在器官特异性自身抗体,阳性率为 28%,显著高于心力衰竭等其他疾病。器官特异性自身抗体中最常见的是能识别线粒体抗原成分的抗体。1991 年,Hacohob 研究结果约 1/4DCM 患者存在此特异性抗体。有学者对 78 例 DCM 患儿用 ELISA 法检测血清中器官特异性抗心肌线粒体抗体,阳性 31 例,阳性率为 39.7%,而正常儿童无 1 例阳性。Magmuen 报道,许多感染因子触发了免疫反应,进而损伤心肌组织,最终导致心肌纤维化,进展为 DCM。1997 年 Caforio 报道,在症状少和新发病(病程<2 年)DCM 患者中器官特异性心肌抗体的阳性率高,随着疾病进展,心肌自身抗体水平逐渐降低。

(3)遗传因素:根据中国期刊全文数据库近 10 年来文献检索结果,家族性 DCM 累计有 15 个家系 84 例发病,家族中最多累及 5 代成员,并表现为多样性遗传方式,说明 DCM 的发病存在有显著的遗传学基础。

①基因异常:近年来,随着分子生物学和基因工程技术的发展,人们对心肌病的发病机制有了进一步的认识。目前应用分子遗传学技术研究,认为 DCM 发病与基因异常有密切关系。

a.心肌肌蛋白基因异常:DCM 患者的心肌组织,已发现有胎儿型肌凝蛋白重链的重新表达,提示胎儿型肌凝蛋白的重新表达与 DCM 发病有关。

b.心肌内癌基因表达异常:心肌病动物模型中心肌核内癌基因 c-myc 表达增加可能与心肌病发病有关。

c.线粒体内基因异常:线粒体 DNA(mt DNA)是细胞能量代谢的遗传控制器。mt DNA 异常,能量代谢障碍导致心功能不全,使心肌处于缺氧状态从而诱发心肌病。

mt DNA 突变包括突变、缺失和重复突变 3 种类型。最近研究发现,氧化磷酸化系统(OXPHOS)酶活力随年龄增长而减弱,mt DNA 突变随年龄增长而增加。由于心肌的正常功能依赖于线粒体的氧化供能,mt DNA 突变使 OXPHOS 障碍,ATP 产生不足,可导致心脏异常。Zeviani 等发现,母系遗传性心肌病及心肌病患者中存在 mt DNAtRNAleu(UUR)A→G 点突变。

心肌疾病中最常见的是 mt DNA 部分碱基缺失,心肌组织中主要的缺失位于 ATP 酶 6

和 D-环区,与 $5'$-CATCAACCG 的正向重复序列有关,由此产生呼吸链复合物中某些亚单位合成障碍,使心肌细胞能量供应不足,可以诱发心肌细胞的慢性缺血状态,从而促进心肌病的进展。有学者对扩张型心肌病 15 例、病毒性心肌类 13 例、先天性心脏病 4 例、肥厚型心肌病家系中有心肌肥厚的 6 例和无心肌肥厚的 11 例患儿分别进行了血液中淋巴细胞的 mt DNA 点突和点缺失检测,结果显示,DCM 患者 6 例(6/15,40%)在 mt DNA 第 3108～3717 位保守区存在点突变,其中 1 例有家族史的患儿及其母亲血液中发现点突变,提示 mt DNA 点突变与 DCM 有一定关系。1 例急性心肌炎(1/15,6.7%)患儿中也发现 mt DNA 点突变,表明 mt DNA 点突变不一定是特异性的,是否引起严重心肌损害取决于突变的 mt DNA 与正常 mt DNA 的比例。所有被检查者均存在 5kb 和 7.4kb 的 mt DNA 缺失,但 DCM 患儿 mt DNA 缺失占正常 mt DNA 缺失率的比例为(7.92±3.51)%,而心肌炎患儿为(2.15±1.64)%,前者显著高于后者。

②人类白细胞抗原与心肌病:人类白细胞抗原(HLA)是位于人类第 6 号染色体短臂 6p23.1 片段上紧密连锁的基因群,是人体最为复杂的遗传多态性系统,在免疫调控过程中发挥重要作用。其主要功能是参与对免疫应答的遗传控制,并约束免疫细胞间的相互作用。

近年来发现,HLA 与 DCM 的发病有关。HLA-Ⅰ类基因表达也与 DCM 相关。Seko 等报道,DCM 和急性心肌炎患者心肌组织中 HLA-Ⅰ类抗原表达增加。HLA-Ⅱ类抗原的表达具有高度的组织特异性,主要存在于抗原提呈细胞上,但在多种病理状态下,受损及相关组织也可表达,即异位表达。心肌组织内 HLA-Ⅱ类抗原的异位表达是心脏自身免疫激活的表现,它可以把自身抗原提呈给免疫系统,从而激活免疫应答,诱发慢性免疫损伤,是心肌炎导致 DCM 的可能机制。许多研究提示,DCM 与特殊 HLA 抗原有关,如 DR4,DR6,DQ4 和 DR5 等,其中研究较多的是 HLA-DR4。1989 年 Limas 等报道,67% 的抗 β 受体阳性 DCM 患者的基因型为 HLA-DR4,而抗体阴性患者中仅 10% 为此基因型。

对于 HLA 与 DCM 的关系,也有学者持不同意见。Grant 等研究了 98 例 DCM 患者,发现其 HLA 类型无显著性升高或降低。DCM 患者有 HLA-DR4 降低和 HLA-DR6 升高的趋势,但与正常人群相比无显著性差异。故他们认为,部分 DCM 患者可能有免疫学基础,但并非所有患者。所以,HLA 与 DCM 的关系还有待于进一步研究。

3.分类

根据病因,DCM 可分为以下 3 种类型。

(1)特发性 DCM:原因不明,需要排除全身疾病和有原发病的 DCM,有文献报道约占 DCM 的 50%。

(2)家族遗传性 DCM:DCM 中有 30%～50% 有基因突变和家族遗传背景,部分原因不明,与下列因素有关。

①除家族史外,尚无临床或组织病理学标准来对家族性和非家族性的患者进行鉴别,一些被认为是散发的病例实际上是基因突变所致,能遗传给后代。

②由于疾病表型、与年龄相关的外显率或没有进行认真全面的家族史调查易导致一些家族性病例被误诊为散发病例。

③DCM 在遗传上的高度异质性,即同一家族的不同基因突变可导致相同的临床表型,同

一家族的相同基因突变也可能导致不同的临床表型,除了患者的生活方式和环境因素可导致该病的表型变异外,修饰基因可能也起重要作用。

(3)继发性 DCM:由其他疾病、免疫或环境等因素引起,常见以下类型。

①缺血性心肌病:冠状动脉粥样硬化是最主要的原因,有些专家们认为不应使用"缺血性心肌病"这一术语,心肌病的分类也不包括这一名称。

②感染/免疫性 DCM:病毒性心肌炎最终转化为 DCM,既有临床诊断也有动物模型的证据,最常见的病原有柯萨奇病毒、流感病毒、腺病毒、巨细胞病毒、人类免疫缺陷病毒等,以及细菌、真菌、立克次体和寄生虫(例如 Chagas 病由克氏锥虫感染引起)等均有报道可引起 DCM。克山病患者心肌中检测出肠病毒。

③中毒性 DCM:包括了长时间暴露于有毒环境,如酒精性、化疗药物、放射性、微量元素缺乏致心肌病等。

④围产期心肌病:发生于妊娠最后 1 个月或产后 5 个月内,发生心脏扩大和心力衰竭,原因不明。

⑤部分遗传性疾病伴发 DCM:见于多种神经肌肉疾病,如 Duchenne 肌肉萎缩症、Backer 征等均可累及心脏,出现 DCM 的临床表现。

⑥自身免疫性心肌病:如系统性红斑狼疮、胶原血管病等。

⑦代谢内分泌性和营养性疾病:如嗜铬细胞瘤、甲状腺疾病、肉毒碱代谢紊乱、硒缺乏、淀粉样变性、糖原贮积症等。

4.临床症状与体征

DCM 病情轻重悬殊,临床表现千变万化,多数病例病情发展缓慢,但少数病例病情急剧发展,几个月内即死亡。DCM 主要症状包括 3 个方面,一是心功能不全;二是心律失常;三是由于血流缓慢,在心腔内形成附壁血栓,脱落后形成体、肺循环栓塞而引起的症状和体征。

DCM 根据临床表现可分为婴儿型和成年人型。

(1)婴儿型 DCM:多数婴儿期发病,急性或慢性过程,主要表现为急/慢性心力衰竭,心脏扩大,心音低钝,可有奔马律,部分有二尖瓣反流杂音,生长发育迟缓,体重不增,食欲缺乏等。少数为暴发型,多为 6 个月以下婴儿,病死率高,多数死于心源性休克。

(2)成人型 DCM:主要见于年长儿,起病缓慢。

①初期:发病早期常无明显症状,心功能代偿尚可,耐受一般活动量;剧烈活动后感到心慌、气促。体检可正常,有时可听到第 3 或第 4 心音,心功能Ⅰ~Ⅱ级。

②中期:心功能减退逐渐明显,进行性加重,常有劳累感、乏力、心悸、气促等症状。体检有心音低钝,常有第 3 或第 4 心音,心尖区有二尖瓣反流杂音,心功能Ⅱ~Ⅲ级,可有心律失常,肝大,下肢水肿。

③晚期:出现心力衰竭的症状与体征,心脏明显扩大,心功能Ⅲ~Ⅳ级,常有奔马律及二尖瓣反流杂音,伴有肺动脉高压者肺动脉瓣区第 2 心音亢进,多数有心律失常,肺底部可闻及细湿啰音,肝大,质地变硬,可伴腹水及黄疸,下肢水肿。有体/肺循环栓塞症者占 20%,如脑栓塞(出现偏瘫、失语等)、下肢栓塞(如足发凉、坏死等)、肺栓塞(咯血等)。

5.心脏器械检查

(1)心电图检查:DCM 可有多种心电图表现,但均无特异性。DCM 心脏增大,多数为心腔扩大,病程早期可有心壁增厚,心电图示左心室面高电压。但中晚期患儿心室并不肥厚,因此,心电图多数不出现左心室面高电压,相反有些患儿出现低电压,这与左心室肌层纤维化、坏死有关。

①心房活动异常:出现异常 P 波。P>0.11 秒,P>0.25mV,以左心房大多见,PV1 终末电势(ptfV1)>0.04(mm·s),提示心室舒张末期压力增加,是心功能不全的可靠指标。

②心室活动异常

a.出现酷似心肌梗死的 Q 波,Q>0.04s,Q>1/4R。

b.有时在 I,aVL,V_5,V_6 导联缺乏 q 波,这种现象可能与室间隔纤维化有关。

c.常有左、右心室肥大表现,左心室大多见,右心室大少见,一旦出现右心室大常标志双心室大。

d.QRS 低电压:提示病程进入中、晚期,病情重,与心肌纤维化有关。

③节律和传导的改变:窦性心动过速、室性期前收缩及心房颤动最常见,亦可出现窦房阻滞、房室阻滞及束支阻滞。束支阻滞中以左束支传导阻滞多见。

④复极过程异常:可表现为 ST-T 改变、Q-T 间期延长。

(2)超声心动图

①各房室腔内径增大,以左心房、左心室大为著,左心室流出道增宽。

②室间隔及左心室后壁运动减弱。

③二尖瓣活动幅度减弱,如合并乳头肌功能不全,M 型超声心动图显示前后叶呈钻石样改变。

④心功能检查:DCM 心脏收缩功能及舒张功能均降低,早期表现为收缩功能降低(如每搏输出量、心排血量、心脏指数、射血分数),中、晚期两者均降低。据报道 52 例 DCM 患儿,38 例 EF≤0.5(占 73.1%)。EF≤0.5 对小儿 DCM 的诊断有一定的价值。

(3)多普勒组织超声心动图(DTI):DTI 是 1992 年研制成功、1994 年应用于临床的一种新技术,能够直接测量心肌运动的方向和速度。1998 年山东省立医院对 23 例 DCM 应用 DTI 检查,并与 173 名正常儿童进行对比,研究显示:DTI 检查显示二尖瓣环舒张早期运动速度下降 23 例(占 100%),左心室后壁心肌舒张期运动速度、左心室后壁内膜舒张期运动速度、心尖部心肌收缩期运动速度、心尖部心肌舒张期运动速度下降各 20 例(各占 86.96%)。DCM 小儿 DTI 检查二尖瓣环舒张早期运动速度下降是诊断 DCM 的最敏感指标。

(4)核素显像:常用单光子发射型计算机断层摄术(SPEGT)。检查方法有血池显像、心肌热区显像和心肌灌注显像。SPEGT 应用于 DCM 诊断:可反映心室不同部位的射血功能;左心室和右心室舒张功能;心房和心室活动的协调性;及心房和心室兴奋传导时间。

通过对 12 例 DCM 用 SPEGT 检查心血池显像,对 20 例 DCM 用 SPEGT 检查心肌热区显像和心肌灌注显像。左心室射血分数异常为 83.3%,室间隔射血分数异常率为 83.3%,心尖部射血分数异常率为 50%,左侧壁射血分数异常率为 33.3%,左心室充盈率异常率为 66.6%,右心室射血分数异常率为 16.6%,右心室充盈率异常率为 16.4%。心房与心室兴奋传导时间延长。心肌灌注显像 DCM 患儿均有不同程度血流灌注减少,患儿心肌血流灌注断层显像呈不同程度的放射性稀疏和分布不均匀或呈花斑状,多数累及左心室心肌 2 个或 2 个以上部位。

(5)X 线检查:心脏扩大以左心室为主或普遍性扩大,心搏减弱。肺淤血明显,可有少量胸腔积液,左心房扩大压迫左主支气管可致的左下肺不张。

(6)MRI:MRI 作为心功能评价的金标准,采用心脏触发和回顾性门控组合最大限度提高了时间分辨率,适于采集整个心动周期,不像超声心动图,无声窗限制,具有较高准确性和重复性,与 NYHA 心功能分级有良好的相关性。其容积测量的正确性主要是由于较高的组织对比性和容易确定心内膜的边界。目前 MRI 测定左心室整体收缩功能中主要应用分层积分法。本法的优点是准确性非常高,不需对心室形态作任何几何学的假设,不受心脏病理状态的干扰,按与左必室长轴垂直的方向逐层作切层,将心室容积看做是许多厚度一致的薄片的总和。用求积法求出每个切面的面积。当切层很薄时,每个切层上下切面的面积基本相等。求出每个薄片的体积,然后进行累加,即可求出左心室舒张末期容积(EDV)、收缩末期容积(ESV)。

扩张型心肌病心肌信号为中等度均匀一致,无特征性改变。IDCM 患者因心肌病变,心脏泵血功能障碍,心排血量减少,心脏残余血量增多,受累心室的收缩功能障碍,收缩末期容积增加,表现为心室扩大,射血分数(EF)降低,EDV 及 ESV 增加。收缩功能指标以 EF 最敏感,其下降早于舒张功能指标的下降。

Chan 等研究显示,MRI 与 SPEGT 一样,能准确测量心室功能,不受几何影响的容积测量是正确图像数据分析的最基本要素。MRI 用于定量评价左心容积比 SPEGT 更准确。MRI 与 DCM 患者左心室 EDV、ESV、EF 测量相关性好,在心脏功能和容积方面提供临床相关的信息。可定期随访患者的心功能情况,为观察临床药物治疗的效果提供可靠的客观指标。

6.心肌病理学改变

心内膜心肌活检对于诊断 DCM 及了解病情、疾病分期、与心肌炎鉴别有重要价值。

(1)光学显微镜检查:心肌纤维正常排列,心肌细胞肥大,肥大心肌纤维束间有萎缩肌束。心肌细胞核大、浓缩、畸形,肌原纤维减少、溶解,心肌细胞空泡化,心肌细胞排列紊乱,间质纤维化。

(2)电镜检查:主要改变为心肌细胞核大,核膜凹陷或扭曲,线粒体灶性或弥漫性增生,大小不等,嵴变短、缺失,呈空泡状,肌浆网增多,侧池扩大,重者囊状扩张,肌原纤维断裂、崩解、丧失,肌节长短不一,多数结构模糊,Z 带增宽、聚集成团,M 带消失,横管系统扩张,内含絮状物,基膜增厚或正常,部分细胞膜灶状破坏,间质可见游离细胞器。

7.诊断标准

DCM 的诊断参考标准如下。

(1)临床表现为心脏扩大、心功能减低伴或不伴充血性心力衰竭、心律失常,可有血管栓塞及猝死等并发症。

(2)心脏呈球形扩大,X 线检查显示心胸比>0.5,超声心动图示全心扩大,尤以左心室扩大显著。

(3)心脏收缩功能减低,左心室射血分数小于正常值。

8.治疗

DCM病因不明,无特效治疗。临床治疗的主要目标即在于改善症状、预防并发症、阻止或延缓病情进展、提高生存率。治疗方法应根据不同患者、不同病情、不同病程、有无并发症来确定。积极防治病毒性心肌炎,对于避免迁延而转化成慢性心肌炎最终发展为DCM极为重要。

(1)一般治疗:根据病情采取适当休息措施,减少心脏负担。对有心力衰竭者,应绝对卧床休息,并持续吸氧;烦躁不安者,应使用镇静药;对有心功能不全而尚未到心力衰竭者,应限制活动;对有DCM而无心功能不全者,应适当减少活动,不可参加竞赛性活动,以防止猝死。患儿饮食应采用低盐、易消化的食物,多吃蔬菜、水果,防止暴饮暴食。

①休息:休息是减轻心脏负荷的简单而有效的措施。

②镇静:地西泮、苯巴比妥钠、水合氯醛等。对重度烦躁不安、左侧心力衰竭伴肺水肿者在吸氧气同时应用吗啡,剂量0.1mg/kg,皮下注射。

③营养:供给易消化的饮食,必须严格限制钠盐入量,低盐饮食、无盐饮食,重度心力衰竭者需限制水的摄入量。

(2)利尿药:对于急性心力衰竭者应使用快速作用制剂,如呋塞米、依他尼酸钠,尤其适用于伴有急性肺水肿、重症及难治性心力衰竭者。

①常用的利尿药

a.呋塞米(速尿):静脉注射,每次1~2mg/kg;口服,每次1~2mg/kg,1~3次/天。

b.依他尼酸钠:静脉注射,0.5~1mg/kg,1次/天。

c.氢氯噻嗪:日服,1~2mg/(kg·d),分2~3次。

d.螺内酯(安体舒通):口服,2mg/(kg·d),分2次。

e.氨苯蝶啶:口服,2~4mg/(kg·d),分2次。

②使用利尿药应注意的事项

a.长期使用利尿药可引起电解质紊乱,尤其是低钾,如不及时纠正,则易引起洋地黄中毒。

b.长期使用利尿药后可引起血管紧张素分泌增多,因此应加用ACEI。

c.长期使用利尿药易产生耐药,应交替使用不同利尿药。

(3)正性肌力药

①洋地黄制剂

a.作用机制:正性收缩作用;迷走神经和拟交感神经作用(迷走神经作用使窦性心率减慢,房室传导减慢,拟交感神经作用使心肌收缩加强,可诱发异位心律失常);利尿作用,直接兴奋心肌及冠状动脉神经感受器,经过迷走神经传入,反射性地减低肾交感神经传出冲动,增加肾的血流灌注而利尿。

b.制剂选用:近年来国际上只使用地高辛,优点是ⅰ.剂量小,不良反应小;ⅱ.胃肠道吸收率高达75%;ⅲ.可静脉注射、肌内注射也可口服,根据病情更换制剂;ⅳ.容易检测血药浓度,调整剂量。缺点是缺乏正性松弛作用,不能纠正舒张功能障碍。

c.使用剂量和方法。ⅰ.饱和量法:对危急的心力衰竭,首次给饱和量的1/2静脉推注,以后每隔6小时再给1/4饱和量,给2次,末次给药后12h开始给维持量。ⅱ.维持量疗法:对轻型或慢性心力衰竭以及曾否用过洋地黄病史不详的可单用维持量。

地高辛口服适宜用量为：ⅰ.未成熟儿饱和量为 $15\mu g/kg$,维持量为 $3\mu g/(kg \cdot d)$ ；ⅱ.足月新生儿饱和量为 $20\mu g/kg$,维持量为 $41\mu g/(kg \cdot d)$ ；ⅲ.婴幼儿饱和量为 $30 \sim 40\mu g/kg$,维持量为 $7.5 \sim 10\mu g/(kg \cdot d)$ ；ⅳ.年长儿饱和量为 $20 \sim 30\mu g/kg$,维持量为 $5 \sim 7.5\mu g/(kg \cdot d)$ 。静脉用量为口服用量的 $1/3 \sim 1/2$ 。

②β肾上腺素能受体（βAR）激动药：多巴胺、多巴酚丁胺。

a.多巴胺：小剂量 $[2 \sim 5\mu g/(kg \cdot min)]$ 主要兴奋多巴胺受体,增强心肌收缩力,增加肾血流量；中等剂量 $[5 \sim 10\mu g/(kg \cdot min)]$ 主要兴奋 β_1 肾上腺素能受体,可使心肌收缩力加强,肾血管扩张；大剂量 $[>10\mu g/(kg \cdot min)]$ 主要兴奋 α_1 肾上腺素能受体,除对心肌收缩加强作用外,可使外周血管、肾血管收缩,尿量减少,外周阻力、肺阻力增加,心率加快,心肌耗氧量增加。对心力衰竭患儿多巴胺使用剂量 $5 \sim 10\mu g/(kg \cdot min)$ 为宜。

b.多巴酚丁胺对心肌产生正性肌力作用,主要作用于 β_1 受体,对 β_2 受体及 α 受体作用相对较小；能直接激动心脏 β_1 受体以增强心肌收缩和增加搏出量,使心排血量增加；可降低外周血管和肺血管阻力（后负荷减少）,但收缩压和脉压一般保持不变或仅因心排血量增加而有所增加；能降低心室充盈压,促进房室结传导；心肌收缩力有所增强,心肌耗氧量常增加；由于心排血量增加,肾血流量及尿量常增加。多巴酚丁胺可有心悸、恶心、头痛、胸痛、气短等,如出现收缩压增加、心率加快,应减量或暂停用药。

③磷酸二酯酶抑制药（PDEI）：氨力农、米力农、依诺昔农。米力农为新型心肌正性收缩药,作用比氨力农强 $10 \sim 20$ 倍。临床应用疗效确切。可加强心肌收缩,增加心排血量,扩张周围血管,降低肺动脉压,不增加耗氧量,不使血压下降,改善血流动力学。对急性和慢性心力衰竭均有较好疗效。据报道长期服用患者病死率高于服安慰剂者,因此不宜长期应用。小儿静脉注射应从小剂量开始,静脉滴注 $0.25 \sim 0.5\mu g/(kg \cdot min)$,维持 $24 \sim 72h$ 。不论是否曾用βAR激动药或毛地黄制剂均有效。不良反应是可增加室性心律失常。氨力农因可致肝功能损害、血小板减少等较大不良反应,目前临床很少应用。

④钙增敏药：细胞内钙可加强心肌内肌钙蛋白 C 的收缩力,但细胞内钙水平太高可导致心肌细胞凋亡与坏死。钙增敏药在不提高心肌细胞内钙水平的基础上,不增枷心肌耗氧量而增强钙对肌钙蛋白 C 的收缩作用。这样既加强心肌收缩又可防止心肌钙水平过高的不良反应。近年来研究并临床应用的钙增敏药左西孟旦（LS）,对治疗急性心力衰竭取得良好疗效。首剂 $6\mu g/kg$ 静脉注射,维持量 $0.1 \sim 0.2\mu g/(kg \cdot min)$,持续静脉滴注 $1 \sim 2$ 天。

Balestrini 报道左西孟旦治疗心力衰竭 2 例,Turautahti 等报道应用左西孟旦治疗小儿心力衰竭 33 例,显示有良好疗效,不良反应小,小儿能耐受,但尚需有前瞻性大样本儿科病例治疗观察,尤需与其他正性肌力药物和近年来使用的血管活性药物的疗效对比。

（4）血管扩张药：分为小动脉扩张药、静脉血管扩张药和联合作用血管扩张药。

①小动脉扩张药：以扩张小动脉为主,可使体循环外周血管阻力下降,减轻心脏后负荷,增加心排血量。

酚妥拉明阻滞 α_1 及 α_2 肾上腺素能受体,扩张小动脉,降低心脏后负荷,增强心肌收缩力,加快心率,增加心排血量。每次 $0.2 \sim 0.3mg/kg$ 静脉滴注,起始量： $1 \sim 3\mu g/(kg \cdot min)$ 。此药有鼻塞、烦躁、心率加快、血压下降等不良反应。

②静脉血管扩张药：以扩张静脉为主，可降低左心室舒张末压，减轻肺淤血，减轻心脏前负荷。如硝酸甘油，起始量 $0.2\sim0.5\mu g/(kg\cdot min)$，渐增至 $2\mu g/(kg\cdot min)$。

③联合作用血管扩张药：同时扩张小动脉和小静脉，既可减轻肺淤血，又可降低外周血管阻力，增加心排血量。常用药有硝普钠。

硝普钠：对静脉和动脉都有直接扩张作用，降低心脏前后负荷。开始时用小剂量静脉滴注，$0.5\mu g/(kg\cdot min)$，逐步加大到有效量，一般为 $1\sim4\mu g/(kg\cdot min)$，最大量 $8\mu g/(kg\cdot min)$，根据疗效调整速度。由于此药过量可引起低血压，因此必须严密监测血压，有条件者应用微泵输注，以正确控制剂量。硝普钠遇光易遭破坏，转化为氰化物和硫氰化物而致中毒。因此，静脉滴注容器应使用避光纸包裹，药液配制应保持新鲜，4 小时内用完。肝、肾功能不良者禁用。

血管扩张药应用注意事项：

a.是否已同时使用心脏正性肌力药（如地高辛）和利尿药。

b.引起和加重心力衰竭的因素如心律失常、贫血、感染是否已处理。

c.血容量是否足够。

d.心肌炎、扩张型心肌病、先天性心脏病合并心力衰竭均可使用血管扩张药，但对合并主动脉瓣关闭不全或主动脉瓣中、重度反流者不宜使用血管扩张药，以防引起血压下降。

e.在使用血管扩张药过程中应密切监测血压、心率变化。

(5)神经受体阻滞药干预治疗

①肾素-血管紧张素系统(RAS)拮抗治疗

a.血管紧张素转化酶抑制药(ACEI)：研究证明，血管紧张素Ⅱ(AngⅡ)在心肌超负荷肥厚的构型重塑中起重要作用，促进心肌增生肥大，使用 ACEI 可减轻心脏负荷，改善预后。ACEI 类药物通过抑制 RAS 系统，抑制缓激肽降解、提高缓激肽水平，达到治疗心力衰竭的作用。ACEI 可与洋地黄制剂、利尿药同用，对心力衰竭有良好效果，长期应用可防止轻型 DCM 发生心力衰竭，较少发生耐药性。

卡托普利初始剂量 $0.2mg/(kg\cdot d)$，每周递增 1 次，最大耐受量 $2mg/(kg\cdot d)$，持续时间至少 6 个月以上，至心脏缩小到接近正常为止。

贝那普利是 ACEI 的长效制剂，开始剂量为每日 $0.1mg/kg$，1 次/天，1 周内逐渐加量为 $0.3mg/kg$，1 次/天，疗程 $2\sim12$ 周或以上。

依那普利亦是一种 ACEI 制剂，剂量为每日 $0.08\sim0.1mg/kg$，1 次/天。

b.醛固酮拮抗药：研究发现，中、重度心力衰竭患者血醛固酮(Ald)水平升高，过高的醛固酮导致钠潴留，钾、镁丢失，从而导致心肌电不稳定和心肌细胞凋亡。Ald 也参与心肌细胞肥厚和心肌纤维化，此外，应用 ACEI 后会出现醛固酮逃逸现象，这为应用醛固酮受体拮抗药治疗心力衰竭提供了理论依据。有学者认为，ACEI 与醛固酮拮抗药螺内酯合用更好。螺内酯，口服，$2mg/(kg\cdot d)$，分 2 次，12 周为 1 个疗程。依普利酮是一种新型的、选择性醛固酮阻滞药，可以选择性阻断盐皮质激素受体，且不影响糖皮质激素、孕激素或雄激素受体。

c.血管紧张素受体拮抗药(ARBs)：血管紧张素Ⅱ(AngⅡ)升高刺激心肌细胞生长及正性变时变力效应，加速心血管重构。AngⅡ刺激内皮细胞，使血管收缩因子内皮素释放增加，舒张因子 NO 释放受抑，血管舒缩平衡因素遭破坏，从而改变心血管活力，心脏负荷增加，诱发并加重心力衰竭。ARBs 直接在受体水平阻断血管紧张素Ⅱ（AngⅡ）。如洛沙坦使用剂量为 1～2mg/（kg·d），1 次/天。

②肾上腺素能受体拮抗治疗：主要包括 β 受体阻滞药。多中心或大系列的临床研究表明，美托洛尔可使 DCM 患者临床症状和心功能得到明显改善，左心室舒张末期内径（LVEDd）明显缩小，左心室射血分数（LVEF）增加，左心室舒张末期压力减低；长期治疗可有效减低病死率和减少心脏移植率。慢性心力衰竭时神经内分泌过度激活，儿茶酚胺浓度过高，损害心肌细胞膜传导系统和心肌收缩功能，使慢性心力衰竭难以控制，β 受体阻滞药可阻断上述恶性循环，可减慢心率，降低耗氧量，防止心肌病发展，抗心肌细胞凋亡，抗心肌重塑，抗氧化应激反应，从而改善心肌生物学效应，提高抗心力衰竭的疗效。β 受体阻滞药与 ACEI 合用有协同作用。

美托洛尔（倍他乐克）使用剂量为 0.2～0.5mg/（kg·d），分 2 次。最大耐受量：2mg/（kg·d），疗程不短于 8 周。急性心力衰竭、心动过缓、哮喘、低血压者禁忌使用。

第三代 β 受体阻滞药，如卡维地洛，具有阻滞 $β_1$ 受体及 $β_2$ 受体和 α 受体的作用，扩张血管，减轻心脏后负荷，在减低交感神经活性、改善左心室功能方面明显优于第二代的美托洛尔，能改善心力衰竭患者存活率。初始剂量为 0.08mg/（kg·d），逐步增至 0.4mg/（kg·d）。

③其他神经内分泌拮抗治疗：国外一项由多中心、大系列病例参加的中国地尔硫䓬 DCM 干预研究的结果显示，DCM 患者在心力衰竭治疗的基础上加用地尔硫䓬，心功能明显改善、心胸比与 LVEDd 减小、LVEF 增加。钙离子拮抗药维拉帕米使用剂量为 2～4mg/（kg·d）。地尔硫䓬口服量为 1.0～1.5mg/（kg·d），3 次/天。

内皮素拮抗药 BQ-123 经动物实验和临床试验，证实能拮抗内皮素（ET）对心肌的毒害作用。目前研究药物包括非选择性 ET 受体拮抗药，恩拉生坦和波生坦以及选择性 ET_A 受体拮抗药达卢生坦。中性内肽酶（NEP）能降解利钠肽，亦同时参与 AngⅡ 和其他收缩血管因子的降解。1999 年，Chan 报道口服 NEP 抑制药能够升高血浆利钠肽水平，改善患者血流动力学参数和临床症状。NEP 和 ACEI 双重抑制药对心力衰竭的疗效可能优于单用 ACEI，是很有希望的新一代抗心力衰竭药物。此外，实验研究结果显示基质金属蛋白酶（MMPs）抑制药能减轻心脏的扩大，但尚未显示对心力衰竭有确切疗效，无临床应用报道，尚需进一步研究。

（6）免疫治疗

①免疫抑制药：对特发性扩张型心肌病（IDCM）应用免疫抑制药的疗效结论不一致。IDCM 合并心肌炎患者用泼尼松加硫唑嘌呤或环孢素可改善心功能和预后。泼尼松常用剂量为每日 1～1.5mg/kg，4～8 周后递减，最小维持量为每日 5mg，1 次/天，连用 1～1.5 年。

②免疫疗法：DCM 体液免疫系统激活，伴随自身抗体产生，影响患者心功能。大剂量免疫球蛋白可减少细胞因子产生、降低细胞氧化应激水平，对急性炎症心肌病有一定疗效。免疫球蛋白用法：1g/kg，于 12h 静脉输入，连续 2 天。Staudt 等研究证明，应用免疫吸附法清除 DCM 患者血液中自身免疫抗体，可提高患者左心室射血分数，改善心功能，为 DCM 的治疗提供了多一种选择。

（7）并发症的治疗

①预防和控制呼吸道感染：DCM 患儿心功能不全，常有呼吸道黏膜充血、水肿，易患呼吸

道感染而加重病情。预防呼吸道感染十分必要。可用丙种球蛋白 $200\sim400$mg/(kg·d)，连用 $3\sim5$ 天或干扰素、胸腺肽、转移因子等预防呼吸道感染。如发生呼吸道感染，需及早应用抗生素。

②治疗心律失常：对于 DCM 并发心律失常的治疗，基本同其他心律失常，但应注意以下事项：DCM 常合并心律失常，且心律失常种类易变、突变、多变，因此用药时应细微观察心律失常的变化，有条件者应心电监护。抗心律失常药物有致心律失常作用，如必须应用，胺碘酮为首选。严重室性心律失常患者可考虑安装置入型心脏复律除颤器。

③治疗 DCM 合并心内血栓：Pac 等报道，常规采用乙酰水杨酸和(或)肝素治疗心腔内血栓，无出血和栓塞并发症，对 DCM 合并心内血栓的患儿具有良好疗效。低分子肝素 100U/(kg·d)，分 2 次，隔 12h 1 次，皮下注射。

（8）心肌代谢赋活药

①磷酸肌酸具有抗心肌过氧化损伤，抑制线粒体膜电位下降的作用，剂量为 $1\sim2$g/d，静脉滴注，1 次/天。

②1,6-二磷酸果糖(FDP)是新型心肌代谢赋活药，具有调节葡萄糖代谢、修复糖酵解活性、增加肌酸磷酸的活性及加速心肌有效能量供应的效能。剂量为 $150\sim250$mg/kg，静脉滴注，$10\sim15$ 天为 1 个疗程。

③FDP(瑞安吉口服液)剂量为婴儿 10mL，1 次/天，幼儿 10mL，2 次/天，年长儿 10mL，3 次/天。

④辅酶 Q_{10} 是线粒体呼吸链的组成成分，此酶参与机体氧化还原反应，提高 ATP 坐成，保护心肌免受自由基损伤，剂量每次 10mg，$1\sim2$ 次/天，口服。

⑤天冬氨酸钾镁可维持心肌细胞膜电位及调整离子泵的功能，可口服，亦可加入 5％葡萄糖注射液中静脉滴注。

（9）其他治疗

①基因重组人脑钠肽(BNP)：内西利他此药在心脏容量负荷和压力负荷过重时可调节心血管的血流动力学和血容量。具体表现为利尿(作用于肾小球与集合管)、排钠、扩张血管、减弱肾素-血管紧张素-醛固酮系统(RAAS)的活性，减少肾素与醛固酮合成，减弱交感神经活性，减少心肌纤维化及血管平滑肌增生。内西利他在治疗成年人心力衰竭取得了良好疗效，已成为心力衰竭的重要治疗措施，但在儿科病例应用的经验尚少。Texas 儿童医院报道 1 例患儿，匹茨堡儿童医院报道 3 例患儿应用内西利他后肺毛细血管楔压及体循环阻力降低，利尿、利钠，心脏指数增高，心力衰竭症状减轻，血浆醛固酮及内皮素水平降低。目前小儿心力衰竭病例应用内西利他治疗经验尚少，尚须进一步扩大临床应用的病例和积累更多经验。

②生长激素：近年来发现生长激素(GH)替代治疗能使心肌收缩力增强，外周血管阻力降低。1996 年，Fazio 首次报道 DCM 患者接受 GH 治疗后血清胰岛素样生长因子(IGF-1)升高，左心室壁厚度增加，心室腔缩小，收缩末期心室壁张力降低，心排血量增加，心肌耗氧量降低，机械效能增加。患者症状、运动耐受和生活质量均得到改善。阜外心血管病医院用重组人生长激素(rhGH)4.5U 隔日双臀部交替肌内注射治疗 DCM 10 例 3 个月后，DCM 患者左心室收缩末期内径、X 线心胸比例较用药前缩小，左心室射血分数、心脏指数均较用药前显著提高。

(10)细胞学及基因治疗:随着对心力衰竭发生机制研究的深入,人们认识到神经受体、细胞因子、心肌重构、基因调控等因素在心肌病中具有重要作用,从而对心肌病的治疗有了更深入的研究。

TNF-α等细胞因子与心力衰竭关系密切,小规模试验显示抗TNF治疗有助于改善心力衰竭患者左心室功能和临床症状。TNF-α拮抗药己酮可可碱通过抑制TNF-α产生,降低细胞凋亡受体-1的浓度,在联合应用ACEI及地高辛、卡维地洛时可以显著改善患者症状及左心室功能,从而治疗轻、重度DCM心力衰竭。细胞移植治疗DCM方法是近年来研究的热点,目前尚处于试验阶段。2006年Huang等研究发现,18例DCM心力衰竭患者随机接受自体骨髓单核干细胞直接冠状动脉内注射或安慰剂(生理盐水)治疗,两组的6分钟行走距离及再住院率有显著性差异,提示自体骨髓单核干细胞移植治疗可帮助提高DCM患者心功能。

随着细胞分子水平上对DCM发病机制认识的深入,基因治疗已成为治疗DCM的一个新领域。基因治疗是在分子水平上纠正致病基因的结构或表达缺陷。目前基因治疗的主要策略包括调控β受体转基因治疗,增加心肌细胞β受体表达;增强心肌肌质网Ca^{2+}ATP酶活性;调节心肌肥厚相关基因如胎儿收缩蛋白(β-MHC)的表达水平;质粒为载体转染单核细胞趋化因子-1等基因;以及向心肌细胞内导入Bcl_2等细胞凋亡抑制基因。

(11)外科治疗:常用的外科治疗措施包括心脏移植、部分左心室切除术及左心室辅助装置等,主要适用于难以治疗的、晚期DCM心力衰竭患者。

①左心室减容手术:针对DCM的姑息性外科治疗近年也取得了较大进展。对DCM患儿反复心力衰竭、药物不能控制、又无条件做心脏移植者可考虑左心室减容手术。此手术为切除心室的瘢痕及变薄和无收缩力的心肌,缩小心室腔容量,改善心室的顺应性和收缩力。

②心脏移植:对严重的DCM用药物不能控制的心力衰竭可做心脏移植。心脏移植是治疗终末期DCM的外科治疗方法,近年来,由于心脏移植后应用环孢素、硫唑嘌呤、泼尼松三联免疫抑制药,减轻了排异反应,心脏移植效果不断提高,5年存活率达85%,10年存活率达61%。儿童心脏移植存活率(62.1%)高于成年人(48%)。伴严重二尖瓣反流的患儿,在等待心脏移植术前,行二尖瓣置换术能改善症状,增加手术安全性。国内目前由于供体来源困难、手术费用昂贵,尚未广泛开展。

③心脏机械辅助装置(VAD):VAD有很多类型,最早使用的为离心式,其优点是价格较低,其缺点是支持时间较短,只能支持数日至数周,离心式仍在改进中。近年来有新的VAD问世,如搏动式、轴式。搏动式和轴式使用方便,支持时间可达数周至数个月,对小儿的应用时间正在迅速增加。对难治性心力衰竭,心功能NYHAⅣ级,应用VAD可延长生命,改善生活质量。小儿长期应用VAD的经验还不多。2002年,Joharchi综合报道小儿应用VAD 101例,存活率为68.8%,与成年人效果相似,是一个有前途的治疗终末期心力衰竭的好方法。

④ECMO:体外膜肺是近年来在体外循环基础上发展起来的技术,是重症监护病房高端有效的生命支持手段。ECMO是在一定时间内可代替心肺功能的体外生命支持技术。换句话说就是将血液通过动静脉插管从体内引到体外,然后在中空纤维膜式氧合器(膜肺)内与氧气进行氧合并排出二氧化碳,再用高速离心泵将血通过动脉插管灌入体内,使患者获得有效的循环支持,以此改善低氧血症,并进行长时间心肺支持。但ECMO是一种有创的救治手段,主要

并发症有出血、感染、肾衰竭及外周血管损伤等。应严格掌握适应证、及时安装并选择适合的转流方式,同时积极防治并发症,以提高救治的成功率。

扩张型心肌病严重威胁小儿健康,病毒感染、免疫介导是其发病的重要原因。提高对病毒性心肌炎的重视,预防病毒性心肌炎向心肌病转化,可降低心肌病的发病率,尽早诊断和治疗心肌病,可改善心肌病的预后。目前扩张型心肌病的病因不明,无特效治疗措施,今后应进一步加强对扩张型心肌病的基础和临床研究。

(二)肥厚型心肌病

肥厚型心肌病(HCM)是一类以心肌肥厚为特征的心肌病,以左心室和(或)室间隔肥厚为主,心室腔正常或缩小;早期存在心脏舒张功能不全,收缩功能正常或增强,晚期可出现收缩功能不全。HCM占儿童心肌病的26%~42%,是青少年和运动员心源性猝死的最常见原因。

1.病因

HCM是最常见的遗传性心血管疾病,常有家族史,多为常染色体显性遗传,主要由心肌肌节蛋白基因突变引起,散发性和家族性HCM具有相同的遗传基础。目前已发现20个HCM致病基因,约1000多个突变位点,其中绝大部分突变位于10个编码心肌肌小节蛋白基因,因此HCM也被称作"肌小节病"。儿童原发性HCM病例肌节蛋白基因突变阳性率为50%左右,其中以β-肌球蛋白重链(MYH7)、肌球蛋白结合蛋白C(MYBPC3)、肌钙蛋白T(TNNT2)和肌钙蛋白I(TNNI3)等基因突变最为常见。MYH7突变引起的HCM通常表现为发病早、心肌肥厚程度重、外显率高以及猝死率高等恶性表型;MYBPC3基因突变的HCM临床特点为发病年龄晚、心肌肥厚程度轻、心源性猝死少、心律失常发生率低,临床预后较好。TNNT2突变所致HCM心肌肥厚程度较轻,疾病外显率差别大,但猝死率高。

此外,诊断原发性HCM,需注意除外全身性疾病引起的心肌肥厚,如糖原累积病、神经肌肉疾病等。

2.诊断

(1)病史及家族史:应详细询问至少三代家族史,家族成员中有无相关心肌病患者或曾发生心力衰竭、心律失常、猝死等心脏事件。对临床新发现HCM患儿的一级亲属均应进行心电图和心脏超声检查。某些家族性HCM的外显率变异较大,心肌肥厚大多在青春期后进展较快,因此对家族中即使心电图、心脏超声筛查"正常"的成员也应定期复查。

(2)临床表现:大部分患儿可以无症状,超过50%的患儿首次就诊是由于发现心脏杂音或因为其他家族成员存在心脏疾病。症状主要与左心室流出道梗阻、心肌缺血相关。存在严重肥厚梗阻的患儿可以出现劳力性呼吸困难、心悸、胸痛、晕厥及心绞痛等,并有可能发生恶性心律失常导致猝死(如室性心动过速或心室颤动)。其中劳力性呼吸困难与左心室顺应性下降、舒张功能不全导致的肺淤血、肺静脉压升高有关;胸痛与左心室严重肥厚导致的心肌缺血有关;晕厥多于活动或情绪激动时发生,与心肌收缩增强加重流出道梗阻、心输出量骤减致脑缺血、缺氧有关。儿童,特别是婴儿HCM的临床特征与成人有明显不同。60%婴儿HCM有症状,多数为心力衰竭。多数患儿可无阳性体征,少数患儿可以在胸骨左缘中下方或心尖部闻及2/6~3/6级收缩期喷射性杂音及二尖瓣反流的柔和全收缩期杂音。

(3)心电图:75%~90%的患儿存在心电图异常,常见异常包括左心室肥厚、ST-T改变、左心室前导联 Q 波异常加深(因室间隔肥厚)伴 R 波减弱或消失。偶见 I 度房室传导阻滞。

(4)胸部 X 线:早期可无异常;后期可见肺淤血、左心室增大。

(5)超声心电图:可提供重要的诊断依据。儿童 HCM 超声诊断目前尚无明确标准,多参照成人标准。正常室间隔厚度,婴儿≤4mm,学龄儿童≤5mm,年长儿≤8mm,左心室后壁与室间隔厚度大致相等。在 HCM 患儿中,二维超声可显示室间隔和心室壁增厚,如向心性肥厚、节段性肥厚及非对称性室间隔肥厚(室间隔与左心室后壁厚度比值>1.3);多普勒提示收缩功能正常或略增强,舒张功能不全,伴 E 峰速度减慢、减速时间增加、二尖瓣 E/A 比值降低(常低于 0.8);如 M 型超声显示典型的二尖瓣前叶朝向肥厚间隔的收缩期前向运动(SAM),多普勒测左心室流出道压差>30mmHg 提示为梗阻性 HCM。

(6)心脏磁共振(MRI):可精确定位心肌肥厚的分布与类型,观察到超声心电图无法看到的非对称性左心室肥厚(如心尖型 HCM)。

(7)肌节蛋白基因检测:有条件者可对 HCM 患儿及家系进行 MYH7、MYBP3、TNNI2、TNNI3 等肌节蛋白基因检测,对 HCM 的诊断、预后判断及治疗有重要影响。先证者致病基因突变的发现将为其家族成员是否存在致病基因突变的诊断提供依据。基因检测阴性的家族成员可以排除该病,免于长期的临床评估和随访观察,特别是儿童;基因检测阳性可以发现早期无症状的家族成员,有利于预后判断和早期干预。

3.鉴别诊断

(1)左心室流出道梗阻性先天性心脏病(如主动脉瓣狭窄或主动脉缩窄):根据四肢血压异常、超声心动图检查特征可鉴别。

(2)糖原累积病 II 型:该病是由于溶酶体的酸性-α-葡萄糖苷酶(GAA)缺陷导致糖原分解障碍并过度贮积在肌肉等组织造成心肌、肝脏、骨骼肌等多组织损伤,除心肌肥厚外,还可出现肌无力、肝大、肌酸激酶水平升高、低血糖等表现,血 GAA 酶活性测定及基因检测可确诊。

4.治疗

治疗目标是降低心室收缩力,增加左心室流出道内径和心室容积,提高心室顺应性,改善舒张功能,预防猝死。猝死的危险因素包括:有心跳停止的病史、非持续性室性心动过速、有猝死家族史、晕厥、运动时有低血压和极度的左心室肥厚、肌钙蛋白 T 基因突变。

(1)一般治疗:确诊 HCM 后,应适度限制体力活动,无论有无症状及接受何种治疗,均应禁止体育活动及参加竞技性体育活动。

(2)无症状者:随访为主,无须治疗。

(3)存在左室流出道梗阻、有症状者的药物治疗:β-受体阻滞剂(如普萘洛尔、美托洛尔)和非二氢吡啶类钙拮抗剂(如地尔硫䓬)因能降低过度的收缩功能、改善舒张功能,是常见的一线药物。β-受体阻滞剂对于存在流出道压差的患者是首选药物,可减少心绞痛发生率,同时具有抗心律失常作用。普萘洛尔开始剂量 0.2~0.5mg/(kg·d),分 2~3 次口服,3~5 天增加一次剂量,4 周左右达最大耐受量 2~3mg/(kg·d)。有心室流出道梗阻患者用维拉帕米要谨慎,维拉帕米可能导致周围血管扩张及严重血流动力学合并症。扩血管药物硝苯地平、硝酸甘油、血管紧张素转换酶抑制剂及血管紧张素受体阻滞剂也可增加流出道梗阻而不宜用于心室流出道梗阻患者。一般情况下,洋地黄类药物和利尿剂应禁忌使用。其他正性肌力药和血管扩张药物也尽量避免使用。

（4）抗心律失常：出现室性期前收缩、室性心动过速、阵发性室上性心动过速、心房颤动等快速性心律失常可采用普萘洛尔、胺碘酮、普罗帕酮等抗心律失常药物。合并心房颤动者，建议服用抗凝剂（华法林）和（或）抗血小板药物（阿司匹林、双嘧达莫）。

（5）药物治疗效果不佳的梗阻型患儿：对药物治疗后静息状态下连续多普勒测压差仍＞6.7kPa（50mmHg），可外科手术切除左室流出道和室间隔肥厚的肌层或选择采用经皮介入室间隔乙醇消融术。

（6）植入埋藏式心脏复律除颤仪（ICD）：对存在猝死高危因素的，应考虑植入ICD，这是目前认为唯一能减少心脏猝死的有效措施。双腔起搏器DDD通过控制心室收缩顺序，减低左室流出道压差而改善症状，可作为手术治疗的替代选择。

（7）对药物治疗无效、合并收缩功能障碍的心力衰竭，最终需心脏移植。

（三）限制型心肌病

1.概述

1995年，世界卫生组织和国际心脏病学会（WHO/ISFC）将RCM定义为以心室充盈受限、单侧或双侧心室舒张容量减少、收缩功能和室壁厚度正常或接近正常、伴增生性间质纤维化为特征的一类心肌病。2006年，美国心脏病学会（AHA）重新审视了心肌病的概念和分类，对既往观点做了众多修正，但唯独对上述RCM定义完全保留，提示10年间对RCM的认识并无实质性改变。AHA把是否遗传作为心肌病分类依据，将RCM列为原发性心肌病的混合性（遗传性/非遗传性）类别，提示RCM病因的复杂性。2008年，欧洲心脏病协会在心肌病分类中取消了原发性与继发性，首先依据心脏解剖将RCM与DCM、HCM等并列为5大心肌病类型之一，使人对其解剖特点一目了然。RCM可分为原发性和继发性。原发性是指病变局限于心肌；继发性是指继发于其他疾病。继发性RCM有心内膜纤维化（如Davis病、Loeffler综合征），血色病（体内铁含量过多），淀粉样变性，Gaucher病（部分患儿），草酸盐沉积病（部分患儿），治疗肿瘤药物毒性反应，转移肿瘤，放射病，白消安、汞制剂、麦角胺等药物毒性反应，硬皮症等。

2.流行病学

RCM是一类较少见的心肌疾病，约占原发性心肌病的5％，儿童期极少发病。2003年，澳大利亚发表的一项国家儿童心肌病回顾性研究表明，1987—1996年共有314例新发儿童原发性心肌病，其中确诊为RCM者仅8例（2.5％），年发病率为0.03/10万。同年美国也发表了一项儿童心肌病的流行病学调查报道，1996—1999年2个地区共登记新确诊儿童心肌病467例，其中RCM及其他（非扩张型心肌病、非肥厚型心肌病）15例（3％），年发病率为0.04/10万，与澳大利亚统计极为接近。近年来随着心脏检查技术的发展和应用，各地散发病例和儿童病例的报道，日渐增多。据最早报道小儿RCM 11例，6岁以下发病者9例，其中3岁以内者4例。据报道某院接诊6例，年龄均在2～12岁。

3.病因与发病机制

RCM病因迄今未明，可能与下列因素相关。

（1）遗传因素：有数据表明，约30％病例有家族发病倾向，提示遗传因素参与RCM的发病。家族性 RCM 与常染色体显性遗传有关。现已发现编码结蛋白的 DES 基因突变和编码肌钙蛋白 I 的 TNNI3 基因突变均可引致 RCM,前者还会同时引起心肌肥厚与限制性生理改变。美国的一项儿童心肌病流行病学调查表明,截至 2006 年 9 月共发现确诊的 RCM 患儿139 例,其中 37 例(27%)被认为具有限制-肥厚型表型。

(2)特发性:很多患者找不到任何原因,被称为特发性 RCM。

RCM 的病因分布似乎与年龄和地域有一定关系。成年人 RCM 中,特发性约占 35%,淀粉样变性约占 32%,心内膜心肌纤维化约占 30%;而在小儿,据 Denfield 报道,12 例儿童RCM 中有肥厚型心肌病 3 例,心肌肥厚伴限制性生理 3 例,特发性与家族性者各 2 例,嗜酸细胞增多性与感染性者各 1 例。

4.病理改变

(1)病理组织学改变

①肉眼观察:RCM 心脏多数正常或轻度增大,心室内膜被一层弥漫增厚的纤维组织所覆盖(最厚时可达正常人的 10 倍),从流入道到心尖部广泛延伸,几乎充满了整个心室腔,甚至累及房室瓣、乳头肌和腱索,致使心室腔变小,严重者几近闭塞。心室受累可为单侧,而多数病例(50%以上)左右心室均被波及。心房一般都明显增大。患者常伴附壁血栓。

②组织学改变:分为浸润性病变与非浸润性病变两大类。浸润性病变常为全身疾病造成的心肌局部组织学改变,见于淀粉样变性的心肌间质淀粉样物质堆积、类肉瘤的心肌内肉瘤样物质浸润、血色病的心肌内含铁血黄素沉积、糖原贮积症的心肌内糖原颗粒过度积聚等。非浸润性病变包括 Loffler 心内膜炎与心肌心内膜纤维化 2 种。Loffler 心内膜炎早期心内膜有大量嗜酸细胞炎性浸润,心肌细胞溶解、变性或空泡样改变,晚期则表现心内膜胶原纤维增生。特发性 RCM 的典型改变是心肌心内膜的间质纤维化,伴有代偿性心肌细胞肥大、变性或坏死,没有异常物质浸润性心肌疾病表现,亦少有心肌纤维排列紊乱。Hirota 对日本 23 例特发性 RCM 进行心肌组织学检查发现,22 例存在间质纤维化,13 例有心内膜增厚,10 例肌原纤维肥厚,4 例心肌纤维排列紊乱。通过对中国 25 例临床诊断为 RCM 的患者进行心内膜心肌活检显示,16 例淀粉样物质沉积,2 例嗜酸细胞浸润并心肌坏死变性,另有 7 例显示心肌病变,但无特异性病理形态改变。

(2)病理生理改变:由于心肌间质纤维化,RCM 的血流动力学特点表现为室壁僵硬,心室顺应性降低,舒张末压升高,肺循环和体循环淤血,房室瓣反流,心房扩大而心室腔缩小,最终造成心室舒张功能障碍,心室充盈不足,心排血量减少,心功能降低。

5.临床表现

RCM 通常在青少年期发病,婴儿期发病者罕见。若在儿童期发病,则年龄越小,病情越重。患儿大多起病隐缓,临床所见随受累心室及病变程度有所不同。早期可无症状或仅有轻度头晕、乏力或活动后心悸。随病程发展,多数病例表现为右心病变,主要是静脉压升高,临床上酷似缩窄性心包炎,患儿可有呼吸困难,颈静脉怒张、肝大、腹水及下肢水肿;晚期出现舒张功能障碍表现,部分患儿可因低心排而发生晕厥、抽搐等心脑综合征症状。晕厥常是猝死的先兆,Sannon 等报道 5 例 RCM 猝死病例,其中 3 例有晕厥史。患者心率异常加快且伴心电图心肌缺血样改变,提示晕厥和猝死的危险性大为增加。

左心受累为主者,常有咳嗽、喘憋、胸痛,有时伴有肺动脉高压的表现,很像风湿性二尖瓣损害,严重者出现咳血性泡沫痰、端坐呼吸等左心衰竭症状。心脏检查可有心界扩大,心尖搏动减弱,心率加快,可出现奔马律,左房室瓣区闻及收缩期杂音或第3、第4心音。可有吸气期静脉压增高现象(Kussmaul 征)。少数病例可有栓塞表现。

6.辅助检查

(1)实验室检查:通常血清脑利钠肽(BNP)水平都升高。当有进行性心肌坏死时,CK-MB和心肌肌钙蛋白(TnI)也可升高。田庄所测 25 例 RCM 患者 BNP 均升高,平均 BNP 水平达 577pg/mL(正常范围0～100pg/mL);其中 7 例(14.8%)CK-MB 轻度增高,3 例 TnI 升高。

(2)胸部 X 线检查:早期心影轻至中度扩大。右心病变者多致心影呈球形或烧瓶状,右心房增大,肺血减少,偶见右心室内膜呈线形钙化阴影。左心病变者心影改变似风湿性二尖瓣病变,左心房增大明显,肺淤血或有不同程度肺动脉高压表现。双室病变为上述 X 线片的综合表现,常以右心室病变为主,两侧心房均增大但右心房大更明显,心脏搏动减弱,可有少量胸腔积液或心包积液。

(3)心电图:心电图最常见的是 P 波增高增宽,有切迹,显示左右心房均增大;可有右心室肥厚、右束支传导阻滞和左心室肥厚。有些病例表现心肌缺血如 ST-T 波改变及异常 Q 波。心律失常以窦性心动过速和心房扑动最为常见,其次为心房纤颤和房室传导阻滞,其他如房性心动过速、病态窦房结综合征以及预激综合征也有报道。北京儿童医院报道的 11 例患儿中,频发房性期前收缩 1 例,心房扑动、心房颤动各 1 例。某医院报道的 6 例中,一度房室传导阻滞 1 例,心房颤动 2 例。

(4)多普勒超声心动图:超声心动图检查对诊断很有帮助。可见心内膜超声反射增强增厚,左心室壁增厚,心室腔狭小而左、右心房明显扩大,心尖可呈闭塞状。房室瓣、腱索、乳头肌及心尖部心内膜增厚,常有三尖瓣及二尖瓣关闭不全。多数病例有少至中量心包积液,少数可有附壁血栓。

多普勒超声显示房室瓣舒张早期充盈速度增加,而心房充盈速度降低,表现为二尖瓣和三尖瓣均有 E 峰减速时间缩短,A 峰明显升高,E/A 比值减小,吸气时肝静脉舒张期血流逆转增加,提示舒张功能降低。病程晚期心室收缩功能亦降低,表现为心室射血前期(PEP)/射血期(VET)比值增大,心搏指数(SI)和心脏指数(CI)下降。

多普勒心肌显像显示二尖瓣运动速度包括收缩期运动速度、舒张早期运动速度和舒张晚期运动速度均下降,尤其是舒张早期二尖瓣运动速度下降明显。Garcia 报道,舒张早期二尖瓣运动速度正常对照组为(14.5±4.7)cm/s,RCM 组仅(5.1±1.4)cm/s,两者差异显著。研究发现,RCM 组二尖瓣舒张早期运动速度(2.90cm±1.15cm/s)仅为正常对照组(12.97cm±0.90cm/s)的 1/4。

(5)心导管与心血管造影:心导管检查的特点是呈现心室舒张末压升高的"平方根"样心室压力曲线,即舒张期一开始心室压力快速而陡峭地下降,但因心室充盈受限,故在舒张早期又快速回升至平台状。通过对 16 例患者进行右心漂浮导管检查,其中 9 例(56.25%)出现典型的"平方根"样右心室压力曲线。右心室平台舒张压与右心室收缩压间的差值减小,两者之比往往<1∶3,致使心排血量减低。受心室压力改变的影响,腔静脉、心房、肺动脉压力以及肺动

脉阻力均可升高,通常肺动脉收缩压均在 50mmHg 以上。

心血管造影显示心室流入道和心尖部心腔狭小甚至闭塞,流出道反而扩张,心房扩大,可见房室瓣反流。右心病变者示右室心尖闭塞,右流入道收缩变形,三尖瓣关闭不全,右心房显著扩大;左心病变者示左心室轻度增大或不大,但有变形,二尖瓣关闭不全,左心房中度扩大。

7.诊断

小儿 RCM 临床表现多样,诊断较为困难,应根据病史、体征和辅助检查等综合分析才能提高临床检出率。确定诊断须考虑以下特点:①无相关感染病史;②临床表现为缓慢发生的右心衰竭征象,如颈静脉怒张、肝大、腹水、下肢水肿等;③心脏检查常可触及心尖搏动,有奔马律、房室瓣关闭不全杂音;④胸部 X 线、CT 和 MRI 检查无心包钙化或增厚;⑤心电图 P 波增高增宽及 ST-T 改变,常有房室传导阻滞或束支传导阻滞;⑥超声心动图示双侧心房扩大,心尖部心室腔闭塞,心室壁增厚;⑦心导管检查呈现心房、心室压力均升高,并呈现心室舒张末压升高的"平方根"样压力曲线;⑧心内膜心肌活检有助于确定诊断。

8.鉴别诊断

RCM 首先要区别为原发性和继发性。因此,对 RCM 首先要仔细检查是否有继发性 RCM 的原发病。原发性 RCM 主要应与缩窄性心包炎(CPC)相鉴别。CPC 是指心包炎症后心包增厚、粘连或瘢痕形成,以致心脏受压、回心血量减少、舒张期充盈受限而引起心排血量降低和静脉压升高的心血管疾病。其临床表现和血流动力学改变与 RCM 极为相似,但 CPC 可通过切除增厚的心包而有效治疗,手术简单、预后较好,因此鉴别诊断十分重要。

CPC 血流动力学特点主要有 3 个:①心腔压力不再受呼吸时胸腔压力变化的影响;②左、右心室间的相互依赖性增加;③心室舒张充盈障碍伴继发性心率加快。CPC 临床特点除具备低心排血量和右心衰竭症状外,还常有金黄色葡萄球菌或结核感染史,极少有心脏杂音,心尖搏动常消失。X 线检查心影增大不明显,心外缘僵直,包壳状,常见心包钙化阴影。心电图以低电压及 T 波改变为主,无 P 波高大增宽改变。最具鉴别诊断意义的是多普勒超声心动图,CPC 显示心包增厚,可有钙化,心室腔大小正常,不会出现心房异常增大和心内膜、心瓣膜的异常改变;多普勒超声 CPC 时显示二尖瓣血流 E 峰与 A 峰流速均下降,但 A/E 比值较正常无改变(RCM 的 A/E 比值明显增大),二尖瓣 E 峰速度随呼气变化>25%(RCM<10%),Rajagopalan 在经证实的 19 例 CPC 和 11 例 RCM 的对比研究中发现,以二尖瓣 E 峰流速随呼气变化≥10%诊断 CPC,其敏感性为 84%,特异性达 91%。彩色多普勒心肌显像对 CPC 和 RCM 的鉴别诊断也很有价值,根据学者的研究,二尖瓣舒张早期运动速度在 CPC 组与正常对照组无差异(11.78±1.35cm/s,12.97±0.90cm/s),而在 RCM 组则显著下降(2.90±1.15cm/s),CPC 几乎是 RCM 的 4 倍,这是由于 CPC 病变在心包,心肌本身没有病变或病变轻微,因此,二尖瓣舒张期运动速度不会像 RCM-样受影响。我们建议以二尖瓣舒张期运动速度≥10cm/s 为 CPC 和 RCM 的鉴别点;Rajagopalan 则建议以≥8cm/s 鉴别 CPC 和 RCM,经验证其敏感性为 89%,特异性达 100%,心导管检查虽然 CPC 与 RCM 均有心室舒张压升高,但 CPC 有以下 3 点不同:①两侧心室的舒张压几乎相等,一般相差不超过 5mmHg;②肺动脉收缩压较低;③右心室平台舒张压与右心室收缩压峰值之比往往>1:3。CPC 心血管造影及核素造影无异常。上述种种均有助于 RCM 与 CPC 的临床鉴别。

9.治疗

(1)内科治疗:目前对 RCM 尚缺乏经得起验证的有效内科治疗,临床主要采用利尿药、血管扩张药、钙拮抗药及营养心肌等综合疗法。因心内膜增厚并纤维化,心腔几近闭塞,心脏舒张功能障碍,故洋地黄类强心药物作用不大;若伴有心房颤动等快速心律失常时,可试用毛花苷 C 或地高辛治疗。利尿药须谨慎应用,因过分降低心脏前负荷有可能进一步降低心排血量;但小剂量使用可能有助于减轻肺淤血和右侧心力衰竭症状。当有腹水或水肿时,最好选用抗醛固酮类利尿药,并限制钠水摄入,谨防电解质紊乱。应用血管紧张素转化酶抑制药(ACEI)也应倍加小心,因为 RCM 患者几乎没有增加心搏的能力,急性血管扩张极有可能导致低心排和低血压。β 受体阻滞药的作用尚不明确。当患儿心率很快、心电图有心肌缺血样改变时,有学者主张应用 β 受体阻滞药以期减慢心率、防止晕厥或猝死;但也有学者认为心率加快是患儿对相对固定的低心排血量的唯一代偿,不宜过分干预,而且适合每名患儿的最佳心率也难以确定。对嗜酸性粒细胞增多者,可试用肾上腺皮质激素和免疫抑制药,一般用泼尼松 $1\sim1.5mg/(kg \cdot d)$,分 $2\sim3$ 次口服。如发生血栓栓塞,应给予抗血小板或抗凝治疗。

(2)置入起搏器:对于有明显心脏缺血和(或)晕厥的 RCM 患者,可考虑置入埋藏式心脏复律除颤器(ICD)。ICD 具有电击除颤、抗心动过速起搏和抗心动过缓起搏等多种功能,因此尽管尚未获循证医学的证明,但置入 ICD 肯定有利于猝死高危病例。

(3)外科手术:晚期出现心内膜心肌纤维化时,内科治疗常难奏效,可试行外科姑息疗法,如心内膜剥离术,若有瓣膜病变也可同时做二尖瓣或三尖瓣置换术。1971 年,Dubost 报道 20 例手术治疗者,因手术而死亡 3 例,随访死亡 4 例,7 例需安装永久性心脏起搏器,存活者未见疾病复发。以后陆续有手术剥离心内膜的报道,对改善症状有一定效果。对已有心源性肝硬化者,不宜手术治疗。

心脏移植是目前公认的 RCM 根治疗法。随着医学科技的发展和对移植后排斥反应的控制,心脏移植术的成功率已大大提高。据 2007 年国际心肺移植协会统计,小儿心肌病心脏移植术后的 5 年存活率已达 80%。如此乐观的结局远远超出 RCM 的自然病史,以至于许多研究组织建议患儿一旦确定该病诊断,不管是否出现症状,都应采取心脏移植治疗。目前学术界一致的意见是,假如肺血管阻力进行性增高,即应考虑尽早移植手术,术后肺血管阻力通常都会降为正常。

(四)致心律失常性右心室心肌病

1.概述

致心律失常性右室心肌病(ARVC)又称致心律失常性右心室发育不全(ARVD)、右心室扩张性心肌病、右心室壁瘤、羊皮纸样心脏、右心室心肌病。ARVC 是一种遗传性心肌疾病,其病理学特点是正常心肌组织逐渐被脂肪组织和纤维组织所代替。临床表现有心律失常、心力衰竭、发作性晕厥或猝死。1995 年 WHO/ISFC 心肌病分类中将本症列为原发性心肌病中单独的一个类型。2007 年 Colan 以及 2007 年、2008 年欧洲心脏病协会(ESC)心肌病分类中继续将本症列为心肌病单独一个类型。2006 年 AHA 心肌病分类中将本症列为原发性心肌病中遗传性的一个类型。本症较为少见。

2.病因

ARVC 的病因至今仍不很清楚,但有家族史的占 50%以上,为不完全外显常染色体显性遗传,亦有少数报告为常染色体隐性遗传。迄今已发现多个连锁位点,共分 12 个亚型,已发现相对明确的致病基因有 8 个。这些基因包括桥粒蛋白的 plakophilin22(PKP22)、desmoplakin(DSP)、plakoglobin(盘状球蛋白,JUP)、desmoglein22(桥粒核心糖蛋白 22,DSG22)以及 desmocollin22(桥粒糖蛋白 22,DSC22),以及 3 个非桥粒基因:转化生长因子-β23 基因(TCFβ23),心脏 ryanodine 受体基因(RyR2)和跨膜蛋白 43(TMEM43)。现认为 ARVD/C 是一种桥粒病,桥粒功能异常是致病的最后通路,非桥粒基因可能通过影响桥粒发挥作用。

2008 年 Elliott 总结家族性 ARVC 与下述心肌蛋白突变有关:①嵌入盘蛋白突变:斑珠蛋白、桥粘斑蛋白、粘斑蛋白 2、桥粒核心糖蛋白 2、桥粒糖蛋白 2;②心肌 ryanodine 受体(RyR2);③转化生长因子 β3(TGFβ3)。

非家族性 ARVC 与心肌炎有关。1989 年 Ohen 报告本症 12 岁以下 44 例患儿心肌活检,发现有心肌炎的改变。1991 年 Thiene 提出由于 25%的本症患者心肌有炎细胞浸润,可能与感染或基因决定的免疫异常有关。

3.病理

主要累及右心室,少数病例可累及左心房、左心室、室间隔。右心室明显扩大,常有一处或多处呈椭圆形或圆形顶状扩张,类似室壁瘤,有些病例右心室壁大部分呈肌小梁变薄心内膜贴近心外膜,羊皮纸样变薄,心外膜下有丰富的脂肪组织,心肌纤维明显减少。主要累及右心室漏斗部、心尖部及下隔壁的"发育不良三角"。1988 年 Thienne 报告 12 例 13~30 岁本症患儿解剖,右室壁厚 2~5mm,重量为 270~420g,均在正常范围内或略有增加,部分病例有灶性变性、坏死、重者可有大面积坏死,心外膜下层纤维化,通常同时累及心内膜下心肌,心脏病理组织学改变主要是右室肌肉部分或全部缺如,由脂肪或纤维脂肪组织代替。部分病例变性、坏死心肌周围有组织细胞、淋巴细胞及单核细胞浸润、收缩带坏死。左心室心肌也可见钙化的炎性细胞浸润及斑点状心内膜下纤维化。

4.临床表现

本病发病率报道不一,估计约占人群的 6/10000。年轻人猝死病例中 20%由该病所致。男女之比为 2~3:1。本症发病年龄可为婴幼儿或年长儿,但以青少年占多数。

本症临床表现轻重悬殊,其表现与病变范围、部位及发病年龄有关,本症有四类症状:①心脏无明显扩大,在手术或病理解剖时发现;②心脏增大,但无任何症状;③右心心力衰竭,出现心慌气短、肝大、水肿,多见于年幼儿童;④急性心律失常。Thienne 报告 12 例病理解剖证实的猝死病例 5 例无任何症状、7 例有心悸(其中 3 例曾有晕厥)。此 12 例猝死 2 例在休息时死亡,2 例在跳舞时猝死,1 例在工作时猝死,7 例在体育运动时猝死。本症查体可无异常体征,亦可有心脏扩大和心律不齐或出现右心衰竭体征如肝大、水肿等。

5.辅助检查

(1)心电图:心电图可无异常表现,但亦可有多种异常表现,主要有以下几种异常表现:①有胸前导联 $V_{1\sim6}$ T 波倒置、右胸前导联可见 Epsilon 波(QRS 波终末与 ST 段交界处出现的多个低振幅尖波),但在婴幼儿正常小儿心电图 $V_{1\sim4}$ 亦可倒置;②常有左束支阻滞型室性早搏和心动过速;③右束支阻滞、右心房、右心室肥厚、电轴右偏;④房室传导阻滞、左前分支阻滞、预激综合征和室上性心律失常等;⑤心内膜或心外膜标测,在右心室局部运动障碍处可见与心电图多形性尖波相应的延迟电位。1988年Thienne报告猝死的12例患儿7例心电图正常,1例为$V_{1\sim3}$T波倒置并室速,1例为$V_{1\sim4}$T波倒置并室速,1例为$V_{1\sim2}$T波倒置并室速,1例为$V_{1\sim3}$、Ⅱ、Ⅲ、aVFT波倒置并室速、室性早搏,1例为$V_{1\sim6}$T波倒置并多源性室性早搏。

(2)超声心动图:右心室内径明显扩大,室间隔和右室壁运动异常,游离壁运动减弱,无运动或室壁瘤样突出。部分病例左室壁运动也有异常,左室很少受累。多普勒超声心动图可发现肺动脉峰值流速减慢,并有三尖瓣中度以上反流。

(3)MRI:能显示节段性右室壁运动异常,右室肌小梁排列紊乱等形态学异常。2003年O'Donnell等报道了MRI在ARVC患者中发现结构异常的阳性率高于联合应用超声心动图和右室造影。

(4)核素检查:心室腔扩大,右心室收缩普遍降低。右心室、心尖、漏斗部前壁及隔面局部运动减弱,收缩期矛盾运动,憩室状或瘤样膨出,右心室静息及运动时射血分数均降低。

(5)心导管及心血管造影:右心室造影显示右心室显著扩大并压迫右心房及左心室、右心室收缩不良。常有三尖瓣闭锁不全。右心室舒张末压升高。

6.诊断与鉴别诊断

肯定诊断依靠病理解剖、心脏手术或心内膜心肌活检。但心内膜心肌活检假阴性较多,而病理解剖与心脏手术极大部分病例又做不到。因此诊断主要依靠临床表现、心电图与超声心动图改变综合。但这些改变也见于其他心脏疾病,因此必须排除其他心脏疾病。

1994年,欧洲心脏病学会及心肌与心包疾病学组和国际心肌病学会对本诊断进行了对照、制定出一个诊断标准(表3-7-1)。

表3-7-1 ARVC诊断标准

1.整体或局部功能障碍和结构改变
  主要标准
    右心室严重扩张或射血分数减低,无或轻度左心室受累
    局部右心室室壁瘤(伴舒张期膨出的无运动或运动减低区)
  次要标准
    整个右心室的轻度扩张或射血分数减低,左心室正常
    右心室轻度节段性扩张
    右心室局部运动减低
2.室壁组织学特征
  主要标准
    心内膜活检心肌被纤维脂肪替代
3.心电图复极异常
  次要标准
    年龄>12岁,右胸前导联(V_2和V_3)T波倒置而无右束支阻滞
4.心电图除极/传导异常
  主要标准
    Epsilon波或右胸前导联($V_1\sim V_3$)QRS复合波增宽(>110ms)

次要标准

信号平均心电图上晚电位阳性

5.心律失常

次要标准

在 ECG 或 Holter 监测或运动试验中证实的持续性或非持续性左束支阻滞型室性心动过速

频发室性期前收缩(Holter 监测中＞1000/24h)

6.家族史

主要标准

家族成员尸检或手术中证实的 ARVC 患者

次要标准

家族成员中 35 岁以前猝死,病因疑及本病(符合本标准的做出临床诊断)

诊断标准定为 2 项主要指标或 1 项主要指标和 2 项次要指标或 4 项次要指标。
该标准诊断特异度较高,但不易发现早期患者,敏感度不高。2006 年又有了修改的诊断标准
(表 3-7-2)。

表 3-7-2　修改后的 ARVD/C 的诊断标准

临床表现

主要指标

单型性 LBBB2 型室性心动过速

次要指标

频繁室性期前收缩

心动过速(或传导阻滞)导致的晕厥

室上性心律失常

多形性室性心动过速

RV 形态学

主要指标

"发育不良三角"囊性或瘤样改变和肌小梁排列紊乱

次要指标

RV 非特异性扩张和(或)EF 降低

ECG

主要指标

标准电压或增高电压记录到 Epsilon 电位

右胸导联 QRS 延长:QRS 时程($V_1 + V_2 + V_3$)/($V_4 + V_5 + V_6$)≥1.2ms

右胸导联 S 波升支≥55ms

次要指标

$V_1 \sim V_3$ T 波倒置

$V_1 \sim V_3$ ST 段自发性抬高,不同于 Brugada 综合征穹隆样改变家族史

主要指标

尸检或心内膜活检证实家族中有 ARVD/C 患者

次要指标

　　临床检查发现家族中有 ARVD/C 患者

　　家族中有不明原因的＜35 岁的死亡病例

心内膜活检

　主要指标

　　心肌萎缩,残留心肌细胞＜45％,由纤维脂肪取代

　次要指标

　　残留心肌细胞为 45％～70％纤维脂肪取代心肌细胞

诊断标准为 2 项主要指标或 1 项主要指标和 2 项次要指标或 4 项次要指标。

7.治疗

本症治疗主要针对心力衰竭及心律失常。在心力衰竭治疗方面与一般心力衰竭治疗基本相同。可应用强心、利尿和血管紧张素转换酶抑制如地高辛、呋塞米、卡托普利。洋地黄制剂可按常规剂量的 2/3 应用,以免中毒。室性心律失常可用普萘洛尔、索他洛尔、普鲁帕酮、胺碘酮等抗心律失常药。药物治疗无效时可用电生理检查确定起搏部位,用射频消融或手术治疗。植入埋藏式心律转复除颤器(ICD)是 ARVC 患者预防猝死最有效的方法。对于致命性心律失常患者,ICD 应作为首选治疗。当患者进入终末期心力衰竭时,可考虑心脏移植手术。2010年广东省心血管研究所报道 14 例 ARVC 用抗心律失常药物治疗,5 例症状及心律失常消失;4例缓解;2 例行射频消融治疗,1 例复发后再次射频消融治疗;随诊 3 个月,未见心律失常。心功能不全者经药物治疗病情改善。

二、继发性心肌病

(一)心肌炎

心肌炎是心肌中有局限性或弥漫性的炎症病变,由于心肌病变范围大小、病变程度不同,轻者可无临床症状,严重可发生猝死。临床可呈暴发性、急性和慢性过程。诊断及时并经适当治疗者,大多数患儿预后良好,可痊愈。少数患儿迁延不愈者可能发展成扩张性心肌病。

1.病因

引起心肌炎的原因很多,主要可分为感染性和非感染性两大类(表 3-7-3),其中病毒感染是最常见的病因。虽然病毒感染可致严重人类疾病,但大多数病毒感染通常没有症状或缺乏特异性症状,以致临床常常延误了对该类心脏疾病的诊断。

表 3-7-3 心肌炎的病因

感染性	病毒	柯萨奇病毒、埃可病毒、人类免疫缺陷病毒、EB 病毒、流感病毒、巨细胞病毒、腺病毒、肝炎病毒(A 和 B)、腮腺炎病毒、牛痘病毒、水痘-带状疱疹病毒、虫媒病毒、微小病毒 B19
	细菌、衣原体、支原体	链球菌、金黄色葡萄球菌、肺炎嗜血杆菌、沙门菌、淋病奈瑟球菌、钩端螺旋体、布鲁杆菌、结核分枝杆菌、放线菌、衣原体、肺炎支原体、立克次体

	真菌	酵母菌、曲霉菌、组织胞质菌、球孢子菌
	寄生虫	锥虫、弓形体、日本血吸虫、旋毛虫
非感染性	药物所致 高敏反应	抗生素：青霉素、氯霉素、两性霉素 B、四环素、链霉素
		抗结核药物：异烟肼、对氨基水杨酸
		抗痉挛药物：苯巴比妥钠、卡马西平
	不引起高敏 反应的药物	可待因、环磷酰胺、锂剂

可引起病毒性心肌炎的病毒很多，据报道约有 20 多种病毒。肠道柯萨奇病毒 B 组最易引起病毒性心肌炎。近年来，腺病毒发病已接近柯萨奇病毒。此外，还有埃可病毒、微小病毒、巨细胞病毒、EB 病毒、水痘病毒、腮腺炎病毒等。

2.诊断

小儿病毒性心肌炎诊断标准：

(1)临床诊断依据

①心功能不全、心源性休克和心脑综合征。

②心脏扩大(X 线、超声心动图检查具有表现之一)。

③心电图改变以 R 波为主的两个或两个以上的主要导联(Ⅰ、Ⅱ、aVF、V_5)的 ST-T 改变持续 4 天以上动态变化，窦房传导阻滞，房室传导阻滞，完全性右束支传导阻滞，联律、多形、多源、成对或并行性期前收缩，非房室结及房室折返引起的异位性心动过速，低电压(新生儿除外)及异常 Q 波。

④CK-MB 升高或心肌肌钙蛋白(cTnI 或 cTnT)阳性。

(2)病原学诊断依据

①确诊指标：患儿心内膜、心肌、心包(活检、病理)或心包穿刺液检查，发现以下之一者可确诊心肌炎由病毒引起：a.分离到病毒；b.病毒核酸探针查到病毒核酸；c.特异性病毒抗体阳性。

②参考依据：有以下之一者结合临床表现可考虑心肌炎系病毒引起：a.自患儿粪便、咽拭子或血液中分离到病毒，且恢复期血清同型抗体滴度较第一份血清高或降低 4 倍以上；b.病程早期患儿血中特异性 IgM 抗体阳性；c.病毒核酸探针自患儿血中查到病毒核酸。

(3)确诊依据

①具备临床依据 2 项，可临床诊断为心肌炎。发病同时或发病前 1～3 周有病毒感染的证据支持诊断。

②同时具备病原学依据之一，可确诊为病毒性心肌炎，具备病原学参考依据之一，可诊断为病毒性心肌炎。

③凡不具备确诊依据，应给予必要的治疗或随访，依据病情变化，确诊或排除心肌炎。

④应排除风湿性心肌炎、中毒性心肌炎、先天性心脏病、自身免疫性疾病以及代谢性疾病

的心肌损害、甲状腺功能亢进症、原发性心肌病、原发性心内膜纤维增生症、先天性房室传导、心脏自主神经功能异、β受体功能亢进及药物引起的心电图改变。

（4）分期

①急性期：新发病，症状及检查阳性发现明显且多变，一般病程在6个月以内。

②迁延期：临床症状反复出现，客观检查指标迁延不愈或病程多在6个月以上。

③慢性期：进行性心脏增大，反复心力衰竭或心律失常，病情时轻时重，病程在1年以上。

3.鉴别诊断

病毒性心肌炎主要应与以下疾病鉴别：

（1）风湿性心肌炎：多见于5岁以上学龄前和学龄期儿童，有前驱感染史，除心肌损害外，病变常累及心包和心内膜，临床有发热、大关节肿痛、环形红斑和皮下小结，体检心脏增大，窦性心动过速，心前区可听到收缩期反流性杂音，偶可听到心包摩擦音。抗链球菌"O"增高，咽拭子培养A族链球菌生长，血沉增快，心电图常出现Ⅰ度房室传导阻滞。

（2）先天性房室传导阻滞：患儿出生后即有心率缓慢，心电图多为Ⅲ度房室传导阻滞，QRS波，房室传导阻滞无动态性变化。病史中可有晕厥和阿斯发作，但多数患儿耐受性好，一般无胸闷、心悸、面色苍白等。

（3）β受体功能亢进症：多见于6～14岁学龄儿童，疾病的发作和加重常与情绪变化（如生气）和精神紧张有关，症状多样性，但都类似于交感神经兴奋增高的表现。查体心音增强、心电图T波低平倒置和ST改变，普萘洛尔实验阳性，多巴酚丁胺负荷超声心动图试验心脏β受体功能亢进。

（4）儿童风湿性疾病并心肌病变：多见于全身型幼年型类风湿性关节炎和红斑狼疮。全身型幼年型类风湿关节炎主要临床特点为发热、关节痛、淋巴结和肝脾大、充血性皮疹、血沉增快、C-反应蛋白增高、白细胞增多、贫血及相关脏器的损害。累及心脏可有心肌酶增高，心电图异常。对抗生素治疗无效而对激素和阿司匹林等药物治疗敏感有效。红斑狼疮多见于学龄女童，可有发热，皮疹，血白细胞、红细胞和血小板减低，抗核抗体、Smith抗体、双链DNA抗体阳性。

4.治疗

（1）减轻心脏负担：急性期应卧床休息，限制体力活动。动物实验证明，运动可加重心肌细胞的损害。心肌炎恢复期也应避免剧烈活动，一般要休息6个月。

（2）控制心力衰竭：可应用速效利尿剂（呋塞米、依他尼酸）等。正性肌力药物洋地黄（地高辛）和血管活性药物（多巴酚丁胺和多巴胺）等。但应用洋地黄类药物时须慎重，因为心肌炎症可增加对洋地黄的敏感性，剂量不宜过大，以免正常剂量引起中毒反应，使用时应减量1/3～1/2。

（3）纠正心源性休克：常发生于急性暴发性心肌炎。积极大剂量激素（甲基泼尼松10mg/kg）、正性肌力药物和血管活性药物联合应用。维持血压，合理静脉补充血容量。

（4）大剂量丙种球蛋白：丙种球蛋白有多抗原特异性IgG抗体，具有抗病毒抗原和抗细菌抗原的双重功能，近几年已较广泛应用于临床重症病例。可缓解病毒对免疫的损伤，通过免疫调节作用，同时有增加心肌细胞收缩的功能。剂量为2g/kg，分2～3天静脉滴注。

（5）改善心肌营养：1.6-二磷酸糖可作为一种能量代谢物，有助于糖酵解活性，增加心肌细胞内磷酸肌酸及 ATP 含量，改善细胞代谢，促进损伤细胞恢复。常用剂量为 $100\sim250mg/kg$，静脉快速滴注，每疗程 $10\sim14$ 天。磷酸肌酸 $1\sim2g/d$ 静脉注射。辅酶 Q_{10}、天门冬氨酸钾亦可酌情使用。

（6）维生素 C：能降低氧自由基，减轻心肌病变，可口服、静脉滴注。对于并发心源性休克患儿可缓慢静脉推注。静脉使用剂量每天 $100\sim150mg/kg$（最大量不超过 $4g/d$）。

（7）肾上腺皮质激素：目前尚存在争议。多数文献报道急性病毒性心肌炎早期激素治疗没有明确的益处。使用激素的指征：①暴发性心肌炎表现为突然的心力衰竭和心源性休克。②严重的心律失常和Ⅲ度房室传导阻滞。③心肌活检证实为慢性自身免疫性心肌炎，病毒检测阴性。对于上述情况，激素可减轻心肌炎症、水肿和过敏反应，拯救患儿生命。

（8）抗病毒药物：其作用为抑制病毒蛋白质的合成，抑制及分离病毒的 RNA 和 DNA 的复制。常用药物：①干扰素：每天 100 万 U/次，肌内注射；②对巨细胞病毒可使用更昔洛韦 $5\sim10mg/(kg\cdot d)$，分 2 次，疗程 $5\sim7$ 天；③对腺病毒、柯萨奇病毒可使用利巴韦林 10mg/kg。

（9）调节免疫功能药物：胸腺素、转移因子和免疫核糖核酸等药物及中药黄芪、麦冬、人参等具有调节免疫功能，临床可根据病情需要选择使用。

（10）抗心律失常治疗：病毒性心肌炎心律失常以室性期前收缩多见，随着疾病的恢复和痊愈大多期前收缩可消失。期前收缩较多时（6 次/分钟），有自主症状或其他的心律失常，常选用疗效好和副作用小的抗心律失常药物。

（11）中医中药治疗：我国研究发现，大剂量黄芪（口服 30g/d）对心肌炎有良好疗效，亦可配合其他中药复方制剂以提高疗效。

（二）病毒性心肌炎

1.病史、症状和体征

（1）概述：病毒性心肌炎是一种危害儿童生命和健康的常见病，容易表现为呼吸道或胃肠道疾病的症状，常被医务人员忽视。临床表现多样，预后大多良好，少数患儿迁延不愈，可并发心力衰竭、心源性休克或严重心律失常。极少数患儿以暴发性心肌炎起病，暴发性心肌炎是指病毒性心肌炎患儿在发病 $1\sim2$ 天病情急剧进展恶化、出现心源性休克、急性充血性心力衰竭、严重心律失常、阿-斯综合征，预后严重，如不及时抢救，病死率高。病毒性心肌炎症状轻重悬殊，轻的可无任何症状，重者可发生心源性休克，甚至猝死。由于患儿年龄小，不能正确反映自己的症状，因此，询问病史和症状必须耐心、细致，以免遗漏。

（2）病史：多数患儿发病前 $1\sim3$ 周有呼吸道病毒感染所致的发热、咳嗽、咽痛、全身不适、倦怠、酸痛、头痛、头晕等所谓的"感冒"样症状或消化道病毒感染所致的恶心、呕吐、腹痛、腹泻等症状，也有部分患儿症状轻微而不被注意，仔细追问方能回忆起来。某些患儿也可在肝炎、腮腺炎、水痘等感染之后发病。但无前驱症状者不能除外有前驱病毒感染史。

（3）症状

①急性病毒性心肌炎

a.轻型：最常见，可无明显自觉症状，感冒时或感冒后偶然发现心律失常或一过性心电图有多个导联的 ST 段及 T 波改变，有症状者表现为疲乏无力、精神差、食欲缺乏等或有轻微的心悸、胸闷、憋气、气短。病情较轻,经过休息,综合治疗数月后多数可痊愈。

b.中型:较轻型者少,除有轻型心肌炎所表现的临床症状外,多有充血性心力衰竭。起病较急,疲劳无力较突出,头晕、心悸、胸闷及气短、多汗、面色苍白明显,年长儿可诉胸骨后痛,类似成年人的心肌梗死样疼痛,少数有腹痛、腹泻。患儿可有烦躁不安,有时呼吸急促,手足发凉,面色发绀。患儿如能得到及时诊断治疗,多数病例经过积极治疗后可痊愈,部分病例可迁延不愈转为慢性心肌炎或死于充血性心力衰竭。

c.重型:更少见,多呈暴发型,起病急骤,数小时至1～2天出现心功能不全的表现或很快发生心源性休克,患儿极度疲乏无力、头晕、腹痛、呕吐,年长儿诉心前区痛或压迫感,有的有烦躁不安、气喘、咳嗽或咳血性泡沫样痰,呼吸急促或端坐呼吸。2017年黄敏报道上海地区小儿暴发性心肌炎50例,有前驱症状49例,主要有发热31例,上呼吸道症状18例,消化道症状29例,胸闷20例,乏力16例,其他尚有抽搐、头晕、大汗、面色苍白、心悸、呻吟等。病情发展迅速,可在数小时至数日内死于急性心力衰竭,心源性休克或严重心律失常。经及时正确的综合治疗,多数预后良好,数日至数十日后痊愈,部分患儿治疗不及时可能危及生命或演变为慢性心肌炎或扩张型心肌病。

②慢性活动性心肌炎:进行性心脏增大或反复的心力衰竭,病程在1年以上。部分是急性心肌炎后经过多次反复而转为慢性心肌炎,部分隐匿起病,发现时已经呈慢性心肌炎。临床以慢性充血性心力衰竭为主,其表现类似扩张型心肌病。临床症状主要有明显乏力、多汗、心悸、胸闷、气短、头晕,可有心前区不适或心前区痛,有的出现晕厥。

③慢性迁延性心肌炎:部分患儿病程拖长1年以上,常在感冒后出现症状及体征反复或心电图改变或超声心动图或X线检查心脏长期不缩小或实验室检查心肌酶升高等有疾病活动表现,病情迁延不愈,但临床心功能尚正常。慢性心肌炎常因感冒或过度劳累导致病情反复或加重,致使心脏进行性增大,迁延数年,最后因心力衰竭难于控制或并发感染而死亡。有的可因严重心律失常经常发作而猝死,亦可因心室附壁血栓脱落发生栓塞或猝死。

(4)体征

①心脏扩大:轻者心脏不扩大,一般有暂时性扩大,不久即恢复。心脏扩大显著反映心肌炎广泛而严重。

②心率改变:心率增速与体温不相当或心率异常缓慢,均为心肌炎的可疑征象。

③心音改变:心尖区第1心音可减低或分裂,心音可呈胎心样,部分有奔马律,有心包炎者可闻及心包摩擦音。

④杂音:心尖区可能有收缩期吹风样杂音或舒张期杂音,前者为发热、贫血、心腔扩大所致,后者因左心室扩大造成的相对性二尖瓣狭窄,杂音响度都不超过Ⅲ级,心肌炎好转后即消失。

⑤心律失常:极常见,各种心律失常都可出现,以房性与室性期前收缩最常见,其次为房室传导阻滞,心房颤动、病态窦房结综合征均可出现。心律失常是造成猝死的原因之一。

⑥心力衰竭:重症弥漫性心肌炎患者可出现急性心力衰竭,属于心肌泵血功能衰竭,左、右心同时发生衰竭,引起心排血量过低,表现为皮肤发花、四肢湿冷、呼吸急促和发绀,心界明显扩大,肺部出现湿啰音,肝大,下肢凹陷性水肿。重症患者可突然发生心源性休克,脉搏细弱,

血压下降。

(5)新生儿心肌炎:为 VMC 的一个特殊类型,母亲患病毒感染尤其是柯萨奇 B 组病毒感染可传播给胎儿。新生儿出生后数小时即可发病,大多在出生后 2 周内出现症状,且累及多个脏器,表现为心肌炎、肝炎、脑炎。病初可先有腹泻,食欲缺乏或骤然呕吐、烦躁、拒食,迅速出现面色灰白、嗜睡、气急、发绀,有时伴黄疸,进而出现昏迷、惊厥或休克。体格检查可有颈项强直、心脏增大、心动过速、心音低钝、奔马律,一般无杂音,肝脾可增大,脑脊液细胞数及蛋白增多。病情进展迅速,可于数小时内死亡。

(6)几个必须注意的症状、体征

①腹痛:腹痛是心肌炎常见症状,有报道 300 例病毒性心肌炎,上腹部痛 67 例,占22.3%,暴发性心肌炎腹痛更为常见,有报道暴发性心肌炎 50 例,有腹痛 26 例,占 52%。这可能由于内脏感觉较迟钝,小儿年龄小不能正确说明疼痛的部位,因而把心口痛说是腹痛,并误诊为消化道疾病,从而延误了心肌炎的诊断。临床医师必须提高警惕,腹痛(尤其是上腹部痛)应想到心肌炎的可能,及早检查心肌酶和心电图。

②4 个非特异性症状:暴发性心肌炎在出现心脏特异性症状前常有非特异性症状,主要有 4 个,面色苍白、大汗淋漓、精神萎靡、四肢发凉,在年长儿尤为显著,很多患儿是老师上课时发现患儿有上述表现送到医院来的,这个时候查体除心率快外无其他阳性体征,因而临床医师可能想不到是暴发性心肌炎延误了正确诊断和治疗时期。临床医师必须高度警惕,想到暴发性心肌炎的可能,立即测血压、做心电图抽血查肌红蛋白。心肌炎患儿肌红蛋白首先升高(以后是肌钙蛋白和 CK-MB)。在上述症状出现后 4~24 小时,才出现典型心肌炎的症状与体征。

③听诊注意奔马律:心肌炎患儿出现奔马律的不多,1993 年李家宜总结急性心肌炎 1445 例有奔马律的占 4.4%。2010 年汪翼报道 300 例病毒性心肌炎,有奔马律 31 例,占 10.3%。2007 年黄敏报道暴发性心肌炎 50 例,有奔马律 13 例,占 26%。虽然奔马律阳性率不高,但有奔马律是重症病毒性心肌炎的表现,是患儿心功能不全、心室充盈压增加、心脏前负荷加重使第 3 心音加强,第 3 心音由低频(50 周/s)转为中频(200 周/s)所致,有奔马律是心肌损害严重、心功能不全的表现。对心肌炎的诊断与治疗有重要价值,对此必须高度重视。

④脉搏短绌:正常情况下,心率等于脉搏,在严重心功能不全时,有些心脏收缩搏血量显著下降,因而冲动不能传到腕部,使脉搏少于心率,称为脉搏短绌,这是心功能不全的表现,对此必须注意。

2.实验室检查及评估

(1)概述:VMC 的实验室检查指标很多,概括起来包括:①病因,病原的检查;②发病机制的检测;③病情轻重的检测。

虽 VMC 的病原是病毒,但临床上确诊是否病毒感染以及是哪种病毒感染较困难。了解 VMC 的发病机制,对指导治疗措施有很大帮助。掌握病情轻重指标对 VMC 患儿所应采取的治疗措施和预后的估计有重要作用。对 VMC 的病情估计和预后估计有关的化验指标很多,有些指标需一定设备条件,并且有些指标也不是每位患者都需要检测。因此,下面介绍的指标并非每位 VMC 患儿都需要检测,应根据患儿的病情和医院的设备条件做必要的化验检测。根据化验结果和患儿具体情况,对患儿的诊断、病情、治疗措施和预后的估计做出正确的决定。

（2）有助于明确病原的化验指标

①血常规:在 VMC 患儿检查血常规可起到 3 个作用:

a.注意是否有合并其他疾病,如贫血。

b.对有些疾病的鉴别起辅助作用,如血小板显著升高,对与川崎病鉴别有帮助。

c.对是否是病毒感染的判断起辅助作用,第 3 条最重要,但价值最小。虽很多医生认为白细胞总数增高是细菌感染,白细胞计数正常或降低是病毒感染,实际上并非完全如此,有些病毒感染白细胞是增高的,如传染性单核细胞增多症,传染性淋巴细胞增多症等;有些病毒感染严重时白细胞总数增高,如肠道病毒 71 型所引起的手足口病,白细胞高于 $12 \times 10^9/L$,表示疾病严重;有些病毒感染白细胞总数变化不一,1978 年马沛然报道上呼吸道感染 256 例咽拭子病毒分离阳性的患儿,白细胞高于 $12 \times 10^9/L$ 的占 20%。因此,根据血常规来判断是否病毒感染可靠性差。

②碱性磷酸酶积分:用外周血涂片以碱性磷酸酶染色,根据其碱性磷酸酶颗粒多少评分,数 100 个多形核细胞,计算其阳性率和积分。在化脓性细菌感染则碱性磷酸酶百分数>50%,积分>100 分;对病毒或结核杆菌感染则碱性磷酸酶百分数<50%,积分<100 分。这检查方法,敏感性与特异性均不是很高。

③ESR:在 VMC 为正常或轻微增高,在结缔组织病如风湿性心肌炎、川崎病等血沉显著加快,多数>40cm/h。ESR 检测对 VMC 鉴别诊断有帮助。

④丙种反应蛋白(CRP):VMC 患儿 CRP 正常或轻度增高。在风湿性心肌炎和川崎病显著增高。CRP 有助于 VMC 和结缔组织病所致继发性心肌病的鉴别。2000 年 Kancako 报道在 VMC 患儿 CRP 增高且有助于判断预后。2007 年在全国儿科心血管学术会议上,梁芳芳报道 114 例 VMC 患儿诊断敏感度对比 CTNI(81.3%),CK-MB(71.2%),hsCRP(43.6%);特异性对比为 hsCRP(81.8%),CT-NT(50.9%),CK-MB(43.6%),3 项指标检测特异度为 85.5%。

⑤心内膜心肌活检(EMB):1984 年制定的 VMC 病理诊断标准一直认为是金标准,近年来发现与临床诊断符合率不高,2000 年 Hufnagel 认为 EMB 检测中包含免疫组化和 PCR 技术可增加病毒基因的检出率。2002 年 Calalmese 报道 26 例 VMC 患者,EMB 加 PCR 技术检测到病毒基因者 12 例占 46%。

⑥气管插管吸取物检测病毒:由于 EMB 设备和技术要求较高且有一定危险性,因而一直在研究是否有替代方法。近年来发现气管插管吸出物与 EMB 标本 PCR 检测病毒结果有高度一致性。因此,可通过检测气管插管吸出物的病毒病原代替 EMB。

⑦外周血检测病毒病原:有文献报道,VMC 患儿外周血用 PCR 可检测出病毒的 RNA 片段,但阳性率和特异性均不高,因此较少使用。

⑧抗病毒抗体检测:这是目前多数医疗单位最常用的检测 VMC 病毒病原的方法。虽然可引起 VMC 的病毒很多,但最常见的是 CVB 和 ADV。因此通常检测 CVB 和 ADV 的 IgM 抗体即可。

⑧多肽代替 CVB 以检测患儿病毒抗体:近年来用多肽以代替 CVBIgM 抗体取得成功。这样可避免应用活病毒。

（3）有助于了解发病机制的化验指标

①超氧化物歧化酶（SOD），丙二醛（MDA）：VMC 患儿 SOD 下降，MDA 上升，有学者研究结果显示射血分数（EF）与 SOD 呈正相关，与 MDA 呈负相关。VMC 患儿检测 SOD 与 MDA，可反映氧自由基（LPO）多少，指导治疗，同时对判断 VMC 轻重也有帮助。

②外周血 T 淋巴细胞凋亡率：VMC 患儿心肌细胞有凋亡，心肌细胞凋亡率与病情轻重有关。由于 EMB 广泛开展有困难，有报道 VMC 小鼠与外周血淋巴细胞凋亡率可以反映心肌细胞凋亡情况，两者均与心肌病理损害程度密切相关。因此，检测外周血淋巴细胞凋亡率有助于对病情的了解，并且显示心肌细胞与外周血淋巴细胞凋亡是 VMC 发病的重要机制。

③外周血抗心磷脂抗体（ACPA）：检测 2000 年有学者报道 62 例病毒学证实的 VMC 患儿，ACPA 阳性的 48 例；而健康小儿 30 例，ACPA 阳性 1 例。两者对比，$P<0.01$。VMC 患儿 ACPA 阳性的 48 例，CK-MB 为（33.81±8.53）U/L；APCA 阴性的 14 例 CK-MB 为 27.38±7.11，两者对比，$P<0.05$。结果显示：VMC 的发病与自身免疫有关，ACPA 参与了 VMC 的发病机制。

④外周血抗心肌线粒体抗体（ACMA）检测 1996 年有学者报道 112 例病毒学证实的 VMC 患儿 ACMA 阳性 63 例，阳性率为 56.25%，健康儿童 60 名 ACMA 为阴性，两者对比，$P<0.01$。ACMA 阳性的 63 例中，CK-MB 增高的为 49 例，增高率为 77.7%；ACMA 阴性的 49 例，CK-MB 增高的 26 例，增高率为 53.1%，两者对比，$P<0.01$。结果显示 ACMA 参与 VMC 的发生生发展。

⑤外周血抗肌球蛋白：自身抗体及腺苷核苷酸异位蛋白 2000 年 Lauer 报道 VMC 患儿抗肌球蛋白抗体和腺苷核苷异位蛋白在慢性 VMC 患儿升高且与左心室功能进行性恶化相关。此研究结果显示，慢性 VMC 患儿发病与自

（4）与心肌损害轻重有关的指标

①心肌酶：心肌酶通常包括磷酸肌酸物酶（CK），CK-MB，乳酸脱氢酶（LDH），α 羟丁酸脱氢酶（αHBDH），GOT 5 项，有的单位同时检测 LDH 同工酶（LDH1）。国内外目前都以 CK-MB 增高作为诊断指标。国内 1999 年 VMC 诊断标准中已完全把 CK，LDH，αHBDH，GOT 排除在心肌炎诊断标准之外。但 1987 年我国成年人 VMC 诊断参考指标中仍把 CK，LDH，CK-MB，GOT 作为 VMC 诊断条件，尤其是 LDH1，αHBDH 对心肌损害有一定特异性，是否应把上述指标完全排除于 VMC 诊断参考指标，尚需进一步研究才能下结论。近年来有些单位检测 CK-MB 质量（CK-MB Mass），认为其特异性高于 CK-MB 活力单位，因此不再检测 CK-MB 活力单位。有学者认为虽 CK-MB Mass 对 VMC 诊断的特异性高于 CK-MB 活力单位，但 CK-MB 活力单位升高对 VMC 的敏感性远高于 CK-MB Mass，因此，目前还没有科研资料足以证明对 VMC 患儿应检测 CK-MB Mass 而废弃 CK-MB 活力单位。

②肌钙蛋白 T 或肌钙蛋白 I（CTNT 或 CTNI）：CTNT 或 CTNI 时对 VMC 诊断特异性较高。2005 年 Soongswang 对 30 例 CTNT 增高病例进行 EMB，发现 24 例为 VMC，并制订以 CTNI 诊断 VMC 的阈值为>52pg/L，敏感性为 71%，特异性为 86%。有的学者提出现在对疑似 VMC 患儿只要检测 CTNT 或 CTNI 即可，不必再检测 CK-MB。有学者认为实际上 CTNT 或 CTNI 对诊断 VMC 虽特异性较高，但敏感性远低于 CK-MB。并且国际上仍使用

CK-MB 作为 VMC 诊断标准。因此,目前还不应废弃 CK-MB 的检测。

③脑钠肽(BNP):BNP 是 1 项诊断心力衰竭的敏感且特异的指标。心力衰竭是 VMC 常见并发症,因此对 VMC 并发心力衰竭时检测 BNP 有重要意义。杜军保报道川崎病患儿检测 BNP 升高,这些患儿无心力衰竭症状,但 CTNI 均显著升高,认为心肌严重损害,心功能开始降低时,虽尚未出现心力衰竭症状,BNP 即开始增高。因此,对 VMC 患儿检测 BNP,可估计 VMC 病情轻重。2005 年马沛然报道小儿 BNP 判断心力衰竭的阈值为 55pg/mL。

④肌红蛋白(Myo):近年来把 CTNT 或 CTNI,CK-MB Mass,Myo 同时检测称为心肌梗死 3 项,对早期诊断心肌梗死有重要价值。已有些临床医师对 VMC 患儿检测心肌梗死 3 项。结果发现 VMC 患儿很少有 Myo 升高的,只有少数暴发性心肌炎患儿 Myo 升高,这是由于心肌损害后早期 Myo 升高,但升高时间持续不到 72 小时即恢复正常。VMC 患儿心肌病变发展缓慢,早期症状轻微,到症状较明显时已在 5 天以后,此时已过了 Myo 升高阶段。因此,除了暴发性心肌炎以外,一般 VMC 患儿不必检测 Myo。

3.诊断与鉴别诊断

(1)概述:对 VMC 在国内小儿心血管学术界存在两大争议,一个是 VMC 是常见病还是少见病,另一个是目前国内 VMC 诊断标准是过严还是过宽,今后应该从严还是从宽。这两个争议是密切相关的,因为诊断从宽发病数就多了,诊断从严发病数就少了。为什么从事小儿心血管专业的专家对诊断标准有不同看法,每次会议讨论时都会争论不休?关键是 VMC 缺少特异诊断指标,因而没有金标准。无论是病史、临床症状与体征,实验室检查和心脏器械检查的异常发现都可在其他心脏病发现。虽然 1984 年在美国 Dallas 市召开小儿心脏病理学专家会议制订了 VMC 心脏活检(EMB)诊断标准,作为 VMC 诊断的金标准,但 Dallas 标准仍存在很大问题。

Dallas 标准的主要问题是与临床符合率太低。1994 年 Webber 报道 41 例临床诊断为 VMC 患儿,EMB 显示组织学符合 Dallas 标准的只有 8 例,符合的不足 20%。这样就没有应用的价值了。2000 年 Hufnagel 报道用免疫组化和多聚酶链反应(PCR)可增加病毒基因的检出率。免疫组化和 PCR 技术是对 Dallas 标准的一个补充。2003 年 Bowles 报道临床诊断为 VMC 患儿心肌组织学符合 Dallas 标准的只有 17%,检出病毒的只有 11%。2002 年 Calobrese 报道用 PCR 方法检测到病毒基因组织者占 46%(12/26)。

VMC 诊断标准全世界都不同,我国内科与儿科的诊断标准也有显著不同。这是由于 VMC 缺少特异诊断指标。除了 2005 年 Soongswang 报道 30 例 CTNT 增高患儿,EMB 发现有心肌炎者 27 例,符合率高达 90%,但样本太小,代表性差。其余所有诊断标准的可靠性都没有 EMB 证实,这些诊断标准都是综合与会学者的经验总结。由于学者的临床经验和认识的不同,因此,各国的诊断标准不同不可避免。由于缺少特异性诊断指标,随着检测技术进步,临床经验的积累,因此,每隔几年修改 VMC 诊断标准也不可避免。由于每个医生个人的实践不同,认识不同,因而对所有诊断标准有不同意见,也不可避免。

VMC 诊断标准有 3 种形式:第 1 种是依据式,即列出 VMC 的临床表现、化验指标、心脏器械检查指标定出诊断依据,优点是制订容易,缺点是应用时不具体,不好掌握;第 2 种方法是评分法,如 1984 年 GoodwinVMC 诊断标准,即根据临床表现、化验和心脏器械检查指标的特异性强的分值高,特异性低的分值低。如咽痛 1 分,病毒抗体滴度增高或逐年上升 6 分,总分低于 20 分排除心肌炎,20～30 分为可能心肌炎,30 分确定为心肌炎。缺点是评分制订较困难,优点是应用时较方便具体;第 3 种指标法如诊断风湿热的 Jones 标准,对特异性强的异常指标称为主要指标,特异性差的为次要指标。我国小儿心肌炎诊断标准就采用这种诊断标准,其优点是应用较容易,缺点是制订较难。哪些是主要指标? 哪些是次要指标? 须几个指标才能诊断? 在制定时常有争议。

(2)国外心肌炎诊断标准

①病理诊断标准

a.诊断标准:

ⅰ.活动性心肌炎:有或无纤维性变。要求有炎性细胞浸润和附近细胞损害或含空泡,细胞外形不整和细胞崩解,未受累的细胞多属正常。

ⅱ.临界心肌炎:非诊断性的,需要活检复查。炎性细胞稀疏,在光镜下未见细胞损伤。如以原活检再做切片检查发现活动性心肌炎改变,可免复查活检。

ⅲ.无心肌炎迹象:活检正常。

b.治疗后活检复查结果分 3 类:

ⅰ.进行性(持续性)心肌炎:病变程度与原活检结果相同或恶化。

ⅱ.消散性心肌炎:炎性浸润较前减轻,并有明显修复的改变。

ⅲ.已消散性心肌炎:无心肌炎浸润或细胞坏死遗留。

②Scholmerich 标准(1980 年)

a.在病毒感染时有下列情况应疑有心肌炎:

ⅰ.房室传导阻滞(未用洋地黄)。

ⅱ.QRS 波改变:束支传导阻滞;新出现的 Q 波或 S 波而无心肌或肺梗死者;心脏增大;心功能不全;多源性期前收缩或呈联律。

b.有下列情况时应考虑心肌受累:

ⅰ.T 波低平或倒置。

ⅱ.新出现的室性或室上性期前收缩。

ⅲ.体温虽下降,但休息时心动过速。

ⅳ.出现奔马律。

临床症状有疲乏,负荷力下降,低血压,心悸,运动后心动过速及心前区压迫感,当出现上述症状时应做进一步检查。

③日本厚生省小儿 VMC 诊断标准

a.前驱症状出现后 10 天内开始有心脏症状。

b.心音遥远和奔马律。

c.心电图改变:如 ST-T 改变,Q-T 间期延长,低电压,QRS 电轴改变,异常 Q 波,束支传导阻滞,QRS-T 角度宽,房室传导阻滞和期前收缩。

d.心肌酶升高。

e.双份血清病毒抗体滴度升高 2 倍以上。

④GoodwinVMC 诊断标准(1984 年)

a.症状体征:肌痛,胸痛,发热,呼吸困难,咳嗽,心动过速,各 1 分。

b.检查结果:第 3 心音,静脉压增高,心脏大,心室内径增大及超声心动图显示室壁运动不良,心电图 ST-T 改变或心律失常。酶联免疫吸附试验或相似检查阳性,各 3 分;病毒抗体滴度增高或逐渐上升,6 分。

20 分以下不能诊断,20~30 分可疑,30 分肯定诊断。

⑤日本心肌炎医学会公布的特发性心肌炎病毒性心肌炎心肌活检方案(1996 年)

a.急性心肌炎:多核白细胞浸润及中度或重度单核细胞浸润,心肌细胞裂解、溶解或消失。间质水肿,无间质纤维化。

b.亚急性心肌炎:中度单核细胞浸润,心肌细胞裂解、排列凌乱或退行性变,无或轻度间质纤维化。

c.慢性活动性心肌炎:中度单核细胞浸润。心肌细胞大小不等,增大退化性变或数目减少,轻度间质纤维化。

d.慢性非活动性心肌炎:轻度单核细胞浸润,心肌细胞大小不等,增大,退行性变,数目减少。中度或重度间质或局灶性纤维化。

(3)我国成年人 VMC 诊断参考指标(1987 年):在上呼吸道感染或腹泻等感染后 1~3 周或急性期出现心脏表现(舒张期奔马律,心包摩擦音,心脏扩大等)或充血性心力衰竭或心-脑综合征。

上述感染后 1~3 周或发病同时新出现的各种心律失常,而未服抗心律失常药物前出现下列心电图改变者:

①AVB(房室传导阻滞),SAB(窦房传导阻滞)。

②2 个以上导联 ST 段呈水平型或下斜型下移≥0.05mV 或多个导联 ST 段异常增高或有 Q 波者。

③频发多形,多源,成对或并行性期前收缩,短阵性,阵发性室上性心动过速或室性心动过速等。

④2 个以上的 R 波为主的导联 T 波倒置,平坦或降低＜R 波的 1/10。

⑤频发的房性或室性期前收缩。有 1~3 任何一项即可诊断。具有 4 或 5 或无病毒感染史者,须有心功能减弱(有创或无创)或病程早期 CK,CK-MB,GOT,LDH 增高。

有条件者做病原学检查。

不能明确诊断者可长期随诊。

应除外风湿性心肌炎,中毒性心肌炎,结缔组织病及代谢性疾病等。

(4)我国小儿心肌炎诊断标准(1999 年):1999 年 9 月在昆明召开的全国小儿心肌炎、心肌病学术会议上经与会代表充分讨论,修订了 1994 年 5 月在山东威海会议制定的"小儿病毒性心肌炎诊断标准"。现将修订后的诊断标准刊出,供临床医师参考。对本诊断标准不能机械搬用,有些轻症或呈隐匿性经过者易被漏诊,只有对临床资料进行全面分析,才能做出正确判断。

临床诊断依据如下:

①心功能不全、心源性休克或心-脑综合征。

②心脏扩大(X 线、超声心动图检查具有表现之一)。

③心电图改变:以 R 波为主的 2 个或 2 个以上主要导联(Ⅰ、Ⅱ、aVF、V_5)的 ST-T 改变持续 4 天以上伴动态变化,窦房传导阻滞、房室传导阻滞,完全性右束支或左束支阻滞,成联律、多形、多源、成对或并行性期前收缩,非房室结及房室折返引起的异位性心动过速,低电压(新生儿除外)及异常 Q 波。

④CK-MB 升高或心肌肌钙蛋白(CTNI 或 CTNT)阳性。

病原学诊断依据如下。

①确诊指标:自患儿心内膜、心肌、心包(活检、病理)或心包穿刺液检查,发现以下之一者可确诊心肌炎由病毒引起。

a.分离到病毒。

b.用病毒核酸探针查到病毒核酸。

c.特异性病毒抗体阳性。

②参考依据:有以下之一者结合临床表现可考虑心肌炎系病毒引起。

a.自患儿粪便、咽拭子或血液中分离到病毒,且恢复期血清同抗体滴度较第 1 份血清升高或降低 4 倍以上。

b.病程早期患儿血中特异性 IgM 抗体阳性。

c.用病毒核酸探针自患儿血中查到病毒核酸。

确诊依据:ⅰ.具备临床诊断依据 2 项,可临床诊断为心肌炎。发病同时或发病前 1~3 周有病毒感染的证据支持诊断者。ⅱ.同时具备病原学确诊依据之一,可确诊为病毒性心肌炎,具备病原学参考依据之一,可临床诊断为病毒性心肌炎。ⅲ.凡不具备确诊依据,应给予必要的治疗或随诊,根据病情变化,确诊或除外心肌炎。ⅳ.应除外风湿性心肌炎、中毒性心肌炎、先天性心脏病、结缔组织病以及代谢性疾病的心肌损害、甲状腺功能亢进症、原发性心肌病、原发性心内膜弹性纤维增生症、先天性房室传导阻滞、心脏自主神经功能异常、β 受体功能亢进及药物引起的心电图改变。

(5)分期

①急性期:新发病,症状及检查发现阳性发现明显且多变,一般病程在 6 个月以内。

②迁延期:临床症状反复出现,客观检查指标迁延不愈,病程多在 6 个月以上。

③慢性期:进行性心脏增大,反复心力衰竭或心律失常,病情时轻时重,病程在 1 年以上。

(6)我国小儿心肌炎诊断标准(1999 年)存在的问题

①诊断标准中没有病史、症状和体征:任何一种疾病的诊断都是通过病史、症状、体征、化验与器械检查来确定诊断。纵观国际上,国内内科,和 1999 年以前的心肌炎诊断标准,都有病史、症状和体征。1999 年 9 月在昆明召开的全国小儿心血管专家(包括学组成员和儿科杂志从事心血管专业的编委)讨论会上,有的专家提出病史、症状和体征对心肌炎缺少特异性,并且心肌炎诊断应力求简便,使其便于记忆,因而完全删去病史、症状和体征。因此,目前心肌炎诊断标准中的 4 条完全依靠化验与器械检查。

有学者认为:

a.病史、症状与体征是疾病诊断的必要步骤,虽然对 VMC 诊断特异性差,但仍有一定参考价值,可列为次要指标。因此,所有的 VMC 诊断标准中都包括病史、症状和体征。我国儿科完全把病史、症状与体征排除在诊断标准之外是不妥当的。

　　b.一个疾病诊断标准精确是主要的,便于记忆是次要的,有学者认为后者应该服从前者。为了便于记忆而取消次要指标,取消病史、症状和体征也是不妥当的。

　　②取消了疑似心肌炎的诊断:1999 年 9 月在昆明讨论心肌炎诊断标准时,有的学者以国外没有疑似心肌炎的诊断为由,提出取消了疑似心肌炎的诊断,这是一个重大失误。实际上国外也有疑似心肌炎的诊断,1984 年 Dallas 病理诊断标准中,对于心肌病理变化中炎性细胞稀疏,但光镜下未见细胞损伤的称为临界心肌炎;1984 年 Goodwin 在心肌炎诊断中评分为 20～30 分称为可能心肌炎;1994 年 Webber 亦使用可能心肌炎的名称。以上 3 个诊断名称和疑似心肌炎是一个含义。VMC 情况复杂,轻重不一,心肌活检中都有些病例是否心肌炎不能确定,从临床上来看一时不能明确诊断是否心肌炎的病例就更多了。因此,疑似心肌炎的诊断是必需的。1999 年标准删除了疑似心肌炎的诊断是重大失误。

　　从临床角度来看,医师经常遇到患者有明显心慌、胸闷、憋气、疲乏无力、面色苍白等症状的病例,应该如何诊治? 化验 CK-MB 或 CTNI 增高,心电图和超声心动图正常。根据 VMC 诊断标准只具备一条标准,不够心肌炎诊断标准,又不能诊断为疑似心肌炎。这种情况更多见于暴发性心肌炎早期,如果使用治疗心肌炎药物,未明确诊断前使用药物是过度治疗;不使用治疗心肌炎药物可能延误病情。因此,恢复疑似心肌炎的诊断很有必要,同时指出对不完全具备心肌炎诊断的病例可诊断为疑似心肌炎,先按心肌炎治疗,在治疗过程中根据病情变化以及实验室和心脏器械检查结果,再明确是否心肌炎或排除心肌炎。

　　③没有暴发性心肌炎,没有根据病情轻重时心肌炎进行分度:1999 年标准中只有心肌炎分期(急性期、迁延期、慢性期)而没有根据病情轻重的分度。因此,对诊断最困难的、病死率最高的暴发性心肌炎,诊断标准中都没有提到。有学者建议在心肌炎分期中应增加暴发性,即分为 4 期:暴发性、急性、迁延性、慢性以及心肌炎的分度,轻症和重症心肌炎。

　　④心肌炎诊断标准中列出的指标不完全:心肌炎诊断标准中有些指标列的不完全,影响了心肌炎的诊断。如心电图检查中的窦性心动过缓(不包括运动员的窦性心动过缓)严重的可引起胸闷、头晕,甚至出现惊厥、猝死,并且治疗效果差,恢复缓慢。窦性心动过缓严重的(引起症状的)应列为 VMC 的诊断标准。

　　VMC 患儿由于左心室后壁的室间隔出现纤维化。因此超声心动图可出现,左心室后壁和室间隔出现颗粒变粗,反光增强,局部变薄。运动减弱等变化。这些变化应列入 VMC 诊断标准。

　　⑤慢性心肌炎与扩张型心肌病(DCM)界限不明确:1999 年诊断标准中规定的 VMC 慢性期为进行性心脏增大,反复心力衰竭或心律失常,病情时轻时重,病程多在 1 年以上。这个 VMC 慢性期的标准与 DCM 无显著区别,而慢性 VMC 与 DCM 预后是不同的。因此,有学者认为 VMC 的慢性期应定为出现心脏扩大与心功能不全,病程在 1 年以上,除去进行性这 3 个字。

　　(7)VMC 诊断中的多个问题

　　①VMC 诊断的三步走:VMC 诊断的第一步是根据病史、症状与体征结合心肌酶、CTNI、

心电图和心脏超声心动图改变,确定是否心肌疾病。第二部是根据各种检查除外全身疾病引起的心脏病变,如先天性心脏病,结缔组织病等。第三步是确定哪种病毒引起的心肌炎。有些患儿 3 周之内曾患肯定是病毒感染引起的疾病如麻疹、水痘、腮腺炎、手足口病等,就不必做其他化验检查了。对无上述情况的需进一步寻找引起 VMC 的病毒。寻找 VMC 病毒病原有 2 种方法,一种是找病原,另一种是找病毒抗体。找病原可通过 EMB。但由于技术要求较高,有一定危险性,阳性率也不高,因此,国内只有个别单位在做研究时开展此项检查。虽然目前有用 PCR 方法检测食管插管吸出物病毒病原,敏感性与特异性均较高,但国内尚未开展。以患儿外周血用 PCR 的方法检测病毒的 RNA 片段,虽也得到阳性结果的报道,但敏感性与特异性均不高。目前检测病毒病原通常检测抗病毒抗体,虽病毒病原很多,但最常见的是 CVB 和腺病毒(ADV)。因此,通常只要检测 CVB 和 ADV 的 IgM 抗体即可。

②CTNI 或 CTNT 与 CKMB 在 VMC 诊断中的价值:1999 年标准中的主要指标第 4 条是 CK-MB 升高或 CTNI 或 CTNT 阳性,由于当时化验条件所限,当时只能检查 CTNI 或 CINT 定性,现在已经做定量检测。由于 CTNI 或 CTNT 对诊断 VMC 的特异性高,2005 年 Soongswang 对 30 例 CTNT 增高病例,24 例心肌活检为 VMC,并订出以 CTNT 诊断 VMC 的阈值为 52pg/L,敏感性为 71%,特异性为 88%。有的学者提出只要检测 CTNT 或 CTNI 升高即可,不需要检测 CK-MB。根据观察,CTNT 和 CTNI 的敏感性差,如果心肌炎患儿不检测 CK-MB,只检测 CTNI 或 CTNT,将有更多有显著症状的患儿得不到及早诊断,不利于 VMC 的诊断与治疗。因此,在无更深入的大样本的有科学对照的和有 EMB 对比的研究明确 CTNI 或 CTNT 的敏感性之前,不宜废弃 CK-MB 的检查,目前国际上仍以 CK-MB 升高作为心肌炎的化验指标。2008 年 Braissoules 提出 CK-MB 和肌钙蛋白是心肌损害的重要标志。

目前有不少医院已开展 CK-MB 质量(CK-MB Mass)检测,有的学者认为 CK-MB Mass 比以前常用的 CK-MB 活力单位特异性高,提出废弃 CK-MB 活力单位的检测。有学者也不认同这个意见。目前还未见符合循证医学的科研成果显示 CK-MB Mass 的特异性高于 CK-MB 活力单位,且敏感性也不显著低于 CK-MB 活力单位。

③心肌炎与心肌损害:有不少患儿有明显胸闷、心慌、疲乏等症状。检查血 CK-MB 或 CTNI 升高,但 ECG 和超声心动图正常。根据 1999 年诊断标准只具备 4 条中的 1 条,不能诊断为心肌炎,又没有疑似心肌炎的诊断,又不能说患儿没有心肌炎。在无可奈何情况下,有的医生诊断为心肌损害。但心肌损害不是一个疾病的诊断名称,如果患儿有原发疾病如支气管肺炎、缺氧缺血性脑病、脓毒血症等,那么把心肌损害作为并发症是适当的。在多数情况下没有原发病的基础而诊断为心肌损害是不适当的,因为心肌损害不是一个单独的诊断名称。这个问题只能通过及早恢复疑似心肌炎的诊断,才能得到解决。

④频发期前收缩与 VMC:有些医生把频发期前收缩作为心肌炎是错误的,有些医师认为频发期前收缩与心肌炎是完全无关的,也是错误的。根据有学者 2000 年报道病毒学证实的 112 例,VMC 患儿有室性期前收缩的 23 例占(20.5%),房性期前收缩 14 例(占 12.5%),远高于健康儿童。53 例频发期前收缩,CK-MB 正常的患儿血中 CVBIgM＞1∶128 者 16 例 (30.2%)。频发期前收缩患儿 CK-MB 增高的 48/108(44.4%)。有学者对 21 名频发期前收缩患儿和 24 名健康儿童检查单光子断层扫描(SPECT)结果显示频发期前收缩患儿左心室功

能,左心室总 EF(LVEF)降低者 33.3%,左下壁 EF(ILVEF)降低者 52.4%,心尖部 EF(ALVEF)下降者 66.7%,室间隔 EF(SLVEF)下降者 76.2%,左心室射血率(LPER),左心室充盈率(LPFR)下降者 9.5%。以上结果显示频发期前收缩与心肌炎有相当密切的关系且影响心功能。

近年来国内外都有文献报道,有相当多的无明显心脏病的期前收缩患者 EMB 发现有心肌病变。1988 年尤乃祯对 59 例原因不明的青壮年室性期前收缩患者 EMB 活检,符合心肌炎诊断的 30 例(占 50.85%),而组织学检查正常的只有 10 例(16.9%)。1990 年王丽君报道 46 例室性期前收缩患者 EMB 检查结果与上述报道相似。1994 年秦保贵对 45 例室性期前收缩患儿行 EMB 检查发现心肌病 35 例(77.8%),EFE5 例(11.1%),心肌炎 3 例(6.7%),正常 2 例(4.4%)。Wiles 认为心肌病变是不明原因室性期前收缩的主要原因。虽然 Aretz 认为 EMB 伪差较大,因而影响研究的结果,但频发期前收缩和心肌病变有一定关系。

⑤暴发性心肌炎(FMC)的诊断:我国心肌诊断中无 FMC 是很大缺陷。1991 年 Libermann 对 VMC 提出根据临床病理分类,分为 4 个亚型:暴发性心肌炎(FMC),急性心肌炎,慢性活动性心肌炎和慢性持续性心肌炎。对 FMC 的特点是一个明显的突然发生的心力衰竭,严重左心功能不全和心源性休克。EMB 显示广泛炎症与众多心肌坏死灶。免疫抑制药似乎并不影响临床预后,需要强度心血管支持通常包括静脉注射正性肌力药以及心室机械辅助装置(VAD)。如果患者急性期存活以后很可能完全恢复。一个多中心的回顾,1991 年 Wiechniann 报道 4 例 FMC3 例存活。2001 年 Duncon 报道 15 例 FMC 中 7 例存活,此 2 篇报道的 19 例在治疗过程中均使用 VAD,存活的 10 例以后心功能完全恢复正常。

上述 FMC 的诊断是指出现严重左心功能不全和心源性休克以后。FMC 的早期诊断的关键是在出现心力衰竭、心源性休克和心-脑综合征以前就想到 FMC 的可能。有学者的经验是如何观察到 FMC 患儿出现心力衰竭、心源性休克和心-脑综合征以前数小时就出现的异常现象,特别要重视全身疲乏无力、出冷汗、面色苍白、四肢发凉、脉搏无力、心动过快或过缓、腹痛等。据统计,FMC 患儿 40% 在发病前有腹痛,国际上也注意到腹痛是 VMC 的症状。这可能是内脏感觉迟钝,患儿不能确切区分胸口痛和腹痛所致。有上述情况应立即测血压和 ECG 检测,要特别注意二度和三度房室传导阻滞、室性心动过速、频发心室期前收缩呈联律。成对性期前收缩、多源期前收缩、并行心律和室性期前收缩有 RonT 现象。有上述现象,虽不具备 VMC 诊断标准,也要考虑 VMC 的可能,应采取以下措施:①立即卧床休息;②开始必要的治疗措施;③注意生命征象(心率、脉搏、血压、呼吸);④条件允许时立即检测 CK-MB、CTNI、肌红蛋白、ECG、超声心动图。

(8)VMC 的鉴别诊断:由于 VMC 没有特异性诊断指标,因此采取综合诊断指标,如临床诊断依据 4 项(心功能不全、心脏扩大、心电图改变、CK-MB 或 CTNT 或 CTNI 升高)在很多心血管疾病可以引起,甚至有些非心血管疾病如心脏自主神经功能异常等。因此 VMC 必须与许多疾病鉴别。1999 年标准中指出诊断 VMC 应除外风湿性心肌炎、中毒性心肌炎、先天性心脏病、结缔组织病以及代谢性疾病的心肌损害、甲状腺功能亢进症、原发性心内膜弹性纤维增生症、先天性房室传导阻滞、心脏自主神经功能异常、β 受体功能亢进及药物引起的心电图改变。就是说 VMC 应与上述疾病相鉴别。2001 年 Allen 提出 VMC 的鉴别诊断,根据年龄区别①新生儿与婴儿期需鉴别疾病：脓毒症、缺氧、低血糖、低钙血症、心脏构造异常疾病、特发性 DCM、Barth 综合征、EFE、左冠状动脉起源于肺动脉畸形、脑动静脉异常。②儿童期需鉴别疾病：特发性 DCM、X－连锁 DCM、体染色体隐性遗传显性遗传 DCM、左冠状动脉发源于肺动脉畸形、EFE、慢性心动过速性心律失常、心包炎。

①明确患儿所患是否为心肌疾病：VMC 首先要鉴别的是有些不是心肌疾病，但有些症状、体征、心电图的变化似心肌炎，主要有以下几种，对此必须鉴别：

a.不了解小儿心电图特点，把有些正常的心电图也认为是心肌病变，如 V_4、Ⅲ导联 T 波倒置，Ⅲ导联 q 波$>0.4mV$，1 岁以内 Ⅰ、Ⅱ、Ⅲ 导联 R＋S 在 $0.4\sim0.5mV$。上述现象都是小儿正常 ECG，不能误认为是心肌疾病。

b.迷走神经兴奋导致的一过性 T 波改变，如腹痛、呕吐导致的广泛 T 波倒置，72h 以内即恢复，不是心肌病变。

c.陈旧性心电图改变如完全性右束支传导阻滞，可能是以前心肌炎后遗的，不代表心肌炎还持续存在和发展。

d.窦性心动过缓，二度Ⅰ型室房传导阻滞。一度或二度Ⅰ型窦房传导阻滞，窦房结游走心律，可见于心肌炎，也可见于迷走神经兴奋，对此必须进一步检查，才能下结论。

e.心脏神经官能症。

f.β体功能亢进症。以上各种情况并非心肌疾病而常误诊为心肌炎，对此必须与此鉴别。

②对其他继发性心肌病的鉴别：VMC 是一种继发性心肌病，继发性心肌病种类很多，因此，必须细致检查是否有同时可引起心肌疾病的其他疾病。有 2 种情况必须注意，一种是原发疾病早期尚未表现出来，另一种是原发疾病很少见而漏诊。对这 2 种情况解决的方法是注意患儿是否有与 VMC 不相符的地方，对上述情况，以下各举 1 个例子。

a.Duchenne 进行性肌营养不良（DMD）：这种遗传性疾病很常见，通常在 $3\sim4$ 岁出现症状，走路跛行，蹬楼梯困难，腓肠肌假性肥大（腓肠肌粗大、发硬、无弹性）。但有些患儿在 3 岁前尚未出现上述症状，但心肌酶显著升高，CK 可高达数千，甚至上万，其他心肌酶如 CK-MB、AST、LDH、aHBDH 都显著升高（常高于正常数倍至数十倍），因此误认为心肌炎。心肌酶虽可有波动，但不论用何种药物治疗，心肌酶都不会显著下降。虽临床上无运动困难和腓肠肌肥大，也应考虑有 DMD 可能。及早做肌电图检查。肌电图显示时程缩短。电压降低的肌源性疾病改变，应高度疑为 DMD，即做肌肉活检以明确诊断。

b.甲基丙二酸血症：此病血和尿液中丙二酸都升高，因此也可称为丙二酸尿症。有学者曾见 1 例 8 个月婴儿因突然呼吸深快、意识障碍、呕吐 3 次、心率快（$150\sim170/min$）、肝大、ECG 广泛 T 波倒置、CK-MB 301U/L、血压正常而诊断为暴发性心肌炎。经治疗心肌酶降至正常、T 波恢复正常，心率减慢。但患儿意识不恢复，并且患儿一直存在严重代谢性酸中毒，虽经大量补充 $NaHCO_3$ 但代谢性酸中毒不恢复。BE 在 $-15\sim-23$，pH 在 $7.10\sim7.15$。此患儿只有呕吐 3 次，尿量并不减少，不应该有如此严重代谢性酸中毒，更不应该在大量输入 $NaHCO_3$ 以后代谢性酸中毒仍不恢复。患儿如为暴发性心肌炎不应该有深度昏迷，经过治疗心血管系统症状、体征、心电图均已恢复，不应该意识不恢复。因而考虑到患儿为遗传代谢性疾病——甲基丙二酸血症，经血和尿液检测确诊为甲基丙二酸血症。

4.一般治疗和病毒病原治疗

(1)概述:病毒性心肌炎(VMC)较为常见。VMC轻重悬殊,轻者可无任何症状(称为亚临床型);重者可有心源性休克、急性心力衰竭、严重心律失常(Ⅲ度AVB、阵发性室性心动过速)、甚至猝死。因此治疗方法也有很大不同。VMC治疗一方面要根据病情轻重,另一方面要根据VMC所处的时期。国内VMC分期为急性期、迁延期、慢性期;国外分为病毒感染增殖期、自身免疫期、向DCM发展期;病理分期(1984年Dallas)进行性(持续性)、消散性心肌炎、已消散心肌炎。轻重程度不同有不同治疗方法,不同时期的VMC,也有不同治疗方法。

VMC的治疗方法包括:①一般疗法;②病毒病原治疗;③抗氧自由基治疗;④免疫调节和免疫抑制治疗;⑤能量代谢赋活药;⑥对症治疗;⑦中药治疗。

由于一种药物可能起到多方面的治疗作用,如静脉注射丙种球蛋白(IVIG)既有调节免疫功能,又有中和病毒的抗体的功能;二磷酸果糖既有提供能量作用,又有抗氧自由基功能。为了避免重复,药物具体用法只在介绍其主要作用部分介绍,其他作用只介绍药名,具体用法不再重复。有些新的治疗方法,尚未在临床实践中证明其确有疗效,只在治疗最后的存在问题中简要介绍,不介绍其用法和剂量。

(2)一般疗法:VMC的一般疗法主要包括精神、休息、饮食和营养。

①精神疗法:每名儿童对疾病的反应性有显著的不同,有些儿童对症状耐受性强,有些孩子耐受性弱,对慢性病尤其如此。慢性VMC和DCM,左心室射血分数(LVEF)已降低到25%。有的患儿可无明显感觉,而有的患儿EF在45%以下即有显著症状。对VMC患儿(尤其是年长儿),必须注意精神保护,尽量减少刺激。病情严重或恶化一定要避开患儿,只和家长说明;病情好转要当孩子面告诉家长。应告知家长对患儿病情担忧,尤其是眼泪对患儿是极大的不良刺激。必须认识多数心脏病患儿即使在临终前,意识仍是清楚的。因此,在重症VMC并发心力衰竭,心源性休克等症状时,意识可能仍是清楚的。因此,医师告诉家属病情不良变化时应避开患儿,医生和家属面上不能露出忧愁的表情。曾有1例10岁暴发性心肌炎,心力衰竭不能控制,母亲当着患儿的面流出了眼泪,患儿看见以后,对母亲说:"妈妈我要死了,你不要难受。"不久患儿就死了。因此,对VMC患儿要注意保护性医疗制度,对家属说病情实际情况,医师嘱家属在患儿面前报喜不报忧。

②休息:VMC患儿多数心功能有一定下降,因此休息很重要,有些重症患儿心功能已处于临界状态,有时情绪激动或稍一用力即可能出现心力衰竭或心力衰竭加重。曾有1例重症VMC患儿经治疗心力衰竭已稳定,由于排便干燥,在排便时过度用力,突然心力衰竭加重。对此必须严格注意。

由于VMC患儿心功能情况不同,因此,需要采取的休息措施也不相同,原则上:

a.有心力衰竭患儿必须严格卧床休息,有肺水肿者应取半卧位,并予以氧气吸入。避免任何情绪激动或用力动作。

b.心功能轻度下降,无明显心力衰竭症状,可不必卧床休息,但需增加休息时间,不参加体育运动和其他一切活动。

c.心功能正常,无任何症状,可上半天文化课,不上体育课,绝对禁止参加竞争性运动。

d.在VMC未痊愈前,心功能正常,经过一段时间上半天文化课,无任何疲乏的感觉,可上文化课,不上体育课和任何竞争性运动。

e.VMC痊愈后经过3个月不上体育课,无任何不适感觉,可逐步参加体育活动,但1年内不参加竞赛性活动。

③饮食与营养:轻症VMC患儿饮食上要少量多餐,一次不要吃得太多,多吃易消化的。饮食上要吃少盐饮食,不限制液体入量。钠盐一般限制在婴儿期1g/d,幼儿期2g/d,年长期3g/d。对重症VMC患儿饮食问题尤为重要,一方面患儿需要营养,另一方面患儿胃肠道可有水肿,食欲差。饮食中更应注意少量多餐,应根据患儿平日喜欢的饮食,经常更换患儿的饮食,以提高食欲。对于有心力衰竭的VMC患儿应限盐限水。液体摄入量根据尿量多少调整。液体摄入量除口服外,静脉补液的摄入量也要计算在内,尤其是IVIG。IVIG为液体制剂,对暴发性心肌炎用IVIG 2g/kg·需液体40mL/kg(因2.5g的液量为50mL),这样液体量所占比例是很大的,因而暴发性心肌炎用IVIG,可按1g/(kg·d)×2d,这样对心脏负担较轻。VMC并心力衰竭,用利尿药必须用呋塞米,不能用渗透性利尿药如20%甘露醇,以免短期内增加血容量,加重心力衰竭。

(3)抗病毒病原治疗:VMC是病毒感染所致,抗病毒病原应是主要治疗措施。但由于①VMC在起病2周之内病毒为复制期,但2周之后病毒已停止复制,此时用抗病毒药,已无重要意义;②引起VMC的病毒种类很多,除干扰素,IVIG外,多数化学药物较少有广谱抗病毒作用。只有在暴发性心肌炎和急性重症心肌炎,一方面为了尚在VMC发病早期,病毒复制期,应用抗病毒药可发挥重要治疗作用,另一方面对暴发性或重症病例多用些抗病毒药也是利多弊少。治疗VMC常用抗病毒药有以下几类。

①利巴韦林(病毒唑):利巴韦林属人工合成核苷,有广谱抗核糖核酸(RNA)和脱氧核糖核酸(DNA)病毒作用。早在20世纪60年代腺病毒肺炎在我国流行时,利巴韦林对腺病毒肺炎治疗有效。1985年Matsumori首先报道早期使用利巴韦林对实验性VMC有一定疗效。1988年Kishcmoto发现CVB_3所致VMC小鼠用利巴韦林治疗的小鼠存活率显著高于对照组,心肌内病毒含量减少,病理变化轻。此外,还能改善因感染病毒而引起的总T细胞及辅助T细胞亚群的减少,结果表明利巴韦林能抑制病毒复制,纠正免疫失控。

通过对90只Balb/c小鼠,分为3组,每组30只,A组为对照组,其余3组接种CVB_3 Nancy株,B组为单纯病毒组,C组为病毒加利巴韦林。于接种后7天、14天、21天每组分别处死10只。研究结果显示:

a.利巴韦林早期应用可有效抑制CVB_3病毒复制。

b.利巴韦林可降低VMC小鼠血清肌钙蛋白I。

c.利巴韦林不能降低VMC小鼠血清丙二醛。

d.利巴韦林可降低CVB_3 VMC小鼠心肌的病毒滴度。

e.利巴韦林不能降低CVB_3 VMC小鼠。

f.利巴韦林能降低CVB_3 VMC小鼠心肌细胞Bcl_2和Bax基因表达。

g.利巴韦林不能提高CVB_3 VMC小鼠外周血CD_3、CD_4水平。

h.利巴韦林可降低CVB_3 VMC小鼠血清心磷脂抗体水平。

近年来腺病毒所致VMC显著增多,应用利巴韦林疗效可能更好,但临床应用报道很少。

利巴韦林应用方法为每次 5~10mg/kg,1~2 次/天,连用 5~7d。不良反应有血清胆红素升高,食欲缺乏,腹部不适,轻度腹泻或便秘等胃肠道症状。

②IFN:IFN 的抗病毒及调节细胞免疫功能已肯定。许多研究均显示在病毒感染早期有明显抗病毒及保护心肌细胞减少病毒损害的作用。在小鼠病毒感染早期(前一天或同时)用重组型人白细胞 α-干扰素皮下注射或用干扰素诱导物聚肌胞酸(polyI:C)腹腔内注射均显示有保护心肌作用,但感染后期则无效。因此干扰素尤适用于暴发性心肌炎患者。α-干扰素有广谱抗病毒能力,可抑制病毒的复制。机体抗病毒能力与干扰素的产生和自然杀伤(NK)细胞活性密切相关。

2004 年 Belardinelli 报道用 α-干扰素治疗急性和慢性期 VMC 小鼠均有效果,尤其是经鼻腔给药可明显改善 VMC 小鼠的预后,其疗效机制是抑制病毒的复制。2007 年黄敏报道 50 例暴发性心肌炎中 19 例用干扰素抗病毒。最近有报道 IFN-a 用于经心内膜心肌活检(EMB)证实的 VMC 患者,可使左心室射血分数(LVEF)及活动耐受力明显改善。另有报道 IFN-β 及 IFN-γ 联合应用于 CVB_3 持续感染的人心肌细胞,治疗 3 周可完全阻断病毒复制,而单用 IFN-β 或 IFN-γ 剂量需加大,提示联合应用有协同作用并可减少单一干扰素的剂量,达到减少不良反应的目的。

干扰素由于应用目的不同,使用剂量和用法有很大差别,对治疗 VMC 常用剂量为每次 100 万 U 肌内注射,1 次/天,连用 3 天。

③IVIG:尽管还缺少有可靠依据的预后资料,绝大多数小儿心脏病专家治疗 VMC 时使用 IVIG。统计北美 2000 年小儿心脏病专家治疗 VMC 时 92% 用免疫制剂,其中 43% 单用 IVIG(2g/kg),44% 联合使用 IVIG 和激素,13% 单用激素。VMC 患儿应用 IVIG 可抑制 VMC 免疫反应,中和病原体,提高病毒清除率,阻止炎性因子的产生和下调炎性因子。据报道用大剂量 IVIG 治疗小儿急性重症 VMC 疗效明显优于对照组,且无明显不良反应。也有学者认为用大剂量 IVIG 治疗 VMC 至少尚缺少大样本,有科学对照的研究报道证明其疗效。

IVIG 在 VMC 治疗中起 2 个作用,一个是用抗体中和病毒,一个是调节免疫功能。与 IVIG 治疗细菌感染不同,治疗细菌感染主要应用其抗体中和细菌,400mg/(kg·d)。1 次/天或隔天 1 次,共 3 次。IVIG 治疗 VMC 在发挥其调节免疫功能需用每次 2g/kg,由于其 IVIG 液体量较大(每 2.5g 需液体量 50mL),而 VMC 患儿心功能可能降低,因此 IVIG 2g/kg 可能诱发心力衰竭。因而一般用 1g/(kg·d),连用 2 天。这样既可发挥其疗效,又可防止诱发心力衰竭。

5.抗氧化治疗

(1)概述:在 20 世纪 60 年代用大剂量维生素 C 治疗急性克山病(地方性心肌病)取得了良好疗效,当时对其疗效机制不明。1985 年苏祖佑报道用大剂量维生素 C 治疗 VMC 取得了较好疗效,并且发现 VMC 患儿血中 SOD、GSH-Px 下降和 MDA(LPO 常用的可靠指标)上升,使用大剂量维生素 C 后,SOD、GSH-Px 上升,MDA 下降。研究结果显示大剂量维生素 C 治疗 VMC 发生疗效的机制是通过其还原作用,抗 LPO 发挥其疗效。此后有不少文献报道证实抗氧化药对治疗 VMC 有效,但其疗效不如治疗克山病那样显著。

应用抗氧化药治疗 VMC 是我国首创的,至今已 20 多年了,国际上也已应用此疗法治疗

VMC。虽然应用抗氧化药治疗已 20 多年了，但其剂量、应用方法与疗效仍有不同意见。并且近年来不断发现新的抗氧化药。因此对用抗氧化药治疗 VMC 仍需继续深入研究。

(2)抗氧化药在 VMC 中的应用

①抗氧化药的种类：抗氧化药应用得最早和最多的是维生素 C，临床应用研究得最深入，效果也最确切，其他西药还有维生素 E、辅酶 A、辅酶 Q_{10}、二磷酸果糖(FDP)等。近年来国外文献报道血管紧张素转化酶抑制药(ACEI)如巯甲丙脯酸，β 受体阻滞药如卡维地洛也有较强的清除 OFR 的作用。2002 年，马沛然研究发现硫酸锌也有较强的抗 OFR 的作用。2002 年马沛然还报道生长激素(GH)可减轻因 H_2O_2 所引起的心肌细胞损伤。2003 年马沛然报道参麦注射液可减轻因 H_2O_2 所造成的心肌损伤作用。中药黄芪也有较强的降低 LOP 的作用(将在中药治疗中详细介绍)。还有报道直接用过氧化物歧化酶(SOD)以降低 CVB。VMC 小鼠模型的活性氧。下面分别介绍临床较常应用的抗氧化药物的应用方法。有些抗氧化药临床应用得较少或缺少大样本有科学对照证明确有疗效的，在此不予以介绍。中药有抗氧化作用的如黄芪、参麦注射液等将在中药治疗中介绍。有抗氧化药作用的药物种类，临床上不需要同时使用多种，应结合患儿个体情况选用 1~2 种。

②维生素 C：经过大量临床与动物实验证明，VMC 使用大剂量维生素 C 对降低 OFR 有良好疗效，但对维生素 C 使用剂量、方法与疗效还没有一致意见。早在 20 世纪 60 年代，用大剂量维生素 C 治疗克山病(地方性心肌病)取得了良好疗效，尤其对急性克山病并发心源性休克，取得了立竿见影的疗效。当时用的维生素 C 的量是 6~10g 1 次(小儿 6~8g 1 次，成年人 8~10g 1 次)缓慢静脉推注，如疗效不好时可隔15~30 分钟再用 1 次，最多 3 次。虽此疗法有较好的疗效，但如此大剂量维生素 C，将使体液酸化，可损伤心肌细胞。

1991 年，有学者用 CVB_3 感染培养的小鼠搏动心肌细胞，在培养板块孔中加入不同浓度的维生素 C，浓度在 12.5~50μg/mL 时细胞存活率最高，而浓度在 100μg/mL 以上时存活细胞减少，维生素 C 可清除 LPO，保护心肌细胞。1993 年，马宫福报道浓度在 71~284μmol/L (12.5~50mg/L)时疗效最好。马宫福还观察 25 例急性心肌炎患儿静脉推注维生素 C 150~200mg/kg，测量其血浆浓度曲线，静脉推注后立即取血进行实验室检查，当时血浆维生素 C 达 1500μg/mL，此后迅即下降；自注射后 4~24 小时血浆都能维持上述有效浓度范围内(25~50μg/mL)，且无蓄积现象；注射后 3 小时血清 LPO 即显著下降。上述研究证明在人体内大量注射维生素 C 150~200mg/(kg·d)，1 次/天，有清除 OFR 的作用，而且酸碱度不影响心肌细胞生存，通过血气分析和尿 pH 及常规实验室检查，未见不良反应。1997 年张福明报道维生素 C50mg/L 对体外培养正常心肌细胞促生长作用效果最好。2001 年学者报道 62 例 CVB 感染所致 VMC，发现 SOD 与 CK-MB 呈负相关，与 EF 呈正相关；MDA 与 CK-MB 呈正相关，与 EF 呈负相关。用维生素 C 150~200mg/(kg·d)可使 LPO 和 CK-MB 下降。2003 年，马沛然报道体外大鼠心肌细胞，加入 H_2O_2，可使心肌细胞存活力(CMV)下降，在培养中加入维生素 C 50μg/mL，可使 CMV 增高。

从以上文献报道来看，VMC 患儿使用维生素 C 150~200mg/(kg·d)，既可降低自由基，又不会由于维生素 C 的酸性而损伤心肌细胞。上述剂量的维生素 C 婴幼儿按 200mg/ (kg·d)，年长儿按 150mg/(kg·d)，总量最大不超过 4g/d。心源性休克时上述维生素 C 可在 10~15 分钟缓慢静脉推入，一般病例可溶解在 5‰葡萄糖注射液 100mL 内，1 小时左右快速静脉滴入，速度过快可使维生素 C 浓度过高，损伤心肌细胞，速度过慢可使维生素 C 在体外氧化，失去疗效。关于静脉输入大剂量维生素 C 的疗程，以前为 20~30 天，近年来认为 15~20 天即可，以后改为一般剂量口服。

2001 年，有学者报道 VMC 腺苷酸酶活性下降，心肌细胞内 Ca 超载，心肌损伤加重。大剂量维生素 C[150mg/(kg·d)]，除可降低 OFR 外，尚可提高心肌 Na^+-K^+ ATP 酶和 Ca^{2+} ATP 酶活性，降低心肌钙含量，减轻心肌炎症反应，改善预后。

虽大剂量维生素 C[150~200mg/(kg·d)，最大量不超过 4g/d]。临床广泛应用已 20 余年，有较好疗效，又无不良反应，临床医师对此已有共识，但在维生素 C 制药厂的说明书和药典上都没有应用如此大量维生素 C 的记载。医疗纠纷处理上，以生产厂家说明书和药典为标准。医生应用大剂量维生素 C 治疗 VMC 之前，应先与家长说明，取得同意。

③辅酶 Q_{10}：辅酶 Q_{10} 是细胞自身产生的最重要的天然抗氧化药，在呼吸链中起到传递氢的作用。可激活细胞代谢和细胞呼吸，是心肌代谢的重要辅酶，能抑制线粒体的过氧化，对保护和恢复生物膜的功能和结构方面有重要作用。辅酶 Q_{10} 对许多酶有直接激活作用，线粒体中缺乏辅酶 Q_{10} 时，许多酶活力下降而影响能量代谢。1984 年日本 Chiharu Kishiuto 对心肌炎病毒所致小鼠心肌炎用辅酶 Q_{10} 0.1mg/(kg·d)肌内注射结果比对照鼠存活率明显升高，心肌病变也较轻。辅酶 Q_{10} 除有抗氧化作用外，还有改善心肌代谢，增加心排血量，增强免疫功能，提高吞噬细胞的吞噬作用。由于以上原因，辅酶 Q_{10} 长期应用于治疗 VMC，常用剂量为婴幼儿每日 10mg，年长儿每次 10mg，2 次/天。辅酶 Q_{10} 的缺点是抗氧化作用和改善心肌能量代谢作用较弱，并且见效较缓慢。

④维生素 E：维生素 E 能参与机体多方面的代谢过程，作用广泛。当机体缺乏维生素 E 时，LPO 产生增多，使生物膜通透性改变，包膜破裂分解。维生素 E 除能抗氧化外，还能增强心肌代谢应激的适应能力和提高心肌氧的利用率。维生素 E 抗氧化作用较弱，近年来很少用于 VMC 的抗氧化治疗。

⑤卡维地洛：近年来发现卡维地洛除能阻断肾上腺素受体外，还有强大的抗氧化作用，其抗氧化作用较维生素 E 强 10 倍。动物实验发现卡维地洛能显著提高 SOD，降低 OFP。卡维地洛可减轻心肌重构，有利于慢性 VMC 的治疗。卡维地洛儿童用量开始为 0.05~0.2mg/(kg·d)分 2 次口服，逐渐增加剂量至 0.5~0.75mg/(kg·d)。如果增加过快，可能引起窦性心动过缓和房室传导阻滞。由于剂量须缓慢逐步增加，因而不适用于急性 VMC 的治疗。

⑥巯甲丙脯酸：此品为血管紧张素转化酶抑制药（ACEI），是治疗 VMC 并心力衰竭的一线药物。巯甲丙脯酸在清除 OFR 方面和减轻心肌损害方面优于其他 ACEI。本品清除 OFR 作用与其分子结构中含-SH 基团有关。儿童用药开始剂量为每次 0.1mg/kg，3 次/天，逐步加至每次 0.5mg/kg，3 次/天。由于剂量增加过快可引起窦性心动过缓和房室传导阻滞，因而剂量需缓慢逐步增加。因而不适用急性 VMC。

⑦二磷酸果糖（FDP）：FDP 可提高心肌细胞内磷酸肌酸和 ATP 浓度，提供细胞内代谢的能量，减少促炎性细胞因子释放，增强组织供氧和降低 OFR，抗组织过氧化。

⑧硫酸锌（$ZnSO_4$）：2002 年有学者报道用离体大鼠心肌细胞可使心肌细胞培养液中 SOD

下降，MDA 上升，用不同剂量的 $ZnSO_4$ 和维生素 C，结果显示在提高 SOD 活力、降低 MDA、恢复 Na^+-K^+-ATP 酶和 Ca^{2+}-ATP 酶活性方面的效果依次为大剂量 $ZnSO_4$（$60\mu mol/L$），大剂量维生素 C $50\mu g/L$，小剂量 $ZnSO_4$（$15\mu mol/L$）。2003 年有学者报道 $ZnSO_4$ $60\mu mol/L$ 可显著提高因 H_2O_2 损伤而下降的心肌细胞存活力。目前还缺少 $ZnSO_4$ 临床应用的资料。

⑨GH：GH 对 DCM 的治疗有一定疗效，对 VMC 的疗效尚未见报道。2002 年有学者报道 H_2O_2 可使离体大鼠心肌存活力下降，培养液和心肌细胞内 MDA 增加，Bcl_2 基因表达下降。GH 可使心肌细胞存活力上升，Bcl_2 基因表达上升，心肌细胞凋亡率下降，MDA 无显著改变。研究结果显示，GH 对心肌细胞保护作用是通过恢复 Bcl_2 基因调控取得的，而不是通过降低 OFR 取得的。

⑩黄芪：大量动物实验与临床研究证明黄芪可抑制 CVB，提高机体免疫功能，降低抗心肌抗体的产生，同时也有降低 OFR 的功能。

⑪参麦注射液：参麦注射液对 VMC 有一定疗效。为了了解参麦注射液对 VMCOFR 作用。2003 年有学者报道离体大鼠心肌细胞加入 H_2O_2 后 SOD 下降、MDA 上升、心肌细胞存活力下降。加入参麦注射液（10mL/L）后，使 SOD 升高、MDA 下降、心肌细胞存活力上升。研究结果显示参麦注射液有通过降低 OFR，达到保护心肌细胞的作用。

⑫SOD：近年来国内外有一些报道用 SOD 治疗某些与 OFR 损伤有关的疾病。2003 年王振先报道小鼠 VMC 模型，用 SOD 治疗，结果显示 SOD 可明显降低活性氧浓度，减轻心肌病理变化。

第四章　消化系统疾病

第一节　胃食管反流

胃食管反流有生理性和病理性两种。正常人每天都有短暂的、无症状的生理性胃食管反流，这并不引起食管黏膜的损伤。当胃内容物反流至食管导致组织损伤而引起症状则为病理性反流，随之出现的一系列疾病症状，统称为胃食管反流病（GERD）。

小儿胃食管反流症是指由于胃内容物不受控制地从胃反流入食管，甚至口腔而引起的一系列顽固性呕吐、反胃及食管炎症状，呼吸道症状，甚至神经精神症状的上消化道运动障碍性疾病。它可以导致小儿营养不良、生长发育迟缓、食管炎、反复发作的肺炎、支气管炎、哮喘，甚至婴儿猝死综合征（SIDS）。

小儿胃食管反流病是一种消化系统常见病，据报道，美国 GERD 的人群发病率在 25％～35％。我国由胃食管反流引起的反流性食管炎患病率达 5％，近年国外研究发现 GERD 在儿童，尤其在新生儿及早产儿中有较高的发病率，并认为它与早产儿的呼吸暂停、喂养困难及吸入性肺炎等密切相关。因此，胃食管反流问题已经越来越被人们所关注，并作了广泛的研究。

一、病因及发病机制

目前，认为 GERD 的发生和发展是多种因素综合作用的过程，包括防止过度胃食管反流和迅速清除食管内有害物质两种机制的功能障碍。

（一）抗反流机制

1.LES 张力减低

LES 是一段位于食管远端长约 1.0～3.5cm 特化的环行肌，它能产生并维持超过胃内压约 1.33～5.33kPa（10～40mmHg）的静息压来防止反流，还可在咳嗽、打喷嚏或用力而使腹内压突然增高时迅速做出反应。20 世纪 80 年代前，许多学者认为食管下端并无括约肌存在，只是经测压证实该处有一段高压区，有括约肌样作用。近年来，随着微解剖研究的深入，提示这种肌肉结构确实存在，并由此构成食管腹段至膈上的 2～4cm 的高压带，其压力随胃内压的增高而增加，构成最有效的抗反流屏障。LES 的功能受神经及体液双重调节。迷走神经及胃泌素使食管下端括约肌静息压（LESP）升高，而胰泌素、胆囊收缩素（CCK）及肠抑胃肽（GIP）等则使其下降。LES 的成熟还与受孕后日龄（胎龄＋出生后日龄）呈正相关，故新生儿，尤其早产儿更易发生胃食管反流。当 LESP 低下时就不能有效地对抗腹腔与胸腔之间的正性压力梯度而导致持续的胃食管反流,在腹内压突然增加时也不能做出充分的反应,则胃内容物将被逆排入食管。研究发现 GERD 患者,尤其是伴重度食管炎及 Barrett 食管患者的 LESP 明显低于正常人,因而 LES 功能不全以及 LESP 降低是 GERD 最重要的发病因素之一。

然而多项研究表明,LESP 正常者也会发生胃食管反流,而较轻型的 GERD 患者的 LESP 也往往是正常的。研究中还发现新生儿 LESP 并不低于年长儿及成人,所以 GERD 的发生可能不仅仅是由于 LESP 的降低。目前研究认为 LES 一过性松弛(TLESR)是正常人生理性胃食管反流及 LESP 正常的 GERD 患者的主要发病机制。在原发性蠕动(由吞咽引起的蠕动)过程中,LES 松弛 3～10 秒以允许吞咽的食团进入胃内,而 LES 一过性松弛并不发生于正常蠕动之后,持续时间也较长,约 10～45 秒。在此过程中,LESP 下降至 0 时括约肌即不再具有抗反流作用了。这就解释了正常人的生理性反流及 LESP 正常的 GERD 患者的发病原因。国外文献报道,约 50% 以上的 GERD 属于 TLESR,TLESR 伴发酸反流的发生率达 82%。正常受试者中 40%～50% 的 TLESR 伴胃酸反流,GERD 患者中 TLESR 伴胃酸反流则达 60%～70%。这些都提示了 TLESR 是引起胃食管反流的主要因素。

2.解剖因素

除了 LES 外,这段食管的一些解剖因素无疑也起着抗反流屏障的作用。当腹内压升高时,食管腹段被钳夹呈扁形,从而起到抗反流作用,因此食管腹段越长,此功能则越完善。3 个月以下的婴儿食管腹段很短,所以极易发生胃食管反流;胃食管交角(His 角)为锐角,能使胃黏液在食管口外侧形成一活瓣而抗反流。食管手术及食管裂孔疝可令此角变钝,抗反流作用减弱;另外,膈角在吸气时可主动收缩,起到了食管外括约肌的作用,可加强 LES 的抗反流能力。而食管裂孔疝的形成破坏了外括约肌抗反流机制,因此这类患儿亦常伴有胃食管反流。

(二)食管清除机制

胃食管反流发生后,如果侵蚀性物质被很快地清除出食管,那么食管黏膜并不会受到损伤。正常情况下,在重力、食管蠕动、唾液及食管内产生的碳酸氢盐的共同作用下,食管通过两个步骤进行酸的清除。第一步容量清除:大部分反流物由于其自身重力和 1～2 次食管蠕动性收缩的联合作用而被迅速清除,但食管黏膜仍为酸性;第二步由吞下的碱性唾液及食管黏膜自身产生的碳酸氢盐缓冲,中和残留在食管壁上的酸性物质。

GERD 与食管这种清除能力的削弱密切相关。在一些 CERD 患儿中常可见食管蠕动振幅降低,继发性蠕动减弱或消失。另外,睡眠中发生的反流尤其容易损伤食管。因为平卧睡眠时,反流物失去了重力的作用因而清除的速度被延缓了;其次,人在睡眠时实际上停止了吞咽和大量分泌唾液,所以既无原发性蠕动也无充分的唾液可用于中和食管内的酸。

(三)食管黏液屏障

正常的食管黏膜屏障包括 3 部分:①上皮前屏障,指附着的黏液,含不移动水及碳酸氢根,能对胃蛋白酶起到阻挡作用,也能中和反流物中的 H^+;②上皮屏障,指上皮间紧密排列的多层鳞状上皮细胞,使反流物难以通过;③上皮后屏障,主要指黏膜下丰富的毛细血管及其提供的 HCO_3^-,又称血管屏障。当食管黏膜屏障防御机制不全时,胃酸和胃蛋白酶以及十二指肠反流物——胆酸及胰液刺激食管,损伤黏膜,引起反流性食管炎、Barrett 食管甚至食管腺癌。近来有研究表明,食管黏膜的损伤程度与每一次反流的时间长短密切相关,时间越长损伤程度越深。

(四)其他

1.胃排空功能

目前认为餐后胃排空延迟可使胃内容量增大,胃内压增高,从而刺激胃酸分泌并使 LES 腹内功能区长度缩短,同时可诱发 TLESR 参与 GERD 的发病。文献报道大约有 50％的 GERD 患儿同时伴有胃排空延迟。

2.药物影响

阿司匹林和其他非甾体类抗炎药物(NSAIDS)对黏膜都具有侵蚀性。流行病学研究提示,服用这类药物可引发 GERD。有食管狭窄的患者尤其易感 NASIDS 引发的食管损伤。而没有食管狭窄的患者,NASIDS 引发 GERD 的机制尚不明了。

二、临床表现

(一)临床症状

GERD 的临床表现轻重不一,随年龄而不同。新生儿常表现为喷射状呕吐乳汁或奶块;婴幼儿则表现反复呕吐,严重的可导致营养不良和生长发育迟缓;年长儿可自诉反酸或餐后及平卧时有酸性液体反流至口腔。另外,胃灼热是 GERD 的又一主要症状。这是一种位于胸骨后的不适或烧灼样感觉,多起源于上腹部,放射至胸部甚至咽喉部或背部。当反流已引起食管黏膜损伤甚至溃疡时,患者会诉吞咽痛,体检可发现剑突下压痛。

(二)并发症

1.食管炎及其后遗症

这是 GERD 最主要的并发症,它的发生与 LESP 异常及食管廓清能力减弱密切相关。由于反流物不断地刺激食管壁而令其充血水肿,年长儿会感到胸骨下烧灼痛,胸闷饱胀,甚至吞咽困难或疼痛,严重的还可发生呕血、黑便及贫血。如果长期反流,食管黏膜则会发生糜烂、溃疡、纤维组织增生及瘢痕形成等一系列改变,最后食管壁的顺应性下降,导致食管狭窄,患者逐渐出现吞咽困难。这种情况在成人中的发生率约为 8％～20％,在儿童中则很少见。另一并发症是 Barrett 食管,下端食管的鳞状上皮被化生的柱状上皮所代替。除了反流因素外,幽门螺杆菌的感染也可促进 Barrett 食管的发生。这种较严重的并发症通常发生于中年人和老人,而儿童中相当少见。内镜下见到大段红色和丝绒样质地的柱状上皮从胃食管交界处向上延伸,与临近苍白、光滑的鳞状上皮形成鲜明对比为其特征性内镜表现。Barrett 上皮不引起症状,因此大多数患者仅有 GERD 的基本表现,甚至并无 GERD 症状。但它是胃食管交界处发生腺癌的重要危险因素,发病率较正常人群高 30～50 倍。

2.呼吸道症状

有文献报道,胃食管反流是儿童反复、慢性咳嗽的主要因素之一。另外,反复的呼吸道感染、呛咳、声音嘶哑、屏气,年长儿支气管哮喘发作等都与之有关。国内对哮喘患儿的胃食管反流研究显示,哮喘儿的各项反流指标均高于对照组,其病理性 GER 检出率为 39％。各种原因的哮喘患者都易发生 GER,而 CER 又可诱发或加剧哮喘的发生。在新生儿及婴幼儿中,

GERD 极易引起吸入性肺炎,有时甚至导致吸入性窒息、早产儿或婴儿猝死综合征的严重后果。

三、辅助检查

1.实验室检查

血常规、大便常规、大便隐血、生化检查、血气分析＋电解质。

2.食管钡剂造影

可对食管的形态、运动状况、造影剂的反流和食管与胃连接部的组织结构做出判断,并能观察到是否存在食管裂孔疝等先天性疾病,以及严重病例的食管黏膜炎症改变。

3.食管 pH 动态监测

经鼻孔将微电极放置在食管括约肌的上方,24 小时连续监测食管下端 pH,如有酸性胃食管反流发生则 pH 下降。通过计算机软件分析可反映胃食管反流的发生频率、时间、反流物在食管内停留的状况,以及反流与起居活动、临床症状之间的关系,借助一些评分标准,可区分生理性反流和病理性反流,是目前最可靠的诊断方法。特别是用于一些症状不典型的患者或用于查找一些症状(如咳嗽、哽噎、喘鸣、阵发性青紫、呼吸暂停)的原因。还可以同时检测食管、胃双 pH,以判断食管下端 pH 不下降时的碱性胃食管反流和十二指肠胃食管反流。

4.食管胆汁反流动态监测

应用便携式 24 小时胆红素监测仪,将监测探头经鼻孔插入,放置在食管括约肌上方,监测24 小时,记录平卧、直立、进餐及症状发生的时间,数据以专用软件处理,可提示胆汁反流至食管的十二指肠胃食管反流(DGER)。

5.食管动力功能检查

应用低顺应性灌注导管系统和腔内微型传感器导管系统等测压设备,了解食管运动情况及食管下部括约肌功能。对于食管下部括约肌压力正常的患儿应连续测压,动态观察食管运动功能。

6.食管内镜检查及黏膜组织检查

内镜下食管病变诊断及分级标准:0 级,食管黏膜无异常;Ⅰ级,黏膜点状或条状发红、糜烂,无融合现象;Ⅱ级,黏膜有条状发红、糜烂并有融合,但小于周径的 2/3;Ⅲ级,黏膜广泛发红、糜烂,融合成全周性或有溃疡。食管黏膜组织活体组织检查可发现鳞状上皮基底层细胞增生、肥厚,黏膜固有层乳头延伸进入上皮,上皮层内中性粒细胞、嗜酸性粒细胞、淋巴细胞浸润,甚至黏膜糜烂、溃疡、肉芽组织形成和(或)纤维化。Barrette 食管,鳞状上皮由柱状上皮取代,出现杯状细胞的肠上皮化生。

7.胃-食管放射性核素闪烁扫描

口服或胃管内注入含有 ^{99m}Tc 标记的液体,应用 γ 照相机测定食管反流量,可了解食管运动功能,明确呼吸道症状与胃食管反流的关系。

四、鉴别诊断

(1)贲门失弛缓症:又称贲门痉挛,是指食管下括约肌松弛障碍导致的食管功能性梗阻。

婴幼儿表现为喂养困难、呕吐,重症可伴有营养不良、生长发育迟缓。年长儿诉胸痛和烧灼感、反胃。通过 X 线钡剂造影、内镜和食管测压等可确诊。

(2)以呕吐为主要表现的新生儿、小婴儿应排除消化道器质性病变,如先天性幽门肥厚性狭窄、胃扭转、肠旋转不良、环状胰腺、胎粪性腹膜炎等。

(3)对反流性食管炎伴并发症的患儿,必须排除由于物理性、化学性、生物性等致病因素引起组织损伤而出现的类似症状。

五、治疗

(一)一般治疗

1.护理

将床头抬高30°,小婴儿的最佳体位为前倾俯卧位,但为防止婴儿猝死综合征的发生,睡眠时应采取仰卧位及左侧卧位。儿童在清醒状态下最佳体位为直立位和坐位,睡眠时保持左侧卧位及上体抬高,减少反流频率及反流物误吸。

2.营养管理

以稠厚饮食为主,少量多餐,婴儿增加喂奶次数,缩短喂奶间隔时间,人工喂养儿可在牛奶中加入淀粉类或进食谷类食品。年长儿亦应少量多餐,以高蛋白质、低脂肪饮食为主,睡前2小时不予进食,保持胃处于非充盈状态,避免食用降低食管下部括约肌张力和增加胃酸分泌的食物,如酸性饮料、碳酸及咖啡因饮料、高脂饮食、巧克力和辛辣食品。此外,应控制肥胖,避免被动吸烟。

(二)药物治疗

主要基于降低胃内容物酸度和促进上消化道动力,包括促胃肠动力药、抗酸或抑酸药、黏膜保护药等,但使用时应注意药物的适用年龄及不良反应。

1.促胃肠动力药

能提高食管下部括约肌张力,增加食管和胃蠕动,提高食管廓清能力,促进胃排空,从而减少反流和反流物在食管内的停留时间。多潘立酮(吗丁啉)为选择性、周围性多巴胺 D_2 受体拮抗药,可增强食管蠕动和食管下部括约肌张力,增加胃窦和十二指肠运动,协调幽门收缩,促进胃排空。常用剂量为每次 0.2~0.3mg/kg,每日 3 次,饭前 30 分钟及睡前口服。

2.抗酸和抑酸药

主要作用为抑制酸分泌、中和胃酸以减少反流物对食管黏膜的损伤,提高食管下部括约肌张力。①抑酸药。H_2 受体拮抗药,如西咪替丁 10~15mg/(kg·d),每天 2 次,口服;雷尼替丁 3~5mg/(kg·d),每天 2 次,口服;法莫替丁和尼扎替丁。质子泵抑制药(PPI),如奥美拉唑(洛赛克)0.4~0.8mg/(kg·d),每天 1 次,口服;兰索拉唑和埃索美拉唑等。②中和胃酸药,如氢氧化铝凝胶,多用于年长儿。

3.黏膜保护药

硫糖铝、硅酸铝盐、磷酸铝等。

(三)外科治疗

及时采用体位、药物等治疗方法后,大多数患儿症状能明显改善和痊愈。具有下列指征可考虑外科手术。①内科治疗6～8周无效,有严重并发症(消化道出血、营养不良、生长发育迟缓);②严重食管炎伴溃疡、狭窄或发现有解剖异常,如食管裂孔疝等;③有严重的呼吸道并发症,如呼吸道梗阻、反复发作吸入性肺炎或窒息、伴支气管肺发育不良者;④合并严重神经系统疾病。

第二节　儿童周期性呕吐综合征

儿童周期性呕吐综合征(CVS)以周期性反复呕吐为特征,其特点为反复发生、刻板发作的剧烈恶心、呕吐,持续数小时至数天;间歇期无症状,可持续数周至数月;发作呈"开-关"型。CVS是一种功能性胃肠病。该病在所有种族中均有发病,女孩比男孩多见。CVS通常在儿童起病,主要在学龄前期,儿童平均发病年龄是4.8岁,多数(82%)有偏头痛家族史或自己有偏头痛。

一、病因

目前认为CVS的病因和发病机制与以下方面有关。

(一)偏头痛
病因包括神经性、线粒体、离子通道、激素等。

(二)应激反应
其涉及下丘脑分泌、促肾上腺皮质激素释放因子(CRF)及组胺释放。

(三)自主神经系统功能不良
涉及心血管和消化系统。

二、临床表现

(一)发病特点和呕吐
患儿发病期非常衰弱、倦怠,严重影响学习,而缓解期完全健康如常。呕吐通常是独特的快速发生和难以忍受,最严重的呕吐每小时可达13次。呕吐物可含胆汁(76%)、黏液(72%)、血液(32%)。约50%患儿发作期需静脉补液,其中28%患儿每次都需要静脉补液。CVS的发作呈现一种"开-关"的刻板形式,就如有开关控制突发、突止。68%患者仅在发作前30分钟有恶心、面色苍白等前兆。呕吐在发作后1小时即可达高峰强度,持续1～2天,而从呕吐止到能进食仅需数小时。家长描述发作刻板,如准时发作,有相同的强度、发作过程和相关症状。<50%的CVS患者有稳定周期,较常见的间歇期为2周(24%)和4周(23%)。在24小时中,发作大多于清晨(2:00～4:00和5:00～7:00)。每次发作有明显自限性。

(二)自主神经和胃肠道症状
自主神经症状很常见,尤其是嗜睡(91%)及面色苍白(87%),有些患者有明显流涎(13%),少数可有轻度高血压。除呕吐外,腹痛(80%)、干呕(76%)、厌食(74%)、恶心(72%)

是最常见症状。其中恶心是最为窘迫的，因为直至发作结束，没有短暂缓解。发作数天后的胃肠疼痛，通常是由于呕吐和干呕引起的食管和胃黏膜损伤。另有发热（29%）和腹泻（36%），推测可能为细胞因子释放和自主神经作用引起。

（三）神经系统症状

发作时有典型神经系统症状，如头痛（40%）、畏光（32%）、高声恐怖（28%）、眩晕（22%）等。

（四）触发因素

68%家长能说明应激事件的触发作用，包括生理、心理应激和感染。感染（41%）最常见；心理应激（34%），包括正面因素（生日、节日）和负面因素（家庭和学校相关因素）；饮食（26%）；体力消耗和缺乏睡眠（18%）；特异事件（13%）；经期女童（13%），被证明月经是典型的触发因素。

三、诊断和鉴别诊断

（一）诊断CVS需注意的问题

虽然CVS有较独特的临床表现，但因呕吐症状为非特异性，因此诊断CVS前先要求排除常见的或较易治疗的疾病和器质性疾病。详细询问病史在CVS的诊断中非常重要。文献提示：以下关键问题的答复是肯定的，则诊断CVS的可能性占70%以上："患者是否以前有过≥3次类似呕吐、间隙期完全正常，每次发作都类同，呕吐最严重时超过1次/15分钟，伴面色苍白、嗜睡、腹痛、厌食和恶心；有偏头痛家族史。"

（二）CVS诊断标准

1.伦敦CVS国际诊断标准

（1）必需条件：①3次或以上发作性呕吐，持续数小时至数天；②发作间歇期无症状，长达数周至数月；③刻板的反复发作，有相同的发作时间和症状持续时间；④无器质疾病因素（缺少实验室或影像学证据）。

（2）支持条件：①发作具有自限性；②伴随症状包括恶心、腹痛、头痛、运动病、畏光及倦怠；③相关体征有发热、苍白、脱水、过度流涎及社交不能。其中恶心和倦怠被认为具有诊断价值。

2.罗马Ⅱ标准

小儿CVS诊断标准：①3个或3个周期以上剧烈的恶心、顽固性呕吐，持续数小时到数日，间隙期持续数日到数月；②排除代谢性、胃肠道及中枢神经系统器质性疾病。

3.罗马Ⅲ标准

小儿4岁婴幼儿及儿童、青少年（4~18岁）儿童周期性呕吐综合征诊断标准：必须符合①2次或以上发作性剧烈恶心、顽固性呕吐，持续数小时甚至数天；②间歇期为健康状态，可持续数周到数月。

（三）鉴别诊断及所需的辅助检查

CVS的诊断需排除以下三类疾病：胃肠疾病、胃肠外疾病，同时必须注意与慢性呕吐相区别（表4-2-1、表4-2-2）。

表 4-2-1　CVS 需要鉴别的疾病

消化系统	消化性损伤：食管、胃炎及胃溃疡等；畸形：旋转不良等；炎症性肠病；慢性阑尾炎；肝胆病：胆囊收缩不良等；胰腺炎；家族性自主神经功能不良及假性梗阻
神经系统	腹型偏头痛、慢性鼻窦炎、颅压增高（肿瘤）及腹型癫痫
泌尿系统	继发性于输尿管膀胱连接点梗阻的急性肾盂积水、肾结石
代谢/内分泌	Addison 病、糖尿病及嗜铬细胞瘤；有机酸血症：丙酸血症、脂酸氧化障碍、线粒体病、尿素循环障碍、氨基酸尿、急性间断性卟啉症及 Hypothalamic surge
其他	由催吐剂引起呕吐；焦虑及抑郁

表 4-2-2　CVS 与慢性呕吐的区别

特征	CVS	慢性呕吐
女：男比例	3：1	1：1
发作时间	夜间	每天任何时候
前驱症状	常见	不常见
病因	非胃肠道因素占 65%	胃肠道因素占 72%
发作频率	<9 次/月（每 2 周至 3 个月）	≥9 次/月（约 36 次）
呕吐次数	>4 次/h（约 11～14 次）	<4 次/h（约 1.5 次）
血清生化异常（%）	14	2
白细胞增多（%）	3	2
偏头痛家族史（%）	40～60	11～14

四、治疗

因 CVS 的病因和发病机制尚未完全明确，目前尚无特殊治疗方法证明对 CVS 绝对有效。尽管有争议，综合的经验治疗仍是有效控制、减少及缩短发作的手段。治疗分为发作期支持治疗和预防用药治疗。

（一）急性发作期治疗

1.支持治疗

给予舒适安静的环境，避免光及强声刺激等不良触发因素，补液，纠正水电解质紊乱和酸碱平衡，保证热量供应。

2.药物治疗

可应用 5-羟色胺 3(5-HT$_3$)受体阻滞剂静脉止吐，同时使用镇静药（如地西泮）或抗组胺药（苯海拉明）效果较好。效果不佳可联合给氯丙嗪和异丙嗪或氯丙嗪和苯海拉明。

Olden 等发现静脉滴注地西泮可改善许多患儿的症状，尤其是劳拉西泮每 0.5～1 小时静脉滴注 1～2mg。持续 24～72 小时，这可能是该药作用于肠道神经和中枢神经的 γ-氨基酪氨酸受体减轻症状。此外，可用 H$_2$ 组胺受体拮抗剂（雷尼替丁）或质子泵抑制剂（奥美拉唑）减轻腹痛或不舒适导致的持续性干呕和呕吐。

（二）缓解预防期治疗

治疗目的是减少呕吐发作频率，如果发作频率1个月超过1次或发作延长每次持续3～7天时，推荐预防治疗。预防治疗药物：抗阻胺药（赛庚啶）、抗抑郁药（阿米替林）及B受体拮抗剂（普萘洛尔）等。国外专家比较推荐5岁以下儿童开始应用赛庚啶。5岁或更大儿童推荐用抗抑郁药物如阿米替林。普萘洛尔在两个年龄组都被推荐为二线用药。

剂量：普萘洛尔0.6～1.5mg/(kg·d)，分3次口服，最大剂量3mg/(kg·d)，通常有效剂量为10mg，3次/天。禁忌证：哮喘、心衰、心脏传导阻滞及雷诺综合征。阿米替林从0.2～0.4mg/(kg·d)开始，睡前服，剂量可每周逐渐增加10mg到最大剂量1.5mg/(kg·d)。禁忌证：青光眼、癫痫发作及严重心脏病。赛庚啶0.25～0.4mg/(kg·d)，分2～3次口服，最大剂量0.5mg/(kg·d)。禁忌证：哮喘、青光眼或泌尿系统梗阻。

（三）精神治疗

HT$_3$不仅对患儿，对整个家庭都是一种威胁。由于反复发病使他们感到沮丧和压抑。所以除了使用药物治疗外，还应让家长了解家庭环境不良的情绪均可诱发呕吐发作，积极给予心理治疗。

第三节　功能性消化不良

功能性消化不良（FD）是指有持续存在或反复发作的上腹痛、腹胀、早饱、嗳气、厌食、胃灼热、泛酸、恶心及呕吐等消化功能障碍症状，经各项检查排除器质性疾病的一组小儿消化内科最常见的临床综合征。功能性消化不良的患儿主诉各异，又缺乏肯定的特异病理生理基础，因此，对这一部分患者，曾有许多命名，主要有功能性消化不良、非溃疡性消化不良（NUD）、特发性消化不良、原发性消化不良、胀气性消化不良以及上腹不适综合征等。目前国际上多采用前三种命名，而"功能性消化不良"尤为大多数学者所接受。

一、流行病学

FD发病十分普遍，美国东北部郊区507名社区青少年调查发现，5%～10%的受调查者具有典型的消化不良症状。西伯利亚青少年消化不良调查表明，女性患病率为27%，男性为16%。意大利北部校园儿童研究表明3.5%存在溃疡样消化不良的表现，3.7%存在动力障碍样消化不良，但本研究中未纳入12岁以上的青少年，所以患病率低。一项在儿科消化专科门诊进行的研究表明，4～9岁功能性胃肠病患儿中，13.5%被诊断为消化不良，10～18岁中有10.2%有消化不良。

在我国此病有逐年上升的趋势，以消化不良为主诉的成人患者约占普通内科门诊的11%、占消化专科门诊的53%。国内儿科患者中功能性消化不良的发病率尚无规范的统计。

二、病因及发病机制

FD的病因不明，其发病机制亦不清楚。目前认为是多种因素综合作用的结果。这些因素包括了饮食和环境、胃酸分泌、幽门螺旋杆菌感染、消化道运动功能异常、心理因素以及一些其他胃肠功能紊乱性疾病,如 GERD、吞气症及肠易激综合征等。

(一)饮食与环境因素

FD 患者的症状往往与饮食有关,许多患者常常主诉一些含气饮料、咖啡、柠檬或其他水果以及油炸类食物会加重消化不良。虽然双盲法食物诱发试验对食物诱因的意义提出了质疑,但许多患儿仍在避免上述食物并平衡了膳食结构后感到症状有所减轻。

(二)胃酸

部分 FD 的患者会出现溃疡样症状,如饥饿痛,在进食后渐缓解,腹部有指点压痛,当给予制酸剂或抑酸药物症状可在短期内缓解。这些都提示这类患者的发病与胃酸有关。

然而绝大多数研究证实 FD 患者基础胃酸和最大胃酸分泌量没有增加,胃酸分泌与溃疡样症状无关,症状程度与最大胃酸分泌也无相关性。所以,胃酸在功能性消化不良发病中的作用仍需进一步研究。

(三)慢性胃炎与十二指肠炎

功能性消化不良患者中大约有 30%～50% 经组织学检查证实为胃窦胃炎,欧洲不少国家将慢性胃炎视为功能性消化不良,认为慢性胃炎可能通过神经及体液因素影响胃的运动功能,也有学者认为非糜烂性十二指肠炎也属于功能性消化不良。应当指出的是,功能性消化不良症状的轻重并不与胃黏膜炎症病变相互平行。

(四)幽门螺杆菌感染

幽门螺杆菌是一种革兰阴性细菌,一般定植于胃的黏液层表面。幽门螺杆菌感染与功能性消化不良关系的研究结果差异很大,有些研究认为幽门螺杆菌感染是 FD 的病理生理因素之一,因为在成人中,功能性消化不良患者的胃黏膜内常可发现幽门螺杆菌,检出率在 40%～70% 之间。但大量的研究却表明:FD 患者的幽门螺杆菌感染率并不高于正常健康人,阳性幽门螺杆菌和阴性幽门螺杆菌者的胃肠运动和胃排空功能无明显差异,且幽门螺杆菌阳性的 FD 患者经根除幽门螺杆菌治疗后其消化不良症状并不一定随之消失,进一步研究证实幽门螺杆菌特异性抗原与 FD 无相关性,甚至其特异血清型 CagA 与任何消化不良症状或任何原发性功能性上腹不适症状均无关系。目前国内学者的共识意见为幽门螺杆菌感染为慢性活动性胃炎的主要病因,有消化不良症状的幽门螺杆菌感染者可归属于 FD 范畴。

(五)胃肠运动功能障碍

许多的研究都认为 FD 其实是胃肠道功能紊乱的一种。它与其他胃肠功能紊乱性疾病有着相似的发病机制。近年来随着对胃肠功能疾病在生理学(运动-感觉)、基础学(脑-肠作用)及精神社会学等方面的进一步了解,并基于其所表现的症状及解剖位置,罗马委员会制定了新的标准,即罗马Ⅲ标准。罗马Ⅲ标准不仅包括诊断标准,亦对胃肠功能紊乱的基础生理、病理、神经支配及胃肠激素、免疫系统做了详尽的叙述,同时在治疗方面也提出了指导性意见。因此罗马Ⅲ标准是目前世界各国用于功能性胃肠疾病诊断、治疗的一个共识文件。

该标准认为,胃肠道运动在消化期与消化间期有不同的形式和特点。消化间期运动的特点则是呈现周期性移行性综合运动。空腹状态下由胃至末端回肠存在一种周期性运动形式,称为消化间期移行性综合运动(MMC)。大约在正常餐后 4～6 小时,这种周期性、特征性的运动起于近端胃,并缓慢传导到整个小肠。每个 MMC 由 4 个连续时相组成:Ⅰ相为运动不活跃期;Ⅱ相的特征是间断性蠕动收缩;Ⅲ相时胃发生连续性蠕动收缩,每个慢波上伴有快速发生的动作电位(峰电位),收缩环中心闭合而幽门基础压力却不高,处于开放状态,故能清除胃内残留食物;Ⅳ相是Ⅲ相结束回到Ⅰ相的恢复期。与之相对应,在Ⅲ期还伴有胃酸分泌、胰腺和胆汁分泌。在消化间期,这种特征性运动有规则的重复出现,每一周期约 90 分钟左右。空腹状态下,十二指肠最大收缩频率为 12 次/分,从十二指肠开始 MMC 向远端移动速度为 5～10cm/min,90 分钟后达末端回肠,其作用是清除肠腔内不被消化的颗粒。

消化期的运动形式比较复杂。进餐打乱了消化间期的活动,出现一种特殊的运动类型:胃窦-十二指肠协调收缩。胃底出现容受性舒张,远端胃出现不规则时相性收缩,持续数分钟后进入较稳定的运动模式,即 3 次/分的节律性蠕动性收缩,并与幽门括约肌的开放和十二指肠协调运动,推动食物进入十二指肠。此时小肠出现不规则、随机的收缩运动,并根据食物的大小和性质,使得这种运动模式可维持 2.5～8 小时。此后当食物从小肠排空后,又恢复消化间期模式。

在长期的对 FD 患者的研究中发现:约 50% FD 患者存在餐后胃排空延迟,可以是液体或(和)固体排空障碍。小儿 FD 中有 61.53% 胃排空迟缓。这可能是胃运动异常的综合表现,胃近端张力减低、胃窦运动减弱以及胃电紊乱等都可以影响胃排空功能。胃内压力测定发现,25% 功能性消化不良胃窦运动功能减弱,尤其餐后明显低于健康人,甚至胃窦无收缩。儿童中,FD 患儿胃窦收缩幅度明显低于健康儿。胃容量,压力关系曲线和电子恒压器检查发现患者胃近端容纳舒张功能受损,胃顺应性降低,近端胃壁张力下降。

部分 FD 患者有小肠运动障碍,以近端小肠为主,胃窦-十二指肠测压发现胃窦-十二指肠运动不协调,主要是十二指肠运动紊乱,约有 1/3 的 FD 存在肠易激综合征。

(六)内脏感觉异常

许多功能性消化不良的患者对生理或轻微有害刺激的感受异常或过于敏感。一些患者对灌注酸和盐水的敏感性提高;一些患者即使在使用了 H_2 受体拮抗剂阻断酸分泌的情况下,静脉注射五肽胃泌素仍会发生疼痛。一些研究报道,球囊在近端胃膨胀时,功能性消化不良患者的疼痛往往会加重,他们疼痛发作时球囊膨胀的水平显著低于对照组。因此,内脏感觉的异常在功能性消化不良中可能起到了一定作用。但这种感觉异常的基础尚不清楚,初步研究证实功能性消化不良患者存在两种内脏传入功能障碍,一种是不被察觉的反射传入信号,另一种为感知信号。两种异常可单独存在,也可以同时出现于同一患者。当胃肠道机械感受器感受扩张刺激后,受试者会因扩张容量的逐渐增加而产生感知、不适及疼痛,从而获得不同状态的扩张容量,功能性消化不良患者感知阈明显低于正常人,表明患者感觉过敏。

(七)心理-社会因素

心理学因素是否与功能性消化不良的发病有关一直存在着争议。国内有学者曾对 186 名FD 患者的年龄、性别、生活习惯以及文化程度等进行了解,并做了焦虑及抑郁程度的评定,结果发现 FD 患者以年龄偏大的女性多见,它的发生与焦虑及抑郁有较明显的关系。但目前尚无确切的证据表明功能性消化不良症状与精神异常或慢性应激有关。功能性消化不良患者重大生活应激事件的数量也不一定高于其他人群,但很可能这些患者对应激的感受程度要更高。

所以作为医生,要了解患者的疾病就需要了解患者的性格特征及生活习惯等,这可能对治疗非常重要。

(八)其他胃肠功能紊乱性疾病

1.胃食管反流性疾病(GERD)

胃灼热和反流是胃食管反流的特异性症状,但是许多 GERD 患者并无此明显症状,有些患者主诉既有胃灼热又有消化不良。目前有许多学者已接受了以下看法:有少数 CERD 患者并无食管炎,许多 GERD 患者具有复杂的消化不良病史,而不仅是单纯胃灼热与酸反流症状。用食管 24 小时 pH 监测研究发现:约有 20% 的功能性消化不良患者和反流性疾病有关。最近 Sand Lu 等报告,20 例小儿厌食中,12 例(60%)有胃食管反流。因此,有充分的理由认为胃食管反流性疾病和某些功能性消化不良的病例有关。

2.吞气症

许多患者常下意识地吞入过量的空气,导致腹胀、饱胀和嗳气,这种情况也常继发于应激或焦虑。对于此类患者,治疗中进行适当的行为调适往往非常有效。

3.肠易激综合征(IBS)

功能性消化不良与其他胃肠道紊乱之间常常有许多重叠。约有 1/3 的 IBS 患者有消化不良症状;功能性消化不良患者中有 IBS 症状的比例也近似。

三、临床表现及分型

临床症状主要包括上腹痛、腹胀、早饱、嗳气、厌食、胃灼热、泛酸、恶心和呕吐。病程多在 2 年内,症状可反复发作,也可在相当一段时间内无症状。可以某一症状为主,也可有多个症状的叠加。多数难以明确引起或加重病情的诱因。

1989 年,美国芝加哥 FD 专题会议将功能性消化不良分为 5 个亚型:反流样消化不良、运动障碍样消化不良、溃疡样消化不良、吞气症及特发性消化不良。目前采用较多的是 4 型分类:①运动障碍样型;②反流样型;③溃疡样型;④非特异型。

(一)运动障碍样消化不良

此型患者的表现以腹胀、早饱及嗳气为主。症状多在进食后加重。过饱时会出现腹痛、恶心,甚至呕吐。动力学检查约 50%~60% 患者存在胃近端和远端收缩和舒张障碍。

(二)反流样消化不良

突出的表现是胸骨后痛,胃灼热,反流。内镜检查未发现食管炎,但 24 小时 pH 监测可发现部分患者有胃食管酸反流。对于无酸反流者出现此类症状,认为与食管对酸敏感性增加有关。

(三)溃疡样消化不良

主要表现与十二指肠溃疡特点相同,夜间痛,饥饿痛,进食或服抗酸剂能缓解,可伴有反酸,少数患者伴胃灼热,症状呈慢性周期性。内镜检查未发现溃疡和糜烂性炎症。

(四)非特异型消化不良

消化不良表现不能归入上述类型者。常合并肠易激综合征。

但是,2006 年颁布的罗马Ⅲ标准对 FD 的诊断更加明确及细化:指经排除器质性疾病、反复发生上腹痛、烧灼感、餐后饱胀或早饱半年以上且近 3 个月有症状,成人根据主要症状的不同还将 FD 分为餐后不适综合征(PDS,表现为餐后饱胀或早饱)和腹痛综合征(EPS,表现为上腹痛或烧灼感)两个亚型

四、诊断及鉴别诊断

(一)诊断

对于功能性消化不良的诊断,首先应排除器质性消化不良。除了仔细询问病史及全面体检外,应进行以下的器械及实验室检查:①血常规;②粪隐血试验;③上消化道内镜;④肝胆胰超声;⑤肝肾功能;⑥血糖;⑦甲状腺功能;⑧胸部 X 检查。其中①～④为第一线检查,⑤～⑧为可选择性检查,多数根据第一线检查即可基本确定功能性消化不良的诊断。此外,近年来开展的胃食管 24 小时 pH 监测、超声或放射性核素胃排空检查以及胃肠道压力测定等多种胃肠道动力检查手段,在 FD 的诊断与鉴别诊断上也起到了十分重要的作用。许多原因不明的腹痛、恶心及呕吐患者往往经胃肠道压力检查找到了病因,这些检查也逐渐开始应用于儿科患者。

(二)功能性消化不良通用的诊断标准

(1)慢性上腹痛、腹胀、早饱、嗳气、泛酸、胃灼热、恶心、呕吐、喂养困难等上消化道症状,持续至少 4 周。

(2)内镜检查未发现胃及十二指肠溃疡、糜烂和肿瘤等器质性病变,未发现食管炎,也无上述疾病史。

(3)实验室、B 超及 X 线检查排除肝、胆、胰疾病。

(4)无糖尿病、结缔组织病、肾脏疾病及精神病史。

(5)无腹部手术史。

(三)儿童功能性消化不良的罗马Ⅲ诊断标准

必须包括以下所有项:

(1)持续或反复发作的上腹部(脐上)疼痛或不适。

(2)排便后不能缓解或症状发作与排便频率或粪便性状的改变无关(即除外肠易激综合征)。

(3)无炎症性、解剖学、代谢性或肿瘤性疾病的证据可以解释患儿的症状。

诊断前至少 2 个月内,症状出现至少每周 1 次,符合上述标准。

(四)鉴别诊断

1.胃食管反流

胃食管反流性疾病功能性消化不良中的反流亚型与其鉴别困难。胃食管反流性疾病具有典型或不典型反流症状,内镜证实有不同程度的食管炎症改变,24 小时食管 pH 监测有酸反应,无内镜下食管炎表现的患者属于反流样消化不良或胃食管反流性疾病不易确定,但两者在治疗上是相同的。

2.具有溃疡样症状的器质性消化不良

包括:十二指肠溃疡、十二指肠炎、幽门管溃疡、幽门前区溃疡、糜烂性胃窦炎。在诊断功能性消化不良溃疡亚型前,必须进行内镜检查以排除以上器质性病变。

3.胃轻瘫

许多全身性的或消化道疾病均可引起胃排空功能的障碍,造成胃轻瘫。较常见的原因有糖尿病、尿毒症及结缔组织病。在诊断功能性消化不良运动障碍亚型时,应仔细排除其他原因所致的胃轻瘫。

4.慢性难治性腹痛(CIPA)

CIPA患者70%为女性,多有身体或心理创伤史。患者常常主诉有长期腹痛(超过6个月),且腹痛弥漫,多伴有腹部以外的症状。大多数患者经过广泛的检查而结果均为阴性。这类患者多数有严重的潜在的心理疾患,包括抑郁、焦虑和躯体形态的紊乱。他们常坚持自己有严重的疾病并要求进一步检查。对这类患者应提供多种方式的心理、行为和药物联合治疗。

五、治疗

治疗包括精神心理调整及药物治疗(如减少胃酸分泌、根除幽门螺杆菌、促进胃动力、调节内脏感觉阈、增加胃黏膜保护等)。关于精神心理干预治疗功能性消化不良目前尚有争议。

(一)一般治疗

1.护理

养成良好的饮食习惯及生活规律,少吃生冷及刺激性食物。

2.营养管理

由护士对患者的营养状况进行初始评估,记录在《住院患者评估记录》中。总分≥3分,有营养不良的风险,需在24小时内通知营养科医师会诊。

3.疼痛管理

由护士对腹痛情况进行初始评估,疼痛评分在4分以上的,应在1小时内报告医师,联系麻醉科医师会诊。

4.心理治疗

有躯体化症状者,请心理科医师协助心理治疗。

(二)药物治疗

1.抗酸药

常用药物有碳酸氢钠、氢氧化铝、磷酸铝凝胶等,这类药物对于缓解饥饿痛、反酸、胃灼热感等症状有较明显的效果。

2.抑酸药

常用药物有H_2受体拮抗药和质子泵抑制药。质子泵抑制药抑制胃酸分泌作用很强,适用于H_2受体拮抗药无效的患者。常用西咪替丁,每日10~15mg/kg,分2次口服或睡前顿服;雷尼替丁,每日4~6mg/kg,分2次服或睡前顿服。奥美拉唑,0.6~0.8mg/kg,每天1次。

3.促动力药

有甲氧氯普胺、多潘立酮、红霉素等。

4.胃黏膜保护药

主要有复方谷氨酰胺、十六角蒙脱石等。

5.5-HT₃ 受体拮抗药和阿片类受体激动药

这两类药物促进胃排空的作用很弱,用于治疗功能性消化不良患者的原理是调节内脏感觉阈。

(三)根除幽门螺杆菌感染

功能性消化不良患儿 Hp 感染率明显高于健康儿童,经根除 Hp 治疗者消化不良症状可以消失。

(四)其他

并非所有的功能性消化不良的患儿均需要接受药物治疗,有些患儿根据医师诊断得知无病及检查结果亦属正常后,可通过改变生活方式与调整食物种类来预防。如建立良好的生活习惯,避免心理紧张因素和刺激性食物,避免服用非甾体类抗炎药,对于无法停药者应同时应用胃黏膜保护药或 H_2 受体拮抗药。

第四节　功能性便秘

便秘是指持续 2 周或 2 周以上的排便困难或排便延迟。若便秘无病理、生理学的客观依据,不能以炎症、解剖、代谢及神经病变解释者,即不存在引起便秘的器质性病变称功能性便秘(FC),亦称为特发性便秘。有资料报道,功能性便秘占综合性儿科门诊总数的 5%～10%,占小儿胃肠疾病门诊的 25%,占小儿便秘 90% 以上。

一、病因

便秘作为一个症状可由许多疾病引起,如肠管器质性病变、肠管平滑肌或神经源性病变、结肠神经肌肉病变、内分泌或代谢性疾病、系统性疾病、神经系统疾病、神经心理障碍、药物性因素等,称为继发性便秘。功能性便秘可能与饮食不足、食物不当或食物过敏、排便习惯及精神因素、肠道运动功能失常、肠激素异常、肠道菌群失调、心理创伤及遗传因素等有关。

二、临床表现

1.大便性状及频率

每周排便≤2 次,大便干结如坚果样或球形硬便,大块粪便曾堵塞马桶。

2.排便困难

出现排便费力和排便疼痛,小婴儿排便时哭闹。

3.大便带血

大便外层覆盖鲜红色血性液体或便后滴血,手纸染血。

4.大便失禁

有大便节制行为,肛门周围或内裤污粪。

5.腹痛、腹胀及腹部包块

腹胀,年长儿诉左下腹部疼痛,有时呈痉挛样,疼痛难忍。左下腹触痛,可扪及坚硬的团块状或条索样包块。

6.肛门指检

肛周红斑或肛裂,直肠空虚或粪便嵌塞,指套染血。

7.其他

伴随症状包括易激惹、食欲下降和(或)早饱、恶心或呕吐等。随着大量粪便排出,伴随症状立即消失。

三、辅助检查

1.实验室检查

T_3、T_4、TSH、血糖、尿糖测定排除内分泌、代谢性疾病等所致的便秘。

2.腹部 X 线片及钡剂、钡灌肠检查

观察肠管分布、长度,测量直肠肛门角,观察肠管蠕动强度、肠腔是否扩张或狭窄,有无肿物、梗阻、气腹,了解排钡功能。

3.肛肠镜及乙状结肠镜检查

有直肠出血或梗阻现象时,可考虑行此检查。

4.结肠传输试验

不透 X 线标志物法、核素法及呼气 H2 法均可测定胃肠传输时间。

5.肛门直肠测压

通过肛管直肠的静态、动态压力及反射检测,了解肛管直肠的控制能力和括约能力。

6.B 超、CT、MRI 及超声内镜

B 超检测肛门内括约肌、肛门外括约肌以及外周的脂肪组织,检测肛门括约肌的厚度、瘢痕和缺损的位置。CT 直观地了解肛门括约肌、耻骨直肠肌的形态和发育程度。MRI 检测直肠肛门各肌群的形态、脊柱和骶前情况,是肛门直肠畸形患者的诊断手段之一。超声内镜可贴近胃肠道检测管壁的结构,如结构破坏、紊乱、内部回声异常或明显增厚则提示病变存在。

7.排便造影、肛管直肠感觉检查、球囊排出实验、立体向量测定及肌电图

目前在儿童中应用较少。

四、诊断

(1)≤4 岁儿童,至少符合下列 2 项条件,并持续 1 个月:①每周排便≤2 次;②排便动作训练后每周至少出现 1 次大便失禁;③有大便潴留史;④有排便疼痛和哭闹史;⑤直肠内存在大量粪便团块;⑥排出的粪便粗大以至于堵塞马桶。

(2)>4 岁儿童,诊断肠易激综合征的依据不足,符合下列 2 项或 2 项以上症状,每周至少 1 次,持续 2 个月以上:①每周在厕所排便≤2 次;②每周至少有 1 次大便失禁;③有保持体位或过度克制排便史;④排便疼痛或排便困难史;⑤直肠中有巨大的粪块;⑥排出的粪便粗大以

至于堵塞马桶。

五、鉴别诊断

功能性便秘的诊断须依靠病史,分析便秘的原因,配合指诊可做出便秘的诊断。必要时可进行胃肠道 X 线钡剂或/和结肠镜检查,以排除器质性疾病,确定功能性便秘的诊断。

首先必须弄清患者所称便秘的确实含意,有许多人误认为只有每天排便 1 次才算正常,也有人因内痔脱垂,引起肛门异物感而误认为排便不全。在询问大便是否干硬时应明确粪便的物理性状,因为有些患者在回答"大便干燥"时,实际上只是略干的成形便而已。也有些慢性便秘患者,经常服用缓泻剂排便,如不详细询问,可误以为便次正常。故只有自然排便(非服用泻剂排便)少于每周 3 次或大便干硬或大便不干硬而排出困难,并伴有不适,才能认为是便秘。

起病时间对诊断有一定意义,幼年起病提示病因与先天因素有关,而近期发病则多为肠道器质性病变或饮食环境因素所致。伴有排便疼痛者提示肛管附近有病变,而排便无痛却伴有血和黏液者则多为结、直肠腔内病变。

不良饮食习惯如进食量少、饮水少、偏食、不喜食蔬菜及不良排便习惯如经常忽视便意等常可直接提示初步的诊断,如有的商店营业员、纺织厂的女工,因上班有意少饮水甚至不饮水而造成慢性便秘。逐步升级地滥用泻药是造成顽固性便秘难以纠正的另一大原因,必须详细询问用药种类、使用方法、起止时间及用药效果。因其他疾病而长期服用某种可致便秘的药物是常易遗漏的病因。

腹部及会阴手术史应予记录并问明与便秘发生的关系。一些较为特异的表现如排便时间延长,反复过度用力,直肠胀满,排便不全,手助排便(即用手指伸入肛门或阴道以协助排便)常提示盆底出口病变。粪便的物理性状有时也能帮助判断病变部位,长期排板栗状干硬便提示便秘可能是结肠性的,而软便排出困难、粪块变细者则提示便秘的原因可能在直肠、盆底。

由于便秘不是一种独立的疾病,而是多种病因引起的一组症状,故对便秘的诊断应重在病因诊断,而不是症状诊断,诸如"慢性便秘""习惯性便秘"等。仅做出症状诊断是不完整甚至危险的,并有误诊、漏诊重大病变的可能。接诊者应按常规对患者进行全面、系统的检查,尤在导致便秘的原发病的特征性表现尚不明显,而首先表现为便秘症状时,这一点特别重要。有学者曾见数例被诊断为"慢性便秘"的患者,未作常规检查,在等待特殊检查的过程中发生便血、肠梗阻,经常规检查很容易地诊断为直肠癌、结肠癌。过去亦曾有手术疗效不好的便秘患者,最后被确诊为糖尿病、系统性硬化症等。

因此,便秘一词,不应成为独立的诊断,在其项下,应列出可能的病因。对一时难以明确原发病的患者,必须先排除已知的重大器质性病变。只有在全面系统检查后仍未能发现已知的器质性病变时,才考虑进行有关功能检查,如肠道转运、肛肠动力学、排粪造影、盆底肌电图等。

1.结肠转运功能检查

系利用不透 X 线标志物,口服后定时拍摄腹部平片,追踪标志物在结肠运行中的情况,为判断结肠内容物运行速度及受阻部位的一种方法。

2.肛肠动力学检查

利用压力测定装置,检查内外括约肌、盆底、直肠功能状态及它们之间的协调情况,对判断便秘与上述结构的功能失常是否相关有重要意义。

3.盆底肌电图检查

应用电生理技术,检查盆底肌、耻骨直肠肌、外括约肌等横纹肌的功能状态,及其支配神经的功能状态。由于该项技术对检查者的要求较高,检查结果亦较难判断,所以目前仅用于观察模拟排便时盆底横纹肌有无反常放电的情况。使用针电极者,因系创伤性检查,易诱发保护性反射而造成假阳性,尤其在同时使用多根针电极时,经验不足者常判断失误,应引起注意。

4.排粪造影检查

将钡剂注入直肠、结肠(有时还可口服钡剂以观察小肠)后,患者坐在易透 X 线的便器上,在患者排便的过程中,多次摄片或录像,以观察肛管、直肠的影像学改变。

检查者应亲自阅片,结合临床资料与其他检查结果综合判断,不能仅凭影像资料诊断。组织学检查:疑为先天性巨结肠时,应进行活检。过去常在齿线上方 2～3cm 取材,但有人认为取材以在齿线以上 1～15cm 为好,因过高部位的取材可能遗漏"超短段巨结肠"。

一般对于有便秘症状的患者来说,若他以便秘为主诉,则在诊断上应解决三个层次的问题。第一层次是症状诊断。即患者主诉是否符合便秘的定义,亦即自然便次减少或排出困难、伴有不适症状,只有符合定义才能认定其有便秘症状。第二层次是功能诊断。即通过肠道转运功能检查,将其分为肠道正常转运型(全肠道通过时间≤3 天)或肠道慢转运型(全肠道通过时间＞3 天)。正常转运型主要表现为出口型便秘,通过肛肠动力学、盆底电生理、排粪造影检查,可发现内括约肌、外括约肌(亦包括耻骨直肠肌、提肛肌)、直肠、内生殖器官、泌尿器官的异常。第三层次是病因诊断。即按照病因分类表逐步排除,确定最主要的病因。

便秘的特殊检查及参考值:①结肠运输试验:受试者自检查前 3 天起禁服泻剂及其他影响肠功能的药物。检查日服含有 20 粒标记物胶囊二粒,每隔 24 小时摄腹部平片 1 张。正常者在 72 小时内应排出 80％标记物。②排粪造影:正常:肛直角力排较静息时增大,应≥90 度,提肛时最小。肛上距力排≥静息,但肛上距必须≤30mm(经产妇<35mm)。乙耻距、小耻距均为负值。骶直间距≤10mm 或 20mm 左右且均匀者。钡剂排出顺畅,且未发现异常。③肛肠压力测定:左侧卧位,测压前不做肛门指诊。首先将球囊或探头置于肛管内,测量肛管静息压和最大缩窄压,然后将球囊送入直肠壶腹测直肠静息压,导管接拖动装置测括约肌功能长度。换双囊导管,大囊置于直肠壶腹部,小囊或探头置于肛管部,向大囊内快速充气 50～100mL。正常为肛管压力下降且时程大于 30 秒,为肛管直肠抑制反射阳性。④直肠感觉功能及顺应性测定:最大耐受容量减直肠感觉阈值为容积变化(V),最大耐受容量时压力减直肠感觉阈值压力为压力变化(P),V/P 即为直肠顺应性。⑤球囊逼出试验:将球囊置于直肠壶腹部,注入温水 50mL,嘱受试者取习惯排便姿势,尽快将球囊排出。正常在 5 分钟内排出。⑥盆底肌电图检查:将针电极分别穿刺至耻骨直肠肌、外括约肌深部或浅部,记录受试者静息、轻度收缩、用力收缩及排便动作时的肌电活动。分析波形、波幅、频率的变化。

对中年以上的患者,排便习惯一向规律,逐渐发生顽固性便秘时,则必须给以及时和彻底地检查,以便除外结肠癌。年幼开始就有顽固性便秘时,应想到过长结肠和先天性巨结肠症的可能。

便秘作为症状之一,可见于各种疾病所造成的排便动力的不足。如长期慢性消耗性疾病造成的恶病质、衰弱、营养不良、妊娠、腹水、巨大卵巢囊肿的压迫、慢性肺气肿、历肌麻痹等常可引起腹肌、厢肌、提肛肌以及平滑肌的无力,都有可能引起便秘。脊髓及马尾部损伤常造成排便反射障碍。肛裂、痔、肛周的炎症等引起肛门括约肌的痉挛以及肛门短暂性狭窄等,均可引起便秘。至于铅、砷、汞、磷等中毒,碳酸钙、氢氧化铝、阿托品、鸦片等药物的使用,各种原因造成的肠胺狭窄等情况,虽然都可发生便秘,但它常掩盖不了原发病的主要表现,因此与功能性便秘作鉴别常无困难。

六、治疗

(一)疾病治疗

功能性便秘的治疗宜采取综合措施和整体治疗,以改善或恢复正常的排便,达到缓解各种症状的目的。在整体治疗和起效时间已不符合现代治疗的要求,同时还应考虑治疗药物能否长期使用,安全性如何以及能否预期患者对药物具有良好的耐受性。

根本的治疗在于去除病因。对于功能性便秘者,应建立合理的饮食和生活习惯。纠正不良习惯、调整饮食内容、增加富含纤维素的蔬菜和水果,适当摄取粗糙而多渣的杂粮,如标准粉、薯类、玉米、大麦米等。油脂类的食物、凉开水、蜂蜜均有助于便秘的预防和治疗。

合理安排工作和生活,做到劳逸结合。适当的文体活动,特别是腹肌的锻炼有利于胃肠功能的改善。对于长期脑力劳动,久坐办公室少活动者更为有益。

养成良好的排便运动习惯。建立每日按时排便的习惯,使直肠的排便运动产生条件反射。对那些有神经衰弱的患者,可适当服用安慰剂调节植物神经中枢的功能。对有肛裂、肛周感染、子宫附件炎的患者,应及时给予治疗,消除其以反射方式影响徘便,造成便秘。

应针对便秘的病因和发病机理进行治疗,对不存在器质性病变的便秘患者,保守治疗的原则是:①增加摄取膳食纤维;②养成定时排便习惯;③避免使用泻药;④治疗个别化。

(二)饮食治疗

食疗膳食纤维能改变粪便性质和排便习性,纤维本身不被吸收,能使粪便膨胀,刺激结肠动力。这对于膳食纤维摄取少的便秘患者,可能更有效。肠梗阻或巨结肠以及神经性便秘患者,则不能用增加膳食纤维来达到通便的目的,应减少肠内容物,并定期排便。

饮食宜选用含粗纤维丰富的蔬菜和水果及富含 B 族维生素的食物,如粗粮、豆类等。可选用芝麻、蜂蜜、松子、杏仁、山萸、核桃仁、竹笋、土豆、萝卜、香蕉、银耳、花生、玉米、菠菜、蕹菜、芹菜、麦麸、荞麦、葵花子、植物油、无花果、荸荠等食物及桑甚子、决明子、生首乌、当归、火麻仁、郁李仁、肉苁蓉等药食兼用之品。忌食酒、烟、浓茶、咖啡、大蒜、辣椒等刺激性食物。在食物调治方面可选择以下几例食疗方:

(1)芝麻桃仁白糖粉:黑芝麻 500g,核桃仁 250g,绵白糖 100g。先将黑芝麻、核桃仁去除杂质,晒干,炒熟,研成细末,调入绵白糖,拌匀,装入瓶罐内,备用。2 次/天,15 天/次或早晚各嚼食 15g。本食疗方适用于各型功能性便秘。

(2)柏子仁炖猪心:柏子仁 20g,猪心 1 个(约 500g)。先将猪心放入清水中浸泡片刻,洗净,切成薄片。将柏子仁洗净盛入碗中。砂锅中加清水适量,置火上,加猪心片,大火煮沸,烹入料酒,加葱花、姜片及柏子仁,改用小火煨炖 1 小时,待猪心熟烂,停火,加精盐、味精、五香粉各少许,拌和均匀即成。佐餐当菜。本食疗方适用于血虚便秘。

(3)三仁粥:柏子仁 20g,松子仁 15g,郁李仁 20g,粳米 100g。先将郁李仁打碎,入锅,加水煎煮 20 分钟,去渣取汁。将柏子仁、松子仁敲碎,除去外衣,与淘净的粳米同入砂锅,加水适量,先用大火煮沸,缓缓加入郁李仁煎汁,改用小火煨煮成稠粥,即成。早晚 2 次分服。本食疗方适合各型功能性便秘。

(4)黄芪火麻仁蜂蜜饮:蜜炙黄芪 20g,火麻仁 10g,蜂蜜 15g。先将生火麻仁打碎,与蜜炙黄芪同入锅中,加水煎煮 30 分钟,去渣,取浓汁,趁温热加入蜂蜜,调匀即成。每日早晨空腹顿服。本食疗方对气虚型便秘尤为适宜。

(5)番泻叶决明子茶:番泻叶 3g,决明子 30g。将番泻叶,决明子同放入有盖杯中,用沸水冲泡,加盖,闷 15 分钟即可饮用。当茶,频频饮用,一般可冲泡 2 次。本食疗方对热积型便秘尤为适宜。

(三)养成定时排便习惯

定时排便能防止粪便堆积,这对于粪便嵌塞的患者尤其重要。注意在训练前,宜先清肠,可用生理盐水清洁清肠,每日 2 次,共 3 日。清肠后摄腹部平片,确定肠内已无粪便嵌塞。近年来、也有报道口服电解质平衡液,可达到清肠目的。清肠后可给轻泻剂,便便次至少达到 1 次/日。并鼓励患者早餐后解便,如仍不排便,还可鼓励晚餐后再次解使。使患者恢复正常排便习惯。一旦餐后排便有规律地发生,且维持 2~3 个月以上,可渐停用泻药。如在过程中有 2~3 日不解便,仍要清肠,以免再次发生粪便嵌塞。这种通过清肠,服用轻泻剂并训练排便习惯的方法,常用于治疗功能性便秘、其成功率可达到 70~80%,但有不少复发。对于直肠括约肌功能紊乱的便秘患者,可应用生物反馈来纠正排便时盆底肌和肛门外括约肌的不合适的收缩,在儿童和成人的功能性便秘中已获成功的例子.但对精神抑郁的便秘患者,疗效较差。

(四)药物治疗

通过上述方法达不到疗效时可考虑药物治疗,对于 STC 患者,首选是促动力剂,西沙必利作为一种全胃肠道促动力剂,对某些 STC 患者有效。一种新型特异性促肠动力药普卡必利晚近已问世,该药系苯并呋喃族化合物,特异性作用于 5-HT4 受体,可望成为一种理想的治疗功能性便秘的药物。常用泻剂有:①容量性泻药:硫酸镁、硫酸钠、甲基纤维素、琼脂等;②刺激性泻剂:番泻叶、蓖麻油、双酯酚汀等;③粪便软化剂:液体石蜡、乳果糖等;④直肠内给药:甘油栓、开塞露等。应避免长期滥用泻剂而导致泻剂性肠病。

1.容积性泻药(纤维素)

能加速结肠或全肠道转运,吸附水分,使大便松软易派出,缓解便秘及排便紧迫感;果胶、车前草、燕麦麸等可容性纤维有助于保持粪便水分;而植物纤维素、木质素等不可溶纤维可增加大便量。

纤维素制剂的优点在于其经济、安全、适用于各级医疗机构;但摄入纤维素制剂较多时会发生胃肠胀气,对于结肠乏力的患者应该慎用。

补充纤维素后并不能立即显效,应用 7~10 天后根据具体情况适当加减用量。

2.盐类泻剂(硫酸镁)

口服硫酸镁在肠道内不易吸收,留在肠腔内形成高渗状态,导泻作用强且迅速,一般口服2～6小时后即可排出水样或半流体粪便。可引起严重不良反应,临床上应慎用。目前通常用于全结肠镜或钡剂灌肠等检查前的肠道准备工作。

3.刺激性腹泻(蕃泻叶、鼠李、酚酞、蓖麻油等)

长期使用刺激性泻剂可损害患者的肠神经系统,而且很可能是不可逆的。

酚酞:口服后在肠内形成可溶性钠盐,刺激结肠黏膜促进蠕动;并阻止肠液被肠壁吸收而其导泻作用。一般用药后4～8小时可排出半流动性软便,导泻与肠腔内液体酸度有关。对阑尾炎、肠出血、心肾功能不全,高血压、肠梗阻及婴幼儿、孕妇禁用。临床应用每次1～4片,临睡前服用。对全结肠镜检查前、X线检查或术前作肠道准备者,应提前8小时服用。

比沙可啶:口服后经肠内细菌分解的产物及药物本身对壁均有较强的刺激作用,能增加肠蠕动,促进解便;同时可抑制结肠内Na^+、Ca^{2+}及水分的吸收,从而使肠腔内容积增大,引起反射性排便。临床上对急,慢性便秘有效率较高。还可用于分娩前、手术前,腹部X线检查或内镜检查前的肠道排空,手术后,产后恢复正常的排便习惯。服用后可引起腹痛,偶可发生剧烈的腹部痉挛。急腹症、痉挛性便秘、重症硬结便、肛门破裂或痔疮溃疡患者禁用,孕妇慎用。

4.渗透性泻剂(聚乙二醇4000)、乳果糖等

乳果糖:是人工合成双糖,在胃及小肠内不被分解和吸收,到达结肠后,通过渗透作用使水和电解质保留于肠腔内;并被肠道正常菌群分解为乳酸和乙酸等,并进一步提高唱腔内渗透压,产生导泻作用;阻断氨的吸收;其酸性代谢产物能刺激肠黏膜,增加肠蠕动,促进排便。由于乳果糖在体内分解产生气体,故部分患者会有腹胀、排气增多等胃肠胀气表现。用量过大会产生恶心、腹胀、腹泻和低钾血症、高钠血症等。禁用于胃肠道阻塞、糖尿病或低糖饮食者。慢性便秘患者治疗剂量为每天1～2次,每次5～10g,及俩美好以每日保持2～3次软便为宜。临床用于慢性功能性便秘,包括老人、儿童、婴儿和孕妇各个年龄组的患者,安全性高。对于肝性脑病患者,应用乳果糖后,不仅具有保持大便通畅的作用,还可减少氨的吸收,有利于肝性脑病的恢复。

5.促动力药(西沙必利)

是临床上广泛应用的胃肠道促动力药,属于苯二氮卓类药物,其促动力效应直接作用于上段结肠。它曾用于便秘的治疗,但疗效并不肯定。对于结肠乏力即STC患者,选用促动剂改善肠神经和特异选择性作用于结肠平滑肌的促动力药,如5-HT4受体激动剂,西沙必利,普卡必利,以及5-HT4部分激动剂,特异作用结肠的替加色罗等,后者多用于CIBS。此外,米索前列醇,阿片类拮抗剂纳络酮也可改善某些患者的便秘症状,但对功能和梗阻型便秘的排便功能,尚未能证实其确切疗效。

6.润滑性泻剂(开塞露液状石蜡)

开塞露(含硫酸镁、甘油、丙二醇):能润滑并刺激肠壁,软化大便,使其易于排出,成人20mL/次,主要适用于硬结便患者,尤其是老年症患者。

液状石蜡:在肠道内不被吸收或消化,润滑肠壁,使粪便易于排出。对年老体弱、长期卧床的便秘患者使用是应注意其有引起脂质性吸入性肺炎的可能,长期服用可致脂溶性维生素缺

乏。成人 15～30mL/次,用药后 6～8 小时产生效果,一般于睡前服用。

7.微生态制剂

含有双歧杆菌、乳酸杆菌、肠球菌等肠道正常菌群。是一种良好的微生态调节制剂,直接补充正常生理性菌群,改善肠道微生态环境。但应避免与抗生素合用。

调节肠道微生态的制剂还有米雅 BM、丽珠肠乐等。可作为便秘的辅助治疗。

8.中药泻剂

便秘分为实秘、虚秘。热秘以清热润肠为主,可服麻仁丸;气秘应理气导滞,以苏子降气汤加味。虚秘又分气虚,以益气润肠为主,用补中益气汤加减;血虚则宜养血润燥,四物汤可用;寒凝则应温通开秘,以温脾汤加味。

临床上常用的中药制剂应注意,制剂中大都含有大黄、芦荟等刺激性泻剂成分的药物,故不主张长时间的应用。

简言之,在慢性便秘治疗中,选用不恰当的泻剂或泻剂应用剂量不合理等,均可能引起患者脱水、电解质平衡紊乱等到不良反应。对有高血压、心脏病、糖尿病、肾功能不全合并便秘的患者,应选用安全的通便药物,如聚乙二醇4000。

(五)外科治疗

当应用轻泻药、纤维和促动力药进行的积极的、延长疗程的结肠惰性治疗失败时,其治疗应是全结肠切除伴回-直肠吻合术。应告诉患者,该手术是设计用来治疗便秘症状(排便困难或频率稀少)。其他症状(腹痛和腹胀)可能不会缓解。结肠切除到骶骨岬水平,在末端回肠和直肠上端之间进行吻合。进入骶前区时需仔细保留交感神经。

回-直肠吻合较回肠-乙状结肠吻合更为成功。如果任何部位留下乙状结肠,便秘可能复发,相反,吻合口低于距肛门边缘 7～10 厘米水平可能导致无法接受的高排便频率,有时甚至大便失禁。回-直肠吻合术后仍持续便秘的患者可能有盆腔底功能异常。

1.排空异常的外科治疗

切断耻骨直肠肌的后纤维被认为可能对排便时该肌肉呈矛盾收缩的患者有益。然而并非如此,不论是切断耻骨直肠肌的后部或侧面都令人失望。将耻骨直肠肌肉纤维在中线任何一边切断,7 名患者中仅 1 人症状改善,而将侧面肌肉切断在 15 名患者中仅 3 人症状改善。

2.造口术

患者有时因便秘而要求作造口。造口是个好的选择,因其能回复。再次,仔细选择患者极为重要。结肠造口容许作结肠冲洗的可能性,但一些学者报道因造口近端的持续结肠惰性或更全面的动力紊乱,导致效果不满意。

最近描述的一种称为"自制结肠导管"的手术可能是对某些患者的解决方法。通过在中点横断乙状结肠,将之用作自制结肠导管。该手术成功地降低患者的排便时间,增加排便次数。该手术是可逆的,但复杂。

因此,在许多诉有便秘的患者中只有一小部分将从手术中得益,可能是占经高度选择的转诊患者的 5%。

(六)生物反馈

生物反馈治疗的实质是利用声音和影像的反馈,刺激训练患者正确地控制肛门外括约肌的舒缩,达到正常排便。生物反馈治疗法是一种纠正不协调排便行为的训练法,主要用于治疗肛门括约肌失协调和盆底肌、肛门外括约肌排便时矛盾性收缩导致的FOOC,有人报告其疗效可达96%,该法与药物治疗相比具有无药物副作用、成本低、非创伤性等优点,目前国内已开展此项疗法。生物反馈疗法对功能性便秘有确定的疗效,无副作用,治疗费用低。Faliakou等报道对100例功能性便秘患者65%为结肠慢传输,59%为反常性盆底肌痉挛,历时4年的研究结果显示,生物反馈疗法对慢传输型、出口梗阻型、混合型便秘患者均有效。Glia等对26例功能性便秘患者10例为结肠慢传输,16例为反常性盆底肌痉挛进行生物反馈治疗,6个月的随访结果表明,生物反馈疗法对出口梗阻型便秘患者有较好疗效。

1.生物反馈疗法的具体步骤

生物反馈疗法强调动员患者大脑的调控功能,强调医生与患者之间良好的沟通,这一思想贯穿生物反馈疗法的各个步骤。

首先,在治疗前,要向患者详细讲解人体结肠、直肠、肛门和盆底肌的正常解剖和生理功能,讲解正常排便的机制;还要向患者讲解清楚生物反馈治疗的机理和目的以及生物反馈仪器的使用。将治疗仪与患者连接好后,安排患者坐或躺在治疗仪和治疗师的右侧,面对治疗仪和治疗师。向患者讲解清楚仪器上所显示的曲线的意义,并指出患者在静息、屏气和用力排便时的异常所在。耐心告诉患者如何调控括约肌的舒缩,鼓励其尝试,患者的每一次尝试都会在仪器上显示,一旦有正确的活动,仪器便会以悦耳的声音和动感的图象刺激患者,治疗师亦会给予鼓励。最后,患者在无治疗师帮助的情况下,面对仪器自行练习,直至连续三次正常排便出现为止。

2.生物反馈疗法的时间安排

行生物反馈治疗者绝大多数为门诊患者,一般安排患者每周治疗2次,持续5周以上。

3.生物反馈疗法的几种形式

(1)肌电图介导的生物反馈方式是目前最为常用的生物反馈方式。有两种系统较为常用:带有温度和呼吸传感器的大型治疗系统(SRSOrion PC-12)和便携式家用小型治疗系统,为CTD-SYSNETICS公司生产。

(2)压力测定介导的生物反馈方式其机理为使用肛门括约肌探头进行括约肌压力测定,通过压力变化行生物反馈治疗。

(3)其他生物反馈方式Fleshman等发明了一种可以上下摆动,同时也可以发出声音信号的光棒来训练患者。首先,插入直肠带电极的塞子,记录静息、屏息及用力排塞时的肌肉活动,然后指导患者控制肌肉的活动。

超短波、短波、水疗、矿泉水浴、按摩等理疗方法作为辅助治疗可有帮助。

(七)高电位治疗

临床上无理想治疗方法,目前广泛采用的常规导泻剂虽然有效,但均有不同程度的副作用,如干扰肠道正常活动和吸收,降低肠壁感受细胞的应激性等,还可造成患者对药物依赖性,长期使用可造成便秘的恶性循环。而高电位治疗器治疗功能性便秘避免了以往治法的弊端,完全突破了以泻治秘的常规疗法,取得满意效果,高于常规导泻方法。在总便次数、软便次数的增加及无便日、硬便次数、排便时间减少的五项指标上,无论是治疗期,还是停疗期均较常规导泻法有显著性差异（$P<0.01$）。从高电位的角度探讨其治疗机理，包括以下四方面：

（1）刺激作用（振动效果）：高电位的正负相位变化，即是刺激，它对活跃细胞，调节神经机能等都有影响。

（2）电离作用：施加高电位因电离的作用，膜的通透性增加，提高了失神经肌纤维膜对钾的通透性。

（3）植物神经的调节作用：电位负荷可以减轻副交感神经的紧张和调节植物神经的功能。

（4）水束分解作用：在人体内起着运输营养、氧、排泄废物的水，负荷高电位后活动加剧。上述四方面的作用最终达到调节肠道的功能，加强肠管节率性推进，促进肠蠕动而排便，且以软便为主。另外，高电位治疗器治疗时，仅个别患者有发热感、疲乏感，在降低电压，缩短治疗时间后消失。

第五节　腹泻

腹泻病是一组由多病原、多因素引起的以腹泻为主要症状并常伴有呕吐的综合征。腹泻病所包括的范畴很广泛。既往对诊断与治疗没有统一的方案。1992年4月全国腹泻病专家经过认真研讨，总结了国内意见并结合国情，吸收了WHO腹泻病诊断、治疗方案的内容，制订了《中国腹泻病诊断治疗方案》（以下简称《方案》），这对我国腹泻病的管理起到了重要的作用。《方案》规定腹泻病分为感染性与非感染性两大类。

感染性腹泻病除霍乱、痢疾外，尚有细菌、病毒、真菌及寄生虫引起的多种肠炎。感染性腹泻病都具有传染性，霍乱属甲类传染病，痢疾属乙类传染病，各种肠炎属丙类传染病。感染性腹泻病占到腹泻病的80%，就发病数量来说，感染性腹泻病是发病数最多的传染病，也是对人类健康威胁最大的疾病之一。

非感染性腹泻病仍然是种类繁多的疾病，除饮食性、症状性、过敏性腹泻病外尚有许多种，包括：先天性失氯性腹泻、先天性失钠性腹泻、原发性胆酸吸收不良、短肠综合征、先天吸收障碍、免疫缺陷、先天性微绒毛萎缩病等；另外尚有神经内分泌肿瘤引起的腹泻；医源性用药不当引起的药物性腹泻；营养素不耐受腹泻，如双糖不耐受、牛奶蛋白不耐受；炎症性肠病；自身免疫性肠病；肠炎后综合征（难治性腹泻）；儿童肠易激综合征；小儿吸收不良综合征，如乳糜泻、热带脂肪泻、Whipple病、糖类吸收缺陷、氨基酸转运缺陷、脂质吸收不良、电解质吸收不良、维生素及矿物质吸收不良等。

一、分类

1.病程分类

（1）急性腹泻病：病程在2周以内。

（2）迁延性腹泻病：病程在2周至2个月。

（3）慢性腹泻病：病程在2个月以上。

2.病情分类

(1)轻型:无脱水,无中毒症状。

(2)中型:轻至中度脱水或有轻度中毒症状。

(3)重型:重度脱水或有明显中毒症状(烦躁、精神萎靡、嗜睡、面色苍白、体温不升,白细胞计数明显增高等)。

3.病因分类

(1)感染性:①霍乱;②痢疾;③肠炎(即其他感染性腹泻病)。

(2)非感染性:①饮食性腹泻;②症状性腹泻;③过敏性腹泻;④其他腹泻。

感染性腹泻病在未明确病因之前,统称为肠炎,这与我国传染病法相一致,肠炎属丙类传染病。病原明确后应按病因学进行诊断,如细菌性痢疾、阿米巴痢疾、霍乱、鼠伤寒沙门菌肠炎、致泻大肠埃希菌肠炎、空肠弯曲菌肠炎、轮状病毒肠炎、蓝氏贾弟鞭毛虫肠炎、隐孢子虫肠炎、真菌性肠炎等。

二、病因

病因分为感染性和非感染性因素。

(一)感染性因素

1.病毒

是我国目前婴幼儿腹泻的主要病因,主要病原体为轮状病毒、肠道腺病毒、诺如病毒和星状病毒,其他有肠道病毒(包括柯萨奇病毒、艾柯病毒)和冠状病毒等。

2.细菌

主要包括以下几种。①致腹泻大肠埃希菌,根据引起腹泻的大肠埃希菌毒力基因、致病性、致病机制和临床症状分为肠致病性大肠埃希菌、肠产毒性大肠埃希菌、肠侵袭性大肠埃希菌、肠出血性大肠埃希菌和肠集聚性大肠埃希菌;②志贺菌属;③沙门菌属;④空肠弯曲菌;⑤伤寒杆菌。

3.真菌

致腹泻的真菌有念珠菌、曲菌、毛霉菌等。

4.寄生虫

临床已少见,病因可以为蓝氏贾第鞭毛虫、阿米巴原虫和隐孢子虫等。

(二)非感染性因素

1.食饵性腹泻

多发生于人工喂养儿,常因喂养不定时、饮食量不当、突然改变食物品种或过早喂给大量淀粉或脂肪类食品引起。

2.症状性腹泻

如患中耳炎、上呼吸道感染、肺炎、肾盂肾炎、皮肤感染或急性传染病时,可由于发热或病原体的毒素作用而并发腹泻。

3.过敏性腹泻

如对牛奶或大豆(豆浆)过敏引起的腹泻。

4.其他

原发性或继发性双糖酶缺乏,活力降低(主要为乳糖酶),肠道对糖的消化吸收不良,使乳糖积滞引起腹泻。气候突然变化,腹部受凉,肠蠕动增加;天气过热,消化液分泌减少等都可能诱发消化功能紊乱致腹泻。

三、发病机制

(一)感染性腹泻的发病机制

1.肠毒素的作用

肠毒素引起腹泻的机制,以霍乱研究得最为充分。这些肠毒素是通常激活腺苷酸环化酶(AC)来启动一系列病理机制的。AC可使细胞内的三磷酸腺苷(ATP)转变为环磷酸腺苷(cAMP),进而促进细胞内一系列酶反应,导致肠细胞分泌功能增强,大量水和电解质排出,临床上表现为大量肠液丢失和剧烈腹泻。

2.病原体的侵袭作用

病原体直接侵入上皮细胞,并在上皮细胞繁殖、破坏,进而进入固有层继续繁殖,并引起肠的炎症反应,导致肠黏膜弥漫性水肿、充血,肠腔内含黏液血性渗出物,黏膜坏死,形成浅表溃疡。临床表现以腹痛、腹泻、里急后重、黏液脓血便为特征。以细菌性痢疾为代表。属于这类腹泻的还有:沙门菌肠炎,弯曲杆菌肠炎,耶氏菌肠炎,肠侵袭性大肠埃希菌(EIEC)肠炎,肠出血性大肠埃希菌(EHEC)肠炎及阿米巴痢疾等。

3.病原体黏附作用

病原体以破坏肠黏膜绒毛上皮细胞为主要机制的腹泻。这类病原体主要侵犯小肠绒毛上皮细胞,使肠上皮细胞变性,形成绒毛空泡,上皮细胞脱落,新生之肠上皮细胞功能不健全,消化吸收功能障碍,出现吸收不良现象。

4.病毒性腹泻的发病机制

轮状病毒肠炎患儿十二指肠黏膜活检显示小肠绒毛变性;柱状上皮细胞脱落,由隐窝中上移的立方形上皮细胞所代替;刷状缘不规则;上皮细胞间和固有膜有淋巴细胞和中性多核细胞浸润。由于病变细胞的双糖酶,特别是乳糖酶活性降低,数量减少,使肠腔内糖类分解和吸收障碍,实验证明轮状病毒肠炎患儿粪便中糖含量较正常儿童增高,随病情好转而逐渐恢复正常。糖类物质积聚在肠腔可使肠腔渗透压升高,导致间质液渗入肠腔形成渗透性腹泻。

5.肠道真菌病发病机制

白色念珠菌是本病的病原,寄生在正常人口腔、胃肠道、阴道和皮肤等部位。当机体因疾病或药物而致免疫力降低,特别是细胞免疫功能低下时或因抗生素、激素、免疫抑制药、抗肿瘤药物、放射治疗等的广泛应用,使局部菌群受到抑制时,念珠菌即大量增殖,产生局部病变,甚至引起全身播散。肠道念珠菌病的重要表现为腹泻和腹绞痛。

6.寄生虫性腹泻的发病机制

(1)梨形鞭毛虫:滋养体的吸盘主要贴附在十二指肠与空肠黏膜上,并产生机械性刺激,引起小肠黏膜上皮细胞微绒毛变短和增厚,固有膜炎症细胞浸润,呈局灶性充血、水肿等急性炎症反应,尤以隐窝部更为明显。大量鞭毛虫寄生(每克粪便 5000 个虫卵以上)可引起结肠黏膜坏死,形成浅表溃疡。当机体防御功能减退,丙种球蛋白减少,尤其肠道 SIgA 缺乏时,病情常加重,且易转为慢性。梨形鞭毛虫偶尔可侵入胆管与胆囊,引起胆道感染。

(2)阿米巴原虫:阿米巴侵袭大肠引起的病变主要在右侧结肠,表现为肠炎或痢疾,易复发而变为慢性或成为无症状的带包囊者。原虫可由肠壁经血液-淋巴侵袭其他器官组织,引起肠外阿米巴感染,其中以阿米巴肝病最为常见。

包囊有抗胃酸作用,在胃及小肠上段不起变化。至小肠下段,回盲部粪便壅积,有利于阿米巴生存,经胰蛋白酶的作用,脱囊而成小滋养体。当机体抵抗力强时,变为包囊排出体外;若人体抵抗力降低,则小滋养体变为大滋养体侵入肠壁而致病。

大滋养体侵入黏膜后,借其伪足运动和分泌溶组织酶破坏黏膜细胞,形成糜烂及浅表溃疡。此时,临床上可能仅有一般肠炎表现。溃疡间黏膜大多正常,原虫易在较疏松的黏膜下层侵袭扩展,形成黏膜下脓肿,脓肿破裂后形成特有的底大口小的烧瓶状溃疡。溃疡腔内所含的坏死组织碎片、黏液和大滋养体排至肠腔时,即产生痢疾样便,由于血管破裂,大便中含很多红细胞,呈猪肝色血性便。

(二)非感染性腹泻的发病机制

1.渗透性腹泻

是指对一种可吸收的溶质发生吸收障碍,小肠远端和结肠的渗透压增高,导致液体由血浆向肠腔反流增加,使肠内容体积增大,肠管扩张,肠蠕动加速而引起的腹泻。这种情况常见于糖类吸收不良。正常情况下,如果摄入食物是高渗性的,在食糜到达屈氏韧带时,液体即快速跨过十二指肠上皮细胞反流入肠腔,使之成为等渗性的。这部分液体必须在小肠远端再吸收。小肠近端对水和各种离子的通透性较高,Na^+、Cl^- 顺浓度梯度不断地分泌而在小肠远端和结肠,由于通透性降低,且未吸收的糖类所形成的渗透压又可以抵制正常情况下由 Na^+、Cl^- 主动运转驱动的水分再吸收,使大量液体向肠腔反流。到小肠远端时,Na^+、Cl^- 被主动再吸收,而未吸收的糖类未被再吸收,这就导致肠腔内的 Na^+ 浓度远低于血浆浓度。未吸收的糖类还可进一步代谢为短链脂肪酸,形成附加的渗透负荷,进一步加重了腹泻。渗透性腹泻的另一个特点是具有相当大的渗透间隙,一般>50。渗透间隙可以用下列公式计算。

$[Na^+(mmol/L)+K^+(mmol/L)]\times 2$=测得的粪便重量渗透浓度 $mmol/L$。如食物中没有吸收不良的溶质,则测得的 Na^+,K^+ 浓度之和乘以 2 等于 290,渗透性腹泻时,如粪便中电解质浓度降低,提示从结肠排出的等渗粪液中有其他渗透性物质在起渗透作用。渗透性腹泻的另一特点是婴儿粪便的 pH 降低,一般 pH<5.5。综上所述,渗透性腹泻具有以下共同特点:①禁食后腹泻即停止;②粪便中含有大量未消化和分解的食物或药物成分;③肠腔内的渗透压超过血浆渗透压;④粪便中的电解质含量不高;⑤粪便的酸碱度降低(pH<5.5)。

渗透性腹泻大多是由于对食物的消化和分解不完全所引起的。食物中的脂肪、蛋白质和糖类在肠中必须经酶的作用才能消化吸收,如先天性酶缺乏、胰腺分泌不足或肝胆汁分泌减少或排泄受阻时,不完全消化的食糜成为不吸收的溶质,使肠腔内的渗透压高于血浆,从而导致渗透性腹泻。

2.分泌性腹泻

肠道对水和电解质的吸收是肠道吸收与分泌的净差。但总的说来正常人吸收大于分泌。如胃肠分泌量增加超过正常的吸收能力,肠内过多的水分与电解质就造成腹泻。这类腹泻被称为分泌性腹泻。当上皮细胞的绒毛遭到大量破坏时,吸收减少,分泌增加则导致分泌性腹泻。但许多分泌性腹泻可以发生在小肠形态完全正常的患者。先天性失氯性腹泻也属于分泌性腹泻。分泌性腹泻具有如下特点:①排出大量水样或米汤样粪便,每日可达 5L 左右;②粪便含大量电解质与血浆渗透压相同;③粪便中无脓血和脂肪;④一般无腹痛;⑤肠黏膜组织学检查基本正常;⑥禁食后腹泻仍不停止。单纯性分泌性腹泻少见,多数腹泻病常表现为分泌性、炎症性、渗透性腹泻与肠道功能紊乱等几种机制并存。

3.吸收不良性腹泻

小肠吸收不良是腹泻的重要发病机制之一。在正常情况下,消化道内的液体,约 98% 被重吸收,这就要求消化道要有足够的面积与健全的吸收功能。凡能损害消化道内吸收面积,影响消化道吸收功能的疾病,均可影响肠内液体重吸收而导致腹泻。吸收不良性腹泻大致分为以下几种情况:①黏膜透过性异常;②吸收面积减少;③肠黏膜充血;④细菌繁殖过多;⑤吸收抑制;⑥淋巴梗阻。

4.肠道运动紊乱所致腹泻

肠道运动减弱和停滞可因细菌过度生长而导致腹泻。肠蠕动亢进,则减少食物通过时间,影响水分的吸收,也可以引起腹泻。结肠运动异常引起的腹泻见于婴儿结肠易激综合征。此外,迷走神经切除术后、胃切除术后,患甲状腺功能亢进症等病时亦可见到。腹膜、腹腔和盆腔炎症亦可反射性地引起肠蠕动增加而致腹泻。肠蠕动增加性腹泻的特点为:①粪便稀烂或水样;②便常规检查少见炎性细胞;③肠鸣音明显亢进;④常伴有腹痛。肠道运动紊乱所致的腹泻一般无特异性临床表现,在排除其他腹泻后考虑这种病机。

四、临床表现

(一)消化道症状

腹泻时大便次数增多,量增加,性质改变,大便每日 3 次以上,甚至 10~20 次/日,可呈稀便、糊状便、水样便或是黏液脓血便。判断腹泻时粪便的形状比次数更重要。如果便次增多而大便成形,不是腹泻。人乳喂养儿每天排便 2~4 次呈糊状,也不是腹泻。恶心、呕吐是常见的伴发症状,严重者呕吐咖啡样物,其他可有腹痛、腹胀及食欲缺乏等症状。

(二)全身症状

病情严重者全身症状明显,大多数有发热,体温 38~40℃,少数高达 40℃以上,可出现面色苍白、烦躁不安、精神萎靡、嗜睡、惊厥甚至昏迷等表现。随着全身症状加重,可引起神经系统、心、肝及肾功能失调。

(三)水、电解质及酸碱平衡紊乱

酸碱平衡紊乱主要为脱水及代谢性酸中毒,有时还有低钾血症和低钙血症。

1.脱水

由于腹泻与呕吐丢失大量的水和电解质,使体内保留水分的能力减低;严重呕吐、禁食、食欲减低或拒食,使食物和液体摄入量均减少;患儿发热、呼吸加快、酸中毒者呼吸加深,使不显性失水增加。根据水、电解质损失的量及性质不同分为三种类型:等渗性脱水(血清钠浓度130~150mmol/L)、低渗性脱水(血清钠浓度<130mmol/L)及高渗性脱水(血清钠浓度>150mmol/L)。大多数急性腹泻患儿为等渗性脱水。一般表现为体重减轻,口渴不安,皮肤苍白或苍灰、弹性差,前囟和眼眶凹陷,黏膜干燥,眼泪减少,尿量减少。严重者可导致循环障碍。按脱水程度分为轻度、中度及重度。脱水的评估。

2.代谢性酸中毒

脱水大多有不同程度的代谢性酸中毒,产生原因为:大量的碱性物质随粪便丢失;脱水时肾血流量不足,尿量减少,体内酸性代谢产物不能及时排出;肠道消化和吸收功能不良、摄入热量不足,脂肪氧化增加,代谢不全,致酮体堆积且不能及时被肾脏排出;严重脱水者组织灌容不足,组织缺氧,乳酸堆积。主要表现为精神萎靡、嗜睡、呼吸深长呈叹息状,口唇樱红,严重者意识不清。新生儿及小婴儿呼吸代偿功能差,呼吸节律改变不明显,主要表现为嗜睡、面色苍白、拒食及衰弱等,应注意早期发现。

3.低钾血症

腹泻时水样便中钾浓度约在 20~50mmol/L。吐泻丢失过多以及摄入不足、钾不能补偿等可导致低血钾发生。其症状多在脱水与酸中毒纠正,尿量增多时出现,原因为:酸中毒时细胞外液 H^+ 的进入细胞内,与 K^+ 交换,故细胞内 K^+ 下降,而血清钾不降低。脱水时肾功能低下,钾由尿液排出减少。在补液后,尤其是输入不含钾的溶液,血清钾被稀释并随尿排出增多,酸中毒纠正后钾又从细胞外转至细胞内,此时易出现低钾血症。病程在 1 周以上时逐渐出现低钾血症。营养不良者出现较早且较重。在脱水未纠正前,因血液浓缩、酸中毒及尿少等原因,血钾浓度尚可维持正常,此时很少出现低钾血症。而随着脱水和酸中毒逐步纠正和尿量的增多,再加补给钾含量不足从而逐渐出现。血清钾低于 3.5mmol/L 以下,表现为精神萎靡,肌张力减低,腹胀,肠蠕动减弱或消失,心音低钝,腱反射减弱或消失。严重者昏迷,肠麻痹,呼吸肌麻痹,心率减慢,心律不齐,心尖部收缩期杂音,可危及生命。心电图表现 ST 段下移,T 波压低、平坦、双相、倒置,出现 U 波,P-R 间期和 Q-T 间期延长。

4.低钙血症和低镁血症

一般不会出现。腹泻持久,原有佝偻病或营养不良患儿,当酸中毒纠正后,血清结合钙增多,离子钙减少,可出现低血钙症状。低镁血症一般在低钠、低钾及低钙纠正后出现。表现烦躁,手足搐搦或惊厥。原有营养不良及佝偻病时更易出现,少数患儿可出现低镁血症,表现为手足震颤,舞蹈病样不随意运动,易受刺激,烦躁不安,严重者可发生惊厥,补充钙剂后症状无改善。

(四)几种常见感染性腹泻的临床表现特点

1.轮状病毒性肠炎

好发于秋冬季,呈散发或小流行,病毒通过粪-口途径以及呼吸道传播。多见于 6~24 个月的婴幼儿。潜伏期 1~3 天,常伴发热和上呼吸道感染症状。起病急,病初即有呕吐,然后腹泻,大便呈水样或蛋花汤样,带有少量黏液,无腥臭,每日数次至十余次。常伴脱水和酸中毒。本病为自限性疾病,病程 3~8 天,少数较长,大便镜检偶见少量白细胞。病程 1~3 天内大量病毒从大便排出,最长达6天。血清抗体一般3周后上升,病毒较难分离,免疫电镜、ELISA或核酸电泳等均有助于诊断。

2.诺如病毒肠炎

多见于较大儿童及成年人,临床表现与轮状病毒肠炎相似。

3.大肠杆菌肠炎

常发生于5~8月份,病情轻重不一。致病性大肠杆菌肠炎大便呈蛋花汤样,腥臭,有较多的黏液,偶见血丝或黏胨便,常伴有呕吐,多无发热和全身症状。主要表现水、电解质紊乱。病程1~2周。产毒素性大肠杆菌肠炎,起病较急,主要症状为呕吐、腹泻,大便呈水样,无白细胞,常发生明显的水、电解质和酸碱平衡紊乱,病程5~10天。侵袭性大肠杆菌肠炎,起病急,高热,腹泻频繁,大便呈黏胨状,带脓血,常伴恶心、腹痛及里急后重等症状,有时可出现严重中毒症状,甚至休克。临床症状与细菌性痢疾较难区别,需做大便培养鉴别。出血性大肠杆菌肠炎,大便次数增多,开始为黄色水样便,后转为血水便,有特殊臭味,大便镜检有大量红细胞,常无白细胞。伴腹痛。可伴发溶血尿毒综合征和血小板减少性紫癜。

4.空肠弯曲菌肠炎

全年均可发病,多见于夏季,可散发或暴发流行。以6个月~2岁婴幼儿发病率最高,家畜、家禽是主要的感染源,经粪-口途径,动物→人或人→人传播。潜伏期2~11天。起病急,症状与细菌性痢疾相似。发热、呕吐、腹痛、腹泻、大便呈黏液或脓血便,有恶臭味。产毒菌株感染可引起水样便,大便镜检有大量白细胞及数量不等的红细胞,可并发严重的小肠结肠炎、败血症、肺炎、脑膜炎、心内膜炎及心包炎等。

5.耶尔森菌小肠结肠炎

多发生于冬春季节,以婴幼儿多见。潜伏期10天左右。无明显前驱症状。临床症状与年龄有关。5岁以下患儿以腹泻为主要症状,粪便为水样、黏液样、脓样或带血。大便镜检有大量白细胞,多伴腹痛、发热、恶心和呕吐。5岁以上及青少年,以下腹痛、血白细胞增高及血沉加快为主要表现,酷似急性阑尾炎。本病可并发肠系膜淋巴结炎、结节性红斑、反应性关节炎、败血症、心肌炎、急性肝炎、肝脓肿、结膜炎、脑膜炎、尿道炎或急性肾炎等。病程1~3周。

6.鼠伤寒沙门菌肠炎

全年发病,以4~9月份发病率最高。多数为2岁以下婴幼儿,易在儿科病房发生流行。经口传播。潜伏期8~24小时。主要临床表现为发热、恶心、呕吐、腹痛、腹胀及"喷射"样腹泻,大便次数可达30次以上,呈黄色或墨绿色稀便、水样便、黏液便或脓血便。大便镜检可见大量白细胞及不同数量的红细胞,严重者可出现脱水、酸中毒及全身中毒症状,甚至休克,也可引起败血症及脑脊髓膜炎。一般病程2~4周。带菌率高,部分患儿病后排菌2个月以上。

7.金黄色葡萄球菌肠炎

很少为原发性,多继发于应用大量广谱抗生素后或继发于慢性疾病基础上。起病急,中毒症状重。表现为发热、呕吐及频繁腹泻。不同程度脱水、电解质紊乱,严重者发生休克。病初大便为黄绿色,3~4日后多转变为腥臭,海水样便,黏液多。大便镜检有大量脓细胞及革兰阳性菌。大便培养有葡萄球菌生长,凝固酶阳性。

8.伪膜性肠炎

多见长期使用抗生素后,由于长期使用抗生素导致肠道菌群紊乱,使难辨梭状芽胞杆菌大量繁殖,产生坏死毒素所致。主要症状为腹泻,大便呈黄稀水样或黏液便,少数带血,有伪膜排出(肠管状),伴有发热、腹胀及腹痛。腹痛常先于腹泻或与腹泻同时出现。常伴显著的低蛋白血症,水、电解质紊乱,全身软弱呈慢性消耗状。轻型患儿一般于停药后5～8天腹泻停止,严重者发生脱水、休克甚至死亡。如果患儿腹泻发生于停药后或腹泻出现后持续用抗生素,则病程常迁延。

9.白色念珠菌肠炎

多发生于体弱及营养不良小儿,长期滥用广谱抗生素或肾上腺皮质激素者。口腔内常伴有鹅口疮。大便次数增多,黄色稀便或发绿,泡沫较多,带黏液,有时可见豆腐渣样细块(菌落),大便在镜下可见真菌孢子和假菌丝,做粪便真菌培养有助于鉴别。

(五)小儿迁延性和慢性腹泻

病因复杂,目前认为包括感染、过敏、先天性消化酶缺陷、免疫缺陷、药物因素及先天畸形等,其中以感染后腹泻最为常见。对慢性腹泻患儿肠黏膜活体组织检查结果表明,小肠黏膜结构和功能持续损害或正常修复机制受损是小儿腹泻迁延不愈的重要原因。①急性感染性腹泻多为一过性的。但如宿主不能产生正常免疫反应,反复接触感染病原或因感染严重损伤肠黏液,则急性腹泻可转为慢性腹泻。多数因黏膜持续损伤致腹泻迁延不愈,少数为感染原持续作用。十二指肠、空肠黏膜变薄,肠绒毛萎缩,肠细胞溢出、脱落增加,微绒毛变性,使得上皮细胞更新加速,这可能与肠黏膜表面微生物的黏附有关。由于黏膜再生时间不足,这些新生的上皮细胞类似于隐窝细胞,故功能低下。双糖酶尤其是乳糖酶活性以及刷状缘肽酶活性降低,加上有效吸收面积的减少,引起各种营养物质的消化吸收不良。另外,肠黏膜损伤增加了对病原因子和大分子物质的通透性,使黏膜对外来抗原致敏。②营养不良患儿,腹泻时小肠上段所有细菌都显著增多,十二指肠内厌氧菌和酵母菌过度繁殖。由于大量细菌对胆酸的脱结合作用,使游离胆酸浓度大为增高。高浓度游离胆酸有损害小肠细胞的作用,还阻碍脂肪微粒的形成。严重营养不良患儿细胞免疫功能缺陷,分泌型抗体,吞噬细胞功能和补体水平降低,因而增加了对病原及食物蛋白抗原的易感性。总之,持续腹泻易发生营养不良,而营养不良又易使腹泻迁延不愈,两者互为因果,形成恶性循环。

五、实验室检查

(一)粪便常规检查

大便显微镜检查,注意有无脓细胞、白细胞、红细胞与吞噬细胞,还应注意有无虫卵、寄生虫、真菌孢子和菌丝。有时需反复几次才有意义,有助于腹泻病的病因和病原学诊断。

(二)大便培养

对确定腹泻病原有重要意义。1次粪便培养阳性率较低,需多做几次,新鲜标本立即培养可提高阳性检出率。

(三)大便乳胶凝集试验

对某些病毒性肠炎有诊断价值,如轮状病毒及肠道腺病毒等。有较好的敏感性和特异性,对空肠弯曲菌肠炎的诊断有帮助。

(四)酶联免疫吸附试验

对轮状病毒有高度敏感性和特异性。有助于轮状病毒肠炎和其他病毒性肠炎诊断。

(五)聚丙烯酰凝胶(PAGE)电泳试验

此法可检测出轮状病毒亚群及不同电泳型,有助于轮状病毒分类和研究。

(六)粪便还原糖检查

双糖消化吸收不良时,粪便还原糖呈阳性,pH<6.0。还原糖检查可用改良斑氏试剂或Clinitest 试纸比色。继发性双糖酶缺乏远较原发性多见,原发性者以蔗糖-异麦芽糖酶缺乏最常见。

(七)粪便电镜检查

对某些病毒性肠炎有诊断价值,如轮状病毒性肠炎和诺沃克病毒性肠炎等。

(八)血白细胞计数和分类

病毒性肠炎白细胞总数一般不增高。细菌性肠炎白细胞总数可增高或不增高,半数以上的患儿有杆状核增高,杆状核$>10\%$,有助于细菌感染的诊断。

(九)血培养

对细菌性痢疾、大肠杆菌和沙门菌等细菌性肠炎有诊断意义,血液细菌培养阳性者有助于诊断。

(十)血生化检查

对腹泻较重的患儿,应及时检查血 pH、二氧化碳结合力、碳酸氢根、血钠、血钾、血氯及血渗透压,对于诊断及治疗均有重要意义。

(十一)其他

对迁延性和慢性腹泻者,必要时做乳糖、蔗糖或葡萄糖耐量试验,呼气氢试验(一种定量非侵入性测定碳水化合物吸收不良的方法,有条件可以应用),也可作纤维结肠镜检查。

六、诊断

(一)病史

详细询问病史是诊断腹泻病的关键,也是治疗的依据。常由于询问病史不详,妨碍了正确诊断而给予不必要的药物,尤其对非感染性婴儿腹泻,一般只要改善喂养方法、调整饮食即可达到制止腹泻的目的。询问病史应包括以下几方面。

1.流行病学史

年龄、性别、居住环境、个别或集体发病、散发性或流行性、季节、最近有无腹泻病接触史等。如细菌性腹泻多发生在夏季、病毒性腹泻常在秋冬季节流行。霍乱更有流行病学病史。

2.过去用药情况

长期接受广谱抗生素治疗的患儿,突然发生严重腹泻,须考虑金黄色葡萄球菌肠炎。长期接受广谱抗生素、激素或免疫抑制剂治疗的体弱患儿,出现难治性腹泻,粪便为黄色水样,有时呈豆腐渣状或有较多泡沫、带黏液、色绿者,应注意白色念珠菌性肠炎。

3.粪便的性质

了解粪便的性质对诊断很有帮助。水样便应考虑病毒性肠炎、大肠埃希菌肠炎、金黄色葡萄球菌及某些中毒性肠炎等；黏液便多见于各种细菌性肠炎；脓血便则见于菌痢、鼠伤寒沙门菌肠炎及溃疡性结肠炎等病。淡黄色或绿色泡沫便见于糖及淀粉样食物进食过多、真菌感染（发酵）、胰酶缺乏及各种糖不耐受症。脂肪便为淡黄色油性，腐臭味。量多、发亮，在便盆内可滑动，在尿布上不易洗掉，表现脂肪消化不良。

4.其他胃肠道症状

（1）腹痛：分泌性腹泻可无或只有轻度腹痛。严重腹痛以渗出性腹泻和侵袭性腹泻多见。腹痛的部位可能提示病变部位。小肠病变的疼痛位于脐周或右下腹（回肠）；结肠病变的疼痛多位于下腹部。痢疾的直肠受累则多有里急后重。腹泻而无腹痛，提示非炎症性肠功能紊乱。

（2）呕吐：吐出物多为不消化物，严重时吃什么吐什么。严重酸中毒时可呕吐咖啡水样物。轮状病毒性肠炎患儿呕吐常发生在腹泻之前。腹泻出现后呕吐持续1～2天停止。

5.发热

各种肠炎可有不同程度发热。结肠炎发热尤为明显，可高达39～40℃。

（二）体检

全面详细的体检对做出正确诊断有重要意义。

1.脱水、酸中毒

一般腹泻患者可有不同程度脱水、酸中毒。体检可发现：表情烦躁或淡漠、昏睡，呼吸正常或深快、带果酸味口唇湿润或干燥、前囟和眼眶正常或凹陷，皮肤弹性正常或减低，脉搏正常或快弱，四肢温暖或厥冷，根据上述表现并结合腹泻次数和大便量、呕吐及尿量的多少来判断脱水、酸中毒的程度。

轻度脱水体重丢失5%以下，中度脱水5%～10%、重度脱水10%以上。严重脱水者可出现低血容量性休克征。

2.腹部检查

腹部呈舟状或膨隆，肠鸣音低或亢进，腹部压痛部位，有无包块及包块大小、部位、压痛、形状和移动性。

3.腹泻伴全身性感染者

如肺炎、中耳炎、脑膜炎、肾盂肾炎、败血症者应全面查体，以发现相应体征。

（三）辅助检查

实验室检查对腹泻的病因诊断有决定性的意义。

1.粪便检查

应检查患者首次或初期所排新鲜粪便，包括肉眼检查、排便量和气味。粪便的显微镜检查，包括涂片和痛原体染色。粪便常规检查见红细胞、白细胞、脓球、吞噬细胞者多属杆菌痢疾或侵袭性肠炎；查见寄生虫卵或原虫者如梨形鞭毛虫病或阿米巴痢疾；查见大量霉菌孢子及菌丝者为真菌性肠炎。

2.粪便培养

腹泻应进行细菌培养。各种肠炎可培养分离出相关的病原。

3.粪便的电子显微镜(电镜)检查

轮状病毒、诺瓦克病毒可用电镜检查粪便,明确诊断。

4.血清学检查

用免疫血清学方法,形成抗原-抗体复合物,可以检测未知抗原或抗体。已采用的有免疫荧光测定(IFT),反相词接血凝试验(RIHAT)、乳胶凝集试验(LTA)、固相放射免疫试验(RIA)、对流免疫电泳试验(CIE)和酶联免疫吸附试验(ELISA)等多种方法,酶联免疫吸附试验敏感性较强特异性较高、方法简便,可在一般医院检验室应用,为轮状病毒肠炎的临床诊治和流行病学研究提供了较为可靠快速的方法。

5.分子生物学检测

如聚丙稀酰胺凝胶电泳(PAGE)、PCR 等检测法,可对核酸进行分析,以确定病原。PAGE 法准确、快速,价廉,特别适合临床检验室。

6.病毒分离

人类轮状病毒的组织培养,长期以来未获成功。Wyatt 将人轮状病毒接种乳猪,反复在乳猪体内传代,经 11 代后,转种非洲绿猴原代肾细胞获得了生长。Sato 和 Urasawa 用来源于胎猴肾的 MA-104 细胞,成功地从粪便标本中直接培养出人类轮状病毒。1982 年 Hasegwa 又介绍了用原代猴肾(PMK)细胞成功地分离出人类轮状病毒,为轮状病毒疫苗的制造提供了条件。

7.特殊检查

较少用于小儿急性腹泻病,对慢性腹泻的诊断有重要意义。

(1)十二指肠、空肠液检查有无寄生虫(梨形鞭形虫),作细菌分类和菌落计数,可了解肠道微生态有无变化。十二指肠黏膜活检,可观察组织学变化及测定双糖酶数量及活性。

(2)纤维结肠镜检查对慢性细菌性痢疾、阿米巴痢疾或慢性血吸虫病有鉴别诊断价值。

(3)X 线钡剂灌肠可鉴别局限性肠炎、溃疡性结肠炎、肠吸收不良综合征等慢性腹泻病例。

(4)超声波检查:腹部 B 超对胃肠、肝胆的形态,占位性病变等提供形态学诊断依据。

(5)MRI:MRI 对肝脏肿瘤,特别是肝脏恶性肿瘤与囊性病变的鉴别诊断很有意义。还可以用于炎性肠病及坏死性小肠结肠炎,淋巴瘤和外伤后肠壁血肿的诊断。MRI 具有无放射损伤,检查无不适,无并发症等优点,但检查时间长,价格贵,临床只能选择使用。

(6)CT 检查:在小儿腹部疾病的鉴别诊断中起重要作用,主要用于腹部包块、腹腔脓肿、外伤,肝、胰等疾病的诊断和鉴别诊断。

(7)病理检查:活体组织病理检查对腹泻的确诊具有决定意义。各种内窥镜的检查,使活检成为可能,为病理检查提供了材料,使病理与临床密切配合从而得出正确诊断。近年来通过胃肠道黏膜的组织学检查,对以下疾病的诊断取得了很大成绩。非热带性脂肪泻、炎症后肠病、牛奶及大豆蛋白不耐受、嗜酸粒细胞性肠炎、Crohn 病、微绒毛包涵体病、急性出血性坏死性肠炎、先天性巨结肠等,通过组织学检查,为疾病的确诊提供了病理诊断。

七、鉴别诊断

(一)内科相关性疾病的临床诊断

1.轮状病毒性肠炎

又称秋季腹泻,是婴幼儿秋冬季节常见腹泻病。

流行季节9月至次年3月,但以10~12月为流行高峰,在流行季节80%以上为轮状病毒肠炎。以6个月至2岁婴幼儿发病率最高。主要是粪-口传播途径感染。临床表现发热、咳嗽等呼吸道症状占1/3病例,常误诊为上感。继而出现恶心、呕吐、水样便,亦可呈黄稀便,糊状便。每日10~20次不等,常伴尿少,脱水,酸中毒,少数并发心肌炎,病死率1%~2%。粪便中有大量轮状病毒排出,最长可达1周。粪便检查可见少许白细胞。在感染者的粪便中,轮状病毒颗粒可达每克粪便109或更高的浓度。电镜可直接观察到轮状病毒,血清学ELISA法可查到特异IgM抗体(感染后5日出现);PAGE法、核酸斑点杂交试验等,都有助于病原学确诊。

2.EPEC肠炎

其致病机制主要通过对肠黏膜的黏附作用,使细菌与肠黏膜紧密相连,在电镜下可见黏附处的刷状缘及微绒毛脱落,有关细胞结构遭到破坏,从而影响肠黏膜消化吸收的正常功能,导致腹泻。其临床表现起病较缓,不发热,大便多为蛋花汤或带奶瓣样,有时有黏液,有腥臭味,重者可有脱水和电解质紊乱,大便分离出该致病菌,并经血清学证实,即可确诊。

3.ETEC肠炎

该菌发病机制与霍乱相似,ETEC进入肠道。借助于定居因子(CF)定居于近端小肠黏膜,并产生肠毒素,引起肠黏膜分泌亢进,导致分泌性腹泻,丢失大量水分与电解质。临床表现恶心、呕吐、寒战、水样便,很少有发热,也无血便。病程4~7日。镜检大便无红、白细胞,容易引起脱水及电解质紊乱。它与霍乱相似,但无典型的米泔样大便。

4.EIEC肠炎

EIEC不同于EPEC及ETEC,其致病机制与志贺菌相似,主要侵犯大肠黏膜上皮细胞,并在上皮细胞内大量繁殖,引起细胞破坏,导致肠黏膜溃疡。临床表现腹泻、里急后重、黏液脓血便,与细菌性痢疾难以鉴别。确诊主要靠细菌培养及血清学证实。

5.沙门菌属肠炎

沙门菌属感染在我国小儿腹泻病病因中占重要地位。鼠伤寒沙门菌肠炎占沙门菌属肠炎中半数以上。鼠伤寒沙门菌肠炎以婴幼儿最多见,6个月到2岁发病率最高。该病以三种形式流行:①散发流行常与细菌性痢疾混淆;②食物中毒型:症状与散发相似,常发生在共同进餐的集体食堂,多在学校及托儿所集体进餐时发生;③医院感染的形式:常在产科婴儿室或儿科病房发生,短时间大量病例发生,最为严重。临床表现分胃肠类型和败血症型。胃肠炎型表现发热,热程7~14日,发热高达38~39.5℃,腹泻多难治,每日6~15次不等。便呈黄色或墨绿色。粪便可呈黏液便、脓血便,有腥臭味。败血症型呈高热、热度高、热程长,可有皮疹,严重者可发生休克,DIC等。发热时血培养及粪培养可阳性,有助于确诊。

6.耶尔森菌小肠结肠炎

本病近年来发病率逐渐增多,多发生在冬春季,各年龄组均可发病,以婴幼儿多见。潜伏期10日,临床表现婴幼儿以急性胃肠炎为主要特征。急性起病,水样泻或带黏液便,部分为血便。每日腹泻3～10次不等,持续3～14日,偶可长达3个月。肠道病变严重者有肠穿孔和腹膜炎。较大儿童及青少年多见为回肠末端炎,肠系膜淋巴结炎,阑尾炎型。临床除发热、腹泻外,主要以腹痛症状为突出,以右下腹痛最常见,临床酷似阑尾炎,容易误诊。其次为明显的弥漫性或上腹部疼痛,需与急腹症鉴别。成年人则在发热性胃肠道症状期间或其后出现结节性红斑,反应性关节炎,败血症等类型,需与风湿热、关节炎鉴别。本病确诊应病原学检测阳性或抗体效价前后增高4倍或4倍以上。

7.空肠弯曲菌肠炎

空肠弯曲菌为小儿腹泻常见病原之一。发病率2％～5％,2岁以下婴幼儿发病率高。该病为人畜共患疾病,牛、羊、鸡、鸭均是重要传染源。进食带菌鸡、鸭及污染的水、牛奶均可感染。夏季多见。潜伏期3～5日。起病急骤,常有发热,全身不适、畏寒、腹痛、腹泻、血便、呕吐等。腹泻早期为水样便,继而黏液、脓血或血便。60％～90％患儿有血便。易被误诊为肠套叠。腹痛以右下腹痛明显,易误诊为阑尾炎。大便镜检可见多量红、白细胞,易与细菌性痢疾混淆。病程1周左右。有报告病后5～15日引起格林-巴利综合征。症状消失后大便排菌可长达7周。确诊有赖于细菌培养。

8.梨形鞭毛虫病

蓝氏贾第鞭毛虫寄生于人体十二指肠及空肠,可引起腹泻。世界各地报道,发病率为1％～30％。我国为全国性分布,感染率5％～15％。小儿比成年人多见,婴儿亦可发病,但最常见于2～10岁儿童。营养不良和免疫功能低下小儿更易患病,是慢性腹泻的重要原因之一。本病多在夏秋季发病,主要通过疫水传播,也可与包囊携带者接触后经手口传染,尤其是在家庭和集体居住区内。临床大多为无症状感染。潜伏期1～2周。急性感染者常呈暴发性腹泻,水样便、恶臭,血便及黏液便少见,可与阿米巴和杆菌痢疾鉴别。大便每日3～10次或更多,伴上腹或脐周疼痛、厌食、恶心、呕吐、腹胀,急性期仅数日。

亚急性或慢性感染者,表现为间歇性稀便,症状持续数月或数年。由于长期腹泻与吸收障碍,可致营养不良、缺铁性贫血,发育迟缓。

有时虫体侵入胆道系统,引起胆道感染,则出现发热、黄疸及胃肠道症状、肝脏肿大、右上腹压痛等。

梨形鞭毛虫也是旅游者腹泻的病原,健康人到感染流行地区后2周之内发生急性腹泻,1～5日后,腹泻常能自愈,患儿可成为带虫者。

患慢性腹泻的小儿上腹部隐痛,难以彻底治疗者,应考虑本病。取新鲜粪便检查寻找梨形鞭毛虫滋养体(成形大便中只能找到包囊)。多次未查到病原体者,可取十二指肠引流液找滋养体。

9.阿米巴病

阿米巴病分布遍及全世界,我国许多省市的部分地区均有阿米巴病的报告,感染率为0.5％～20％。许多地区报告,在阿米巴脓肿的病例中,粪便检查常不易发现阿米巴滋养体或包囊。本病通过污染的水源、食物和接触传染。

肠感染阿米巴原虫后,可在2周内或数周发病。起病缓慢、腹绞痛、大便每日6～8次,有坠胀感。粪便血多似猪肝色,带少许黏液,可无全身症状和体征。急性阿米巴痢疾可持续数日到数周,未治者常反复发作。急性发作时有发热、寒战和严重腹泻,可致脱水和电解质紊乱。1%患者患阿米巴肝脓肿,有关阿米巴肠病的历史常不清楚,易造成误诊或漏诊。

儿童患阿米巴脓肿时,有高热,为弛张热型,中毒症状不明显,伴腹痛、腹胀、肝大,压痛明显,可使膈肌升高,活动受限,50%患者粪便中查找阿米巴阴性。用超声波及核素扫描可确定脓肿位置,多属单个脓肿,位于肝右叶。由于诊断困难或误诊,延误治疗可发生严重并发症,婴儿及新生儿更易出现并发症。常见者为肝脓肿破裂引起腹膜炎或脓胸、肺脓肿或穿入皮肤形成成皮肤脓肿;其他如阿米巴性心包炎、关节炎、脑脓肿等。从病灶的脓液中可找到阿米巴滋养体和包囊。早期诊断阿米巴病有一定困难,血清免疫学诊断方法有其实用价值。疑诊患者从粪便中未找到阿米巴原虫时应结合血清学或分子生物学检测,以作早期诊断。

10.白色念珠菌肠炎

本病常发生在婴幼儿,特别是营养不良,身体衰弱的幼儿。广谱抗生素,肾上腺皮质激素,抗肿瘤药物,免疫抑制剂的长期应用,常导致肠道菌群失调。在真菌感染中,白色念珠菌引起的肠炎发病率占首位。人工喂养儿比母乳喂养发病率高,夏秋季比冬春季发病率高。

临床多表现为顽固性腹泻。初期呈泡沫样水样便或带黏液,豆腐渣或鸡蛋清样大便,有时带血丝。后期呈脓血便。出血多时为暗红色糊状。大便数次至十余次不等,腹痛和压痛多不明显。伴有低热、厌食、烦躁、精神萎靡等全身症状。常有鹅口疮,肛周真菌性皮炎或其他部位念珠菌感染。诊断可根据:①患儿为真菌易感者,发生不易控制的腹泻;②连续多次粪便培养有众多的真菌菌落,而无其他致病菌;③新鲜粪便镜检发现酵母样芽生孢子及假菌丝;④抗真菌药物治疗奏效。

11.肠道外感染性腹泻

当小儿患肺炎、中耳炎、肾炎、脑膜炎、败血症或病毒感染如麻疹、流感等时,由于细菌毒素或病毒的影响,可发生轻到中度腹泻,大便稀薄或水样,但无脓血,不伴腹痛。疾病早期如胃肠症状较重,而原发疾病的特征尚不明显时,可被误诊为细菌性食物中毒或急性胃肠炎,大便培养阴性,镜检无特殊。详细询问病史及体检即可鉴别。腹泻随原发疾病被控制而停止,如腹泻持久,特别是大便带黏液、脓血,提示并发有肠道感染,如致病性大肠埃希菌肠炎或细菌性痢疾,应进一步检查以明确诊断。

12.饮食护理不当

这是引起婴幼儿腹泻原因之一,多见于人工喂养儿。喂养不定时、过多、过少,以淀粉食品为主食,饮食脂肪过多,断奶后突然改变食物品种,均能引起轻到中度腹泻(消化不良)。气候突然变化,腹部受凉使肠蠕动增加;天气过热,消化液分泌减少,由于口渴,吸乳过多,增加消化道负担,亦可诱发腹泻。大便为稀糊状或蛋花汤样而无脓血及酸臭味,如不及时控制,易并发肠道感染。

13.牛乳过敏

牛乳过敏是肠黏膜被牛乳蛋白质致敏引起的过敏反应性腹泻,也称为牛乳不耐受症。本病多有家族发病倾向,但尚未肯定确切遗传机制。发病率在 0.3%～7.5%。多在生后 6 个月内出现临床症状。除腹泻和各种胃肠道症状外,其他常见症状有哮喘、鼻炎、异位性皮炎、荨麻疹等。症状在 2 岁左右常自行消失或有好转趋势。婴儿摄入牛乳后 48 小时内出现症状(腹泻、伴有或不伴有呕吐或腹痛),停止牛乳摄入,症状好转。避免牛乳制品的摄入,采用母乳喂养是最好的防治方法。

14.低(或无)丙种球蛋白血症

先天性或获得性低(或无)丙种球蛋白血症的患儿,容易发生各种感染性疾病。20%并发脂肪泻,有时反复发生严重腹泻。粪便稀薄、油腻多脂,发病机制未明,可能与肠道内反复感染使消化吸收功能减退有关。广谱抗生素的疗效不显著。定期注射(每隔 2～4 周)丙种球蛋白可使病情改善。

15.结肠过敏(刺激性结肠综合征)

本病为一种反复发作的稀便样腹泻,好发年龄为 6 个月至 3 岁。原因不明,多为家族性,父母兄弟姐妹之间常有同时发病者。几乎不影响小儿健康。精神紧张或经常哭闹可为诱发因素,属功能性腹泻或精神性腹泻。腹泻发作常在饭后 1 小时左右,情绪紧张时更易引起反射性结肠蠕动增加而产生腹泻。开始大便成形,继后解稀便,每日可 3～10 次,多属黏液样,镜检正常。这种腹泻无论用药物还是饮食治疗都很难奏效。如果改变小儿环境,父母患儿都解除紧张过敏情绪,腹泻往往可自愈。

16.先天性失氯性腹泻

为一罕见的家族性疾患。小肠(也可包括结肠)氯及重碳酸盐的吸收和运转发生障碍,影响氯的主动吸收。肠道中积存大量的氯离子,渗透压增加,水分潴留,产生大量水样便为其特征。生后即可发病。由于持续水泻引起严重脱水和电解质紊乱,出现低钾血症、低氯血症以及代谢性碱中毒。肠的吸收功能正常。治疗时应补充钾盐,限制氯的摄入。若电解质紊乱得以纠正,婴儿可以维持正常生活。

17.细菌性菌痢

细菌性痢疾本病为痢疾杆菌引起,为我国急、慢性腹泻的主要病因之一。急性痢疾多在夏秋季发病,有不洁饮食史。急性痢疾又分为典型、非典型、中毒型三种。典型痢疾又称普通型,起病急,先有发热、纳差,继而出现腹痛、腹泻。腹泻初为水样稀便,继而为黏胨脓血便,每次量少次数多,里急后重,重患儿可有大便失禁及脱肛。严重者可伴脱水,酸中毒,电解质紊乱。病程 1～2 周。

非典型痢疾较典型为轻,常无肉眼可见之脓血便,大便 1 日数次为稀便或黏液便。体温正常,此型以婴幼儿多见。

中毒型痢疾多见于 2～5 岁小儿,突然高热、反复惊厥,迅速出现昏迷或休克,肠道症状初期多不明显,有时在高热、惊厥出现后 6～12 小时才出现黏液便。

慢性细菌性痢疾指病程超过 2 个月以上者,多由急性细菌性痢疾治疗不彻底演变而来,病程迁延不愈者称为慢性迁延型;还有在慢性经过的基础上急性发作,称为慢性急性发作型;部分患者肠道有病变存在(直肠乙状结肠镜证实),但临床无症状,粪便细菌培养阳性称为慢性隐匿型。

细菌性痢疾的诊断：①临床典型症状；②粪便常规检查，显微镜高倍（400 倍）视野下WBC>15,RBC 少量，结合临床表现，即可做出细菌性痢疾的临床诊断；③粪便细菌学培养阳性结合临床症状可确诊细菌性痢疾；④慢性细菌性痢疾不易确诊时，作乙状结肠或纤维内镜检查、取标本培养或活检做病理检查，有助于诊断和鉴别诊断。

18.新生儿坏死性小肠结肠炎

是一种原因不明,威胁新生儿健康的严重疾病,多见于早产儿及足月小于胎龄儿,两者占患儿的 70％～80％,男婴多于女婴,多发生于生后 3～10 日。与缺氧、营养不良、感染等多种因素有关,感染因素有大肠埃希菌,金葡萄球菌,沙门菌,产气菌等,近年来表皮葡萄球菌,梭状芽孢杆菌,轮状病毒等均可导致本病。总之由多种因素导致肠壁缺血及黏膜损伤而致肠道弥漫性坏死、出血。病死率高。临床表现:全身中毒症状明显,反应差,进行性腹胀,半数有呕吐。腹泻每日 10 余次先为水样,以后血便,果酱便,肠鸣音消失,迅速出现四肢冰凉,体温不升,呼吸循环衰竭,亦可并发 DIC,肠穿孔死亡。X 线检查有极大诊断价值,可见肠壁积气。肠管积气,肠管弥漫性扩张,肠腔有阶梯状细小液平面等特征性改变。B 型超声波检查,小肠黏膜病理组织学检查均有助于确定诊断。

19.难治性腹泻

多见于婴儿,一般指生后 3 个月以内,腹泻持续 2 周以上,临床排除了特异性肠道感染,常伴有消化吸收障碍,营养不良,生长发育落后等全身症状,腹泻迁延不愈,谓之难治性腹泻。导致难治性腹泻的原因,不能完全排除某些感染因素,如大肠埃希菌,金黄色葡萄球菌感染等,同时也有吸收营养物质不良,先天性遗传代谢缺陷及免疫功能缺陷等。目前倾向于视为综合征。大多数患儿肠道黏膜损害严重,可有绒毛萎缩,肠上皮细胞增生和分化障碍,导致渗透性腹泻和(或)分泌性腹泻,久久不愈。诊断需认真仔细,首先排除某些特异性感染因素,进行粪便细菌培养及有关病原学检查及血清免疫学检查,生化检查除外丙种球蛋白缺乏症,糖代谢试验除外某些代谢疾患。大便糖质测定,尿糖定性分析对于筛选单糖吸收不良,半乳糖血症等有参考意义。右旋木糖排泄试验。对小肠吸收功能有鉴别诊断价值。粪便中脂肪苏丹染色阳性对脂肪泻的诊断有很大意义。总之,由于本病病因未明,在诊断本病时应仔细筛查,通过临床及一系列实验室检查最后做出正确诊断。

20.放射性肠炎

直接或间接暴露于放射性物质中能够引起人体损伤。放射性肠炎是指因为放射治疗盆腔、腹腔或腹膜后肿瘤而引起的小肠、结肠和直肠损伤,又称为肠道放射性损伤,最常见的为放射性结肠炎。儿童发病率不高,但近年来放射治疗日益广泛,小儿肿瘤发病时有所闻,所以小儿放射性肠炎也不容忽视。能够引起小儿放射损伤的原因有:①因战争利用核能可能产生的核辐射;②母体在孕期接受超剂量放射物质照射;③小儿由于某种疾病如神经母细胞瘤、肾母细胞瘤、精原细胞瘤、淋巴瘤、白血病等进行放射治疗期间;④小儿在生活中偶尔大剂量或长期接触放射性物质等。其中放射治疗是引起本病的主要病因。放射性肠炎的发生与照射剂量、时间、照射部位以及个人耐受性不同等因素有关。放射性肠炎早期症状以恶心、呕吐最为多见,肠道不同部位的放射损伤均有腹泻表现。十二指肠病变多在第二段,有难愈性溃疡,上腹痛,消化道出血或穿孔、狭窄。小肠病变多见于回肠末端,以恶心、厌食、腹泻为主,有时粘连,狭窄,引起中段或远段回肠的梗阻或不全梗阻。小肠病变可引起脂肪、糖、蛋白质吸收不良性腹泻。结肠病变以直肠及乙状结肠最常见,表现腹痛、腹泻、里急后重,鲜红色血便等,肠黏膜有大小不等散在溃疡。放射性肠炎应与细菌性痢疾,各种小肠炎、结肠炎鉴别。本病有放射性物质接触史,这对诊断至关重要,结合临床症状,不难做出诊断。

(二)与外科相关性疾病的鉴别诊断

小儿腹泻多属于内科疾病,采用内科疗法,但是有些腹泻是由外科相关性疾病引起的,需要采取外科方法治疗。对于这方面的问题需要掌握好相关性疾病的知识,问清病史,做好检查,及时做出诊断与鉴别诊断非常重要,以免把外科性腹泻误诊为内科性腹泻,耽误治疗。

1.短肠综合征

是先天或后天原因引起空肠、回肠损失 70% 以上,小肠只剩余 75cm 或剩余小肠 50cm 加回盲瓣,即形成短肠综合征。

(1)临床表现:主要症状为严重腹泻和营养吸收不良,产生水电解质代谢紊乱,糖、脂肪、蛋白质各种维生素与重要微量元素缺乏,使其生长发育受到严重影响。

临床过程可发生:①腹泻期:腹泻症状可持续 1~3 个月,脂肪痢为主,伴严重水电解质紊乱,应给予肠道外静脉营养;②适应期:可持续 1~2 年,主要是腹泻、脂肪痢、营养不良、贫血、低蛋白血症和维生素缺乏等;③恢复期(代偿期):大便次数稍减,糖、蛋白质吸收好转,脂肪仍吸收障碍。

另有先天性短小肠症较罕见,多因胎儿期肠管血运障碍引起小肠坏死短缩,若仅剩余正常小肠的20%~30%(正常新生儿小肠长度为 250~400cm),即可产生短肠综合征症状,该病患儿多合并肠闭锁、腹裂,脐膨出等畸形。

(2)诊断依据:①临床表现:腹泻、脂肪痢、水电解紊乱、营养不良、贫血等;②消化道排空时间检查:口服钡剂或炭末,观察其排出时间,明显缩短;③大便常规检查:镜下脂肪酸形成针状结晶脂肪球较多。

2.先天性肛门直肠畸形

非常多见,其发病率在新生儿中为 1:1500~1:5000,占消化道畸形第一位,其病理改变复杂,不仅肛门直肠本身发育异常,盆腔周围的肌肉如耻骨直肠肌、肛门内、外括约肌均有不同程度的发育不良,肛门直肠畸形位置愈高,病理改变愈严重,手术治疗效果愈差,大便失禁的发生率愈高。究其原因与畸形伴有的神经反射、感觉及运动组织结构的缺陷以及手术干扰有关。先天性肛门直肠畸形常伴有其他器官的发育异常,特别是泌尿生殖系和脊柱畸形发生率最高。

(1)术后临床表现:先天性肛门直肠畸形多伴有肛门内、外括约肌发育不良或不发育,术后大便失禁的发生率较高,临床表现大便次数增多、腹泻、肛周糜烂等症状。

先天性短结肠、长段型巨结肠、家族性结肠息肉等,手术切除部分或全部结肠后,影响了水分的再吸收,即产生腹泻、大便次数增多。

(2)术前诊断依据:①临床表现:肛门直肠畸形种类不同,其临床症状、出现症状的时间亦不同,如肛门闭锁、直肠尿道瘘、直肠前庭瘘的患儿,生后无胎便排出,可发生急性完全性或部分性肠梗阻,排便困难,尿中有大便等。会阴部检查无正常肛门开口或开口位置不在肛门隐窝。②X线检查:腹部立位平片,观察有无肠梗阻,倒置侧位平片(Wangensten and Rice设计)观察直肠末端的位置。③B型超声检查:会阴部超声扫描显示直肠盲端与肛门皮肤之间的距离,若有瘘可自瘘口注入含造影剂的生理盐水,显示瘘管的走向、长度、宽度。④CT盆腔断层扫描:观察肛门直肠周围肌肉的发育情况是否对称等。⑤MRI盆腔矢状安然冠状和横断面断层扫描:以观察肌肉的发育及对称性的改变。⑥大便失禁的检查:了解畸形对周围组织解剖的影响,检查肛门括约肌的功能;钡灌肠可了解其排钡功能。观察肛门直肠内压力及控便能力,以判断大便失禁的程度。

3.先天性脊柱脊髓发育畸形

胚胎初期,背侧的外胚层逐渐形成神经管,与外胚层平行的中胚层形成脊索,脊索逐渐发育成脊柱,围绕神经管。如果中胚层发育障碍,可使脊柱椎管不闭合(棘突及椎板发育缺陷),形成脊柱裂,若有外胚层发育障碍,可使脊髓与神经根在脊柱畸形部位发生粘连与压迫,并可使脊髓终丝末端产生脂肪瘤等异常。

在以上发育障碍引起的组织解剖异常的基础上,可产生不同的脊柱脊髓先天性疾病,其中以腰骶部疾病多见。

(1)常见的先天性脊柱脊髓疾病及其临床表现

①隐性脊柱裂:是胚胎期中胚层发育障碍引起。多发生于腰$_5$~骶$_1$平面,椎弓闭合不全,椎弓间有不正常的裂隙,骨质有缺损,缺损处软组织正常。脊膜及神经组织发育亦正常无膨出,发生率占人群的5%~10%,通常无临床症状。有些患儿在裂开处神经根有纤维带粘连或压迫,随年龄增长,脊柱发育快,神经受牵拉,可出现下肢无力、大小便失禁等症状。

隐性脊柱裂的皮肤表面常有毛发增生、色素沉着、皮肤凹陷或合并有皮样囊肿、脂肪瘤等异常。

②腰骶部脊髓脊膜膨出:有腰骶椎裂,神经管已闭合,脊膜脊髓组织或神经根自脊柱裂处膨出,形成囊肿,内有脑脊液,表面有皮肤覆盖,患儿多伴有神经功能障碍,随年龄增长可引起松弛性大小便失禁,双下肢麻痹等。

③脊髓栓系综合征:是临床常见畸形之一,几乎均伴有腰骶部脊柱裂。胎儿3个月时椎管和神经管等长,正常情况下,随着胎儿发育,脊柱椎管生长较脊髓快,脊髓末端相对位置逐渐升高。新生儿期脊髓末端终止于腰$_3$下缘,成年人在腰$_1$~腰$_2$,脊髓末端与硬脊膜无粘连和压迫,故可在一定范围内上下移动。如发育过程发生障碍,腰骶椎发生脊柱裂,脊髓终丝埋藏在脂肪组织中,结果使脊髓和神经根与畸形部位发生粘连压迫,脊髓不能随脊柱的延长而上升,脊髓受到牵拉,年龄愈大牵拉愈紧,临床即出现了神经症状,如下肢无力、肛门括约肌松弛、大便失禁、神经性膀胱尿失禁等。

(2)诊断依据:①临床表现。②X线检查:腰骶椎正侧位X线平片,可显示椎板棘突缺如椎弓根间隙增宽。③磁共振成像(MRI):此项检查是目前神经系统疾患最直观的方法,MRI可发现脊髓、脊神经及脊膜的膨出。清晰显示脊髓脊椎的位置,终丝的形态,有无粘连及肿瘤。④直肠肛管测压及膀胱尿道造影,可判断患儿尿便失控的程度和术后恢复的客观依据。

4.获得性短结肠

结肠没有重要的消化功能,但结肠内的细菌能利用肠内较简单的物质合成维生素B复合物和维生素 K,在肠内吸收后对人体有营养作用。结肠分泌液中的黏液蛋白能保护肠黏膜和润滑粪便,使其容易排出。但结肠的主要功能是吸收水分和暂时贮存消化后的残余物质。

如因某种原因使结肠发生病变,部分或全部结肠被切除或丧失功能,临床上即可产生频繁稀便,随时间的延长,回肠可代偿吸收水分,稀便次数可稍减。

(1)病因及临床表现:①创伤:多发生在 4～10 岁儿童,活动力强,无经验,受损伤的发生率高,如从高处坠落骑跨伤,伤及会阴及肛门,导致肛门及直肠撕裂或意外交通事故,会阴部大块组织撕脱缺损等,均可引起肛门失禁,排便失控;②结肠非特异性炎症:如重型溃疡性结肠炎,自身免疫性非新生儿期小肠结肠炎,内科方法治疗无效,反复发做出血、穿孔、并怀疑癌变者应考虑早期行次全或全结肠切除,术后会发生频繁稀便;③多发性结肠息肉和肿瘤:如家族性结肠多发性息肉病,为一种常染色体显性遗传性疾患,癌变率高,临床主要表现为腹泻血便,随年龄增长,症状加重,癌变率上升,故应早期行全结肠切除。结肠腺癌在小儿罕见,结肠壁节段性或全结肠血管瘤,经常便血,均应行结肠切除术。

(2)诊断依据:①病史:明确术前病史,临床表现、手术方式及组织的病理检查结果。②腹部 B 超:观察息肉的分布、大小、血管瘤的范围。③排便控制功能的检查:可作钡灌肠观察其排钡功能。肛门直肠测压,了解直肠内压力的阈值及括约肌功能。

5.其他外科原因

(1)感染:盆腔感染、阑尾脓肿产生刺激性腹泻。

(2)便秘引起充盈性大便失禁:干便在直肠内淤积,刺激直肠收缩,括约肌放松,干便排不出而挤出稀便。

6.外科性大便失禁或腹泻的分类

(1)分类:小儿大便失禁可分两种。

①功能性大便失禁:又称假性失禁,常是便秘引起的充溢性失禁,随着便秘的治愈和清除潴留于直肠内的粪块,便失禁症状即可消失。也可因情绪或心理障碍不自觉地排便污染内裤。此种大便失禁患儿,其神经功能及解剖结构均正常。

②器质性大便失禁:又称真性失禁,是儿童时期常见的类型,其中又分为先天性和外伤性。先天性大便失禁中部分是神经源性,见于神经系统发育异常,如先天性腰骶部脊膜膨出、脊髓栓系等;另一部分见于先天性肛门括约肌缺失、薄弱,引起括约功能丧失,大便随时流出,如先天性肛门直肠畸形。外伤性包括会阴部创伤以及手术后形成。

(2)临床表现:患儿失去排便控制能力,对直肠内容物的排出失去自主控制,在任何时间、地点不自主地排出,根据其失控的程度,一般临床将其分为四级。

一级:轻度或偶尔出现污粪,稀便溢出污染内裤。

二级:污粪、排便能控制,但常有少量粪便或粪液污染被褥或内裤。

三级:部分失禁,对固体、半固体大便可控制,但便次增多,液念粪便无法控制。

四级:完全失控,不能区别固体、半固体、液态内容,此类多见于先天性高位无肛术后及腰骶部脊膜膨出术后。

7.先天性巨结肠并发小肠结肠炎

先天性巨结肠又称先天性无神经节细胞症或赫氏朋病(HD),由于结肠的远端肠壁内缺乏神经节细胞,该段肠管处于痉挛状态,丧失蠕动及排便功能,致使近端结肠内大便淤积,部分梗阻,继发扩张肠壁肥厚,逐渐形成了巨结肠改变,引起以上病理生理改变的原发病变在痉挛段。HD 的发病率较高,且有逐渐增加的趋势,国内资料统计在正常活产婴中为 1∶(4000～5000),早产婴儿占 7%,男∶女=(3.4～5)∶1,死亡率为 1%～3%。

(1)HD 的临床症状及诊断依据

①临床症状:新生儿期以部分性肠梗阻为主,婴幼儿和儿童时期慢性便秘是最常见的疾病。患儿多自新生儿期即有肠梗阻、腹胀、便秘史,便秘腹胀程度与无神经节肠段的长短有关,越长发病越早,便秘腹胀程度越重。根据痉挛段的长短,将 HD 分为以下几种类型:

短段型:痉挛段在肛门上 4～6cm,占 3%～5%。

常见型:病变范围在乙状结肠以下发病率为 78%～80%。

长段型:病变范围超过乙状结肠发病率为 10%。

金结肠及次全结肠型:发病率为 3%～4%。

跳跃式:为节段性无神经节细胞症,极罕见,因其不符合神经母细胞向消化道移行及发育理论,故该型可能属于 HD 类源病。

HD 有家庭史者占 1.5%～7%,长段型及全结肠型受家族遗传基因影响较大。

②诊断依据

a.体检:患儿腹胀,可触及宽大结肠,并可见肠蠕动波,肛门指检直肠内空虚。

b.X 线检查:能提供有价值的诊断依据。腹部立位平片:显示低位完全或部分性肠梗阻,结肠扩张充气,直肠内无气。钡灌肠:可显示结肠痉挛段、移行区、扩张段,痉挛段肠管僵直,无正常蠕动,24 小时后复查腹部仍见有大量钡剂残留在结肠内,表明排钡功能差。

c.直肠肛门测压:正常情况,直肠内给以压力刺激,可引起直肠及内括约肌协调活动,内括约肌松弛,直肠内压力下降,HD 患儿无松弛反射。

d.直肠活体组织检查:痉挛段黏膜下组织内无神经节细胞。

e.酶学检查:取痉挛段黏膜组织进行乙酰胆碱酶检查阳性,表明直肠黏膜固有层出现异常情况增生的胆碱能神经纤维。

(2)巨结肠相关性小肠结肠炎(HAEC):发病率为 20%～58%,最早由 Bill 和 Chapman 于 1962 年报道,该病可发生在新生儿及儿童之间的任何时期,其病死率已从 30 年前的 30% 降至 5%～10%。

①病理:根据炎症病理变化可分两型。

a.普通炎症型:亚急性病程临床症状轻、缓和,主要病理变化为结肠黏膜充血水肿,局限性小溃疡,有时破溃出血,病变仅限于黏膜层,有隐窝脓肿,炎性细胞浸润。

b.缺血坏死型:急性病程,临床症状重、急,主要病理变化为病变向肌层发展,出现肠壁全层肥厚水肿、充血、溃疡较深,当肠内压力增大时,病变严重处可发生穿孔。

②临床症状

a.普通炎症型。轻度:体温低热、经常哭闹不安,偶有恶心呕吐、轻度腹胀、水样便每日 5～10 次。中度:轻度脱水,体温 38℃左右,食欲差,腹胀加重,水样泻每日约 10 次,肛门指检可引出大量水样便,味臭。

b.缺血坏死型。急性病容,重度脱水,高热无神,呕吐频繁,腹胀、水样泻,每日＞10次,味腥臭,有时发生肠穿孔,可引起休克,病死率较高,可达20％～30％。

八、治疗

(一)治疗原则

1.急性腹泻病的治疗

对于急性腹泻病的治疗,在过去的历史中,产生了新旧不同的治疗观念,并随着对腹泻病的认识不断深入,逐渐发展和完善了腹泻病的治疗方法。旧观念认为治疗方法包括:①禁食;②过多应用静脉输液;③滥用抗生素。现在认为旧的观念与方法是不科学、不合理的,应予废弃。新观念是1992年《中国腹泻病诊断治疗方案》确立,主要有以下几点:①腹泻患儿急需营养支持,认为禁食是有害的,要继续进食;②认识到我国小儿腹泻发生脱水约90％是属于轻度或中度,采用ORS口服补液既经济又快捷,不需要过多静脉输液;③抗生素仅对约30％侵袭性细菌感染(脓血便)有效,而对约70％(水样便腹泻)病毒性或产毒素性细菌感染无效,且有多种不良反应,滥用抗生素有害患儿健康。

新的治疗原则包括:①继续饮食;②预防脱水;③纠正脱水;④合理用药。

(1)液体疗法:脱水对患儿有危险,应及时评估,发现脱水及时纠正。

①治疗方案一:适用于有腹泻而无脱水的患者,可在家庭治疗。家庭治疗四原则如下。

a.腹泻一开始就要给患儿口服比平时更多的液体以预防脱水。建议选用以下液体任何一种。

米汤加盐溶液:非常适合边远困难农村家属,可就地取材,采用大米或小米自己制作。配制方法:米汤500mL＋细盐1.75g(1/2啤酒盖),随时口服。本液体为1/3张,不会出现高钠血症。预防脱水:20～40mL/kg;也可治疗轻至中度脱水60～80mL/kg,4～6小时分次饮完,以后可以继续服用,能喝多少给多少。不禁食,继续喂养。据观察,预防脱水成功率可达91.3％;治疗轻、中度脱水成功率可达97.3％。

口服标准补液盐(ORS)溶液:每腹泻一次给服ORS液50～100mL。标准ORS为2/3张液体,对预防脱水张力太高,应注意适当补充白开水,有时容易出现高钠血症。

2002年WHO推荐低渗口服补液盐(RO-ORS)溶液:每腹泻一次给服RO-ORS液50～100mL。RO-ORS为1/2张液液体,不易产生高钠血症。

b.给患儿足够的饮食以预防营养不良:原来吃过的东西都能吃,只要能吃,鼓励多吃。腹泻患儿禁食是有害的。不用担心饮食不能被消化吸收。实验证明吃进去的饮食大部分可以被吸收。

c.补锌:2002年WHO推荐补锌(无论急或慢性腹泻),年龄＜6个月者,葡萄糖酸锌每日10mg,连服10～14日;年龄＞6个月者,葡萄糖酸锌每日20mg,连服10～14日。

补锌作用:ⅰ.有利于缩短病程;ⅱ.能减轻疾病严重程度;ⅲ.能增强免疫功能;ⅳ.有助于防止愈后再复发;ⅴ.能改善食欲、促进生长发育。

d.密切观察病情:如果患儿在治疗3天内临床症状不见好转或出现下列任何一种症状,即应该去看医生。ⅰ.腹泻次数和量增加;ⅱ.频繁呕吐;ⅲ.明显口渴;ⅳ.不能正常饮食;ⅴ.发热;ⅵ.大便带血。

②治疗方案二:适用于有些脱水的患儿(即轻、中度脱水),此类脱水约占90%,完全可用RO-ORS纠正脱水。既经济又方便,效果也很好。

纠正累积损失最初4小时RO-ORS液的用量:

75mL×体重(kg)=RO-ORS用量(mL)

4小时后再评估一下脱水症状,如脱水已纠正,即可回家采用家庭口服补液,如方案一;如仍然有些脱水,则按方案二,再给一份RO-ORS液纠正脱水。

WHO1978年推荐标准ORS,后因碳酸氢钠ORS容易潮解、变质且味道苦涩,故1984年世界卫生组织与联合国儿童基金会联合通知,建议改用枸橼酸钠ORS,后者性质稳定不易变质,且味道酸甜,便于小儿服用。以后又发现原ORS为2/3张,由于张力太高用于预防和治疗轻、中度脱水,有时会造成高钠血症。于2002年WHO建议采用低渗RO-ORS(为1/2张),不仅治疗效果好,可减少大便量、缩短病程,并可防止出现高钠血症。我国已有商品供应。

③治疗方案三:适用于重度脱水(约占10%),因有低血容量休克,需用静脉输液尽快纠正低血容量,恢复肾脏调节功能。纠正重度脱水的累积损失需液量按100mL/kg计算。

a.等张液:2:1液=0.9%氯化钠液:1.4%碳酸氢钠(或1/6M乳酸钠)

b.2/3张液:4:3:2液=0.9%氯化钠液:10%葡萄糖:1.4%碳酸氢钠(或1/6M乳酸钠)

1:1加碱液=0.9%氯化钠液100mL+10%葡萄糖100mL+5%碳酸氢钠10mL(2/3张,相当于4:3:2溶液便于配制)

c.1/2张液:2:3:1液=0.9%氯化钠液:10%葡萄糖:1.4%碳酸氢钠(或1/6M乳酸钠)

d.补钾:重度脱水患儿一般需采用氯化钾,每日200～300mg/kg,分3～4次口服或配成0.15%～0.3%浓度由静脉均匀输入,速度切忌过快,并见尿给钾。

e.补钙:维生素D缺乏症患儿在输液同时即给口服钙片或钙粉,每次0.5g,每日3次,若出现手足搐搦症,立即给10%葡萄糖酸钙1～2mL/kg体重,最大量≤10mL,稀释后缓慢静脉滴注。

一旦患儿能饮水,应尽量改用RO-ORS口服液,补液6～7小时后重新评估病情,选择合适的方案一、二或三继续治疗。

鼻饲管补液:如无静脉输液条件,可用鼻胃管点滴RO-ORS液20mL/(kg·h),连续6小时(120mL/kg)。

(2)药物治疗:急性水样便腹泻患儿(约占70%)多为病毒或产肠毒素性细菌感染,一般不用抗生素,只要做好液体疗法,患儿可自愈。采用中药或肠黏膜保护剂治疗可加快痊愈。对中毒症状较重的患儿,可先选用抗菌药物治疗。如疑似霍乱采用诺氟沙星(氟哌酸或多西环素(强力霉素)治疗。

黏液、脓血便患儿(约占30%)多为侵袭性细菌感染,选用一种当地有效的抗菌药,如用药48～72小时,病情未见好转估计有耐药,再考虑更换另外一种抗菌药物。

①细菌性痢疾:a.诺氟沙星,每天 10～15mg/kg,分 3 次口服,疗程 5～7 天;b.环丙沙星,每天 10～15mg/kg,分 3 次口服,疗程 5～7 天;c.磷霉素,每天100～150mg/kg,分 3 次口服,疗程 5～7 天;d.小檗碱,每天 10～20mg/kg,分 3 次口服,疗程 7 天;e.复方新诺明,每天 50mg/kg,分 2 次口服,疗程 7 天。

喹诺酮类药对痢疾菌较敏感故列为首选药,近年来发现对诺氟沙星有耐药,可换用环丙沙星。

关于喹诺酮类药不良反应:曾有报道在动物实验中,发现对小动物骨骼发育有障碍,但近年来国内外许多文献报道认为多年的临床经验总结,在小儿应用并未发现类似小动物的骨骼发育障碍,认为这与种族差异、剂量差异有关,实验动物所用剂量比小儿大得多。现今国内外专家一致认为喹诺酮类药在儿科应用是安全的,但是由于说明书上喹诺酮类药儿科禁用尚未改正,因此应用前最好给家长说明,以免引起纠纷。

小檗碱多年来一直保持中度敏感,故可选用;磺胺类药如复方新诺明,早年效果很好,但近年来在城市耐药率高达 60%～80%,很少应用。

②致泻性大肠埃希菌肠炎:引起水样便的产毒素大肠埃希菌(ETEC)不需要用抗生素,其他致泻大肠埃希菌采用:a.庆大霉素,1 万～2 万 U/(kg·d),分 3 次口服;b.多黏菌素 E,5 万～10 万 U/(kg·d),分3 次口服;c.新霉素:因多年未用近来敏感率明显升高可选用,50～100mg/(kg·d),分 3 次口服;d.磷霉素,100～150mg/(kg·d),分 3 次口服,疗程 5～7 天。上述 4 种药对 2 岁以下婴幼儿黏液脓血便患儿(多属致泻大肠埃希菌感染,并非痢疾)选用比较合适。

关于氨基糖苷类药的不良反应:庆大霉素、多黏菌素、新霉素等氨基糖苷类药静脉或肌内注射耳、肾毒性大,在儿科禁止应用。但是庆大霉素、多黏菌素、新霉素均为大分子药,口服只在消化道发挥作用,不被吸收,因而没有毒副反应,故口服可以应用,但应用前最好给家长说明,以免引起纠纷。

第三代头孢菌素:对肠道细菌感染有较好效果,常用品种:a.头孢噻肟(头孢氨噻肟):静脉滴注,50～100mg/(kg·d);b.头孢曲松(头孢三嗪):静脉滴注 20～100mg/(kg·d)。

磷霉素:抑制细菌细胞壁合成。作用:广谱。体内效果比体外效果好。剂量:100～150mg/(kg·d),分 3 次口服。100～300mg/(kg·d),分 2 次,静脉注射。

③鼠伤寒(婴儿)沙门菌肠炎:对常用抗生素耐药率高,可选用环丙沙星,磷霉素。重症选用三代头孢霉素如头孢噻肟,每天 100～150mg/kg,静脉滴注。

④空肠弯曲菌肠炎:对红霉素、磺胺药、诺氟沙星、庆大霉素等都敏感有效。

⑤耶氏菌肠炎:对磺胺药、庆大霉素、诺氟沙星等均有效。

⑥艰难梭菌肠炎:既往称假膜性肠炎,为艰难梭菌感染,应立即停用一般抗生素,选用甲硝唑每天 25～40mg/kg,分 3 次口服。或万古霉素治疗,每天40mg/kg,分 3 次口服或每天 16～24mg/kg,分 2～3 次静脉滴注。

⑦真菌性肠炎:首先停用抗生素,采用制霉菌素,5 万～10 万 U/(kg·d),分 3 次口服;氟康唑(大扶康)每天 1～2mg/kg,顿服或克霉唑每天 20～30mg/kg,分 3 次口服。后两者有一定不良反应,需慎用。

⑧阿米巴痢疾及蓝氏贾弟鞭毛虫肠炎:采用甲硝唑,每日 25～40mg/kg,分 3 次口服。

⑨隐孢子虫肠炎:采用大蒜素治疗,每次 1～1.5mg/kg,每日 3 次,饭后服。日 3 次,饭后服。

⑩轮状病毒肠炎:抗生素无效,采用中药或黏膜保护剂治疗可缩短病程。

2.迁延性、慢性与难治性腹泻

因迁延性、慢性腹泻常伴有营养不良和其他并发症,病情较为复杂,必须采取综合治疗措施。

(1)液体疗法:积极做好液体疗法,预防脱水,纠正水、电解质酸碱平衡紊乱。

①无脱水患者服用方案所推荐的液体,预防脱水。

②有条件的医院应做血生化或血气测定。若有脱水分别按等渗、低渗或高渗作仔细治疗,纠正酸中毒与钾、钠、钙、镁的失衡。

a.等渗脱水:用 2/3 张～1/2 张液(4∶3∶2 液或 2∶3∶1 液)。

b.低渗脱水:用等张～2/3 张液(2∶1 液或 4∶3∶2 液)。

c.高渗脱水:用 1/5 张～1/3 张液(1∶4 液或含钾维持液)。

③补钾、补钙、补锌:同急性腹泻。

④补镁:迁延与难治性腹泻病容易出现低镁血症,采用 25%硫酸镁,每次0.2mL/kg,每日 1 次,必要时每日可给 2 次,深部肌内注射。

(2)营养治疗:此类患儿多有营养障碍,继续喂养对促进疾病恢复,如肠黏膜损伤的修复、胰腺功能的恢复、微绒毛上皮细胞双糖酶的产生等,因此继续饮食是必要的治疗措施。

①继续母乳喂养。

②人工喂养者应调整饮食,6 个月以下婴幼儿,用牛奶加等量米汤或水稀释,喂 2 天后恢复正常饮食或用酸奶,也可用奶-谷类混合物,每天喂 6 次,以保证足够的热量。6 个月以上的幼儿可用已习惯的日常饮食,选用稠粥、面条,并加些熟植物油、蔬菜、肉末或鱼肉等,但需由少到多。

③去乳糖饮食:该类患儿因肠黏膜未修复,多伴有双糖酶尤其是乳糖酶缺乏,对人乳、牛乳均不耐受,应给予去乳糖饮食如去乳糖牛奶粉或去乳糖豆奶粉,困难地区也可采用豆浆喂养(100mL 豆浆加 5～10g 葡萄糖)。

④静脉营养:少数严重病例口服营养物质不能耐受,应加支持疗法。有条件的单位可采用静脉营养。方案 10%脂肪乳 2～3g/(kg·d),复方结晶氨基酸 2～2.5g/(kg·d),葡萄糖 12～15g/(kg·d),电解质及多种维生素适量,液体 120～150mL/(kg·d),热卡每 209～376J/(kg·d)[50～90kcal/(kg·d)]。通过外周静脉输入,总液量在 24 小时内均匀输入(最好用电脑输液泵控制速度),好转后改用口服。

(3)药物治疗

①抗菌药物:应慎用,仅用于分离出有特异病原的患儿,并要依据药物敏感试验结果选用敏感抗生素。谨防加重微生态失衡。

②补充微量元素与维生素:锌、维生素 A、维生素 C、维生素 B、维生素 B_{12} 和叶酸。同时给予微生态疗法。

③肠黏膜保护剂:为双八面体蒙脱石粉。适用于急性水样便腹泻(病毒性或产毒素细菌性)及迁延性腹泻。该药能吸附病原,固定毒素,然后随大便排出体外,并能加强胃肠黏膜屏障功能,促进肠黏膜的修复。常用有十六角蒙脱石(俗称思密达),现今已有国产双八面体蒙脱石粉,也可应用。每袋 0.3g,剂量:<1 岁者,1/3 袋,每日 3 次。1~2 岁者,每次半袋,每日 3 次。2~3 岁者,每次半袋,每日 4 次。>3 岁者,每次 1 袋,每日 3 次。

④微生态疗法:腹泻时肠道内微生态系统严重失去平衡。肠道失去了厌氧菌的屏障与保护作用,从而有利于外来病原的侵袭与定植,促进腹泻病的发生。滥用抗生素则会加重菌群紊乱及微生态失衡。由此提出了腹泻病的"微生态疗法"。

微生态制剂:目的在于补充肠道益生菌群,恢复微生态平衡,重建肠道天然生物屏障保护作用。

常用有双歧杆菌、乳酸杆菌、粪链球菌、腊样芽胞杆菌、地衣芽胞杆菌等。有效品种有:培菲康(双歧三联活菌)、丽珠肠乐、金双歧、促菌生、整肠生、乳酶生、妈咪爱等。其中培菲康、丽珠肠乐、金双歧等为双歧杆菌(肠道微生态的主要菌种),列为优选。这些制剂一定要保持有足够数量的活菌,没有活菌的制剂是无效的。微生态制剂即时止泻效果并不好,急性腹泻不要作为常规应用,适用于迁延与慢性腹泻伴有明显肠道菌群紊乱的患儿。

(二)腹泻病的体液平衡及液体疗法

人体大部分由体液组成,年龄越小身体所含体液量相对越多,新生儿体液约占其体重78%,至 1 岁降至占 65%,成年人占 60%左右。体液不但含有蛋白质、葡萄糖、尿素等有机物质,更含有钠、钾、钙、镁及碳酸根、磷酸根等电解质。体液不断与外环境进行物质交换、代谢,即新陈代谢,但又通过机体各种生理调节,始终保持体液的相对稳定,即体液平衡,主要包括体液容量、渗透压、酸碱度及各种溶质成分的稳定,以保证组织细胞的各种生命活动得以正常进行。人体的渴感、肾脏、肺及内分泌(抗利尿激素、醛固酮、心钠素)的自动调节对体液平衡起着关键作用。外环境变化或多种疾病均可影响机体的体液平衡,当体液紊乱超过机体调节能力时,即可引起体液平衡失调,进而危及各组织器官的功能,此时常需进行液体疗法以纠正体液紊乱。在儿童胃肠道疾病尤其腹泻病是引起体液紊乱最常见原因。小儿尤其婴幼儿新陈代谢旺盛,机体调节能力差,更易引起较重的体液平衡失调。

1.腹泻所致的体液平衡失调

由于每一个腹泻患儿的具体情况不同,所致的水、电解质紊乱并不完全相同,例如腹泻次数,粪便量及性状,是否伴有呕吐,是急性腹泻还是慢性腹泻,腹泻病的不同病原,患儿的年龄及营养状况,病后饮水或补液状况等均可影响患儿体液平衡情况,因此在补液前,首先需通过询问病史,全面体格检查及必要的实验室检查,对水、电解质紊乱做出正确的诊断,据此制定液体疗法的初步方案,并根据病情变化随时调整液体疗法的计划。液体疗法不当,有时反可加重或增加新的体液紊乱,甚至引起严重后果。

对腹泻所致的体液紊乱需作以下方面诊断。

(1)脱水及脱水程度:首先判定患者是否有脱水,如有脱水进一步判断患者脱水程度。脱水程度可根据发病前、后体重之差来估计,但由于不易获得病前精确体重数据及易受体重称及操作误差的影响,实际难以实现。临床主要依据患儿病后出入量病史及体征来诊断。脱水首先引起细胞外液脱水,某些情况也可同时有细胞内液脱水。细胞外液脱水可分为组织间液及血液循环脱水。组织间液显著减少时,临床可表现为前囟、眼窝下陷,皮肤弹力差(捏起皮肤再松开手,正常时皮肤立即展平,脱水时展平时间稍延迟);血液循环不足时,组织灌注不良,表现为脉搏增快、细弱,肢端凉,血压降低,尿量减少,精神萎靡,嗜睡等;细胞内液脱水表现为口腔黏膜干燥、泪液减少,烦躁,严重时引起肌张力增高,高热。

可将脱水程度分为轻、中、重三度,这些数据虽不十分精确,但已能满足临床基本需要,必要时可根据情况作适当调整,如消瘦的患儿脱水程度容易估计偏重,肥胖儿易估计不足;另外,脱水性质,即高或低渗脱水可对脱水表现产生一定影响。

(2)脱水的性质:由于患儿摄入及丢失的液体的钠、水不都等于正常体液的钠、水的比例,正常机体通过内分泌及肾的调节仍可维持体液的渗透压稳定,但如摄入、丢失液体的钠水之比过于悬殊,超过肾调节能力,尤其脱水较重,肾循环不良、少尿时,肾失去了调节能力,在脱水同时可引起体液渗透压的平衡失调。当失水与失钠按正常体液的比例丢失所致的脱水,体液渗透压仍维持不变时,称为等渗性脱水;脱水时失钠多于失水,使体液渗透压低于正常,称为低渗性脱水;失水多于失钠,使体液渗透压高于正常时,称为高渗性脱水。

体液钠离子浓度$[Na^+]$及其相应的阴离子浓度所产生的渗透压,相当于细胞外液电解质总渗透压的95%,故血钠的测定有助于推断体液渗透压的浓度。

细胞外液渗透压＝$[Na^+]×2+10$。血钠的正常值为:130～150mmol/L,可用作估计体液渗透压的高低的参考,但不能完全取代病史及临床观察。机体细胞内、外液始终能保持动态平衡,所以测定细胞外液的渗透压一般也能间接反映细胞内液及总体液的渗透压。

①等渗脱水:即脱水时体液渗透压仍保持在正常范围,血Na^+＝130～150mmol/L。因脱水时机体能通过肾、渴感及抗利尿激素等的调节,尽量使体液保持在等渗状态,所以临床绝大多数脱水都属等渗脱水,尤其脱水程度不十分严重时。等渗脱水在临床上又可细分为等渗偏高至等渗偏低不同范围。等渗脱水主要是细胞外液丢失,由于外液保持等渗,使细胞内液容量基本无明显改变,临床主要表现为细胞外液(组织间液及血液循环)减少的症状和体征。

②低渗性脱水:脱水时体液渗透压低于正常,称为低渗性脱水。其血$[Na^+]$<130mmol/L。无论通过呕吐或腹泻丢失的液体,一般均为低渗液,至多接近于等渗,如霍乱,理论上不会引起低渗脱水。如果患儿通过饮水或输液使水的缺失得到部分补充,钠等电解质的缺失经多日未被补充,就有可能引起低渗性脱水。故低渗脱水多发生在粪便含电解质较高(如霍乱、痢疾),病程又迁延的患儿;腹泻日久,能饮水而又不吐的患儿,尤其是营养不良或3个月以下的婴儿。重症病例常因脱水时输入非电解质液或渗透压过低的溶液过多、过快所致。

低渗脱水时细胞外液的渗透压比细胞内液低,使细胞外液水渗入细胞内,引起外液进一步减少及细胞内水肿,因此,低渗脱水时的临床表现具有以下特点。

a.细胞内水肿:以脑细胞水肿最突出,表现为精神萎靡,嗜睡,面色苍白,体温低于正常,严重时昏迷,惊厥,甚至发生脑疝,表现为呼吸节律紊乱,瞳孔双侧大小不等,最终呼吸衰竭死亡。患儿脱水虽然严重,但口唇黏膜却湿润,常无口渴症状。早期多尿,严重时变为无尿,此时,机体已不能自行纠正低渗状态。

b.细胞外液脱水症状相对较严重:在细胞外液脱水的基础上,部分外液渗入细胞内,所以,同样脱水程度的脱水,低渗脱水时循环不良及组织间液脱水的体征更加突出。

c.神经肌肉应激性低下:钠离子有保持神经、肌肉应激性的生理功能。血钠降低明显时,患儿可表现为肌张力低下,腱反射消失,心音低钝及腹胀,症状类似低钾血症。

③高渗性脱水:指脱水时体液渗透压高于正常,血[Na$^+$]>150mmol/L。血钠虽高,患儿体内仍存在钠的丢失,只是失水相对多于失钠。下述情况较易引起高渗性脱水:a.急性腹泻所致的较重脱水,尤其伴呕吐不能进水者,如急性腹泻1～2天即引起较重脱水时;b.丢失较多含电解质浓度较低的粪便,如渗透性腹泻、病毒性肠炎;c.发热、环境温度较高或肺通气过度(如酸中毒时)等不显性丢失增多,又不能及时补充水分者;d.忽略给患儿喂水或因呕吐频繁不能摄入水者;e.治疗时给含钠液过多、过浓。

高渗性脱水时细胞外液渗透压高于细胞内液,细胞内的水分渗至细胞外,引起细胞内脱水,细胞外液脱水被外渗的细胞内液有所纠正,使患儿循环不良及组织间液脱水的体征相对较轻,容易引起对脱水程度估计不足。细胞内脱水表现为高热、烦躁、烦渴、口黏膜明显干燥、无泪、尿少、肌张力增高、腱反射亢进,严重时意识障碍、惊厥及角弓反张。脑组织中毛细血管内皮细胞与脑细胞紧密相连,无间质,脑细胞脱水时,水直接进入血循环,可引起颅内压降低,脑血管扩张,严重时发生脑出血或脑血栓形成,可危及生命或引起后遗症。近年有报告认为高渗脱水可引起脑脱髓鞘病,患者脑脊液中髓鞘基础蛋白浓度极度增高。

(3)酸碱失衡:腹泻患儿一般均伴有代谢性酸中毒,原因是:①肠内容含 HCO$_3^-$ 较多,腹泻时可从粪便丢失,引起代谢性酸中毒;②脱水时尿少或无尿,可致体内酸性代谢产物不能排出;③腹泻时可因不能进食,饥饿引起酮症;④脱水严重循环不良时,组织缺氧,体内经无氧酵解途径代谢葡萄糖,产生乳酸增多。腹泻所致的代谢性酸中毒常可由上述一或多种因素共同引起。

轻症酸中毒无特异临床表现,较重时机体进行呼吸代偿,表现为呼吸加深、加快,尤其呼气深长。患者常表现为频繁呕吐,机体试图通过排出胃酸以减轻酸中毒。严重代谢性酸中毒可致精神萎靡、嗜睡,甚至昏迷、惊厥等神经症状,可致心肌收缩力及周围管阻力降低而引起低血压。

血气分析显示:pH 正常偏低(酸中毒)或低于正常(酸血症),PaCO$_2$ 降低,HCO$_3^-$ 降低,二氧化碳结合力降低。

(4)电解质缺乏:腹泻可引起某些电解质缺乏而出现临床症状,其中以低钾血症最常见,偶见低钙、低镁血症。

①低钾血症:体内钾的98%以上存在于细胞内,细胞外液钾只占体内钾的不足2%,血钾正常值为3.5～5mmol/L,低于此值即为低钾血症。腹泻时引起的低钾主要是由于腹泻时粪便及呕吐物中丢失大量钾,饥饿、少食时,钾摄入减少也可是原因之一。一般发生在 3 天以上的腹泻患者。虽然患者缺钾,但在脱水、酸中毒时,血钾往往在正常范围,这是因为脱水时尿少,钾不能通过肾排出,酸中毒及细胞受损时细胞内钾外流至细胞外液所致。当患者脱水、酸中毒被纠正过程中,反显示低钾血症及低钾症状,重症可危及生命。这是因为脱水、酸中毒被纠正时,细胞受损及酸中毒恢复,葡萄糖回到细胞内合成糖原及 H$^+$ 外流,均伴随 K$^+$ 进入细胞内,加上尿量恢复,钾从尿中丢失增加。

低钾血症临床主要表现如下：

a.神经、肌肉功能障碍：低血钾时，细胞内外液钾浓度之比增高，使神经及肌细胞静息电位的负值增加，影响细胞的正常除极，从而使神经、肌肉的应激，传导性及肌肉收缩发生障碍，可累及全身骨骼肌、心肌及平滑肌。骨骼肌受累轻症表现为四肢无力，腱反射减弱，严重时引起肢体瘫痪，腱反射消失，进一步可累及肋间肌等躯干肌肉，引起呼吸肌麻痹而危及生命；平滑肌受累表现为肠肌麻痹，腹胀，功能性肠梗阻，肠鸣音消失，膀胱肌受累引起尿潴留；心肌受累时，心肌收缩力减弱，心音低钝，可致低血压。

b.心电图改变及心律失常：由于低血钾时心肌复极也异常，心电图典型改变是：ST 段下降，T 波低平、增宽，甚至双向或倒置；U 波明显，QT 间期延长。低血钾时，心肌细胞阈电位降低，自律性增高，易于发生心律失常，如期前收缩、异位心动过速。

②其他电解质缺乏：临床罕见。腹泻合并活动性维生素 D 缺乏症的患儿，在纠正脱水及酸中毒过程中，可因游离钙降低而发生惊厥，需补充钙剂预防其发生。

迁延或慢性腹泻，营养不良患儿，在纠正脱水过程中发生惊厥，用钙剂治疗无效时，应考虑有低镁血症可能，此时查血镁常低于 0.8mmol/L。

2.补液常用的液体种类及其功能

补液常用液体可分为 3 类。

(1)非电解质溶液：包括饮用水及 5％～10％葡萄糖液。其药理效应是：①补充由呼吸、皮肤所蒸发的水分(不显性丢失)及排尿丢失的水分；②可纠正体液的高渗状态；③不能用其补充体液丢失。

5％葡萄糖液渗透压为 278mOsm/L，接近血浆渗透压，不会像蒸馏水那样破坏红细胞，可安全地由静脉输入。葡萄糖在体内迅速被代谢而产生热卡及 CO_2 或转变为糖原储存于肝、肌细胞内，其实际效果同白水，可视为是无张力的液体。10％葡萄糖液比 5％溶液供给更多热卡，虽其渗透压较高，如由静脉缓慢滴入，葡萄糖可迅速被血液稀释，并被代谢，其效果基本与 5％葡萄糖溶液类同。葡萄糖静脉输入速度应保持在每小时 0.5～0.85g/kg，即每分钟 8～14mg/kg，输入过快或溶液浓度过高，可引起高血糖及渗透性利尿。

(2)等渗电解质溶液：此类溶液的电解质渗透压在 300mOsm/L 左右，接近体液的渗透浓度，其药理效应有：①补充体液损失；②纠正体液低渗状态及酸碱失衡，其含钾溶液可纠正低血钾；③不能用其补充皮肤、呼吸所挥发的不显性丢失及排稀释尿时所需的水。

①氯化钠注射液及葡萄糖氯化钠注射液：0.9％氯化钠溶液，即生理盐水，每升含 Na^+、Cl^- 各 154mmol/L，渗透浓度为 308mOsm/L。含 5％～10％葡萄糖的生理盐水，即葡萄糖氯化钠注射液，除葡萄糖能提供热卡外，该溶液的效用与生理盐水基本相同。

生理盐水的渗透浓度虽与体液相近，但其 Cl^- 浓度远比正常血浆 Cl^- 浓度(103mmol/L)高，不利于代谢性酸中毒的纠正，故临床常用等渗碱性液取代 1/3 量的生理盐水，即构成儿科常用的 2：1 液(2 份生理盐水，1 份 1.4％ $NaHCO_3$)，比较适用于纠正腹泻所引起脱水酸中毒。生理盐水则比较适用于补充呕吐所引起的脱水，因其有利于补充呕吐液中所丢失的 Cl^-。

②复方氯化钠注射液：即林格(Ringer)液，每 100mL 含氯化钠 0.85g，氯化钾0.03g，氯化钙(结晶)0.033g，为含钠、钾、钙的等渗溶液，渗透浓度同生理盐水，其 Na^+、K^+、Ca^{2+} 的浓度与

血浆相近,Cl⁻的浓度同生理盐水,也明显高于血浆,同样存在不利纠正代谢性酸中毒的缺点。

目前市售乳酸钠林格注射液(有含5%葡萄糖及不含糖两种)作了改进,各种电解质浓度均较接近血浆,且含有28mmol/L乳酸根,有利于酸中毒的纠正。

此类含钙溶液能与血液制品中的抗凝药作用,使血液凝固,不适于输血时采用。

③氯化钠、乳酸钠注射液(2:1溶液):由2份生理盐水及1份1/6mol乳酸钠或1.4%碳酸氢钠临时配制而成。溶液的渗透浓度同生理盐水均为316mOsm/L,但所含Cl⁻浓度为105mOsm/L,与血浆一致,且含HCO_3^-,其渗透浓度为530mOsm/L,显著高于血浆,可提供碱储备,纠正酸中毒。

④达罗(Darrow)液及改良达罗液(简称MD):均为含钾、钠的等渗液,渗透浓度为314mOsm/L。没有现成制剂时可临时配制,达罗液配方是:生理盐水450mL,15%氯化钾17.5mL,1M乳酸钠溶液54mL(或5%碳酸氢钠90mL),加5%～10%葡萄糖液至1L;改良达罗液的配方是:生理盐水415mL,15%氯化钾20mL,1M乳酸钠溶液54mL(或5%碳酸氢钠90mL),加葡萄糖液至1L。将达罗液中5mOsm/L的Na⁺改为K⁺即为改良达罗液,两者功能基本相同,后者含钾略高,临床常用。这两种液体除能补充累积损失纠正脱水外,主要用于纠正或防止发生低钾血症。为避免输液时引起高血钾,心脏骤停,脱水患儿首先应采用不含钾的电解质溶液,扩充血容量,待肾循环恢复有尿后,再输达罗液或改良达罗液,继续纠正脱水,且输液速度不宜过快。

⑤1.4%碳酸氢钠及1/6M乳酸钠注射液:均为等渗碱性含钠液,能增加体液的碱储备,中和H⁺,纠正代谢性酸中毒。市售碳酸氢钠针剂一般为5%溶液,使用时需稀释为1.4%等渗溶液,为便于计算,临床常粗将此5%溶液1份加5%葡萄糖液2份配制而成。

乳酸钠针剂为11.2%溶液,相当1mol(M)溶液,使用时需稀释6倍,使其成1/6M等渗溶液。乳酸钠进入人体内需在有氧条件下,经肝脏代谢转变为HCO_3^-后才具有纠酸作用。当患者缺氧、休克、心力衰竭、肝功能异常及未成熟儿时均不宜使用,可用碳酸氢钠液替代。

(3)等渗电解质液不同比例的稀释液

①1/2～2/3张含钠注射液:除严重脱水、休克或低渗性脱水患儿宜首先用等渗含钠液快速静脉输入,以迅速补充血容量、恢复肾循环外,一般脱水临床常用等渗电解质液的稀释液进行补液,如用5%～10%葡萄糖液将等渗含钠液稀释成1/2～2/3张溶液,这类溶液既能补充体液的累积损失,又可补充不显性丢失及肾排水的需要,有利于肾对水、电解质平衡的调节及排出体内堆积的酸性代谢产物,又可防止发生高钠血症。儿科常用的有以下几种。

a.4:3:2溶液:由4份生理盐水,3份5%～10%葡萄糖液及2份1.4%碳酸氢钠溶液或1/6mol乳酸钠组成,此液为2/3张溶液,实际是2:1溶液稀释半倍的液。每配制100mL 4:3:2溶液,也可用100mL葡萄糖液加10%氯化钠注射液4mL、5%碳酸氢钠溶液6mL配制而成。

b.2:3:1溶液:由2份生理盐水,3份葡萄糖液,1份1.4%碳酸氢钠或1/6mol乳酸钠溶液组成,为1/2张溶液,是2:1溶液用葡萄糖液稀释1倍的溶液。每配制2:3:1溶液100mL,也可用100mL葡萄糖液加10%氯化钠注射液3mL及5%碳酸氢钠4.5mL配制而成。

c.其他稀释液:生理盐水、改良达罗液、林格液等均可根据病情需要用葡萄糖液稀释成

1/2～2/3 张液。目前商品有复方电解质葡萄糖 M。A、M3R2A 等,此 3 种液体均含钾,M3A、M。B 为 1/2 张含钠液,其中 M3B 相当于半张改良达罗液;R2A 为近 2/3 张含钠液,且含有 2mEq/L 的 Mg^{2+} 及 $13mEq/LHPO^{2-}$。

②口服补液盐(ORS):是世界卫生组织(WHO)推荐的配方,其成分是:氯化钠 3.5g,碳酸氢钠 2.5g,氯化钾 1.5g,无水葡萄糖 20g,用饮用水稀释至 1L,少量多次口服。此液为 2/3 张电解质溶液。本品已有商品供应,价格低廉。1984 年 WHO 又推荐一种新的 ORS 配方,用枸橼酸钠 2.9g 取代原配方中的碳酸氢钠,枸橼酸钠不易潮解,便于保存,且口味较好,患儿易接受,目前市场也有成品供应,称为"口服补液盐Ⅱ号"。近年也有用 50～80g 谷物(如米粉)代替葡萄糖,制成谷物 ORS。由于谷物来源充足、价廉,有利于补充营养,适用于我国边缘农村地区。近年有人对照观察米粉 ORS 与葡萄糖 ORS 对霍乱患者的疗效,结果两者效果相同。

20 世纪 90 年代后,有多篇采用减低渗透压的 ORS 即减渗 ORS(RO-ORS)治疗小儿腹泻脱水报告,将 ORS 中 Na^+ 从 90mmol/L 降至 60～75mmol/L,葡萄糖从 1mmol/L 降至 75mmol/L。通过多中心、随机、双盲临床研究认为与经典 ORS 比较,RO-ORS 可使患儿头 24 小时便量减少,腹泻病程缩短,明显减少计划外静脉输液,减少高钠血症。但 2001 年多中心双盲随机研究 675 例 1～24 个月腹泻患儿,结果两组在减少便量及缩短病程方面,疗效相近,并无统计学差异,但确可减少计划外静脉输液及高钠的发生。WHO 确认了这些成果,于 2002 年推出 RO-ORS 配方:氯化钠 2.6g,氯化钾 1.5g,枸橼酸钠 2.9g,无水葡萄糖 13.5g,加饮用水至 1L。目前我国已有此配方的商品供应。我们采用将标准 ORS 多加半倍水,即将 ORS 原配方加水 1.5L,其电解质渗透浓度相当于 1/2 张,临床效果满意,文献也有类似报道。

③生理维持液及其他维持液:虽也属等渗含钠液的稀释溶液,但渗透浓度一般≤1/3 张。主要能满足人体水及钠、钾的生理需要,适用于无脱水或脱水已纠正而尚不能正常进饮食的患者。生理维持液(也叫含钾 1:4 液)配方是:5%～10%葡萄糖溶液 800mL,生理盐水 200mL,10%氯化钾 15mL。目前市售的糖盐钾溶液,每 100mL 含葡萄糖 8g,氯化钠 0.18g,氯化钾 0.15g 即为此维持液,使用方便。如果患儿只需维持生理需要 1～2 天,尤其较大儿童或能部分进食者,也可用复方电解质 R4A 液或 1/4～1/3 张生理盐水作为维持液。

3.腹泻患儿脱水、电解质紊乱的治疗

脱水、电解质紊乱防治的要点是:①及早恢复血容量及组织灌注,尤其是肾循环;②补充累积损失,即补充体液所失水及电解质,纠正酸碱失衡;③密切观察、记录患儿恢复情况,及时分析病情,随时调整补液方案。

(1)恢复血容量及组织灌注:有严重血容量及组织灌注不足症状、体征,如面色苍白、脉搏细弱、尿显著减少时,可立即静脉输入等渗含钠液,如 2:1 溶液,林格乳酸钠液或生理盐水(呕吐所致脱水)20mL/kg,在 0.5～1 小时内快速输入,必要时可重复一次。在补液过程中,恢复肾循环及尿量有十分重要意义,因为只有肾恢复功能后,才能对体液平衡进行调节,此时只要所补充液体大致符合机体需要,肾能保留所需,排出所余,保持体液平衡,使补液更为容易;肾循环未恢复前,过早给低渗溶液,尤其速度较快时,容易引起低钠血症。高渗脱水很少发生循环不良,一般不需补充等渗含钠液扩容。

如果患者脱水不十分严重,如中至轻度脱水,循环不良症状、体征不太严重,可直接采用

2/3张,甚至1/2张含钠液扩充血容量并补充累积损失,如可根据病情采用静脉或口服补液有助于防止发生高钠血症。

(2)补充累积损失:即纠正现已存在的脱水、电解质紊乱,需根据患儿的脱水程度、张度、有无酸碱失衡及低钾等情况,有计划地进行。

①补充累积损失的液量:主要根据患儿脱水程度及年龄。≤2岁婴幼儿轻度脱水补充30~50mL/kg,中度缺水补充50~90mL/kg,重度缺水补充100~120mL/kg;2岁以上儿童轻、中、重度脱水分别补充<30mL/kg、30~60mL/kg、90mL/kg。上节所述恢复血容量的输液量均包括在此累积损失液量内计算。低渗脱水细胞外液脱水相对较重,临床容易将脱水程度估计过高,补充累积损失的液量可略减少,如估计为重度脱水时,可按中度脱水补充;反之,高渗性脱水时,易将脱水程度估计过低,补充累积损火的量可略增加。

②补充累积损失液体的张度及速度:上述累积损失补液总量常可分批输入,每批20~30mL/kg,开始时液体张度宜高一些,速度快一些,以后张度及速度均适当降低,即所谓:"先浓后淡,先快后慢",但补充累积损失液体的总张度:等渗脱水按1/2~2/3张液补充;低渗脱水按2/3张~等张液补充;高渗性脱水按1/3~1/2张液补充。等渗及低渗性脱水累积损失宜在8~12小时内补足,输液速度相当于每小时8~10mL/kg。高渗性脱水体内仍缺钠,只是失水多于失钠,故仍应补充低渗含钠液,如所补充液体张度过低(如仅输葡萄糖液),速度过快,血钠下降过快,会引起急性脑水肿而发生惊厥等症状。血钠下降速度以每小时不超过1~2mmol/L,每天不超过10~15mmol/L为宜。高渗性脱水患儿有尿后,在所输液体中,加入适量钾盐,既可提高所输液体的渗透压,又不增加过多的钠负荷。例如对无血容量及组织灌注明显不足的患者,可先输1/2张含钠液,如2:3:1液,患者有尿后,再用1/4~1/6张含钠液内加氯化钾,使氯化钾浓度达0.15%(0.1%~0.3%)继续补充累积损失,这种液体总的渗透浓度相当于1/3~1/2张液(渗透浓度为110~135mOsm/L)。也可用生理维持液或复方电解质葡萄糖液M3B补充。高渗脱水补充累积损失的速度不宜过快,每小时5~7mL/kg为宜,有人主张累积损失在48小时内补足,这样每日输液量为1/2累积损失+每日生理需要。

③酸碱失衡的纠正:临床上以代谢性酸中毒最常见,应在补充累积损失的过程中,同时纠正酸中毒。多数患儿酸中毒在输入2:1液或稀释液补充累积损失过程中可被纠正。因这类液体含HCO_3^-有助于酸中毒的纠正,另外,补充累积损失时随着组织灌注及肾循环的恢复,葡萄糖的供给,体内酸性代谢产物经尿排出,酮酸及乳酸被代谢为CO_2,酸中毒可自行纠正。如片面按血HCO_3^-缺少程度,用公式计算出所需补充$NaHCO_3^-$来纠正,往往可引起高钠血症或代谢性碱中毒。对代谢性酸中毒很严重的病例可加用1.4%碳酸氢钠液或1/6mol乳酸钠溶液或其稀释液提高血HCO_3^-5mmol/L,必要时重复一次。

④钾及其他电解质的补充:腹泻日久(如≥3天)的患儿可因饮食不足及腹泻丢失钾引起体内钾缺少,如不补充钾,患儿可在补液过程中出现低钾血症症状,严重时甚至可危及生命,这类患儿可在补充累积损失有尿后,进行补钾。静脉输入氯化钾溶液其浓度不宜超过0.3%,必须待患儿有尿后缓慢滴入,否则易引起高血钾症,快速从静脉注射钾盐,可致心跳骤停,必须绝对禁忌。一般可在患儿有尿后用改良达罗溶液的稀释液或复方电解质葡萄糖RzA或复方电解质葡萄糖M₃B液继续补充累积损失;也可口服10%氯化钾溶液,每日200~250m/kg,分

6次,每4小时1次,口服钾盐较静脉补钾安全,适用于缺钾不十分严重的病例。钾是细胞内电解质,缺钾完全纠正常需数日,待患儿进食热卡达基础热卡时,即可停止补充钾盐。合并有活动性维生素D缺乏症的患儿,需口服维生素D及碳酸钙治疗,如在补液过程中发生手足搐搦,可静脉输注10%葡萄糖酸钙1~2mL/kg,一次量最多不超过10mL,可稀释1倍或1倍以上或加入小壶内缓慢滴注,切忌直接快速推注。

腹泻引起低镁血症极为少见,一般发生在慢性腹泻,如补液过程中发生惊厥,用钙剂治疗无效,应考虑有低镁可能。低镁患儿可深部肌内注射25%硫酸镁,每次0.2~0.4mL/kg,每日2~3次,共2~3天。有肾功能不全的患者应慎用。

⑤补液途径:口服补液是最简便、经济、安全,又符合生理的补液途径,ORS在我国经多年临床应用,已证明对绝大多数腹泻轻至中度脱水有良好效果。20世纪90年代多个国家报道用减渗ORS(RO-ORS)治疗腹泻脱水,疗效与标准ORS相同。2002年WHO也已采纳此方案,并推荐临床应用。我国于2007年报道采用减渗ORS对照观察对脱水的疗效,结果与国外报道相同。2006年国外报道用RO-ORS治疗5328例腹泻脱水患者,只有0.05%患者发生低钠血症,并不比以往采用标准ORS(0.1%)高。

用ORS或RO-ORS补充累积损失液量,同样需根据脱水程度,少量多次喂服,轻度脱水约按50mL/kg,在4小时内喂入,中度脱水按60~90mL/kg在6小时左右喂入。有人采用鼻胃管滴入胃内,认为安全有效适用于经口喂服有困难的患儿。重度脱水、呕吐频繁、意识障碍、新生儿一般不宜采用口服补液。但近年有人用RO-ORS治疗新生儿及2个月以下的腹泻脱水患儿也取得较满意效果。

胃肠外输液,以静脉输液效率最高,临床最常采用。其缺点足输入液量及电解质不能受患者渴感调节,因此输入液体必须经严格计算,无计划的输液,常会造成新的水、电解质紊乱,有一定危险性。灌肠输液、皮下输液效率低,已被淘汰。骨髓腔或腹膜腔输液虽能较快被吸收,但操作复杂,易于引起感染,不宜常规采用。

(3)密切观察、记录病情:输液过程中应密切观察、记录患儿恢复情况,包括每天测体重,随时记录出入量,观察各种症状、体征恢复情况及有无合并症发生,如腹胀等低钾表现。必要时测尿比重,血钾、钠、氯及尿素氮、肌酐等。每数小时应评估一次病情,以便必要时随时调整输液计划。

4.防止再发生新的脱水及电解质紊乱

(1)体液继续丢失的补充:患儿开始补液后,大多数仍继续有不同程度的体液异常丢失,如腹泻、呕吐,这部分丢失如不给予及时补充,又会发生新的脱水、电解质紊乱。补充继续丢失的原则是异常丢失多少及时补充多少。但腹泻丢失量实际不易收集测量,一般可按每天10~40mL/kg估计,用1/3~1/2张电解质液补充,可及时加入补充累积损失的液体或生理维持液中补给,也可用口服补液盐补充。

(2)体液生理需要的维持:正常人体不断通过皮肤蒸发、出汗、呼吸、排尿及正常粪便丢失一定量的水及电解质。这些丢失需及时补充,称为体液的生理需要。机体的生理需要与代谢热卡相关。

机体每代谢100kcal(418.4kJ)热卡约需水150mL。由于食物代谢或组织消耗内生水约

20mL/100kcal,故实际需外源补充水可按120～150mL/100kcal估计,最低也不能低于100～120mL/100kcal。环境温度、湿度、对流条件改变或机体情况变化,如体温升高、呼吸增快等均可影响上述生理需要量。例如体温高于37℃,每超过1℃需增加生理需要液量12%,多汗增加10～25mL/100kcal。

每日电解质的生理需要:Na^+为3mmol/100kcal,K^+为2mmol/100kcal,Cl^- 5mmol/100kcal;生理维持液即按此设计,每升含Na^+ 30mmol,K^+ 20mmol,Cl^- 50mmol。用此液体只要满足生理液量需要,即可满足电解质的生理需要。

患儿饮食不足需进行液体疗法时,所需热卡可按基础代谢计算,即每日1000kcal/m² 体表面积计算(1kcal＝4.18kJ),按上述每消耗100kcal热卡需水120～150mL计算,则每日需生理维持液1200～1500mL/m²,至少1000～1200 mL/m²。儿科习惯用体重kg来计算液量,生理维持液量可按婴儿每日70～90mL/kg,幼儿60～70mL/kg,儿童50～60mL/kg计算。静脉输入液量也可通过调整输液速度加以控制,每小时输入速度婴儿为3mL/kg,幼儿为2.5mL/kg,儿童2mL/kg左右为宜。

患儿如能部分进饮食,进食液量需从生理需要量中扣除。如已能基本正常进饮食,则无需再补充生理需要。

(三)腹泻病的营养疗法

腹泻病是一种多病因、多因素引起的儿科常见病。病程不超12周者为急性腹泻,持续2周以上为迁延性腹泻,2个月以上则为慢性腹泻。国外将腹泻持续2周以上称为慢性腹泻。慢性腹泻病多由急性腹泻迁延不愈而引起吸收不良、营养不良、反复继发感染的临床综合征,多见于5岁以下儿童。因腹泻易引起消化吸收不良而导致营养不良、免疫功能低下。营养不良反过来又加重腹泻,而形成恶性循环状态,严重影响患儿体格与智力发育,是小儿腹泻病致死的重要原因。研究表明,小肠黏膜结构和功能持续损害及正常修复机制受损是小儿腹泻迁延不愈的重要原因。肠道营养有利于肠黏膜损伤的修复和肠功能的恢复,而禁食和长期肠道外营养对机体不利。因此,如何采取有效的营养支持疗法对于缩短腹泻病程、避免患儿营养不良及生长发育障碍、降低腹泻患儿的病死率具有重要意义。

1.肠道消化与营养物质吸收

(1)小肠解剖和生理因素:小肠是消化和吸收的主要部位。小肠黏膜刷状缘上具有许多消化物质不可缺少的酶类,使营养物质能充分地被消化;同时,食糜在小肠内停留时间较长(3～8小时),小肠吸收面积巨大,加上小肠的蠕动和绒毛的运动,都使营养物质能与黏膜面保持密切的接触,为小肠黏膜充分吸收各种营养物质创造有利条件。

(2)消化和吸收的三个时期

①腔内期:营养物质经肠腔内消化酶的作用,使其理化性状变为准备吸收的状态。即指释放入十二指肠的胰酶对脂肪和蛋白质的水解以及脂肪被胆盐溶解。

②黏膜期:被部分消化的营养物质进一步在上皮细胞刷状缘水解、吸收到肠上皮细胞和准备运送出固有膜。包括:a.刷状缘双糖酶对糖的水解;b.单糖、脂肪酸、单酰甘油、小肽和氨基酸的上皮细胞转运;c.三酰甘油和胆固醇在上皮细胞内形成乳糜微粒。

③运送期:已吸收的营养物质从固有膜经淋巴或门静脉血流运送到体循环。

这三个时期中任何一个环节受干扰都可引起一种或多种营养物质的消化和吸收不良。

(3)三种主要营养物质的消化和吸收过程

①脂肪的消化和吸收:食物中的脂肪主要为长链三酰甘油,吸收部位主要在小肠上段,其消化吸收必须有胆盐、胰酶的协同作用。胆盐使食物中的脂肪乳化成微胶粒,使其与小肠黏膜的接触面大大增加,同时促进胰脂肪酶的分泌。胰脂肪酶将长链三酰某油分解为脂肪酸和单酰甘油,其产物少量直接经门静脉吸收,大部分进入肠黏膜细胞再酯化成三酰甘油。再酯化的三酰甘油与胆固醇、磷脂、β脂蛋白结合,形成乳糜微粒经由肠淋巴管吸收。中链三酰甘油水解速度快,不需要再酯化,而且在缺乏胆盐和胰酶时也能吸收。

②糖的消化与吸收:食物中的糖,在成年人主要为淀粉,在婴儿主要为乳糖。淀粉为多糖,需先经淀粉酶分解为寡糖或双糖。乳糖为双糖,需经位于肠黏膜上的双糖酶将其分解为单糖而转运吸收。正常情况下,摄入的糖几乎全部在小肠内吸收。

③蛋白质的消化与吸收:胃蛋白酶可使食物中的蛋白质分解为胨,但蛋白质的消化吸收主要在小肠内进行。小肠中的肠激酶能使胰蛋白酶原激活为胰蛋白酶,后者与糜蛋白酶、弹力蛋白酶一起使胨分解为短链的肽类,然后在胰羟肽酶作用下进一步水解为小肽(二肽、三肽)和中性氨基酸,再经肠黏膜刷状缘肽酶水解为游离氨基酸经门静脉吸收。

正常情况下,当食糜到达小肠末端时,氨基酸一般都已被吸收。

2.腹泻时肠道病理生理改变

腹泻引起消化吸收不良的原因可简单分成两类:①肠腔内因素,如胰腺分泌和胆汁分泌;②黏膜因素,如黏膜转运和分泌功能、黏膜完整性、黏膜面积和结构。前者主要与消化过程有关,而后者与消化和营养物质的跨膜转运有关。许多情况下两种因素常同时并存。其病理生理机制有以下几点。

(1)肠黏膜结构受损:腹泻可引起肠黏膜结构受损,如肠细胞溢出、脱落增加、隐窝上皮细胞更新加速,黏膜再生时间不足,使绒毛萎缩。慢性腹泻的病理变化有:电镜显示绒毛萎缩呈嵴状、脑回状,严重者为扁平状,表面坏死或微小溃疡;小肠细胞质溢出增加,呈胞状或囊泡状;由于胞质溢出,失去与邻近细胞的联系而被排出,使细胞脱落增加;上皮细胞表面微绒毛改变及糖萼的丢失,使微绒毛暴露、缩短、破损、稀疏及排列紊乱;未成熟上皮细胞增加,呈柱状,微绒毛稀少及糖萼减少,胞质内大量游离核糖体、内质网减少、发育不全,细胞核相对减少;细胞器的病变有溶酶体(多管体、自噬体)和线粒体增多、肿胀,以及内质网肿胀,游离糖体增加,有的可见空泡变性。

(2)肠黏膜功能受损:由于绒毛萎缩,酶活性降低、肠道有效吸收面积减少、黏膜转运能力下降,营养物质消化吸收、分泌能力受损而导致吸收不良;同时肠道黏膜屏障功能受损、免疫力低下,使病情迁延;各种胃肠激素(如促胃液素、胰多肽、胆囊收缩素等)产生减少,致黏膜营养作用降低;腹泻导致大量蛋白质及其他营养物质丢失,使营养不良状态持续,黏膜生长恢复不良;蛋白质不足引起继发性胰腺功能不良;细菌过度生长,尤其十二指肠内厌氧菌和酵母菌过度繁殖,大量细菌对胆酸的降解,使游离胆酸浓度大为增加,损害小肠细胞,同时也阻碍脂肪微粒形成。

(3)免疫系统改变:细胞免疫功能低下,分泌型抗体、吞噬细胞功能和补体水平均降低,因此增加了对病原和食物蛋白抗原的敏感性。另外,由于肠吸收不良可降低微量元素铁、锌、硒的吸收和生物活性,而使 T 淋巴细胞功能受抑制,同时导致维生素 A 和维生素 D 摄入不足及吸收障碍,进一步使免疫功能减弱,造成病情迁延不愈或反复感染。

(4)腹泻与营养不良互为因果形成恶性循环:腹泻常因为呕吐、厌食,使营养素摄入不足,同时吸收减少、丢失增加。由于营养素缺乏,使胃黏膜萎缩,胃液酸度降低,使胃杀菌屏障作用明显减弱;胃液和十二指肠液中的细菌和酵母菌大量繁殖,十二指肠和空肠黏膜变薄,肠绒毛萎缩、变性,细胞脱落增加,双糖酶尤其是乳糖酶活性及刷状缘肽酶活性降低,以致对糖不耐受,加上小肠吸收面积减少,引起各种营养物质的消化吸收不良。

肠腔内营养物质可通过直接和(或)间接的效应而发挥作用。①维持肠黏膜结构和功能完整性;②增加肠道血流量;③促进肠道吸收功能;④增强肠黏膜屏障功能;⑤改善肠道运动功能;⑥引起多种胃肠激素释放;⑦减少细菌及内毒素易位。这对于肠黏膜的修复和肠功能的恢复具有重要的作用。

3.营养治疗

营养治疗的首要原则是继续摄取合适的营养素以维持正常的生长与发育,其主要内容:①在饮食中暂时减少动物奶(或乳糖)的量,少量多餐;②为促使受损肠黏膜修复和改善营养状况,供给足够能量、蛋白质、维生素和矿物质;③避免给予加重腹泻的食物或饮料;④在恢复期保证小儿食物的摄入足以纠正营养不良;⑤监测体重、身高变化,及时评估营养状况。营养治疗可分为饮食治疗、肠道内营养和肠道外营养三大类。

(1)饮食治疗:继续喂养对肠黏膜损伤的修复、肠功能和胰腺功能的恢复等是必要的治疗措施。尽早给予胃肠道喂哺,有助于小肠绒毛形态学改善、双糖酶活力的恢复。对慢性腹泻患儿,适当增加膳食中的脂肪,有利于病情的改善,因为脂肪能供给充足的能量,而且通过胃肠道激素的作用,抑制了肠的蠕动和排空。要是患儿的脂肪摄入受到严格限制,不妨把脂肪摄入量提升到占每天总热量的 40%。

①继续母乳喂养。

②人工喂养儿应调整饮食,小于 6 个月婴幼儿用牛奶加等量米汤或水稀释或用发酵奶(酸奶),也可用奶-谷类混合物,每日 6 次,以保证足够热量。大于 6 个月婴儿可用已习惯的平常饮食,如选用加有少量熟植物油、蔬菜、鱼末或肉末的稠粥,面条等,由少到多,由稀到稠。

③双糖不耐受:由于有原发性或继发性双糖酶缺乏,食用含双糖(包括蔗糖、乳糖、麦芽糖)的饮食可使腹泻加重,其中以乳糖不耐受最多见,治疗宜采用去双糖饮食,可采用豆浆(每100mL 鲜豆浆加 5～10g 葡萄糖)、酸奶或去乳糖配方奶粉。

④过敏性腹泻:在应用无双糖饮食后腹泻仍不改善时,需考虑对蛋白质过敏(如对牛奶或大豆蛋白过敏)的可能性,应改用其他种类含蛋白饮食或要素饮食。

(2)肠道内营养:肠道内营养(EN)疗法是经胃肠道采用口服或管饲来提供营养基质及其他各种营养素的临床营养支持方法。EN 必须经过肠道来完成,营养液中的各种营养成分,只有经小肠吸收后才能被机体利用,产生营养效果。对肠道具有明显保护作用的营养素主要有谷氨酰胺、精氨酸、ω-3 多聚不饱和脂肪酸、核糖核酸、食物纤维及短链脂肪酸等,这些物质对维持胃肠道黏膜的正常功能、防止细菌易位、提高机体免疫功能及调节机体代谢反应具有重要意义。

①要素饮食(ED)：是由氨基酸或水解蛋白葡萄糖、中链三酰甘油、多种维生素和微量元素组合而成，即使在严重肠黏膜损害和胰消化酶、胆盐缺乏情况下仍能吸收与耐受因此是最理想的肠内营养饮食。EN 简单易行，价格便宜，符合人体生理状态，是肠黏膜损伤者最理想的食物。要素饮食有多种，根据蛋白质、糖、脂肪来源，结合患儿的状况不同而选用。应用浓度与用量均就患儿临床状态而定，宜少量多次摄入或连续滴注，以防止发生胃潴留。当腹泻停止，体重增加，可逐步恢复普通饮食。也可鼻胃管滴喂要素饮食 3～4 周。

无条件的地方，可自制要素饮食(MD)。以鸡肉为蛋白质来源，玉米面与蔗糖(约 1∶1)为糖来源，以 50％葵花油为脂肪来源。玉米面加水 700mL，搅拌煮沸混匀后再煮 5 分钟。1 份葵花油加 1 份水加乳化剂混匀制成 50％葵花油。煮烂的鸡肉糜加蔗糖、50％葵花油、玉米面，加水至 1000mL，再搅拌煮沸 5 分钟。再加入各种电解质、矿物质，灭菌后分装冰箱保存。100mL 中各种物质的量相应为：10g 鸡肉、7mL 50％葵花油、5g 蔗糖、6g 玉米面。开始服用时适当稀释(1/2～2/3)，耐受后慢慢提高浓度。

②EN 疗法的禁忌证：a.严重的应激状态，如麻痹性肠梗阻、上消化道出血、难治性呕吐、水电解质紊乱、腹膜炎；b.空肠瘘患者；c.小肠广泛切除后，严重吸收不良综合征及体质衰弱患者。

③EN 疗法的并发症：a.液体入量过多，特别是同时使用静脉输液时；b.高血糖症；c.氮质血症，由于蛋白质摄入过多；d.维生素 K 缺乏症；e.呕吐和腹泻引起电解质紊乱；f.喂养管误入呼吸道而造成气胸、纵隔气肿、肺炎、肺脓肿，喂养管移位引起肠穿孔、腹膜炎等；g.配方饮食的营养素不足导致体质量不增和营养缺乏症。多数并发症是可避免的，关键是正确选择喂养途径和配方膳食。

(3)肠道外营养：少数严重腹泻病例口服营养物质不能耐受，可采用静脉营养，又称为肠道外营养(PN)。PN 也适用于坏死性小肠结肠炎、假膜性肠炎、严重的难治性腹泻等。静脉营养对提高危重患儿救治成功率和小儿生存质量确有显著作用。

①常用的静脉用营养制剂

a.氨基酸：是蛋白质基本单位，小儿用氨基酸制剂增加了支链氨基酸、酪氨酸、半胱氨酸、牛磺酸和精氨酸，减少了蛋氨酸和笨丙氨酸；高氨基酸血症和高氮质血症时禁用。复方结晶氨基酸用量：新生儿及婴儿从 0.5g/(kg·d)，小剂量开始，递增至 2.5～3g/(kg·d)，年长儿 1.5～2g/(kg·d)。

b.10％脂肪乳剂：是具有较少容积的等张液，可供给人体所需要的大量能源；脂肪代谢严重障碍和脂肪运输失常者禁用，血小板减少、肝肾功能不全及严重感染时慎用。用量：1～2g/(kg·d)，第 3 天起可增至 2～4g/(kg·d)，最大量不超过 4g/(kg·d)。

c.糖：葡萄糖是非脂肪热能的主要来源，也是引起渗透作用的主要因素；从周围静脉输注浓度超过 10％能引起静脉炎。用量：葡萄糖 12～15g/(kg·d)，一般占总能量 45％～50％。

d.维生素和微量元素：微量元素铁、锌、硒及维生素 A、D 和 B 族等是必需的。

液体量 120～150mL/(kg·d)，热量 209.3～376.8J/(kg·d)。通过外周静脉 24 小时均匀输入，症状好转后改口服。配制方法是先将电解质(不包括磷制剂)、维生素、微量元素加入葡萄糖溶液后装入营养袋,然后加入氨基酸,最后加入脂肪乳,边加边混匀。

②PN 的并发症:小儿 PN 的并发症较成年人更为严重和广泛,特别是未成熟儿和新生儿,主要是与插管和代谢有关。a.感染,如败血症、液气胸、血栓形成、静脉炎、灶性心内膜炎;b.周围水肿和肺水肿;c.大量葡萄糖引起肝脏脂肪浸润、糖尿、渗透性利尿、脱水、电解质失衡;d.过量氨基酸导致氮质血症;e.严重感染患儿及未成熟儿滴注脂肪乳后,易发生脂肪超载综合征;f.可发生叶酸缺乏、血小板减少、中性粒细胞减少。随着静脉营养技术的更新和营养液配制的改进,静脉营养的并发症必将进一步减少。

(4)EN 和 PN 疗法的联合应用:长期 PN 患者予小量 EN,可提供必要的肠内刺激、保护肠屏障功能、减少细胞因子释放、维持肌肉体积、改善氮平衡。PN 期间辅以少量 EN,能使 PN 更加完善,减少许多并发症,EN 的量即使很少也是非常有益的。EN 同时加用 PN,以补充 EN 所不能提供的营养素量。一般利用周围静脉 PN 即可,待 EN 能提供足够营养素时,停用 PN。对于危重患者,EN 和 PN 一样可提供足够营养素,使患者获得正氮平衡。

第六节 胃炎

胃炎是由多种病因引起的胃黏膜炎症,根据病程分为急性和慢性两类,前者多为继发性,后者以原发性多见。近几年随着胃镜在儿科的普及应用,儿童胃炎的检出率明显增高。

一、急性胃炎

急性胃炎系由不同病因引起的胃黏膜急性炎症。病变严重者可累及黏膜下层与肌层,甚至深达浆膜层。临床上按病因及病理变化的不同,分为急性单纯性胃炎、急性糜烂性胃炎、急性腐蚀性胃炎及急性化脓性胃炎,其中临床上以急性单纯性胃炎最为常见,而由于抗生素的广泛应用,急性化脓性胃炎已罕见。儿童中以单纯性与糜烂性胃炎多见。

(一)病因

1.微生物感染或细菌感染

进食污染微生物和细菌毒素的食物后引起的急性胃炎中,多见沙门菌属、嗜盐杆菌及某些病毒等。细菌毒素以金黄色葡萄球菌为多见,偶为肉毒杆菌毒素。近年发现幽门螺杆菌也是引起急性胃炎的一种病原菌。

2.化学因素

(1)药物:水杨酸盐类药物,如阿司匹林及吲哚美辛等。

(2)误食强酸(如硫酸、盐酸和硝酸)及强碱(如氢氧化钠和氢氧化钾)引起胃壁腐蚀性损伤。

(3)误食毒蕈、砷、灭虫药及杀鼠剂等化学毒物,均可刺激胃黏膜引起炎症。

3.物理因素

进食过冷、过热的食品或粗糙食物均可损伤胃黏膜,引起炎症。

4.应激状态

某些危重疾病,如新生儿窒息、颅内出血、败血症、休克及大面积灼伤等使患儿处于严重的应激状态是导致急性糜烂性胃炎的主要原因。

(二)发病机制

(1)外源性病因可严重破坏胃黏液屏障,导致氢离子及胃蛋白酶的逆向弥散,引起胃黏膜的损伤而发生糜烂、出血。

(2)应激状态使去甲肾上腺素和肾上腺素大量分泌,内脏血管收缩,胃血流量减少,缺血、缺氧进一步使黏膜上皮的线粒体功能降低,影响氧化磷酸化过程,使胃黏膜的糖原贮存减少。而胃黏膜缺血时,不能清除逆向弥散的氢离子;缺氧和去甲肾上腺素又使碳酸氢根离子分泌减少,前列腺素合成减少,削弱胃黏膜屏障功能,导致胃黏膜急性糜烂性炎症。

(三)临床表现及分型

1.急性单纯性胃炎

起病较急,多在进食污染食物数小时后或 24 小时发病,症状轻重不一,表现上腹部不适、疼痛,甚至剧烈的腹部绞痛。厌食、恶心、呕吐,若伴有肠炎,可有腹泻。若为药物或刺激性食物所致,症状则较轻,局限上腹部,体格检查有上腹部或脐周压痛,肠鸣音可亢进。

2.急性糜烂性胃炎

多在机体处在严重疾病应激状态下诱发,起病急骤,常以呕血或黑粪为突出症状,大量出血可引起晕厥或休克,伴重度贫血。

3.急性腐蚀性胃炎

误服强酸、强碱史,除口腔黏膜糜烂、水肿外,中上腹剧痛、绞窄感、恶心、呕吐、呕血和黑粪,并发胃功能紊乱,急性期过后可遗留贲门或幽门狭窄,出现呕吐等梗阻症状。

(四)实验室检查

感染因素引起者其末梢血白细胞计数一般增高,中性粒细胞比例增大。腹泻者,粪便常规检查有少量黏液及红、白细胞。

(五)影像学检查

1.内镜检查

胃黏膜明显充血、水肿,黏膜表面覆盖厚的黏稠炎性渗出物,糜烂性胃炎则在上述病变上见到点、圆、片、线状或不规则形糜烂,中心为红色新鲜出血或棕红色陈旧性出血,伴白苔或黄苔,常为多发亦可为单个。做胃镜时应同时取胃黏膜做幽门螺杆菌检测。

2.X 线检查

胃肠钡餐检查病变黏膜粗糙,局部压痛,但不能发现糜烂性病变,且不能用于急性或活动性出血患者。

(六)诊断与鉴别诊断

急性胃炎无特征性临床表现,诊断主要依靠病史及内镜检查,以上腹痛为主要症状者应与下列疾病鉴别。

1.急性胰腺炎

有突然发作的上腹部剧烈疼痛,放射至背部及腰部,血清淀粉酶升高,B 超或 CT 显示胰腺肿大,严重患者腹腔穿刺可抽出血性液体且淀粉酶增高。

2.胆道蛔虫症

骤然发生上腹部剧烈绞痛,可放射至左、右肩部及背部,发作时辗转不安,剑突下偏右压痛明显,可伴呕吐,有时吐出蛔虫,B超见胆总管内有虫体异物。

(七)治疗

1.单纯性胃炎

以对症治疗为主,去除病因,解痉止吐,口服黏膜保护剂,对细菌感染尤其伴有腹泻者可选用小檗碱、卡那霉素及氨苄西林等抗生素。有幽门螺杆菌者,则应做清除治疗。

2.糜烂性胃炎

应控制出血,去除应激因素,可用 H_2 受体拮抗剂:西咪替丁 $20\sim40mg/(kg\cdot d)$,法莫替丁 $0.4\sim0.8mg/(kg\cdot d)$ 或质子泵阻滞剂奥美拉唑 $0.6\sim0.8mg/(kg\cdot d)$,以及应用止血药,如立止血注射、凝血酶口服等。

3.腐蚀性胃炎

应根据腐蚀剂性质给予相应中和药物,如口服镁乳氢氧化铝、牛奶和鸡蛋清等治疗强酸剂腐蚀。

二、慢性胃炎

慢性胃炎是指多种致病因素长期作用,引起胃黏膜炎症性改变。慢性胃炎分为慢性浅表性胃炎和慢性萎缩性胃炎两种。

(一)病因

慢性胃炎发病原因至今尚未明了,多数学者公认的病因包括 Hp 感染、十二指肠-胃反流、药物作用、饮食习惯、免疫因素等。

(二)临床表现

与胃炎有关的症状有腹痛、腹胀、呃逆、反酸、恶心、呕吐、食欲缺乏、腹泻、无力、消瘦等。反复腹痛是最常见症状,年长儿多可指出上腹痛,多发生在餐后,幼儿和学龄前儿童多指脐周不适。慢性胃炎无明显特殊体征,部分患儿可表现为面色苍黄、舌苔厚腻、腹胀、上腹和脐周轻压痛。

(三)辅助检查

1.实验室检查

(1)胃酸:浅表性胃炎胃酸水平正常或偏低,萎缩性胃炎则明显降低,甚至缺酸。

(2)胃蛋白酶原。

(3)内因子。

(4)胃泌素。

(5)前列腺素:慢性胃炎的黏膜内前列腺素含量降低。

(6)Hp 检测:包括[13]C-尿素呼气试验、大便 Hp 抗原检测、血 Hp 抗体检测及胃镜下取胃黏膜行快速尿素酶试验、黏膜组织切片染色找 Hp、Hp 培养等。

2.器械检查

包括上消化道钡剂检查、胃超声检查、胃电图检查、胃镜等,前 3 项可为慢性胃炎诊断提供参考,目前诊断胃炎最好的方法是胃镜检查与黏膜组织活检相结合。

(四)诊断标准

慢性胃炎诊断及分类主要根据胃镜下表现和病理组织学检查。

1.胃镜诊断依据

(1)黏膜斑:黏液增多牢固附着于黏膜,以水冲后,黏膜表面发红或糜烂、剥脱。

(2)充血:与邻区比较,黏膜明显呈斑块状或弥散性变红区域。

(3)水肿:黏膜肿胀、稍苍白、反光强,胃小凹明显,黏膜脆弱,易出血。

(4)微小结节形成:又称胃窦小结节或淋巴细胞样小结节增生。胃壁平坦时,与周围黏膜相比,增生处胃黏膜呈微细或粗颗粒状或结节状。

(5)糜烂:局限或大片发生,伴有新鲜或陈旧出血点,当糜烂位于黏膜层时称平坦性糜烂;高于黏膜面时称隆起型糜烂,隆起呈小丘疹状或疣状,顶部有脐样凹陷。

(6)花斑:红白相间,以红为主。

(7)出血斑点:胃黏膜出现散在小点状或小片状新鲜或陈旧出血。

以上项(1)~(5)中符合1项即可诊断;符合(6)、(7)两项应结合病理诊断。此外,如发现幽门口收缩不良、反流增多、胆汁反流,常提示胃炎存在,应注意观察。

2.病理组织学改变

上皮细胞变性,小凹上皮细胞增生,固有膜炎症细胞浸润、腺体萎缩。炎症细胞主要是淋巴细胞、浆细胞。

(1)根据有无腺体萎缩,慢性胃炎诊断为慢性浅表性胃炎或慢性萎缩性胃炎。

(2)根据炎症程度,慢性浅表性胃炎分为轻度、中度、重度。

轻度:炎症细胞浸润较轻,多限于黏膜的浅表1/3,其他改变均不明显。

中度:病变程度介于轻、重度之间,炎症细胞累及黏膜全层浅表的1/3~2/3。

重度:黏膜上皮变性明显,且有坏死、胃小凹扩张、变长变深,可伴肠腺化生,炎症细胞浸润较重,超过黏膜2/3以上,可见固有层内淋巴滤泡形成。

(3)如固有层见中性粒细胞浸润,应注明"活动性"。

(五)鉴别诊断

在慢性胃炎,可通过胃镜、B超、24小时pH监测综合检查,排除肝、胆、胰疾病和消化性溃疡、反流性食管炎等;在胃炎发作期,应注意与胃穿孔或阑尾炎早期鉴别。

1.消化性溃疡

消化性溃疡以上腹部规律性、周期性疼痛为主,而慢性胃炎疼痛很少有规律性并以消化不良为主,鉴别依靠胃镜检查。

2.慢性胆道疾病

慢性胆囊炎、胆石症常有慢性右上腹痛、腹胀、嗳气等消化不良的症状,容易误诊为慢性胃炎。但该病胃肠镜检查无异常发现,胆囊B超可确诊。

(六)治疗

1.一般治疗

慢性胃炎缺乏特殊疗法,以对症治疗为主,与Hp感染相关性胃炎首先进行根除Hp

治疗。

(1)护理:养成良好的饮食习惯及生活规律,少吃生冷及刺激性食物。

(2)营养管理:由护士对患者的营养状况进行初始评估,记录在《住院患者评估记录》中。总分≥3分,有营养不良的风险,需在24小时内通知营养科医师会诊。

(3)疼痛管理:由护士对患者腹痛情况进行初始评估,疼痛评分在4分以上的,应在1小时内报告医师,联系麻醉科医生会诊。

(4)心理治疗:部分患儿有躯体化症状,应鼓励患儿参加正常活动和上学,降低疼痛感觉阈。

2.药物治疗

(1)对症治疗:有餐后腹痛、腹胀、恶心、呕吐者,应用胃肠动力药。如多潘立酮,每次0.3mg/kg,每天3~4次,餐前15~30分钟服用。腹痛明显者给予抗胆碱能药物,以缓解胃肠平滑肌痉挛。可用硫酸阿托品,每次0.01mg/kg,皮下注射。

(2)黏膜保护药:复方谷氨酰胺有抗感染、促进组织修复作用,有利于溃疡愈合,每次30~40mg,每天2~3次。

(3)抗酸药:慢性胃炎伴反酸者可给予中和胃酸药,如氢氧化铝凝胶、磷酸铝凝胶、复方氢氧化铝片,于餐后1小时服用。

(4)抑酸药:不作为治疗慢性胃炎常规用药,只用于慢性胃炎伴有溃疡病、严重反酸或出血者。①H_2受体拮抗药。西咪替丁,每日10~15mg/kg,分2次口服或睡前顿服;雷尼替丁,每日4~6mg/kg,分2次服或睡前顿服。②质子泵抑制药。奥美拉唑,0.6~0.8mg/kg,口服,每天1次。

3.对因治疗

避免进食对胃黏膜有强刺激的饮食和药品,如过硬、过冷、过酸、粗糙的食物,吃冷饮与调味品;药物如非甾体类抗炎药和肾上腺皮质激素等。饮食规律、定时、适当,选择易消化无刺激性食物;注意饮食卫生,防止暴饮暴食。积极治疗口、鼻、咽部的慢性疾病。加强锻炼,提高身体素质。

第七节　消化性溃疡

消化性溃疡(PU)是指那些接触消化液(胃酸和胃蛋白酶)的胃肠黏膜及其深层组织的一种局限性黏膜缺损,其深度达到或穿透黏膜肌层。溃疡好发于十二指肠和胃,但也可发生于食管、小肠及胃肠吻合口处,极少数发生于异位的胃黏膜,如Meckel憩室。本病95%以上发生在胃和十二指肠,即又称胃溃疡和十二指肠溃疡。近年来随着诊断技术的进步,尤为消化内镜在儿科的普及应用,该病的检出率明显上升,上海瑞金医院溃疡病平均检出率占胃镜检查的12%;成人中报道约有10%的人在其一生中有过溃疡病。

一、病因及发病机制

消化性溃疡的病因繁多,有遗传、精神、环境、饮食、吸烟及内分泌等因素,迄今尚无定论,发病机制多倾向于攻击因素-防御因素失衡学说。正常情况下胃黏膜分泌黏液,良好的血液运输、旺盛的细胞更新能力及胃液分泌的调节机制等防御因素处于优势或与盐酸、胃蛋白酶及幽门螺杆菌等攻击因素保持平衡;一旦攻击因素增强或(和)防御因素削弱则可形成溃疡。目前认为,在上述因素中两大环境因素对大多数溃疡患者的发病有重要意义,即幽门螺杆菌感染与非甾体类抗炎药(NSAIDs)的使用。

(一)致消化性溃疡的有害因素

消化性溃疡形成的基本因素是胃酸及胃蛋白酶分泌增加。

1.胃酸

1911年Schwartz提出"无酸无溃疡"的名言,现在仍然正确。胃酸是由胃黏膜的壁细胞分泌,壁细胞上有3种受体即乙酰胆碱受体、胃泌素受体及组胺受体。这3种受体在接受相应物质乙酰胆碱、胃泌素及组胺的刺激后产生泌酸效应。迷走神经活动亦与胃酸分泌有关。

(1)壁细胞泌酸过程可分3步:①组胺、胆碱能递质或胃泌素与细胞底一边膜上的相应受体结合;②经第二信息(AMP、Ca^{2+})介导,使刺激信号由细胞内向细胞顶端膜传递;③在刺激下,使H^+-K^+-ATP酶移至分泌性微管,将H^+从胞质泵向胃腔,生成胃酸。一般情况下组胺、乙酰胆碱和胃泌素除单独地促进胃酸分泌外,还有协同作用。

(2)正常人平均每日胃液分泌量1000~1500mL,盐酸40mmol/L;十二指肠溃疡(DU)患者每日胃液分泌量1500~2000mL,盐酸40~80mmol/L;而胃溃疡(GU)患者每日胃液分泌量及盐酸多在正常范围。胃酸分泌随着年龄改变而变化,小儿出生时胃液呈碱性,24~48小时游离酸分泌达高峰,此认为与来自母体的胃泌素通过胎盘有直接关系,2天后母体胃泌素减少,胃酸降低。10天以后上升,1~4岁持续低水平,4岁以后渐升高。所以新生儿在出生2天后就可发生急性胃溃疡及胃穿孔。由于胃酸分泌随年龄增加,年长儿消化性溃疡较婴儿多。

(3)胃酸增高的原因

①壁细胞数量增加:正常男性为$1.09×10^9$,女性为$0.82×10^9$。而DU为$1.8×10^9$(增加1倍多),GU为$0.8×10^9$(接近正常)。

②促胃泌素:人促胃泌素G17(胃窦部最高)或G34(十二指肠最高),DU患者促胃泌素无增加。有人提出DU患者胃酸分泌增高可能与壁细胞对胃泌素刺激敏感有关。Isenberg和Grossman曾给DU及非溃疡(NUD)患者注射8个不同剂量的促胃泌素,结果达到最大胃酸分泌量(MAO)时促胃液素半数有效量NDU的均值为148.2±30.3,DU为60.5±96,说明DU患者酸分泌过高是壁细胞对促胃液素敏感所致。

③驱动胃酸分泌增加的其他因素:神经、内分泌及旁分泌等因素可影响胃酸分泌增加,消化性溃疡患者基础胃酸分泌量分泌的紧张度增加,敏感性也增加。

2.胃蛋白酶

胃壁主细胞分泌胃蛋白酶原,按照免疫化学分型,分为蛋白酶原Ⅰ(PGⅠ)和蛋白酶原

Ⅱ(PGⅡ)。PGⅠ存在5种亚型,分布于胃体主细胞,PGⅡ存在于胃体及胃窦。应用放免法可在30%~50% DU 患者血中测出 PGⅠ升高,当达到 $130\mu g/L$,其致 DU 的危险较正常人增高3倍。PGⅡ升高时致 GU 危险性增高3倍。

胃蛋白酶的消化作用是与胃酸紧密联系在一起的,当胃酸 pH 1.8~2.5 时胃蛋白酶活性达到最佳状态,当 pH>4 时胃蛋白酶失去活性,不起消化作用。故消化作用必须有足够的酸使 pH 达到3以下才能激活胃蛋白酶,胃酸与胃蛋白酶共同作用产生溃疡,但胃酸是主要因素。小儿出生时胃液中胃蛋白酶含量极微,以后缓慢增加,至青春期达到成人水平。

3.胆汁酸盐

胆汁与胃溃疡的关系早有报道。在胃窦或十二指肠发生动力紊乱时,胆汁反流入胃,引起胃黏膜损伤,特别是胆汁和胰液在十二指肠互相混合生成溶血卵磷脂,后者破坏胃黏膜屏障,使氢离子反向弥散而损害胃黏膜。现认为胆汁对胃黏膜的损伤,主要是由胆汁酸(胆盐)所致。胆盐有增加胃内氢离子的反向弥散和降低黏膜电位差的作用,与胃内的酸性环境和胆汁的浓度有密切关系。动物实验表明氢离子反向弥散在胆汁高浓度和 pH 2 的条件下反应最显著,低浓度和 pH 8 的条件下反应轻微。

胆汁酸刺激肥大细胞释放组胺,组胺可使胃黏膜血管扩张,毛细血管壁的通透性增加,导致黏膜水肿、出血、发炎及糜烂,在这样的情况下黏膜很容易发展成溃疡。

4.幽门螺杆菌感染

幽门螺杆菌与慢性胃炎密切相关,抑制幽门螺杆菌使原发性消化性溃疡愈合率增加,消除幽门螺杆菌以后溃疡复发率显著下降,细菌的消除以及胃十二指肠炎的消退在很多研究中与溃疡不复发有关。文献报道,在未服用 ASA 及其他 NSAIDs 的胃十二指肠溃疡患者中,90%以上均有幽门螺杆菌感染引起的慢性活动性胃炎,仅约 5%~10% 的十二指肠溃疡患者及30%的胃溃疡患者无明确的幽门螺杆菌感染的证据。且根除幽门螺杆菌后消化性溃疡1年复发率<10%,而幽门螺杆菌(+)的消化性溃疡愈合后1年复发率50%左右,2年复发率几乎达100%,所以,无酸无溃疡,有被"无幽门螺杆菌感染无溃疡"取代或者两者并存的趋势。

幽门螺杆菌感染在胃黏膜的改变很大程度上可能与幽门螺杆菌的产物(细胞毒素及尿素酶)以及炎症过程有关。幽门螺杆菌感染和黏膜的炎症可破坏胃及十二指肠黏膜屏障的完整性,DU 不伴幽门螺杆菌少见,但不清楚的是为什么只有一小部分感染了幽门螺杆菌的患者发展为消化性溃疡,其发病机制如何? 现认为可能与以下有关。

(1)幽门螺杆菌菌株:不同的幽门螺杆菌菌株有不同的致病性,产生不同的临床结果,具有细胞空泡毒素(CagA 及 VagA)的幽门螺杆菌菌株感染,使患溃疡的机会增加。目前已发现儿童溃疡患者感染此菌比例很高。

(2)宿主的遗传易感性:O 型血的人较其他血型者 DU 发生率高30%~40%,血型物质不分泌型者发生 DU 的可能性高40%~50%,也有研究认为幽门螺杆菌感染和不同的血型抗原是 DU 发生中两个独立的因素。

(3)炎症反应:中性粒细胞引起氧化反应。幽门螺杆菌表面蛋白质激活单核细胞和巨噬细胞,分泌 IL-1 及 TNF,合成血小板激活因子而产生严重的病理反应。

(4)酸分泌反应:有报道幽门螺杆菌感染者,食物蛋白胨等可引起胃窦 G 细胞促胃泌素的释放增加,细菌消除后恢复正常。更多认为幽门螺杆菌感染导致胃窦部炎症,使胃窦部胃泌素释放增加,生长抑素分泌下降而致胃酸分泌增加。

(5)十二指肠的胃上皮化生:幽门螺杆菌引起十二指肠胃黏膜化生,使十二指肠碳酸氢盐分泌降低,胃酸分泌增加。

另有人认为幽门螺杆菌产生的细胞空泡毒素在胃液中释放与激活,通过幽门到肠管,活化的空泡毒素在未被肠内一些蛋白酶消化前,即引起十二指肠上皮细胞空泡形成,于是在十二指肠缺乏幽门螺杆菌存在的条件下导致十二指肠溃疡。

5.药物因素

引起消化性溃疡的药物中较重要的有三类:①阿司匹林(ASA);②NSAIDs,如吲哚美辛及保泰松;③肾上腺皮质激素。ASA及大多数其他NSAIDs与消化性溃疡的相互作用表现在几个方面:小剂量时可致血小板功能障碍;稍大剂量可引起急性浅表性胃黏膜糜烂致出血,约2/3长期使用NSAIDs的患者存在胃十二指肠黏膜病变,其中大多数为浅表损害,约1/4长期应用药物的患者有溃疡病。但ASA/NSAIDs致胃溃疡机制尚不清楚,现认为是这些药物直接损伤胃黏膜,除使氢离子逆向弥散增加之外,还可抑制前列腺素合成,使胃酸及胃蛋白酶分泌增加,胃黏膜血液供应障碍,胃黏膜屏障功能下降。

6.遗传因素

(1)GU和DU同胞患病比一般人群高1.8倍和2.6倍,GU易患GU、DU易患DU。儿童中DU患儿家族史明显。O型血发生PUD高于其他血型35%左右,主要为DU;且溃疡伴出血、穿孔,并发症者以O型多见。调查发现,DU患儿男性多于女性,48.08%系DU家族史,家族发病率一级家属＞二级家属＞三级家属,一级家属的发病率高于普通人群的11倍,O型血多见,占患儿的44.23%,且症状严重。

(2)HLA是一种复杂的遗传多态性系统,基因位点在第6对染色体的短臂上,至今发现多种疾病与某些HLA抗原有相关性。HLA血清分型发现HLA-B5、HLA-B12、HLA-BW35与DU有相关性。HLA-DQA1 * 03基因与DU有关。上海市瑞金医院对十二指肠溃疡患儿HLA-DQA1基因检测发现,DU患儿 * 03等位基因频率明显低于健康正常儿童,提示 * 03基因对DU有重要的抵抗作用。

(3)PG是胃蛋白酶前体,分泌PGⅠ及PGⅡ,家系调查发现DU患者一半血清中PGⅠ含量增高,在高PGⅠ后代,50%也显示高PGⅠ,表明PGⅠ血症患者为单染色体显性遗传,支持DU遗传基因存在。

7.精神因素

15年前,对胃造瘘患者观察发现,人胃黏膜随人的情绪变化而出现不同的反应,兴奋时,胃黏膜充血,胃液分泌增多,胃运动加强;而抑郁和绝望时,胃黏膜苍白,胃运动减慢。近代研究发现,当机体处于精神紧张或应激状态时,可产生一系列的生理、神经内分泌及神经生化。胃肠道的功能,包括胃液分泌及胃肠运动都会在情绪、催眠和生物反馈抑制的影响下发生变化。

应激时,胃酸分泌增加,胰腺分泌下降,胃的排空率明显下降,溃疡患者在应激时产生的恐惧程度高于健康人群。

Mark 等分析发现:溃疡患者多疑、固执,有较强的依赖感,处理事物能力差,不成熟,易冲动,易感到孤独,自我控制能力差,易处于受压和焦虑的状态。对生活事件往往做出消极的反应。学龄儿童消化性溃疡发病率增加与学习负担过重、精神压力和心理因素逐渐复杂有关。

8.食物因素

中国南方食米区,消化性溃疡发病率较食面食为主的北方地区为高。乱吃冷饮,嗜好辛辣食品或暴饮暴食,早餐不吃,晚上贪吃,过食油炸食物、含汽饮料等不良习惯都对胃黏膜造成直接损伤。

(二)消化性溃疡的防御因素

1.胃黏膜屏障作用

胃黏膜屏障是由黏膜表层上皮细胞的细胞膜及细胞间隙的紧密连接所组成,黏膜抵抗氢离子反渗的作用过程有三个部分:①维持胃液中氢离子浓度与胃壁组织液中氢离子浓度的梯度差;②抵挡氢离子逆向弥散及其他有害物质如胆汁、药物及胃蛋白酶对黏膜的损害;③上皮和黏膜/黏膜下血循环营养黏膜,并促进愈合。

2.黏液屏障作用

胃黏膜表面覆盖着一层黏液,是由黏膜上皮细胞及胃隐窝处颈黏膜细胞分泌,内含大分子物质如糖蛋白、黏多糖、蛋白质及磷脂等,其厚度约为上皮细胞的 $10 \sim 20$ 倍。使其下面的黏膜与胃腔内容物隔离,阻挡氢离子及胃蛋白酶的损害。

3.碳酸氢盐分泌

胃和十二指肠黏膜近端还能分泌小量碳酸氢盐进入黏膜层,中和黏膜层表面的酸,使上皮细胞表面能经常维持 pH $6 \sim 8$ 的范围,抵挡氢离子的逆向弥散作用。

4.胃黏膜血液供应与上皮细胞再生能力

胃、十二指肠黏膜层有丰富的血液供应,向黏膜细胞输送足够的营养物质及不断清除代谢产物,使上皮细胞及时更新。动物实验证实黏膜损伤后能在 30 分钟内迅速修复。因此脱落与更新之间维持在平衡状态,从而保持了黏膜的完整性。当胃黏膜供血不足,黏膜缺血坏死,细胞再生更新延缓时,则有可能形成溃疡。

5.前列腺素作用

胃黏膜上皮细胞有不断合成及释放内源性前列腺素(PG)的作用,主要是 PGE_2;后者具有防止各种有害物质对消化道上皮细胞损伤和酸坏死的作用,这种作用称为细胞保护。具体表现为:①保护胃黏膜免遭有毒物质的损害;②减少 NSAIDs 所致消化道出血,凡在酸性 pH 下不解离并溶于脂肪的物质,在胃内很容易进入黏膜细胞,一旦进入细胞后,由于 pH 的改变而发生解离,其通透性降低,潴留在黏膜细胞内起毒性作用,如 NSAIDs。PG 细胞保护作用的机制:①促使胃黏膜上皮细胞分泌黏液及 HCO_3^-;②抑制基础胃酸及进餐后胃酸分泌;③加强黏膜的血液循环和蛋白质合成;④促进表面活性磷脂的释放,从而加强了胃黏膜表面的流水性;⑤清除氧自由基。非甾体类消炎药抑制前列腺素合成,故可诱发溃疡。除前列腺素外,一些脑肠肽如生长抑素、胰多肽及脑啡肽等也有细胞保护作用。

6.表皮生长因子

表皮生长因子(EGF)是从唾液腺、十二指肠黏液中的 Brunner 腺及胰腺等组织分泌的多肽。已有不少报道，EGF 在胃肠道内与胃黏膜的特异受体结合而发挥细胞保护作用。如给予外源性的 EGF 后，能明显减轻乙醇及阿司匹林等有害物质对胃黏膜的损伤，初步的临床观察给消化性溃疡患者口服 EGF 后，可促进溃疡愈合。

EGF 保护胃黏膜促进溃疡愈合的作用，可能与 EGF 参与胃黏膜上皮细胞再生的调节，刺激消化道黏膜 DNA 合成，促进上皮再生与痊愈有关，也有报道 EGF 可使胃黏膜血流量增多。

二、临床表现

(一)症状与体征

小儿消化性溃疡临床表现各种各样，不同的年龄症状差异较大。

1.新生儿期

以突发性上消化道出血或穿孔为主要特征，常急性起病，以呕血、便血、腹胀及腹膜炎表现为主，易被误诊。此期多为急性应激性溃疡，死亡率较高。

2.婴幼儿期

此期患儿以急性起病多见，突然呕血、黑便，前期可能有食欲减退、呕吐和腹痛，生长发育迟缓等。

3.学龄前期

原发性溃疡逐渐增多，此期腹痛症状明显，多位于脐周，呈间歇性发作，与饮食关系不明确，恶心、呕吐与上消化道出血也较常见。

4.学龄期

以十二指肠溃疡多见，随着年龄递增，临床表现与成人接近，症状以上腹痛和脐周腹痛为主，有时有夜间痛或泛酸、嗳气或慢性贫血。少数人表现无痛性黑便、昏厥，甚至休克。

(二)并发症

1.出血

出血的并发症有时可以是溃疡的首发症状，而无任何前驱表现。呕血一般见于胃溃疡，吐出物呈咖啡样，而黑便较多见于十二指肠溃疡。当出血量较多时，任何一种溃疡可同时表现呕血与黑便，在小儿胃内引流物呈血性多提示胃出血；但引流物阴性者，不能排除十二指肠溃疡合并出血的可能（因为血液可不经幽门反流入胃）。

2.穿孔

穿孔较出血少见得多，溃疡穿孔常突然发生，可无任何先兆症状。少数儿童可无溃疡病史，以穿孔并发症为首发症状。经手术证实为十二指肠溃疡伴穿孔。在新生儿早期也可见应激性胃溃疡穿孔，表现腹痛、腹胀。

三、诊断

因小儿消化性溃疡症状不典型，所以，对临床凡有原因不明的反复发作性腹痛，长期呕吐、黑便、呕血、慢性贫血或在严重的全身性疾病基础上出现胃肠道症状时，都应考虑有消化性溃疡可能，需做进一步检查。

（一）分类

小儿消化性溃疡主要分为原发性与继发性溃疡两大类（表 4-7-1）。

表 4-7-1　小儿消化性溃疡分类

类别	原发性（特发性）	继发性（应激性）
年龄	学龄儿童,青少年	新生儿及婴幼儿
起病	慢性	急性
部位	十二指肠	胃
全身疾病	无	有（全身疾病在胃肠道表现）
家族史	有	无
复发倾向	有	无

（二）辅助检查

1.内镜检查

内镜检查是诊断消化性溃疡最重要的手段,溃疡在内镜下所见为圆形或椭圆形病灶,少数为线形,边界清楚,中央披有灰白色苔状物,周边黏膜轻微隆起或在同一平面。根据病程的不同,溃疡分为三个周期:活动期、愈合期及瘢痕期。

2.X 线钡餐检查

溃疡病的 X 线征象可分为直接和间接两种。钡剂充盈于溃疡的凹陷处形成龛影,为诊断溃疡病的直接征象,也为确诊依据。溃疡周边被炎症和水肿组织包绕,龛影周边可出现透光圈。由于纤维组织增生,黏膜皱襞呈放射状向龛影集中,瘢痕形成和肌肉痉挛可使胃和十二指肠腔局部变形,出现的局部压痛、胃大弯侧痉挛性切迹、十二指肠球部激惹、充盈不佳以及畸形等均为间接征象,只能提示但不能确诊为溃疡。气钡双重造影可使黏膜显示清晰,但小儿常不能配合完成。在儿童急性溃疡时病灶浅表,愈合较快,X 线钡餐检查常常易漏诊或误诊。

3.幽门螺杆菌的检测

幽门螺杆菌感染检测主要分为两方面。

（1）侵入性方法:通过胃镜取胃黏膜活体组织做幽门螺杆菌培养,快速尿素酶测定,细菌染色检查。

（2）非侵入性方法:测定血清中幽门螺杆菌 IgG 作为幽门螺杆菌的筛查指标,以及尿素呼气试验,呼气试验阳性提示有活动性幽门螺杆菌感染。但 ^{13}C-呼气试验需一定设备,价格昂贵,临床应用受到限制,而 ^{14}C-呼气试验,费用较低,但因是放射性核素,故不宜在儿童中使用。

四、治疗

治疗目的:缓解症状,促进溃疡愈合,预防复发,防止并发症。合并 Hp 感染者应予以抗Hp 治疗。

（一）一般治疗

（1）护理:急性期合并出血者需暂时卧床休息。

（2）营养管理:由护士对患者的营养状况进行初始评估,记录在《住院患者评估记录》中。

总分≥3分,有营养不良的风险,需在24小时内通知营养科医师会诊。

(3)疼痛管理:由护士对患者的腹痛情况进行初始评估,疼痛评分在4分以上的,应在1小时内报告医师,联系麻醉科医师会诊。

(4)饮食规律,定时适当,食物宜软、易消化,避免过硬、过冷、过酸、粗糙的食物和酒类以及含咖啡因的饮料,改变睡前进食的习惯。避免精神紧张。尽量不用或少用对胃有刺激性的药物,如非甾体类抗炎药和肾上腺皮质激素等药物;继发性溃疡应积极治疗原发病。

(二)药物治疗

通过以下3条途径:抑制胃酸分泌、强化黏膜防御能力、抗Hp治疗。

1.抑制胃酸的治疗

①H_2受体拮抗药(H_2RA)。西咪替丁,每日10~15mg/kg,每12小时1次或睡前顿服,疗程4~8周;雷尼替丁,每日3~5mg/kg,每12小时1次或睡前顿服,疗程4~8周;法莫替丁,每日0.9mg/kg,睡前顿服,疗程2~4周。②质子泵抑制药(PPI)。奥美拉唑,0.6~0.8mg/kg,每天清晨顿服,疗程2~4周。③中和胃酸的药物。磷酸铝凝胶、氢氧化铝凝胶、铝碳酸镁(达喜)、复方氢氧化铝片(胃舒平)、复方碳酸钙等,起缓解症状和促进溃疡愈合的作用。

2.强化黏膜防御能力

①柱状细胞稳定药,如麦滋林-S,每次30~40mg/kg,每天3次等;②呋喃唑酮,每日3~5mg/kg,分2~3次服,疗程2周;③硫糖铝,每日10~25mg/kg,分4次口服,疗程4~8周。主要作为溃疡病的辅助治疗。

3.根除Hp治疗

临床上对Hp治疗有效的抗菌药物常用的有阿莫西林(羟氨苄青霉素)30~50mg/(kg·d)、甲硝唑15~20mg/(kg·d)、替硝唑10mg/(kg·d)、呋喃唑酮3~5mg/(kg·d)、克拉霉素15~20mg/(kg·d)。由于Hp栖居的部位环境特殊性,不易被根除。单用1种药物不能取得较高的根治率,常需联合用药以达根治目的。H_2RA和PPI与抗生素合用可提高抗生素活性。推荐以下几种治疗方案以供参考。①10天序贯疗法。前5天,PPI+阿莫西林;后5天,PPI+克拉霉素+甲硝唑。②三联疗法。PPI+两种抗生素应用1周。③H_2RA+两种抗生素应用2~4周。Hp根治标准:停抗生素及制酸药1个月以上进行复查,上述检查转为阴性者为根治。

治疗实施:①初期治疗。H_2受体拮抗药或奥美拉唑作为首选药物;硫糖铝也可作为第一线治疗药物,Hp阳性患儿应同时进行抗Hp治疗。②维持治疗。抗酸药物停用后可用柱状细胞稳定药维持治疗。对多次复发、症状持续不缓解、伴有并发症、合并危险因素,如胃酸高分泌,持续服用NSAIDs或Hp感染未能根治者可给予H_2受体拮抗药或奥美拉唑维持治疗。

(三)内镜及手术治疗

消化性溃疡合并出血可通过内镜检查找到出血病灶后局部注射止血药或硬化剂,亦可用止血夹或施行电凝止血等。手术适应证:①大量出血经内科紧急处理无效;②急性穿孔;③瘢痕性幽门梗阻;④内科治疗无效的顽固性溃疡;⑤胃溃疡疑有癌变。

第八节　消化道出血

小儿消化道出血在临床上并不少见,就体重和循环血量而论,儿童患者出血的危险性比成人大,故迅速确定出血的病因、部位和及时处理,对预后有重要意义。

根据出血部位的不同,可将消化道出血分为上消化道出血及下消化道出血。上消化道出血系指屈氏韧带以上的消化道,如食管、胃、十二指肠后或胰、胆等病变引起的出血;下消化道出血是指屈氏韧带以下的消化道,如小肠、结肠、直肠及肛门的出血。

据统计,小儿消化道出血80%位于上消化道,20%位于下消化道。小儿消化道出血病因很多,约50%为消化道局部病变所致,10%～20%为全身疾病的局部表现,另30%左右病因不易明确。近年来,随着纤维内镜及选择性腹腔动脉造影等技术的开展和应用,对引起小儿消化道出血的病因诊断率明显提高,治疗效果也得到显著改善。

一、发病机制

(一)黏液损伤

各种原因所致消化道黏膜炎症、糜烂及溃疡均可因充血水肿、红细胞渗出或溃疡侵蚀血管而出血。如严重感染、休克及大面积烧伤等可发生应激反应,使胃黏膜发生缺血、组织能量代谢异常或胃黏膜上皮细胞更新减少等改变,导致胃黏膜糜烂或溃疡而出血;消化道内镜检查及坚硬大便等可损伤黏膜而出血。

(二)消化道血循环障碍

肠道循环回流受阻,使肠壁静脉明显充血破裂而致消化道出血,如食管裂孔疝及肠套叠。

(三)毛细血管通透性增加

感染中毒及缺氧等均可引起毛细血管的通透性改变而致黏膜渗血。毛细血管病变如过敏性紫癜、维生素C缺乏及遗传性毛细血管扩张症等也可引起出血。

(四)出血凝血功能障碍

凝血因子缺乏、血小板减少或功能障碍等均可引起消化道出血,如血友病及维生素K缺乏等。

二、病因

不同年龄组常见的出血原因有所不同。

(一)新生儿

上消化道出血常见原因:吞入母血、应激性溃疡、新生儿自然出血病以及牛奶不耐受症等。下消化道出血常见原因:坏死性小肠结肠炎、肠重复畸形、肠套叠以及先天性巨结肠。

(二)婴儿

上消化道出血常见原因:吞入母血、反流性食管炎、应激性溃疡、胃炎、出血性疾病以及Mallory-Weiss综合征。下消化道:坏死性小肠结肠炎和细菌性肠炎,影响血运的肠梗阻如肠套叠及肠重复畸形。

（三）儿童

上消化道出血常见原因：细菌性胃肠炎、溃疡病/胃炎、反流性食管炎及 Mallory-Weiss 综合征。下消化道：肛裂最常见；肠套叠、炎症性肠病、血管畸形、肠血管功能不全、过敏性紫癜、息肉及寄生虫病也不少见。

（四）青少年

上消化道出血常见原因：溃疡病、炎症、胃底食管静脉曲张、反流性食管炎、Mallory-Weiss 综合征、胆道出血及胰腺炎。下消化道：细菌性肠炎、炎症性肠道疾病、息肉及痔。

三、临床表现

消化道出血的症状与病变的性质、部位、失血量、速度及患者出血前的全身状况有关。

（一）呕血、黑便与便血

呕血代表幽门以上出血，呕血颜色取决于血液是否经过酸性胃液的作用。若出血量大、出血速度快，血液在胃内停留时间短，如食管静脉曲张破裂出血，则呕血多呈暗红色或鲜红色。反之，由于血液经胃酸作用而形成正铁血红素，则呈咖啡色或棕褐色。呕血常伴有黑便，黑便可无呕血。

黑便代表出血来自上消化道或小肠，大便颜色呈黑色、柏油样，黑便颜色受血液在肠道内停留时间长短影响，当出血量较大、出血速度较快及肠蠕动亢进时，粪便可呈暗红色甚至鲜红色，酷似下消化道出血；相反，空、回肠出血，如出血量不多、在肠内停留时间长，也可表现为黑便。

便血是指大便呈鲜红或深红褐色，出血部位多位于结肠，但是在上消化道大量出血时，由于血液有轻泻作用，会缩短排泄时间，使得大便呈鲜红色。

大便性状也受出血量及出血速度的影响，出血量大、出血速度快，大便呈稀糊状；出血量少、出血较慢，则大便成形。

（二）其他表现

其他临床表现因出血量多少、出血部位及出血速度而异。小量出血、出血时间短者可无症状；出血时间长者可有慢性失血性贫血表现，如面色苍白、乏力、头昏及食欲缺乏等；而短期内大量出血可引起低血容量休克，表现为：

1.周围循环障碍

短期内大量出血，可引起循环血量迅速减少、静脉回心血量不足，心排血量减少，表现为头晕、乏力、心悸、出汗、口干、皮肤苍白及湿冷等。

2.发热

引起发热机制尚不明确，可能是由于肠腔内积血，血红蛋白分解产物吸收，血容量减少，周围循环衰竭等影响体温调节中枢而导致发热。

3.氮质血症

消化道大量出血后，血中尿素氮常升高，首先出现肠原性氮质血症，是由于消化道出血后，血红蛋白在肠道被分解、吸收,引起血尿素氮升高;肠原性氮质血症出现时间早,24~48小时达高峰,3~4日恢复正常;当出血导致周围循环衰竭而使肾血流及肾小球滤过率降低,产生肾前性氮质血症,休克纠正后迅速恢复至正常;休克持久造成肾小管坏死,可引起肾性氮质血症,即使休克纠正,尿素氮仍不下降。

四、诊断

消化道出血的诊断包括定性和定位两方面。

(一)定性

1.确定所见的物质是否为血

服用一些药物(铋剂、活性炭及甘草等)和食物(草莓、甜菜、菠菜、西瓜及西红柿等)均可被误认为有便血或黑粪症。

2.是否为消化道出血

鼻咽部或口腔内咽下的血也可以被误认为消化道出血,阴道出血或血尿也被错认为便血,在诊断前应认真检查上述部位。

(二)定位

消化道出血可由胃肠道本身的疾病引起,也可能是全身性疾病的局部表现。因此,首先要排除全身性疾病,然后鉴别是上消化道还是下消化道出血,鉴别方法如下:

1.临床诊断

可根据病史、临床表现以及粪便特点进行诊断和鉴别诊断。

(1)上消化道出血:既往多有溃疡病、肝胆疾病或呕血史;出血时表现为呕血伴有上腹胀痛、恶心及泛酸;大便多为柏油样便,无血块。

(2)下消化道出血:既往多有下腹痛、排便异常或便血史;出血时表现为便血,无呕血,伴有中下腹不适。大便多为鲜红或暗红色,大便稀,量多时可有血块。

2.辅助检查

活动性出血时,可考虑做下述检查以鉴别。

(1)实验室检查:①鼻胃管抽胃液检查:如胃液为鲜红色或咖啡样多为上消化道出血,清亮有胆汁则多为下消化道出血。②血尿素氮浓度与肌酐浓度比值:无论出血多少,上消化道出血比值比下消化道要高。利用此生化指标可简单区分上、下消化道出血。

(2)急症内镜检查:急症内镜检查是指出血后48小时内进行者,其敏感度和特异度均较高,是上消化道出血的首选诊断方法,多主张在出血24~48小时内进行。此法不仅能迅速的确定出血部位、明确出血原因,而且能于内镜下止血药治疗,如内镜下喷洒去甲肾上腺素及云南白药等。急症内镜检查前应补充血容量,纠正休克,禁食;对于焦虑者,可酌用镇静剂。胃内积血影响窥视时,可将积血吸出或改变体位以变换血液及血块位置;对于黏附的血块,可灌注冲洗以利病灶暴露,但不必去除黏附血块,以免诱发活动性出血。

(3)放射性核素扫描:主要适应于急症消化道出血的定位诊断和慢性间歇性消化道出血部位的探测。其原理是能将亚锝离子还原成锝离子,还原型锝与血红蛋白的β链牢固结合,使活动性出血时红细胞被标记,在扫描中显示出阳性结果。其优点是灵敏度高、无创伤性、可重复检查以及显像时间可持续36小时。缺点是仅能检出何处有血,而不知何处出血,定性及定位的阳性率不高,但可作为选择性腹腔内动脉造影前的初筛检查,以决定首选造影的动脉,如胃十二指肠内发现有标记的红细胞,则可首选腹腔动脉造影。

(4)选择性腹腔内动脉造影:适应证包括内镜检查无阳性发现的上消化道出血或内镜检查尚不能达到的病变部位或慢性复发性或隐匿性上消化道出血如憩室炎、血管异常、发育不良或扩张、血管瘤以及动静脉瘘等。腹腔动脉和肠系膜上、下动脉可同时进行造影,只要出血量达到0.5mL/min就可发现出血部位,诊断的准确率可达70%~95%。其优点为特异度及敏感度高,并可用做治疗手段,如通过动脉插管灌注加压素或栓塞疗法。缺点是费用昂贵、侵入性检查,有一定的反指征(如凝血机制不全)及并发症(如出血和栓塞)。

3.基本止血后的定位诊断

(1)内镜检查:活动性出血时,由于视野模糊,内镜定位诊断阳性率不高,但在出血后24~48小时进行内镜检查,阳性率可达80%~90%,且可发现多病灶出血部位。另外,有些病变即可在内镜下治疗,如注射硬化剂、套扎和钳夹等。

(2)X线钡餐及钡灌肠检查:一般主张出血停止后10~14天进行,确诊率小于50%。缺点为不能发现急性微小或浅表性病变如浅表性溃疡及糜烂性出血性胃炎等,不能同时进行活体组织检查。优点为方便、无痛,易被患儿接受,对某些出血病因如胃黏液脱垂、食管裂孔疝等诊断价值优于内镜检查。

五、鉴别诊断

(一)诊断中应注意的问题

1.认定

首先认定是否真正消化道出血;排除食物或药物引起血红色及黑粪,如动物血和其他能使粪便变红的食物、炭粉、含铁剂药物、铋剂。

2.排除消化道以外的出血原因

①鉴别是呕血还是咯血;②排除口、鼻、咽部出血。

3.估计出血量

根据上述临床表现进行判断(15分钟内完成生命体征鉴定)。

4.鉴别出血部位

见表4-8-1。

表4-8-1 上、下消化道出血的鉴别

	既往史	出血先兆	出血方式	便血特点
上消化道出血	可有溃疡病、肝胆病或呕血史	上腹闷胀、疼痛或绞痛,恶心、反胃	呕血伴柏油样便	柏油样便,稠或成形,无血块
下消化道出血	可有下腹疼痛、包块及排便异常或便血史	中下腹不适或下坠、排便感	便血无呕血	暗红或鲜红、稀多不成形,大量出血时可有血块

（二）询问下列关键病史

1.有关疾病史

胃食管反流病、慢性肝病、炎症性肠病、肾功能不全、先天性心脏病、免疫缺陷、凝血障碍等。

2.近期用药史及目前用药

阿司匹林或其他非甾体类抗炎药、类固醇激素、肝毒性药物、能引起食管腐蚀性损伤药物。

3.有关症状

剧烈呕吐或咳嗽、腹痛、发热或皮疹；出血的颜色、稠度、出血部位及出血时伴随症状。

4.有关家族史

遗传性凝血障碍病、消化性溃疡病、炎症性肠病、毛细血管扩张病等。

（三）体格检查应判断以下项目

1.生命体征

心率加快是严重失血的敏感指征，低血压和毛细血管充盈时间延长是严重低血容量和休克的表现。

2.皮肤

有无苍白、黄疸、瘀点、紫癜、皮疹，皮肤血管损伤，肛周皮肤乳头状瘤等。

3.鼻和咽部

有无溃疡和活动性出血。

4.腹部

腹壁血管、脐部颜色、腹水、肝大、脾大。

5.其他

肛裂、痔等。

六、治疗

（一）一般抢救措施

对严重出血或存在低血容量的患儿，要保持呼吸道通畅、维持呼吸和循环功能，给予面罩给氧，建立两条通畅的静脉通道；取血查全血细胞计数、血小板计数、交叉配血、PT、PTT、肝功能检查，并测定电解质、尿素氮和肌酐。一次血红蛋白或血细胞比容正常不能排除严重出血。治疗可给生理盐水或乳酸盐林格液每次 10mL/kg，静脉输入，至患儿情况稳定。如持续出血应输全血。

置留胃管，可判断出血情况、胃减压、温盐水灌洗，给凝血药物，抽出胃酸和反流入胃的物质。选择胃管时直径要尽可能大，距末端5cm处需留置侧孔，以温生理盐水 5mL/kg 洗胃，至少 3 次。勿使用冷盐水，可导致低体温。洗胃时胃内液体不能排空多是胃管阻塞引起，可更换胃管。严密观察生命体征和病情变化，心电、呼吸、血压监测、血气分析、出入量记录（注意尿比重）。

补充血容量，纠正酸碱平衡失调：输液速度和种类应根据中心静脉压和每小时尿量来决定。如已出现低血容量休克，应立即输血。成人一般须维持 PCV＞30％，Hb＞70g/L，儿科应高于此标准,并根据病情进行成分输血。

(二)饮食管理

休克、胃胀满、恶心患儿禁食;非大量出血者,应尽快进食;有呕血者,一旦呕血停止 12～24 小时,就可进流食;食管静脉曲张破裂者应禁食,在出血停止 2～3 天后,仅给低蛋白流食为宜。

(三)药物治疗

药物治疗目的是为减少黏膜损伤,提供细胞保护或选择性减少内脏流血。

1.减少内脏流血

(1)垂体后叶加压素:主要用于食管、胃底静脉曲张破裂所致出血。静脉滴注垂体后叶素,能有选择地减少 60％～70％ 的内脏血流(主要使肠系膜动脉和肝动脉收缩,减少门静脉和肝动脉的血流量,从而使门脉压降低)。应用剂量为 0.002～0.005U/(kg·min),20 分钟后如未止血,可增加到 0.01U/(kg·min)。体表面积 1.73m^2 时,剂量为 20U 加入 5％ 葡萄糖溶液中 10 分钟内注入,然后按 0.2U/min 加入 5％ 葡萄糖溶液维持静脉滴注。如出血持续,可每 1～2h 将剂量加倍,最大量 0.8U/min,维持 12～24 小时递减。有些专家推荐成人剂量为 0.1U/(min·1.73m^2)增加到 0.4U/(min·1.73m^2)。加压素的不良反应包括液体潴留、低钠血症、高血压、心律失常、心肌和末梢缺血。在成人中加用硝酸甘油可减少心肌缺血的不良反应,儿童患者可参照上述情况使用。

(2)生长抑素及其衍生物:生长抑素能选择性的作用于血管平滑肌,使内脏血流量降低 25％～35％,使门脉血流乃至门脉压力下降。使内脏血管强力收缩而不影响其他系统的血流动力学参数,也不影响循环血压和冠脉张力;对门脉高压患者,生长抑素可以抑制其胰高血糖素的分泌,间接的阻断血管扩张,使内脏血管收缩,血流下降。生长抑素还有其他如抑酸、抑制胃动力及黏膜保护作用。成人临床应用显示合并症明显低于垂体后叶素。

2.止血药

(1)肾上腺素:肾上腺素 4～8mg＋生理盐水 100mL 分次口服,去甲肾上腺素 8mg＋100mL 冷盐水经胃管注入胃内,保留 0.5 小时后抽出,可重复多次;将 16mg 去甲肾上腺素加 5％ 葡萄糖溶液 500mL 于 5 小时内由胃管滴入。

(2)凝血酶:将凝血酶 200U 加生理盐水 10mL 注入胃内保留,每 6～8 小时可重复 1 次,此溶液不宜超过 37℃,同时给予制酸药,效果会更好。其他如云南白药、三七糊等均可用于灌注达到止血效果。

(3)巴曲酶(立止血):本品有凝血酶样作用及类凝血酶样作用,可用 1kU,静脉注射或肌内注射,重症 6 小时后可再肌内注射 1kU,后每日 1kU,共 2～3 天。

(4)酚磺乙胺(止血敏):本品能增加血液中血小板数量、聚积性和黏附性,促使血小板释放凝血活性物质,缩短凝血时间,加快血块收缩,增强毛细血管抵抗力,降低毛细血管通透性,减少血液渗出。

3.抗酸药和胃黏膜保护剂

体液和血小板诱导的止血作用只有在 pH＞6 时才能发挥,故 H$_2$ 受体拮抗药的应用对控制消化性溃疡出血有效。可用雷尼替丁(静脉内应用推荐剂量 1mg/kg,6～8 小时 1 次);重症消化性溃疡出血应考虑用奥美拉唑,剂量 0.3～0.7mg/(kg·d),静脉滴注;硫糖铝可保护胃黏膜,剂量1～4g/d,分 4 次。

4.内镜止血

上消化道出血可用胃镜直视止血。食管和胃底静脉曲张破裂出血,可在胃镜直视下注入硬化剂,使曲张静脉栓塞机化,达到止血和预防再出血;亦可行曲张静脉环扎术以达到上述目的,但技术要求高。胃和十二指肠糜烂、溃疡出血,可根据病情的不同,选择不同的止血方法,如直接喷洒药物、电凝、激光、微波和钳夹止血等方法。结肠、直肠和肛管出血,可用结肠镜止血,有电凝、激光、微波和钳夹止血等方法;如息肉出血,可进行息肉切除。

(四)手术治疗

1.手术适应证

(1)大量出血,经内科治疗仍不能止血,并严重威胁患儿生命。

(2)复发性慢性消化道出血引起的贫血不能控制。

(3)一次出血控制后且诊断明确,有潜在大出血的危险者。

2.手术方式

主要根据不同的病因、出血的部位,选择不同的手术方式。

3.腹腔镜治疗

国外开展腹腔镜进行腹部探察、止血成功,进行小肠重复畸形的治疗。

第九节 溃疡性结肠炎

溃疡性结肠炎是一种原因不清楚的结肠黏膜和黏膜下层的非特异性慢性炎症,少数累及回肠末端。小儿发病率较低,主要发生在青春期和学龄期儿童,小婴儿也可发病,但更少见。

一、病因

病因未明,可能与自身免疫原因、感染、饮食过敏、遗传、精神因素有关。

二、临床表现

有持续或反复发作的腹泻、黏液脓血便伴腹痛、里急后重和不同程度的全身症状。病程多在 4～6 周或以上。可有关节、皮肤、眼、口和肝、胆等肠外表现。

三、辅助检查

(一)结肠镜检查

病变多从直肠开始,呈连续性、弥散性分布,表现为:①黏膜血管纹理模糊、紊乱或消失、充血、水肿、易脆、出血和脓性分泌物附着,亦常见黏膜粗糙,呈细颗粒状;②病变明显处可见弥散性、多发性糜烂或溃疡;③缓解期患者可见结肠袋囊变浅、变钝或消失,以及假息肉和桥形黏膜等。

（二）钡剂灌肠检查

①黏膜粗乱和（或）颗粒样改变；②肠管边缘呈锯齿状或毛刺样，肠壁有多发性小充盈缺损；③肠管短缩，袋囊消失呈铅管样。

（三）黏膜组织学检查

活动期和缓解期的表现不同。

1.活动期

①固有膜内有弥散性、慢性炎性细胞和中性粒细胞、嗜酸性粒细胞浸润；②隐窝有急性炎性细胞浸润，尤其是上皮细胞间有中性粒细胞浸润和隐窝炎，甚至形成隐窝脓肿，可有脓肿溃入固有膜；③隐窝上皮增生，杯状细胞减少；④可见黏膜表层糜烂、溃疡形成和肉芽组织增生。

2.缓解期

①中性粒细胞消失，慢性炎性细胞减少；②隐窝大小、形态不规则，排列紊乱；③腺上皮与黏膜肌层间隙增宽；④Paneth 细胞化生。

（四）手术切除标本病理检查

肉眼和组织学上可见上述溃疡性结肠炎的特点。

四、诊断标准

在排除细菌性痢疾、阿米巴痢疾、慢性血吸虫病、肠结核等感染性结肠炎以及结肠克罗恩病、缺血性结肠炎、放射性结肠炎等疾病的基础上，可按下列标准诊断：①具有上述典型临床表观者为临床疑诊，安排进一步检查；②同时具备临床表现和结肠镜检查或钡剂灌肠检查中任何1 项，可拟诊为本病；③如再加上黏膜组织学检查或手术切除标本病理检查的特征性表现，可以确诊；④初发病例、临床表现和结肠镜改变均不典型者，暂不诊断溃疡性结肠炎，需随访 3～6 个月，观察发作情况；⑤结肠镜检查发现的轻度慢性直乙状结肠炎不能与溃疡性结肠炎等同，应观察病情变化，认真寻找病因。

（一）临床类型

可分为初发型、慢性复发型、慢性持续型和暴发型。初发型指无既往史而首次发作；暴发型指症状严重，血便每日 10 次以上，伴全身中毒症状，可伴中毒性巨结肠、肠穿孔、脓毒血症等并发症。除暴发型外，各型可相互转化。

（二）严重程度

可分为轻度、中度和重度。

轻度：患者腹泻每日 4 次以下，便血轻或无，无发热、脉搏加快或贫血。ESR 正常。

中度：介于轻度和重度之间。

重度：每日腹泻 6 次以上，伴明显黏液血便。体温＞37.5℃，脉搏＞90/min，血红蛋白＜100g/L，ESR＞30mm/h。

（三）病情分期

分为活动期和缓解期。Southerland 疾病活动指数（DAI），也称 Mavo 指数，较为简单实用。慢性活动性或顽固性溃疡性结肠炎指诱导或维持缓解治疗失败,通常为糖皮质激素抵抗或依赖的病例。前者指泼尼松龙足量应用 4 周不缓解,后者指泼尼松龙减量至 10mg/d 即无法控制发作或停药后 3 个月复发。

(四)病变范围

分为直肠、直乙状结肠、左半结肠(脾曲以远)、广泛结肠(脾曲以近)、全结肠。

(五)肠外表现和并发症

肠外可有关节、皮肤、眼部、肝、胆等系统受累;并发症可有大出血、穿孔、中毒性巨结肠和癌变等。

五、鉴别诊断

1.急性感染性结肠炎

各种细菌感染,如痢疾杆菌、沙门菌属、直肠杆菌、耶尔森菌、空肠弯曲菌等。急性发作时发热、腹痛较明显,外周血血小板不增加,粪便检查可分离出致病菌,抗生素治疗有效,通常在 4 周内消散。

2.阿米巴肠炎

病变主要侵犯右半结肠。也可累及左半结肠,结肠溃疡较深,边缘潜行,溃疡间黏膜多属正常。粪便或结肠镜取溃疡渗出物检查可找到溶组织阿米巴滋养体或包囊。血清抗阿米巴抗体阳性。抗阿米巴治疗有效。

3.血吸虫病

有疫水接触史,常有肝、脾大,粪便检查可见血吸虫卵,孵化毛蚴阳性,急性期直肠镜检查可见黏膜黄褐色颗粒,活检黏膜压片或组织病理检查可见血吸虫卵。免疫学检查亦有助于鉴别。

4.结直肠癌

多见于中年以后,直肠指检常可触及肿块,结肠镜和 X 线钡剂灌肠检查对鉴别诊断有价值,活检可确诊。须注意溃疡性结肠炎也可引起结肠癌变。

5.肠易激综合征

粪便可有黏液,但无脓血,显微镜检查正常,结肠镜检查无器质性病变的证据。

6.其他

其他感染性肠炎(如肠结核、真菌性肠炎、出血坏死性肠炎、抗生素相关性肠炎)、缺血性结肠炎、放射性肠炎、过敏性紫癜、胶原性结肠炎、白塞病、结肠息肉病、结肠憩室炎以及 HIV 感染合并的结肠炎应与本病鉴别。此外,应特别注意因下消化道症状行结肠镜检查发现的轻度直肠、乙状结肠炎需认真检查病因,观察病情变化。

六、并发症

1.中毒性结肠扩张

在急性活动期发生,发生率约 2%。由于炎症波及结肠肌层及肌间神经丛,使肠壁张力低下,呈阶段性麻痹,肠内容物和气体大量积聚,从而引起急性结肠扩张,肠壁变薄,病变多见于乙状结肠或横结肠。诱因有低血钾、钡剂灌肠,使用抗胆碱能药物或阿片类药物等。临床表现为病情迅速恶化,中毒症状明显,伴腹胀、压痛、反跳痛,肠鸣音减弱或消失,白细胞计数增多。X线腹平片可见肠腔加宽、结肠袋消失等。易并发肠穿孔。病死率高。

2.肠穿孔

发生率为1.8%左右。多在中毒性结肠扩张基础上发生,引起弥漫性腹膜炎,出现膈下游离气体。

3.大出血

是指出血量大而要输血治疗者,其发生率为1.1%～4.0%。除因溃疡累及血管发生出血外,低凝血酶原血症亦是重要原因。

4.息肉

本病的息肉并发率为9.7%～39%,常称这种息肉为假性息肉。可分为黏膜下垂型、炎型息肉型、腺瘤样息肉型。息肉好发部位在直肠,也有人认为在降结肠及乙状结肠最多,向上依次减少。其结局可随炎症的痊愈而消失,随溃疡的形成而破坏,长期存留或癌变。癌变主要是来自腺瘤样息肉型。

5.癌变

发生率报道不一,有研究认为比无结肠炎者高多倍。多见于结肠炎病变累及全结肠、幼年起病和病史超过10年者。

6.小肠炎

并发小肠炎的病变主要在回肠远端,表现为脐周或右下腹痛,水样便及脂肪便,使患者全身衰竭进度加速。

7.与自身免疫反应有关的并发症

常见者有①关节炎:溃疡性结肠炎关节炎并发率为11.5%左右,其特点是多在肠炎病变严重阶段并发。以大关节受累较多见,且常为单个关节病变。关节肿胀、滑膜积液,而骨关节无损害。无风湿病血清学方面的改变。且常与眼部及皮肤特异性并发症同时存在。②皮肤黏膜病变:结节性红斑多见,发生率为4.7%～6.2%。其他如多发性脓肿、局限性脓肿、脓疱性坏疽、多形红斑等。口腔黏膜顽固性溃疡亦不少见,有时为鹅口疮,治疗效果不佳。③眼部病变:有虹膜炎、虹膜睫状体炎、葡萄膜炎、角膜溃疡等。以前者最多见,发病率5%～10%。

七、治疗

对于暴发型及病情严重的患者,如内科治疗效果不佳的病例,会考虑手术治疗。

(一)内科治疗

1.卧床休息和全身支持治疗

包括液体和电解质平衡,尤其是钾的补充,低血钾者应予纠正。同时要注意蛋白质的补充,改善全身营养状况,必要时应给予全胃肠道外营养支持,有贫血者可予输血,胃肠道摄入时应尽量避免牛奶和乳制品。

2.药物治疗

①柳氮磺胺吡啶水杨酸制剂是主要治疗药物,如艾迪莎、美沙拉嗪等。②皮质类固醇常用药为强的松或地塞米松,但目前并不认为长期激素维持可防止复发。在急性发作期亦可用氢化考的松或地塞米松静脉滴注,以及每晚用氢化考的松加于生理盐水中作保留灌肠,在急性发作期应用激素治疗的价值是肯定的,但在慢性期是否应持续使用激素则尚有分歧,由于它有一定副作用,故多数不主张长期使用。③免疫抑制剂在溃疡性结肠炎中的价值尚属可疑。据Rosenberg 等报道硫唑嘌呤在疾病恶化时并无控制疾病的作用,而在慢性病例中它却有助于减少皮质类固醇的使用。④中药治疗腹泻型溃疡性结肠炎可用中医中药治疗,效果比较理想。同时应注意饮食以及生活习惯。

(二)外科治疗

有 20%～30%重症溃疡性结肠炎患者最终手术治疗。

1.手术指征

需急症手术的指征有:①大量、难以控制的出血;②中毒性巨结肠伴临近或明确的穿孔或中毒性巨结肠经几小时而不是数天治疗无效者;③暴发性急性溃疡性结肠炎对类固醇激素治疗无效,亦即经 4～5 天治疗无改善者;④由于狭窄引致梗阻;⑤怀疑或证实有结肠癌;⑥难治性溃疡性结肠炎反复发作恶化,慢性持续性症状,营养不良,虚弱,不能工作,不能参加正常社会活动和性生活;⑦当类固醇激素剂量减少后疾病即恶化,以致几个月甚至几年不能停止激素治疗;⑧儿童患慢性结肠炎而影响其生长发育时;⑨严重的结肠外表现如关节炎,坏疽性脓皮病或胆肝疾病等手术可能对其有效果。

2.手术选择

目前溃疡性结肠炎有四种手术可供选用。①结直肠全切除、回肠造口术;②结肠全切除、回直肠吻合术;③控制性回肠造口术;④结直肠全切除、回肠袋肛管吻合术。

目前尚无有效的长期预防或治疗的方法,在现有的四类手术中,结直肠全切除、回肠袋肛管吻合术不失为较为合理、可供选用的方式。

第十节　急性胰腺炎

急性胰腺炎可发生在任何年龄,在小儿为相对少见病,其相关诱因、临床表现、诊断与治疗与成人不尽相同,发生原因也多种多样,病程最初常易被忽视或误诊。但除发生严重的多脏器功能衰竭外,绝大多数儿童急性胰腺炎预后十分良好。

一、临床表现

儿童急性胰腺炎的临床表现往往不典型。腹痛是最主要症状,常突然发生,剧痛局限于上腹部向腰、背部放射,呈束带状。进一步可发展到中上腹,脐周以致全腹。持续几小时至几天,进食加重。体检腹部膨隆、腹肌紧张、中上腹压痛反跳痛、可触及痛性包块、腹部体征常与严重症状不相称。个别患儿亦可无腹痛,仅以休克、抽搐症状为主,大部分患儿有肠麻痹,少数有发热,腹水及 Grey-turner 征(腰部瘀斑)。症状不典型给诊断造成一定困难,因此可利用特殊检查以明确诊断。

二、辅助检查

(一)实验室检查

1.淀粉酶测定

常为主要诊断依据,但不是决定因素,因有时淀粉酶升高的程度与炎症的危重程度不是正比关系。若用苏氏比色法测定,正常儿童均在 64U 以下,而急性胰腺炎患儿则高达 500U 以上。血清淀粉酶值在发病 3 小时后即可增高,并逐渐上升,24～48 小时达高峰以后又逐渐下降。尿淀粉酶也同样变化,但发病后升高较慢,病变缓解后下降的时间比血清淀粉酶迟缓,且受肾功能及尿浓度的影响,故不如血清淀粉酶准确。其他有关急腹症,如肠穿孔、肠梗阻、肠坏死时,淀粉酶也可升高,很少超过 300～500U。

2.血清脂肪酶测定

在发病 24 小时后开始升高,持续高值时间较长,可作为晚期患者的诊断方法。正常值 0.5～1U。

3.血钙测定

血钙正常值为 2.25～2.75mmol/L(9～11mg/dL),≤1.87mmol/L(7.5mg/dL)可致手足搐搦。

4.CRP

CRP 是反映组织损伤和炎症的非特异性标志物。有助于监测与评估急性胰腺炎的严重程度,在胰腺坏死时 CRP 明显升高。

5.腹腔穿刺

严重病例有腹膜炎者,难与其他原因所致腹膜炎相鉴别,如胰腺遭到严重破坏,则血清淀粉酶反而不增高,更造成诊断上的困难。此时,如腹腔渗液多,可行腹腔穿刺。根据腹腔渗液的性质(血性、混有脂肪坏死)及淀粉酶测定有助于诊断。

(二)影像学检查

1.腹部 X 线片

可用来排除其他急腹症,如内脏穿孔等,还可发现肠麻痹或麻痹性肠梗阻征。"结肠切割征"和"哨兵襻"为胰腺炎的间接指征。腰大肌边缘不清、弥漫性模糊影,提示存在腹水。

2.腹部 B 超

应作为常规初筛检查。急性胰腺炎 B 超发现胰腺肿大,胰内及胰周围回声异常;也可了解胆囊和胆道情况;后期对假性囊肿和脓肿有诊断意义。

3.CT

根据胰腺组织的影像改变进行分级,对急性胰腺炎的诊断和鉴别诊断、评估其严重程度,尤其是对鉴别轻症和重症急性胰腺炎具有重要价值。根据炎症的严重程度分级为 A～E 级。

A 级:正常胰腺。

B 级:胰腺实质改变。包括局部或弥漫的腺体增大。

C 级:胰腺实质及周围炎症改变,胰周轻度渗出。

D 级:除 C 级外,胰周渗出显著,胰腺实质内或胰周单个液体积聚。

E 级:广泛的胰腺内、外积液,包括胰腺和脂肪坏死、胰腺脓肿。

A～C 级:临床上为轻型急性胰腺炎;D 级、E 级:临床上为重症急性胰腺炎。

4.磁共振胰胆管成像术(MRCP)或内镜逆行胰胆管造影(ERCP)

适用于疑有胆道病变而 B 超不能确诊者。

三、诊断标准

急性胰腺炎分为轻症急性胰腺炎与重症胰腺炎两类,少数病情极其凶险的,可称为暴发性胰腺炎。

1.轻症急性胰腺炎

(1)急性持续腹痛(偶无腹痛)。

(2)血清淀粉酶活性增高大于或等于正常值上限的 3 倍。

(3)影像学检查提示胰腺有(或无)形态改变。

(4)无器官功能障碍或局部并发症,对液体补充治疗反应良好。

(5)John 评分＜3 分(表 4-10-1)

表 4-10-1 John 评分指标

入院时	入院后 48 小时以内
年龄＜7 岁	血清钙＜2.05mmol/L
体重＜23kg	血清清蛋白＜26g/L
白细胞计数＞18.5×10^9/L	尿素氮升高＞1.8mmol/L
血清乳酸脱氢酶＞2000U/L	估计体液丢失＞75mL/kg

每达一项计 1 分

2.重症急性胰腺炎

(1)具备轻症急性胰腺炎的临床表现和生化改变。

(2)具备下列症状之一者:①胰腺局部出现并发症。CT 检查若分析胰周渗出显著,胰腺实质内或胰周单个液体积聚,广泛的胰腺内、外积液,胰腺和脂肪坏死,胰腺脓肿等。②发病后 72h 内出现下列之一者,肾衰竭、呼吸衰竭、休克、凝血功能障碍、败血症、全身炎症反应综合征等,John 评分(≥3 分)。

四、鉴别诊断

1.急性胆道疾病

胆道疾病常有绞痛发作史,疼痛多在右上腹,常向右肩、背部放散,Murphy 征阳性,血、尿淀粉酶正常或轻度升高。但需注意胆道疾病与胰腺炎呈因果关系而并存。

2.急性胃肠炎

发病前常有不洁饮食史,主要症状为腹痛、呕吐及腹泻等,可伴有肠鸣音亢进,血、尿淀粉酶正常等。

3.消化性溃疡

穿孔有长期溃疡病史,突然发病,腹痛剧烈可迅速波及全腹,腹肌板样强直,肝浊音界消失,X线透视膈下可见游离气体,血清淀粉酶轻度升高。

4.急性肠梗阻

特别是高位绞窄性肠梗阻,可有剧烈腹痛、呕吐与休克现象,但其腹痛为阵发性绞痛,早期可伴有高亢的肠鸣音或大便不通。X线片示典型机械性肠梗阻,且血清淀粉酶正常或轻度升高。

5.胆道蛔虫病

多见于儿童及青年,有蛔虫史,腹痛阵发,有"钻顶感",症状重,体征轻,血、尿淀粉酶正常,合并胰腺炎时可增高。

五、治疗

治疗目的在于减少胰液分泌和使胰腺休息。

急性胰腺炎治疗原则:轻症急性胰腺炎以姑息治疗为主,而重症急性胰腺炎应根据情况予以治疗,胆源性胰腺炎宜积极手术治疗,而其他继发性胰腺炎可以采取非手术治疗,如果非手术治疗无效,应及时手术。

(一)一般治疗

1.护理

卧床休息;禁食期间有口渴时可含漱或湿润口唇,一般不能饮水。

2.营养管理

由护士对患者的营养状况进行初始评估,记录在《住院患者评估记录》中。总分≥3分,有营养不良的风险,需在24小时内通知营养科医师会诊,根据会诊意见采取营养风险防治措施;总分<3分,每周重新评估其营养状况,病情加重应及时重新评估。

3.疼痛管理

由护士对患儿的腹痛情况进行初始评估,疼痛评分在4分以上的,应在1小时内报告医师,联系麻醉科医师会诊。

4.心理治疗

在日常生活中要积极开导患儿,树立对抗疾病的决心。

(二)对症治疗

1.防治休克,改善微循环

急性胰腺炎发作后数小时,由于胰腺周围(小网膜腔内)、腹腔大量炎性渗出,体液的丢失量很大,同时伴有大量电解质的丢失,并导致酸碱失衡,需及时给予补液纠正。血钙偏低者应输入10%葡萄糖酸钙,在重症急性胰腺炎时尤应注意。患儿如有血糖升高,注射葡萄糖时需加入适量的胰岛素及氯化钾。

2.抑制胰腺分泌

(1)H$_2$受体阻断药:如雷尼替丁、法莫替丁、奥美拉唑等均可减低胃酸的分泌,并能抑制胰酶的作用。

(2)禁食和胃肠减压:这一措施在急腹症患儿作为常规使用。急性胰腺炎时使用鼻胃管减压,不仅可以缓解因麻痹性肠梗阻所导致的腹胀、呕吐,更重要的是可以减少胃液、胃酸对胰酶分泌的刺激作用,从而限制胰腺炎的发展。

(3)生长抑素及类似物(奥曲肽):生长抑素抑制胰腺、胆囊及小肠分泌和溶酶体的释放,使胰腺引流通畅,有效减轻疼痛等临床症状,有效降低脓肿和呼吸窘迫综合征的发生率,缩短住院时间,降低病死率。

3.营养支持

轻症急性胰腺炎患者,只需短期禁食,故不需肠道营养或肠外营养。重症急性胰腺炎患者常先施行肠外营养,肠道功能稍恢复后早期考虑实施肠道营养。将鼻饲管放置 Treitz 韧带以下开始肠道营养。

4.抗生素的应用

对于轻症非胆源性急性胰腺炎不推荐常规使用抗生素。对于胆源性轻症急性胰腺炎或重症急性胰腺炎应不常规使用抗生素。胰腺感染的致病菌主要为革兰氏阴性菌和厌氧菌等肠道常驻菌。抗生素的应用应遵循抗菌谱为革兰氏阴性菌和厌氧菌为主、脂溶性强、有效通过血-胰屏障等三大原则。

(三)对因治疗

对胆源性胰腺炎,可通过内镜干预。

(1)对于怀疑或已经证实的胆源性胰腺炎,如果符合重症指标和(或)有胆管炎、黄疸、胆总管扩张,应做括约肌切开术。

(2)最初判断为轻症胰腺炎,但在治疗中病情恶化者,应行鼻胆管引流或括约肌切开术。

(3)胆囊的处理:括约肌切开术后应积极处理胆囊,以免发生急性胆囊炎。另外,一些特发性胰腺炎患者也可能是由微结石引起,切除胆囊也可能起到祛除病灶的作用。

(四)手术治疗

有以下情况时考虑手术治疗:

(1)非手术治疗无效,高热持续不退、精神不佳、腹胀、腹肌紧张、压痛不减轻者,需手术探查,同时腹腔引流。

(2)诊断不明确,不能除外其他外科急腹症者,应尽早手术。

(3)并发局部脓肿及巨大胰腺假性囊肿者,需行切开引流或于消化道内引流术。

第十一节　先天性肝脏发育异常

胚胎期肝脏发育过程中出现异常,可导致肝脏在形态学和解剖学上的各种异常。胚胎发育至 2～3 周时,前肠细胞增生,形成肝憩室。肝憩室的末端分为头尾两支,头支即是肝脏的始基。肝憩室头支的上皮细胞增殖分化,形成肝索,长成肝板。肝脏发生早期,卵黄静脉及脐静脉长入肝索,两者穿插生长,相间排列,形成肝组织的基本结构。肝脏的生长在第 3 个月时达高峰,约占体重的 10％,以后逐渐减慢。胚胎期肝脏的发育可因血供不足或者周围组织压迫等发生异常。如果某一肝叶发育受限,可形成先天性肝叶缺如或萎缩。某一部分出现迷走胆管和血管,同时伴随肝组织过度增生,可形成 Riedel 肝叶。先天性肝脏发育异常主要包括先天性肝囊肿、先天性肝纤维化和各种先天性解剖形态异常的疾病。

一、先天性肝囊肿

所谓肝囊肿就是发生于肝实质内的具有上皮细胞并充满液体的囊性结构。先天性肝囊肿是先天发育的某些异常所致囊肿形成,是一种较常见的肝脏发育异常所致的良性疾病,有单发和多发之分。约有 50％的患者合并多囊肾或其他脏器的囊肿。早期可无任何症状,随着 B 超、CT 等检查技术的广泛使用,越来越多的病例被早期发现。本病女性多见,发病率约为男性的 4～5 倍。成人发病率高,约为 0.15％,小儿较少见。

(一)病因

病因不清,有人认为是肝内胆小管上皮合并炎性增生阻塞,近端管腔内容物潴留形成。也有人认为是胚胎期肝内迷生的胆管发育障碍,多余的肝内胆管未发生退化,又不与远端胆管相通所致。

(二)病理

孤立的肝囊肿好发于右叶,是左叶的 2 倍。囊肿的大小差别很大,小者可仅数毫米,大者有数十厘米,囊液含量可达数千毫升。囊壁多呈乳白色或蓝灰色,厚度为 0.5mm～1.0cm。囊肿可孤立单发或多发弥漫全肝。多囊肝切面呈蜂窝状,囊壁菲薄。囊液多为清亮透明,与胆管相通时,呈金黄色胆汁样;合并感染时,浑浊脓性;并发出血时,为咖啡样浑浊,一般不呈鲜红色。囊液比重在 1.010～1.022,含有微量蛋白、胆红素、胆固醇、葡萄糖及各种酶类,蛋白含有 IgA、IgG 等。其囊肿上皮细胞与胆管上皮细胞的表达相同,故囊液分泌可能属主动性分泌。

先天性肝囊肿有完整包膜。孤立性囊肿囊壁可分三层,内层为疏松结缔组织,一般衬以单层柱状上皮或立方形上皮;中层为致密结缔组织;外层为中等致密结缔组织,含大量血管、胆管和肝细胞。少部分病例可合并存在肾脏、胰腺或肺的囊性病变,而出现不同的临床表现。

先天性肝囊肿是指先天性的、非寄生虫性、非肿瘤性的肝脏囊肿。按其组织结构及病理形态分类(DeBakey 分类)为肝脏实质性肝囊肿和胆管性肝囊肿:

1.原发性实质性肝囊肿

(1)孤立性肝囊肿。

(2)多发性肝囊肿。

2.原发性胆管性肝囊肿

(1)肝内胆管主支的限局性扩张。

(2)肝内胆管多发性囊状扩张(Caroli 病)。

但因肝内胆管多发性囊状扩张有其特殊的病理改变,临床表现及治疗原则也有极大的不同,笔者主张先天性肝内胆管多发性囊状扩张(Caroli 病)应列为一独立的疾病。

(三)临床表现

小的肝囊肿多无明显症状,随囊肿逐渐增大至一定程度可出现上腹不适、疼痛,或因腹部包块就诊。巨大的肝囊肿可出现消化不良、黄疸等压迫症状,巨大肝中叶囊肿压迫造成布-加综合征。合并感染时出现发热、疼痛加剧,囊内出血时肿块迅速增大。合并肾囊肿时可无症状,也可出现高血压、血尿、蛋白尿等。

临床检查多数患者可无阳性体征,较大的肝囊肿可于右上腹或肋缘下触及囊性肿块,表面光滑,质韧,一般无明显压痛,合并感染时可有触痛。

(四)诊断与鉴别诊断

1.病史

小的囊肿多无明显症状,囊肿逐渐增大至一定程度可出现上腹不适、疼痛,或发现腹部包块。

2.体格检查

多数患者可无阳性体征,较大的肝囊肿可于右上腹或肋缘下触及囊性肿块,表面光滑,质韧,一般无明显压痛,合并感染时可有触痛。

3.实验室检查

多数肝囊肿患者肝功在正常范围,可有血沉加快及贫血等,GOT、GPT 及碱性磷酸酶等多正常。合并肾囊肿时可有氮质血症、血尿、蛋白尿等。

4.影像学检查

腹部 B 超是肝囊肿的首选检查方法,安全可靠,准确率达 98%。囊肿呈无回声液暗区,边界清楚、边缘光滑;如有囊壁细胞坏死脱落,则无回声区中可有不同程度的异常光点、光斑或漂浮物,转变体位时漂浮物随之移动;囊肿有包膜,且呈完整的环状中等强度回声,囊壁较薄,囊后壁及其后面的肝组织回声明显增强,囊肿两侧缘可各出现紧贴囊壁的一条无回声区(称边侧效应)。腹部 CT 也是有效的检查方法,目前已得到广泛应用。典型的先天性肝囊肿表现为边缘光滑锐利、圆形或椭圆形的低密度影,其 CT 值与水近似或略高于水。囊肿紧靠肝包膜或彼此相邻时可显示出很薄的囊壁,偶可见增厚及钙化的囊壁。囊肿多呈单房性,偶可见分隔,静脉注射造影剂后囊腔内无增强表现。CT 扫描若发现肝囊肿,尤其是多囊性病变时,应常规扫描双肾、脾、胰,易发现多发囊肿。

5.鉴别诊断

除非出现明显的临床症状及阳性查体,大多先天性肝囊肿的诊断主要依赖于影像学检查。但需要与以下疾病鉴别:

(1)肝包虫病:患者多有疫区史,起病缓慢,血象可表现为嗜酸性粒细胞增多;包虫皮试阳性。①B 超:病变囊壁多呈双层结构,壁较厚,囊腔内可有大小不等的圆形暗区(子囊),如在圆形暗区内又含小的圆形暗区(大囊套小囊),则为包虫病的特征表现;②CT:囊壁呈密度略高的环状阴影,多数囊肿可见密度较高的母囊和密度较低的子囊同时存在于囊腔内,为肝包虫病的特征性表现。

（2）肝脓肿：起病急，多有寒颤及弛张型高热，体温可达 39～41℃；肝区或上腹部疼痛，白细胞计数升高，中性粒细胞增多；①B 超：呈蜂窝状低回声网状结构或液性暗区，病变边缘多模糊，回声粗糙、不规则；②CT：呈圆形或类圆形低密度区，密度虽与囊肿相似，但静注造影剂增强后，脓肿周围一般均有强化，形成增强环，多房性的囊肿其分隔亦被增强；病变周围若出现靶征或双靶征，为特征性的肝脓肿 CT 表现。B 超引导下，诊断性穿刺抽得有臭味的脓液可确诊。

（3）肝脏囊性肿瘤或实质肿瘤液化坏死

①肝脏囊腺瘤或囊腺癌时，B 超下见无回声区为主的囊腔，囊壁厚薄不均，如为恶性，则可见囊内乳头状突起和纤维间隔。

②转移性肝细胞癌和部分原发性肝细胞癌出现病灶中央液化坏死时，B 超可见在增强光团区周围有一层低回声暗圈包绕，而光团的中央呈现另一无回声或低回声区，即所谓的靶征或牛眼征。

（4）肝外囊性病变：与胰腺囊肿、先天性胆总管扩张症、肠系膜囊肿、巨大卵巢囊肿等，一般通过临床检查及 B 超、CT、ERCP 等影像学检查，不难鉴别。

（五）治疗原则与方案

治疗方案取决于囊肿的类型、性质、数量、部位以及有无并发症等。孤立性肝囊肿一般没有临床症状，当囊肿直径<5cm 时，可无需特殊处理，动态观察即可。但当囊肿>10cm 时，往往出现压迫症状，需手术治疗。对于儿童患者，如果囊肿直径近 2～3cm 时可以随访，但如果>4cm 或以上，继续增大或有压迫症状时，要积极处理。

1.手术适应证

①囊肿过大，产生压迫症状；②囊肿发生并发症；③囊肿恶变。

2.手术方式

（1）囊肿穿刺抽液术：适用于表浅的，直径大于 5cm 的肝囊肿，或不耐受手术的巨大囊肿者。操作简单，但可能需反复抽液，易继发感染。

（2）囊肿穿刺注射硬化剂：适用于囊肿不太大（5～10cm），囊肿与胆管不相通，不适合手术或不愿手术者。在 B 超引导下，经肋间或肋缘下穿刺将囊内液体抽尽，硬化剂一般用无水乙醇。若一次效果不明显，可多次进行，可使囊壁变性、坏死、粘连而逐渐闭合。

（3）囊肿开窗术（去顶术）：单发囊肿要将囊壁尽可能多的切除，对于多房性囊肿，应将隔膜切开，形成一个大腔。手术可开腹或在腹腔镜下进行。由于腹腔镜技术的微创性、恢复快及疗效好的特点，已成为越来越多临床医师首选的手术方法，在儿童患者中同样适用。国外报道有应用腹腔镜的同时与硬化剂注射破坏囊壁相结合进行，效果更佳。

（4）囊肿切除术：囊肿位置比较表浅，周围无重要血管或胆管相通时，可行单纯囊肿切除。

（5）囊肿空肠 Roux-en-Y 吻合术：当囊肿与胆管相通，应选用此种方式，吻合口在囊肿最低位置，旷置的肠管在 45～60cm，以防逆行感染。

（6）肝叶切除术：若囊肿局限于肝脏的一叶，或可能发生癌变时，可考虑行肝叶切除，效果确切，但腹腔操作较大。

3.术后并发症

常见的并发症为囊内出血,囊肿破裂引起急性胆汁性腹膜炎。囊肿继发感染时,可出现高热、肝区疼痛等肝脓肿的表现。囊肿也可癌变,当囊壁出现不规整结节时需警惕。少见的并发症还有蒂扭转,表现为急腹症症状,腹部可触及压痛之肿块。当囊肿坏死破裂时,也表现为弥漫性腹膜炎。

(六)预后

孤立性的先天性肝囊肿肝脏功能多正常,预后良好。如合并肾囊肿或其他脏器囊肿时,晚期多伴有肾功能不全或肾性高血压,最终可因肾衰而死亡。发生恶变时如不能早期发现则预后不良。

(七)小结

先天性肝囊肿是一种较常见的肝脏发育异常所致的良性疾病,女性多见。儿童早期的、小的肝囊肿多无明显症状,可以随访;囊肿逐渐增大至一定程度可出现腹部包块,或上腹不适、疼痛等压迫症状时应积极处理。单发囊肿可选腹腔镜肝囊肿开窗引流术,具有创伤小、痛苦轻、恢复快的优点。怀疑恶变者,可考虑行肝叶切除。术后注意并发症预防与治疗。孤立的先天性肝囊肿经手术治疗后预后良好。

二、先天性肝纤维化

先天性肝纤维化是一种常染色体隐性遗传病,特点为汇管区纤维结缔组织增生、门静脉分支减少、肝内胆管扩张、门脉高压。肝功能多正常,可伴有肾脏多囊性改变。

(一)病因

先天性肝纤维化具有家族遗传性,属常染色体隐性遗传病,可一家数人同时发病。可能是南于胚胎早期肝小管在分化过程中的组织形态和排列秩序发生紊乱,肝组织内出现较多迷生胆管,集中于肝门汇管区,末端管状或囊状,伴条索状纤维组织增生。

(二)病理

大体病理肝脏增大、质硬,表面有大量纤维索条。镜下所见为汇管区大量纤维结缔组织增生,面积增宽;肝内胆管增生扩张,表面覆以正常的立方形胆管上皮,增生的小胆管均与胆管树相通;肝细胞及肝小叶结构正常,无细胞坏死及结节形成,与肝硬化的组织学变化不同。

(三)临床表现

多以继发性门脉高压引起的症状为主要表现。

1.症状

根据门脉高压程度发病年龄从新生儿到成人都有。主要表现为呕血、便血等门脉高压症状,脾功能亢进时有贫血,并发胆系感染可有发热、黄疸、腹痛。合并肾脏病变可导致尿毒症的发生。

2.体征

患者就诊时多有肝脾肿大,可有脐周静脉曲张等门脉高压表现,因肝功正常,一般无腹水、蜘蛛痣等。

（四）诊断与鉴别诊断

1.病史

因呕血、便血、肝脾肿大而就诊，或因发热、黄疸、腹痛急症就诊。

2.体格检查

查体时可见肝脾肿大、脐周静脉曲张等。一般无腹水、蜘蛛痣等。

3.实验室检查

肝功能正常是本病最大特点。脾功能亢进者血常规可有"三少"的表现，合并肾脏病变。后期可有氮质血症。

4.影像学检查

腹部超声及 CT 显示为肝内胆管多发性扩张，肝脾肿大，门脉扩张等。同时常规检查肾脏，近半病例可有多囊肾或髓样海绵肾的改变。静脉肾盂造影也可显示。门静脉造影检查约70%有门静脉高压，肝前门静脉正常，肝内门静脉分支减少、狭窄受压，侧支循环形成。

5.鉴别诊断

结合临床表现及各项辅助检查，特别是在有家族史时，应考虑到本病。肝脏穿刺活检可发现典型的组织学改变，但穿刺部位可能在正常汇管区，因此，手术探查病理检查较确切。

鉴别诊断要与小儿肝硬化区别：肝功能正常为最重要的一点，且本病门脉高压的发生多较早，无肝炎史，病理改变二者不同。另外，有时也要与 Caroli 病相鉴别。

（五）治疗原则与方案

先天性肝纤维化目前尚无根治方法，多以处理门脉高压等并发症为主。手术在内科保守无效时行分流或断流术。对于合并肾脏改变引起的肾性高血压、肾衰等，晚期考虑行肾脏移植。但不断进展的门脉高压对肾脏移植后的生存情况有着巨大的影响。

（六）预后

先天性肝纤维化目前尚无根治方法，进展的门脉高压对患儿的生存情况有着巨大的影响。

（七）小结

先天性肝纤维化具有家族遗传性，属常染色体隐性遗传病。临床以门脉高压、脾功能亢进表现为主。肝功能正常是本病最大特点。腹部超声及 CT 有助于本病的诊断，但确诊尚需病理检查。先天性肝纤维化目前尚无根治方法，多以处理门脉高压等并发症为主。不断进展的门脉高压严重影响着患儿的生存质量。

三、先天性解剖形态异常

（一）Riedel 肝叶

Riedel 肝叶（肝附垂叶）是指腹部可触及的肝右叶向下伸出的舌状突出，有肝实质、胆管及血管与肝脏相连，且多与右叶相连。Riedel 肝叶是发育过程中肝脏某一部分出现迷走胆管和血管，同时伴随肝组织过度增生所致。可发生扭转、肝内胆管结石、感染、肿瘤等，也可发生其他与肝脏相同的病变。诊断 Riedel 肝叶较困难，需通过 B 超、CT 及放射性同位素扫描。

（二）先天性形态异常

先天性形态异常可表现为肝叶萎缩或缺如，发生于左肝或右肝，但多见于肝左外叶。萎缩的左外叶也可仅为一扁平的带状组织,或萎缩成一片薄膜样物,内含残存的血管及胆管等,称纤维附件。萎缩的肝叶表面光滑,颜色浅淡,质软,没有正常的肝组织及肝脏功能。肝扫描时,表现为肝左外叶区放射性缺损,易误诊为肝脏的"占位性病变"。鉴别方法是放射性缺损处未见包块。先天性肝叶萎缩也需与肝硬化等进行鉴别。

还有一种形态异常为分叶肝。胚胎期的原始肝小叶生长增殖过程中,结缔组织增生,长人原始肝小叶,使肝细胞重新排列,将一个肝小叶分隔成两个或多个新的肝小叶,各自发育成完整的肝叶,形成分叶肝。它们除了形态与正常肝脏,在病理、功能上并无两样,可以发生肝脏可能发生的病变。

(三)先天性异位肝组织

先天性异位肝组织主要包括附加肝叶或异位肝叶。

附加肝叶一般有血管蒂与肝脏相连,多位于右肝,体积较小。如果附加肝叶的体积较大或位于肝脏的上方,则在胸片上可见右膈呈局限性隆起或胸腔内有包块阴影。X线拍片可确定包块与横膈和肝脏的关系。肝脏放射性同位素扫捕可确定包块性质及与肝脏的关系。附加肝叶一般无临床症状,但有时可因对邻近脏器的压迫或因血管蒂扭转、肝组织坏死而产生症状。

异位肝叶是一种少见的肝脏发育异常。异位或迷走肝组织原先也可能是附加的肝叶,如果其与肝脏连接的血管蒂退化,就成为孤立的异位肝组织。异位肝组织多见于胆囊壁,偶见于肝脏的韧带、脐部、胸腔内,多在手术或尸检时偶然发现,通常无临床意义。

(四)先天性位置异常

先天性位置异常,肝脏的单独转位少见,往往伴有其他内脏转位如先天性心脏转位等的存在,这时肝脏位于腹腔左侧,一般不引起症状。多因其他器官发生病变或查体时才被发现。

第十二节　肝脓肿

肝脏受到感染后,因未及时正确处理而形成肝脓肿。常见有细菌性肝脓肿和阿米巴性肝脓肿两种,儿童期多发于5岁以下,临床表现有发热、肝区疼痛和肝脏肿大。近年来因有各类新型有效抗生素的应用,细菌性肝脓肿发生率明显降低。

一、细菌性肝脓肿

(一)病因

从肝脓肿处发现的微生物差异较大,但是基本上反映胆道和肠道的菌群。在最近的研究中,多数患者的菌培养都为阳性,且半数以上寄生着一种以上的微生物。在多数病例中,最常见的需氧微生物包括大肠杆菌、金黄色葡萄球菌、克雷伯杆菌和肠球菌。最常见的厌氧菌是类杆菌、厌氧链球菌和梭杆菌属。肝脏血运丰富,血液在血窦内流动,窦内的库普弗细胞有吞噬作用,一般在肝脏不易发生脓肿。但当小儿抵抗力下降、肝脏受损害、细菌毒力过强及其他因素,如恶性肿瘤、微血栓、灌注不良,或先天性、后天性胆道或血管梗阻等因素的影像,便可继发细菌增殖、组织侵袭和脓肿形成。

细菌侵入肝脏的途径有①经门静脉系统：这是细菌侵入的主要途径。门静脉的血液进入肝脏有固定的流向，肠系膜上静脉的血液主要进入肝右叶，脾静脉和肠系膜下静脉的血液主要进入肝左叶；因而，消化道某些部位的化脓性病变可引起肝脏相应部位的脓肿，如化脓性阑尾炎、梅克尔憩室炎、菌痢等。新生儿脐炎患儿也可通过脐静脉-门静脉途径引起肝脓肿；②经肝动脉系统：全身各部的化脓性病灶，如疖肿、骨髓炎、败血症均可经血液循环导致肝脓肿；③经胆道系统：小儿可因胆总管囊肿、胆道蛔虫、胆总管结石、恶性胆总管梗阻等而继发胆道感染、化脓性胆管炎，如感染不能控制，细菌可逆行播散，形成肝脓肿；④由肝下或膈下感染直接扩散，如膈下脓肿、肾周围脓肿、右侧脓胸等；⑤其他：肝脏外伤、肝脏肿瘤继发感染或腹腔手术后感染腹膜炎等也可出现肝脓肿。

细菌性肝脓肿的部位主要在肝脏右叶，约占总病例的80%。约12%患儿发生于肝左叶。左右叶同时发生脓肿者少见。多发脓肿较单发脓肿多见，大脓肿往往是由许多多发性小脓肿破溃融合而成。

（二）病理

大体观与正常的相比，肝脓肿呈黄色，被褐色的肝实质包围。肝脏通常肿大，在腔内充满脓液的部位，触之有波动。受累的肝包膜有炎症反应，肝脏经常与邻近的脏器或膈肌粘连。但小的深藏肝实质的脓肿少有这种表现。

（三）临床表现

1.寒颤、高热

体温常可高达39～40℃，多表现为弛张热，伴有大量出汗、恶心、呕吐、食欲缺乏和周身乏力。

2.持续性肝区疼痛和肝大

肝区钝痛或胀痛，有的可伴右肩牵涉痛，右下胸及肝区叩击痛，重大的肝有压痛。

3.其他

严重者出现黄疸或腹水、低蛋白血症、营养不良等周身中毒症状。

（四）诊断与鉴别诊断

细菌性肝脓肿常常因其临床症状无特异性而不易在早期做出诊断，应根据临床变现及辅助检查全面考虑。

1.病史、体检同临床表现。

2.实验室检查

白细胞计数及中性粒细胞均明显增高，可见中毒颗粒和核左移现象。红细胞及血红蛋白可下降。肝功能可呈现不同程度的异常，血清转氨酶、碱性磷酸酶可轻度升高。

3.影像学检查

(1)B超检查：依据脓肿形成的不同阶段有不同表现。①早期肝脓肿：肝内局部出现低回声区，其内回声不均匀，或呈等回声光团，边界欠清晰；②液化不全脓肿：脓肿呈无回声区，或称液性暗区，边缘不光滑，无回声区内见较多粗回声光点，分布不均匀，伴有后方回声增强；③典型肝脓肿：脓肿无回声区边缘清晰，切面常呈圆形或类圆形，伴后方回声增强效应，内有细小光点回声;④小儿细菌性肝脓肿:行 B 型超声或彩超检查,阳性率达 100％。B 超可以测定脓肿部位、大小及距体表深度,为确定脓肿穿刺点或手术引流进路提供了方便,可作为首选的检查方法。B 超定位细菌性肝脓肿穿刺时,穿刺脓液除做细菌涂片检查和培养外,应作抗生素敏感试验,以便选择有效抗菌药物。

(2)X 线检查:肝阴影增大,右膈肌抬高、局限性隆起和活动受限,或伴有右下肺肺段不张、胸膜反应或胸腔积液甚至脓胸等。

(3)CT 检查:①大多数脓肿显示为低密度病灶,CT 值介于单纯性囊肿和实质性肿瘤之间,然而少数脓肿近乎水样密度;②大约 20％的患者在低密度病灶内见到气体,有助于本病的诊断;③边缘征增强后扫描,脓腔边缘组织密度高于正常肝脏,但是脓腔中央并不增强,见于 5％～40％病例。但此征并非特异性,它也可见于肿瘤坏死,血管瘤和感染性囊肿;④双靶征由中央部分低密度区,周围高密度区,再周围低密度环组成,据报道在动态增强 CT 扫描时见于 1/3 患者。此征较边缘征有特异性。

4.鉴别诊断

(1)阿米巴肝脓肿:有阿米巴痢疾史,起病较缓慢,脓肿较大,多为单发,位于肝右叶,脓液呈巧克力色,无臭味,脓腔壁内可找到阿米巴滋养体,若无混合感染,脓液细菌培养阴性。粪便检查部分患者可找到阿米巴滋养体或包囊。以抗阿米巴药物进行诊断性治疗后症状好转。

(2)膈下脓肿:两者可同时存在,但膈下脓肿大多数发生在手术后或消化道穿孔之后,如十二指肠溃疡穿孔、胆管化脓性疾病、阑尾炎穿孔,脓液常发生于右膈下;胃穿孔、脾切除术后感染,脓肿常发生在左膈下。膈下脓肿一旦形成,可表现明显的全身症状,而局部症状隐匿为其特点。全身症状表现高热、乏力、厌食、消瘦等。局部症状以右季肋部疼痛为明显,向右肩部放射。X 线透视可见患侧膈肌升高,随呼吸活动度受限或消失,肋膈角模糊,积液。X 线片可显示胸膜反应、胸腔积液、肺下叶部分不张等。B 超或 CT 检查对膈下脓肿的诊断及鉴别诊断有重要意义。特别是在 B 超引导下行诊断性穿刺,不仅可帮助定性诊断,而且,对于小的脓肿可在穿刺抽脓后注入抗生素治疗。

(3)肝包虫病:又称肝棘球蚴病,是犬绦虫(棘球绦虫)的囊状幼虫寄生在肝脏所致的一种寄生虫病。诊断主要根据棘球蚴病的流行病区,有无密切接触史,病程缓慢,肝区呈囊性肿大,血中嗜酸性多核白细胞增高。包虫囊液皮内试验(Casoni 试验)阳性率可达 90％～93％,补体结合试验阳性。

(五)治疗方案

1.非手术疗法

对急性期肝局限性炎症,脓肿尚未形成或多发性小脓肿,应非手术治疗。在治疗原发病灶的同时,使用大剂量的有效抗生素和全身支持治疗,以控制炎症,促使脓肿吸收自愈。由于肝脓肿病原菌以大肠杆菌和金黄色葡萄球菌、厌氧性细菌多见,在未确定致病菌之前,可先用广谱抗生素,待细菌培养及抗生素敏感试验结果,再决定是否调整抗菌药物。另一方面,细菌性肝脓肿患儿中毒症状严重,全身状况较差,故在应用大剂量抗生素的同时,应积极补液,纠正水与电解质紊乱,给予维生素 B、C、K,必要时可反复多次输入小剂量新鲜血液、血浆和白蛋白,以纠正低蛋白血症;或采用静脉高营养,改善肝功能和增强机体抵抗力,提高疗效。

经抗生素及支持治疗,多数患儿有望治愈。多数小脓肿全身抗生素治疗不能控制者,可经肝动脉或门静脉内置导管应用抗生素。单个较大的化脓性肝脓肿可在 B 超引导下穿刺吸脓,尽可能吸尽脓液后注入抗生素至脓腔内,如果患者全身反应好转,超声检查显示脓腔缩小,也可数日后重复穿刺吸脓。

近年来,B 超引导下经皮穿刺置管引流也广泛采用。本法治疗急性细菌性肝脓肿具有操作简单、安全性高、疗效确切、对患儿损伤小等优点。经皮穿刺肝脓肿置管引流可适用于直径＞5cm 的单发性脓肿,如为多发性脓肿,可将较大的脓肿引流。适宜于 B 超显示的液性暗区明显、穿刺脓液稀薄患者。如患儿病情危重不能耐受手术或拒绝手术治疗也可行穿刺置管。一般在 B 超引导下,取距脓肿最近的路径进针,多采用套管针,在穿刺证实进入脓腔后,抽吸脓液,采取脓液行细菌培养及药敏检查,之后,尽量抽尽脓液,注入抗生素溶液。放置引流管,并与皮肤缝合固定。

经皮穿刺脓肿置管引流应注意以下内容:

(1)对婴幼儿在穿刺前应给予镇静剂,以防止术中患儿躁动,导致肝脏损伤、其他器官损伤、出血等并发症。

(2)穿刺置管时应注意定位要准确,选择脓肿最表浅部位,可避免损伤大血管和胆管。

(3)引流管内径应在 2.5～3.5cm,不宜太细,太细则引流不畅,易阻塞;太粗对肝脏损伤过大,容易造成出血、胆瘘等并发症;并定时用抗生素溶液冲洗引流管,保持其通畅。

(4)引流管应固定确切,最好与皮肤缝合,防止脱出。

(5)拔管时间不宜过早,一般在无脓液引流后 3 天或 B 超显示脓肿直径＜1cm 时才能拔除。

2.手术治疗

(1)脓肿切开引流术:对于较大的脓肿,估计有穿破可能或已穿破并引起腹膜炎、脓胸,以及胆源性肝脓肿或慢性肝脓肿。在应用抗生素治疗的同时,应积极进行脓肿切开引流术。中毒症状重,脓肿直径＞5cm,脓液黏稠,脓腔呈蜂窝状,经置管引流失败的患儿也应及时行脓肿切开引流。近年来,由于广泛应用 B 超引导下穿刺吸脓或置管引流治疗肝脓肿,经前侧或后侧腹膜外脓肿切开引流术已很少采用,现在多采用经腹腔切开引流术。手术方法取右肋缘下斜切口(右肝脓肿)或作经腹直肌切口(左肝脓肿),入腹后,行肝脏探查,确定脓肿部位,用湿盐水纱布垫保护手术野四周,以免脓液扩散污染腹腔。经穿刺证实脓肿,沿针头方向用直血管钳插入脓腔,排出脓液,再用手指伸入脓腔,分离腔内间隔,用生理盐水冲洗脓腔,吸尽脓液后,脓腔内放置橡皮管引流。对于较大的多发性脓肿,术中应根据 B 超定位,对肝脏表浅而大的脓肿切开引流,深部的较大脓肿可试行穿刺抽脓。经腹腔切开引流术可做到充分而有效的引流,不仅可确定肝脓肿的诊断,同时还可以探查腹腔,伴发的疾病予以及时处理,如对伴有急性化脓性胆管炎患者,可同时进行胆总管切开引流术。

(2)肝切除术:对于慢性厚壁肝脓肿和脓肿切开引流后脓肿壁不塌陷,留有死腔或窦道长期流脓不愈,以及肝叶多发性脓肿且该肝叶已严重破坏,失去正常功能者,可行肝叶切除术。急诊肝叶切除术,因有使炎症扩散的危险,一般不宜施行。

3.术后并发症及预防

细菌性肝脓肿如得不到及时、有效的治疗,脓肿可向邻近器官或组织结构穿破,引起严重的并发症。如右肝脓肿向膈下间隙穿破可形成膈下脓肿;也可再穿破膈肌而形成脓胸,穿破肺组织至器官,形成支气管胸膜瘘;如同时穿破胆道,则形成支气管胆瘘。左肝脓肿可穿破至心包,发生心包积脓。脓肿可破溃入腹腔引起腹膜炎。

预防措施包括:①早期诊断细菌性肝脓肿,及时采取有效措施;②合理应用抗生素,根据细菌培养结果选用有效抗生素;③密切观察病情,及时穿刺抽脓、置管引流或转开腹手术;④加强支持治疗,应积极补液,纠正水电解质紊乱,必要时多次给予小剂量新鲜血液和血浆;⑤早期发现并发症及时处理。

(六)预后

细菌性肝脓肿预后较好,关键是要早期诊断,积极治疗。

二、阿米巴肝脓肿

(一)病因

溶组织阿米巴感染多发生于盲肠、阑尾、结肠、回肠末端等部位。溶组织阿米巴以小滋养体的形态生活于盲肠和结肠的肠腔内,亦称肠腔型阿米巴,通常不致病。小滋养体随食物残渣向结肠远端运送,因环境改变形成囊壁而成包囊,随粪便排出体外,为该病的传播型。如肠腔环境适宜,小滋养体可转为大滋养体,亦称组织型,介由其伪足运动及分泌的一种穿孔肽——阿米巴穿孔素侵袭组织,吞噬红细胞和组织细胞,引起溶解性坏死。阿米巴靠其自身的运动及分泌的多种酶的作用,穿过肠黏膜至黏膜下层,溶解破坏组织。使原虫由共生状态转变为侵袭状态的原因尚不甚明了,可能与原虫的致病能力和宿主状态(如发热、肠道功能紊乱等原因)有关。尚无肯定的证据认为其发病与免疫功能改变有关,据魏泉德等的研究结果,阿米巴肝脓肿患者非特异性免疫受抑制,特异性细胞免疫增强,免疫防卫能力正常。既往有阿米巴感染史者,易发生新的感染,易并发肝脓肿。阿米巴原虫随门静脉血流进入肝脏后,大部分原虫被消灭,小部分在静脉小支内形成栓塞。出现肝脏肿大,发生许多灶性肝细胞退行性变、溶解、坏死,即形成所谓的阿米巴肝炎。之后,病灶扩大融合成为一个或数个较大的脓腔。脓腔内含肝组织溶解后形成的棕褐色黏稠的脓液及坏死、脱落的纤维组织残渣,通常无菌无味。脓肿周围肝组织充血,有炎性细胞浸润。常常只有在脓肿壁的肝组织中发现阿米巴滋养体,而脓液中不易找到阿米巴原虫,因此一般不能经穿刺吸出原虫。

(二)病理

阿米巴脓肿约85%发生于肝右叶,这与肠阿米巴病好发生于右半结肠有关。右半结肠的静脉血经门静脉输入肝右叶。脓肿常为单发,晚期或严重者也可出现多发性脓肿。脓肿多位于肝右叶的顶部,常穿破膈肌至右侧胸腔而发生脓胸,进一步穿破右肺下叶时,患儿可咳出大量棕褐色黏液样脓痰。靠近肝右叶后方肝裸区的脓肿可穿向腹膜后,在右腰部出现脓肿。肝表面的脓肿有时可破入胃肠道,脓液随粪便排出。

(三)临床表现

(1)多数起病缓慢,有持续或间歇性地发热,在发热前可有发冷、寒颤,退热时出大汗。患儿食欲减退,体重不增或减轻。

(2)多数患儿有肝大,肝区钝痛,疼痛可向右肩或腰部放射。

(3)其他表现脓肿位于肝顶部者,可出现呼吸困难、咳嗽、呼吸音减弱或有啰音,胸腔积液等。如果脓肿破溃入胸腔,则出现脓胸。破溃入肺部,患儿咳嗽突然加剧,咳出棕褐色黏液样脓痰,增大的肝脏可有不同程度的缩小。如脓肿破入腹腔引起腹膜炎。脓肿破溃入肠腔,形成内瘘,脓液可随粪便排出。破溃到腹膜后可继发腰部脓肿。有的患儿病情进展很慢,逐渐消瘦、贫血、营养不良,有坠积性水肿。

(4)阿米巴肝脓肿可继发细菌感染,患儿局部症状及全身症状加重,可出现严重毒血症,常引起各种严重并发症。

(四)诊断

1.发病前 80% 有阿米巴肠病史。

2.体检同临床表现。

3.实验室检查

白细胞总数增加,常可达 $20 \times 10^9/L$ 以上,并发细菌性感染时,白细胞更高,血沉增快。溶组织性肠型阿米巴血清抗体滴度和对流免疫电泳,有高度的特异性,当阳性时有极大意义。经皮穿刺有助于鉴别细菌性微生物,然而这样的穿刺一般无助于阿米巴病诊断。对直肠黏膜分泌物的显微镜分析后,仅仅有 10%～20% 的病例可检出阿米巴。即使穿刺结果阳性,其所见仍与细菌性肝脓肿一致。

4.影像学检查

(1)B超检查:高度怀疑肝脓肿时,超声是最有用的初筛检查。超声敏感性高(85%～90%),在胆树的成像方面比 CT 更准确,并且在进行检查的同时,允许行诊断性或治疗性引流或活检。B超表现与肝脓肿表现类似,表现肝内的无回声液性暗区,圆形或类圆形,边界清晰。

(2)X线检查:腹部平片和胸片最常见的特征是右肺膨胀不全,右侧膈肌抬高,胸膜渗出性炎症或肺炎。肝内也可出现气液平面。

(3)CT 检查:平扫脓腔为圆形低密度区,为脓液成分时,密度稍高于水。脓肿壁为脓腔周围一环形带,其密度高于脓腔,而低于正常肝。增强扫描脓腔不强化.脓肿壁呈环形强化,轮廓光滑,厚度均匀,外周可显示低密度水肿带。若腔内有气体和(或)液面则可确诊。

5.肝穿刺

选择压痛明显处或经 B 超定位,用穿刺针穿刺,穿刺见棕褐色脓液可诊断。

(五)鉴别诊断

1.细菌性肝脓肿

在细菌性和阿米巴肝脓肿早期,由于其症状、体征、放射学特征相似,不易鉴别。如果不能做溶组织性肠型阿米巴血清抗体滴度检查或报告延迟,早期鉴别细菌性肝脓肿和阿米巴肝脓肿的最好方法是,抗阿米巴药物诊断性治疗,一般选用甲硝唑,因其对许多微生物引起的细菌性肝脓肿也有效。如果临床试验后 24～36 小时患儿无临床反应,则细菌性肝脓肿应为主要诊断。临床反应可通过疼痛、发热和白细胞增多症减轻来确认。

2.原发性肝细胞癌

原发性肝细胞癌临床上早期症状不明显，可仅有肝区疼、腹胀等，超声显像示肝内出现肿块影，边界不清晰，肿块回声可表现多种类型，分低回声型、等回声型、高回声型、混合回声型和弥漫型。较小的肿瘤(<3cm)绝大多数为低回声，随着肿瘤体积的增大，内部回声逐渐转变为等回声、高回声或混合回声。CT平扫表现边缘不规则的低密度病灶，可单发或多发。瘤内如合并坏死和囊变则密度更低，如伴有出血则呈高密度 CT 增强扫描的动脉期可表现明显，不均匀强化，在门静脉期灶内对比剂迅速下降，对比剂呈"快进快出"的特点。

(六)治疗方案

1.非手术疗法

除非破裂和继发感染，抗阿米巴药物是治疗肝阿米巴病的首选。最有效的药物是甲硝唑及其相关制剂。其他可选择的药物包括依米丁、脱氢依米丁和氯喹啉。儿童患阿米巴肝脓肿，甲硝唑应用剂量为每日 35～50mg/kg，分次口服，连服 10 天。依米丁和脱氢依米丁可能有心脏毒性，在甲硝唑治疗无效时，可以服用。如果治疗 48 小时临床症状无减轻，应怀疑诊断不正确或存在继发性细菌感染，可考虑针吸或手术治疗。

2.手术治疗

(1)经皮穿刺脓肿置管闭式引流术：适用于病情较重、脓肿较大，有穿破危险者，或经抗阿米巴治疗，同时行多次穿刺吸脓，而脓腔未见缩小者。应在严格无菌操作下，行套管针穿刺置管闭式引流术。

(2)切开引流：适用于：①经抗阿米巴治疗及穿刺吸脓，而脓肿未见缩小，高热不退者；②脓肿伴继发细菌感染，经综合治疗不能控制者；③脓肿已穿破入胸腹腔或邻近器官；④脓肿位于左外叶，有穿破入心包的危险，穿刺抽脓又易误伤腹腔脏器或污染腹腔者。

(七)预后

大多预后较好，大约 10％阿米巴肝脓肿继发细菌感染，脓液可由棕褐色转变为黄绿色，有臭味。患儿常表现全身状况急剧恶化，出现严重毒血症，可引起多种严重的并发症，预后不佳。

第十三节　肝结核

小儿肝结核较为罕见，可以单独存在，多同时存在其他部位结核，最常见的是肺结核，可以是活动性的，亦可以是陈旧性的。由于恶性肿瘤、HIV 感染、移植手术、激素和免疫抑制剂应用的增加，近年来儿童结核病的诊断人数有逐年增多的趋势，腹腔结核(包括肠结核、结核性腹膜炎、肠系膜淋巴结结核、肝结核、脾结核等)约占结核病住院患儿的 3.5％。肝结核由于临床表现不典型，早期诊断十分困难，容易误诊和漏诊。

一、病因

结核分枝杆菌是结核病的病原菌，具有抗酸性，为需氧菌，革兰染色阳性，抗酸染色呈红色。对儿童致病的结核分枝杆菌主要为人型和牛型,其中人型为主要病原体。结核病与遗传因素有一定关系,如携带组织相容性抗原 HLA-BW35 发生结核病的危险性比一般小儿高7倍。

肝脏血运丰富,含大量的单核吞噬细胞,具有强大的再生修复能力,并且胆汁具有抑制结核杆菌生长的作用,所以不易形成病灶。只有当大量结核杆菌侵入肝脏,而且机体免疫功能低下或肝脏本身存在某些病变(如肝硬化)时,才容易发生肝结核。肝结核的传染途径:①肝动脉系统,是结核杆菌血行播散入肝形成粟粒型肝结核的主要途径;②门静脉系统,腹腔内脏结核可循门静脉进入肝脏;③经淋巴播散,胸腔和腹腔内脏结核可经淋巴入肝形成病灶;④邻近脏器结核病灶的直接蔓延;⑤经胎盘传染,如新生儿先天性结核病。机体感染结核杆菌后,同时产生免疫力和变态反应,分为 3 种表现形式,即结核暴露、结核感染和结核病。

二、病理

1.粟粒型肝结核

小而孤立的黄白色结节散布全肝,显微镜下可见明显的多核巨细胞,外周有淋巴细胞浸润。

2.肝结核瘤

由粟粒性结核肉芽肿相互融合形成单个或多个大结节,肉眼呈灰白色,纤维镜下可见干酪样坏死区,周围见 Langhans 巨细胞和淋巴细胞。

3.结核性肝脓肿

由肝结核瘤中心的干酪样坏死出现液化而形成。

4.胆管型肝结核

病灶累及胆管或脓肿破入胆管形成,极为罕见。

5.肝浆膜结核

肝包膜被结核杆菌侵犯,呈广泛肥厚性改变,或肝包膜发生粟粒样结核病灶。

另外,肝结核常合并其他肝脏病变,如脂肪性变、纤维化、肝硬化,以及病毒引起的肝炎病理改变。

三、临床表现

1.全身症状

包括结核中毒症状和肝外结核的症状。低热、纳差、乏力、盗汗等结核中毒症状多见于年龄较大儿童。婴幼儿及重症患儿可急性起病,高热可达 39～40℃。肝结核常为全身性粟粒性结核病的一部分,可出现其他部位(肺结核、结核性脑膜炎等)的相关症状,如干咳、不同程度呼吸困难、惊厥、头痛、脑膜刺激征、脑神经障碍、脑炎体征等。

2.消化系统症状

多无特异性,如腹痛(右上腹或肝区持续性或间断性隐痛不适或胀痛)、腹胀、腹腔积液、腹部包块、肝脏肿大等。胆管型肝结核患儿可出现反复发作的黄疸。结核性肉芽肿慢性纤维化可导致肝硬化,进而形成门脉高压,出现消化道出血(呕血或黑便)、脾功能亢进等。肝结核亦可自发破裂出血。

3.其他

先天性结核病又称宫内感染性结核病,多于出生后 2 周内发病,临床表现凶险、发展迅速。症状主要为发热、喂养困难、体重不增、咳嗽、呼吸困难、呕吐、黄疸、肝脾肿大、体表淋巴结肿大、丘疹样皮肤损害等。

四、诊断与鉴别诊断

1.病史

①结核接触史,绝大多数肝结核患儿有结核接触史;②卡介苗接种史;③既往结核病史,尤其是 1 年内发现结核病又未经治疗者,对诊断很有帮助;④有无原发性免疫缺陷病、恶性肿瘤、HIV 感染、移植术后、接受大剂量糖皮质激素和免疫抑制剂治疗;⑤近期急性传染病史,如麻疹、百日咳等常为恶化的诱因;⑥母亲产前有活动性肺结核或子宫内膜结核。

2.体格检查

凡有上述病史的患儿出现结核中毒症状和消化系统症状时,应考虑本病的可能,需要进行全面细致的体格检查。

3.实验室检查

(1)培养或抗酸染色:发现结核杆菌是诊断的金标准。应注意 L 型结核杆菌的培养、分离和鉴定。

(2)结核菌素试验:由于小儿结核杆菌载量低、培养或抗酸染色阳性率低,结核菌素试验目前仍然是临床上诊断儿童结核病最重要的方法。应用结核菌素纯蛋白衍生物(PPD)5U 皮内注射,48～72 小时观察反应结果,以硬结大小作为判断反应的标准:无硬结或硬结平均直径＜5mm 为阴性反应;硬结平均直径 5～10mm 为阳性反应（＋）;10～19mm 为中度阳性反应（＋＋）;≥20mm 为强阳性反应（＋＋＋）;局部除硬结外,出现水疱、破溃、淋巴管炎及双圈反应为极强阳性反应（＋＋＋＋）。应根据结核菌素试验在不同感染人群中的敏感性和特异性,结合小儿年龄、免疫状态、营养情况及结核菌素试验的影响因素综合分析判断其临床意义。

(3)血清结核杆菌抗体检测:结核病患儿体内结核杆菌抗体水平增高的程度与病变活动成正比。用于检测的抗原主要有脂阿拉伯甘露聚糖(LAM)、38000 蛋白和 16000 蛋白。

(4)γ-干扰素释放试验:测定 INF-γ 释放反应可提示结核感染与致敏,其结果不受卡介苗和非结核杆菌的干扰,敏感性和特异性均较高。目前用于临床的三种测定方法分别为:酶联免疫斑点技术(ELISPOT)测定的 T-SPOT.TB,ELISA 技术测定的 QFT 和 QFT-In-Tube。

(5)血沉:多增快,结合临床表现和影像学检查协助判断结核病的活动性。

(6)血常规:提示不同程度的贫血,血白细胞正常或偏低,少数可增高。肝功能检查提示转氨酶和碱性磷酸酶升高,γ-GT 升高,白蛋白降低,胆红素轻度升高。部分患儿凝血功能异常。

(7)其他免疫学和分子生物学诊断方法:如 DNA 探针、多位点 PCR 技术,可提高诊断的可靠性,但尚未广泛应用于临床。

4.影像学检查

(1)X 线检查:肝结核患儿中约 85%伴肺结核,但只有 60%患儿 X 线胸片有肺结核征象。腹部平片发现肝内钙化灶有助于诊断。

(2)腹部 B 超检查:可提示肝实质回声弥漫性增强;肝内多发或单个实质性、囊实性或含液性肿块,圆形或类圆形,内部回声欠均质;肝包膜粗糙不光滑,呈肥厚改变;有时可见钙化灶、肝内胆管扩张或狭窄表现。缺乏定性诊断价值。

(3)腹部 CT 检查:粟粒型肝结核表现为肝脏弥漫性肿大,密度减低,全肝弥漫分布粟粒状低密度灶,边界清楚,大小较为均一,增强扫描未见强化。肝结核瘤表现为肝内单个或多个低密度病灶,中心密度高,可伴有"粉末状钙化",增强扫描动脉期病灶的范围缩小,静脉期出现典型环状强化。结核性肝脓肿表现为部分病灶融合成簇状,液化坏死形成脓肿,脓腔内可见液平面,动态增强扫描无明显强化,周围可伴有卫星灶。胆管型肝结核表现为沿胆管壁走行的钙化、管型结石。肝浆膜结核表现为肝包膜单发或多发结节,不同程度增厚,增强扫描显示局限性梭形病灶环形强化,多发结节样病灶呈多环状或蜂窝状强化,另外梭形结节压迫邻近肝组织呈内凹征象,少数病例在病灶边缘或中心可见斑点状或条状钙化。

(4)腹部 MRI 检查:MRI 可准确反映结核病理改变过程。在 T_1WI 上干酪样坏死、液化坏死、纤维组织增生及钙化均为低信号,无特征性。在 T_2WI 上病灶的表现多种多样:有的表现为中心低信号、周边环形或小片状高信号,表明其中心为干酪样坏死而周边为炎性肉芽肿;有的病灶呈高信号,表明病灶内部为液化坏死。在短时间反转恢复序列(STIR)上,由于病灶周围含有脂肪成分的组织被抑制,病灶显示较 T_2WI 更清楚。MRI 动态增强扫描可以显示病灶的血供特征,少数病灶动脉期可见边缘轻度强化,提示肝结核病灶绝大多数是少血供的。在门脉期和延迟期大多数病灶可见周边强化,反映中心干酪样坏死或液化坏死均无强化,而病灶边缘的炎性肉芽肿和纤维组织增生在门脉期和延迟期有强化表现。钙化是肝结核的特征之一,但 MRI 对钙化的检测不敏感。

(5)肝脏活检:B 超或 CT 等影像学引导下经皮肝穿刺是诊断的重要手段。但此方法受很多主观因素(患儿配合情况、穿刺部位及操作者经验等)和客观因素(病灶大小和位置等)影响。对于微小病灶即使行多次穿刺也未必能明确诊断,同时存在穿刺风险(如出血、结核杆菌转移)。较多活检标本中若未发现干酪样坏死和肉芽肿,应行结核杆菌的检测和培养。对于小儿,腹腔镜或开腹探查可能更有优势,肝表面可见黄白色或灰白色点状或片状病灶,呈大小不等的结节,直视下穿刺活检,收集腹水标本,常能得到满意的结果。

(6)PET-CT 检查:因结核病灶可大量摄取[18]F-FDG,PET-CT 结果提示肝脏团块状异常放射性浓聚影,延迟显像[18]F-FDG 明显高于早期显像,SUVmax 变化率增高。此病与肝脏恶性肿瘤较难鉴别。

(7)其他检查:如 DSA 表现为动脉期可见远端小动脉呈不规则的小结节状改变,毛细血管期显示血管增多,实质期类似恶性肿瘤样"染色"。胆道造影和 ERCP 等检查亦无特征性表现。

5.先天性结核病的诊断标准

符合下列任何一项即可确诊:①出生后 1 周内出现结核病变;②原发性肝炎综合征或干酪

性肉芽肿;③胎盘或母亲生殖器有结核杆菌感染;④排除产后感染的可能性。

6.鉴别诊断

(1)原发性肝脏恶性肿瘤:主要是肝母细胞瘤和肝细胞肝细胞癌。后者多见于较大年龄儿童,有肝炎病史。患儿一般情况较差,出现腹部肿块、食欲缺乏、体重减轻、黄疸、贫血、腹痛、肝肿大等表现,AFP 多升高,B 超、CT、MRI 等可辅助诊断。

(2)肝脓肿:主要是细菌性肝脓肿和阿米巴性肝脓肿。患儿有寒颤高热、腹痛、肝肿大等表现。B 超检查阳性率较高。脓液涂片和培养可发现细菌和阿米巴滋养体。

(3)肝脏良性肿瘤:如肝细胞腺瘤、错构瘤、局灶性结节样增生等。患儿一般情况良好,肿块生长缓慢,多体检时发现,AFP 多阴性,预后良好。

(4)肝血管瘤:分为局灶性、多发性和弥漫性三类,可合并皮肤血管瘤或其他脏器血管瘤,多无症状,血管瘤较大时可出现腹胀、腹部包块,严重者可出现血小板减少、K-M 现象、心功能衰竭等。

(5)肝内转移肿瘤:患儿有原发瘤病史,如神经母细胞瘤易发生肝转移,应积极寻找原发病灶。

(6)新生儿肝炎:男婴较女婴多见,表现为纳差、黄疸、肝肿大以及胆红素和转氨酶不同程度升高。

(7)其他:另外,本病应与肝囊肿、组织细胞增生症、肝包虫病、肝内胆管结石、肺炎等鉴别。

五、治疗原则与方案

肝结核诊断明确后均应接受抗结核药物治疗,并填报疫情。治疗目的为杀灭病灶中的结核杆菌,防止血行播散。治疗原则为早期治疗,适宜剂量,联合用药,规律用药,坚持全程,分段治疗。

1.一般治疗

注意营养,选用富含蛋白质和维生素的食物。有明显结核中毒症状的患儿应卧床休息。居住环境应阳光充足,空气流通。避免传染麻疹、百日咳等疾病。加强护肝措施。

2.抗结核药物治疗

对肝结核的药物治疗应同时照顾到全身原发灶的治疗,又要考虑药物对肝脏病灶的治疗和毒性。

(1)抗结核药物

①异烟肼(INH):为小儿结核首选药物,可抑制分枝菌酸的合成,使结核杆菌失去抗酸性。用量为每日 10～15mg/kg(<400mg/d),清晨空腹一次顿服。大剂量可致神经兴奋、多发性神经炎和肝损害。肝炎及严重肝功能损害、癫痫患儿禁用。

②利福平(RFP):为全杀菌药,对细胞内外处于生长繁殖期的细菌和干酪病灶内代谢缓慢的细菌均有杀灭作用,且在酸性和碱性环境中也能发挥作用。宜与 INH 配合使用,用量为每日 10～15mg/kg(<450mg/d),睡前或清晨空腹顿服,有时可出现可逆性肝损害。

③链霉素(SM):为半杀菌药,能杀灭在碱性环境中生长、分裂、繁殖活跃的细胞外的结核

杆菌。用量为每日 15～20mg/kg(<750mg/d),分 2 次肌注。副作用为听神经损害。

④吡嗪酰胺(PZA):为半杀菌药,能杀灭在酸性环境中细胞内结核杆菌和干酪病灶内代谢缓慢的结核杆菌。用量为每日 20～30mg/kg(<750mg/d)。副作用为肝损害和关节痛。

⑤乙胺丁醇(EMB):为抑菌药,作用于分裂期细菌,干扰 RNA 合成,抑制细菌代谢。适用于年长儿,与其他抗结核药物合用可延迟耐药的产生。用量为每日 15～20mg/kg(<750mg/d)。副作用为球后视神经炎。

⑥乙硫异烟胺(ETH):为抑菌药,抑制分枝杆菌酸合成,不单独使用,与其他抗结核药物合用可以增强疗效和避免耐药产生。用量为每日 10～20mg/kg(<500mg/d),分 2～3 次口服。副作用为消化道反应和肝损害。

⑦其他:应用于临床的还有老药的复合制剂(如含有 INH、RFP 和 PZA 的 Rifater),老药的衍生物(如利福定、利福喷汀)或者新型药物(如环丙沙星、司帕沙星、克拉霉素)等。

(2)治疗方案:因为目前结核耐药菌株的增加,小儿单一耐药的发生率为 6.8%～7.2%,多重耐药的发生率为 0.5%～0.7%。推荐使用四联药物治疗(INH＋RFP＋SM＋PZA),疗程为 1 年。为防止突然杀灭大量结核杆菌,释放大量毒素,引发类赫氏反应,造成急性肝坏死和急性肝功能衰竭,抗结核药物从小剂量开始,2 周左右加至一般治疗剂量较为安全。用药期间每个月检查肝功能。在治疗过程中应注意药物的不良反应。

3.外科治疗

对粟粒型肝结核、胆管型肝结核、肝浆膜结核和先天性结核病应进行内科治疗。对较大的肝结核瘤和结核性肝脓肿可手术治疗。

(1)外科治疗适应证:较大的单发肝结核瘤;结核性肝脓肿较大有破裂可能,或经药物治疗无效者;诊断不明确,不能排除肝恶性病变者;压迫肝门引起梗阻性黄疸;合并门脉高压、食管胃底静脉曲张伴出血,或严重脾功能亢进;胆道出血。

(2)术式选择:对较大的单发肝结核瘤可行肝局部切除、肝段切除或肝叶切除。对结核性肝脓肿可以先进行经皮肝穿刺引流术,脓肿局部链霉素冲洗后注入异烟肼 50～100mg;若药物和穿刺引流无效,可酌情行肝段、肝叶切除术;若脓肿巨大,超过半肝,宜行引流术或切除部分囊壁。对胆管型肝结核需手术内引流,可行胆管空肠 Roux-Y 吻合术。随着微创技术的进步,腹腔镜也可应用于肝结核的诊断和治疗。

(3)术前准备:由于肝结核患儿多存在营养不良、低蛋白血症、贫血等,应尽早加强营养支持,并给以维生素 K,必要时输血等。术前须纠正脱水、电解质和酸解失衡。患儿术前禁食 4～8 小时,禁食期间予以补液。检测血型,并准备一定量全血或浓缩红细胞。术前预防性使用广谱抗生素。

(4)术后治疗:术后密切检测生命体征和血生化指标,禁食至胃肠道功能恢复后逐步恢复饮食,继续使用抗生素。肝结核手术后应坚持足量、规律、全程的抗结核治疗,另外必要的营养支持以及护肝治疗可增强治疗效果。

4.术后并发症及预防

(1)腹腔内出血:补充凝血药物、血浆或悬浮红细胞。如出血量大,保守治疗无效,应再次剖腹探查进行止血。

（2）肝功能不全：出现在正常肝组织剩余过少、出血过多、肝门阻断时间过长，多于术后1～2天出现，表现为高热、烦躁、黄疸，胆红素和转氨酶升高，凝血功能异常。应加强护肝治疗，避免使用具有肝毒性的药物。

（3）胆漏：多由于肝断面小胆管未严密结扎，表现为腹痛、腹胀、引流管内胆汁流出。应保持引流通畅，多可自愈。

（4）腹腔内感染：表现为持续发热，B超或CT可辅助诊断。应用抗生素治疗，较大者可在超声引导下穿刺引流。

六、预后

肝结核如能及时准确诊断，并经正规抗结核治疗，治愈率可达95%，预后良好。但是肝结核是一种严重的肺外结核，如未能及时诊断并合理治疗，死亡率可达12%。尤其是先天性结核病并且进展迅速，死亡率较高。其中，部分患者死于结核，部分患者死于严重的合并症。结核性肝脓肿破入胸腔或腹腔者，治疗困难，预后差。结核杆菌毒力和数量、病情严重程度、有无合并症、是否早期诊断和合理治疗均为影响预后的因素。

七、小结

肝结核常为全身结核病的一部分，临床表现和影像学检查无特异性，对不明原因发热伴肝脾肿大、腹痛、血沉增快、肝功能损害患儿，应考虑肝结核的可能。肝活检和结核菌素试验是诊断的重要手段。根据病变分型进行手术切除和正规抗结核治疗。除重症结核病和先天性结核病外，患儿预后良好。

第十四节　肝脏肿瘤

小儿原发性肝脏肿瘤类型较多，其中良性肿瘤约占全体的40%，主要以血管瘤、肝脏错构瘤、肝细胞腺瘤等为主。恶性肿瘤为多，约占60%。常见的为肝母细胞瘤、肝细胞癌、恶性间叶瘤和横纹肌肉瘤。

在全部小儿恶性实体肿瘤中，发生于肝脏的恶性肿瘤居第三位或第四位，仅次于神经母细胞瘤及肾母细胞瘤，与恶性畸胎瘤发生率相近。小儿恶性实体肿瘤已成为儿童的主要病死原因，小儿肝脏肿瘤的诊断、治疗也处于越来越重要的地位。

一、小儿肝脏肿瘤和瘤样病变的分类

小儿肝脏肿瘤按性质可分为恶性肝脏肿瘤与良性肝脏肿瘤，而根据组织学来源可以分为上皮性肿瘤、非上皮性肿瘤、错构瘤、转移性肿瘤和瘤样病变。详见表4-14-1。

表 4-14-1　小儿肝脏肿瘤和瘤样病变的分类

	良性肿瘤和瘤样病变	恶性肿瘤
上皮性	肝细胞腺瘤	肝母细胞瘤
	肝内胆管腺瘤	肝细胞癌
	肝内胆管囊腺瘤	胆管细胞癌
		纤维板层型癌
非上皮性	血管瘤	血管肉瘤
	血管内皮瘤	未分化肉瘤
	海绵状血管瘤	胚细胞性肿瘤
	淋巴管瘤	恶性肝脏畸胎瘤
	上皮样血管内皮瘤	
	肝脏畸胎瘤	
	脂肪瘤	
	纤维瘤	
瘤样病变	局灶性结节性肝增生	
	结节性再生性肝增生	
	腺瘤样肝增生	
	炎性假瘤	
错构瘤	间叶性错构瘤	
	胆管错构瘤	
	混合性错构瘤	
	转移性肿瘤	各种转移性恶性肿瘤

二、肝母细胞瘤

肝母细胞瘤是小儿最常见的肝脏原发性恶性肿瘤,在肝脏原发性恶性肿瘤中占 50%～60%,占所有的肝脏肿瘤病变的 25%～45%。多见于婴幼儿,尤以生后 1～2 年发病最多见,3 岁以下者占 85%～90%。男女之比为 3：2～2：1,男性明显多于女性。一组研究提示发病年龄平均 1.6 岁,1 岁以下者占 54%,3 岁以下者占 88%。近来国内也有报道成人的病例。

(一)病因

尽管肝母细胞瘤的详细发病机制尚未完全明了,但一般认为这是一种胚胎性肿瘤。可能是在胚胎发育时期肝脏细胞的增生与分化发生异常,至胎儿期或出生后肝脏内仍存在未成熟的肝脏的胚胎性组织,而这些组织异常的持续增生,形成发育幼稚的组织块而可能转化为恶性的母细胞瘤。这种恶性肿瘤形成的病理过程可能发生于胎儿晚期,也有可能至成人期后才发病,临床上最多见仍为发生于婴幼儿期。

近年来诸多学者进行了不同角度的病因和发病机制的研究,认为其可能与如下的因素有关。

1.染色体异常

在许多小儿的恶性肿瘤中都会见到染色体异常。肝母细胞瘤在 11 号染色体常有 11p11.5 的杂合子的丢失。也有报道染色体的异常发生在 2 号和 20 号染色体的三体型,有趣的是,这与胚胎型横纹肌肉瘤染色体异常的表现类似。

2.遗传因素的影响

大多数病例都是散发的,但也有家族性发病的报道。有学者报道,4 个家庭中有同胞的兄弟或姐妹发生肝母细胞瘤,其中 1 对同胞兄弟合并伴有中枢神经系统的异常,1 对同时伴有肝糖原累积症 1B,而另一对有多发性家族性腺瘤性息肉病的家族史。

3.与妊娠期的各种外界不良因素有关

近年有报道发病与母亲的口服避孕药及应用促性腺激素有关。另有研究证实,发病与母亲孕期大量饮酒导致的胎儿酒精综合征有关。

(二)病理和病理分型

肝母细胞瘤可发生于肝左叶和右叶,以右叶为多,甚至有发生于肝外的迷走肝组织的肝母细胞瘤。肝母细胞瘤大多表现为肝内单个球形或分叶状融合的实性肿块,常使肝叶变形或移位。肿瘤多呈圆形,半数有包膜,但其包膜多非真性的纤维性组织,而是被肿瘤挤压变扁的一层肝组织。肿瘤表面多有粗大的、屈曲的、显露的血管。早期为单一的瘤体,后期逐渐向周围肝组织浸润、扩张,使肝脏呈结节性增大甚至呈巨大的肿块。

肝母细胞瘤根据其所含组织成分可分为上皮型和混合型。上皮型瘤细胞分化程度从高至低分别是胎儿型、胚胎型和间变型;混合型瘤细胞是在以上皮为主的结构中出现部分间叶成分,常见的是成熟的骨、软骨及骨样组织,偶可见类似纤维肉瘤或肌源性肉瘤的梭形细胞。上皮型较混合型多见。

(三)临床表现

发病初期多不典型,相当一部分是在家长为患儿更衣或洗澡时偶然发现右上腹部的肿块,后期会出现上腹部或全腹膨隆、恶心呕吐、食欲缺乏、体重减轻、腹泻、腹壁静脉曲张、发热、黄疸等表现。因肿瘤迅速增大使包膜张力加大而出现腹部胀痛。部分患儿肿瘤向胸腔方向生长,以致腹部肿块不甚明显,而因肿瘤抬高膈肌主要表现为呼吸困难。

体检时可触及肝脏呈弥漫性或结节性肿大,瘤块高低不等,质硬。有时伴有脾脏肿大,腹壁静脉显露或曲张。有因肿瘤破裂腹痛、腹肌紧张、腹腔穿刺有较多不凝血液而急诊行剖腹探查。晚期病情进展迅速,不久即出现恶病质。

另外一个临床特点为常伴有发热,体温可达 $39\sim40^\circ\text{C}$。有极为罕见的病例,因肝母细胞瘤的瘤体内含有产生性激素的组织成分,大约 3% 病例表现性器官发育异常及阴毛出现。典型的肉眼黄疸不常见,但胆红素增高的患儿不少。

少数患儿因肿瘤而产生明显的骨质疏松,其机制可能是形成骨基质的蛋白质合成障碍或胆固醇过多,直接影响骨骼的结构所致。以致在较轻微的外力下即可能发生病理性骨折。极个别病例伴有杵状指或半身肥大。

(四)诊断

根据病史、临床表现及实验室检查来诊断中晚期病例并不困难,但较难发现早期病例。

1.实验室检查

90%～100%的患儿血清 AFP 明显增高,对于本病的诊断有特异性的价值,并与肿瘤的增长呈正相关关系,是临床上作为诊断和手术后随访检测的重要指标。其阳性率与肿瘤的组织病理学类型有关,以胎儿型肿瘤产生的 AFP 更多。

另外,血清 LDH、胆固醇、碱性磷酸酶也有增高的报道。早期肝功能多正常,中晚期则会出现较明显的肝功能紊乱。

2.影像学诊断

影像学诊断的目的不是单纯为了获得肝脏恶性肿瘤的诊断,而是必须在此诊断的基础上明确是单发性的还是多发性的、与周围重要组织器官的关系、有无完全手术切除的可能。

目前常用的检查方法有 B 超检查、CT、MRI、血管造影等。与其他的腹部肿块的诊断不同,对于小儿肝母细胞瘤血管造影具有重要的意义,可以作为手术前介入治疗的手段,也可为手术提供非常有效的影像学指导,但技术要求高,操作较复杂,且给患儿带来一定的痛苦。

(1)CT 表现

①平扫:可见肝实性肿块,多由数个结节聚合成大块状,其边缘为高或等密度,中心呈低密度或高低不等密度。

②增强扫描:在动脉期增强可见多个结节状增强征象,门静脉期肿瘤呈低密度,中心有不规则更低密度区域,为肿瘤坏死所致。有的肿瘤内含类似骨组织成分,CT 可显示钙化灶。CT平扫示右肝可见巨块状低密度占位性病变,边缘比较光滑,密度不均,内部可见不规则更低密度区域,其内斑点状钙化。增强示肿瘤可见增强,门静脉期肿瘤呈低密度,中心坏死无增强,肝内胆管扩张。

(2)B 超检查:超声检查可明确肿块的部位和性质,区别实质性和囊性。可以较好地判断门静脉或肝静脉内是否有瘤栓的存在。另外可以作为是否有肾脏、脾内转移的简便易行的检查手段。

(3)MRI 检查:诊断价值与 CT 相仿。其三维成像的影像对肿瘤与肝脏血管和周围器官、组织关系的了解也有重要的意义。

(4)其他检查:胸部的 X 线平片检查可以了解有无肺转移和横膈抬高。肝脏穿刺活检及腹腔镜在诊断不明或肿瘤巨大不能切除者可以应用,以明确诊断、估计肿瘤范围、是否粘连及侵袭周围器官、指导手术前化疗用药等。

(五)鉴别诊断

1.肝内良性肿瘤

患儿一般情况良好,肿块增长缓慢,血清甲胎蛋白阴性等,一般不难加以鉴别。但对于新生儿及小婴儿的肝脏错构瘤,有时较难鉴别。因正常新生儿血清甲胎蛋白水平即较高,有时通过影像学甚至剖腹探查也难以明确判断。

2.肝内转移瘤

根据存在原发瘤或有患恶性肿瘤的既往史,容易想到肝内转移瘤的可能,小儿神经母细胞瘤有恶性程度高、转移早的特点,往往原发性肿瘤很小、尚未引起注意时,已出现较大的肝脏转移瘤。根据血及尿中儿茶酚胺的代谢产物的增高,可以获得鉴别。

3.肝脏附近器官的肿瘤

特别是右侧肾母细胞瘤,压迫肝脏,使肝脏变薄,肝后面形成陷窝,临床表现及超声检查、CT、同位素扫描所见均类似肝脏肿瘤,强化 CT 三维重建多可以较容易地进行区分。

(六)临床分期

临床分期对于病情的判断、治疗方案的确定和预后估计都有重要的意义。目前尚无国际上统一共用的分期诊断标准,一般采用美国儿童肿瘤研究组的儿童肝脏恶性肿瘤分期系统,其主要依据为肿瘤的范围和是否能够完全切除(表 4-14-2)。

表 4-14-2　小儿肝脏恶性肿瘤的临床分期

期别	判断标准
Ⅰ期	肿瘤完全切除,可以楔形肝叶切除或扩大肝叶切除
Ⅱ期 A	初期放疗或化疗使肿瘤可完全切除
B	病变累及限于一叶
Ⅲ期 A	病变累及肝脏的二叶
B	有区域淋巴结的侵及
Ⅳ期	不管肝脏内的受累范围,有远处转移者

(七)治疗

近年来,随着对肿瘤生物学特性了解的深入及化疗和血管介入治疗技术的进步,小儿肝母细胞瘤的长期存活率有了明显的提高。目前,手术切除配合正规的化疗,该症的两年存活率已达 80% 以上。

目前,手术完整地切除肿瘤仍是最重要、最有效的治疗手段。现代治疗原则应为根治性切除肿瘤,确保肝功能的有效代偿,达到治愈或延长生存期提高生存率的目的。许多以往被认为无法手术切除的病例,现在可以通过术前化疗及介入治疗使肿瘤缩小,正常肝脏相对增大,而变为可以手术治疗。

1.可一期手术切除病例的治疗

肝脏的局部解剖和肝脏肿瘤切除后肝功能的代偿是肝脏肿瘤手术的关键问题。通过手术前的各种影像学检查,了解肿瘤的部位、范围、毗邻关系,特别是肝脏血管的受侵情况。有经验的小儿肝胆外科医生往往可以大体估计出肿瘤可否安全地一期切除,并且残留的肝脏能否维持机体的基本需要。

近年来,一体式计算机辅助手术工作站起到极为重要的作用。将增强 CT 检查获取的原始二维图像的 DICOM 文件导入工作站,进行处理和分割并三维重建,通过对三维模型进行多角度、全方位的实时动态观察,清晰地显示肝脏及其内部脉管系统的走行及解剖关系,精准定位肿瘤,还原病灶与其周围脉管结构的立体解剖构象,并结合体积测算,精确判断肿瘤的可切除性,在术前制定出详细的肝切除线路图,对现实手术中可能出现的复杂和危险情况进行预判。

(1)术前准备:早期的患儿,一般情况较好,只进行简单的常规术前准备即可进行手术。但对于本病患儿往往一般情况较差、存在营养不良、低蛋白血症等,应尽早地进行静脉营养支持,并给予维生素 K 等。

(2)手术切除:小儿肝母细胞瘤瘤体往往较大,切除的比例常远大于成人。但小儿肝脏再生能力强,也有报道称只要保存 20%以上的正常肝组织就能维持生命,而且在 2 个月内再生后的肝脏可恢复到原来的体积,因此应积极争取肿瘤全部彻底地切除。

手术中根据肿瘤的大小、部位选择术式,可以视情况进行肿瘤切除、肝叶切除、半肝切除或扩大的肝脏多叶切除。对于巨大的肝脏肿瘤,先精细解剖第一、第三和第二肝门,预先完全处理相关的门静脉分支、二、三级肝动脉、肝短静脉、肝静脉及胆管,然后阻断第一肝门开始切除肿瘤。

(3)术后治疗:手术后特别是术后 2 周内,必须供给患儿足够的营养,包括绝对需要的蛋白质、维生素和能量的供应。

手术后的化疗,配合综合治疗对于小儿的肝脏恶性肿瘤尤为重要。化疗药物,如长春新碱、环磷酰胺、5-氟尿嘧啶都有一定的抗肝细胞癌的作用。阿霉素对抗肝细胞癌及肝母细胞瘤的效果较好,但副作用大。国外有报道称,对肉眼观察已完全切除,镜下仍遗留瘤组织者,术后进行化疗,有 35%存活。目前多主张施行多方案联合、交替用药的方法进行,也有配合进行造血干细胞移植或骨髓移植者。

2.不能一期手术切除的巨大肿瘤的处理

部分晚期患儿往往一般情况差、肝功明显不良、肝脏肿瘤巨大,无法一期手术切除。对此类患儿建议先行探查活检,以明确诊断。或对于血清甲胎蛋白极高、诊断明确者,可以进行术前化疗或者介入治疗配合化疗。经如此术前治疗后,肝内肿瘤会明显缩小,而正常肝脏相对增大,可以进行较彻底的肿瘤切除。

小儿恶性实体肿瘤具有发展迅速、转移较早等临床特点,半数以上患儿就诊时已有邻近组织、区域淋巴结甚至经血运远处转移。而在治疗上,手术切除辅助化疗仍是目前我国小儿恶性实体肿瘤的主要治疗方法,随着术前化疗,血管阻断控制出血等技术的应用,肿瘤完整切除率已近 70.0%,其中肝脏恶性肿瘤的完全切除率达 75.0%。术前术后的辅助化疗已广泛开展,对控制转移播散、杀灭微小病灶、保存肢体器官、维持生理功能和提高生存率均有积极意义,但有部分病例不能坚持全程化疗,治疗不规范不容忽视。

3.不能切除的肝母细胞瘤的肝移植治疗

儿童原发于肝脏的恶性肿瘤中,肝母细胞瘤和肝细胞癌估计要超过 98%。许多肿瘤通过术前化疗和延迟手术能很好控制,局限的肿瘤行一期切除原发肿瘤。85%以上的肝脏能安全切除,术后 3~6 个月肝脏能完全再生。不能切除的两叶多发肝脏肿瘤、血管受侵犯、包绕肝门及主要管道、肝脏肿瘤复发的病例可施行肝移植。原发性和转移性肝脏肿瘤,如肝母细胞瘤、上皮样肝血管内皮瘤、肝细胞癌、纤维肉瘤等适合做肝移植手术。

随着人体组织器官移植技术的进步,肝移植也逐渐应用到不能手术切除的小儿肝母细胞瘤的治疗中。2 例分化中等的肝细胞癌患儿分别于移植术后 8 个月和 5 个月因转移肿瘤复发而死亡。

(八)预后

肝母细胞瘤的预后与组织类型有关,根据组织类型可估计预后,胎儿型最好,其次为胚胎型,间变型最差,混合型则视上皮和间叶成分的分化程度而异。国外报道胎儿型的 6 年生存率可达 71%～100%,而胚胎型则仅为 20%～31%。Schmidt 等对 29 例肝母细胞瘤作 DNA 分析发现,胎儿型常为二倍体,胚胎型和间变型以非整倍体多见,且二倍体预后较非整倍体好。但也有一些学者认为组织类型和染色体倍体都与预后无明显关系。

三、肝细胞癌

肝细胞癌(HCC),该病在我国成人是最常见的恶性肿瘤之一,但很少发生在小儿。对于小儿肝细胞癌的认识则经历了较为复杂的过程,1967 年 Ishak 和 Glunz 对小儿恶性肝细胞瘤进行深入研究后才把肝母细胞瘤和肝细胞癌区分出来,其认为小儿期的肝细胞癌与肝母细胞瘤不论是病理学还是临床表现都不尽相同,应作为一独立的疾病。

(一)病因

肝细胞癌的发病原因和发病机制至今仍未明了,可能与慢性肝病,如慢性乙型肝炎、丙型肝炎、肝硬变;某些天然化学致癌物质,如亚硝胺类化合物,有机氯杀虫剂等;以及其他因素,如肝内寄生虫感染、营养不良、遗传等有关。很多肝细胞癌患者存在慢性肝病的历史,例如高酪氨酸血症继发肝纤维化或肝硬化,甲氨蝶呤诱发肝纤维化,家族性胆汁淤积性肝硬化、人血清中 α-1 抗胰蛋白酶缺乏、胆道梗阻等患者最后常常继发肝细胞癌的发生。

在我国,乙型肝炎病毒感染和肝细胞癌的关系是个较突出的问题。在肝细胞癌细胞 DNA 内也发现有整合的乙型肝炎病毒片段。许多学者认为对于儿童病例同样也存在这样的问题。许多对肝脏有害的因素包括乙型肝炎病毒感染与肝细胞癌的发生有一定关系。一般认为 HBV 病毒感染后发生肝细胞癌的潜伏期是 20 年,可以在小儿发病 6～7 年后发展成为肝细胞癌,但其确切的发病机制尚待进一步的研究。

有报道小儿慢性遗传性高酪氨酸血症病例如果能够长期生存,其肝细胞癌的发生率明显增高。另有报道称,肝细胞癌伴有神经纤维瘤病、运动失调性毛细血管扩张症和家族性多发性腺瘤病。

(二)病理

多数肝细胞癌病例,在确诊时肿瘤已经广泛扩散,有些为多中心病灶或弥漫浸润肝的左右叶,偶尔也可见有孤立的界限清楚的瘤块。肿瘤呈灰白色,有些病例由于肿瘤生成胆汁,因此呈淡黄绿色,肿瘤呈结节状或弥漫浸润肝实质,很少形成假包膜。肿瘤以外的肝组织可见肝硬化。

镜下可见肿瘤细胞呈多边形,体积大,核大且有明显的异形性。核仁大而突出,嗜伊红染色或嗜双色染色,核染色质丰富而粗糙,向核膜,核膜与核仁之间形成空晕,使细胞核形态类似核内包涵体,核分裂相很常见。胞浆丰富、粉染,有时可见瘤巨细胞。瘤细胞排列成很粗的索状或巢状,有些区域呈腺管状排列,类似胆管癌。多无髓外造血,肿瘤周围可见肝硬化。细胞的异形,较多的核分裂相和血管的浸润是诊断肝细胞癌的重要标志。

原发性肝细胞癌的大体标本通常可分为三型,巨块型、结节型和弥漫型。巨块型为单个癌块或多个癌结节融合而成,多见于肝右叶,较少伴发肝硬化,手术切除的机会较多,预后亦较好。但由于癌块的迅速生长,易发生中心部位的坏死、出血,在临床上可有破裂出血等并发症。结节型最为常见,为多个结节性癌灶,大小不一,分布广泛,有半数以上病例波及全肝,大多伴有较严重的肝硬变,手术切除率低。弥漫型最少见,为广泛分散。

(三)临床表现

发病年龄较肝母细胞瘤晚,大部分在 5 岁以后发病,但也有报道在婴儿时期发生肝细胞癌,男性较女性多见,为 1.7∶1∼11∶1。

肝细胞癌的早期症状较为隐匿,表现无特征性。可有上腹部不适、胀痛、刺痛、食欲下降、无力和伴有进行性肝肿大。肝区痛为最常见症状,因癌瘤使肝包膜紧张所致。多为胀痛、钝痛和刺痛;可为间歇性,亦可为持续性。病变侵及横膈或腹膜后时,可有肩背或腰部胀痛;肝右后上部的侵犯亦可有胸痛。初为上腹胀,尤多见于左叶肝细胞癌,另外,消化功能障碍及腹水亦可引起腹胀。食欲缺乏常见,常有恶心、呕吐及腹泻。

肝肿块为中、晚期肝细胞癌最常见的主要体征,约占 95%。肝肿大呈进行性,质地坚硬,边缘不规则,表面凹凸不平呈大小结节或巨块。癌肿位于肝右叶顶部者可使膈肌抬高;肝浊音界上升。部分病例可以表现为某些全身性综合征,是癌组织产生某些内分泌激素物质所引起,如低血糖症、红细胞增多症、类白血病反应、高钙血症等。

(四)诊断

检查方法及手段与肝母细胞瘤相同。肝细胞癌出现了典型症状、体征,诊断并不困难,但往往已非早期。所以,凡是有肝病史的患者,如有原因不明的肝区疼痛、消瘦、进行性肝肿大者,应及时做详细检查。采用 AFP 检测和 B 型超声等现代影像学检查,诊断正确率可达 90%以上,有助于早期发现,甚至可检出无症状或体征的极早期小肝细胞癌病例。为早期手术切除"小肝细胞癌"和术后长期存活,提供可能。

1.血液标志物检查

(1)血清甲胎蛋白(AFP)测定:90%∼100%的患儿血清 AFP 明显增高,对于本病的诊断有特异性的价值,应考虑为肝脏恶性肿瘤。肝母细胞瘤与肝细胞癌均可表现为显著增高。

(2)血液酶学及其他肿瘤标记物检查:肝细胞癌患者血清中的谷氨酰转肽酶、碱性磷酸酶和乳酸脱氢酶同工酶等可高于正常。此外,患者血清中 $5'$-核苷酸磷酸二酯酶,α-抗胰蛋白酶,酸性同工铁蛋白,异常凝血酶原等的阳性率亦较高。但由于缺乏特异性,多作为辅助诊断。

2.超声检查

采用分辨率高的 B 型超声显像仪检查,可显示肿瘤的大小、形态、所在部位以及肝静脉或门静脉内有无癌栓等,其诊断符合率可达 84%,能发现直径 2cm 或更小的病变。是目前有较好定位价值的非侵入性检查方法。

3.CT 检查

可检出直径 1.0cm 左右的早期肝细胞癌,应用增强扫描可提高分辨率,有助于鉴别血管瘤。对肝细胞癌的诊断符合率可达 90%。另外,根据 CT 增强扫描及计算机辅助手术系统的三维成像的肝门静脉、肝动脉及肝静脉影像可以判断肝脏血管受侵及的程度,为指导手术提供重要的参考价值。

4.放射性核素肝扫描

应用 ^{198}金、^{99m}锝、^{131}碘玫瑰红、^{113m}铟等玫瑰红、^{113m}铟等进行肝扫描,常可见肝脏肿大,失去正常的形态,占位病变处常为放射性稀疏或放射性缺损区,对肝细胞癌诊断的阳性符合率为 85%～90%,但对于直径小于 3cm 的肿瘤,不易在扫描图上表现出来。

5.MRI

诊断价值与 CT 相仿。但其三维成像的影像对肿瘤与肝脏血管和周围器官、组织关系的了解具有重要的意义。

(五)鉴别诊断

1.肝硬变

病程发展缓慢,肿大的肝脏仍保持正常的轮廓。超声波检查,放射性核素扫描和血清 α-FP 测定,有助于鉴别。但当肝硬变的肝脏明显肿大,质硬而呈结节状;或因肝脏萎缩,硬变严重,在放射性核素肝扫描图上表现为放射性稀疏区时,鉴别不易。应密切观察,并反复测定血清 α-FP 以作动态观察。

2.继发性肝脏恶性肿瘤

病程发展相对较缓慢;血清 α-FP 测定多为阴性。主要鉴别方法是寻找肝脏以外有无胃肠道、泌尿生殖系统、呼吸系统、乳腺等处的原发性癌肿病灶。

3.肝脓肿

一般都有化脓性感染或阿米巴肠病病史和寒颤发热等临床表现。肿大肝脏表面无结节,但多有压痛。超声波检查肝区内有液性暗区。

4.肝包虫病

多见于我国西北牧区。右上腹或上腹部有表面光滑的肿块,患者一般无明显的自觉症状。肝包虫皮内试验阳性可资鉴别。

此外,还须与肝脏邻近器官,如右肾、结肠肝曲、胃、胰腺等处的肿瘤相鉴别。

(六)治疗

治疗原则为早期发现、早期诊断及早期治疗,并根据不同病情发展阶段进行综合治疗。这是提高疗效的关键,而早期施行手术切除仍是最有效的治疗方法。

1.手术治疗

(1)手术切除主要适用于癌肿相对局限、无严重肝硬变、肝功能代偿良好、癌肿未侵犯第一、第二肝门及下腔静脉以及无心、肺肾功能严重损害者。

术式的选择应根据患者全身情况、肝硬变程度、肿瘤大小和部位以及肝代偿功能等而定。癌肿局限于一个肝叶内,可作肝叶切除;已累及一叶或刚及邻近叶者,可作半肝切除;已累及半肝,但没有肝硬变者,可考虑作三叶切除。位于肝边缘区的肿瘤,亦可根据病变情况选用肝段或次肝段切除或局部切除。肝切除手术中一般至少要保留正常肝组织的 25%～30%。

(2)对不能切除的肝细胞癌的外科治疗。可根据具体情况,采用肝动脉结扎、肝动脉栓塞、肝动脉灌注化疗、液氮冷冻、激光气化、微波热凝等单独或联合应用,都有一定的疗效。肝动脉结扎,特别是肝动脉栓塞术合并化疗,常可使肿瘤缩小,部分患者可因此而获得二期手术切除的机会。

原发性肝细胞癌也是行肝移植手术的指征之一,影响远期疗效的主要问题还是肝细胞癌复发。

2.化学药物治疗

(1)全身化疗:多通过静脉给药。目前常用的药物为 5-氟尿嘧啶、阿霉素、丝裂霉素、噻替哌、甲氨蝶呤、5-氟尿嘧啶脱氧核苷及口服替加氟等,但静脉给药的疗效逊于肝动脉灌注等用药。

(2)肝动脉插管化疗:经手术探查,发现已不能切除者,可经胃网膜右动脉或胃右动脉做肝动脉插管。常用 5-氟尿嘧啶、噻替哌等药,每日或隔日经导管灌注一次。

3.肝动脉栓塞治疗

常经皮穿刺股动脉插管到肝固有动脉,或选择插管至患侧肝动脉进行栓塞。近年来多加入化疗药物,二者联合应用效果更好。此法可反复多次施行,以提高疗效。

4.放射治疗

对一般情况较好,肝功能尚好,不伴有肝硬变,无黄疸、腹水,无脾功能亢进和食管静脉曲张,癌肿较局限,尚无远处转移而又不适于手术切除者,可采用放射为主的综合治疗。

5.免疫治疗及支持疗法

常用的有卡介苗、自体或异体瘤苗、免疫核糖核酸。转移因子、干扰素、白细胞介素-2、左旋咪唑等,但疗效尚欠肯定,多在探索之中。

四、肝脏和胆管的横纹肌肉瘤

横纹肌肉瘤是来源于将要分化为横纹肌的未成熟的间叶细胞。这些间叶细胞属于骨骼肌谱系。但也可以起源于一些原本并没有横纹肌的组织或器官,例如膀胱、子宫及胆道等。发生于肝外或肝内胆道系统的恶性肿瘤非常少见,在这些极其少见的肿瘤中,则以胚胎型横纹肌肉瘤最常见。

(一)病理

肝胆横纹肌肉瘤起源于肝内外胆管。大多为胚胎型和葡萄状肉瘤亚型。肿瘤发生部位可以从乏特壶腹直至肝内小胆管。肿物可位于肝内或胆管内,肝内外胆管肿瘤发病数为 1：4～1：5。发生于较大胆管的肿瘤有些可以看到葡萄状肉瘤的特点。肿瘤可以堵塞管腔,引起胆总管的扩张和出现梗阻性黄疸。发生在肝内小胆管的肿瘤则形成肝内肿块常常找不到胆管发生的特点。

肿瘤可以看到多数表面发亮的黏液样息肉,可伴有出血、坏死性改变。镜下:可见染色很深的小椭圆形至梭形细胞形成的密集层。在深部的组织内可见疏松的黏液基质,其中散在横纹肌母细胞,很难找到胞浆内横纹。电镜下胞浆内可见粗的或细的微丝。免疫组化染色:Desmin 和 Myoglobin 可以呈阳性反应。肿瘤内常可见被包围的小胆管增生,周围可见密集的肿瘤细胞。

（二）临床表现

肝胆横纹肌肉瘤罕见，发病年龄较恶性间叶瘤小，可发生于从 16 个月的婴儿至 11 岁儿童，平均年龄2～4 岁。

临床主要表现为发热、乏力、腹胀、肝大、腹部包块、腹痛、发热、食欲缺乏、腹泻。可伴有阻塞性黄疸，初为间歇性黄疸，但后期为持续性、梗阻性。并有肝内转移，然后转移至腹膜后或肺。

（三）诊断

实验室检查可见碱性磷酸酶、5-核苷酸酶和胆红素升高。超声和 CT 可显示肝内或肝外胆管部位肿瘤，多内含稍低密度的肿块影，CT 值 25～35HU。易被误认为囊实性肿物。肿瘤可不均等轻度增强。超声示肝内实性不均匀回声。

（四）治疗

一期根治性手术切除是治疗横纹肌肉瘤最快、最确实的方法。肝胆横纹肌肉瘤如果可能应力争行根治性手术切除，术后用化疗和放疗，有些患者得到长期缓解甚至治愈。但许多病例至就诊时已经出现明显的浸润或转移导致手术切除困难。

（五）预后

文献报道多数患者预后较差，相当多的病例在半年到一年内死亡。近年有学者报道对于浸润的病例手术前进行多疗程大剂量的化疗后，可以提高手术切除率和生存率。化疗药物可联合应用长春新碱、放线菌素 D 及环磷酰胺，或应用顺铂、异环磷酰胺等联合化疗药物。

五、肝恶性间叶瘤及肝未分化肉瘤

肝脏的恶性间叶瘤是一种具有高度侵袭性的恶性肿瘤，这种肿瘤非常罕见。也有被称为肝未分化胚胎性肉瘤或未分化间叶肉瘤。大部分病例发生于小儿，诊断年龄多在 6～10 岁，仅有少数发生于婴幼儿和成人。男女发病数相近。

（一）病理表现

肿瘤肉眼所见为肝内圆形肿块，极少见有蒂与肝脏相连，肿瘤周围有假包膜与正常肝组织分界。多生长较大。剖面肿瘤呈胶冻样，常见出血、坏死和囊肿形成。镜下肿瘤由小细胞构成，有圆形核和不明显的核仁，含少量界限不十分清楚的细胞质。有些则为小梭形细胞和星形细胞，成片或散在于黏液基质内，形成密集区和疏松区交替排列的现象。有时瘤细胞浆呈空泡状，苏丹染色呈阳性反应。电镜下这种细胞很像脂肪母细胞。此外，还可见到成簇或散在的多核巨细胞及间变型大细胞，核形怪异，染色质丰富，染色深。

（二）临床表现

为儿童期少见肿瘤，占小儿原发性肝肿瘤的第 4 位。发病年龄大多 6～10 岁，亦可见于成人及幼童。临床主要表现为上腹部肿物，伴有发热、黄疸和体重下降。肿瘤发生于肝内，右叶比左叶多见。该肿瘤生长迅速，恶性度高，晚期转移至肺及骨骼，存活期多为 1 年左右，预后不良。

（三）诊断

超声检查可见肝脏内部的肿瘤，表现为囊性和实性混合病变。实验室检查除个别病例偶见 SGOT 和碱性磷酸酶异常外，没有其他异常发现，AFP 试验多为阴性。血管造影肿瘤常表现血管少，因此有些病例和肝脓肿混淆。

CT 提示巨块肿瘤可侵占一或两叶肝。肿瘤呈椭圆形或大分叶状低密度肿块。CT 所见取决于大体病理。可表现为分隔多房的囊性肿物，囊腔大小不一呈水样密度，粗细不匀的分隔为肿瘤的实性部分，密度与肌肉相仿，CT 值约 35HU。周围有假性包膜。有时肿瘤似呈单一大囊腔，内含无定形絮团状阴影。肿瘤亦可以实性为主，内含多数小囊。肿瘤血供多少不定，囊性病变明显的病例，血供一般较少或无血供。增强扫描，实性部分及包膜可有强化，囊性部分增强不明显，CT 值在 22~28HU，偶见钙化。本病需结合临床、影像学所见与间叶错构瘤鉴别。

（四）治疗

恶性间叶瘤预后很差，在能手术切除的病例，术后需要采用化疗，如长春新碱和阿霉素；不能手术的病例只能用化疗和放疗，除上述化疗药物外，采用顺铂和阿霉素搭配放疗，文献曾有一例患者经此治疗后肿瘤消失。

（五）预后

多数患者在术后 12~16 个月后复发，平均生存时间为 12 个月。肿瘤局部复发和邻近器官扩散及远处器官转移一样多见。

六、肝脏错构瘤

肝错构瘤是一种少见的胚胎发育异常的肝脏良性肿瘤，多见于婴幼儿。发病率大约占原发性肝肿瘤的 6%。男孩发病率稍高于女孩。多见于 2 岁以内的婴幼儿。有一组文献中报道的发病年龄自新生儿至 10 岁，平均年龄为 10 个月。

（一）病因

肝脏错构瘤的发生机制尚未完全明了，不同的学者曾提出不同的机制，归纳如下：①肝内胆管畸形引起胆道梗阻，近端胆管扩张；②血管内膜纤维化引起血液循环障碍，间质内液体贮积；③胆管畸形加上血管阻塞。目前比较倾向于③，认为由于胆管畸形引起小胆管囊样扩张，加之血管内膜纤维化引起血液循环的障碍，使得肿瘤内液体潴留，造成肿瘤发生。但确切的发病机制有待进一步深入研究。

（二）病理学改变

1.大体形态

肿块可发生于肝脏任何部位，以右叶最多见。多为单发，偶为多发。肿块带蒂或突出于肝表面。病灶一般为球形或卵圆形，表面常高低不平，可有包膜，有时与周围正常肝组织分界不清，或有卫星病灶。切面多为囊实性，少数为实性。囊腔小至肉眼几乎不能分辨，大到直径 15cm。囊液澄清、黄色或胶冻状。实性部分为白色或黄褐色质韧组织。

2.分类及组织学特点

根据肝错构瘤的组织来源不同,分为内胚层性、中胚层性、内中外胚层性及混合性错构瘤四大类。中胚层性错构瘤主要来自中胚层细胞,又可分为间叶性和血管性两种。间叶性错构瘤为最常见类型。以下重点介绍两种最常见的病理类型。

(1)间叶错构瘤:主要由分化成熟但排列紊乱的间叶组织、胆管、淋巴管和肝细胞组成,其中间叶成分由呈疏松的黏液样间质中的星形细胞和胶原的混合物组成,常发生囊性变,大部分肿瘤体积较大,有些和头部等大,甚至有超过 1000g 的肝脏肿瘤。呈分叶状,多数肿瘤内可见囊肿形成。剖面肿瘤含胶冻样间质,其中散在大小不等的囊肿,囊腔内含浆液或黏稠液。多无出血、坏死和钙化。

(2)混合性错构瘤是除肝内成分外还含有其他脏器或组织如肺、胃肠道的细胞或组织成分。相对少见,常表现多结节肿块,周围有纤维束分隔。混合型肝错构瘤与间叶性肝错构瘤不同,主要表现结节中心含胆管成分及被包围的肝索和肝小岛。成簇的小胆管很像婴儿胆管错构瘤或婴儿型多囊性疾患,但没有囊肿形成。

(三)临床表现

绝大多数病例以腹围进行性增大或上腹部触及质硬肿块为主要临床特点,少数病例为尸体剖检时偶然发现。肿块可随呼吸上下移动,通常无压痛。约 80% 在 1 岁以内被发现,整个上腹部几乎均为巨大的肿物所占据。临床主要表现为腹部肿物,进行性增大。与肝母细胞瘤有很大的不同,后者常有营养障碍、消瘦、贫血等症,而本病即使随着患儿的生长而进行性增生,一般情况也往往较好。

(四)特殊检查及诊断

手术前通过 CT、MRI、B 超等影像学检查可见肝脏内的占位性病变。多为实性,少数可见肿块内有囊肿。腹部平片常显示右上腹部有非钙化性肿块。肝扫描可见无功能区。肿瘤好发于肝的右叶(约占75%～80%),有些可见有很粗的蒂与肝相联。约 15%～30% 的肿瘤发生于肝前下叶,表面有蒂与肝相连,其余发生在肝的左叶。多发性病变可发生于肝的左右两叶。

肝功检查多正常。AFP 在较大婴儿或幼儿多正常,可作为与肝母细胞瘤鉴别的一个重要参考。但在小婴儿有不少增高的报道,考虑可能与新生儿或小婴儿正常生理状况 AFP 即处于高水平有关。

(五)治疗及预后

目前尚未发现错构瘤发生恶变,手术切除是治疗本病的最好方法,可行肿瘤摘除或肝叶切除术,预后良好。一般认为本病虽为良性,但可生长至很大,给手术增加难度,另外手术前常难以与肝母细胞瘤进行区分,发现后宜尽早手术。

七、肝血管瘤

肝血管瘤为最常见的肝脏的良性肿瘤。自 B 超声诊断普遍应用于临床以后,在成人肝血管瘤是门诊患者中最常遇到的肝内占位性病变,在小儿病例临床发现也较前增加。

(一)病因

对于血管瘤形成的原因认识尚不统一。多数认为肝血管瘤起源于肝脏胚胎血管错构芽,在一定条件下胚胎血管错构芽发生瘤样增生,形成血管瘤。有少数患者手术切除血管瘤许多年之后又复发并呈现典型的海绵状血管瘤结构,故亦有认为此类肿瘤也可能是真正的新生物。肝海绵状血管瘤的发生可能与雌激素有关,有关服用口服避孕药有促使其发生或复发的报道。

(二)病理改变

小儿的肝血管瘤主要包括婴幼儿血管内皮瘤和海绵状血管瘤两种良性血管瘤。肝的血管内皮细胞瘤多在生后 6 个月以内被发现,但有症状的海绵状血管瘤则多在生后 2 个月内被发现。

1.婴儿型血管内皮瘤

肉眼观,肿瘤由单或多个圆形分离结节构成。一般表现为肝内孤立性肿物,也可见多发性病灶,发生于肝的一叶或两叶。病理表现:肿瘤直径约 0.2～15cm,剖面灰白色或紫红色,与周围肝组织分界不十分清楚,中心部分有时可见灰黄色斑点状钙化。根据组织学表现又可分成两型。

(1)Ⅰ型婴儿型血管内皮瘤:是最常见的类型,肿瘤组织由大小不等的血管构成,管腔内壁可见肿胀增生的血管内皮细胞,核分裂相很少见。血管之间可见黏液纤维基质。有些区域细胞比较密集,其中可见小管、圆形血管或分支状血管混杂存在,间质内和血管腔内可见小灶状髓外造血细胞。

(2)Ⅱ型婴儿型血管内皮瘤:主要表现血管内皮细胞明显增生,不形成管腔,或管腔结构不清楚。有些区域可见血管腔互相吻合,管腔内皮细胞呈乳头状增生,内皮细胞有轻度异形,核分裂相很多见。

2.海绵状血管瘤

单或多发肿瘤分界清楚,偶尔有蒂。海绵状血管瘤在肝脏表面表现为暗红、蓝紫色呈囊样隆起、分叶或结节状,柔软,可压缩,但松开压力之后,又恢复至原形。切面为海绵状,由扩张的血管构成,和血管内皮瘤不同,其镜下主要由多数扩大的血管腔隙构成,有扁平的血管内皮细胞和薄的血管壁。血管腔内有时可见血栓形成,血管之间含不等量的纤维间质,没有恶性的潜能。前者腔隙内可见血管内皮细胞被覆;后者血肿间隙没有内皮细胞覆盖。肝海绵状血管瘤良性,尚无关于此肿瘤恶性变的记载。

(三)临床表现

小的病变多无症状,经体检超声发现,较大的病变可造成上腹不适或触及包块。巨大血管瘤可使肝脏显著增大。本病多见于女性患者,男女性间的比例报道有不同,为 1∶1.5～1∶5。

婴儿型血管内皮瘤 90% 发生在 6 个月以下婴儿,表现为肝大,腹胀或包块。近 20% 伴皮肤血管瘤,也可伴有其他脏器血管瘤。少部分病例会同时发生在肝脏以外,如皮肤、肠管等。部分患儿出现心衰表现。心力衰竭往往是由于巨大的肿瘤内存在动静脉瘘,致短期内回心血量明显增加所致。另外少部分巨大的血管瘤可出现血管瘤血小板减少综合征的严重并发症。

肝海绵状血管瘤多发现于青、中年患者,小儿较成人少见。小血管瘤无症状,较大者可于婴儿期出现无症状性腹部肿块或高心排血量引起的心功能衰竭。另外有相当多的病例在新生儿时期因肿瘤破溃导致腹腔内大出血而突然死亡。这种情况需要和新生儿产伤所致肝内血肿破裂鉴别。部分病例也可出现血管瘤血小板减少综合征。而年长儿或在青、中年患者因多属于体检时发现,很难确定其准确的发病时间。最常见的症状是上腹部不适、发胀、进食后膨胀感、易劳累、隐痛等。

(四)诊断

肝血管瘤的诊断主要依靠现代影像学诊断的发现。虽然如此,直径在 2.0cm 以内的小的血管瘤,鉴别诊断上有时仍然很困难。

1.超声表现

超声检查往往是首选的和最常见的影像诊断,显示肝内均质、强回声病变,边界大多清楚,或病变区内强回声伴不规则低回声,病变内可显示扩张的血窦。小的血管瘤应注意与转移瘤区别。

2.CT 表现

(1)平扫:肝内低密度区,轮廓清楚,密度均匀或病变区内有更低密度区,代表血栓机化或纤维分隔,少数可见到钙化。

(2)增强扫描:①早期病变边缘显著强化呈结节状或"岛屿状",密度与邻近腹主动脉相近,明显高于周围肝实质密度,持续时间加长;②随着时间延长,增强幅度向病变中央推进,而病变的低密度区相对变小;③延时扫描病变呈等密度或略高密度(平扫时病变内更低密度无变化)。增强扫描是诊断肝海绵状血管瘤的重要方法,具有特征性表现,诊断正确率可在 90% 以上。一般典型表现出现在动脉早期,即注药后 30~60 秒。因此强调正确的检查技术,即快速注射造影剂,快速扫描,适时延时扫描。否则,因未见到特征性表现易造成误诊或漏诊。

婴儿血管内皮细胞瘤的增强扫描,早期肿瘤周边部密度增高,伴整个病灶不规则增强,随着周边部密度下降,中心部逐渐强化,延迟扫描,肿瘤逐渐呈等密度灶。中心无增强区代表坏死或出血。海绵状血管瘤增强扫描早期肿瘤边缘部见致密结节状、波浪状或向瘤内隆起的乳头状阴影。动态和延迟扫描所见同婴儿血管内皮细胞瘤。此种特殊的增强过程为血管瘤的特征性表现,具定性诊断意义。但较小的肿瘤可整个发生迅速强化(高密度似主动脉),不显示向心性强化过程。

3.同位素^{99m}TC 肝血池扫描

有助于肝血管瘤的诊断,血池扫描显示病变部分充盈缺损,边缘清楚锐利,有明显的放射浓集区,血管瘤显影时间较长。

4.MRI 检查

MRI 的表现具有特异性。在 T_1 加权图像上多呈均匀的低信号或等信号强度,T_2 加权图像上呈均匀的高信号,弛豫时间延长,并随回波时间延长信号强度增强,边界清楚。

(五)鉴别诊断

海绵状血管瘤主要与肝内恶性肿瘤的鉴别。

1.肝细胞癌

一般有肝炎、肝硬变病史,一般情况较差。AFP 可为阳性,静脉增强扫描有助鉴别。

2.肝转移瘤

部分肝内转移瘤增强扫描可表现边缘强化,类似血管瘤早期表现,但延时扫描呈低密度可资鉴别。往往合并全身一般情况差,甚至恶病质的表现,可发现原发病变。

3.肝脓肿

一般病变周围界限不清、模糊，脓肿周围可见低密度晕环，典型的病变周围强化，病变内气体存在。需结合临床表现。

（六）治疗

小儿肝血管瘤与其他血管瘤一样，存在自行消退的可能性，因此在确定治疗原则时就需要特别慎重。是采取期待、观察的方法还是积极地进行外科干预，不同的学者之间也存在较大的争论。肝血管瘤切除手术在缺乏必要的设备和技术条件下，手术有一定的危险性和并发症，因而必须根据每个患儿的具体情况、肿瘤的大小和位置、有无明显的临床症状等，做出手术或非手术治疗的决策。综合国内外多数学者的经验和治疗主张可以归纳为如下的治疗原则。

1.无任何临床症状、肿瘤较小病例的治疗

可以采用观察，定期复查的方法以期望血管瘤自行消退。

2.肝血管瘤合并 Kasabach-Memtt 综合征的治疗

可采用激素疗法。先使用大剂量地塞米松静脉注射，后改为泼尼松口服，对血小板减少往往有效，并可使肿瘤明显缩小。对部分严重的病例有应用放射治疗取得满意效果的报道。

3.肝血管瘤合并心力衰竭时的治疗

发生心力衰竭的主要原因是血管瘤内存在多量的动静脉交通短路，大量血液不经过周围小血管直接经过短路回流入心，引起心脏负担过重。治疗时应根据发病机制，一方面给予强心药物，另一方面更重要的是阻断短路交通。可进行选择性肝动脉造影及肿瘤动脉栓塞。肿瘤往往巨大，不能完全手术切除，有报道采用肝固有动脉结扎的方法，手术后取得立竿见影的效果，但也有手术后复发的可能。

4.肿瘤较大，有部分症状的治疗

对较大的肝海绵状血管瘤，若情况合适时，可以考虑手术切除，随着小儿肝胆外科技术水平的提高，现在一般手术死亡率和并发症率都有较大程度的降低。但巨大的或超大型的海绵状血管瘤多伴有较显著的临床症状，其手术切除亦较复杂，手术并发症率较高。巨大型肝海绵状血管瘤常与肝脏内、外的重要血管间有复杂的关系，如将下腔静脉包绕、压迫，包围第二肝门和主要肝静脉、下腔静脉移位、膈肌或腹膜粘连等，术前应该对肿瘤与各重要结构间的关系详细了解，权衡手术的利弊。近年来由于血管造影技术的显著进步，有条件的医院可以应用血管造影介入治疗技术进行血管栓塞治疗。

八、肝细胞腺瘤

肝细胞腺瘤是一种临床上少见的、来源于肝细胞的良性肿瘤，可发生于任何年龄。有文献报道称最小一例为 3 周的新生儿，尸检时偶然发现。女性较男性多见。临床主要表现为肝大，肿瘤可出现出血性梗死，约 1/4 患儿可因肿瘤破裂继发腹腔内出血。肿瘤呈球形，常为单发，多局限于肝右叶。

（一）病因

本病确切发病机制尚不清楚。有先天性和后天性两类，先天性肝细胞腺瘤可能与发育异

常有关,多见于婴幼儿病例。后天可能与肝硬化后肝细胞结节状增生有关。报道认为与口服避孕药有密切关系。小儿肝细胞腺瘤常常和其他疾病伴同发生,如Ⅰ型肝糖原累积症,患者常在10岁左右时发现肝细胞腺瘤,用饮食治疗肝糖原累积症,腺瘤可以消失。雄性激素治疗Fanconi贫血,β-地中海性贫血有过量铁摄入的患者,或者合成类固醇治疗的患者等,都发现患儿有肝细胞腺瘤发生,两者的关系不十分清楚。

(二)病理变化

肿瘤可发生在肝脏的深部或在肝的表面,很少见有蒂,为实质性肿块。肝细胞腺瘤常有不完整包膜,边界清楚,隆起于肝表面,表面有丰富的血管,质软,切面呈淡黄色,有时有暗红或棕红色出血区。最常见的是孤立的结节,结节周围常可看到多数卫星结节。剖面表现为界限清楚的结节,呈均匀的黄褐色,偶见中心有坏死。真正的包膜不常见。镜下可见肿瘤由分化良好的肝细胞组成,由2～3层细胞排列成索状或片状。结节内没有小叶结构,没有纤维间隔,没有小胆管增生,也没有门脉结构。有时瘤细胞体积比肝细胞稍大或有轻度异形。由于细胞内糖原含量多,胞浆内较多糖原和脂滴,细胞质内有空泡形成。很少见到核分裂。电子显微镜下可见到瘤细胞内细胞器缺乏。

(三)临床表现

肝细胞腺瘤在成人和小孩都很少见,可发生于任何年龄。有文献报道称最小一例为3周的新生儿,于解剖时偶然发现。肝细胞腺瘤女性较男性多见,可发生在肝左叶或右叶,以右叶为多见。

患儿一般情况好,肿瘤小时可无任何症状,由于肿瘤生长缓慢,往往发展至巨大时才引起家长的注意。笔者治疗的一例14岁女孩,瘤肝的重量达4.8kg,而肿瘤切除手术后体重为41kg,肿瘤重量竟占体重的12%。因肝脏瘤体较大,可表现为右上腹部肿块,可引起腹胀、轻微腹痛等症状。个别病例可因下腔静脉被压迫而出现双下肢的水肿。

(四)诊断

本病术前诊断较难,容易与肝母细胞瘤或肝细胞癌相混淆。诊断主要依据影像学检查,尤以CT检查最具价值。

1.B超

检查可见肝内孤立的圆形、椭圆形、边界清楚的低回声或中等回声肿块,肿瘤较大则回声杂乱、强弱不等。

2.CT

平扫呈圆形稍低密度,与周围肝组织相差10HU左右,病灶边界清楚,有包膜,其内可有更低密度的陈旧性出血、坏死灶。增强扫描早期可有短暂的均匀性增强,和正常肝组织对比十分明显,然后密度下降为等密度,延迟扫描为低密度。螺旋CT动脉期肿瘤密度高于正常肝组织,静脉期为等密度或低密度。

3.MRI

表现为肝内单发病灶,呈边界清楚的圆形肿物,T_1W_1稍低信号、T_2W_2稍高信号。也可T_1W_1、T_2W_1均为稍高信号或高信号,说明其内脂肪含量高或有出血,此信号改变具特征性,对病变的定性诊断有较大帮助。

4.放射性同位素

Tc-吡哆醛 5 甲基色氨酸(Tc-PMT)及 Ga-67 扫描对肝细胞腺瘤的诊断也有价值。Ga-67 扫描表现为冷结节,Tc-PMT 表现为早期的摄入、排泄延迟以及放射形稀疏。认为联合检测 B 超、CT、MRI 和放射形核素检查可以提高本病的确诊率。同位素肝扫描显示肿瘤部位为同位素稀疏区。肝血管造影显示该区血管增多和明显的肿瘤边缘。

5.肝功能

常规实验检查往往正常,血 AFP 正常是本病与小儿肝脏恶性肿瘤鉴别的一个重要的指标。

但临床实际中有时进行了上述的多种检查,手术前也无法获得准确的诊断。前述笔者经历的患儿曾辗转国内数家大型医院,行 B 超、CT 及 MRI 等检查,因高度怀疑肝母细胞瘤而行过肝血管造影并进行选择性肝动脉化疗性栓塞,因治疗无效而转至笔者处。术中见肿瘤巨大,表面有大量迂曲、隆起的血管,仍不能肯定诊断,最终手术切除后才获得病理诊断。

(五)鉴别诊断

本病需与肝母细胞瘤及肝细胞癌鉴别。CT 检查中肝细胞腺瘤增强较为均匀,无结节中结节征象,也无被膜之环形增强征象。镜下肝细胞腺瘤也需要和肝细胞癌进行鉴别,尤其是肿瘤细胞有轻度异形者,常常很难和分化好的肝细胞癌鉴别。肝细胞癌必须有细胞异形,出现较多的核分裂相,并有血管的浸润,这种病例应考虑为肝细胞癌。

(六)治疗

切除是唯一的治疗方法,但操作难度大。由于本病有癌变倾向,并且有突然恶性变的可能性,大多数学者主张诊断已明确或无法完全与肝母细胞瘤鉴别时尽早手术切除为最好的方法。手术包括肝叶段切除、不规则肝切除、包膜内肿瘤剜除术等多种方法,既可做到消除临床症状,又可避免并发大出血及继发恶变。前述病例应用低温麻醉,开腹后探查见肿瘤位于肝右叶全部及部分尾状叶,采用先处理第一肝门的门静脉、右肝动脉、右肝管及胆囊管,再处理肝静脉、十余支肝短静脉后再切肝的办法顺利切除达 4.8kg 的巨大瘤肝。

第五章 神经系统疾病

第一节 癫痫

一、病因

2017年,国际抗癫痫联盟(ILAE)分类工作组建议将癫痫病因分为六大类:遗传性、结构性、代谢性、免疫性、感染性及病因不明,其中遗传性因素越来越被重视,每个癫痫患儿疾病的发生由遗传因素和环境因素共同体作用导致,这六大类是对癫痫病因的大致的分类,有条件的情况下要对其病因进行具体化描述,则更具有临床意义。

二、发病机制

癫痫的发病机制复杂,目前认为主要与中枢性神经系统的兴奋性与抑制性失衡及突触可塑性、离子通道异常、免疫及炎症因子、神经血管完整性、神经胶质细胞异常有密切关系。

1.中枢性神经系统的兴奋性与抑制性失衡(神经递质及受体)及突触的可塑性神经递质

主要氨基酸类:γ氨基丁酸(GABA)、甘氨酸、谷氨酸(Glu)、天冬氨酸、牛磺酸等;单胺类:多巴胺、去甲肾上腺素、5-羟色胺及乙酰胆碱等。Glu与GABA分别是中枢神经系统中最重要的兴奋性神经递质与抑制性神经递质,与癫痫发作密切关系。Glu受体有离子型受体(AM2PA、KA和NMDA)和代谢型受体,分别与离子通道和G-蛋白通道耦联,进而发挥作用。目前认为癫痫性发作时谷氨酸蓄积作用于离子型受体,使突触过度兴奋,从而诱发癫痫性发作。与癫痫相关的离子通道主要包括钠、钾、钙离子通道。离子通道基因突变都有可能改变通道蛋白的正常功能,可造成中枢神经系统溶液中GABA水平也有明显降低,导致癫痫发生。目前已有研究证实单胺类递质(多巴胺、去甲肾上腺素、5-羟色胺)对癫痫起抑制作用,而乙酰胆碱则对癫痫起促进作用。而近年来,一些遗传学方面的研究为这些递质在癫痫发生中的作用提供了更为直接的证据。比如在夜间额叶癫痫患者中发现编码烟碱样乙酰胆碱受体 β_2 亚基的CHRNβ2基因中发生了插入突变和错义突变。而对癫痫小鼠、基因重组和基因敲除小鼠进行的功能研究也发现烟碱乙酰胆碱受体的 α_4 亚基与癫痫易感性相关。突触的可塑性是指突触按一定规律或模式建立神经连接的形式,具有一定的特异性。目前研究认为,癫痫患者在癫痫的形成过程中,脑内神经元之间形成异常的突触联系,从而形成病理性神经环路,进而导致大脑兴奋性增强。

2.离子通道异常

作为体内可兴奋性组织的兴奋性调节的结构基础,与癫痫的发生关系密切,目前的观点认为,很多特发性癫痫是一种"离子通道病"。当编码离子通道蛋白的基因发生突变时,可对离子通道的功能产生影响,从而引起神经组织兴奋性异常改变,导致癫痫的发生。而其中钠、钾、钙离子通道与癫痫的相关性较为明确。电压门控钠通道是一类镶嵌在膜内的糖蛋白,无论在细胞动作电位的产生还是传播过程中都起着非常重要的作用。钠离子通道通常是由 α、β_1 和 β_2 这 3 个亚基构成,α 亚基是由同一家族的 9 个基因编码,其中 Nav1.1(SCNIA)、Nav1.2(SCN2A)、Nav1.3(SCN3A)和 Nav1.6(SCN8A)主要在中枢神经系统表达。钾离子通道是分布最广、类型最多的一类离子通道,它存在于所有的真核细胞,主要参与细胞膜静息电位和动作电位复极化过程的调节,决定着动作电位的发放频率和幅度。目前已明确编码电压门控性钾通道的基因主要包括 KCNQ1、KCNQ2、KCNQ3 和 KCNQ4;钙通道广泛存在于机体的不同类型组织细胞中,参与神经、肌肉、内分泌和生殖等系统的生理过程。钙离子的内流与阵发性去极化漂移、神经元同步放电及抑制性突触后电位形成有关。有研究用钙离子成像的方法观察了神经元参与癫痫发作的情况,证实钙离子的快速内流和细胞去极化有关,当去极化达到一定程度时可触发钠离子内流,从而爆发一系列迅速的去极化过程。

3.免疫及炎症因子

动物实验及临床研究显示,中枢神经系统和外周产生的免疫介质共同参与癫痫的发生发展。强大的免疫反应可降低癫痫发作的阈值、增强神经兴奋性、促进突触重建、导致血脑屏障受损,进而引发癫痫。癫痫患者的免疫系统功能紊乱远远多于其他人群。癫痫患者中淋巴细胞亚群 T_3、T_4 细胞含量下降,T_8 细胞增加,T_4/T_8 比值下降。炎症细胞因子是人体免疫反应和炎症反应的重要调节者,细胞因子的失调和过度产生会导致神经元变性,可以诱导癫痫发作。目前认为白细胞介素 IL-1、IL-2、IL-6、IL-21B、IL-210,TNF-α,IFN 及血清可溶性白细胞介素 2 受体等细胞因子与癫痫有关,而且还与体液补体因子、IgG、IgA 及抗脑抗体等相关,特别是 IL-1 在发热性癫痫中有重要作用。因此,对于难治性癫痫临床可用激素或丙种球蛋白治疗。

4.神经血管完整性

中枢神经系统在结构和功能上的完整性取决于神经活动和脑血流(CBF)之间的耦联及血脑屏障(BBB)物质转运的调控。而这 2 个重要过程均依赖于神经血管单元的协调活动。神经血管单元主要由紧邻的小血管内皮、神经元和胶质细胞构成。目前已有研究显示在脑血管疾病,尤其是脑小血管病中,神经血管单元完整性的破坏与癫痫的发生存在相关性。其机制主要包括以下 2 个方面:①区域性脑血流量(rCBF)的变化;②BBB 完整性的破坏。

5.神经胶质细胞

以往研究认为,神经胶质细胞只对神经元起支持作用,而近年来在对癫痫手术切除的病灶标本观察中发现,慢性癫痫患者脑组织中大量星形胶质细胞和小胶质细胞增生,且呈谷氨酸样免疫组化反应阳性,这提示神经胶质细胞在癫痫的发生中发挥着重要作用。神经元微环境中的电解质平衡是维持神经元正常兴奋性的基础。星形胶质细胞依靠细胞膜上多种具有调节电解质代谢功能的酶参与细胞间离子的交换,维持了细胞内微环境电解质的平衡。正常星形胶质细胞能够主动摄取 K^+ 离子并合成抑制性递质 GABA,而神经胶质细胞发生异常增生后形态和功能均出现异常,称为反应性星形胶质细胞,而反应性星形胶质细胞摄取 K^+ 离子的能力下降,使神经元容易去极化,发生过度放电,同时摄取谷氨酸及合成 GABA 的功能下降,神经元的兴奋性升高,使癫痫性发作的阈值降低。

三、分类

对癫痫发作进行分类,有助于临床上对抗癫痫药物的选择以及对不同发作药物疗效的评估;有助于研究发作症状学与脑结构系统之间的关系。癫痫的分类一直繁多,目前神经科沿用的分类是 ILAE 1981 年提出的"癫痫发作分类",依据临床发作形式和脑电图(EEG)改变分类(表 5-1-1);1989 年"癫痫与癫痫综合征的分类",除依据临床发作形式及脑电图改变外,还结合发病年龄、病因及转归(表 5-1-2)。2001 年 ILAE 提出关于癫痫发作和对癫痫诊断的建议,其中关于对癫痫发作的类型(表 5-1-3),癫痫和癫痫综合征新的分类(表 5-1-4)。

表 5-1-1　癫痫发作分类(1981 年)

一、部分性(局限性、局灶性)发作

1.简单部分性发作

(1)运动性发作

(2)感觉性发作

(3)自主神经性发作

(4)精神症状性发作

2.复杂部分性发作

3.部分性发作演变为全身性发作

二、全身性(广泛性、弥漫性)发作

1.失神发作

2.肌阵挛性发作

3.阵挛性发作

4.强直性发作

5.强直,阵挛性发作

6.失张性发作

三、其他分类不明的发作

表 5-1-2　癫痫与癫痫综合征分类(1989 年)

一、部分性(局限性)发作癫痫

1.原发病(特发性)

(1)具有中央-颞部棘波的小儿良性癫痫

(2)具有枕区放电的小儿癫痫

2.继发性(症状性)或隐原性

(1)小儿慢性进行性部分性连续性癫痫(Kojewlukow 综合征)

(2)额、颞、顶或枕叶癫痫

二、全身性发作癫痫

1.原发性(特发性)

(1)良性家族性新生儿惊厥

(2)良性新生儿惊厥

(3)良性婴儿肌阵挛性癫痫

(4)小儿失神癫痫

(5)少年失神癫痫

(6)少年肌阵挛癫痫

(7)觉醒时强直-阵挛大发作癫痫

2.继发性(症状性)

(1)小婴儿癫痫性脑病伴暴发抑制(大田原综合征)

(2)婴儿痉挛(West综合征)

(3)Lennox-Gastaut综合征

(4)肌阵挛起立不能性癫痫

三、尚不能确定是部分性或全身性发作的癫痫

1.婴儿期严重肌阵挛性癫痫

2.发生于慢波睡眠时有持续性棘慢波的癫痫

3.获得性失语性癫痫(Landu-Kleffner综合征)

四、各种诱发因素促发的癫痫及特殊综合征

1.热性惊厥

2.放射性癫痫

3.其他

表 5-1-3　癫痫发作类型(2001年)

一、自限性发作类型

(一)全面性发作

1.强直阵挛性发作(包括开始于阵挛期或肌阵挛期的变异性)

2.阵挛性发作

(1)没有强直成分

(2)伴有强直成分

3.典型的失神发作

4.非典型的失神发作

5.肌阵挛性失神发作

6.强直性发作

7.痉挛(指婴儿痉挛)

8.肌阵挛发作

9.眼睑肌阵挛

(1)不伴失神

(2)伴有失神

10.肌阵挛失张力发作

11.负性肌阵挛

12.失张力发作

13.全面性癫痫综合征中的反射性发作

(二)局灶性发作

1.局灶性感觉性发作

(1)表现为简单感觉症状(例如:枕叶和顶叶癫痫)

(2)表现为复杂性感觉症状(例如:颞顶枕叶交界处癫痫)

2.局灶性运动性发作

(1)表现为单纯阵挛性运动发作

(2)表现为不对称的强直样运动症状(例如:附加运动区发作)

(3)表现为典型的(颞叶)自动症(例如:颞叶内侧发作)

(4)表现为多动性自动症

(5)表现为局灶性负性肌阵挛

(6)表现为抑制性运动发作

3.痴笑发作

4.偏侧阵挛发作

5.继发为全面性发作

6.局灶性癫痫综合征中的反射性发作

二、持续性发作类型

(一)全面性癫痫持续状态

1.全面性强直-阵挛性癫痫持续状态

2.阵挛性癫痫持续状态

3.失神性癫痫持续状态

4.强直性癫痫持续状态

5.肌阵挛性癫痫持续状态

(二)局灶性癫痫持续状态

1.Kojevrukov部分性持续性癫痫

2.持续性先兆

3.边缘性癫痫持续状态(精神运动性癫痫持续状态)

4.偏侧抽搐状态伴偏侧轻瘫

表 5-1-4 癫痫综合征分类

一、婴儿和儿童期特发性局灶性癫痫

a.良性婴儿惊厥(非家族性)

b.良性儿童癫痫伴中央颞区棘波

c.早发性儿童良性枕叶癫痫

d.晚发性儿童枕叶癫痫

二、家族性局灶性癫痫

a.良性家族性新生儿惊厥

b.良性家族性婴儿惊厥

c.常染色体显性遗传夜间额叶癫痫

d.家族性颞叶癫痫

e.不同部位的家族性局部性癫痫

三、症状性（或可能为症状性）局灶性癫痫

a.边缘系统癫痫

1.伴海马硬化的颞叶内侧癫痫

2.确定特异性病因的颞叶内侧癫痫

3.由部位和病因确定的其他类型

b.新皮层癫痫

1.Rasmussen 综合征

2.偏侧惊厥偏侧瘫痪综合征

3.由部位和病因确定的其他类型

c.婴儿早期游走性部分性发作

四、特发性全身性癫痫

a.婴儿良性肌阵挛性癫痫

b.肌阵挛站立不能发作性癫痫

c.儿童失神性癫痫

d.肌阵挛性失神癫痫

e.不同表型的特发性全身性癫痫

1.青少年失神癫痫

2.青少年肌阵挛性失神

3.单纯全身强直-阵挛发作的癫痫

f.全面性癫痫伴热性惊厥附加症（GEFS＋）

五、反射性癫痫

a.特发性光敏性枕叶癫痫

b.其他视觉敏感性癫痫

c.原发性阅读性癫痫

d.惊吓性癫痫

六、癫痫性脑病

a.婴儿早期肌阵挛性脑病

b.Ohtahara 综合征

c.West 综合征

dDravet 综合征

e.非进行性脑病中的肌阵挛持续状态

f.Lennox-Castaut 综合征

g.Landau-Kleffner 综合征

h.慢波睡眠中持续棘慢波的癫痫

七、进行性肌阵挛性癫痫

八、不必诊断为癫痫的癫痫发作

a.良性新生儿惊厥

b.热性惊厥

c.反射性发作

d.酒精戒断性发作

e.药物或其他化学品引起的发作

f.外伤后即刻或早期的发作

g.单次发作或孤立的成簇发作

h.很少重复的发作

四、临床表现

(一)部分性发作

发作时不伴意识障碍为简单部分性发作;伴有意识障碍为复杂部分性发作;部分性发作也可泛化为全面性发作,而且脑电图由局部放电演变为全脑性放电。

1.简单部分性发作

发作开始意识多不丧失,最初发作表现可反映癫痫起源的脑区。

(1)运动性症状:①仅为局灶性运动症状,多为阵挛性发作,任何部位都可以出现局灶性抽搐;②Jackson 发作,即发作从一侧口角开始,依次波及手、臂和肩等;③偏转性发作,眼、头甚至躯干向一侧偏转;④姿势性发作,表现为某种特殊姿势,如击剑样姿势;⑤抑制性运动发作,发作时动作停止,语言中断,意识不丧失;⑥发音性发作,表现为重复语言或言语中断;⑦半侧发作。

(2)感觉症状:①躯体感觉性发作(麻木及疼痛等);②特殊感觉异常(视、听、嗅和味)及幻觉;③眩晕性发作。

(3)自主神经性症状:胃部不适症状、潮红、苍白、冷汗、心悸、竖毛肌收缩,以及瞳孔散大等。

(4)精神症状:常见于复杂部分性发作,包括认知障碍、记忆力障碍、情感问题(恐惧和愤怒)、错觉(视物变大和变小)及幻觉。

2.复杂部分性发作

有意识障碍、发作性知觉障碍以及梦游状态等。常有"自动症",是意识障碍下的不自主动作,表现为口咽自动症、姿势自动症、手部自动症、行走自动症和言语自动症。复杂部分性发作可从单纯部分性发作开始,随后出现意识障碍,也可从开始即有意识障碍。可见于颞叶或额叶起源的癫痫。EEG 在发作时有颞、额区局灶性放电。

3.部分性发作继发为全身性发作

婴儿部分性发作时由于难以确定婴儿发作时的意识水平,往往表现为:①反应性降低——动作突然减少或停止,无动性凝视或茫然,有人称为"颞叶假性失神"或"额叶失神",但不是真正的失神发作。②自动症——常见为口部的简单自动症(如咂嘴、咀嚼、吞咽及吸吮等较原始的动作);或躯干肢体无目的不规则运动,与正常运动很相似。③自主神经症状——呼吸暂停、呼吸节律改变、发绀、面色苍白、潮红、流涎及呕吐。婴儿自主神经症状较年长儿为多,年长儿很少以自主神经症状作为主要内容的发作。④惊厥性症状——表现为眨眼、眼球震颤或口角抽动、扭转或姿势性强直、局部肢体轻微阵挛,与年长儿相比,发作较轻。

2001 年的癫痫发作分类不同于 1981 年的发作分类,要点包括:①将癫痫发作分为自限性和持续性,在这两种发作的范畴内,又分为全面性和局灶性两类;②在局灶性发作中不再分为单纯性和复杂性;③在"局灶性感觉性发作"及"局灶性运动性发作",不再承认有"自主神经症状",自主神经症状多为癫痫发作伴随现象;④发作的类型明显增多。

(二)全身性发作

全身性常有意识障碍,运动性症状是对称性的,脑电图上表现两侧大脑半球广泛性放电。

1.强直-阵挛性发作

发作时突然意识丧失,瞳孔散大,全身肌肉强直或阵挛或强直-阵挛性收缩。强直发作以肌群持续而强烈的收缩为特征,肢体躯干固定在某个姿势 5～20 秒钟。有时表现为轴性强直,头、颈后仰,躯干极度伸展呈角弓反张;有时表现为"球样强直发作",低头、弯腰、双上臂举起及屈肘,持续 2～3 秒,站立时发作会摔倒;有时轻微的强直发作,表现为眼球上转、眨眼或眼球震颤,称为"强直性眼球震颤"。阵挛发作是指肢体及躯干呈有节律性重复的收缩为特征。强直-阵挛性发作是指强直期后,逐渐演变为阵挛期,最终结束发作。EEG 特征表现为背景活动正常或非特异性异常,发作间期异常波在两半球可见棘波、尖波、棘慢波和多棘波等;发作期 EEG 强直期以 10～20Hz 节律性棘波发放开始,波幅渐高而频率渐慢;发作结束后可见弥漫性慢波活动,逐渐恢复背景活动。

2.肌阵挛发作

表现为某个或某组肌肉或肌群快速有力的收缩,不超过 0.2 秒,抽动后肢体或躯干立即恢复原来的姿势(状态),屈肌比伸肌更易受累,上肢明显。婴儿期肌阵挛的特点有 2 种:①全身性粗大肌阵挛,表现为躯干、颈部以及四肢近端突然猛烈抽动,动作幅度大、孤立的或连续的。EEG 表现为高波幅多棘慢波爆发或突然广泛低电压。②散在游走性肌阵挛,表现为四肢远端、面部小组肌群幅度较小的抽动,多部位游走性,EEG 为持续性弥漫性慢波多灶性棘波、尖波。

3.失张力发作

表现为突然发生的肌张力减低或丧失,不能维持原来的姿势,导致突然跌倒或姿势不稳。有时发作时间短暂,在未摔倒在地时意识已恢复,可立即站起;长时间的失张力发作可持续一至数分钟,表现为全身松软、凝视,但无运动性症状。EEG 发作间期和发作期可表现为全导棘慢波或多棘慢波发放;发作期还可表现为低波幅或高波幅快活动和弥漫性低电压。

4.失神发作

分为典型失神和不典型失神,典型失神主要见于儿童失神癫痫和青少年失神癫痫;不典型失神主要见于 Lennox-Gastaut 综合征,也可见于其他儿童癫痫综合征。

(三)癫痫综合征

不同年龄段常见的癫痫综合征的诊断要点介绍如下:

1.良性家族性新生儿惊厥

为常染色体显性遗传,往往有惊厥家族史,基因定位多位于 20q13.2,少数定位于 8q 染色体上,致病基因为 KCNQ2 和 KCNQ3。出生后 2~3 天内病,惊厥形式以阵挛为主,可以表现为某一肢体或面部抽动,也可表现为全身阵挛;少数表现为广泛性强直。有时表现为呼吸暂停,发作频繁,发作持续时间较短。从病史及体格检查中找不到病因,脑电图无特殊异常,生化检查及神经影像学检查均正常。预后良好,多于 1~2 个月内消失,大约 10%~14%小儿转为其他类型癫痫。

2.良性新生儿惊厥

本病遗传不明显。90%病例在生后 4~6 天内发病,其中又以生后第 5 天发病最多,又称"五日风"。男孩略多于女孩。本病病因不太清楚,无代谢异常。惊厥多表现为阵挛发作,有时伴有呼吸暂停,发作频繁,有时可呈癫痫持续状态。脑电图在发作间期常可见尖型 θ 波。本病预后良好。

3.早发性肌阵挛脑病

出生后第 1 天或数天以内起病;主要表现为难治性频繁的肌阵挛发作;脑电图也表现为暴发抑制波形;本病可能与遗传代谢障碍有关,而无明显的神经影像学异常;本病预后不良,多数早期死亡。

4.大田原综合征

出生后 3 个月以内发病,多在 1 个月之内起病;主要为强直痉挛性发作;脑电图表现为暴发抑制波形;常见病因为脑部结构异常,也有隐源性病因。本病治疗困难,大多数病例有严重智力低下,预后差。部分病例在 3~6 个月演变为婴儿痉挛的临床与 EEG 特征。

5.婴儿痉挛

又称为 West 综合征,是较常见的严重的癫痫综合征。多在 3~10 个月发病;临床以频繁的强直痉挛发作为特征,可分为屈曲型、伸展型及混合型。屈曲型表现为点头、弯腰、屈肘及屈髋等动作。伸展型表现为头后仰、两臂伸直以及伸膝等动作。混合表现为部分肢体为伸展,部分肢体为屈曲。EEG 表现为高度失律,各导联见到不规则、杂乱、不对称、高波幅慢波、棘波、尖波及多棘慢波。引起本病的继发性原因多种多样,如脑发育障碍所致的各种畸形、宫内感染、围产期脑损伤、核黄疸、免疫缺陷、代谢异常、生后感染、窒息以及染色体异常等因素,均可引起本病。其中,10%为结节性硬化。本病常合并严重的智力倒退或运动发育落后,多数患儿转变为其他形式的发作,特别以 Lennox-Gastaut 综合征最为多见。

6.婴儿良性肌阵挛癫痫

6 个月~2 岁间发病,患儿神经发育正常;发作表现为全身肌阵挛;EEG 发作期表现为弥漫性棘慢波或多棘慢波,发作间期常无异常放电;以后良好。

7.婴儿重症肌阵挛癫痫

1978 年 Dravet 首次描述本病,目前明确其致病基因为 SCN1A。一般在 5～6 个月时出现第一次惊厥,往往伴有发热或在惊厥前有感染或预防接种史,初起发作形式为阵挛或强直-阵挛,以后才呈肌阵挛发作,形式多样,可为全身抽动或某个肢体抽动,发作时常摔倒。自惊厥开始后,智力及语言发育逐渐落后或共济失调。EEG 第一年往往正常,第二年后出现弥漫性棘波、棘慢波或多棘慢波。本病治疗困难,不易控制发作。

8.Lennox-Gastaut 综合征

1～8 岁发病,临床发作形式多样性是本综合征的特点,如强直发作、不典型失神、失张力发作和肌阵挛发作,患儿可同时存在几种发作形式,也可由一种形式转变为另一种形式;EEG 在发作间期表现为全导 0.5～2.5Hz 慢的棘慢波。2/3 的病例可发现脑结构的异常或在惊厥前已有精神运动发育落后的表现。本综合征预后不良,治疗困难。

9.肌阵挛-站立不能发作癫痫

又称 Doose 综合征,都有遗传因素。多在 5 岁以内发病,男孩明显多于女孩。临床发作以肌阵挛-站立不能发作为特征性表现,表现为点头、弯腰以及两臂上举,常有跌倒,不能站立。EEG 在发作期或发作间期均可见到不规则棘慢波或多棘慢波,背景波正常。多数病例治疗效果较好。

10.儿童良性癫痫伴有中央-颞区棘波

这是小儿癫痫中常见的一种类型,多在 5～10 岁发病,本病与遗传有关,往往有癫痫家族史。发作多在入睡后不久或清醒前后发生,表现为口咽部感觉异常及运动性发作,随后出现半侧面部肌肉抽搐及同侧上下肢抽动,有时可发展为全身性抽动。10%～20%患儿仅有一次发作,另有 10%～20%病例发作频繁。本病体格检查神经系统正常,智力正常。神经影像学检查正常。大部分患儿 EEG 背景活动正常,在中央区或中央颞区出现棘波或尖波,随后为一低波幅慢波,可单独出现或成簇出现。异常放电在入睡后增加,大约 30%患儿仅在入睡后出现。本病预后良好,青春期后大多停止发作。

11.具有枕区放电的小儿癫痫

发病年龄多见于 4～8 岁,男孩略多于女孩。发作可在清醒或入睡时,惊厥表现为半侧阵挛发作或扩展为全身强直-阵挛发作。惊厥前部分患儿出现视觉症状,如一过性视力丧失、视野出现暗点及幻视等。1/3 病例发作后有头痛、恶心及呕吐。EEG 在发作间期表现为枕部和后颞部出现一侧或双侧高波幅棘波或尖波,这种异常放电睁眼时消失,闭眼后 1～20 秒重复出现。

12.获得性失语性癫痫

又称为 Landau-Kleffner 综合征,4～7 岁发病最多,男孩多于女孩,发病前语言功能正常,听觉失认为特征,失语表现为能听见声音,但不能理解语言的含意,逐渐发展为语言表达障碍。大约有一半患者首发症状是失语,另 1/2 患者首发症状为惊厥,惊厥为部分性发作或全身性发作;约有 17%～25%患儿没有惊厥发作;2/3 患者有明显的行为异常。EEG 背景波正常,一侧或双侧颞区阵发性高幅棘波、尖波或棘慢波,睡眠时异常放电明显增多。本病预后表现不一,大多能控制惊厥发作,发病年龄小的患儿语言恢复困难。

13.慢波睡眠中持续棘慢波的癫痫

发病为年龄依赖性,多在 3～10 岁发病,临床上存在获得性认知功能障碍,80％～90％的患者有部分性或全面性发作。EEG 呈现慢波睡眠中持续性癫痫样放电。多伴有全面的智力倒退。

14.儿童失神癫痫

4～8 岁起病,6～7 岁发病最多,女孩多于男孩。失神发作表现为突然发生的意识丧失,两眼凝视前方,停止正在进行的活动,持续数秒～1 分钟左右后意识恢复,发作频繁,每天数次至数十次。EEG 表现为双侧对称、弥漫性高波幅每秒 3 次棘慢波。过度换气可以诱发典型的脑电和临床发作。有一定的遗传倾向;预后良好。

15.青少年失神癫痫

青春期左右发病,7～17 岁起病,发病年龄高峰在 10～12 岁,男女性别无差异,失神发作频率较少,不一定每天均有发作,多伴有全身强直-阵挛发作。EEG 表现为对称的棘慢波,每秒 3.5～4 次,额部占优势。本病治疗反应好。

16.少年肌阵挛癫痫

青春期前后发病,男女性别无大差异。本病有明显的遗传因素,基因定位报道在染色体 6p21.2、15q14 以及 8q24。发作时主要表现为肌阵挛,突然发生肩外展、肘屈曲、屈髋、屈膝以及跌倒,常伴膈肌收缩,发作多在醒后不久发生。也可能单个的发作或重复发作最后转为全身强直-阵挛发作。EEG 为弥漫的每秒 3～6 次的棘慢波或多棘慢波。大部分患者服药能控制发作,有时需终生服药。

17.觉醒时全身强直-阵挛癫痫

多发生在 10～20 岁,16～17 岁为高峰,本病有遗传倾向,大约 10％病例有癫痫家族史。发作多在醒后 1～2 小时发生,包括半夜醒来或午睡醒后发作,表现为全身强直-阵挛发作,有时也可合并失神或肌阵挛发作。EEG 可见弥漫性异常放电,表现为棘慢波或多棘慢波。有时需描记睡眠到清醒时脑电图才能明确诊断。

18.肌阵挛性失神癫痫

多有遗传背景,目前多考虑特发性的原因。出生后数月以至青春期都可发病,发病高峰在 7 岁左右,以肌阵挛性失神为特征性表现,常伴有强直性收缩。对药物治疗反应较差。

19.Rsmussen 综合征

这是一种特殊的、主要影响一侧大脑半球伴有难治性部分性癫痫,进行性严重认知障碍与偏瘫发生,神经影像学早期正常,以后出现一侧大脑半球进行性萎缩,EEG 呈现背景活动不对称慢波活动,一侧为主的癫痫样放电。发病可能与感染及自身免疫异常有关。可接收手术治疗。

20.全面性癫痫伴热性惊厥附加症

为常染色体显性遗传方式,是一种多个基因受累(致病基因包括 SCN1B、SCN1A、SCN2A 和 GABAG2)的单基因遗传癫痫。与其他癫痫综合征不同,需要家族背景的基础才能做出诊断。家族成员中存在热性惊厥或多种发作形式,如热性惊厥附加症、失神发作、肌阵挛发作以及部分性发作等,每个受累者可以有一种或多种发作形式。预后良好。

21.边缘叶癫痫和新皮层癫痫

内侧颞叶癫痫为边缘叶癫痫,外侧颞叶癫痫、额叶癫痫、顶叶癫痫以及枕叶癫痫属于新皮层癫痫。表现为相应部位相关的部分性发作的症状学与不同部位的癫痫样放电。

(四)癫痫持续状态

癫痫持续状态是指癫痫发作持续 30 分钟以上或反复发作,且发作间期意识不能恢复。任何一种类型的癫痫发作都会发生癫痫持续状态。癫痫持续状态可能的原因和诱因包括脑外伤、颅内占位性病变、中枢感染、中毒以及代谢性疾病等。抗癫痫药物应用不当、睡眠剥夺、药物戒断综合征、服用过多药物或高热为常见诱因。

1.惊厥性癫痫持续状态

这是指阵发性或连续强直和(或)阵挛运动性发作,意识不恢复者伴有两侧性脑电图的痫性放电,持续时间超过 30 分钟。全身性惊厥持续状态往往是儿科急诊,全面性强直-阵挛性发作、阵挛性发作、强直性发作以及肌阵挛发作均可表现癫痫持续状态;部分性惊厥发作也可呈局灶性惊厥癫痫持续状态。

2.非惊厥性癫痫持续状态

这是指持续发作的不同程度意识障碍、认知与行为异常,不伴有惊厥发生的脑功能障碍,伴有脑电图监护异常,持续时间大于 30 分钟者。约占各类癫痫持续状态的 $19\%\sim25\%$。非惊厥性癫痫持续状态主要包括典型失神性癫痫状态、非典型失神癫痫状态或精神运动性癫痫状态,可由全身性与部分性发作发展而来,其共同的特点为意识模糊、精神错乱及行为的改变,发作期 EEG 脑电背景活动变慢,同时伴有痫性放电,而发作间期 EEG 脑电活动增快。临床易误诊。非惊厥性癫痫状态可导致永久性认知和记忆功能障碍。

五、诊断

完整全面的癫痫诊断包括发作期症状学、发作类型与综合征确定以及癫痫的病因;儿童发育评估与神经系统功能评价。此外,对反复发作性症状的患儿,还应根据临床及脑电图检查鉴别其他非癫痫发作的疾病,如屏气发作、睡眠障碍、晕厥、习惯性阴部摩擦、多发性抽动以及心因性发作等。

1.临床资料

癫痫的诊断主要结合病史,临床表现各种形式的发作,具突然发生、反复发作以及自行缓解的特点。现病史应详细了解发作的特征,包括发作前诱因、先兆症状和发作的部位,发作的性质、发作的次数、发作时的意识情况和发作后的状况;以及既往发作史和用药史、家族史及发育里程的询问等;体格检查包括全身情况,特别是寻找与癫痫发作病因有关的特征,如特殊的外貌、皮肤各种色素斑(牛奶咖啡斑、皮肤脱失斑和头面部血管瘤)以及神经系统异常体征。

2.脑电图检查

EEG 检查对癫痫的诊断和分类有很大价值,可出现各种阵发性活动,如尖波、棘波、尖慢波、棘慢波、多棘波以及多棘慢波等。一般常规脑电图阳性率接近 50% 左右;加上过度换气、闪光刺激及睡眠脑电图诱发试验可提高 20% 阳性率;一些多功能脑电图描记仪、Hoter 脑电图仪、视屏智能化脑电图监测仪,观察与临床同步的痫性放电,使之阳性率提高至 85% 以上。做脑电图时注意,原服的抗癫痫药物不需停用,以免诱发癫痫发作;脑电图阴性也不能完全排除癫痫,但仅有脑电图的痫样放电而无临床发作不能诊断为癫痫。

3.辅助检查

各种实验室检查或神经影像学检查帮助寻找癫痫的病因和评价预后。①必要的实验室检查如血生化检查(血钙、血糖、电解质及其他生化物质等)、脑脊液检查、先天性遗传及代谢疾病血液与尿液筛查试验,神经免疫功能检查,染色体分析和基因定位检查、皮肤及肌肉活体组织检查;②影像学检查(如头颅 CT、MRI、MRA 及 DSA)了解脑部结构异常;PET 及 SPECT 了解大脑功能改变及帮助癫痫定位;FMRI(功能性 MRI)、MEG(脑磁图)及 IAP(颈内动脉异戊巴比妥试验)等检查,了解脑的结构与功能的关系。

4.神经系统功能评价

在儿童癫痫的诊断中还应关注神经系统其他方面异常的诊断及全身各系统并发疾病的诊断。①发育情况及智商的评估了解有否精神运动发育迟缓;②各种诊断量表如社会生活能力、儿童行为、情绪障碍以及记忆量表等测定,发现心理及行为认知问题;③语言评估有否言语延迟、发育性言语困难、发音或构音障碍;④视听觉功能检查,如视力、视野、视觉诱发电位、听力测试以及耳蜗电位图等发现感知障碍。为临床干预治疗提供指征。

六、治疗

1.癫痫治疗的目标

完全控制发作;少或无药物不良反应;尽量提高生活质量。癫痫是脑部的慢性病,需坚持长期治疗。癫痫的治疗需要医生、家长、患者及社会的共同努力。

2.癫痫的病因治疗

如癫痫患儿有明确的可治疗的病因,应积极进行病因治疗,如脑部肿瘤、某些可治疗的代谢病。

3.癫痫的药物治疗

抗癫痫药物治疗是癫痫治疗最重要和最基本的治疗,也往往是癫痫的首选治疗。目前现有抗癫痫药物都是控制癫痫发作的药物,所以对于仅有脑电图异常没有癫痫发作的患者应当慎用抗癫痫药物。从 20 世纪 80 年代开始一直强调单药治疗,并认为至少进行 2 种或 2 种以上的单药治疗失败后再考虑进行联合药物治疗,但从 2007 年以后部分专家认为在第一种抗癫痫药失败后,即可以考虑"合理的多药治疗"。所谓合理的多药(联合)治疗应当注意几个方面:①作用机制不同;②药效动力学上具有疗效协同增强作用;③药代动力学无相互作用,至少是无不良的相互作用可以产生协同作用;④不良反应上无协同增强或叠加作用。

(1)常用的抗癫痫药物名称:(抗癫痫药物按出现早晚归为传统抗癫痫药物及新型抗癫痫药物)传统抗癫痫药物有卡马西平(CBZ)、氯硝西泮(CZP)、乙琥胺(ESM)、苯巴比妥(PB)、苯妥英钠(PHT)、扑痫酮(PRM)、丙戊酸(VPA);新型抗癫痫药物有拉莫三嗪(LTG)、拉科酰胺(LCS)、非氨脂(FBM)、加巴喷丁(GBP)、左乙拉西坦(LEV)、奥卡西平(OXC)、普瑞巴林(PGB)、卢非酰胺(RUF)、替加平(TGB)、托吡酯(TPM)、氨己烯酸(VCB)、唑尼沙胺(ZNS)。

(2)抗癫痫药物的作用机制:目前抗癫痫药物的作用机制研究尚不十分清楚。不同的抗癫痫药物有不同的作用机制,有的是单一作用机制,有的是多种作用机制。抗癫痫药物的作用机制主要有:电压依赖性的钠通道阻滞剂、增加脑内或突触的 GABA 水平、选择性增强 GABA 介导的作用、直接促进氯离子的内流。

(3)抗癫痫药物的不良反应:

①所有的 AEDs 都可能产生不良反应,其严重程度在不同个体有很大差异。AEDs 的不良反应是导致治疗失败的另一个主要原因。大部分不良反应是轻微的,但也有少数会危及生命。

②最常见的不良反应包括对中枢神经系统的影响(镇静、思睡、头晕、共济障碍、认知、记忆等)、对全身多系统的影响(血液系统、消化系统、体重改变、生育问题、骨骼健康等)和特异体质反应。可以分为四类:a.剂量相关的不良反应:如苯巴比妥的镇静作用,卡马西平、苯妥英钠引起的头晕、复视、共济失调等与剂量有关。从小剂量开始缓慢增加剂量,尽可能不要超过说明书推荐的最大治疗剂量可以减轻这类不良反应。b.特异体质的不良反应:一般出现在治疗开始的前几周,与剂量无关。部分特异体质不良反应虽然罕见但有可能危及生命。几乎所有的传统 AEDs 都有特异体质不良反应的报道。主要有皮肤损害、严重的肝毒性、血液系统损害。新型 AEDs 中的拉莫三嗪和奥卡西平也有报告。一般比较轻微,在停药后迅速缓解。部分严重的不良反应需要立即停药,并积极对症处理。c.长期的不良反应:与累计剂量有关。如给予患者能够控制发作的最小剂量,若干年无发作后可考虑逐渐撤药或减量,有助于减少 AEDs 的长期不良反应。d.致畸作用:癫痫妇女后代的畸形发生率是正常妇女的 2 倍左右。造成后代畸形的原因是多方面的,包括遗传、癫痫发作、服用 AEDs 等。大多数研究者认为 AEDs 是造成后代畸形的主要原因。

附:常见抗癫痫药物的不良反应

卡马西平:头晕、视物模糊、恶心、困倦、中性粒细胞减少、低钠血症、皮疹、再生障碍性贫血、Stevens-Johnson 综合征、肝损害等。

氯硝西泮:常见镇静(成人比儿童更常见)、共济失调、易激惹、攻击行为、多动(儿童)、偶见白细胞减少等。

苯巴比妥:疲劳、嗜睡、抑郁、注意力涣散、多动、易激惹(见于儿童)、攻击行为、记忆力下降、少见皮肤粗糙、性欲下降,突然停药可出现戒断症状如焦虑、失眠等。

苯妥英钠:眼球震颤、共济失调、厌食、恶心、呕吐、攻击行为、巨幼红细胞性贫血、痤疮、牙龈增生、面部粗糙、多毛、骨质疏松、小脑及脑干萎缩(长期大量使用)、性欲缺乏、维生素 K 和叶酸缺乏、皮疹、周围神经病、Stevens-Johnson 综合征、肝毒性等。

扑痫酮:疲劳、嗜睡、抑郁、注意力涣散、多动、易激惹(见于儿童)、攻击行为、记忆力下降,少见皮肤粗糙、性欲下降、皮疹、中毒性表皮溶解症、肝炎等。突然停药可出现戒断症状如焦虑、失眠等。

丙戊酸钠:震颤、厌食、恶心、呕吐、困倦、体重增加、脱发、月经失调或闭经、多囊卵巢综合征、肝毒性(尤见于 2 岁以下的儿童)、血小板减少、急性胰腺炎(罕见)、丙戊酸钠脑病等。

加巴喷丁:嗜睡、头晕、疲劳、复视、感觉异常、健忘等。

拉莫三嗪:复视、头晕、头痛、恶心、呕吐、困倦、共济失调、嗜睡、攻击行为、易激惹、皮疹、

Stevens-Johnson 综合征、中毒性表皮溶解症、肝衰竭、再生障碍性贫血等。

奥卡西平:疲劳、困倦、复视、头晕、共济失调、恶心、低钠血症、皮疹等。

左乙拉西坦:头痛、困倦、易激惹、感染、类流感综合征等。

托吡酯:厌食、注意力、语言、记忆障碍、感觉异常、无汗、肾结石、体重下降、急性闭角型青光眼(罕见)等。

(4)抗癫痫药物的使用原则:

①治疗时机的选择:癫痫一旦确诊应尽早使用抗癫痫药物控制发作。治疗时机的选择不能一概而论,主要根据发病年龄,病因、发作类型及持续时间、神经系统损害、家族史、脑电图与神经影像学特征进行综合分析后再决定。一般首次发作开始用药的指征:a.发病年龄小,婴儿期起病,伴神经系统残疾,如脑性瘫痪、精神运动发育迟滞。b.患先天性遗传代谢病或神经系统退行性病变,如苯丙酮尿症,结节性硬化症等。c.首次发作呈癫痫持续状态或成簇发作者。d.某些癫痫综合征,如大田原综合征、WEST 综合征、Lennox-Gastaut 综合征等。e.有癫痫家族史者。f.脑电图明显异常者,如背景活动异常,频繁出现癫痫性放电。g.伴头颅影像异常,尤其是局灶性异常者。

②选择合适的抗癫痫药物:a.按发作类型选药,抗癫痫药物分为广谱抗癫痫药物,如丙戊酸、苯妥英钠、拉莫三嗪、唑尼沙胺、氯硝西泮等,各种类型发作均可选用,多在全面性发作或分类不明的发作时选用:窄谱抗癫痫药,如卡马西平、奥卡西平、托吡酯,多用于局灶性发作或特发性全身强直-阵挛发作:特殊药物,如促肾上腺皮质激素、氨己烯酸等,应用于婴儿痉挛或癫痫性脑病。b.根据癫痫综合征选药,不同的癫痫综合征适合不同的抗癫痫药物,癫痫综合征判断错误或选药错误可能导致病情加重。c.选药时要注意药物的不良反应,如丙戊酸慎用于青春期后女性,因可能影响女性的性腺发育。d.尽量采取单药治疗,如必须联合,要注意药物间的相互作用,尤其是拉莫三嗪联合丙戊酸钠、卡马西平联合丙戊酸钠及此三药合用。e.药物剂量应个体化,自小剂量开始,逐渐增加剂量。f.坚持长期规则服药,定期复查。

4.癫痫的外科治疗

癫痫外科治疗是癫痫治疗的重要一部分,需要明确的是癫痫手术并不是癫痫治疗的最后一环,也可能是第一个环节。癫痫外科治疗是一种有创性治疗手段,必须经过严格的多学科术前评估,确保诊断和分类的正确性。

(1)外科治疗的目的需要明确为提高患者生活质量,终止或减少癫痫发作。当然,具体每一例考虑进行手术治疗的癫痫患者,均需要明确手术的具体目标,包括手术希望终止癫痫发作还是减少癫痫发作,癫痫终止或减轻的概率有多少,是否可以改善患者生活质量。

(2)目前癫痫手术的适应证尚不统一,切除性癫痫手术的适应证主要是药物治疗失败的且可以确定致痫部位的难治性癫痫、有明确病灶的症状性癫痫,同时还需要判定切除手术后是否可能产生永久性功能损害以及这种功能损害对患者生活质量的影响:姑息性手术主要可以用于一些特殊的癫痫性脑病和其他一些不能切除性手术的患者。不论是切除性手术还是姑息性手术,术前均应该运用可能的各种技术手段,仔细充分评估手术可能给患者带来的获益及风险,并且与患者及其监护人充分沟通手术的利弊,共同决定是否手术及手术方案。

（3）癫痫外科治疗的方法主要包括：切除性手术：病灶切除术、致痫灶切除术、（多）脑叶切除术、大脑半球切除术、选择性海马-杏仁核切除术；离断性手术：单脑叶或多脑叶离断术、大脑半球离断术；姑息性手术：胼胝体切开术、多处软膜下横切术、脑皮层电凝热灼术；立体定向放射治疗术：致痫灶放射治疗、传导通路放射治疗；立体定向射频毁损术：致痫灶放射治疗、传导通路放射治疗；神经调控手术：利用植入性和非植入性技术手段，依靠调节电活动或化学递质的手段，来达到控制或减少癫痫发作的目的，神经调控相对于切除性手术的优点是可逆、治疗参数可体外调整及创伤小。目前癫痫常用的神经调控手术有：迷走神经刺激术、脑深部电刺激术、反应式神经电刺激术、微量泵的植入技术及经颅磁刺激等。癫痫外科治疗后仍应当继续应用抗癫痫药物。癫痫外科治疗后应做好患者的早期和长期随访，早期主要关注癫痫控制、手术并发症、药物治疗方案和药物不良反应，长期随访重点做好患者的癫痫长期疗效和生活质量变化。可手术治疗的常见病变：外伤后癫痫（脑膜脑瘢痕、颅内异物、凹陷骨折等）；脑肿瘤（各类胶质瘤、脑膜瘤、转移瘤等）；脑炎（脑实质内炎症、脑膜炎脑脓肿后、Rasmussen 综合征）；脑血管性病变（AVM、海绵状血管瘤、脑缺血后、软化灶、脑面血管瘤病等）；各类脑寄生虫病，先天性脑室畸形、囊肿等；颞叶内侧硬化；皮质发育不良（灰质异位、脑回发育异常、脑裂畸形、半球巨脑症等）；结节性硬化、错构瘤等。

5.生酮饮食治疗

生酮饮食是一个高脂、低碳水化合物和适当蛋白质的饮食。这一疗法用于治疗儿童难治性癫痫已有数十年的历史，虽然其抗癫痫的机理目前还不清楚，但是其有效性和安全性已得到了公认。生酮饮食由于特殊的食物比例配置，开始较难坚持，但如果癫痫发作控制后，患者多能良好耐受。

（1）生酮饮食的适应证：①难治性儿童癫痫：适用于儿童各年龄段的各种发作类型的难治性癫痫患者；②葡萄糖转运子 1 缺乏综合征：由于葡萄糖不能进入脑内，导致癫痫发作、发育迟缓和复杂的运动障碍；③丙酮酸脱氢酶缺乏症：丙酮酸盐不能代谢或乙酰辅酶 A 导致严重的发育障碍和乳酸酸中毒。

（2）生酮饮食的禁忌证：患有脂肪酸转运和氧化障碍的疾病者。

（3）治疗原则：治疗前全面临床和营养状况评价：在开始生酮饮食前，需要详细的病史和检查，特别是患儿的饮食习惯，给予记录存档，以评价发作类型、排除生酮饮食的禁忌证；估计易导致并发症的危险因素；完善相关检查。

（4）选择合理食物开始治疗：首先禁食 24～48 小时，监测生命体征及微量血糖、血酮、尿酮，若血糖低于2.2mmol/L 或血酮大于 3.0mmol/L，开始予生酮饮食。食谱中摄入食物中的脂肪/（蛋白质＋碳水化合物）比例为 4：1。

（5）正确处理治疗初期常见问题：早期常见的不良反应包括低血糖、过分酮症、酮症不足、恶心/呕吐、困倦或嗜睡、癫痫发作增加或无效等，需要对症处理。

（6）随访：在开始的阶段应与家属保持较密切的联系，稳定后 3～6 个月随访一次。随访的项目包括对患儿营养状况的评估，根据身高、体重和年龄调整食物热量和成分，检测不良反应，进行必要的实验室检查。

(7)停止生酮饮食：如果无效,应逐渐降低生酮饮食的比例,所有摄入食物中的脂肪/(蛋白质＋碳水化合物)比例由 4∶1 调整至 3∶1,再至 2∶1,直到酮症消失;如果有效,可维持生酮饮食 2～3 年。对于葡萄糖载体缺乏症、丙酮酸脱氢酶缺乏症和结节性硬化的患者应延长治疗时间。对于发作完全控制的患者,80％的人在停止生酮饮食后仍可保持无发作。

第二节 头痛

一、紧张性头痛

又称紧张型头痛(TTH)或肌收缩性头痛,是由于头颈部肌肉的痉挛收缩而引起的疼痛,属于心身性疾病,预后良好。目前这类头痛是小儿非器质性头痛中较常见的类型,其终身患病率为 37％～78％。紧张性头痛的发病率比偏头痛高 7 倍,儿童及青少年因为学习压力大以及生活节奏加快,发病率有所上升。

(一)病因与发病机制

尚未完全明了。可能与多种因素有关,如肌肉或肌筋膜结构收缩或缺血,细胞内、外钾离子转运障碍,中枢神经系统内单胺能系统慢性或间断性功能障碍等;亦与情绪紧张、应激、抑郁及焦虑所致的持久性颈肩部肌肉痉挛和血管收缩引起的牵涉痛有关。

(二)临床表现

头痛表现为胀痛、紧箍感或重压感等,位于双侧枕颈部、额颞部或全头部,呈轻-中度发作性或持续性疼痛。疼痛部位肌肉可有触痛或压痛点。头痛发作经常与面临考试或焦虑情绪相关,日重夜轻或时重时轻,可持续数日至数周不等。不伴有恶心、呕吐、畏光或畏声等症状。然而,由于患儿对头痛症状描述的困难,临床实践中有时难以将本病与偏头痛区别开来,两者还可能发生在同一个患儿身上。

(三)诊断

详细而准确的病史和体检是诊断紧张性头痛的基础,但必须排除其他原因引起的头痛。诊断过程中,应尽可能找出引起患儿紧张性头痛发作的精神因素,这些患儿常存在学习压力或缺少自信心。

紧张性头痛分为发作性与慢性两种。2004 年国际头痛协会(IHS)制定了发作性紧张性头痛的诊断标准为:①经历下列②～④的发作至少 10 次。②头痛持续 30 分钟～7 天。③有下列头痛特点至少 2 项:a.重压或紧箍性质;b.轻至中度程度;c.双侧性;d.不因日常的体育活动而加重。④符合下列 2 项:a.无恶心或呕吐;b.无畏光或畏声。2004 年头痛国际分类法(ICHD-2)增加了不频繁和频繁的 TTH 两种新分类,每月发作少于 1 天(或每年少于 12 次)者称为不频繁的发作性 TTH;连续 3 个月内,每月发作多于 1 天但少于 15 天(或 1 年多于 12 天,少于 180 天)者称为频繁的发作性 TTH;平均每月有≥15 天(≥180 天/年)仍称为慢性紧张型头痛。

（四）治疗

对于紧张性头痛最好的治疗方法是向患儿解释其病情,非常实际地让患儿试着调节自己的精神状况。祛除相关精神因素,是缓解头痛发作的关键措施。心理行为治疗中的松弛训练,通过放松头颈部紧张的肌肉,以达到减轻或终止头痛之目的。

根据患儿的个体情况可给予适当的药物治疗,针对头痛发作可用解热镇痛剂,如对乙酰氨基酚等,有焦虑或抑郁症状者可用百忧解等,失眠者可用艾司唑仑等。

二、偏头痛

偏头痛是常见的血管性头痛,早在 2500 年前由古希腊医生希波克拉底发现,并且将该名称一直沿用至今。从国内外的资料显示,偏头痛的患病率有着很大的差别,并且随着现在竞争增强、学习及就业压力的增大、人民生活水平提高等许多因素的影响,偏头痛的发病率也在逐年增高。有人对 1961—1978 年间发表的各国文献材料进行了全面分析,得出偏头痛患病率成年男性为 9.1%,成年女性为 16.1%;未成年男性为 3.4%,女性为 4.9%。有学者在 2001 年的调查结果中显示有 90% 的美国人曾经历过至少 1 次头痛,采用 IHS 诊断标准的流行病学资料显示,美国女性偏头痛发病率为 17.6%,男性为 6.0%,据另一调查显示,22.8% 的 12～15 岁日本儿童曾经有过剧烈头痛的经历,其中 4.8% 的人被确诊为偏头痛,男：女为 1：1.8,仅有 29.1% 的人是有先兆的偏头痛。因为目前缺乏统一的诊断标准和年龄调查范围,小儿偏头痛的调查结论也很不一致,并且随着年龄的增长,发病率也显示出性别差异,3～7 岁发病率为 1.2%～3.2%,男：女为 1：1.4;7～11 岁发病率为 4%～11%,男：女为 1：1;15 岁以后发病率为 8%～23%,男：女为 1：(2～3)。而目前大家比较公认的结论为儿童期典型偏头痛的发病率为 2%～5%,起病年龄多在 6 岁左右并且无低年龄限度。

（一）病因

小儿偏头痛有很多相关因素,但在其发生及发展中的具体详细作用尚不完全清楚。

1.遗传因素

偏头痛的发生与遗传和环境因素有很明显的关联性,为多基因、多因素的一种疾病,具有比较明显的家族聚集性。家族性病例可占到 34%～90%,有先兆的偏头痛患者受遗传因素的影响比无先兆偏头痛的患者高 1 倍。母亲的遗传因素要强于父亲。若父母双方均患有偏头痛,其子女发病率约为 75%;若近亲中有偏头痛的则发病率为 50%;远亲有偏头痛则发病率为 20%。虽然有很多人对偏头痛的遗传因素进行了很多的研究,但到目前为止关于偏头痛的遗传特征、发病机制仍不明确,推测可能与 4q24.6 p12.2 p21.14 q21.2～q22.3 及其 Xq 有一定关系,但对应的易感基因尚不明确。

2.内、外环境因素

（1）内分泌和代谢因素:研究显示女性发病多于男性,多在青春期发病,发现女性患者容易在月经前出现偏头痛,有部分患者仅在月经前后发病,妊娠期或绝经后发作减少或停止,这提示内分泌和代谢因素参与偏头痛的发病。此外,5-HT、去甲肾上腺素、P 物质和花生四烯酸等代谢异常也可影响偏头痛发生。

（2）饮食因素：偏头痛发作可由某些食物和药物诱发，食物包括含苯乙胺的巧克力、含亚硝酸盐防腐剂的肉类和腌制食品、食品添加剂，如谷氨酸钠（味精）、红酒及葡萄酒等。药物包括口服避孕药和血管扩张剂如硝酸甘油等。食物包括含酪胺的奶酪、巧克力、脂肪等；另外，对于富含酪氨酸的食物和药物过敏可作为独立因素诱发偏头痛。

（3）情绪因素：脑力、体力劳累、情绪起伏变化、长期惊恐、抑郁、紧张等均可诱发偏头痛。

（4）其他因素：睡眠太多或太少、剧烈体育活动、异常声音或灯光等也是儿童偏头痛的常见病因。

（二）发病机制

迄今为止，对于偏头痛的发病机制已提出很多种学说。虽然近年来在基础与临床等研究方面都取得了很大进展，但至今仍无确切一致的结论，比较公认的学说有以下几种。

1.血管源学说

Volff 提出的血管源学说则表示偏头痛是原发性一支或数支脑主要动脉痉挛性缺血引起视觉前兆症状，紧接着颅内外血管扩张，使得血管四周组织形成血管活性多肽而引起头痛，并有很多临床表现可以证明：偏头痛先兆期用血管扩张剂可使先兆消失；头痛的搏动性与脉搏是一致的，压迫颈动脉和颞浅动脉可使头痛明显缓解；血管收缩剂麦角胺医治有效。偏头痛发病时有很多患者脑血流量有变化或升高或降低或先降低后升高，也有不少正常者。有先兆偏头痛多与皮质扩展性抑制有一定关系，即先有颅内血管收缩，局部脑皮质血流降低，血运灌注减少。总之，各种方法检测颅内血管的变化与头痛类型、先兆或发作期的头痛均无恒定关系。

2.神经源学说

该学说认为由于原发性中枢性神经功能的紊乱引发了继发性血管运动发生改变，从而导致了偏头痛的爆发，并且认为神经源性炎症是引起偏头痛的关键，1958 年 Milner 应用扩散性抑制（SD）现象来解释先兆，SD 是指各种原因刺激大脑皮质出现的由刺激部位向周围组织扩展的皮层电活动的抑制。Lance 等认为位于脑干蓝斑的去甲肾上腺素能神经元及中缝核的5-羟色胺能神经元是偏头痛发作的关键和起始部位。情绪紧张、焦虑、疲倦、过度冷热刺激等诸多原因引起脑干神经元兴奋及神经递质释放的增多，引起脑血管运动改变、脑缺血及血管的无菌性炎症，三叉神经血管系统受刺激后，其血管周围神经末梢释放出具有血管活性强烈作用的神经肽，如降钙素基因相关肽可引起硬脑膜血管扩张；P 物质、神经缓激肽 A 可引起脑膜血管渗漏；炎症相关因子、血小板激活、白细胞聚集等导致无菌性炎症等，后者传入脑内引起疼痛。另外有学者观察到三叉神经节在受到刺激时可以释放强有力的扩张血管的神经肽，即降钙素基因相关肽（CGRP）。这种肽存在于支配脑循环的三叉神经元内，在头痛急性发作时，脑循环中 CGRP 浓度增高。有学者认为偏头痛的疼痛与 CGRP 和三叉神经传入纤维末梢释放的 P 物质介导的硬脑膜无菌性炎症有一定的关联。偏头痛病发的时候血浆 5-HT 含量降低，而其代谢的 5-羟吲哚乙酸（5-HIAA）在尿中含量升高。对 5-HT 受体亚型 5-HTID 的研究显示，该受体主要分布于大脑脉络丛血管，调节大脑血流并与精神活动有关。5-HTID 可以影响三叉神经元的放电。研究表明现在各种治疗偏头痛的药物都是直接或间接经过5-HTID受体发挥作用来达到治疗和缓解的效果。

3.其他学说

(1)高钾诱导的血管痉挛假说:该学说认为先兆型偏头痛既有扩展性皮质抑制,又有局部缺血,两者皆存在于高钾诱导的血管痉挛的恶性循环中。

(2)脑胶质细胞功能障碍假说:该学说认为偏头痛的基础是脑神经胶质细胞功能障碍,不能重新分配神经细胞内外的 K^+,包括神经细胞回收 K^+ 障碍,使细胞间隙 K^+ 增多,神经胶质细胞缓冲作用丧失,神经胶质细胞去极化,并引起缓慢抑制性电位扩展,水分进入神经胶质细胞,Na^+、Ca^{2+}、Cl^- 进入神经细胞,水分及离子变动引发典型偏头痛时的神经障碍。

(3)大脑皮质神经兴奋性增强:近年来,大脑皮质兴奋性增强在偏头痛发病机制中受到人们的重视,神经元兴奋性受多种因素的影响,如 Mg^{2+} 水平下降,Ca^{2+}、H^+、K^+、Na^+ 通道异常等,影响前突触神经递质的释放,使刺激的阈值下降,细胞膜兴奋,易感性增加。

(4)内皮细胞功能障碍学说:Vanmolkot 等发现偏头痛患者小动脉、动脉毛细血管直径缩小,顺应性降低,周围血管张力增加,中心和周围血压增高;内皮系统异常导致血小板纤维蛋白原结合糖蛋白Ⅱb、Ⅲa 受体激活,从而改变内环境稳定。内皮细胞功能障碍在偏头痛发病作用还有待于进一步探究。

(5)除此之外还有免疫学说、自主神经功能紊乱学说等。

(三)分类

IHS 制定的偏头痛分型,分为:

1.无先兆偏头痛

2.有先兆偏头痛

(1)伴典型先兆的偏头痛性头痛。

(2)伴典型先兆的非偏头痛性头痛。

(3)典型先兆不伴头痛。

(4)家族性偏瘫性偏头痛。

(5)散发性偏瘫性偏头痛。

(6)基底型偏头痛。

3.常为偏头痛前驱的儿童周期性综合征

(1)周期性呕吐。

(2)腹型偏头痛。

(3)良性儿童期发作性眩晕。

4.视网膜性偏头痛

5.偏头痛并发症

(1)慢性偏头痛。

(2)偏头痛持续状态。

(3)无梗死的持续先兆。

(4)偏头痛性梗死。

(5)偏头痛诱发的痫样发作。

6.很可能的偏头痛

(1)很可能的无先兆偏头痛。

(2)很可能的有先兆偏头痛。

(3)很可能的慢性偏头痛。

(四)临床表现

从临床表现来看,小儿急性偏头痛的发作与成人偏头痛发作十分类似,但也有一些区别。小儿偏头痛发作时间短于成人,双侧性头痛比成人多见,视觉症状比成人少见,恶心、呕吐比成人多见,腹型偏头痛也只发生在小儿病例中。小儿偏头痛伴有夜尿、夜惊、夜游症者也经常能看到。有家族遗传史者发病率比成人要高,基底动脉型偏头痛小儿常见,有部分小儿偏头痛可过渡到成年期以后。偏头痛的频繁发作将影响患者的生活和工作,下面介绍偏头痛主要类型的临床表现。

1.无先兆偏头痛

在小儿发作性头痛中是最常见的。大多数患儿以此型临床表现为主,每次发作持续数小时至 2~3 天,与典型偏头痛不一样的是没有先兆,尤其是没有视觉先兆,但经过详细询问病史及观察后,发现头痛前常有一些非特异的临床表现如嗜睡、疲劳、周身不适、食欲减退等,发作时头痛程度比典型偏头痛略轻,常为偏侧搏动性的中-重度头痛,头部活动可加重头痛,伴随症状与典型偏头痛一样,发作的时候所持续的时间与典型偏头痛也基本相同,儿童患者一般发作时间较短而次数较多。

2.有先兆偏头痛

患者在头痛发作前常有一项或多项表明局部皮质或脑干功能障碍的可逆性的先兆症状,先兆可持续数分钟至 1 小时,先兆与头痛发作之间可有 1 小时以内的间隔,但所谓"先兆"也可以发生在头痛后或同时发生,该类型在儿童中的发病率比成人要低,且在成人偏头痛中也仅仅占 10%,大多数发病者有家族史。头痛发作前 10~60 分钟有明显的先兆症状,少数患儿先兆与头痛同时发生或在头痛出现后不久发生,个别病例只有先兆而未发展为头痛。其中视觉先兆最常见,可表现为一侧眼的中心部位出现闪烁暗点,视野不清晰、缺损,眼前"冒金星",甚至一过性黑蒙、视物变小、变大、变形等。视觉先兆结束到头痛开始这段时间有人称之为自由间期,此期间可能伴随有情绪、思维或语言上的障碍、躯体症状、偏身麻木感觉、肢体的轻微偏瘫、疲乏无力等,提示可能与额、颞叶皮质及下丘脑受累有关。头痛开始时为一侧额、颞部、眶上或眶后疼痛,呈搏动性,有的患儿称之为"跳痛",逐渐加重,可扩展到半侧头部或上颈部,伴恶心、呕吐、面色苍白、疲乏无力、畏光、怕声或有嗅觉过敏。患儿会叫家长拉上窗帘、关灯,甚至自己用被子遮光、蒙头、避声、防味。一般持续 2~3 小时,常于入睡后缓解,醒后一切恢复正常。发作时间长者可达 1~2 天,但第 2 日往往头痛已有所减轻。发作间歇期完全正常。发作诱因多为疲劳、情绪紧张、焦虑、恼怒、生气等,有时因吃酪胺类食物、巧克力、糖等诱发。

(1)伴典型先兆的偏头痛性头痛:为最常见的有先兆偏头痛类型,先兆表现为完全可逆的视觉、感觉或言语症状,但无肢体无力表现。与先兆同时或先兆后 60 分钟内出现符合偏头痛特征的头痛,即为伴典型先兆的偏头痛性头痛。若与先兆同时或先兆后 60 分钟内发生的头痛表现不符合偏头痛特征,则称为伴典型先兆的非偏头痛性头痛;当先兆后 60 分钟内不出现头痛,则称为典型先兆不伴头痛。后两者应注意与短暂性脑缺血性发作相鉴别。

(2)家族性偏瘫性偏头痛:临床少见,先兆除必须有运动无力症状外,还应包括视觉、感觉和言语三种先兆之一,如在偏瘫性偏头痛患者的一级或二级亲属中,至少有一人具有包括运动无力的偏头痛先兆,则为家族性偏瘫性偏头痛,头痛发作开始或发作后对侧轻偏瘫,可有交替性偏瘫,头痛时或头痛不久出现以下症状:头痛对侧肢体瘫痪也可伴瘫肢麻木,长时间持续甚至可能导致瘫肢抽搐。偏瘫一般来说会较轻,持续时间也比较短,几个小时或一至两天,重者数日,甚至有一个月的患者,但能够完全恢复;发作间期神经体征检查均为阴性。若无家族史,则称为散发性偏瘫性偏头痛。

(3)基底型偏头痛:较其他偏头痛来说比较少见,但小儿的发病率比成年人高,其中女孩的发病率高于男孩。该型发作以视觉障碍和脑干功能紊乱为主。可有视觉异常、复视、失明、眩晕、耳鸣、听力减退、构音障碍、眩晕、共济失调等表现,甚至数分钟后可发生晕厥,症状一般持续数分钟至10分钟,意识恢复后仍出现枕部或一侧头部搏动性疼痛,伴恶心、呕吐等。先兆症状明显源自脑干和(或)两侧大脑半球,临床可见构音障碍、眩晕、耳鸣、听力减退、复视、双眼鼻侧及颞侧视野同时出现视觉症状、共济失调、意识障碍、双侧同时出现感觉异常,但无运动无力症状。在先兆同时或先兆60分钟内出现符合偏头痛特征的头痛,常伴恶心、呕吐。

3.视网膜性偏头痛

视网膜性偏头痛为反复发生的完全可逆的单眼视觉障碍,包括闪烁、暗点或失明,并伴偏头痛发作,在发作间期眼科检查正常。与基底型偏头痛视觉先兆症状常累及双眼不同,视网膜性偏头痛视觉症状仅局限于单眼,且缺乏起源于脑干或大脑半球的神经缺失或刺激症状。

4.儿童周期性综合征

常为偏头痛前驱的儿童周期性综合征可视为偏头痛等位症,临床可见:①周期性呕吐:即只有周期性发作性呕吐的表现,不伴腹痛及头痛等。②腹型偏头痛:即病发症状为比较明显的周期性出现的腹痛,腹痛部位多位于脐周,同时会有伴恶心、呕吐、面色发白或浑身无力,不伴头痛或伴有轻微的头痛发作,一般来说该型发作的持续时间会比较短,同时发作间期无异常。③良性儿童期发作性眩晕:即有偏头痛家族史,但是儿童自己并无头痛,只存在多次发作性的眩晕,持续时间比较短,可伴有眼震或均衡阻碍,发作间期无特殊发现。

5.眼肌麻痹性偏头痛

这种类型的偏头痛就比较少见。主要表现为头痛发作开始或发作后的痛侧出现眼肌麻痹,首次发作大多在12岁以前,主要见于婴幼儿发病。有的学者报告该病可在5月至7月龄发病。因为在该年龄段发病的患儿,不会诉说,仅仅表现为哭闹不安、呕吐、拍头、抓头发、面色发白、精神不振等。偏头痛发作时以上睑下垂最常见,甚至严重的患者眼肌及瞳孔括约肌全部麻痹,伴眼睑下垂,瞳孔散大,固定不动,光反应消失,眼球偏向外下。若有偏头痛家族史的患者比较容易识别及诊断。关于眼肌麻痹的原因,有学者推测可能与偏头痛发作时同侧的血管炎症压迫相邻的眼神经有关,而眼肌麻痹在头痛症状消失后仍可持续一段时间,最终会慢慢恢复。然而也有头痛反复发作的患者有动眼神经永久损害的报告。对眼肌麻痹性偏头痛患儿必须进一步检查,以排除动脉瘤、血管畸形、脑出血等原因造成的动眼神经受压迫。

（五）辅助检查

1.脑电图

多数学者认为偏头痛患儿的 EEG 异常率较成人高,可出现阵发性慢波、弥散性慢波,较少可见到棘波。有研究显示无论在头痛发作期或间歇期,偏头痛患儿的脑电图异常率会高于正常患儿。对于头颅 CT 或 MRI 等影像学检查,可能由于偏头痛发作时脑神经细胞损害较小而未形成形态学改变,因而不能显示出病变。

2.经颅多普勒超声(TCD)

可直接了解到颅内血流状态信息,能很便捷地提供偏头痛发作期及间歇期血流变化及血管机能状态的状况,很多研究者认为偏头痛为颅内血管收缩或舒张的异常所致,公认 TCD 能反映脑血管痉挛或扩张范围、部位和程度,还可以动态观察脑动脉痉挛的发生、发展和缓解的全过程。TCD 可有助于临床治疗药物的选择,对于血流速度增快者选用扩张血管药物来缓解动态血管的痉挛,而对于血流速度减慢者则以选用收缩血管药物,从而提高血管的张力,改变脑血管循环。

3.其他检查

可根据病情及其他客观条件进行相关如脑血管造影、头颅 CT/MRI、脑脊液或 DSA 等检查。

（六）诊断

临床见到疑似偏头痛的患儿,必须详细向患儿及其父母询问病史,包括起病原因、病程、发病前及发病时情况、家族史、药物治疗情况等。进行细致的全身及神经系统、五官科及脑 CT、脑电图等检查以排除其他疾病。2004 年 IHS 根据神经生理生化研究进展对偏头痛的诊断标准和临床分类进行了修改,使之更适用于小儿偏头痛。

1.无先兆的偏头痛诊断标准

(1)符合以下(2)～(4)特点的发作≥5 次。

(2)头痛发作持续 1～72 小时。

(3)头痛具有以下 4 种特点中的至少 2 种:

①双侧或单侧(额部/颞部)疼痛。

②搏动性痛。

③程度中至重度。

④日常活动后加重。

(4)至少有 1 种下列伴随症状:

①恶心和(或)呕吐。

②畏光和恐声(可从其行为推测)。

2.有先兆的偏头痛诊断标准

(1)符合以下(2)～(4)特点的发作≥2 次。

(2)先兆包括至少以下 1 条,但是没有运动障碍:

①完全可恢复的视觉症状,包括阳性症状(如点状、色斑或线形闪光幻觉)和(或)阴性症状

（如视野缺损）。

②完全可恢复的感觉症状，包括阳性症状（如针刺感）和（或）阴性症状（如麻木）。

③完全可恢复的言语困难。

（3）至少符合以下 2 条：

①视觉症状和（或）单侧感觉症状。

②至少 1 个先兆症状逐渐发展时间≥5 分钟和（或）不同的先兆症状接连出现≥5 分钟。

③每个症状≥5 分钟并且≤60 分钟。

（4）不归因于其他疾患。

3.少见小儿偏头痛的临床表现

（1）儿童良性阵发性眩晕：

①符合标准的发作至少 5 次以上。

②无先兆多次严重眩晕发作，数分钟到数小时后自行缓解。

③发作间期神经系统检查、听力和前庭功能正常。

④脑电图正常。

（2）周期性呕吐：

①至少 5 次发作符合标准。

②周期性发作，个别患者呈刻板性，强烈恶心和呕吐持续 1 小时至 5 天。

③发作期间呕吐至少 4 次/小时。

④2 次发作间期症状完全缓解。

⑤不归因于其他疾患。

（3）腹型偏头痛：

①至少 5 次发作符合标准。

②腹部疼痛发作持续 1～72 小时（未治疗或治疗不成功）。

③腹部疼痛具备以下所有特点：位于中线、脐周或难以定位；性质为钝痛或难以描述；程度为中度或重度。

④腹痛期间有以下至少 2 项：食欲减退、恶心、呕吐、苍白。

⑤不能归于另一种疾病。

（4）慢性偏头痛：

①符合无先兆偏头痛诊断标准（3）和（4）的头痛，每个月发作超过 15 天，持续 3 个月以上。

②不能归于其他疾病。

（5）偏头痛持续状态：

①无先兆偏头痛患者当前发作除持续时间外与以前典型发作相同。

②头痛具有 2 个特点：持续>72 小时，程度剧烈。

③不能归于其他疾病。

（七）鉴别诊断

1.癫痫

有 43.5%～67.0%的癫痫患者患有头痛，近 10 年来癫痫与偏头痛的诊断与鉴别诊断引起人们的广泛注意,现重点就两者做鉴别诊断。

(1)共同点:临床上以短暂性、发作性的脑功能改变为特征,发作间期大部分患者可恢复到正常状态;临床表现均有先兆,如视觉症状、胃肠道症状、头痛、自主神经症状、感知觉异常等;两者可共同存在于同一个患者身上;基础研究均发现两者有钾、钠、钙离子通道基因异常等遗传背景;两者具有高度的共患关系。有研究显示,近 1/4 的癫痫患者患有偏头痛,癫痫患者患偏头痛比非癫痫人群高 2.4 倍;而 3%～8% 的偏头痛患者患有癫痫,明显高于普通人群;两者均对患儿生活有负面影响,严重病例可以影响患儿的生长发育、计算能力以及社会交往,二病共患时上述影响更明显。

(2)不同点:偏头痛多表现为逐渐缓慢起病,而癫痫往往是短时间内突然起病;家族史:偏头痛多数有家族史,而癫痫仅见于部分患者;偏头痛发作时意识正常,而癫痫可伴有意识丧失;偏头痛多数持续数小时或数天,癫痫仅为数分钟;偏头痛分有先兆和无先兆 2 型,而癫痫先兆表现为多种多样;偏头痛脑电图表现为正常或非特异性异常,癫痫则表现为痫样放电。

2.丛集性头痛

临床较少见,表现为一系列、短暂的、密集的、严重的单侧疼痛。头痛部位多局限并固定于一侧眼眶部、眼球后和额颞部。起病突然并且不伴先兆,发病时间比较固定,持续 15 分钟至 3 小时,发作从隔天 1 次到每日数次。发作时有剧烈疼痛难忍,并伴有面部潮红、结膜充血、鼻塞、流泪、流涕,多不伴恶心、呕吐,少数患者头痛中可出现 Horner 征。发病年龄常较偏头痛晚,平均 25 岁,男女之比约为 4∶1。

3.紧张型头痛

头痛部位比较弥散,可出现在前额、双颞、顶、枕及颈部。头痛性质常呈钝痛,头部会有压迫感、紧箍感。头痛持续时间常呈持续性,部分病例也可表现为阵发性、搏动性头痛。很少伴有恶心、呕吐。多数患者按摩头颈部可使头痛缓解。多见于青、中年女性,情绪障碍或心理因素可加重头痛的症状。

4.痛性眼肌麻痹

表现有痛和眼肌麻痹,是涉及特发性眼眶和海绵窦的炎性疾病。会有阵发性眼球后部及眼眶周的顽固性胀痛、刺痛或撕裂样疼痛,伴随动眼、滑车和(或)展神经麻痹,眼肌麻痹可与疼痛同时出现或于疼痛发作后两周内出现,若行 MRI 或活检时可发现海绵窦、眶上裂或眼眶内有肉芽肿病变。本病持续数周后能自行缓解,但易于复发,适当地应用糖皮质激素治疗可使疼痛和眼肌麻痹有所缓解。

5.症状性偏头痛

起源于头颈部血管性病变的头痛,如缺血性脑血管疾病、脑出血、动静脉畸形和未破裂的囊状动脉瘤;非血管性颅内疾病的头痛,如颅内肿瘤;颅内感染引起的头痛,如脑脓肿、脑膜炎等。这些继发性的头痛在临床上也可表现为类似于偏头痛性质的头痛,常伴有恶心、呕吐,但是没有典型偏头痛的发作过程,大部分病例有局灶性神经功能缺失或刺激症状,颅脑影像学检查可显示病灶。由于内环境紊乱发生的头痛如高血压危象、高血压脑病、子痫或先兆子痫等,可表现为双侧搏动性头痛,头痛在发生时间上与血压升高密切相关,部分病例神经影像学检查可出现可逆性脑白质损害表现。

（八）治疗

偏头痛的发病机制目前并不清楚,暂时无有效的根治方法。但大部分的患儿经过合理的治疗可使头痛得到有效的缓解。治疗分为缓解和预防复发两个方面,成人偏头痛的治疗方法在原则上是适用于儿童。

1.发作时的治疗

使患儿保持在安静卧床的状态,解除心理和精神上负担、紧张和恐惧的想法。房间光线应调节至较暗。有头部跳痛者给予额颞部冷敷。轻症服用镇痛剂及安定剂,如阿司匹林、磷酸可待因、安定等,也可用氯丙嗪。经治疗多数患儿头痛可缓解。伴恶心、呕吐者用甲氧氯普胺(灭吐灵)。

对头痛不缓解有跳痛者或经 TCD 检查证实为脑血管扩张者可使用下列缩血管药物。

(1)酒石酸麦角胺:本药能使过度扩张与搏动的脑血管收缩,可有效终止偏头痛发作,但必须在症状出现早期及时应用方能奏效。小于 7 岁者禁用。口服成人1~2mg/次,年长儿1mg/次,无效时可间隔半小时到 1 小时原量再服一次。情况较严重者可皮下注射或肌内注射,成人 0.25~0.5mg/次,年长儿酌减。麦角类药物过量则会表现出恶心、呕吐、肌痛、腹痛及周围血管痉挛、组织缺血等症状。

(2)麦角胺咖啡因:每片含酒石酸麦角胺 1mg,咖啡因 100mg。小于 7 岁者禁用,口服成人 1~2 片/次,必要时半小时后再服 1~2 片,24 小时总量不得超过 6 片,年长儿酌减。

(3)舒马曲坦:该药是 5-HTID 受体促动剂,对脑血管有高度选择性作用,对偏头痛急性发作有效,起效快。成人口服 100mg/次,30 分钟后头痛开始缓解,4 小时达最佳疗效。儿童 1~2mg/(kg·次),最大不得超过成人量。极重症成人皮下注射本药 6mg,儿童酌减。不良反应有一过性全身发热,口干、无力、关节酸痛。

(4)头痛发作经 TCD 证实为脑血管痉挛者需选用扩血管药物。

①盐酸罂粟碱:用于重症偏头痛。本药是非特异性平滑肌松弛剂,能使小动脉扩张,改善脑循环,从而减轻头痛。剂型为片剂 30mg,针剂 30mg/mL。成人每次 30~60mg,一日 3 次口服。小儿每次 1.5mg/kg,一日 3 次口服,最大量不得超过成人量。重者可采用针剂。

②地巴唑:成人口服量每次 10~20mg,一日 3 次。小儿每次 0.5~1mg/kg,一日 3 次口服,最大量不得超过成人量。

③烟酸:预防量为婴儿 4mg/d,儿童 6~12mg/d,治疗量为 25~50mg,一日2次口服。必要时可肌内注射或静脉点滴,1.5mg/(kg·d),见效快。

2.防止发作

应该保持生活的规律性,合理地安排饮食、睡眠、学习、文化及体育活动。尽量少吃含酪胺的食物如巧克力等,避免阳光直晒,切勿过量运动,可适当用药预防。

(1)苯噻啶:本药是 5-HT 拮抗剂,也有抗组胺、抗胆碱能及抗缓解肽作用。长期服用可预防普通型及典型偏头痛发作,对 40%~70% 的患者有效,成人开始每晚服 0.5mg,3~5 天后改为 0.5mg,一日 2 次,2 周后增加至一日 3 次。小儿酌减。持续服用 4~6 个月。不良反应有嗜睡、乏力、食欲增加,长期服用可有体重增加。停药后可恢复正常。

(2)甲基麦角酰胺:为 5-HT 拮抗剂,可与 5-HT 竞争受体,代替 5-HT,收缩血管维持其张力。本药可预防多数偏头痛发作,成人 0.5mg,每日 1 次,3 天后增加至一日 2 次口服,再过 3 天增加至 1mg,每日 3 次。小儿酌减。一般服药 7～10 天症状改善,偶尔达 3～4 周。以后逐渐减量,以最小有效量维持。不良反应有恶心、肌痛、腹痛。小儿慎用。

(3)普萘洛尔:成人每次 5mg,每日 3 次口服,小儿每次 0.5～1mg/kg,每日 3 次口服,最大量不超过 10mg。其作用是阻断血管壁上 β-肾上腺素能受体,防止血管扩张。起始剂量宜小,以防发生中枢性抑制,如血压下降、心率减慢等。哮喘、心力衰竭、房室传导阻滞者禁用。用药 4～6 周无效时改用他药。

(4)氟桂嗪:是钙通道阻滞剂。每晚睡前年长儿服 5～10mg,较小儿童服 2.5～5mg。不良反应有嗜睡,乏力,胃痛,抑郁。

(5)尼莫地平:为钙通道阻滞剂。成人 20～40mg,一日 3 次口服,小儿酌减,一般 10mg,一日 3 次口服。药物不良反应小,可有头晕、头胀、恶心、呕吐、失眠等。

(6)卡马西平:成人 0.1～0.2g,一日 2 次口服,小儿酌减。

(7)丙戊酸钠:成人 0.1～0.3g,一日 2 次口服,小儿酌减。注意检查肝功能。本药目前被认为是预防偏头痛较好的药物。

(8)中药正天丸、全天麻丸等。

第三节　惊厥

惊厥是小儿神经系统最常见的症状,是儿童时期常见的急诊与重症,是急诊室的一个复杂事件,尤以在婴幼儿多见,6 岁以下的发生率为 4%～6%,较成人高 10～15 倍。其特征是患儿的行为改变,由皮层神经元异常过多活动所致,临床出现肢体节律性运动(抽搐)或伴随昏迷。惊厥又称"抽搐",俗名"抽风"或"惊风",表现为阵发性四肢和面部肌肉抽动,多伴有两侧眼球上翻、凝视或斜视、神志不清,有时伴有口吐白沫或嘴角牵动、呼吸暂停、面色青紫等,与受累脑组织的部位和范围有关,发作时间多在 3～5 分钟之内,有时反复发作,甚至呈持续状态。有些抽搐具有潜在危及生命风险。一般短暂的抽搐几乎对大脑没有明显影响,越来越多的证据证明重复、短暂惊厥发作对儿童早期有持续作用效应,任一持续很久的惊厥都会损伤脑组织,因此长程抽搐尤其是癫痫持续状态则可能导致永久神经系统损害。

一、病因

婴幼儿大脑皮层发育未臻完善,其发育的早期是易损期,表现为兴奋性活动为主,分析鉴别及抑制功能较差,故容易发生惊厥;神经纤维髓鞘还未完全形成,绝缘和保护作用差,受刺激后,兴奋冲动易于泛化;免疫功能低下,血-脑脊液屏障功能差,各种感染后毒素和微生物容易进入脑组织;某些特殊疾病,如产伤、脑发育缺陷和先天性代谢异常都是造成婴幼儿期惊厥发生率高的原因;各种原因所致脑细胞功能紊乱,神经元兴奋性过高突然大量异常超同步放电,通过神经下传引起骨骼肌的运动性发作,可以是脑干、脊髓、神经肌肉接头和肌肉本身的兴奋性增高,可以是体内电解质改变,也可以是情绪改变如癔症。惊厥在任何季节均可发生。

（一）根据有无发热

小儿惊厥可伴发热也可不伴发热。

高热惊厥是指小儿在呼吸道感染或其他感染性疾病早期,体温升高>39℃时发生的惊厥,并排除颅内感染及其他导致惊厥的器质性或代谢性疾病。发生率在3%左右,各年龄期(除新生儿期)小儿均可发生,以6个月~4岁多见,单纯性高热惊厥预后良好,大约30%会复发,其中半数会有第三次发作,发作时间越早,越可能复发,复杂性高热惊厥预后则较差。凡热性惊厥的患儿,发病年龄、发热程度、惊厥发作时间及惊厥发作形式等不具备单纯性高热惊厥特点时,就可考虑为复杂型高热惊厥,年龄多<6个月或>6岁。全身性惊厥持续的时间多在15分钟以上,低热时也可出现惊厥,发作形式可以是部分发作或全身性发作,在同一次疾病过程中(或在24小时内)惊厥发作1次以上,惊厥发作后可有暂时性麻痹综合征等异常神经系统体征。热退后1~2周做脑电图仍可有异常,伴有癫痫家族史患儿或第一次高热惊厥前即有脑部器质性病变者较易发展为癫痫。

不伴有发热者,多为非感染性疾病所致,除常见的癫痫外,还有水及电解质紊乱、低血糖、药物中毒、食物中毒、遗传代谢性疾病、脑外伤和脑瘤等。

（二）根据有无感染

惊厥的原因按感染的有无可分为感染性及非感染性两大类;并可按病变累及的部位进一步分为颅内病变与颅外病变。

1.颅内感染

见于脑膜炎、脑炎和脑脓肿等。病毒感染可致病毒性脑炎、乙型脑炎;细菌感染可致化脓性脑膜炎、结核性脑膜炎和脑脓肿;真菌感染可致新型隐球菌脑炎等;寄生虫感染,如脑囊虫病、脑型疟疾、脑型血吸虫病和脑型肺吸虫病。小婴儿宫内感染(TORCH感染)、巨细胞病毒感染也可以出现惊厥。

2.颅外感染

脓毒症、重症肺炎、急性胃肠炎、中毒型细菌性痢疾、破伤风、百日咳及中耳炎等急性严重感染,由于高热、急性中毒性脑病及脑部微循环障碍引起脑细胞缺血、组织水肿可导致惊厥。

3.颅内疾病

常见于颅脑损伤(如产伤、脑外伤)、颅脑缺氧(如新生儿窒息、溺水)、颅内出血(如晚发性维生素 K_1 缺乏症、脑血管畸形)、颅内占位性疾病(如脑肿瘤、脑囊肿)、脑发育异常(如先天性脑积水)、脑性瘫痪及神经皮肤综合征、脑退行性病变(如脱髓鞘脑病、脑黄斑变性)和其他。

4.颅外疾病

癫痫大发作、婴儿痉挛症、代谢异常(半乳糖血症、糖原病和遗传性果糖不耐受症等先天性糖代谢异常;尼曼-匹克病、戈谢病、黏多糖病、脑白质营养不良等先天性脂肪代谢紊乱;苯丙酮尿症、枫糖尿病、组氨酸血症及鸟氨酸血症等先天性氨基酸代谢失调病;铜代谢障碍,如肝豆状核变性)、中毒(儿童误服毒物、一氧化碳、有机磷农药、有机氯杀虫剂、灭鼠药、金属铅与汞、毒蕈、曼陀罗和苍耳子)、食物(白果、苦杏仁)、药物或药物过量(阿托品、樟脑、氯丙嗪、异烟肼、类固醇、氨茶碱和马钱子等)、水电解质紊乱(严重脱水、低血钙、低血镁、低血钠和高血钠)、急性心功能性脑缺血综合征、高血压脑病(急性肾炎、肾动脉狭窄等)、Reye 综合征、脑或脑膜白血病、撤药综合征、红细胞增多症、维生素 B_1 或 B_6 缺乏症、癔症性惊厥和肝肾衰竭等。

(三)根据部位

小儿惊厥可为局灶性和全身性发作。并按照意识状态可有意识正常和意识丧失两种情况。单纯局灶性发作没有意识改变,复杂局灶性发作患儿有意识改变,包括凝视或斜视、咂嘴、走神及吃衣角等。全身性多为癫痫发作。

(四)根据病程

可以分为急性症状性惊厥和远期症状性惊厥发作两类。

急性症状性惊厥多伴发热,首先需要考虑脑膜炎;低血糖可引起急性惊厥,血钠异常与惊厥有关,低血钙和低血镁可导致肌肉痉挛;头部受伤时 15% 可发生创伤性惊厥,冲击性惊厥多发生在创伤后 1 小时内;出血性和缺血性中风都可表现为惊厥,许多药物可引起惊厥(包括麻醉药、抗生素、抗胆碱药、抗痉挛药、抗抑郁药、抗心律失常药、抗组胺药、抗精神药物、抗肿瘤药物和 B 阻滞剂等),撤药惊厥常发生在停药 48 小时内。

远期症状性惊厥发作主要由先天性脑畸形、神经皮肤异常引起,也可继发于新生儿脑梗死、缺氧缺血性脑病或新生儿脑膜炎。

(五)根据年龄

可以分为新生儿惊厥和儿童惊厥。

新生儿惊厥发生概率高,症状无特异性,呼吸暂停、持久的注视分离、咀嚼或肢体运动可能是唯一表现。儿童惊厥需要确定其发作类型。

二、诊断

1.病史

病史中要了解惊厥发作的类型、持续时间、意识状态及伴随症状,既往有无类似发作等;还要询问有无头颅外伤史、误服有毒物质或药物历史;询问有无感染、发热及与惊厥的关系。

分析惊厥的病因时要注意年龄的特点,新生儿期常见产伤、窒息、颅内出血、低血糖、低血钙、败血症、化脓性脑膜炎等;婴儿期常见低钙血症、脑损伤后遗症、脑发育畸形、脑膜炎、高热惊厥、婴儿痉挛症(West 综合征)等;幼儿期常见高热惊厥、颅内感染、中毒性脑病、癫痫等;学龄期以癫痫、颅内感染、中毒性脑病、脑瘤、脱髓鞘病多见。

还要注意惊厥发作的季节特点,春季常见流行性脑脊髓膜炎,夏季常见中毒型细菌性痢疾,夏秋季多见流行性乙型脑炎,冬季常见肺炎、百日咳所致中毒性脑病、低钙血症等,上呼吸道感染所致的高热惊厥一年四季均可见到。

2.体检

惊厥发作时应注意观察抽搐的形式是全身性发作或局限性发作及惊厥时的意识状态。除一般体格检查外,还应注意皮肤有无皮疹、出血点、色素斑等。神经系统检查要注意头颅大小及形状、囟门、颅缝、瞳孔、眼底。运动系统检查注意肌张力,有无瘫痪,有无病理反射及脑膜刺激征,身体其他部位有无感染灶,外耳道有无溢脓、乳突有无压痛等。

3.辅助检查

除血、尿、便常规检查外,根据需要选择性作血电解质测定和肝肾功能、血糖等化验。

凡原因不明的惊厥,特别是有神经系统特征或怀疑颅内感染时,均应做脑脊液检查。但有视盘水肿或其他颅内高压体征时,可暂缓腰椎穿刺,待应用脱水药物后再进行检查。

待惊厥控制后根据需要选择进行头颅X线、脑电图、CT、MRI或SPECT检查。

三、治疗

惊厥是急诊症状,必须立即处理,其治疗原则为:①及时控制发作,防止脑损伤,减少后遗症;②维持生命功能;③积极寻找病因,针对病因治疗;④防止复发。

1.急救处理

患儿平卧,头转向一侧,以防窒息及误吸;保持气道通畅,及时清除口鼻分泌物;有效给氧;减少患儿刺激,保持安静,不要强行置压舌板于齿间;体温过高时采取降温措施;已窒息或呼吸不规则者宜人工呼吸或紧急气管插管。

2.抗惊厥药物的应用

如用一种时,剂量偏大,一般两种联用以迅速止惊。

(1)地西泮(安定):每次0.25~0.5mg/kg或1mg/岁(10岁以内)静脉缓慢注射(<1mg/min),用盐水或糖水稀释时产生混浊但不影响效果。脂溶性高,易入脑,注射后1~3分钟即可生效,疗程短(15~20分钟),必要时20分钟后重复应用。气管内给药的作用与静脉途径一样有效和快速,肌内注射吸收比口服和灌肠更慢,故止惊时不宜采用。

(2)氯硝西泮(氯硝基安定):每次0.02~0.1mg/kg静脉注射或肌内注射,速度不超过0.1mg/s。

(3)苯巴比妥:每次5~10mg/kg,肌内注射,需20~60分钟后才能在脑内达到药物浓度高峰,半衰期长达120小时,故在地西泮等药物控制后作为长效药物使用。新生儿或小婴儿惊厥,可首次给予负荷量15~25mg/kg(<300mg/次),分2次隔30分钟肌内注射,然后按5mg/(kg·d)维持给药。不良反应可抑制呼吸和血压。

(4)苯妥英钠:负荷量为15~20mg/kg(极量<1g/d),速度宜慢[<1mg/(kg·min)],应用时应同时监测血压和心电图的PR间期。

3.病因处理

密切监测惊厥发生与持续时间,意识改变,生命体征变化和神经系统体征,动态观察血清电解质、血糖的变化。无热惊厥的新生儿可首先给予50%葡萄糖每次1~2mL/kg,25%硫酸镁(稀释成2.5%)每次0.2~0.4mL/kg。持续惊厥,伴高热、昏迷、循环呼吸功能障碍者,应考虑中枢神经系统病变和全身性疾病,给予脱水降颅压、抗感染、抗休克等处理;原发性癫痫者应长期予抗癫痫治疗。

4.惊厥持续状态的抢救原则

(1)选择强有力的抗惊厥药物,及时控制发作,先用地西泮,无效时用苯妥英钠,仍不止用苯巴比妥,仍无效用副醛,均无效者气管插管后全身麻醉。尽可能单药足量,先缓慢静脉注射一次负荷量后维持,不宜过度稀释。所选药物宜奏效快、作用长、不良反应少,根据发作类型合理选择。

（2）维持生命功能，防治脑水肿、酸中毒、呼吸循环衰竭，保持气道通畅，吸氧，输液量为 $1000\sim1200mL/(m^2 \cdot d)$。

（3）积极寻找病因和控制原发疾病。

第四节 脑性瘫痪

脑性瘫痪（CP）简称脑瘫，是发育脑因各种原因所致的非进行性脑损伤综合征，主要表现为中枢性运动障碍、肌张力异常、姿势及反射异常。并可同时伴有癫痫、智力低下、语言障碍、视觉及听觉障碍，以及继发性肌肉与骨骼问题。

一、流行病学

其患病率（一般以每1000名活产儿中脑瘫患儿的数目来表示）不同国家或地区患病不尽相同，西方国家脑瘫患病率为 $1.5‰\sim2.5‰$ 活婴；没有证据表明脑瘫患儿存在地区差别；20世纪80年代以后，低出生体重儿童脑瘫患病率呈上升趋势；具有早产、低出生体重、黑人、多胎以及母亲高龄等特征者，脑瘫患病率较高。

二、病 因

脑瘫的病因很多，既可发生于出生时，也可发生在出生前或生后新生儿期。有时为多种因素所造成，约有 1/3 的病例，虽经追查，仍未能找到病因。多年来一直认为脑瘫的主要病因是早产、产伤、围产期窒息及核黄疸等，但存在这些病因的患儿并非全部发生脑瘫。故只能将这些因素视为有可能发生脑瘫的危险因素。Vojta 曾列出 40 余种可能发生脑瘫的危险因素，几乎包括了围产期及新生儿期所有异常情况。近年国内外对脑瘫的发病原因进行了许多研究，如美国围生协会曾对 45 万名小儿自其母妊娠期直至出生后 7 岁进行了前瞻性的系统研究随访，显示脑瘫患病率为 4‰ 活婴，同时发现出生窒息并非脑瘫的常见病因，多数高危妊娠所娩出的小儿神经系统均正常。其他国家对痉挛性脑瘫进行的病因研究也表明，仅有不到 10% 的脑瘫患儿在分娩过程中出现窒息。同时也有较多研究证明，近半数脑瘫发生在存活的高危早产儿及低出生体重儿中。因此，近年认为对脑瘫病因学的研究转入胚胎发育生物学领域。

对受孕前后与孕母相关的环境因素，遗传因素和疾病因素，如妊娠早期绒毛膜、羊膜及胎盘炎症、双胎等多因素的探讨；对于这些因素所致的胚胎发育早期中枢神经系统及其他器官的先天畸形，脑室周围白质营养不良等多方面的研究。认为这些胚胎早期发育中的异常很可能是造成早产及围产期缺血缺氧的重要原因，而且是高危新生儿存活者以后发生脑瘫的重要基础。这些研究为脑瘫发病原因及今后早期干预提供了新的途径。

三、病理

脑瘫是一个综合征,可以由多种病因所引起,病理改变与病因有关。各种先天性原因所致的脑发育障碍,常有不同程度的大脑皮质萎缩和脑室扩大,可有神经细胞减少和胶质细胞增生。早产儿缺血缺氧性脑病可引起室管膜下出血-脑室周围白质软化变性,可有多个坏死或变性区及囊腔形成。经内囊支配肢体的神经纤维区域(锥体束)常受累。核黄疸后遗症可有基底节对称的异常髓鞘形成过度,称为大理石状态。近年已发现一些脑瘫伴有癫痫的小儿,其脑组织有脑沟回发育不良、细胞移行异常和灰质异位等早期脑发育障碍。

四、临床表现

脑瘫临床表现多种多样,主要为运动功能障碍,均表现为①运动发育落后:包括粗大运动或精细运动迟缓,主动运动减少;②肌张力异常:表现为肌张力亢进、肌强直、肌张力低下及肌张力不协调;③姿势异常:静止时姿势如紧张性颈反射姿势,四肢强直姿势,角弓反张姿势,偏瘫姿势;活动时姿势异常如舞蹈样手足徐动及扭转痉挛,痉挛性截瘫步态,小脑共济失调步态;④反射异常:表现为原始反射延缓消失、保护性反射延缓出现以及 Vojta 姿势反射样式异常,Vojta 姿势反射包括牵拉反射、抬躯反射、Collin 水平及垂直反射、立位和倒位及斜位悬垂反射。

脑瘫常伴有其他障碍,如智力低下(30%～50%),癫痫(25%～50%),视力异常如斜视、弱视、眼球震颤等(50%左右),听力减退(10%～15%)以及语言障碍,认知和行为异常等。依据脑瘫运动功能障碍的范围和性质分型如下。

(一)痉挛型

发病率最高,占全部患者的 85%～90%,其中 1/3 为单侧性,2/3 为双侧性;常与其他类型脑瘫的症状混合出现,病变波及锥体束系统,主要表现为中枢性瘫痪,受累肢体肌张力增高、肢体活动受限、姿势异常、深腱反射亢进以及踝阵挛阳性,2 岁以后锥体束征仍阳性。上肢屈肌张力增高,表现为肩关节内收,肘关节、腕关节及手指关节屈曲。卧位时下肢膝关节、髋关节呈屈曲姿势;俯卧位时抬头困难;坐位开始时,头向后仰,以后能坐时,两腿伸直困难,脊柱后凸,跪时下肢呈"W"形;站立时髋、膝略屈,足尖着地;行走时呈踮足、剪刀样步态。

根据肢体受累的部位又分为单侧受累,如偏瘫,双侧受累,如双瘫、四肢瘫或三肢瘫等。

1.痉挛性偏瘫

指一侧肢体及躯干受累,上肢受累程度多较下肢重。瘫痪侧肢体自发运动减少,行走延迟,偏瘫步态,患肢足尖着地。轻症偏瘫易于延误诊断。约 1/3 患儿在 1～2 岁时出现惊厥。约 25%的患儿有认知功能异常,智力低下。

2.痉挛性双瘫

指四肢受累,但双下肢受累较重,上肢及躯干较轻。常在婴儿开始爬行时即被发现。托起小儿双腋可见双下肢呈剪刀状交叉。本型如以影响两下肢为主则智力发育多正常,很少合并惊厥发作。

3.痉挛性四肢瘫

指四肢及躯干均受累,上下肢严重程度类似,是脑瘫中最严重的类型,常合并智力低下、语言障碍、视觉异常和惊厥发作。

4.三肢瘫

三个肢体受累,多为上肢加双下肢瘫痪。

5.单瘫

单个肢体受累。单瘫表现轻微,易误诊,若发生在非利手,就更易误诊。

(二)不自主运动型

占全部患者的7%,足月出生儿多见。又称锥体外系脑瘫或手足徐动型脑瘫。主要病变在锥体外系统,表现为难以用意志控制的不自主运动,当进行有意识运动时,不自主、不协调及无效的运动增多。

1.手足徐动型

不自主运动动作在睡眠时消失。多有肌张力降低,抬头无力,喂养困难,常有舌伸出口外及流涎。1岁后手足徐动逐渐明显,因口肌受累呈显著语言困难,说话时语句含糊,声调调节也受累。通常无锥体束征,手足徐动型脑瘫智力障碍不严重,惊厥亦不多见。随着围产期保健的广泛开展,此型现已少见。

2.强直型

此型很少见到,由于全身肌张力显著增高,身体异常僵硬,运动减少,主要为锥体外系症状,使其四肢做被动运动时,主动肌和拮抗肌有持续的阻力,肌张力呈铅管状或齿轮状增高,腱反射不亢进,常伴有严重智力低下。

3.震颤型

此型很少见,表现为四肢震颤,多为静止震颤。

同一病例常伴有多种不自主运动,如手足徐动、震颤以及肌强直。

(三)共济失调型

占全部患者的4%;此型不多见。

可单独或与其他型同时出现。主要病变在小脑。临床表现为步态不稳,走路时两足间距加宽,四肢动作不协调,上肢常有意向性震颤,快变转化的动作差,指鼻试验易错误,肌张力低下。

(四)肌张力低下型

表现为肌张力低下,四肢呈软瘫状,自主运动很少。仰卧位时四肢呈外展外旋位状似仰翻的青蛙,俯卧位时,头不能抬起。常易与肌肉病所致的肌弛缓相混,但肌张力低下型可引出腱反射。多数病例在婴幼儿期后转为痉挛型或手足徐动型。

(五)混合型

同一患儿可表现上述2~3个型的症状。以痉挛型与手足徐动型常同时受累。还有少数病儿无法分类。

五、诊断

脑性瘫痪的诊断主要根据病史和体格检查,其诊断条件为①引起运动障碍的病变部位在脑部;②致病因素及其继之的脑异常发育或病理损害过程,发生在生命周围非常早期阶段,症状在婴儿期出现;③一定以运动障碍为主导,只是临床表型可不同,如肌痉挛、肌张力异常、共济失调、平衡功能缺陷、随意运动功能缺陷等,然而,对于诸多的伴发症,如癫痫、智力缺陷、感觉障碍、认知障碍、语言障碍、行为异常、精神障碍等,则可能发生,也可能不发生;④脑的早期发育异常和损害是"静止的"——即不再进一步恶化,为非进行性,其障碍将"静止性"伴随脑性瘫痪患者终身永久存在,但其临床表现并不是静止不变,相反随着生长发育,由于肌群之间力量不均衡、痉挛肌群与骨骼生长速度不匹配、生物力学对线不佳等,还可导致肌腱挛缩、骨关节畸形、脊柱侧弯和疼痛等继发性障碍;⑤需除外进行性疾病所致的中枢运动障碍及正常暂时性的运动发育迟缓。

六、分级及分型

根据在日常生活中坐和行走的能力,常采用粗大运动功能分级系统(GMFCS)把脑性瘫痪分为5个等级:Ⅰ级,能够不受限制地行走,在完成更高级的运动技巧上受限;Ⅱ级,能够不需要使用辅助器械行走,但在室外和社区内行走受限;Ⅲ级,使用辅助器械行走,在室外和社区内行走受限;Ⅳ级,自身移动受限,孩子需要被转运或在室外和社区内使用电动器械行走;Ⅴ级,使用辅助技术,自身移动仍然严重受限。

根据异常运动的特征,脑性瘫痪分为5种类型:①痉挛型,以锥体系受损为主;②不随意运动型,以锥体外系受损为主,不随意运动增多,表现为手足徐动,舞蹈样动作,肌张力不全,震颤等;③共济失调型,以小脑受损为主;④肌张力低下型,往往是其他类型的过渡形式;⑤混合型,以上某几种类型同时存在,各类型临床症状有轻有重或大致相同,并且多为痉挛型与不随意运动型混合。

痉挛型在脑性瘫痪中最常见,约占70%,根据瘫痪部位又可分为以下5种情况:①偏瘫,半侧肢体受累;②双瘫,四肢受累,上肢轻,以双下肢受累为主;③四肢瘫,四肢受累,上、下肢受累程度相似;④单瘫,单个肢体受累;⑤三肢瘫,3个肢体受累。

七、辅助检查

(1)影像学检查:头颅CT和MRI可能发现大脑发育异常或损伤征象。

(2)脑电图或可见背景慢活动和(或)癫痫样波。

(3)遗传、先天性代谢病筛查、运动障碍相关基因检测、染色体检查未发现异常。

八、鉴别诊断

1.婴儿进行性脊髓性肌萎缩症

进行性脊髓肌萎缩症于婴儿期起病,肌无力呈进行性加重,肌萎缩明显反射减退或消失,基因检测及肌肉活组织检查可助确诊。

2.先天性韧带松弛症

本病主要表现为关节活动范围明显增大,可过度伸展、屈曲、内旋或外旋,肌力正常,腱反射正常,无病理反射,不伴有智力低下或惊厥,有时有家族史,随年龄增长症状逐渐好转。

3.唐氏综合征

是最常见的常染色体疾病,根据其特殊面容及异常体征一般诊断不难。但有些病例新生儿时期症状不明显,只表现活动减少,面部无表情,对周围无兴趣,肌张力明显低下,肌力减弱,有时可误认为是脑性瘫痪肌张力低下型,但本病膝反射减弱或难引出是与脑性瘫痪明显的不同点,而且 Moro 反射减弱或引不出,确诊本病应查染色体。

4.异染性脑白质营养不良

患儿出生时表现为明显的肌张力低下,随病情的发展逐渐出现四肢痉挛、肌张力增高、惊厥、共济失调、智力进行性减退等,与脑性瘫痪的鉴别要点在于病情呈进行性发展,检测血清、尿或外周血白细胞中芳香硫酸酶 A 的活性可确诊。

5.GM1 神经节苷脂沉积病

分 2 型。Ⅰ型(婴儿型)属全身性 GM1 沉积病,生后即有肌张力低下、吸吮无力、运动发育落后,晚期肌张力增高呈去大脑强直状态,有时可能与脑性瘫痪相混。但本病病情进展迅速且有特殊外貌,患儿发育迟缓,不能注视,有眼震,听觉过敏,惊吓反射明显,早期就出现严重惊厥,1~2 个月患儿在视网膜黄斑部有樱桃红点,6 个月后出现肝脾大,脊柱后弯,关节挛缩,晚期呈去大脑强直状态,对外界反应消失,多在 2 岁以内死亡。GM1 神经节苷脂沉积病Ⅱ型只侵犯神经系统,可有运动发育落后,走路不稳,腱反射亢进,有时需与脑性瘫痪鉴别。但本病在婴幼儿期起病,病前发育正常,此点与脑性瘫痪的病程明显不同,本病常表现听觉过敏,惊吓反射增强,多有智力低下及惊厥。但本型无特殊容貌、肝脾大,眼视网膜黄斑无樱桃红点。

九、治 疗

治疗目的为促进各系统功能的恢复和发育,纠正或改善异常姿势,防止或减缓继发性畸形的发展,减轻伤残程度,提高活动能力和生活质量,使患儿尽早融入社会。

(一)一般治疗

1.护理

观察患儿运动发育、精神发育、肌张力、异常姿势情况;保持病房清洁,阳光充足,空气清新,预防感染;预防跌倒;合理喂养,保证营养供给;对独立进食困难儿应进行饮食训练,如患儿进食的热量无法保证,可进行鼻饲;指导家长为患儿做好生活护理,如穿衣、如厕等;进行功能训练及康复知识教育;定期进行生长发育评估,合理安排治疗和护理,使各种康复治疗顺行。

2.营养管理

由护士对患者的营养状况进行初始评估,记录在《住院患者评估记录》中。总分≥3 分,有营养不良的风险,需在 24 小时内通知营养科医师会诊,根据会诊意见采取营养风险防治措施;总分<3 分,每周重新评估其营养状况,病情加重应及时重新评估。

3.疼痛管理

由护士对患者的发热伴头痛等疼痛情况进行初始评估,记录在《住院患者评估记录》和《疼痛评估及处理记录单》中。评估结果应及时报告医师,疼痛评分在 4 分以上的,应在 1 小时内报告医师,医师查看患者后,联系麻醉科医师会诊。未进行药物治疗及物理治疗的患者,疼痛评分为 0 分,每 72 小时评估 1 次并记录;疼痛评分 1～3 分,每 24 小时评估 1 次并记录;疼痛评分 4～6 分,至少每 8 小时评估 1 次并记录;疼痛评分≥6 分,至少每小时再评估 1 次并记录。对有疼痛主诉的患者随时评估。

4.心理治疗

甚为重要,鼓励患儿参加正常的活动和上学,以增强他们的自信心。

(二)康复及药物治疗

1.康复评价

目的在于了解患儿的功能状况和潜在能力,确定治疗目标,制订治疗方案,定期评价治疗效果,以及为修订治疗方案提供依据。评价内容包括以下几个方面。①运动功能,如肌张力、运动模式、骨骼肌肉长度、步态、粗大和精细运动能力等;②其他神经系统功能、精神心理状况及社会的适应能力;③视觉、听觉能力;④语言能力;⑤生活能力;⑥体格发育状态等。

2.治疗方法和内容

(1)物理治疗和作业治疗:根据功能障碍状况,进行针对性治疗,具体可采用神经生理学疗法(如 Bobalh、Vojta 和 Rood 技术等)、运动学习疗法,传统运动疗法(如肌肉控制能力训练技术、肌力增强技术、肌肉牵伸技术、关节活动技术、运动平衡能力训练等)、限制-诱导运动治疗、物理因子治疗(如神经肌肉电刺激、肌电生物反馈治疗、高压氧疗法)等。

(2)矫形器、座椅和姿势控制系统(如踝足矫形器、坐姿矫正系统、助行器、髋外展矫形器和站立架等)。

(3)传统医学治疗(如针灸、推拿按摩、埋线、穴位注射和中药等)。

(4)药物治疗:肉毒毒素和神经营养药等,如通过肉毒毒素注射可降低痉挛肌肉的过度活动,创造一个时间窗以改善功能和步态、方便护理、改善姿势和延缓外科手术等。

第六章　泌尿系统疾病

第一节　急性肾小球肾炎

急性肾小球肾炎(AG)通常指急性链球菌感染后肾小球肾炎,是由 A 组 β 溶血性链球菌感染后所引起的免疫复合物沉积在肾小球而致的弥漫性肾小球毛细血管内渗出性、增生性炎症病变。本病是最常见的小儿肾脏疾病,据 1982 年全国 105 所医院儿科住院患者统计,AG 占同期住院泌尿系统疾病患者的 53%。每年 1、2 月和 9、10 月为发病高峰期,多见于学龄期患儿。男:女发病率为 2:1。临床表现轻重不一,典型表现为水肿、尿少及高血压。预后良好,绝大多数完全恢复,少数(1%~2%)可迁延不愈而转为慢性。

一、病因

能引起急性感染后肾小球肾炎的病原有:①β 溶血性链球菌 A 组;②非链球菌(包括其他的葡萄球菌、链球菌及革兰阴性杆菌等)、病毒(流感病毒、柯萨奇病毒 B。及 EB 病毒)、肺炎支原体及疟原虫等。

在 A 组 β 溶血性链球菌中,由呼吸道感染所致肾炎的菌株以 12 型为主,少数为 1、3、4、6、25 及 49 型,引起肾炎的侵袭率约 5%。由皮肤感染引起的肾炎则以 49 型为主,少数为 2、55、57 和 60 型,侵袭率可达 25%。

二、发病机制

细菌感染多是通过抗原-抗体复合物在肾小球沉积后激活补体,诱发炎症反应而发病。而病毒和支原体等则是直接侵袭肾组织而致肾炎。

关于 A 组 β 溶血性链球菌感染后导致肾炎的机制,一般认为机体对链球菌的某些抗原成分(如胞壁的 M 蛋白或胞质中某些抗原成分)产生抗体,形成循环免疫复合物,随血流抵达肾脏,并沉积于肾小球基膜,进而激活补体,造成肾小球局部免疫病理损伤而致病。但近年还提出了其他机制,有人认为链球菌中的某些阳离子抗原,先植入于肾小球基膜,通过原位复合物方式致病;致肾炎链球菌株通过分泌神经氨酸酶改变了机体正常的 IgG,从而使其具有了抗原性,导致抗体产生,沉积在肾脏而发病;还有人认为链球菌抗原与肾小球基膜糖蛋白具有交叉抗原性,此少数病例属肾抗体型肾炎。

沉积在肾脏的链球菌抗原一直不甚清楚,原以为是其细胞壁抗原(M 蛋白),但在肾小球内未发现 M 蛋白沉积。后发现在患者的肾小球内沉积有内链球菌素、肾炎菌株协同蛋白和前吸收抗原等链球菌成分,但 AG 是含由上述抗原所诱发的免疫机制致病尚未完全肯定。

三、病理

APSGN 的早期肾活检主要为弥漫性毛细血管内增生性肾小球肾炎。光镜下可见肾小球肿大,内皮细胞及系膜细胞增生(称为毛细血管内增生),中性多形核白细胞和单核细胞在肾小球内浸润,使毛细血管壁狭窄乃至闭塞,但毛细血管壁通常无坏死。沿毛细血管壁基膜外侧,偶有不连续的蛋白质性沉积物(驼峰),即沉积的免疫复合物,在电镜下表现为上皮侧大块状的电子致密沉积物。在少数肾小球,可见局限性毛细血管外增生(新月体),但很少有弥漫性新月体形成。肾小球之外的血管和肾小管间质区一般正常。在远端小管腔内常见红细胞,可形成红细胞管型。免疫荧光检查可分系膜型、星空型及花环型三种,在毛细血管袢周围和系膜区可见 IgG 颗粒样沉积,常伴有 C_3 和备解素沉积,但较少见有 C_3 和 C_4 沉积。血清补体成分的改变和肾小球毛细血管袢明显的 C_3、备解素的沉积,表明补体激活可能主要途径是替代途径。

四、临床表现

(一)典型病例

1.前驱表现

发病前 10 天左右常有上呼吸道感染及扁桃体炎等链球菌前驱感染史,以皮肤脓疱疮为前驱病史者,前驱期稍长,约 2～4 周。

2.水肿

常为最先出现的症状。初期以眼睑及颜面为主,渐下行至四肢,呈非凹陷性,合并腹水及胸水都极为少见。

3.尿量

尿量减少与水肿平行,尿量越少水肿越重。少尿标准为学龄儿童每日尿量<400mL,学龄前儿童<300mL,婴幼儿<200mL 或每日尿量少于 250mL/m²;无尿标准为每日尿量<50mL/m²。

4.疾病初期

可出现肉眼血尿,1～2 周后转为镜下血尿,轻症患者多数无肉眼血尿。

5.高血压

见于 70% 的病例。不同年龄组高血压的标准不同:学龄儿童≥17.3/12kPa(130/90mmHg),学龄前期儿童≥16/10.7kPa(120/80mmHg);婴幼儿≥14.7/9.3kPa(110/70mmHg)为高血压。

6.其他

部分患者可出现腰痛及尿痛症状,高血压明显时常伴有头晕、头痛、恶心、呕吐和食欲缺乏等。

(二)严重病例

除上述表现外,还出现下列之一的临床表现即为严重病例。

1.急性肾功能不全

表现为严重少尿甚至无尿,血肌酐及尿素氮明显升高,血肌酐≥176mmol/L(2mg/dL)。

2.严重循环充血

高度水钠潴留可引起严重循环充血及心衰、气肿等。表现为明显水肿、持续少尿乃至无尿,心慌气促、烦躁、不能平卧、发绀、两肺湿啰音、心音低钝、心率增快、奔马律和肝脏进行性增大。

3.高血压脑病

血压急骤升高达160/110mmHg(21.3/14.7kPa)以上,超过脑血管代偿收缩功能,使脑血流灌注过多而出现脑水肿表现,如强烈头痛、频繁呕吐、视力模糊乃至失明,严重者神志不清、昏迷及惊厥等。

(三)非典型病例

1.肾外症状性肾炎

又称尿轻微改变肾炎,虽有前驱病史、水肿、高血压及血清补体的降低,有或者无尿少,但尿中往往无蛋白、红细胞及白细胞或呈一过性异常。

2.表现

肾病综合征的急性肾小球肾炎,蛋白尿明显的急性肾炎可出现低蛋白血症、高脂血症和凹陷性水肿。通过尿检动态观察及血清补体检测可与肾炎性肾病综合征相鉴别。

五、实验室检查

1.尿液分析

尿液改变有很大的个体差异。一般表现为:①尿量少而比重较高;②常见有肉眼血尿,尿液外观为烟雾状的咖啡色,常伴有红细胞管型,尿沉渣中的红细胞为畸形;③常有蛋白尿,但程度不一,一般24小时尿蛋白定量为0.2~3.0g,如果蛋白尿明显并持续时间较长,可发生肾病综合征;④尿中有白细胞和白细胞管型,早期尤显著;⑤多种管型尿:除红细胞管型、白细胞管型外还可有透明管型、颗粒管型及透明管型等。

2.血液检查

红细胞计数及血红蛋白可稍低,系因:①血容量扩大,血液稀释;②伴肾衰竭者出现促红细胞生成素减少导致肾性贫血;③溶血性贫血。白细胞计数可正常或增高,此与原发感染灶是否继续存在有关。血沉多增快,1~3个月内可恢复正常。

3.血生化及肾功能检查

肾小球滤过率呈不同程度的下降,但肾血浆流量仍可正常,因而滤过分数常减少。与肾小球功能受累相比,肾小管功能相对良好,肾浓缩功能多能保持。临床常见一过性氮质血症,血中尿素氮、肌酐轻度增高。伴急性肾功能不全时可出现血中尿素氮、肌酐的明显升高。不限水量的患儿,可有轻度稀释性低钠血症。此外患儿还可有高血钾及代谢性酸中毒。血浆蛋白可因血液稀释而轻度下降,在尿蛋白达肾病水平者,血白蛋白下降明显,并可伴一定程度的高脂血症。

4.链球菌感染的证据

可进行皮肤病灶或咽部拭子细菌培养以发现 A 组 β 溶血性链球菌或者检查血清中抗链球菌溶血素或酶的抗体。抗"O"(等位基因特异性寡核苷酸,ASO)升高见于 80% 以上呼吸道感染为前驱症状的患者和 50% 以脓疱疮为前驱症状的患者,一般在感染后 2～3 周开始升高,3～5 周达高峰,半年内恢复正常。还可检测抗脱氧核糖核酸酶 B、抗透明质酸酶及抗双磷酸吡啶核苷酸酶,这些酶活性的增高都是链球菌感染的证据。Anti-Hase 在皮肤感染时阳性率较高,Anti-ADPNase 则在呼吸道感染时阳性率高,而 Anti-ADPNaseB 则在二种感染时阳性率都＞90%。

5.免疫学检查

血清总补体(CH_{50})和补体 3(C_3)水平的下降是诊断急性肾小球肾炎的关键,但下降水平与病变程度及预后无关;血清 γ 球蛋白和免疫球蛋白 IgG 水平常增高;血清补体 4(C_4)水平正常或轻度降低。降低的血清补体 3 多在 1～2 个月内恢复正常,但少数 3 个月才恢复正常。

6.肾活体组织检查

早期表现为毛细血管内渗出性、增生性炎症,内皮细胞及系膜细胞增生,上皮下大量沉积物并且呈驼峰样,后期以轻度系膜增生为主。严重患者可出现大量新月体。

7.其他

ECG 可表现为低电压、T 波低平等改变。X 线还可发现心影轻度增大,超声波检查可见双肾正常或弥漫性肿大、皮质回声增强。

六、诊断

典型急性肾小球肾炎诊断并不困难。链球菌感染后,经 1～3 周无症状间歇期,出现水肿、高血压及血尿(可伴有不同程度蛋白尿),再加以血 C_3 的动态变化即可明确诊断。但确诊 APSGN 则需包括下述 3 点中的 2 点。

(1)在咽部或皮肤病损处,检出致肾炎的 β 溶血性链球菌。

(2)对链球菌成分的抗体有一项或多项呈阳性:ASO、anti-DNαse B 抗体、anti-Hase 抗体及 anti-ADPNase 抗体等。为了使诊断的准确率达到 90%,必须进行多种抗体测试。值得注意的是,早期使用抗生素治疗,能阻止上述抗体的产生,并使咽部细菌培养为阴性,但不能阻止 APSGN 的发生。

(3)血清补体 C_3 降低。

七、鉴别诊断

由于多种肾脏疾病均可表现为急性肾炎综合征,还有一些肾脏病伴有血 C_3 下降,因此需要进行鉴别诊断。

(一)其他病原体感染后的肾小球肾炎

已知多种病原体感染也可引起肾炎,并表现为急性肾炎综合征。可引起增殖性肾炎的病原体有细菌(葡萄球菌和肺炎球菌等)、病毒(流感病毒、EB 病毒、水痘病毒、柯萨奇病毒、腮腺炎病毒、ECHO 病毒、巨细胞病毒及乙型肝炎病毒等)、肺炎支原体及原虫等。参考病史、原发感染灶及其各自特点一般均可区别,这些感染后肾炎患者往往 C_3 下降不如 APSCN 显著。

(二)其他原发性肾小球疾病

1.膜增生性肾炎

起病似急性肾炎,但常有显著蛋白尿、血补体 C_3 持续低下,病程呈慢性过程,必要时行肾活检鉴别。

2.急进性肾炎

起病与急性肾炎相同,常在 3 个月内病情持续进展恶化,血尿、高血压、急性肾衰竭伴少尿持续不缓解,病死率高。

3.IgA 肾病

多于上呼吸道感染后 1～2 日内即以血尿起病,通常不伴水肿和高血压。一般无血清补体下降,有时有既往多次血尿发作史。鉴别困难时需行肾活体组织检查。

4.原发性肾病综合征

肾炎急性期偶有蛋白尿严重达肾病水平者,与原发性肾病综合征易于混淆。经分析病史、补体检测、甚至经一阶段随访观察,可以区别,困难时需行肾活体组织检查。

(三)继发性肾脏疾病

也可以急性肾炎综合征起病,如系统性红斑狼疮、过敏性紫癜、溶血尿毒综合征、坏死性小血管炎及 Goodpasture 综合征。据各病的其他表现可以鉴别。

(四)急性泌尿系感染或肾盂肾炎

在小儿也可表现有血尿,但多有发热、尿路刺激症状,尿中以白细胞为主,尿细菌培养阳性可以区别。

(五)慢性肾炎急性发作

儿童病例较少,常有既往肾脏病史,发作常于感染后 1～2 日诱发,缺乏间歇期,且常有较重贫血,持续高血压及肾功能不全,有时伴心脏和眼底变化,尿比重固定,B 超检查有时见两肾体积偏小。

八、治疗

以休息、对症治疗为主,防治感染及致死性并发症,保护肾功能,以利恢复。

(一)一般治疗

1.休息

急性期应卧床休息至肉眼血尿消失、水肿消退、血压恢复正常,儿童患者一般在发病 4～6 周后可恢复上学,持续尿检异常(镜下血尿或蛋白尿)时应定期门诊随访。

2.饮食

高血压、水肿及少尿明显者应限制每日液体入量,每日液体入量应控制为:前一日尿量＋不显性失水量＋显性失水量－内生水。低盐饮食,食盐以 $60mg/(kg \cdot d)$ 为宜。氮质血症者应限蛋白,进食优质动物蛋白 $0.5g/(kg \cdot d)$。

(二)药物治疗

1.控制感染灶

(1)抗生素应用目的:急性肾小球肾炎属免疫性疾病,并非由病原菌直接感染肾脏造成,而是病原菌入侵机体其他部位(呼吸道、皮肤)引起的一种免疫反应性疾病,尤其是以溶血性链球菌感染后导致的急性肾炎为多见。用抗生素的目的是消除上述部位的残存病灶。

(2)常用药物:选用的抗生素首先应针对溶血性链球菌,如青霉素,是治疗 A 组溶血性链球菌感染的首选药物,常用剂量为 10 万~20 万单位/(kg·d),分 2~4 次肌内注射或静脉滴注。对青霉素过敏的患儿,可选用大环内酯类抗生素,如红霉素、罗红霉素等或改用头孢菌素类抗生素,如头孢拉啶、头孢唑啉等。禁忌用磺胺类药物。对病程 3~6 个月以上,尿仍异常且考虑与扁桃体病灶有关者可于病情稳定时作扁桃体摘除术。

肾功能轻度减退(GFR>5mL/min)时,青霉素仍按常用剂量使用;中度减退(GFR 为 10~50mL/min)时,给予常用剂量的 75%;重度减退(GFR<10mL/min)时,减量为常用剂量的 20%~50%。

2.消除水肿

对经限水、限盐、卧床休息治疗后仍存在明显水肿者,应使用利尿药治疗。如氢氯噻嗪,剂量为 1~2mg/(kg·d),分 2~3 次口服;肾功能受损及噻嗪类效果不明显者,可应用利尿药,如呋塞米,口服剂量 2~5mg/(kg·d),注射剂量每次 1~2mg/kg,每日 1~2 次,静脉注射剂量过大可有一过性耳聋。禁止使用渗透性利尿药和保钾利尿药,如螺内酯。

3.控制血压

(1)理想的血压:即尿蛋白<1g/d 时,血压应在 130/80mmHg 以下;尿蛋白≥1g/d 时,血压应在 125/75mmHg 以下。

(2)降压治疗:如经休息、控制饮食及利尿后血压仍高者,均应给予降压治疗。

①硝苯地平:为降压首选药物,属钙通道阻滞药。开始剂量为 0.25mg/(kg·d),最大剂量为 1mg/(kg·d),分 3~4 次口服或舌下含服。

②肼屈嗪:剂量为 1~2mg/(kg·d),分 3~4 次口服。

③利血平:适用于严重高血压者,剂量为每次 0.07mg/kg,一次最大量不超过 1.5mg/kg 肌内注射,血压控制后按 0.02~0.03mg/(kg·d),分 3 次口服维持治疗。此药可致鼻塞、嗜睡及心动过缓,可与肼屈嗪合用,彼此可起协同作用,并互相校正其对心率的影响。

(3)严重表现时的治疗

①高血压脑病的治疗:降压首选硝普钠,剂量为 5~20mg,溶于 5% 葡萄糖液 100mL 中以 1μg/(kg·min)的速度持续静脉滴注或用输液泵泵入,在监测血压的基础上可适当加快滴速,但一般不应超过 8μg/(kg·min),以防发生低血压。滴注时针筒、输液瓶、输液器等应避光,以免药物遇光分解。同时应用呋塞米,每次 2mg/kg 静脉推注。高血压脑病出现抽搐时,可给予地西泮,每次 0.3~0.5mg/kg,静脉缓慢推注,并给予吸氧辅助治疗。脑水肿明显者,可选用 20% 甘露醇,快速静脉滴注,每 4~6 小时 1 次以降低颅内压。

②严重循环充血的治疗:严格限制水和钠盐的摄入,治疗的重点是应用利尿剂等药物,如呋塞米,每次 2mg/kg 静脉推注;酚妥拉明,剂量为 0.2~0.3mg/kg(每次用量不应超过 5mg)

加入5％葡萄糖溶液中缓慢持续的静脉滴注。洋地黄类药物一般不用。可加用硝普钠(剂量及用法同上)治疗。难治性病例可采用透析或血液滤过治疗。

③急性肾功能不全的治疗:严格控制液体入量,每日液体入量＝前1日尿量＋不显性失水(每日300mL/m²)＋吐泻丢失量－内生水量(每日250～350mL/m²)。保持水、酸碱度和电解质的平衡,监测血钾变化,浓度较高时应积极纠正,达到透析指标时尽早透析。

(三)其他治疗

1.手术治疗

对于反复发作的扁桃体炎,可考虑做扁桃体切除术。手术时机以病情稳定、无临床症状及体征,尿蛋白低于十,尿沉渣红细胞＜10个/高倍视野,且扁桃体无急性炎症为宜,手术前后需应用青霉素2周。

2.血液净化

对于较长时间无尿或少尿伴急性肾衰竭或急性肾衰竭合并肺水肿、脑水肿、高血钾、严重代谢性酸中毒的患儿,应紧急行血液透析、血液滤过或腹膜透析治疗,以帮助患儿渡过急性期。由于本病具有自限性,肾功能多可恢复,一般不需要长期维持透析。

3.中医治疗

急性肾炎多由于风寒、风热及湿邪所致,疾病发展期可采用祛风利水、清热解毒、凉血止血等治法。方剂有越婢加术汤、麻黄连翘赤小豆汤、五味消毒饮加减;恢复期主要为余邪未尽,正气虽有损耗,但临床表现虚证不明显,仍以祛邪为主。

第二节　急进性肾小球肾炎

急进性肾小球肾炎(RPGN)简称急进性肾炎,指临床上肾小球肾炎呈急剧过程,有尿改变(血尿、蛋白尿、管型尿)、高血压、水肿并常有持续性少尿或无尿,病情发展迅速,多在几周或几月内发展至肾功能衰竭,是病死率很高的肾小球疾病。其主要病理改变是在肾小球囊内有广泛新月体形成。因此,有的学者称之为新月体肾炎或毛细血管外肾炎。

一、临床表现

见于较大儿童及青年,年龄最小者5岁,男多于女。多数患儿病前2～3周内可有疲乏、无力、发热、关节痛等症状,1/3～1/2患儿可有前驱上呼吸道感染史。起病多与急性肾小球肾炎相似。一般多在起病数天至2～3个月内出现少尿或无尿及肾功能不全表现。少尿多发生在疾病的早期,有时亦可较晚才出现。但病初少尿不一定和预后有肯定关系。持续少尿、无尿或反复加重,多表明肾实质损害严重,病情进展,预后不好。除少尿外还可出现各种水和电解质紊乱、酸中毒、氮质血症以及由于水钠潴留引起的严重高血压和心功能不全。血压初期可不高,随着病程进展逐渐升高,但不少患儿病初即有明显高血压。水肿从病初即明显,逐渐加重,且多较顽固。部分患儿病程中可出现肾病综合征表现。大多数患儿早期就有明显贫血、红细胞沉降率快,部分患儿可有血小板减少。病情进展迅速,多在短期内死亡。少数患儿度过少尿期进入多尿期。近年来,由于透析技术的成熟与发展,病死率已有所下降。

二、实验室检查

1.尿常规检查

蛋白尿多呈中度或重度,常见肉眼血尿。尿沉渣可见大量红细胞、白细胞及各种管型与上皮细胞。

2.肾功能检查

可见血尿素氮及血肌酐上升,肌酐清除率明显下降,酚红排泄试验明显减低,尿比重恒定。部分患者血清抗基膜抗体可阳性或免疫复合物阳性,补体 C_3 多正常或下降。冷球蛋白可阳性,尿纤维蛋白裂解产物可持续阳性,血抗中性粒细胞胞质抗体(ANCA)可阳性。

三、诊断

典型病例诊断不难。目前较公认的诊断标准为:①发病 3 个月内肾功能急剧恶化;②少尿或无尿;③肾实质受累,表现为大量蛋白尿和血尿;④既往无肾脏病史;⑤肾脏大小正常或轻度肿大;⑥肾组织活检有 50% 以上肾小球有新月体形成。目前对新月体形成数目尚有不同看法,对诊断有困难者,应争取尽早作肾活检,以明确诊断、指导治疗及判断预后。

四、鉴别诊断

RPGN 为一临床综合征,病因不同其预后及治疗也有所不同,因此除与其他临床综合征相鉴别,还需对其病因作鉴别诊断。

1.急性链球菌感染后肾炎

病初多有链球菌感染病史,抗"O"高,少尿持续时间短(2 周左右)。极期补体 C_3 多下降,但随病情好转逐渐恢复。早期虽可有氮质血症,但多可较快恢复。急进性肾炎时少尿持续时间长, C_3 多不降低,肾功能持续减退并进行性恶化,肾活体组织检查以新月体形成为主。病理改变主要为内皮和系膜细胞的增殖及多形核白细胞的渗出。

2.溶血尿毒综合征

多见于婴幼儿,主要表现为溶血性贫血、急性肾功能不全及血尿(或血红蛋白尿),需与本例鉴别。但贫血多较严重,网织红细胞升高,周围血红细胞形态异常,可见较多破碎红细胞及盔状红细胞等异形细胞,血小板减少,出血倾向明显,对鉴别有帮助。

3.继发性肾小球疾病

如系统性红斑狼疮、过敏性紫癜、坏死性血管炎及肺出血肾炎综合征等均可引起急进性肾炎,全身症状可不明显或被忽略或被掩盖,易致误诊。鉴别主要在于提高对原发病的认识,注意全身各系统症状,针对可能的原发病进行必要检查以明确诊断。

五、治疗

RPGN 病情险恶,20 年前有报道,90％以上的该病患者于发病 1 年内发展为终末期肾衰。随着诊治水平的提高,特别是甲泼尼龙冲击疗法及血浆置换等技术的应用,近来疗效已大为提高。

1.一般治疗

卧床休息及低盐饮食等一般治疗与急性肾炎相同。肾衰竭后还应摄入低蛋白饮食,每日热量 230～251kJ/kg(55～60kcal/kg),以维持基础代谢及氮平衡。每日入量不可太多,以减少肾脏负荷。利尿可采用新型利尿合剂即多巴胺和酚妥拉明各 0.3～0.5mg/kg、呋塞米 1～2mg/kg,一起加入 10％葡萄糖 100～200mL 中静脉滴注,利尿效果优于单用呋塞米。降压可选用硝苯地平(心痛定)每次 0.25～0.5mg/kg,一日 3～4 次;或普洛尔(心得安)每次 0.5～1mg/kg,一日 3～4 次,并可逐步加量;还可选用哌唑嗪每次 0.02～0.05mg/kg,尼卡地平每次 0.5～1mg/kg·一日 2 次,卡托普利(巯甲丙脯酸)1～2mg/(kg·d),一日 2～3 次。

2.肾上腺皮质激素冲击疗法

首选甲泼尼龙 20～30mg/kg,总量每日＜1g,溶于 100～200mL 10％葡萄糖中静脉滴注,一般应在 1～2 小时内滴完,每日 1 次,连续 3 次为一疗程。3 天之后可开始第二疗程,隔日冲击 1 次,共冲击 3 次。然后改为泼尼松 2mg/(kg·d),隔日一次顿服。

3.免疫抑制剂

在 Kincaid-smith 提倡的四联疗法中,最初免疫抑制剂是采用环磷酰胺(CTX)3mg/(kg·d)或硫唑嘌呤(AZT)2mg/(kg·d)口服,现多改良为环磷酰胺静脉冲击治疗,剂量为每次 0.5～0.75g/m²,间隔 0.5～1 个月冲击一次。

据报道,患者经上述皮质激素及免疫抑制剂二类药物合用后,可取得不同程度的成功,特别是Ⅰ、Ⅱ型者,伴有血管炎者效果更可获得改观。有大约 2/3 以上的患者,经数次甲泼尼龙冲击治疗后,肾功能获得改善,从而避免了血透治疗。

4.血浆置换或免疫吸附治疗

血浆置换主要目的是清除致病抗体如抗肾小球基底膜抗体、免疫复合物及炎性因子等。每次置换 50mL/kg,隔日 1 次,持续 2 周或直至血中抗基底膜抗体消失。免疫吸附主要是选择性地清除各种 IgG 抗体,可连续吸附数次,直至血中抗体消失。据报告,此法对Ⅱ、Ⅲ型均可取得 70％的疗效,对Ⅰ型疗效也达 45％,并对咯血有明显效果。

本法主要适应证:①有肺出血的 Goodpasture 综合征;②早期抗 GBM 型急进性肾炎,仍未少尿,血肌酐＜530μmol/L,应用冲击疗法效果不佳或循环抗 GBM 抗体滴度高者;③狼疮性肾炎及混合性冷球蛋白血症。

5.抗凝治疗

可用肝素 0.5～1mg/(kg·d),每日 1～2 次,疗程 10～14 天,可连用 2～3 个疗程。还可选用低分子肝素,其出血及降血小板的不良反应要小于肝素。病情稳定后改为华法林,初始剂量 2.5mg tid,3～5 天后按凝血酶原时间调整,共用 6 月。双嘧达莫 5～8mg/(kg·d),一日 3

次,可连续应用 6 个月。

6.四联疗法

指采用泼尼松 2mg/(kg·d)、环磷酰胺 3mg/(kg·d)或硫唑嘌呤 2mg/(kg·d)、肝素或华法林以及双嘧达莫 5～8mg/(kg·d)四种药物口服联合治疗。现多改进为甲泼尼龙及环磷酰胺冲击治疗后,采用泼尼松、双嘧达莫、肝素或华法林持续口服及环磷酰胺间断冲击治疗。有报道认为,此法对Ⅲ型 RPGN 可取得 70％以上的疗效,但对Ⅰ型效果不佳。

7.透析疗法

尿毒症或严重高血钾、严重循环充血时可用腹膜透析或血液透析治疗。

8.肾移植

Goodpasture 综合征患儿肾移植后,血中抗肾小球基底膜抗体可作用于移植肾引起复发,因此肾移植前需透析半年直至血中抗体阴转后才能进行。

六、预后

RPGN 预后差,由抗基底膜抗体介导者,往往一发病即表现为 70％以上肾小球有新月体形成,少尿,GRF 极度下降(<5mL/min),预后最差。虽然治疗有很大进展,但仍有一半的患者在发病后 6 个月内,需要维持性血透治疗。个别新月体性肾小球肾炎患者有较长的病程。自然缓解少见,但在感染基础上形成抗原抗体复合物的患者,当抗原清除后,可自行缓解。此外,继发于 SLE 及坏死性血管炎者也有望在积极治疗下逆转病情,获得缓解。

第三节 先天性肾病综合征

一、概述

先天性肾病综合征(CNS)通常指生后 3 个月内发病,临床表现符合肾病综合征(大量蛋白尿、低白蛋白血症、严重水肿和高胆固醇血症)的临床病症。根据病因可分为原发性(遗传性)和继发性(非遗传性)。原发性常因基因突变所致,继发性多因宫内感染或母亲疾病等因素所致。除了原发性和继发性,另有少数病因不清者,可能与免疫因素有关,国内称为特发性。随着近年来分子遗传学的进展,目前越来越主张对于先天性肾病综合征根据不同致病基因进行疾病的进一步分类。

二、病因和发病机制

(一)原发性先天性肾病综合征

1.Nephrin 编码基因(NPHS1)突变

NPHS1 突变导致的先天性肾病综合征,因在芬兰最多见,发病率约为 1/8000,故也被称为芬兰型先天性肾病综合征(CNF),为常染色体隐性遗传。在芬兰,NPHS1 有 2 个热点突变,即 Fin-major(121delCT)和 Fin-minor(R1109X),而在其他种族患者则无热点突变。目前将由 NPHS1 突变导致的先天性肾病综合征统称为 NPHS1,目前已经发现的 NPHS1 突变约 100 多种,以错义突变最常见,其他突变类型也可见到。NPHS1 位于染色体 19q13.1,长 26kb,含有 29 个外显子,编码蛋白 nephrin 由 1241 个氨基酸组成的跨膜黏附蛋白,属免疫球蛋白超家族,它几乎全部由肾小球足细胞合成,是肾小球裂孔隔膜(SD)的主要组成分子之一。

2.Podocin 基因(NPHS2)突变

编码 podocin 蛋白的 NPHS2 基因突变,临床最常见的为儿童激素耐药性肾病综合征,也有报道见于先天性肾病综合征患儿。最近有研究报道在 80 个欧洲非芬兰型先天性肾病家族,NPHS2 突变占 1/2 而 NPHS1 突变仅占 1/3。在日本或其他地方的先天性肾病综合征患儿也发现了 NPHS2 突变。这些突变通常较为严重,导致没有功能的 podocin 蛋白(截断蛋白)。在 NPHS2 突变引起的先天性肾病综合征患儿,nephrin 的表达也可以异常。在一些先天性肾病综合征患儿可以同时有 NPHS1 和 NPHS2 突变,但临床意义尚不清楚。NPHS2 位于染色体 1q25~31,长约 26kb,含有 8 个外显子,编码蛋白 podocin 由 383 个氨基酸组成。

3.WT1 基因突变

Wilms 肿瘤抑制基因(WT1)编码 WT1 转录因子,它在肾和生殖系统的胚胎发育过程中起重要作用,它主要表达于足细胞,调控细胞功能如 nephrin 的表达。WT1 突变导致小儿多种类型的发育综合征如 Denys-Drash 综合征、Frasier 综合征和 WAGR 综合征。WT1 突变还可以导致孤立肾,在生后最初 3 个月内表现为肾病综合征。WT1 基因位于染色体 11p13,长约 47.76kb,含有 10 个外显子,编码大约 3kb 的 mRNA。WT1 基因主要通过 2 种可变剪接方式产生 4 种 mRNA 转录本,编码 4 种蛋白同功体,一种可变剪接方式是脯氨酸氨基端具有或缺乏由外显子 5 编码的 17 个氨基酸(WT1+17aa 和 WT1−17aa);另一种是由外显子 9 的 3′端编码的赖氨酸-苏氨酸-丝氨酸(KTS)组成的三肽氨基酸片段插入或缺失于第 3 和第 4 锌指结构之间,而产生 WT1+KTS 和 WT1−KTS 的两种同功体。Denys-Drash 综合征几乎所有患者都为 WT1 杂合突变,其中 60% 以上为新发突变,突变类型大多数为无义突变,多位于外显子 8 和外显子 9(分别编码 WT1 蛋白的第 2 和第 3 锌指结构),约占突变总数的 95%,有"热点突变",最多见的是外显子 9 的 R394W。Frasier 综合征也具有 WT1 基因的"热点突变":内含子 9 的给位可变剪接点的杂合突变,其中最多见的是 IVS9+4C>T,占患者总数的 52%,其次是 IVS9+5G>A 占患者总数的 26%。

4.LAMB2 基因突变

Pierson 综合征因层粘连蛋白 β_2 基因(LAMB2)突变所致。有趣的是,这是肾小球基底膜的遗传性缺陷能引起先天性肾病综合征的第 1 个证据。随后研究证实 LAMB2 相关的疾病谱较最初报道的更为广泛,可以有先天性肾病综合征而没有眼部异常者。LAMB2 位于染色体 3p21,全长 12053kb,含 32 外显子,编码蛋白由 1798 个氨基酸组成。

5.其他基因突变

LMX1B 基因突变导致指甲-髌骨综合征,LAMB3 基因突变导致 Herlitz 交界型大疱性表皮松解症,PLCE1 基因突变引起的先天性肾病综合征,ACTN4 突变导致的先天性肾病综合征,线粒体肌病合并先天性肾病综合征,以及未知基因突变所致先天性肾病综合征如

Galloway-Mowat 综合征(GMS)等遗传基因尚不清楚。

(二)继发性先天性肾病综合征

继发性肾病综合征多继发于感染,如梅毒、弓形体、巨细胞病毒、风疹病毒、肝炎病毒、人类免疫缺陷病毒以及疟疾等。除了感染,母亲系统性红斑狼疮也可合并先天性肾病综合征。最近有报道新生儿对足细胞上中性肽链内切酶的免疫反应也可以合并先天性肾病综合征。需要强调的是巨细胞病毒感染在生后几个星期很常见,因此婴儿肾病综合征检测到巨细胞病毒感染者不能完全除外遗传性缺陷,特别是对于更昔洛韦治疗无效者。

三、病理

原发性先天性肾病综合征如 NPHS1 肾活检没有特异性的病理改变,肾小球系膜增生和肾小管扩张是最特征性的改变,肾小球周围间质纤维化和炎性浸润,随病程加重,电镜可见足细胞足突消失,裂孔隔膜消失。NPHS2 突变所致先天性肾病综合征肾病理多表现为局灶节段性肾小球硬化(FSGS)但并不是唯一表现。WT1 突变所致 Denys-Drash 综合征肾小球的特征性病变是弥漫性系膜硬化(DMS),Frasier 综合征肾病理多为局灶节段性肾小球硬化。Pierson 综合征肾病理多为弥漫性系膜硬化。Galloway-Mowat 综合征典型的肾病理表现为在结构扭曲的肾小球基底膜上,有絮状物及细纤维丝沉积。

继发性肾病综合征如先天性梅毒感染光镜常表现为膜性或增生性肾小球肾炎,偶尔也伴有新月体的形成,间质广泛的炎症细胞浸润;免疫荧光可发现在系膜沉积区域有梅毒螺旋体抗原存在;电镜下可发现沿着基膜有小结节致密物在内皮下沉积。弓形体、风疹病毒、巨细胞病毒、肝炎病毒感染常呈现免疫复合物肾炎的病理改变特征,此外在巨细胞感染的患儿内皮细胞中可见巨细胞包涵体存在。

四、临床表现

(一)原发性先天性肾病综合征

1.NPHS1 突变导致的先天性肾病综合征

同其他遗传性疾病相比,NPHS1 表型变异相对较小。大多数患儿为早产,出生体重 $1500\sim3500g$,胎盘重量常超过胎儿体重的 25%,羊水可以被胎粪污染但婴儿常没有严重的呼吸问题。重要的是,NPHS1 婴儿没有肾外畸形。相反,在肾病的过程中可以见到其他小的功能紊乱如肌张力减低、心脏肥大。蛋白尿开始于宫内,生后第一次尿样检查即为阳性。在生后最初几个月,常有镜下血尿,肌酐水平多正常。如果没有治疗严重的蛋白丢失(100g/L 以上)将导致少尿和重度水肿。和其他类型的肾病综合征一样,也可以有高脂血症。

2.NPHS2 突变所致先天性肾病综合征

目前尚没有此类患儿临床表现的系统分析,蛋白尿的严重程度和临床表现较 NPHS1 患儿变异较大。患儿多于几岁时进展至终末期肾病(ESRD)。因 podocin 仅表达于肾小球,目前没有发现其他明显的肾外表现。如同 NPHS1 患儿,也可见到轻微的心脏问题。

3.Denys-Drash 综合征(DDS)

特征表现为早发的肾病综合征很快进展至终末期肾病、男性假两性同体和肾母细胞瘤。肾病综合征通常在生后第 1 个月内发现,可早至出生时。不完全形式的本病也有报道,包括仅有肾病或合并生殖异常或肾母细胞瘤。肾移植后原发病不会再复发。

4.WAGR 综合征

表现为 Wilms 瘤(W)、虹膜缺如(A)、生殖道畸形(G)和智力发育落后(R)。

5.Pierson 综合征

一种新的遗传性疾病包括先天性肾病综合和明显的眼部异常,于 2004 年首次被报道,临床以小瞳孔、晶状体形状异常和白内障为主要特征,通常快速进展至肾衰竭。另外,如果患者能活过婴儿期,常会出现失明和严重的神经系统缺陷。

6.Galloway-Mowat 综合征(GMS)

表现为肾病合并中枢神经系统异常,包括小头畸形、心理运动发育迟缓和脑畸形,其他肾外病变包括食管裂孔疝、矮小和膈肌缺陷等也有报道。肾病综合征通常在出后几个月(0~30个月)时出现。本综合征是一个常染色体隐性遗传性疾病,但确切基因尚不清楚。因为足细胞和神经细胞很相似,分享许多共同的结构蛋白,因此遗传性综合征同时影响肾和中枢神经系统并不奇怪。

以上各综合征,除了自身特征性表现外,常有肾病综合征的多种并发症。如免疫力低下易并发各种感染,高凝状态易发生血栓、甲状腺功能低下、缺铁性贫血、维生素 D 不足等。

(二)继发性先天性肾病综合征

继发性先天性肾病综合征除了肾病的临床表现外,还常伴有一些特有原发疾病的临床紊乱症状,实验室检查可有一些原发疾病的实验室检查特点如梅毒、弓形体、风疹病毒、巨细胞病毒、肝炎病毒抗体等相关阳性。

五、诊断和鉴别诊断

在重度先天性肾病综合征,新生儿期即可有全身性水肿,尿蛋白＞20g/L,血清白蛋白＜10g/L。尿蛋白定量随病因不同变化很大,在最初几个星期临床体征可以不明显。尿时常可见少量红细胞和白细胞。血清肌酐和尿素水平变异很大。NPHS1 患儿肾功能在最初几个月内保持正常,但在其他病症很快发展至肾衰竭。血压可因低蛋白血症而降低或因已存在肾衰竭而升高。大胎盘(即胎盘重量超过体重 25％)常提示 NPHS1,但在其他先天性肾病综合征也可见到。超声肾脏大小正常或增大,肾皮质回声增强。寻找肾外畸形很重要,常可以提示病因诊断,包括生殖系统异常(WT1)、眼部缺陷(LAMB2)和神经系统异常。心脏常可见心室肥厚但没有结构缺陷。阳性家族史支持原发性先天性肾病综合征的诊断。根据不同临床特征进行相关基因突变分析可以进行基因诊断。

继发性先天性肾病综合征常见其原发病临床特点和实验室检查,可与原发性先天性肾病综合征鉴别。

六、治疗

目前儿童 CNS 主要以肾上腺皮质激素治疗为主,辅以对症治疗。

(一)一般治疗

1.休息

一般不需卧床休息,水肿显著、并发感染或严重高血压除外。病情缓解后逐渐增加活动量。注意预防感染。病程中一般不接受疫苗接种。

2.饮食

水肿和高血压患儿应短期限制水钠摄入,病情缓解后不必继续限盐。活动期病例供盐 1~2g/d。蛋白质摄入 1.5~2g/(kg·d),以含优质蛋白的动物蛋白(乳、鱼、蛋、禽、牛肉等)为宜。在应用糖皮质激素过程中每日供给足够的维生素 D 及钙剂。应每日给予维生素 D 400U 及适量钙剂。

3.防治感染

有感染存在时要抗感染治疗。

4.利尿

有水肿及高血压患儿需使用利尿药。可用氢氯噻嗪,剂量为 1~2mg/(kg·d),分 2~3 次口服;无效者则用强有力的袢利尿药,如呋塞米口服剂量 2~5mg/(kg·d),注射剂量每次 1~2mg/kg,每日1~2 次。但需密切观察出入水量、体重变化及电解质紊乱。利尿药无效可用利尿合药。即低分子右旋糖酐、血管活性药物、呋塞米联合应用。重度水肿可连用5~10天。

(二)糖皮质激素治疗

糖皮质激素是诱导肾病缓解的主要药物。应用糖皮质激素要遵循以下三个原则:尽快诱导缓解、防止复发、尽可能减轻药物不良反应。

1.初治病例诊断确定后应尽早选用泼尼松治疗。

(1)短程疗法:泼尼松 2mg/(kg·d)(按身高标准体重,以下同),最大量 60mg/d,分次服用,共 4 周。4 周后改为泼尼松 1.5mg/kg 隔日晨顿服,共 4 周,全疗程共 8 周,然后骤然停药。短程疗法易于复发,国内少用。

(2)中、长期疗法:可用于各种类型的 CNS。先以泼尼松 2mg/(kg·d),最大量 60mg/d,分次服用。若 4 周内尿蛋白转阴,则自转阴后至少巩固 2 周方始减量,以后改为隔日 2mg/kg 早餐后顿服,继用 4 周,以后每 2~4 周减总量 2.5~5mg,直至停药。疗程必须达 6 个月(中程疗法)。开始治疗后 4 周尿蛋白未转阴者可继服至尿蛋白阴转后 2 周,一般不超过 8 周。以后再改为隔日 2mg/kg 早餐后顿服,继用 4 周,以后每2~4 周减量一次,直至停药,疗程 9 个月(长程疗法)。

2.复发和糖皮质激素依赖性肾病的激素治疗

(1)调整糖皮质激素的剂量和疗程:糖皮质激素治疗后或在减量过程中复发者,原则上再次恢复到初始疗效剂量或上一个疗效剂量。或改隔日疗法为每日疗法或将激素减量的速度放慢,延长疗程。同时注意查找患儿有无感染或影响糖皮质激素疗效的其他因素存在。

（2）更换糖皮质激素制剂：对泼尼松疗效较差的病例，可换用其他糖皮质激素制剂，如地塞米松、曲安西龙（阿赛松）、曲安奈德（康宁克通 A）等。

（3）甲基泼尼松龙冲击治疗：慎用，宜在肾脏病理基础上，选择适应证。

3.激素治疗的不良反应

长期超生理剂量使用糖皮质激素可见以下不良反应：①代谢紊乱，可出现明显库欣貌、肌肉萎缩无力、伤口愈合不良、蛋白质营养不良、高血糖、尿糖、水钠潴留、高血压、尿中失钾、高尿钙和骨质疏松。②消化性溃疡和精神欣快感、兴奋、失眠甚至呈精神病、癫痫发作等；还可发生白内障、无菌性股骨头坏死，高凝状态，生长停滞等。③易发生感染或诱发结核灶的活动。④急性肾上腺皮质功能不全，戒断综合征。

（三）免疫抑制剂

此类药物主要用于 CNS 频繁复发、糖皮质激素依赖、耐药或出现严重不良反应者。在小剂量糖皮质激素隔日使用的同时可选用下列免疫抑制剂。

1.环磷酰胺

一般剂量 2.0～2.5mg/(kg·d)，分 3 次口服，疗程 8～12 周，总量不超过 200mg/kg。或用环磷酰胺冲击治疗，剂量 10～12mg/(kg·d)，加入 5％葡萄糖盐水 100～200mL 内静脉滴注 1～2 小时，连续 2 天为 1 个疗程，用药时嘱多饮水，每 2 周重复 1 个疗程，累积量＜150～200mg/kg。不良反应有：白细胞减少，秃发，肝功能损害，出血性膀胱炎等，少数可发生肺纤维化。最令人瞩目的是其远期性腺损害。病情需要者可小剂量、短疗程，间断用药，避免青春期前和青春期用药。

2.其他免疫抑制剂

可根据病例需要选用苯丁酸氮芥、环孢素 A、硫唑嘌呤、霉酚酸酯及雷公藤多苷片等。

（四）其他药物治疗

1.抗凝血药

肝素 1mg/(kg·d)，加入 10％葡萄糖液 50～100mL 中静脉滴注，每日 1 次，2～4 周为 1 个疗程。亦可选用低分子肝素皮下注射。病情好转后改口服抗凝血药，如双嘧达莫维持治疗。

2.免疫调节药

一般作为肾病综合征的辅助治疗，适用于常伴感染、频繁复发或糖皮质激素依赖者。可选左旋咪唑 2.5mg/kg，隔日用药，疗程 6 个月。不良反应可有胃肠不适，流感样症状、皮疹、中性粒细胞下降，停药即可恢复。

3.ACEI

对改善肾小球局部血流动力学，减少尿蛋白，延缓肾小球硬化有良好作用。尤其适用于伴有高血压的 CNS。常用制剂有卡托普利、依那普利、福辛普利等。

第四节　遗传性肾小球疾病

遗传性肾小球疾病种类繁多，可有以下疾病：①肾小球基底膜相关遗传性肾小球疾病，包括与Ⅳ胶原相关的 Alport 综合征、薄基底膜肾病、HANAC 综合征；与层粘蛋白相关的 Pierson 综合征；与Ⅲ胶原相关的指甲髌骨综合征、Ⅲ型胶原肾小球病。②遗传代谢病中主要累及肾脏的 Fabry 病；继发性累及肾脏的家族性淀粉样变性病（遗传性淀粉样变性病、α_1-抗胰蛋白酶缺乏症、Alagille 综合征、遗传性磷脂酰胆碱胆固醇酰基转移酶缺陷症、脂蛋白肾病、家族性青少年巨幼红细胞性贫血）。③其他遗传性疾病时肾脏累及的腓骨肌萎缩症、Cockayne 综合征、遗传性肢端骨质溶解伴肾病、其他综合征伴肾脏受累（Bardet-Biedll 综合征、Alstrom 综合征）。④遗传性肾小球疾病不伴肾外表现的 Fibronectin 肾小球病、其他家族性肾小球病、线粒体细胞病。

一、Alport 综合征

Alport 综合征（AS）又称遗传性进行性肾炎，是最常见的遗传性肾脏病，由于Ⅳ型胶原 $\alpha_{3\sim5}$ 链的基因发生突变，使基因编码蛋白的结构及功能异常，导致包括肾、眼、耳蜗等基底膜结构发生变化，临床主要表现为血尿和进行性肾功能减退，并常伴有感音神经性耳聋和眼部异常。1902 年，Guthrie 描述了几例家族性特发性血尿患者并认为是从母亲遗传而来；1927 年，Alport 首次将血尿和神经性耳聋联系起来，并发现该病的严重程度和性别相关；1954 年，Sohar 首次描述了视觉的异常；1961 年，Williamson 提议将临床上表现为血尿、耳聋、进行性肾功能下降，又具有明显的遗传倾向、自然病程有显著的性别差异的疾病命名为 Alport 综合征。

（一）遗传方式

Alport 综合征是一种具有遗传异质性的疾病。现已证实存在三种遗传方式，即 X 连锁显性遗传（XL）、常染色体隐性遗传（AR）和常染色体显性遗传（AD）。

1.X 连锁显性遗传

最常见，占 80％～85％，因 COL4A5 基因突变或 COL4A5 和 COL4A6 两个基因突变所致。此种遗传型 Alport 综合征男女均可患病，但男性较女性患者病情重；男性患者的女儿都是致病基因携带者、都将发病，儿子都正常，即没有父传子现象；而女性患者的子女，无论男女都将有 1/2 发病。

2.常染色体隐性遗传型

约占 Alport 综合征的 15％左右，因 COLAA3 或 COL4A4 基因突变所致。其遗传学特点为：患儿双亲无病，但为携带者；患儿同胞中，1/4 发病，男女发病机会相等；患者子女多不发病。

3.常染色体显性遗传型

Alport 综合征非常少见，目前仅有几篇报道表明该遗传型 Alport 综合征有 COL4A3 或 COL4A4 基因的突变。其遗传学特征为患儿双亲之一也是患者，患儿同胞中 1/2 发病，男女患病机会均等。

此外，Alport 综合征存在新发突变，即这部分患者没有血尿、肾衰竭等肾脏病家族史。Alport 综合征患者中新发突变的比例约 10％以上。

(二)发病机制

Alport 综合征因编码Ⅳ型胶原 $\alpha_{3\sim5}$ 链的基因突变所致。

1. Ⅳ型胶原分子及其基因

Ⅳ型胶原是一种主要分布于基底膜的细胞外基质成分。

(1)Ⅳ型胶原分子:作为胶原家族的一个成员,Ⅳ型胶原分子同样是由三条 α 链相互缠绕、紧密扭曲而形成的三股螺旋结构的分子。现已证实参与Ⅳ型胶原分子结构的 α 链至少有 6 种,分别命名为 α_1(Ⅳ)~α_6(Ⅳ)链。根据各链被确定的时间及组织分布的不同,将 6 种 α(Ⅳ)链分为经典链和新链。另外,由于各种链之间的氨基酸序列有高度同源性,所以 α_1(Ⅳ)~α_6(Ⅳ)链又可分为 α_1 类链和 α_2 类链。

研究证实每一种 α(Ⅳ)链的分子量约为 170~185kD,含有三个不同的结构域:含 14~23 个氨基酸的氨基端非胶原区(7S),含大量甘氨酸-X-Y 重复结构的胶原区(X、Y 代表其他氨基酸),以及含约 230 个氨基酸残基的羧基端非胶原区,称 NC1 区。7S 区含半胱氨酸较多,认为半胱氨酸间二硫键的形成有助于4个三股螺旋分子在氨基端的交联结合。胶原区的一个显著特征为 Gly-X-Y 重复序列被 21~26 个非胶原片段分隔,这些非胶原片段可增加Ⅳ型胶原的可塑性。NCl 区呈球形,含有的 12 个半胱氨酸残基对链内或链间二硫键的形成具有重要作用。以 α_5(Ⅳ)链为例:全长含 1685 个氨基酸残基,包括 26 个氨基酸残基的信号肽,14 个氨基酸残基的氨基端非胶原区,1430 个氨基酸残基的胶原区以及 229 个氨基酸残基的羧基端 NC1 区。其中胶原区中的 Gly-X-Y 重复序列被 22 个非胶原片段所分隔。

构成Ⅳ型胶原分子的相关的三条 α 链的羧基端 NCI 区通过二硫键结合,进而胶原区缠绕、折叠成三股螺旋状并延续至氨基端,从而形成Ⅳ型胶原分子。每一个Ⅳ胶原分子的 NC1 区将与另一个Ⅳ型胶原分子的 NC1 区作用而形成二聚体,同时氨基端与另外三个胶原分子的氨基端经共价作用而形成四聚体。此外,每一个Ⅳ胶原分子的羧基端还可与其他Ⅳ胶原分子的胶原区的不同部位经侧方交联而结合。这些分子间的作用将使Ⅳ胶原分子构成多边形网状结构的Ⅳ型胶原网,承载其他基质糖蛋白的沉积以及与细胞的结合。

(2)Ⅳ型胶原 α 链的组织分布:正常情况下,α_1(Ⅳ)和 α_2(Ⅳ)链存在于所有组织的基底膜,而 α_3(Ⅳ)~α_6(Ⅳ)链仅存在于一定组织的基底膜中,如:在肾脏,肾小球基底膜、系膜区、肾小囊、肾小管基底膜以及血管基底膜中均分布有 α_1(Ⅳ)和 α_2(Ⅳ)链;而 α_3(Ⅳ)、α_4(Ⅳ)和 α_5(Ⅳ)链仅分布于肾小球基底膜和部分肾小管的基底膜,系膜区和血管基底膜缺乏这三种链;肾小囊仅有 α_1(Ⅳ)和 α_2(Ⅳ)链,以及 α_5(Ⅳ)和 α_6(Ⅳ)链。皮肤基底膜中含有 α_1(Ⅳ)、α_2(Ⅳ)、α_5(Ⅳ)和 α_6(Ⅳ)链,缺乏 α_3(Ⅳ)和 α_4(Ⅳ)链。此外,α_1(Ⅳ)和 α_2(Ⅳ)链分布于整个眼部及耳部的基底膜,而 α_3(Ⅳ)~α_5(Ⅳ)链则选择性地分布于眼部的晶状体囊、角膜后弹力层(descemet 膜)、玻璃膜(bruch 膜)、内界膜,以及耳部的耳蜗螺旋缘、螺旋凸、内沟、外沟、血管纹和基膜中。

(3)编码Ⅳ型胶原 α 链的基因:编码 6 种Ⅳ胶原 α 链的基因都已被定位和克隆,并且明确了基因结构和序列。这 6 种基因被分别命名为 COL4A1~COL4A6,分成 3 对分别定位于 3 条染色体上。其中,COLAA1 和 COLAA2 定位于 13 号染色体的 q34,COL4A3 和 COL4A4 定位于 2 号染色体的 q37,COL4A5 和 COL4A6 定位于 X 染色体的 q22。每对基因都以"头对头"的方式紧密相连,即两基因的 5′ 相邻,两者转录的方向相反。基因间的序列都很短,其中含有两个基因共用的一些具有双向作用的调控序列。

2.不同遗传型的 Alport 综合征Ⅳ型胶原 α 链基因突变

X 连锁显性遗传型 Alport 综合征因 COL4A5 基因突变或 COL4A5 和 COL4A6 两个基因突变所致,常染色体隐性遗传型和常染色体显性遗传型 Alport 综合征均由 COLAA3 或 COL4A4 基因突变所致。

目前研究比较多的是 COL4A5 基因突变,迄今已报道的该基因突变达 600 多个,突变类型多种多样,包括大片段重组,甚至全部基因的缺失,小的缺失、插入,单个碱基突变所致的错义突变、无义突变以及剪接位点突变等,突变位置分布于整个基因,未发现明显的热点突变。

迄今已报道的 COL4A3 或 COL4A4 基因突变均为小突变,且突变位置分布于整个基因、无明显的热点突变,突变类型多种多样,包括甘氨酸取代突变及缺失突变、无义突变、剪接位点突变、插入突变及其他错义突变等。

3.COL4An 基因突变致 Alport 综合征临床病变的可能机制

在不同组织中,Ⅳ胶原各链以三螺旋的形式存在,如肾小球基底膜存在 $\alpha_3\alpha_4\alpha_5$、$\alpha_1\alpha_1\alpha_2$ 两种三螺旋;肾小囊基底膜存在 $\alpha_5\alpha_5\alpha_6$、$\alpha_1\alpha_1\alpha_2$ 两种三螺旋;肾小球系膜区、肾小管基底膜以及血管基底膜存在 $\alpha_1\alpha_1\alpha_2$ 三螺旋;皮肤基底膜存在 $\alpha_5\alpha_5\alpha_6$、$\alpha_1\alpha_1\alpha_2$ 两种三螺旋;眼部晶状体囊、角膜后弹力层、玻璃膜、内界膜,以及耳部的耳蜗螺旋缘、螺旋凸、内沟、外沟、血管纹和基膜中存在 $\alpha_3\alpha_4\alpha_5$ 三螺旋。当三螺旋中任意一链编码基因突变后,可能因其不正常编码蛋白空间构象改变使得三螺旋结构不能形成或者形成的异常三股螺旋胶原分子容易被降解等原因,使得相应部位基底膜结构异常,从而导致不同部位临床表现。当然,在临床上,Alport 综合征患者随着年龄增大,多种临床症状进行性加重,说明还有其他因素参与或促进了病理变化的进展。如在肾小球基底膜,COLAA5 基因突变后,由于基底膜弹性和压力下降,干扰素、整合素介导肾小球基底膜足细胞粘连,机械应激进一步加重损害;过多蛋白尿刺激小管间质纤维化;系膜细胞分泌的转化生长因子和结缔组织生长因子等增加从而促进肾小球硬化等。

(三)辅助检查

1.光学显微镜检查

Alport 综合征患者肾脏组织在光镜下无特殊意义的病理变化。一般 5 岁前的 Alport 综合征患者,其肾组织标本显示肾单位和血管正常或基本正常,可能发现的异常是约 5%～30% 表浅肾小球为"婴儿样"肾小球,即肾小球毛细血管丛被体积较大的立方形、染色较深的上皮细胞覆盖,而毛细血管腔较小;或仅见肾间质泡沫细胞。正常肾脏 8 岁后极罕见婴儿样肾小球。5～10 岁的 Alport 综合征患者肾组织标本大多表现为轻微病变,但可见系膜及毛细血管壁损伤,包括节段或弥漫性系膜细胞增生、系膜基质增多,毛细血管壁增厚。晚期可见全小球硬化,以及肾小管基膜增厚、小管扩张、萎缩,间质纤维化等损害,并常见泡沫细胞。

2.免疫荧光学检查

常规免疫荧光学检查无特异性变化,有时甚至完全阴性。可见到免疫荧光染色多为系膜区及沿肾小球基底膜节段性或弥漫性颗粒状 C_3 和 IgM 沉积。由于节段性硬化、玻璃样变,可有内皮下 IgM、C_3、备解素以及 C_4 的沉积。应该指出的是,全部阴性的免疫荧光染色结果,有助于与 IgA 肾病、膜增殖性肾小球肾炎及其他免疫介导的肾小球肾炎的鉴别诊断。

3.电子显微镜检查

特征性的病理改变只有在电子显微镜下才可以观察到,典型病变为肾小球基底膜出现广泛的增厚、变薄以及致密层分裂的病变。肾小球基底膜超微结构最突出的异常是致密层不规则的外观,其范围既可以累及所有的毛细血管袢或毛细血管袢内所有的区域,也可以仅累及部分毛细血管袢或毛细血管袢内的部分区域。Alport 综合征肾小球基底膜致密层可增厚至1200nm(正常约为 100～350nm),并有不规则的内、外轮廓线;由于基底膜致密层断裂,电镜下还可见到基底膜中有一些"电子致密颗粒"(直径约为 20～90nm),其性质不十分清楚,可能是被破坏的致密层"残迹",也有人认为可能缘自变性的脏层上皮细胞。肾小球基底膜弥漫性变薄(可薄至 100nm 以下)常见于年幼患儿、女性患者或疾病早期,偶尔见于成年的男性患者。此外,肾小球上皮细胞可发生足突融合。

目前仍认为肾小球基底膜出现弥漫性的增厚、撕裂为诊断 Alport 综合征的病理依据,其他病理变化如薄肾小球基底膜等则要结合家族史、基底膜中Ⅳ型胶原 α 链的表达以及遗传学信息予以诊断,尤其要与薄基底膜肾病鉴别。

(四)临床表现

1.肾脏表现

血尿最常见,而且血尿大多为肾小球性血尿。X 连锁遗传型的男性患者表现为持续性镜下血尿,外显率为 100％。约 67％的 Alport 综合征男性患者有发作性肉眼血尿,其中许多人在 10～15 岁前肉眼血尿可出现在上呼吸道感染或劳累后。X 连锁性女性患者 90％以上有镜下血尿,少数女性患者出现肉眼血尿。几乎所有常染色体隐性遗传型的患者(不论男性还是女性)均表现血尿;而常染色体隐性遗传型的杂合子亲属,50％～60％、至多 80％出现血尿。

X 连锁型 Alport 综合征男性迟早会出现蛋白尿。蛋白尿在小儿或疾病早期不出现或极微量,但随年龄增长或血尿的持续而出现,甚至发展至肾病水平的蛋白尿。肾病综合征的发生率大约为 30％～40％。同样,高血压的发生率和严重性,也随年龄而增加,且多发生于男性患者。

X 连锁型 Alport 综合征男性患者肾脏预后极差,几乎全部将发展至终末期肾脏病(ESRD),进展速度各家系间有差异,通常从肾功能开始异常至肾衰竭大约 5～10 年。但各家系中男性患者出现肾衰竭的年龄不同,因而有些学者根据家系中男性发生 ESRD 的年龄将Alport 综合征家系分为青少年型(31 岁前发生)和成年型(31 岁以后)。部分 X 连锁型 Alport 综合征女性患者也会出现肾衰,至 40 岁大约 12％、60 岁以上 30％～40％的患者出现肾衰竭。许多常染色体隐性遗传型的患者于青春期出现肾衰,30 岁前几乎所有患者均出现肾衰。常染色体显性遗传型的患者临床表现相对轻些。

2.听力障碍

Alport 综合征可伴有感音神经性耳聋,听力障碍发生于耳蜗部位。耳聋为进行性的,耳聋将渐及全音域,甚至影响日常的对话交流。X 连锁型 Alport 综合征中男性发生感音神经性耳聋较女性多,而且发生的年龄较女性早。而常染色体隐性遗传型 Alport 综合征约 2/3 的患者于 20 岁前即表现出感音神经性耳聋。

3.眼部病变

对 Alport 综合征具有诊断意义的眼部病变为:前圆锥形晶状体、黄斑周围点状和斑点状视网膜病变及视网膜赤道部视网膜病变。前圆锥形晶状体表现为晶状体中央部位突向前囊,患者可表现为进行性近视,甚至导致前极性白内障或前囊自发穿孔。前圆锥形晶状体并非出生时即有,多于 20～30 岁时出现。确认前圆锥形晶状体常需借助眼科裂隙灯检查,有学者认为检眼镜下见到"油滴状"改变也可诊断。60%～70% X 连锁型男性、10% X 连锁型女性以及约 70% 的常染色体隐性遗传型 Alport 综合征患者伴前圆锥形晶状体病变。黄斑周围点状和斑点状视网膜病变和视网膜赤道部视网膜病变表现为暗淡甚至苍白的斑点状病灶,最好用视网膜摄像的方法观察,这种病变常不影响视力,但病变会伴随肾功能的减退而进展。大约 70% X 连锁型男性、10% X 连锁型女性以及约 70% 的常染色体隐性遗传型 Alport 综合征患者伴有这种视网膜病变,而且视网膜病变常与耳聋和前圆锥形晶状体同在,但视网膜病变发生较前圆锥形晶状体早。

4.其他

(1)AMME综合征:是伴有血液系统异常的 Alport 综合征,该综合征表现为智力发育落后、面中部发育不良以及椭圆形红细胞增多症等。

(2)弥漫性平滑肌瘤:某些青少年型 Alport 综合征家系或患者伴有显著的平滑肌肥大,受累部位常为食管、气管和女性生殖道(如阴蒂、大阴唇及子宫等),并因此出现相应的症状,如吞咽困难、呼吸困难等。

(五)诊断及鉴别诊断

典型的 Alport 综合征根据临床表现、阳性家族史以及电镜下肾组织的特殊病理变化可做出诊断,其中肾组织的电镜检查一直被认为是确诊该病的重要和唯一的依据。Flinter 等曾提出"四项诊断指标",如果血尿或慢性肾衰或两者均有的患者,符合如下四项中的三项便可诊断:①血尿或慢性肾衰家族史;②肾活检电镜检查有典型病变;③进行性感音神经性耳聋;④眼病变。

1996 年,Gregory 等提出 Alport 综合征诊断的 10 条标准:

(1)肾炎家族史或先证者的一级亲属或女方的男性亲属中有不明原因的血尿。

(2)持续性血尿,无其他遗传性肾脏病的证据,如薄基底膜肾病、多囊肾或 IgA 肾病。

(3)双侧 2000～8000Hz 范围的感音神经性耳聋;耳聋为进行性,婴儿早期没有但多于 30 岁前出现。

(4)COL4An(n=3、4 或 5)基因突变。

(5)免疫荧光学检查显示肾小球和(或)皮肤基底膜完全或部分不表达 Alport 抗原簇。

(6)肾小球基底膜超微结构显示广泛异常,尤其是增厚、变薄和分裂。

(7)眼部病变,包括前圆锥形晶状体、后囊下白内障、后多型性萎缩和视网膜斑点。

(8)先证者或至少两名家庭成员逐渐进展至终末期肾脏病。

(9)巨血小板减少症或白细胞包涵体。

(10)食管和(或)女性生殖道的弥漫性平滑肌瘤。

Alport 综合征家系的诊断:在直系家庭成员中应符合上述标准中的四条,当然并不是同一个体必须具备所有四条标准;但是,对于旁系成员的考虑以及仅表现为不明原因血尿、ESRD 或听力障碍的个体应十分慎重。诊断 Alpon 综合征家系中家庭成员是否受累,若该个体符合相应遗传型,再符合上述标准(2)～(10)中的一条,可作拟诊,符合两条便可确诊。对于无家族史的个体的诊断,至少应符合上述指标中的四条。

美国学者 Kashtan 将血尿、怀疑为 Alport 综合征患者的诊断思路总结为两步:

第一步:基本估计:①临床表现:如耳聋、眼部异常等。②家族史调查:典型的遗传型为 X 连锁显性遗传,因而不存在父传子现象;家族史也可能完全阴性。③肾穿刺活组织检查:GBM 增厚伴有分层样变化可以确诊;但 GBM 也可仅表现变薄。

第二步:进一步检查:①免疫组化:a. X 连锁型:皮肤基底膜 α_5(Ⅳ)链消失;GBM、小管基底膜和包氏囊 α_3(Ⅳ)、α_4(Ⅳ)和 α_5(Ⅳ)链均消失。b.常染色体隐性遗传型:GBM、小管基底膜和包氏囊 α_3(Ⅳ)和 α_4(Ⅳ)链均消失;α_5(Ⅳ)链在 GBM 消失,但仍存在于小管基底膜、包氏囊和皮肤基底膜。c.Ⅳ型胶原 α 链表达均正常时不能除外 Alport 综合征。②基因分析:对于确定基因携带者和进行产前诊断十分必要,另外有助于临床和病理检查结果均不确定病例的诊断。

(六)辅助检查

近年来,一些新的检查技术被成功应用于 Alport 综合征的诊断。

1.免疫荧光学检查

应用抗Ⅳ型胶原不同仅链的单克隆抗体,在肾活检以及简单易行的皮肤活检组织进行免疫荧光学检查,可用于诊断 X 连锁型 Alport 综合征的患者,也可助于筛查基因携带者,因为 X 连锁型 Alport 综合征女性携带者的基底膜(皮肤或肾脏)与抗Ⅳ型胶原 a5 链的抗体的反应为间断阳性或称为"镶嵌状",这可能缘于女性为杂合的 COL4A5 基因。另外,抗Ⅳ型胶原不同 α 链单克隆抗体与肾小球基底膜的反应结果还可用于鉴定 Alport 综合征的常染色体隐性遗传型。

值得注意的是:①若皮肤或肾小球基底膜不与抗 α_5(Ⅳ)单抗反应,可以确诊为 X 连锁型 Alport 综合征;②由于某些确诊的 X 连锁型 Alport 综合征患者或基因携带者,可有基底膜 α_5(Ⅳ)链的正常表达,因而皮肤或肾小球基底膜与抗Ⅳ型胶原 α_5 链抗体反应呈阳性时,并不能除外 Alport 综合征的诊断;③无症状的女性基因携带者,通常皮肤和肾脏的免疫荧光学检查正常。

2.分子遗传学分析

(1)基因诊断:各种遗传型 Alport 综合征致病基因的发现和基因结构的确定,为 Alport 综合征的诊断开辟了新的思路和途径,特别是基因诊断技术。筛查、分析 X 连锁遗传型 Alport 综合征家系的 COL4A5 基因,可以提供确切的遗传学信息,不但服务于遗传咨询,也是目前唯一确定无症状的基因携带者的方法,并使 Alport 综合征的产前诊断成为可能。而筛查、分析 COL4A3 和 COL4A4 基因,可以从基因水平诊断常染色体隐性遗传型 Alport 综合征和常染色体显性遗传型 Alport 综合征,并且有助于和薄基底膜肾病(TBMN)进行鉴别,该病也是因 COL4A3 和 COL4A4 基因突变所致,为常染色体显性遗传,预后较好。

分析外周血基因组 DNA 确定 COL4A5 突变的经典方法应用最多、应用时间最长,所采用的技术不断改进,包括限制性片段长度多态性(RFLP)、聚合酶链反应-变性梯度凝胶电泳(PCR-DGGE)、单链构象多态性(PCR-SSCP)、逐个扩增 COL4A5 基因 51 个外显子并直接测序法,以及近年开展的经皮肤成纤维细胞、外周血淋巴细胞 cDNA 水平进行 COL4A5 基因突变检测的方法等,近年来兴起的二代测序技术,大大提高了 COL4A5 基因突变分析的周期和检出率。

(2)产前诊断:目前已能够对 Alport 综合征进行产前基因诊断,国内外仍以羊水或绒毛穿刺技术为主。诊断前需明确每个家系基因突变的位点及类型。产前诊断的主要目的为预测胎儿的健康状况而不是选择性流产,因此应该向孕妇及家属进行疾病遗传知识教育,让其参照产前基因诊断结果自行选择处理意见。

(七)治疗

目前有关 Alport 综合征药物治疗,主要包括血管紧张转换酶抑制剂或血管紧张素受体阻滞剂,以往的报道还有提及环孢素 A 等药物,但目前尚没有根治办法,治疗主要目的为延缓病程进展、改善生存质量。鉴于现在仍无根治 Alport 综合征的有效办法,为了客观进行遗传咨询、尽可能优生优育,早期诊断尤为重要,因此发展新的、简单易行、确诊率高的诊断方法有重要的意义。

ACEI 及血管紧张素受体阻滞剂(ARB)对 Alport 综合征改善患者尿蛋白和延缓肾脏病变的进展有一定的作用。Gross 等研究显示早期应用血管紧张素转换酶抑制剂治疗能够延缓肾衰竭 13 年,越早应用血管紧张素转换酶抑制剂治疗效果越显著,且安全、可靠。美国 Kashtan 教授和我国丁洁教授等提出 Alport 综合征临床治疗建议:①患儿应该从 1 岁开始监测尿蛋白和尿微量白蛋白,至少每年重复一次。②具有显性蛋白尿(24 小时尿白蛋白超过150mg)的患儿需要治疗。③具有微量白蛋白尿(24 小时尿白蛋白总量＜150mg)的男性患儿有以下情况之一时需治疗:缺失突变;无义突变;家系中有 30 岁前 ESRD 的家族史。用药建议:一线治疗药是血管紧张素转换酶抑制剂,二线治疗药是血管紧张素受体阻滞剂和醛固酮受体拮抗剂,少部分患者血管紧张素转换酶抑制剂联合螺内酯控制尿蛋白程度比血管紧张素转换酶抑制剂联合血管紧张素受体阻滞剂效果好;螺内酯可直接用作二线用药或用于替代血管紧张素受体阻滞剂。此外,环孢素 A 也被证实可以改善或减轻 Alport 综合征患者的蛋白尿水平,延缓病程进展,但其长期应用的安全性,尤其肾毒性有待进一步证实。

对于 Alport 综合征进展至终末期肾衰竭者,肾脏替代治疗或肾移植是有效的治疗措施。大规模对照研究证实,Alport 综合征患者肾移植后患者 5 年存活率 90% 以上,10 年存活率70% 以上,和其他获得性肾脏病肾移植患者对照组无明显差别或甚至优于对照组,但移植肾有可能会发生"移植后抗肾小球基底膜肾炎",即患者体内产生针对移植的正常肾脏基底膜的抗体,因而发生抗肾小球基底膜肾炎,由此导致移植失败,发生率 3%~5%,且大多数(约 75%)均在肾移植后 1 年内发生。此外,作为特殊之处,Alport 综合征患者的亲属,特别是男性 X 连锁遗传型 Alport 综合征患儿的母亲,虽然也同样是 Alport 综合征患者,但如果临床没有肉眼血尿、大量蛋白尿、高血压和听力异常,且肾功能正常、年龄在 45 岁以下者,也可以作为供肾者,但不应该为首选。

二、薄基底膜肾病

薄基底膜肾病(TBMN)首次报道于 1966 年,McConville 描述了一组表现持续血尿而无高血压、水肿及肾功能不全的患儿,经详细的泌尿系统检查,如静脉肾盂造影、膀胱镜、排泄性膀胱尿道造影及尿培养等均无异常发现,其中大部分患儿进行了肾活体组织检查,在光镜下除个别病例显示系膜细胞轻度增生外无其他异常发现,而家系调查发现大部分患儿有明确的血尿家族史,故称为"良性家族性血尿"。1973 年,Rogers 报道了一个 4 代 34 例成员的家系,其中 8 例有持续血尿而无肾功能不全及眼、耳异常,这些病例的肾活体组织检查光镜及免疫荧光无异常,而电镜示 GBM 弥漫变薄。这一研究首次揭示了良性家族性血尿的病理特征。近年来,随着研究的深入,发现 TBMN 除有血尿外,还可表现蛋白尿、高血压甚至肾功能不全,有些 TBMN 并无血尿家族史,而且 GBM 变薄还可见于其他多种疾病,所以目前多主张用"薄基底膜肾病(TBMN)"替代"良性家族性血尿"的命名。

TBMN 并不少见,而且是小儿以及成人常见的血尿原因之一。Cosio 等对 1078 例肾活体组织检查标本的回顾性分析发现,TBMN 占成人肾活检患者的 5%。在成人血尿患者中,TBMN 占 31%。在小儿中,TBMN 的发生率更高,它分别占小儿肾活体组织检查患者和小儿血尿患者的 9% 和 50%。

(一)病因和发病机制

1.基因突变

以往认为 80%～100% 的 TBMN 患者有阳性血尿家族史,而且部分家系调查表明 TBMN 的遗传方式为常染色体显性遗传,但近期研究示 TBMN 中仅有 43% 的患者证实有阳性血尿家族史,提示除遗传因素外还有其他原因。Lemmink 等报道在一良性家族性血尿家系中(先证者证实为 TBMN),证实有编码 α_4(Ⅳ)链的基因 COL4A4 的 897 位甘氨酸(Gly)被谷氨酸(Glu)替代的突变,因此推测 TBMN 可能因编码Ⅳ型胶原的基因突变所致。但 Piccini 等通过基因连锁分析除外了 TBMN 的基因定位于常染色体 2q35-37,此处正是编码 α_3(Ⅳ)和 α_4(Ⅳ)链的基因 COL4A3 和 COL4A4 所在。有关 COL4A4 或 COIAA3 基因是否为致 TBMN 的唯一或主要的基因以及 TBMN 的确切发病机制仍未阐明,有待今后进一步研究。

2.获得性 GBM 变薄

GBM 主要由肾小球脏层上皮细胞合成,当脏层上皮细胞功能受损时可引起Ⅳ型胶原合成和分布异常而影响 GBM 厚度。有学者报道类风湿性关节炎伴有尿异常的患者中,接受金制剂——硫代苹果酸金钠治疗者的 GBM 厚度较未接受治疗者明显变薄,而且肾小球上皮细胞内有金颗粒沉着者 GBM 最薄,提示类风湿性关节炎病人 GBM 变薄与金制剂治疗有关。对一例临床表现为血尿及咯血而酷似 Goodpasture 综合征的患者行连续肾活体组织检查,发现在疾病活动期其 GBM 厚度变薄,在疾病恢复期 CBM 增厚,即 GBM 厚度呈可逆性改变。晚近又分别有学者报道了主动脉炎综合征及 Crohn 病合并有 TBMN。这些疾病与 TBMN 是否有关,是否纯属巧合仍未知。

3.血尿原因

至于 GBM 变薄何以发生血尿目前尚不清楚。有学者应用"修复缺陷假说"予以解释,认为肾小球毛细血管壁存在红细胞可以通过的自然孔道,当 GBM 变薄时,孔道数目增加,长度变短,使红细胞渗漏增加而发生血尿。

(二)病理改变

1.光镜检查

没有具有诊断意义的病理改变。多数患者肾小球及肾小管间质均正常,部分患者仅有些非特异性改变,如肾小球系膜细胞及系膜基质的轻-中度的增生。

2.免疫荧光检查

多数患者免疫荧光检查阴性,偶可见 IgM 和(或)C_3 在系膜区的沉积,但强度较弱,个别患者亦可见节段性毛细血管壁纤维蛋白原沉积。

3.电镜检查

对 TBMN 的诊断至关重要。弥漫性 GBM 变薄是该病唯一的或最重要的病理改变。GBM 变薄主要是由于上皮侧 GBM 部分的缺如或减少所致。部分患者甚至可见 GBM 节段菲薄呈线样改变,有些节段 GBM 极度变细而不复存在。患者肾小球内(系膜区及毛细血管祥)无电子致密物的沉积。TBMN 临床表现为血尿伴大量蛋白尿者与单纯血尿或血尿伴轻、中度蛋白尿者的 GBM 厚度之间无显著性差异,而且光镜的异常程度与电镜下 GBM 变薄的程度无关。

(三)临床表现

TBMN 可发生于任何年龄,根据已有的报道,最小年龄 1 岁,最大年龄 86 岁;女性多见,男女比例约为 1:2~1:3。绝大部分患者以血尿为主要临床表现,其中大部分表现为持续性镜下血尿,少部分患者在上呼吸道感染或剧烈运动后可出现发作性肉眼血尿。部分患者在血尿同时伴有轻、中度蛋白尿,偶为肾病范围的大量蛋白尿,还有极少部分患者表现为孤立性蛋白尿。多数研究显示 TBMN 患者血压正常,但有学者对成人 TBMN 患者进行平均 12 年的随访后发现有 30%~35%患者发生了高血压。有报道 7%~14%的 TBMN 有腰痛发作,这种腰痛常为单侧性,且常与肉眼血尿同时发生。绝大部分 TBMN 长期随访预后良好,但少数患者(<10%)可出现肾功能不全,而且极个别患者可发展为终末期肾衰竭而需透析治疗。TBMN 患者无耳聋和眼病变。

(四)诊断与鉴别诊断

1.诊断

该病的诊断依赖于肾脏超微结构的观察。电镜下 GBM 变薄是 TBMN 诊断的必备条件,但何谓变薄尚未统一。GBM 厚度在生后早年生长迅速,9 岁后生长缓慢,40 岁达高峰,女性 GBM 厚度小于男性。而且 GBM 厚度与标本的固定方法亦有关,若仅用锇酸固定肾组织可使标本在脱水阶段被抽提出大量的脂质和少量的蛋白质而影响 GBM 的厚度。所以各单位应建立各自的不同年龄、不同性别 GBM 厚度的正常范围。测量 GBM 厚度的方法有算术均数和调和均数法两种。算术均数法应选择适宜的 GBM 节段即上皮细胞膜和内皮细胞膜均清晰可见,此方法测出的 GBM 厚度为偏态分布;而调和均数法则随机测量毛细血管祥 GBM 厚度,且测出的 GBM 厚度为正态分布。因此,Dische 提出手工测量 2 个或 2 个以上肾小球的 GBM 厚度的调和均数是目前最适宜的方法。

2.鉴别诊断

(1)TBMN 和 Alport 综合征(AS):TBMN 和 AS 同属基底膜病,在慢性、家族性及血尿等方面相类似。当 AS 有典型临床表现(进行性肾功能减退、高频性神经性耳聋和眼病变)及特征性病理改变(电镜下 GBM 广泛增厚、撕裂,并常与变薄的 GBM 并存)时与 TBMN 不难鉴别。但儿童 AS 可仅表现为单纯性血尿,且 GBM 变薄可为唯一病理改变,若仅依临床表现及电镜检查易将早期 AS 误诊为 TBMN,此时可行免疫组织化学检查予以鉴别,即 TBMN 的 GBM 内保留有 Goodpasture 抗原,而 AS 却缺乏这种抗原,故前者肾组织可被 Goodpasture 综合征患者的抗 GBM 血清正常着色,而后者不着色。研究证实 AS 是由于编码Ⅳ型胶原的基因突变所致:X 连锁显性遗传型 AS 因编码 α_5(Ⅳ)链的基因 COL4A5 突变所致;伴弥漫性平滑肌瘤的 X 连锁显性遗传型 AS 因编码 α_5(Ⅳ)和 α_6(Ⅳ)链的基因 COL4A5 和 COL4A6 突变所致;常染色体隐性遗传型 AS 因编码 α_3(Ⅳ)链的基因 COL4A3 或编码 α_4(Ⅳ)链的基因 COL4A4 突变所致。随着对 TBMN 研究的开展,正如前述,在 TBMN 患者中证实有编码 α_4(Ⅳ)链的基因 COL4A4 的突变,与常染色体隐性遗传型 AS 相类似,而且又有学者观察到 TBMN 和 AS 可同时存在于同一家系中。因此,TBMN 可能为 AS 的变异型。但有关 TBMN 与 AS 的确切关系尚未阐明,有待今后进一步的研究。

(2)TBMN 和 IgA 肾病:TBMN 和 IgA 肾病均可以血尿为主要临床表现,但临床上 IgA 肾病多见于男性,蛋白尿较严重,肉眼血尿、血尿合并蛋白尿及肾功能不全的发生率较 TBMN 高,特征性病理改变为免疫荧光示单纯 IgA 或 IgA 为主的免疫球蛋白在系膜区的弥漫沉积,电镜示电子致密物在系膜区的沉积。以上这些特点可鉴别 TBMN 和 IgA 肾病。但最近研究发现 IgA 肾病可合并 GBM 弥漫变薄。有关 IgA 肾病伴 GBM 变薄者的临床过程各家报道尚不一致,多数认为 IgA 肾病伴 GBM 弥漫变薄者病理改变较轻,大多为轻度系膜增生性肾炎,而且这类患者预后良好,肾功能不全的发生率较 GBM 正常的 IgA 肾病低。GBM 变薄除见于 IgA 肾病外,还可见于系膜增生性肾小球肾炎、局灶节段肾小球硬化、狼疮性肾炎、急性肾小管坏死、新月体肾炎及间质性肾炎等多种疾病,分析认为当 GBM 变薄时患者可能易罹患其他肾脏疾病。

(3)TBMN 和腰痛-血尿综合征(LPH):如前所述,TBMN 可有腰痛发作,且 Hebert 等报道近 50% 的 IPH 患者肾活体组织检查有 GBM 变薄,学者认为腰痛可能是由于红细胞阻塞肾小管所致。最近又有学者观察到 TBMN 患者的高钙尿症、高尿酸尿症及肾结石的发生率明显高于 IgA 肾病及健康人,且高钙尿症、高尿酸尿症与肉眼血尿和腰痛发作明显相关。有关 TBMN 患者腰痛原因以及尿代谢异常与 TBMN 的关系有待进一步研究。

(五)治疗和预后

绝大部分 TBMN 呈一良性经过,无需特殊治疗。避免各种感染和过度疲劳,避免不必要的治疗和肾毒性药物的应用,以及对少数高血压患者进行血压控制,无疑是有益的。临床上以大量蛋白尿或肾病综合征为主要表现者对肾上腺皮质激素治疗敏感。有学者报道,应用血管紧张素转换酶抑制剂可使 50% 患者的肉眼血尿及腰痛发作减轻,但其作用机制尚未明确。鉴于部分 TBMN 可能出现蛋白尿、高血压甚至肾功能不全,所以长期随访是必不可少的。

三、其他遗传性肾小球疾病

(一)HANAC 综合征

即遗传性血管病、肾病、动脉瘤和肌肉痉挛综合征,是一种常染色体显性遗传性疾病,由编码Ⅳ型胶原蛋白的 α_1 链的 COL4A1 基因突变导致的,甘氨酸残基的突变主要位于 CB3 区(整合素结合区),由于 CB3 区的突变而导致Ⅳ型胶原整合素结合位点异常,引起Ⅳ型胶原与细胞之间的相互作用异常,从而导致全身性的疾病。临床主要表现为家族性脑穿通畸形、血管病变、小血管疾病、脑出血、肾病、动脉瘤、肌肉痛性痉挛等异常。目前世界各地均有个案报道。

(二)Pierson 综合征

因编码层粘蛋白 β_2 的基因(LAMB2)突变所致,该病包括先天性肾病综合征和明显的眼部异常,于 2004 年首次被报道,临床多以先天性肾病综合征并伴有小瞳孔、晶状体形状异常、白内障等眼部异常为主要特征,通常快速进展至肾衰竭。该病为常染色体隐性遗传。另外,如果患者能活过婴儿期,常会出现失明和严重的神经系统缺陷。典型病例的肾脏病理类型为DMS。随后研究证实 LAMB2 相关的疾病谱较最初报道的更为广泛,可以有先天性肾病综合征而没有眼部异常等。国内北京大学第一医院儿科首次报道一例 3.25 岁的 Pierson 综合征女孩,临床表现为重度蛋白尿、双侧小瞳孔及眼球震颤,并检测到 LAMB2 突变。目前已发现的LAMB2 突变有 40 种左右,可见多种突变类型。

(三)指甲-髌骨综合征

因 LMXIB 基因突变所致,为常染色体显性遗传,临床主要表现指甲发育不全、髌骨缺失或发育不良、桡骨头和(或)肱骨小头发育不全(伴或不伴脱位)和髂骨角四联症,部分伴有眼部异常及肾脏受累。确切的肾脏受累及发病情况尚不完全清楚,但已知肾脏病变是指甲-髌骨综合征最严重的表现,不同家系及同一家系间患者肾脏疾病的发病率和严重程度差异很大,30%～40%的患者可有肾脏病变,早期表现主要为蛋白尿,血尿少见 10%～20%。5%～10%的患者可有肾病综合征程度的蛋白尿,早至儿童期或青年期,可进展至肾衰竭,不同个体间疾病进展时间差异大。肾脏病理肾小球基底膜可见特征性的局灶或弥漫性不规则增厚,含有不规则的低电子密度区,增厚间隙为高电子密度区,外形如虫蛀样改变或致密板可见Ⅲ型胶原束的纹状沉积。目前已发现 130 多种 LMXIB 基因突变,突变类型包括无义突变、错义突变、缺失突变和插入突变等,未发现热点突变。作为一种遗传性疾病,指甲-髌骨综合征没有特异性治疗。个别研究证实,ACEI 对指甲-髌骨综合征患者也许也有一定的保肾作用。对于进展至肾衰竭的指甲-髌骨综合征患者,肾移植效果较好,但供肾者应除外指甲-髌骨综合征的可能。

(四)Ⅲ型胶原肾小球病

以肾病综合征或大量蛋白尿为首发临床症状的遗传性肾小球疾病,其临床经过迁延,病情进展缓慢,最终可进展至肾衰竭,因电镜观察证实肾小球基膜内皮下区域和系膜区存在大量Ⅲ型胶原异常沉积而命名。迄今国内外累计报道 50 余例,有散发性和家族性,其中家族性者符合常染色体隐性遗传,亚洲报道患者多为成人,而欧洲以儿童患者为主,男女均可发病,无明显性别差异,临床主要表现为大量蛋白尿或肾病综合征,部分患者可伴镜下血尿,多数患者伴高血压,病变呈进行性发展,约 50% 患者在 5~12 年内进入终末期肾脏病。

(五)Fabry 病

亦称弥漫性躯体血管角质瘤,因编码 α-半乳糖苷酶 A 的基因 GLA 突变所致的糖苷神经鞘脂类在多种组织堆积引起的溶酶体贮积性疾病,X 连锁遗传性疾病,临床累及肾脏、心脏、皮肤、眼部和神经系统等,其中肾脏受累临床出现较晚且无特异性,常于 20 岁后开始被发现且以实验室检查异常为主。男性患者早期可有多尿、夜尿增多以及尿浓缩稀释障碍。20~30 岁时一般可有无症状性轻-中度的蛋白尿,少数可有肾病水平蛋白尿,很少发生低白蛋白血症和高脂血症。罕有肉眼血尿,部分患者表现为镜下血尿。此外,可有轻度血压增高,远端肾小管酸中毒、肾性糖尿、氨基酸尿等,最终可累及近端肾小管,并发 Fanconi 综合征。肾受累进展缓慢,一般于 50 岁后进入慢性肾衰竭,是本病的死因之一。特异性病理改变是在多种类型的细胞可见溶酶体包涵体或脂质沉积,特别是血管内皮和平滑肌细胞、心脏内膜细胞、心肌细胞和心脏瓣膜细胞,肾脏上皮细胞如小管、小球细胞和足细胞,神经细胞如背根神经节和一些中枢神经元细胞。可以通过酶替代治疗(ERT),目前有两种形式的 α-半乳糖苷酶 A 可用于替代治疗,分别为阿加糖酶 α 和阿加糖酶 β。

(六)脂蛋白肾病

近年来新认识的一种肾小球疾病,其病理特征为肾小球毛细血管袢腔中存在脂蛋白栓子,血浆载脂蛋白 E(ApoE)升高,绝大多数为亚裔人群,因 ApoE 基因突变所致,常染色体显性遗传,但部分人可携带致病突变而无临床表现。本病主要累及肾脏,且以肾小球受损为主。几乎全部患者均存在不同程度蛋白尿,有的逐渐进展为肾病范围的蛋白尿,少数病例同时伴有镜下血尿。尽管该病患者血浆胆固醇、三酰甘油及中间密度脂蛋白升高,类似于 III 型高脂蛋白血症,但常无脂质全身沉积的症状,如快速进展的动脉硬化、黄瘤症和早发的心肌梗死等。脂蛋白不在肾外形成栓塞。多数患者表现为对糖皮质激素治疗呈抵抗,缓慢进展为肾衰竭。临床上脂蛋白肾病多见于亚裔成人,且似乎有热点突变,中国人以 apoE Kyoto、p.Arg25Cys 多见,但小儿病例也有报道。

(七)腓骨脆萎缩症

亦称为遗传性运动感觉神经病,具有明显的遗传异质性,临床主要特征是四肢远端进行性的肌无力和萎缩伴感觉障碍。肾脏方面表现为自儿童期出现的持续性蛋白尿和肾病综合征,可进展至肾衰竭。腓骨肌萎缩是最常见的遗传性周围神经病之一(发病率约为 1/2500)。根据临床和电生理特征,腓骨肌萎缩症分为两型:腓骨肌萎缩症 1 型(脱髓鞘型),神经传导速度(NCV)减慢;腓骨肌萎缩症型(轴突型),神经传导速度正常或轻度减慢(正中神经传导速度>38m/s)。多数呈常染色体显性遗传(致病基因有 MPZ、CMTIA、CMTIC、CMTID、CMTIE、CMTIF、PMP22 及 DNM2),也可呈常染色体隐性遗传(致病基因为 GDAP1)和 X 连锁遗传(致病基因有 GJB1 和 PRPS1)。

(八)Cockavne 综合征

又称小头、纹状体小脑钙化和白质营养不良综合征;侏儒症、视网膜萎缩和耳聋综合征。以早老为其特征,婴儿期正常,两岁后发病。临床表现为面容苍老,眼球内陷,身材矮小,背躬,肢体屈曲,肌肉瘦削,皮肤对光敏感性增加,暴露部位常发生水疱;视网膜变性、视神经萎缩及传导性耳聋;脑组织及颅内血管有广泛钙化;所有患者均有精神发育迟滞。瞳孔对散瞳药反应不良。肾脏受累表现为高血压、轻度蛋白尿和(或)肾衰竭。常染色体隐性遗传,致病基因为ERCC8 和 ERCC6。

(九)遗传性肢端骨质溶解伴肾病

呈常染色体显性遗传。幼童期起病,临床表现类似幼年型类风湿关节炎,呈进行性腕骨和跗骨吸收。慢性肾衰竭常见,肾脏病理可见小动脉管壁增厚、硬化和局灶肾小球硬化。可伴有智力发育迟缓和不严重的面部异常。

(十)Bardet-BiedL 综合征

由 Bardet 和 BiedL 分别在 1920 年和 1922 年首次报道,临床主要有以下六大特征:智力低下、视网膜色素变性、多指(趾)、向心性肥胖、性腺发育不全以及肾脏结构和(或)功能异常,具有其中四项即可诊断临床诊断。本病为常染色体隐性遗传病,具有遗传异质性,目前已发现15 个致病基因与本病有关。

(十一)Alstrom 综合征

主要表现为视神经萎缩、感音神经性耳聋、肥胖、胰岛素抵抗、2 型糖尿病、内分泌紊乱、扩张性心肌病、进行性肝功能障碍、缓慢进展的肾损害以及进行性肾小球纤维化。常染色体隐性遗传,因 ALM51 基因突变所致。

(十二)MYH9 相关综合征

是一种少见的人类常染色体显性遗传病。该病的临床突出特征为巨大血小板、白细胞包涵体和血小板减小症,部分伴有神经性耳聋、白内障、肾损害,因临床受累系统不同包括 May-Hegglin 异常(MHA)、Fechtner 综合征(FTNS)、Epstein 综合征(EPS)和 Sebastian 综合征(SBS)等。

MYH9 基因位于 22q12.3-13.2,全长 139kb,有 40 个外显子,编码相对分子量约为224000kD 的非肌性肌球蛋白重链 A(NMMHC-A),该蛋白是非肌细胞骨架的重要组成部分,可促进细胞运动、黏附、细胞内物质的运输和胞质分裂。MYH9 基因可在肾小球足细胞、毛细血管和肾小管中表达。MYH9 基因突变可引起局部肾小球足突融合,足细胞裂孔膜消失进而损伤肾脏。MYH9 异常表达、定位或功能改变都会导致肌球蛋白异常,使得足细胞和肾小管的细胞骨架受损,进一步导致蛋白尿、血尿甚至肾衰竭。近年有研究发现 MYH9 可能与局灶性节段性肾小球硬化症、Clq 肾病、终末期肾脏病等肾脏疾病相关。

(十三)Schimke 免疫-骨发育不良

一种常染色体隐性遗传性疾病,特征为脊椎骺发育不全、T 细胞免疫缺陷和肾小球硬化,一些患者可见甲状腺功能减退和脑缺血发作,目前已知本病因 SMARCAL1 基因突变所致,其编码蛋白参与 DNA 复制后的重塑。Schimke 免疫-骨发育不良是一种临床异质性疾病,可以生后很早发病、1 岁内死亡,也可以 10 岁左右发病、存活至 20 岁左右。肾小球硬化常引起终末期肾病,需要肾脏替代治疗和肾移植治疗。

(十四)肌阵挛-肾衰综合征

一种常染色体隐性遗传性疾病,临床特征为进行性肌阵挛性癫痫伴随着肾衰竭。蛋白尿是本病的首发表现,发病年龄为 15～20 岁,局灶塌陷性肾小球硬化是常见的病理特征。神经系统症状如震颤、动作性肌阵挛、癫痫和共济失调出现较晚,因溶酶体贮积物在脑组织的特征性沉积所致。本病因 SCARB2 基因突变引起,它编码一种溶酶体嵌膜蛋白,具有多效性的分子功能。目前认为本病为一种因溶酶体功能改变导致的贮积性疾病,同其他溶酶体引起的疾病相似,其主要特征为脑部的退行性病变。本病无特效治疗,终末期肾病患者需要肾脏替代治疗和肾移植治疗。

(十五)Gallowav 综合征

主要表现为小头畸形、肌张力减低、发育迟缓、食管裂孔疝及婴儿或幼童期起病的肾病综合征。典型的肾脏病理表现为在结构扭曲的肾小球基底膜上有絮状物及细纤维丝(6～8nm)沉积。常染色体隐性遗传,致病基因尚未明确。

第五节　IgA 肾病

IgA 肾病是 1968 年由 Berger 首先描述的,以系膜增生及系膜区显著弥漫的 IgA 沉积为特征的一组肾小球疾病。其临床表现多种多样,以血尿最为常见。IgA 肾病可分为原发性和继发性两种类型,后者常继发于肝硬化、肠道疾病、关节炎以及疱疹性皮炎等疾病,也以肾小球系膜区显著的 IgA 沉积为特点。原发性 IgA 肾病在世界许多地方被认为是一种最常见的肾小球肾炎,而且是导致终末期肾衰的常见原因之一。

一、流行病学

本病依赖病理诊断,因此其在普通人群中的发病率并不清晰。现有的流行病学资料均是以同期肾活体组织检查乃至肾脏病住院人数作参照对象统计得来的。中华儿科学会肾脏病学组统计全国 20 个单位,1979—1994 年共 2315 例肾活检标本中,IgA 肾病 168 例,占 7.3%。该病在年长儿及成人中更多见,在原发性肾小球疾病肾活体组织检查中,IgA 肾病在北美占 10%左右,欧洲 10%～30%,亚太地区最高,我国为 30%,日本甚至高达 50%。

二、病因及发病机制

病因还不十分清楚,与多种因素有关。由于肾组织内有 IgA、C_3 或/和 IgA、IgG 的沉积,因此 IgA 肾病是一种免疫复合物性肾炎,其发病与 IgA 免疫异常密切相关,目前有关研究已深入到 IgA 分子结构水平。

(一)免疫球蛋白 A 的结构与特征

IgA 是一种重要的免疫球蛋白,约占血清总免疫球蛋白的 15.2%,80%的血清 IgA 是以单体四条链的形式出现,单体间的连接靠二硫键和 J 链稳定。依 α 重链抗原性不同,将 IgA 分为 2 个血清型,即 IgA_1 和 IgA_2。

IgA_1 是血清中的主要亚型,占 80%～90%,IgA_2 仅占 10%～20%。IgA_1 绞链区比 IgA_2

长1倍,IgA_2又可分为$IgA_2m(1)$和$IgA_2m(2)$,尽管血清IgA_2浓度仅及IgA_1的$1/4$,但分泌液中IgA_2浓度与IgA_1相等。在$IgA_2m(1)$结构中,α链与轻链闩无二硫键,靠非共价键连接,但轻链间及α链间则由二硫链相连接。

另一种形式的IgA称为分泌型IgA(SIgA),存在于人的外分泌物中,如唾液、眼泪、肠内分泌物以及初乳中。分泌型IgA与血清型不同,它是一个二聚体分子,带一个J链和另一个外分泌成分(SC)组成$(IgA)2$-J-SC复合物。而血清型则是$(IgA)2$-J组成。

J链由137个氨基酸构成,分子量1500,是一种酸性糖蛋白,含8个胱氨酸残基,6个与链内二硫链形成有关,而2个与α链的连接有关。已知α链的C末端有18个额外的氨基酸残基,J链是通过与α链的C端的第2个半胱氨酸残基与α链相连的。两者都是由浆细胞产生,并且在分泌时就连接在一起了。

SC是由黏膜组织或分泌腺体中的上皮细胞合成的,通过二硫键同入SIgA的两个单体IgA中的一个相连接,SC是由549～558个氨基酸组成的多肽链,分子量约7万,糖基含量高达20%。其多肽链上有5个同源区,每个同源区由104、114个氨基酸组成,这些同源区在立体结构上与Ig相似。现已知连接到α链是在Fc区,但精确定位尚不清楚。SIgA的构型可能是:①一种堆加起来的Y型排列;②末端对末端的排列,两个IgA通过Fcα区相连接,组成双Y字形结构。

局部组织浆细胞产生的$(IgA)_2$-J通过:①与上皮细胞基底侧表面的SC结合后,形成IgA-J-SC,转送到一个囊泡中的顶端表面而分泌出去;②$(IgA)_2$-J经淋巴管进入血液循环,同肝细胞表面的SC结合而清除,再经肝细胞的囊泡机制而转送入胆道,并最终进入肠道。

血清IgA末端相互连接可形成末端开放的多聚体,而且一个明显的特征是多聚体大小的异质性,血清中IgA有20%是以多聚体形或存在的,且沉降系数为10S、13S及15S不等,此外IgA有易于同其他蛋白质形成复合物的倾向,这都是由于α链的氨基酸残基极易于形成分子间的二硫键。IgA分子结构的这些特性在IgA肾病的发生上有重要意义。

(二)IgA在肾小球系膜区的沉积

在IgA肾病中,IgA沉积的方式与肾小球的病理变化是相平行的。系膜区的IgA沉积伴随系膜增生,毛细血管上的沉积则伴随血管内皮的改变。

引起IgA沉积的病理因素有:①抗原从黏膜处进入体内并刺激IgA免疫系统,抗原成分范围很广,包括微生物及食物(卵白蛋白、牛血清白蛋白、酪蛋白和胶)等;②IgA免疫反应异常导致高分子量的多聚IgA形成;③结合抗原的多聚IgA通过静电(λ链)、受体(FcaR)或与纤维连接蛋白结合而沉积于肾脏,已发现血清中IgA-纤维连接蛋白复合物是IgA肾病的特征;④其他IgA清除机制(如肝脏)的受损或饱和。

现有的研究表明,IgA肾病中在肾小球内沉积的IgA主要是多聚的λ-IgA_1,IgA肾病患者的血清IgA,多聚IgA和λ-IgA_1水平均可见增高。患者B细胞存在β-1,3半乳糖基转移酶(β-1,3GT)的缺陷,导致IgA_1绞链区O型糖基化时,末端链接的半乳糖减少,这一改变可能影响IgA,与肝细胞上的寡涎酸蛋白受体(ASGPR)结合而影响IgA的清除,而且能增加其与肾脏组织的结合而沉积。

Harper等采用原位杂交技术研究发现IgA肾病肠道黏膜表达合成多聚IgA的必需成分

J 链 mRNA 水平降低,而骨髓则升高。此外,扁桃体 $PIgA_1$ 产生也增多。由于扁桃体 PIgA 产量远低于黏膜及骨髓,因此,沉积在肾组织中的 $PIgA_1$ 可能主要来源于骨髓而非扁桃体及黏膜。

(三)IgA 肾病的免疫异常

对 IgA 肾病体液及细胞免疫的广泛研究,表明 IgA 肾病患者存在免疫异常,包括:

1.自身抗体

Fomesier 等已在肾病患者血清中发现有针对肾脏系膜细胞胞质大分子成分的抗体。此外还有针对基底膜Ⅰ、Ⅱ、Ⅲ型胶原纤维、层黏蛋白及 Gliadin 等成分的抗体。在部分患者血液中还发现 IgA 型抗中性粒细胞胞质抗体(IgA-ANCA)。IgA 肾病接受同种肾移植后,在移植肾中重新出现 IgA 肾病病理改变者高达 $40\% \sim 50\%$,这些资料均说明自身抗体在 IgA 肾病的发病中起重要作用。

2.细胞免疫

研究表明,细胞免疫功能的紊乱也在 IgA 肾病发病中起重要作用。IgA 特异性抑制 T 细胞活性的下降导致 B 淋巴细胞合成 IgA 的增加。T 辅助细胞(Th)数在 IgA 肾病活动期增高,因此活动期时 Th/Ts 增高。具有 IgA 特异性受体的 T 细胞称为 Tα 细胞,Tα 细胞具有增加 IgA 产生的作用。有人发现,IgA 肾病尤其是表现为肉眼血尿的患者 Tα 明显增多,Tα 辅助细胞明显增多导致了 IgA 合成的增多。

3.细胞因子与炎症介质

许多细胞因子参与了免疫系统的调节,包括淋巴因子、白介素(IL)、肿瘤坏死因子以及多肽生长因子,这些细胞因子对于行使正常的免疫功能起重要作用,在异常情况下也会导致细胞因子网络的失调,从而产生免疫损伤。在肾小球系膜细胞增生的过程中,细胞因子与炎症介质(补体成分 MAC、IL_1、MCP-1 及活性氧等)发挥着重要作用。

4.免疫遗传

已有家族成员先后患 IgA 肾病的报道,提示遗传因素在 IgA 肾病中有重要作用。与 IgA 肾病相关的 HLA 抗原位点也报道不一,欧美以 Bw_{35} 多见,日本和我国以 DR_4 多见,也有报道我国北方汉族以 DRW_{12} 最多见,此外还有与 B_{12}、DR_1 以及 IL-RN.2 等位基因、ACE D/D 基因型相关的报道。

三、病理

光镜表现为肾小球系膜增生,程度从局灶、节段性增生到弥散性系膜增生不等。部分系膜增生较重者可见系膜插入,形成节段性双轨。有时还见节段性肾小球硬化、毛细血管塌陷及球囊粘连。个别病变严重者可出现透明样变和全球硬化,个别有毛细血管管袢坏死及新月体形成。Masson 染色可见系膜区大量嗜复红沉积物,这些沉积物具有诊断价值。Ⅰ、Ⅲ、Ⅳ型胶原及层黏蛋白、纤维结合蛋白在 IgA 肾病肾小球毛细血管袢的表达明显增加,Ⅰ、Ⅲ型胶原在系膜区表达也明显增加,多数患者肾小管基底膜Ⅳ型胶原表达也增加。

电镜下主要为不同程度的系膜细胞和基质增生,在系膜区有较多的电子致密物沉积,有些致密物也可沉积于内皮下。近年报道,肾小球基底膜超微结构也有变化,10％左右的 IgA 肾病有基底膜变薄,究竟是合并薄基底膜病还是属于 IgA 肾病的继发改变尚不清楚。

四、临床表现

本病多见于年长儿童及青年,男女比为 2：1,起病前多常有上呼吸道感染的诱因,也有由腹泻及泌尿系感染等诱发的报告。临床表现多样化,从仅有镜下血尿到肾病综合征,均可为起病时的表现,各临床表现型间也可在病程中相互转变,但在病程中其临床表现可相互转变。

80％的儿童 IgA 肾病以肉眼血尿为首发症状,北美及欧洲的发生率高于亚洲,常和上呼吸道感染有关(Berger 病);与上呼吸道感染间隔很短时间(24～72 小时),偶可数小时后即出现血尿。且多存在扁桃体肿大,扁桃体切除后多数患者肉眼血尿停止发作。

也有些患儿表现为血尿和蛋白尿,此时血尿既可为发作性肉眼血尿,也可为镜下血尿,蛋白尿多为轻-中度。

以肾病综合征为表现的 IgA 肾病约占 15％～30％,三高一低表现突出,起病前也往往很少合并呼吸道感染。

亦有部分病例表现为肾炎综合征,除血尿外,还有高血压及肾功能不全。高血压好发于年龄偏大者,成人占 20％,儿童仅 5％。高血压是 IgA 肾病病情恶化的重要标志,多数伴有肾功能的迅速恶化。不足 5％的 IgA 肾病患者表现为急进性肾炎。

五、实验室检查

(一)尿液检查

1.尿常规

不同程度的蛋白尿,多数伴有血尿;尿红细胞形态呈多形性,提示血尿来源是肾小球源性。

2.24 小时尿蛋白定量

蛋白尿程度不等,多数达肾病水平,即≥50mg/(kg·d)。

3.尿蛋白/肌酐(mg/mg)比值

蛋白尿程度不等,多数达肾病水平,即≥2.0。

蛋白尿定量和分型对 IgA 肾病病情判断、估计预后很重要。蛋白尿<1g/24h 者常为轻微或局灶性系膜增生为主。中-重度蛋白尿多为弥漫性系膜增生,常伴新月体及肾小球硬化。

(二)血液检查

1.生化检查

表现为肾病综合征者可伴有低白蛋白血症和高胆固醇血症,大多数患儿病程早期肾功能正常,随病程进展部分患儿出现肾功能异常,表现为血肌酐、尿素氮升高,肌酐清除率下降。

2.病原学检查

乙型肝炎病毒、梅毒血清学试验等多为阴性,如阳性需考虑继发性 IgA 肾病。

3.免疫学检查

50％的病例血清 IgA 水平升高,但与病情活动无关。血补体 C_3、C_4 多正常范围,抗核抗体等自身抗体阴性,如有异常需鉴别继发性 IgA 肾病。

六、诊断

IgA 肾病是免疫病理诊断名称,诊断必须要有肾活检病理,必须要有免疫荧光或免疫组化的结果支持。其诊断特点是:光镜下常见弥漫性系膜增生或局灶节段增生性肾小球肾炎;免疫荧光可见系膜区 IgA 或以 IgA 为主的免疫复合物沉积,这是 IgA 肾病的诊断标准,并排除过敏性紫癜、系统性红斑狼疮、慢性肝病等疾病所致 IgA 在肾组织沉积者。

注意:如果仅有临床呼吸道感染后发作性肉眼血尿,随后持续性镜下血尿伴蛋白尿,临床只能诊断肾小球肾炎或者血尿、蛋白尿,在没有肾脏病理尤其是免疫荧光染色的情况下临床不能诊断 IgA 肾病。

七、鉴别诊断

诊断儿童原发性 IgA 肾病时,具体需要鉴别的疾病包括:

1.紫癜性肾炎

肾病理及免疫病理与 IgA 肾病相同,但伴有典型的肾外表现,如皮肤紫癜、关节肿痛、腹痛和黑粪等,可资鉴别。

2.急性链球菌感染后肾小球肾炎

也可以表现为感染后发作性肉眼血尿,但多在感染后 1～3 周出现尿检异常,存在潜伏期,自愈倾向,实验室检查(如 C_3 下降、ASO 升高)以及肾脏病理(毛细血管内增生性肾小球肾炎),可资鉴别。

3.薄基底膜肾病

常为持续性镜下血尿,常有阳性血尿家族史,肾免疫病理表示 IgA 阴性,电镜下弥漫性肾小球基底膜变薄,可资鉴别。

4.慢性肝硬化

50％～90％的酒精性肝硬化患者肾组织可表示以 IgA 为主免疫球蛋白沉淀,但仅很少数患者有肾受累的临床表现,且依据肝硬化存在病史等,可资区别。

八、治疗

目前,原发性 IgA 肾病发病机制尚未完全清楚,尚无特异性治疗。由于本症临床表现呈现多样性、反复性、慢性进展性以及临床病理的不平行性等特点,迄今为止,关于儿童 IgA 肾病的高质量、多中心、随机对照的临床研究并不多。

目前主要根据 IgA 肾病患儿的临床表现和肾脏病理制定治疗方案。具体药物包括:肾上腺糖皮质激素和多种免疫抑制剂、ACEI 和 ARB、鱼油以及抗凝药物等,疗效较为确定,旨在抑制异常的免疫反应、延缓慢性进展以及对症处理(降压、利尿);其他治疗,包括扁桃体摘除、IVIG、血浆置换等,已有的研究证据级别较低、疗效尚不肯定。

中华医学会儿科学分会肾脏学组在 2010 年颁布的循证指南中,建议儿童 IgA 肾病治疗如下：

（一）以血尿为主要表现的原发性 IgA 肾病的治疗

1.持续性镜下血尿

目前多数观点认为孤立性镜下血尿、肾脏病理Ⅰ级或Ⅱ级无需特殊治疗，但需定期随访，如随访中出现病情变化（如合并蛋白尿、持续性肉眼血尿、高血压等）应重新评价。针对此症国内临床见有中（成）药的实际应用，但有效性尚缺乏循证证据支持。

2.肉眼血尿

对与扁桃体感染密切相关的反复发作性肉眼血尿，可酌情行扁桃体摘除术[C/Ⅱa]，但是否确能减少肉眼血尿的发生还有待于多中心、大样本的前瞻性研究证实。对临床持续 2～4 周以上的肉眼血尿者，专家建议可试用甲泼尼龙（MP）冲击治疗 1～2 疗程[C/Ⅱa]。

（二）合并蛋白尿时原发性 IgA 肾病的治疗

1.轻度蛋白尿

指 24 小时蛋白尿定量＜25mg/kg，以及肾脏病理Ⅰ级、Ⅱ级是否需要药物治疗并未达成一致看法。可以考虑应用 ACEI 治疗[B/Ⅱa]。抗氧化剂维生素 E 有降尿蛋白的作用，尚缺少来自多中心的大样本临床试验的证实[B/Ⅱa]。

2.中度蛋白尿

指 24 小时尿蛋白定量 25～50mg/（kg·d）或肾脏病理仅显示中度以下系膜增生，建议应用 ACEI 类药物降低尿蛋白，也可以联合应用 ACEI 和 ARB 以增加降低蛋白尿的疗效[B/I]。注意当内生肌酐清除率＜30mL/（min·1.73m²）时慎用。

对于应用鱼油控制 IgA 肾病中度蛋白尿、延缓疾病进展的临床研究结果不一，但新近来自多中心、随机、对照临床试验的结果，每天 ω3 脂肪酸组和隔日泼尼松治疗组并没有显示出优于安慰剂组的疗效[B/Ⅱb]，因此专家并不推荐在临床治疗中为了控制蛋白尿、延缓肾脏病进展而单独应用。

3.肾病综合征型或伴肾病水平蛋白尿

指 24 小时尿蛋白定量≥50mg/kg 或肾脏病理显示中度以上系膜增生，在应用 ACEI 和（或）ARB 基础上，采用长程激素联合免疫抑制剂治疗。关于免疫抑制剂的应用，首选环磷酰胺（CTX）[A/Ⅱa]；也可以采用多种药物联合治疗：硫唑嘌呤（AZA）或联合糖皮质激素、肝素、华法林、双嘧达莫，其疗效显著优于单独应用糖皮质激素的疗效[A/Ⅱa]。激素为泼尼松口服[1.5～2mg/（kg·d）]4 周后可改为隔日给药并渐减量，总疗程 1～2 年[A/I]。此外，关于吗替麦考酚酯（MMF）、来氟米特、雷公藤多苷等药物的应用尚缺少多中心大样本的随机对照临床试验的证据，需结合临床实际酌情应用[B/Ⅱa]。

（三）伴新月体形成的原发性 IgA 肾病的治疗

当新月体肾炎或肾病理中新月体形成累及肾小球数＞25％～30％时，可以考虑首选甲泼尼龙冲击治疗，继之服泼尼松（用法同上），并每月予以 0.5g/m²CTX 冲击共 6 个月[C/Ⅱa]；也可试用 CTX（冲击治疗或每天口服 1.5mg/kg）联合小剂量泼尼松龙（0.8mg/kg）治疗[C/Ⅱa]。

关于儿童 IgA 肾病应用激素和（或）免疫抑制剂的最佳剂量、疗程，国内外学者尚未达成共识;即便是最常用于指导我们临床工作的权威指南,包括中华医学会儿科学分会肾脏学组在 2009 年颁布的儿童 IgA 肾病诊治循证指南、国际通用的改善全球肾病预后组织(KDIGO)建议,两者也存在诸多不一致之处。以临床较常见的、病情也相对重的肾病综合征型 IgA 肾病为例,2009 版的国内循证指南建议在应用 ACEI 和(或)ARB 基础上,采用长程激素联合免疫抑制剂治疗,其中免疫抑制剂首选环磷酰胺[A/Ⅱa],关于吗替麦考酚酯等的应用需结合临床实际酌情应用[B/Ⅱa];但 KDIGO 的建议是在 ACEI/ARB 治疗无效时、单用糖皮质激素(疗程 6 个月)治疗(2C),只有当肾脏病理 50%以上的肾小球有新月体形成且伴有肾功能迅速进行性下降时,才建议采用激素联合环磷酰胺治疗(2D);此外,KDIGO 不建议应用霉酚酸酯治疗 IgA 肾病(2C)。因此,对于临床表现为大量蛋白尿,但未达到新月体肾炎(伴有肾功能进行性下降)诊断标准的 IgA 肾病患儿,是否需要联合应用免疫抑制剂、究竟应该选用何种免疫抑制剂、哪一种治疗方案更安全有效,目前尚无确切答案,也缺乏高质量的临床研究或循证医学证据,亟待临床医师开展高质量的临床研究来回答。

第六节　过敏性紫癜性肾炎

过敏性紫癜是 Heberden 在 1800 年首次报道以下肢分布为主的皮肤紫癜后,Schonlein、Henoch 相继描述典型紫癜特点、关节炎及胃肠道、肾脏受累症状,并由此命名本病为 Henoch Schonlein Purpura(HSP)。HSP 是一种以小血管炎(包括毛细血管、小动脉、小静脉)与 IgA 为主的免疫复合物沉积为主要病理改变的全身性疾病。通常累及皮肤、胃肠道、关节、肾脏等。疾病发展多数呈良性自限性过程,部分出现胃肠道出血和肾功能损害等严重的并发症。过敏性紫癜是儿童最常见的血管炎。儿童 HSP 多发生于 2～8 岁的儿童,男孩多于女孩;一年四季均有发病,以春秋两季居多。

过敏性紫癜性肾炎(HSPN)是儿科最常见的继发性肾小球疾病,HSP 的远期预后取决于肾脏有无受累及其严重程度。报道 20%～55%患儿出现肾脏损害。有研究表明,HSPN 进展至终末期肾病患儿达 14.8%～21%。

一、病因

本病的病因尚未明确,有报道食物过敏(蛋类、乳类、豆类等)、药物(阿司匹林、抗生素等)、微生物(细菌、病毒、寄生虫等)、疫苗接种、麻醉、恶性病变等与过敏性紫癜发病有关,但均无确切证据。

近年关于链球菌感染导致过敏性紫癜的报道较多。约 50%的过敏性紫癜患儿有链球菌性呼吸道感染史。但随后研究发现,有链球菌性呼吸道感染史者在过敏性紫癜患儿和健康儿童间并无差别。另有报道 30%的紫癜性肾炎患儿肾小球系膜有 A 组溶血性链球菌抗原(肾炎相关性血浆素受体,NAPlr)沉积;而非紫癜性肾炎的 NAPlr 沉积率仅为 3%。表明 A 组溶血性链球菌感染是诱发过敏性紫癜的重要原因。

HSP 存在遗传倾向,家族或同胞中可同时或先后发病。部分患儿 HLA 基因(DRB1＊01,HLA-DRB1＊07、DRB1＊11,DRB1＊14,HLA-B35、及 HLA-DW35 等基因表达增高或 C2 补体成分缺乏。

二、发病机制

迄今为止,发病机制不清楚。仅认为是 IgA_1 聚合物形成的免疫复合物沉积所致,包括在皮肤、胃肠道以及肾小球毛细血管的沉积。

HSP 患儿存在 B 细胞多克隆活化。患者血清中 IgA、特别是 IgA_1 升高明显,器官黏膜中均以 IgA 沉积为主。IgA_1 沉积在小血管壁并引起的炎症反应和组织损伤可能是 HSP 发病的主要机制。IgA_1 糖基化异常、IgA_1 清除障碍以及大分子的 IgA_1-IgG 循环免疫复合物沉积于肾脏是导致紫癜性肾炎的重要发病机制。TH1/TH2 失衡、调节性 T 细胞的减少、Th2 和 Th17 的异常活化以及炎症因子的异常分泌等与 HSP 的发生及发展相关。

综上所述,过敏性紫癜的发病机制可能为:各种刺激因子,包括感染原和过敏原作用于具有遗传背景的个体,激发 B 细胞克隆扩增,导致 IgA 介导的系统性血管炎。HSP 发生紫癜性肾炎的机制不明。

三、临床表现

多为急性起病,各种症状可以不同组合,出现先后不一,首发症状以皮肤紫癜为主,少数病例以腹痛、关节炎或肾脏症状首先出现。起病前 1～3 周常有上呼吸道感染史,可伴有低热、食欲缺乏、乏力等全身症状。

(一)皮肤紫癜

反复出现皮肤紫癜为本病特征,多见于四肢及臀部,对称分布,仲侧较多,分批出现,面部及躯干较少。初起呈紫红色斑丘疹,高出皮面,压之不褪色,数天后转为暗紫色,最终呈棕褐色而消退。少数重症患儿紫癜可融合伴出血性坏死或大疱。部分病例可伴有荨麻疹和血管神经性水肿。皮肤紫癜一般在 4～6 周后消退,部分患儿间隔数周、数月后又复发。

(二)胃肠道症状

约见于 2/3 的病例。由血管炎引起的肠壁水肿、出血、坏死或穿孔是产生肠道症状及严重并发症的主要原因。一般以阵发性剧烈腹痛为主,常位于脐周或下腹部,可伴呕吐,但呕血少见。部分患儿可有黑便或血便,偶见并发肠套叠、肠梗阻或肠穿孔者。

(三)关节症状

约 1/3 的病例可出现膝、踝、肘、腕等大关节肿痛,活动受限。关节腔有浆液性积液,但一般无出血,可在数天内消失,不留后遗症。

(四)肾脏症状

20％～55％的病例有肾脏受损的临床表现。肾脏症状多发生于起病 1 个月内,亦可在病程更晚期,于其他症状消失后发生,少数则以肾炎作为首发症状。症状轻重不一,与肾外症状的严重度无一致性关系。多数患儿出现血尿、蛋白尿和管型尿,伴血压增高及水肿;少数呈肾病综合征表现。虽然有些患儿的血尿、蛋白尿持续数月甚至数年,但大多数都能完全恢复,少数发展为慢性肾炎,死于慢性肾衰竭。

(五)其他表现

偶可发生颅内出血,导致惊厥、瘫痪、昏迷、失语。出血倾向包括鼻出血、牙龈出血、咯血、睾丸出血等。偶尔累及循环系统发生心肌炎和心包炎,累及呼吸系统发生喉头水肿、哮喘、肺出血等。

四、辅助检查

HSP尚无特异性诊断试验,以下辅助检查有助于了解病程和并发症。

(一)周围血象

白细胞正常或增加,中性粒细胞和嗜酸性粒细胞可增高;除非严重出血,一般无贫血。血小板计数正常甚至升高,出血和凝血时间正常,血块退缩试验正常,部分患儿毛细血管胞性试验阳性。血沉轻度增快。

(二)尿常规

可有红细胞、蛋白、管型,重症有肉眼血尿。

(三)大便隐血

部分患者试验阳性。

(四)血清 IgA

有报道70%的HSP患者急性期存在血清IgA升高,以多聚IgA_1为主,甚至可以检测到IgA_1-免疫复合物、IgA_1纤连蛋白聚集物及IgA型类风湿因子等。如果在HSP急性期出现血凝血因子)Ⅷ下降或血管性假血友病因子增高,则提示患者存在内皮细胞的损伤、易于纤维蛋白沉积、新月体形成。部分紫癜性肾炎患儿出现高水平的IgA-中性粒细胞胞质抗体(IgA-ANCA)和髓过氧化物酶(MPO)。紫癜性肾炎的生物学标志正在引起人们的重视。

(五)其他辅助检查

腹部超声检查有利于早期诊断肠套叠,头颅MRI对有中枢神经系统症状的患儿可予确诊,肾脏症状较重或迁延者可行肾穿刺以了解病情,给予相应治疗。

(六)皮肤活检

皮肤活检可以帮助诊断。皮损的典型病理改变为白细胞碎裂性血管炎,血管周围有炎症变化,中性,粒细胞和单核细胞浸润等情况。严重病例有纤维素样沉积及小动脉和小静脉坏死、出血及水肿,胃肠道也有类似的病理改变。免疫荧光染色可见IgA或C_3、纤维蛋白、IgM沉积,C1q和C_4的缺如。

五、诊断标准

(一)HSP 的诊断标准

2006年,欧洲抗风湿病联盟和欧洲儿科风湿病学会(EULAR/PReS)制定了儿童血管炎的一个新的分类,由此替代美国风湿协会1990年制定的HSP分类。

HSP(EULAR/PReS)的诊断标准:典型皮疹伴以下任何一条:①弥漫性腹痛;②任何部位活检存在 IgA 沉积;③急性关节炎/关节痛;④血尿或蛋白尿等肾受损表现。

(二)紫癜性肾炎的诊断

国内紫癜性肾炎诊断标准参考 2000 年 11 月珠海会议及 2009 年《儿童紫癜性肾炎循证指南(试行)即过敏性紫癜病程中(多数在 6 个月内),出现血尿和(或)蛋白尿即可诊断为紫癜性肾炎。其中血尿和蛋白尿的诊断标准分别为:①血尿:肉眼血尿或镜下血尿。②蛋白尿:满足以下任一项者:a.1 周内 3 次尿常规蛋白阳性;b.24 小时尿蛋白定量＞150mg/L;c.1 周内 3 次尿微量白蛋白高于正常值高限。同时指出,HSP 发病 6 个月后或更长时间发生肾脏损伤的患儿应进行肾活检,如为 IgA 系膜区沉积为主的系膜增生性肾小球肾炎,亦应诊断为 HSPN。

紫癜性肾炎临床表现不一,根据临床表现不同又将患儿分为:

1.孤立性血尿型

镜下血尿或肉眼血尿,持续或间断存在,无蛋白尿。

2.孤立性蛋白尿型

单纯蛋白尿。满足以下任一项者:①1 周内 3 次尿常规蛋白阳性;②24 小时尿蛋白定量＞150mg;③1 周内 3 次尿微量白蛋白高于正常值。

3.血尿和蛋白尿型

血尿和蛋白尿同时存在,部分蛋白尿可达肾病水平。

4.急性肾炎型

血尿、蛋白尿、水肿、高血压、少尿等急性肾炎的症状出现。

5.肾病综合征型

大量蛋白尿、低蛋白血症、水肿、高脂血症。

6.急进性肾炎型

急性起病,进行性肾衰竭。

7.慢性肾炎型

可缓渐进、隐匿起病,也可由急性期发展而来。

六、紫癜性肾炎的肾脏病理诊断

紫癜性肾炎的肾脏病变存在不同程度的肾小球增生性病变。轻者光镜下可无明显变化或仅有轻微病变,重者可见肾小球坏死伴新月体形成,晚期可见局灶性肾小球硬化,其病理类型主要是根据是否存在毛细血管外增殖和毛细血管内损伤及其程度。

(一)光学显微镜

根据光镜改变,2001 年中华医学会儿科学分会肾脏病学组根据国际儿童肾病研究会(ISKDC)分类制定的标准(表 6-6-1)。

(二)免疫荧光检测

系膜区 IgA 沉积是 HSPN 的标志。可表现为 IgA 的单一沉积或联合一种或多种免疫复合物如 IgA＋IgM 沉积、IgA＋IgG 沉积、IgA＋IgM＋IgG 沉积或 IgA＋补体沉积等。纤维蛋白或纤维蛋白原在肾小球系膜区多见于紫癜性肾炎。IgA 和 C_3 也可沉积在小动脉或皮质区肾小管周围毛细血管上。

表 6-6-1　光镜下紫癜性肾炎的病理分型

中华医学会儿科学分会肾脏病学组根据国际儿童肾病研究会(ISKDC)分类制定的标准	Ellis D.Avner 的分类
Ⅰ级　肾小球轻微异常	肾小球轻微异常无新月体形成
Ⅱ级　单纯系膜增生：	无新月体
Ⅱa:局灶/节段	Ⅱa:单纯系膜增生
Ⅱb:弥漫性	Ⅱb:局灶节段毛细血管内增生
	Ⅱc:弥漫毛细血管内增生
Ⅲ级　系膜增生,伴有＜50％肾小球新月体形成/节段性病变	＜50％的肾小球出现毛细血管外细胞增生
(硬化、粘连、血栓、坏死)。其系膜增生：	Ⅲa:伴局灶节段毛细血管内增生
Ⅲa:局灶/节段	Ⅲb:伴弥漫的毛细血管内增生
Ⅲb:弥漫性	
Ⅳ级　病变同Ⅲ级,50％～75％的肾小球伴有上述病变	50％～75％的肾小球出现毛细血管外细胞增生
Ⅳa:局灶/节段	Ⅳa:伴局灶节段毛细血管内增生
Ⅳb:弥漫性	Ⅳb:伴弥漫的毛细血管内增生
Ⅴ级　病变同Ⅲ级,＞75％的肾小球伴有上述病变	＞75％的肾小球出现毛细血管外细胞增生
Ⅴa:局灶/节段	Ⅴa:伴局灶节段毛细血管内增生
Ⅴb:弥漫性	Ⅴb:伴弥漫的毛细血管内增生
Ⅵ级　膜性增生性肾小球肾炎	膜性增生性肾小球肾炎

(三)电子显微镜

紫癜性肾炎电镜下显著的表现是系膜和血管内皮下的电子致密物沉积,多位于肾小球基膜两侧,与免疫电镜显示的 IgA 特异性反应产物的分布一致,提示电子致密物是以 IgA 为主的免疫复合物。也有报道提出,紫癜性肾炎可出现基底膜外表结构正常而伴有电子致密物沉积。

(四)追踪

肾脏病理转归与临床密切相关。在儿童紫癜性肾炎重复肾活检中发现,临床症状缓解的患儿,系膜增生消失,IgA 沉积明显减少或消失,小新月体演变为节段性粘连。但如果临床病情持续活动或表现为进展性肾炎时,重复肾活检表现为严重增生甚至发生肾纤维化。

七、治疗

(一)一般治疗

急性期应卧床休息,如有明确过敏源,应脱敏治疗。无明确过敏源者,应注意有无感染或隐性感染,可同时抗过敏治疗。有出血症状者应止血治疗,呕血者可静脉应用抗酸药物如甲氰米胍 10mg/(kg·d)或奥美拉唑(洛赛克)每次 0.3～0.5mg/kg,每日 2 次。有水肿者可应用氢氯噻嗪、螺内酯或呋塞米等利尿剂。

(二)肾上腺皮质激素

肾上腺皮质激素对腹痛疗效好,对控制出血性皮疹、关节肿痛及蛋白尿有一定的效果,但对过敏性紫癜的血尿无效。一般用于紫癜性肾炎临床上大量蛋白尿的患者,对于病理Ⅲ级以上患者也应积极应用肾上腺皮质激素治疗,可显著改善预后,可选用泼尼松,剂量为 2mg/(kg·d),疗程 1～2 周。

(三)免疫抑制剂

对于Ⅳ～Ⅵ级 HSPN,使用皮质激素的同时应给予环磷酰胺(CTX)治疗,可改善预后。

(四)抗血小板制剂

长期口服双嘧达莫(潘生丁)5～8mg/(kg·d),分 2～3 次口服,对预防和治疗 HSPN 有一定疗效。

(五)中医中药

可选用雷公藤多甙片,适用于Ⅰ、Ⅱ及Ⅲ级 HSPN。初始剂量 2mg/(kg·d),1 个月后改为 1.5mg/(kg·d)服用 1 个月,最后以 1mg/(kg·d)维持 1～2 个月,对 HSPN 有较好疗效。

(六)其他

有人报道应用硝苯地平(心痛定)每次 0.25～0.5mg/kg,一日 3～4 次,可减轻 HSPN 的血管炎病变。维生素 E 也有部分治疗作用,Ⅳ～Ⅴ期患者还可试用血浆置换及免疫吸附,有望获得肾功能的改善。对肾衰竭患者可作透析及肾移植。

第七节 系统性红斑狼疮

系统性红斑狼疮(SLE)是一种公认的自身免疫性疾病,其病变大多累及数个系统或器官。本病多发于青少年女性,男女比例为 1∶7～1∶9。60％以上患者年龄为 15～40 岁,儿童发病高峰年龄在 10～14 岁之间,约 1/3 患儿为 5～10 岁,极少发生于婴幼儿。人群总发病率无确切资料,国外资料估计在 6.5/10 万～48/10 万之间,黑人与亚裔人群发病率较高,国内发病率约为 70/10 万。肾脏病变在 SLE 患者中很常见,约 40％～70％ SLE 患儿有狼疮肾炎(LN)的临床表现。肾活体组织检查一般病理检查发现肾病变者可达 90％,进一步作免疫荧光及电镜检查发现有不同程度肾病变者近 100％。LN 患儿约占全部 LN 患者的 4％～10％,但儿童LN 病变往往严重,难治病例更多。

SLE 部分患者以肾外症状为主,肾损害轻;另一部患者则以肾损害为主要表现,肾外症状不明显,后者易误诊为原发性肾小球疾病。

一、病 因

SLE 病因尚未阐明,多数学者认为是有一定遗传特征的个体,在多种触发因素(如感染及理化环境因素)作用下,发生免疫紊乱所致的自身免疫性损伤,LN 具有明显的免疫复合物性肾炎特征。

1.遗传因素

遗传流行病学资料发现 SLE 具有家族聚集倾向,同卵双生子 SLE 发病一致率达 25%～70%,明显高于异卵双生子(2%～9%)。本病患者近亲发病率也高,国外报道 12% SLE 患儿近亲中患有同类疾病,其他自身免疫性疾病发病率也高于人群总发病率。但大量的遗传病学研究分析证实 SLE 是多基因遗传,位于第 6 对染色体中的多个基因位点与发病有关,尤其是遗传性补体基因缺陷(C_1r、C_1s、C_2 及 C_4 等早期补体成分缺陷)。HLA 基因(HLA-B_8、BW_{15}、DR2 及 DR3)、T 细胞表面抗原受体(TCR)基因以及免疫球蛋白基因等经典免疫应答基因的多态性也与罹患 SLE 有关。其中日本人和中国人 HLA-DR2 位点频率增高,西欧血统白人HLA-DR2 和(或)DR3 位点频率增高,我国南方汉人 SLE 发病与 DRB1 * 0301 及 DQB1 * 0608 有关,美国黑人与 DRB1 * 1503、DQA1 * 0102 和 DQB1 * 0602 有关。B 其他人群研究未发现 HLA-Ⅱ类基因与 SLE 发病有如此相关性。

进一步研究发现某些 HLA-Ⅱ类基因位点多态性与 SLE 患者产生自身抗体有关,尤其是不同 HLA-DQ 等位基因所共有的多态性序列可能导致某种自身抗体的产生。如含高水平dsDNA 抗体患者中,96% 具有 HIA-DQB1 * 0201(与 HIA-DR3 和 DR_7 连锁)、DQB1 * 0602(与 DR2 和 DR_{w6} 连锁)或 DQB1 * 0302(与 HLA-DR_4 单倍型连锁)等位基因。另一些人发现抗心磷脂抗体阳性的 SLE 患者与 HLA-DQB1 * 0301(DQ_{w7})、* 0302(DQ_{w8})、* 0303(DQ_{w9})及 * 0602(DQ_{w6})等位基因密切相关。因此,推测 SLE 患病基因位于 MHC 区域,与 HLA-Ⅰ类及Ⅱ类基因呈连锁不平衡性。

正常情况下补体成分在免疫复合物的固定和有效清除中起着关键作用,这些成分因遗传基因缺陷而缺乏时,将导致免疫复合物在肾脏沉积而得病。但资料表明补体缺陷在 SLE 中并不多见,且补体缺陷者肾病变也常不严重,临床表现不典型,累及男孩多,因此它不代表多数SLE 的发病特征,同时表明致 SLE 的遗传基因肯定具有多种复杂特征。

2.环境与感染因素

紫外线被认为是触发 SLE 的病因之一;实验发现紫外线(主要是紫外线 290～320nm)可诱使皮肤角质细胞产生白细胞介素-1(IL-1)、IL-3、IL-6 及肿瘤坏死因子(TNF);紫外线还可以减弱巨噬细胞对抗原的清除以及抑制 T 细胞活化;约有 1/3 的 SLE 患者对光过敏或紫外线照射后发病。资料表明紫外线可使细胞内 DNA 转化为胸腺嘧啶二聚体,使其抗原性增强,诱生抗 DNA 抗体。

某些药物可促使 SLE 患者光过敏,如磺胺药及四环素;有些药物可诱发产生自身抗体如普鲁卡因胺和肼苯达嗪等。有些香料、染料、染发水、烟火熏烤食品及菌类也可诱发 SLE。有人认为这药物或化学物质与细胞核蛋白结合后,发生抗原性变性,也是引发机体自身免疫损伤的重要原因。

感染诱发 SLE 也研究较多。近年资料发现人类免疫缺陷病毒(HIV)感染者可发生 SLE;感染单纯性疱疹病毒可引起患者血清 Sm 抗原浓度升高;SLE 患者血清中常见多种病毒抗体滴度增加(如风疹、EB 病毒、流感及麻疹等),尤其是 C 型 RNA 病毒。

3.内分泌因素

SLE 患者多数为女性，且不论男女，患者雌激素水平均增高，雄激素水平降低。推测高水平雌激素可直接作用 B 细胞，使其活化，导致分泌自身抗体的活化 B 细胞大量扩增。在实验动物中发现雌激素可使其病情加重，而雄激素可使病情减轻。

4.自身组织抗原变异

紫外线照射、药物、化学物质以及病原感染等多种因素均可能破坏自身组织，暴露组织隐蔽抗原或使正常组织抗原结构改变，激发机体自身免疫损伤。

二、发病机制

目前有关 SLE 发病机制尚无一致结论，多数学者认为发病环节可能是多元性的。较为一致的结论是具有一定遗传趋向的个体，在某些触发因素作用下，发生以自身组织为靶目标的异常免疫反应。其最终免疫损伤的机制是 T 细胞功能紊乱，B 细胞多克隆活化，自身抗体与自身组织抗原结合后发生免疫复合物性疾病，LN 更具有免疫复合物性炎症的明显特征。

（一）T 细胞功能紊乱

SLE 患儿细胞免疫功能低下，T 细胞亚群间失衡，T 细胞绝对数减少，主要是 T 抑制细胞绝对数减少，且其程度与疾病活动性有关。T 细胞对 B 细胞的调控功能异常，致病性 B 细胞克隆活性增强，自身抗体水平上升。T 细胞功能紊乱可能源自细胞内信号传递异常，如细胞黏附分子异常，引起细胞间相互识别，黏合，信号传递障碍等，可能在 SLE 发病机制中具有重要作用。

（二）B 细胞多克隆活化

动物实验研究提示 B 细胞多克隆活化，诱发产生过多的致病性抗 DNA 抗体，大量资料证明 SLE 患者在活动期有类似 B 细胞多克隆活化证据，且预示病情严重与疾病进展。

（三）免疫复合物致病

研究表明 DNA-抗 DNA 抗体是引起肾脏损害的一对主要抗原抗体复合物（免疫复合物），除此之外 Sm 抗原、SS_A 抗原、肾小球基底膜（GBM）抗原、肾小管基底膜（TBM）抗原与相应的抗体结合形成的免疫复合物均可能与肾组织损伤有关。且不同抗体的免疫复合物与不同类型肾损害有关；如抗 RNP（核糖核蛋白）及 Sm 抗体阳性时，肾损害者少。但另有研究发现抗 SS_A、RNP 及 Sm 抗体阳性时，多为膜性肾病；弥漫增殖性狼疮肾炎上述抗体阳性率均低或滴度低；高亲和力 DNA 抗体阳性及低补体血症者多为弥漫增殖性肾炎。

除 T、B 细胞功能紊乱产生大量致病性自身抗体的直接损伤外，免疫复合物是一个重要的致病原因，其主要机制是：

1.循环免疫复合物

抗体与各种抗原在循环中形成免疫复合物后，经循环沉积于肾脏，由经典途径激活补体，吸引中性粒细胞，释放炎症介质，引起肾脏损害。

2.原位免疫复合物

实验发现 ssDNA 对肾小球基底膜有亲和力，经循环 ssDNA 先植入肾小球，再吸引循环中的抗 ssDNA 抗体与之结合，在原位形成免疫复合物，激活补体，诱生炎症，这种肾炎常为膜性狼疮性肾炎。

3.抗 GBM 及抗 TBM 抗体

这些抗体直接与肾组织(GBM 和 TBM)反应,引起肾损伤,若发现免疫荧光在 GBM 呈线样 IgG 沉积,提示狼疮肾炎因抗肾组织抗体介导而致病。

4.免疫复合物清除障碍

正常人可以通过多种途径清除不断产生的免疫复合物,其中补体途径最为重要,SLE 患者因 C_3 缺乏或红细胞膜上 C_3b 受体减少,导致巨噬细胞清除机制减弱,是免疫复合物沉积及致病的重要原因。

三、病理改变

狼疮肾炎病变既可累及肾小球,也可累及肾小管以及肾血管及间质。其病变程度、范围及类型因人而异,至今尚缺乏一种完善的病理分类形式。儿童狼疮肾炎多使用 WHO 分类法及国际小儿肾脏病科研协作组(ISKDC)分类法,并用 Pirani 积分法作为补充,且 Pirani 积分法较病理分型更能反映肾病变的严重性和活动性,也能反映狼疮肾炎的治疗效果。

（一）WHO 病理分型

括弧中为国际小儿肾脏病科研协作组(ISKDC)分类法。

1.WHO Ⅰ 型(ISKDC1a,1b)

本型罕见,为正常肾小球或轻微病变,极少部分患儿免疫荧光或电镜下可见肾小球有少许沉积物。

2.WHO Ⅱ 型(ISKDC2a,2b)

系膜增殖型肾小球肾炎,病变局限于系膜区,表现为程度不等的系膜细胞和基质增多,系膜区免疫沉积物阳性,仅有轻度节段性系膜增生者为 2a 型,系膜和系膜细胞增生为 2b 型。本型多表现为轻度血尿或蛋白尿,很少发生肾功能不全。

3.WHO Ⅲ 型(ISKDC3a、3b 和 4a)

局灶节段增殖型肾小球肾炎,部分肾小球存在急性或慢性病变,如节段性细胞增生,细胞坏死,内皮细胞增生,纤维素样坏死,白细胞浸润,透明血栓,系膜区和毛细血管壁见 IgG、IgA、C_1q、C_3、C_4 及白细胞介素等沉积。约半数以上肾小球正常。临床上可表现为蛋白尿、血尿,高血压和轻度肾功能不全,亦可为肾病综合征。ISKDC4a 指 50％以上肾小球受累。

4.WHO Ⅳ 型(ISKDC5a,5b)

弥漫增生性肾炎,狼疮肾炎中半数以上是本型,病变广泛且严重,几乎全部肾小球受累,呈活动性毛细血管内增殖性改变,中性粒细胞渗出,纤维素样坏死;毛细血管壁显著增厚,管壁内透明血栓;坏死节段常见细胞性新月体;严重病例呈弥漫性坏死和新月体性肾炎,部分病例呈不同程度肾小球硬化。免疫荧光见所有肾小球、肾小管、包氏囊及球外毛细血管基底膜有各种免疫球蛋白及补体沉积,尤其是内皮下沉积明显,呈"满堂亮"现象。不规则大块内皮下沉积物使光镜下见毛细血管袢僵硬,毛细血管基底膜增厚呈"白金耳"现象。

本型还存在严重的小管间质病变、显著的单核细胞浸润以及坏死性血管炎。临床上本型患儿多为重症;血尿、蛋白尿、高血压、肾病综合征及肾功能不全,如不给予积极治疗,易进展为终末期肾衰竭。

5.WHOⅤ型(ISKDC6)

膜性肾病,病变似特发性膜性肾病,表现为毛细血管袢的弥漫性增厚,后期基底膜增厚呈钉突样表现,但不同的是同时也见一定程度系膜与内皮细胞增生及系膜基质扩张。本型可进一步分为Ⅴ$_a$型:与原发性膜性肾病极似,细胞增生及浸润不明显;Ⅴ$_b$型:伴弥漫性系膜病变;Ⅴ$_c$型:伴局灶节段性细胞增生,浸润与硬化;Ⅴ$_d$型:伴弥漫增生性病变或新月体形成;a、b亚型较c、d亚型预后好,表明附加病变影响预后。

6.WHOⅥ型

肾小球硬化型,此型与其他肾小球疾病晚期硬化相似,常伴随以上各型肾小球病变,如局灶节段或弥漫增殖性病变。部分人表现为单纯肾小球硬化。

狼疮肾炎可以发生病理类型转化,如局灶增殖转化为弥漫性增殖,膜性肾炎转化为局灶节段增殖或弥漫增殖,系膜增殖可转变为局灶节段增殖等。

(二)肾小管及间质病变

狼疮肾炎中约50%～70%有肾小管间质病变,常见于弥漫增殖型,也见于局灶型,少见于膜型肾炎,罕见于系膜增生型。病变以小管萎缩,小管基底膜增厚,电子致密物沉积于小管基底膜及间质,严重者出现小管坏死。

(三)肾小血管病变

常见以下几种类型:①高血压引起的血管病变常见;②小叶间动脉及出入球小动脉呈内皮细胞肿胀、破坏,血管内血栓,IgG及C_3沉积于血管壁,无炎症反应;③坏死性小血管炎,抗中性粒细胞胞质抗体(ANCA)阳性;④肾脏血栓微血管病,在无坏死的基础上出现肾小动脉及间质毛细血管血栓,继而发展为肾小球硬化。

(四)活动性与慢性病变的判断

肾活检后可用半定量积分子方法评定病变情况,指导治疗:公认的活动性指标,如①肾小球节段性坏死;②肾小球细胞明显增生;③基底膜铁丝圈样改变;④内皮下及系膜区较多电子致密物沉积,核碎片及苏木素小体;⑤细胞新月体;⑥肾小血管病变;⑦间质广泛水肿及单核细胞浸润。有活动性病变者主张积极给予皮质激素及免疫抑制剂治疗。慢性病变的证据,如①肾小球硬化;②纤维新月体;③肾小管萎缩;④肾间质纤维化;⑤肾小囊粘连;⑥肾小血管硬化。成年患者的资料认为这些慢性化指标,对预后的价值,就Ⅳ型病变而言有用,其五年存活率明显降低,重复肾活体组织检查动态观察意义更大。

四、临床表现

(一)全身性表现

多种多样,80%以上有发热,热型多样,高热、低热、间歇或持续发热。均有不同程度的食欲缺乏、乏力和体重下降。

(二)皮肤黏膜症状

70%～80%狼疮患儿有皮肤黏膜损害,典型的蝶形红斑仅见于50%病例,皮疹位于两颊和鼻梁,为鲜红色,边缘清晰,呈轻度水肿性红斑,可见毛细血管扩张和鳞屑。炎症重时可见水疱及痂皮。红斑消退后一般无瘢痕,无色素沉着。

(三)其他皮肤黏膜症状

小儿盘状红斑较成人少,可见出血疹、斑疹、网状青斑、荨麻疹、紫癜、口腔溃疡及鼻黏膜溃疡。患儿日光照射后皮损加重或出现新的皮疹。约10%~20%患儿始终无皮疹表现。

(四)肌肉骨骼症状

约70%~90%患儿有关节和肌肉症状,如关节炎和关节痛,约1/3患儿伴有肌痛。关节炎既可呈游走性,也可呈持续性,很少见关节破坏和畸形。

(五)心血管症状

可见心包炎、心脏炎、全心炎及各种小血管炎,雷诺现象在儿科少见。近年已开始注意有患儿发生冠状动脉炎及心肌梗死的病例。

(六)浆膜炎

30%患儿出现多浆膜炎,如无菌性胸膜炎、腹膜炎、急性狼疮性肺炎及肺出血。上述病变可表现为急性发热、呼吸困难、咳嗽、胸痛及胸水症;腹痛、腹泻、恶心、呕吐及腹水症,若发生肠道坏死、穿孔,需外科治疗;严重肺出血可迅速死亡。

(七)血液系统症状

多有不同程度贫血,50%患儿外周血白细胞数减少,15%~30%患儿血小板减少,少数患儿以血小板减少为首发症状。

(八)神经系统症状

狼疮脑炎是SLE严重的并发症,相对发生率约30%(20%~50%),有5%患儿以神经系统症状为首发症状,表现为弥漫性脑功能障碍(意识和定向障碍,智能和记忆力下降,精神异常等)或局限性脑功能障碍,如癫痫和脑血管意外,偏瘫及失语。周围神经病变少见,表现为多发性周围神经炎。

(九)其他症状

有肝脏肿大(75%)、肝功异常以及脾肿大(25%)。浅表淋巴结肿大(约50%)。可出现巩膜炎、虹膜炎及视网膜炎等眼部症状。

(十)肾脏症状

狼疮肾炎在SLE中很常见,且是危及远期生命质量的关键因素。狼疮肾炎临床表现主要有以下6种形式。

1.轻型

无症状蛋白尿或(及)血尿,约30%~50% LN患儿表现此型,无水肿,无高血压,仅表现为轻-中度蛋白尿(常<2.5g/d)和(或)血尿。

2.慢性肾炎型

起病隐匿,缓慢进展的肾炎综合征。有不同程度肾功能不全,高血压。

3.急性肾炎或急进性肾炎综合征

其中35%~50%患者有高血压,不同程度蛋白尿,尿沉渣中有较多红细胞管型,肾功能不全或衰竭。急性肾炎起病类似链球菌感染后急性肾炎。急进性肾炎起病类似其他急进性肾炎,表现为急性进展的少尿性急性肾衰竭。但这两种起病方式在 LN 中均少见。

4.肾病综合征

此型约占 LN 总数的 40%,临床上可表现为单纯性肾病综合征或肾病综合征伴明显肾炎综合征。

5.肾小管损害型

肾小管酸中毒伴肾钙化、肾结石及尿镁丢失,LN 患者中约 44% 有不同程度肾小管功能损害。

临床类型间也可转变,当血尿、蛋白尿、肾功能减退及高血压加重时均提示临床类型或病理类型发生转变,预后不良。

五、实验室检查

(一)尿液检查

蛋白尿、血尿、细胞及蛋白管型常见。

(二)血液检查

大多有不同程度贫血,部分人白细胞减少,血小板减少,90% 以上患者血沉明显增快,血白蛋白降低,球蛋白升高,以球蛋白升高为主,但若有重度蛋白尿,球蛋白绝对值也降低。

(三)免疫学检查

(1)抗核抗体(ANAs):若免疫荧光分析 ANA 呈周边型对 SLE 诊断最有意义,提示 dsDNA 抗体阳性,该抗体对 SLE 有高度特异性,且与疾病活动性相关。

(2)抗双链 DNA(dsDNA)抗体:直接检测 dsDNA 抗体阳性率为 50%~80%,但特异性大于 90%,且往往提示有肾脏损害,偶见于干燥综合征、类风湿性关节炎及活动性肝炎。

(3)抗 Sm 抗体:约 25%~40% 患者抗 Sm 抗体阳性,但其特异性可达 99%。

(4)其他自身抗体:抗单链 DNA(ssDNA)抗体,阳性率高,特异性不强,26%~45% 患者抗核糖核蛋白(RNP)抗体阳性,但特异性不高。抗干燥综合征(SS)A、B 抗体敏感性及特异性均差。有坏死性血管炎时抗中性粒细胞胞质抗体(ANCA)阳性,抗心磷脂抗体阳性病例常见病情呈复发性,多发性动、静脉栓塞,血小板减少及流产。

(5)补体 C_1q、C_3、C_4 及 CH_{50} 在 SLE 活动期常降低。

(6)循环免疫复合物阳性。

(四)狼疮细胞

狼疮细胞(LEC)在 SLE 患者中阳性率可达 60%~85%。但也可见于其他结缔组织病。

(五)狼疮带试验

取材于暴露在阳光下的正常皮肤,用直接免疫荧光检测表皮与真皮连接处,可见一条 IgG 和 C_3 沉积的荧光带,80% 活动期 SLE 患者阳性,其他自身免疫性疾病也可呈阳性。

六、诊断与鉴别诊断

1.诊断标准

本病诊断标准大多参考美国风湿病学会 1982 年提出的诊断条件,在 11 项标准中符合 4

项或以上即可诊断本病(表 6-7-1)。国内成人多中心试用该标准特异性为 96.4%,敏感性为 93.1%,主要漏诊的是早期、轻型及不典型病例。中华风湿病协会 1987 年提出的标准增加了 低补体 C_3 及皮肤狼疮带试验及肾活检特征后,其诊断特异性为 93.6%,敏感性提高到 97.5%, 并可早期发现以原发性肾病综合征起病的患者。

表 6-7-1　系统性红斑狼疮诊断标准

标准	定义
1.颧部红斑	遍及颧部的扁平或高出皮肤固定性红斑,常不累及鼻唇沟部位
2.盘状红斑	隆起红斑上覆有角质性鳞屑和毛囊栓塞,旧病灶可有皮肤萎缩性疤痕
3.光敏感	日光照射引起皮肤过敏
4.口腔溃疡	口腔或鼻咽部无痛性溃疡
5.关节炎	非侵蚀性关节炎,累及 2 个或 2 个以上的周围关节,特征为关节的肿、痛或渗液
6.浆膜炎	①胸膜炎——胸痛、胸膜摩擦音或胸膜液或②心包炎——心电图异常,心包摩擦音或心包渗液
7.肾脏病变	①蛋白尿>0.5g/d 或>+++;②细胞管型——可为红细胞、血红蛋白、颗粒管型或混合性管型
8.神经系异常	①抽搐——非药物或代谢紊乱,如尿毒症、酮症酸中毒或电解质紊乱所致;②精神病——非药物或代谢紊乱,如尿毒症、酮症酸中毒或电解质紊乱所致
9.血液学异常	①溶血性贫血伴网织细胞增多或②白细胞减少<4000/μl,至少 2 次或③淋巴细胞减少<1500/μl,至少 2 次或④血小板减少<100×10^9/L(除外药物影响)
10.免疫学异常	①LE 细胞阳性或②抗 dsDNA 抗体阳性或③抗 Sm 抗体阳性或④梅毒血清试验假阳性
11.抗核抗体	免疫荧光抗核抗体滴度异常或相当于该法的其他试验滴度异常,排除药物诱导的"狼疮综合征"

2.鉴别诊断

注意与其他风湿性疾病,如幼年类风湿性关节炎全身型和多关节型、皮肌炎、硬皮症、混合性结缔组织病以及多发性血管炎等鉴别。本病也易与各类肾病、心脏病、溶血性贫血、血小板减少性紫癜、组织细胞增多症、慢性活动性肝炎及神经系统疾病混淆。

七、治疗

(一)SLE 的治疗

至今 SLE 尚无特效的治疗方法。治疗原则:积极控制狼疮活动、改善和阻止脏器损害,坚持长期、规律治疗,加强随访,尽可能减少药物副作用以改善患儿生活质量。注意治疗方案确定时应该充分考虑儿童 SLE 患者多处于生长发育第二个高峰的青春期,尽量避免选择对生长发育影响大的方案以提高生活质量。

1.药物治疗

(1)根据病情活动度选择治疗方案

①轻度活动 SLE 的治疗:针对轻度活动 SLE 的皮肤黏膜和关节症状,选用非甾体类抗炎

药物(NSAIDs)、羟氯喹(HCQ)以及甲氨蝶呤治疗,必要时给予小剂量糖皮质激素。由于儿童SLE器官受累较成人多且较重,单纯累及皮肤和关节者少见,所以大部分儿童SLE均需要加用糖皮质激素。

②中度活动SLE的治疗:可采用口服足量糖皮质激素,如果需要长时间应用0.3mg/(kg·d)的皮质激素维持治疗,则有必要联合免疫抑制剂治疗常用药物为甲氨蝶呤、硫唑嘌呤、来氟米特等。

③重度活动SLE的治疗:如有重要器官的受累,其治疗分为诱导缓解和维持治疗两个阶段,诱导缓解阶段应足量糖皮质激素加免疫抑制剂治疗,特别是对于临床表现严重和狼疮危象的患儿,应积极给予甲泼尼龙冲击治疗,同时联合环磷酰胺(CTX)冲击治疗。也可选用其他免疫抑制剂,如霉酚酸酯(MMF)、环孢素(CsA)和他克莫司(FK506)。维持治疗阶段应根据病情逐渐减少糖皮质激素的用量,最后小剂量维持,免疫抑制剂可选用CTX、MMF、CsA、甲氨蝶呤、硫唑嘌呤(AZA)、来氟米特和HCQ等。

(2)其他药物治疗

①抗凝治疗:对抗磷脂抗体阳性的患儿可给予低剂量阿司匹林或小分子肝素抗凝治疗,对合并肺动脉高压的患儿也多主张使用双嘧达莫抗凝治疗,对于血管炎合并心脑梗死的患儿应按照相应的治疗方案进行治疗。

②静脉注射丙种免疫球蛋白(IVIG):IVIG联合免疫抑制剂可用于重症SLE的治疗,特别是常规治疗无效的患者,多采用400mg/(kg·d),连续3~5天为1个疗程,每月1个疗程,依病情可持续数个疗程。应用IVIG对控制SLE患儿感染也有作用,以减少感染诱发SLE活动及病情恶化。

③去除B细胞治疗:目前常用的药物为抗CD20分子的鼠/人嵌合的单克隆抗体——利妥昔单抗:主要针对难治性重症SLE患者,特别是对于儿童SLE的自身免疫性血小板减少和自身免疫性溶血是安全有效的。常用剂量为375mg/m²,每周1次,共4次。注意可能合并的各种感染的副作用。

2.其他治疗

(1)血浆置换和特异性免疫吸附:适应证包括:活动性重症SLE、伴有心肾等重要脏器受累、药物治疗无效或药物副作用不耐受者。

(2)干细胞移植:近期报道有一定疗效。干细胞移植适用症:①常规药物治疗无效;②病情进行性发展,预后不良;③累及重要脏器危及生命;④药物毒副作用不耐受者。

(二)狼疮性肾炎的治疗

综合2009年中华医学会儿科分会肾脏学组推荐的狼疮性肾炎诊断治疗指南及2012年美国风湿病学会(ACR)、改善全球肾脏病预后组织(KDI-GO)、欧洲抗风湿病联盟(EULAR)联合欧洲肾脏学会-欧洲透析和移植学会(ERA-EDTA)制定和颁布的LN治疗和管理指南或建议,提出以下治疗建议供参考。

1.治疗原则

(1)伴有肾损害症状者,应尽早行肾活检,以利于依据不同肾脏病理特点制订治疗方案。

(2)积极控制SLE/LN的活动性。

(3)坚持长期、正规、合理的药物治疗,并加强随访。

(4)尽可能减少药物毒副作用,不要以生命为代价去追求疾病的完全缓解。

2.根据病理分型治疗

LN肾脏病理基本病变包括炎症性病变、增生性病变、基膜病变、肾小管间质病变和血管炎病变。①急性炎症性病变:使用糖皮质激素,尤其甲泼尼龙冲击治疗;②增生性病变:选择抗代谢的药物如环磷酰胺(CTX)、吗替麦考酚酯(MMF)、硫唑嘌呤、来氟米特和神经钙蛋白抑制剂(环孢素、FK506);③基膜病变:神经钙蛋白抑制剂和抗B细胞抗体可能有效;④血管炎性病变:选用MMF、他克莫司。

(1)Ⅰ型/Ⅱ型本型:无特定治疗方案,通常不需加免疫抑制剂。如伴有肾外症状者,予SLE常规治疗。EULAR建议以下情况可给予低-中等剂量的泼尼松[0.25~0.5mg/(kg·d)]单独或联合硫唑嘌呤[1~2mg/(kg·d)]应用:①Ⅰ型LN存在电镜证实的足细胞病或间质性肾炎;②Ⅱ型LN24小时尿蛋白>1g,特别是同时存在血尿。

(2)Ⅲ型:轻微局灶增生性肾小球肾炎的治疗,可予泼尼松治疗,并按临床活动程度调整剂量和疗程;肾损症状重、明显增生性病变者,参照Ⅳ型治疗。

(3)Ⅳ型:本型为LN病理改变中最常见、预后最差的类型。多数推荐糖皮质激素加用免疫抑制剂联合治疗。治疗分诱导缓解和维持治疗两个阶段。

①诱导缓解阶段:共6个月。首选糖皮质激素+CTX冲击治疗。泼尼松1.5~2.0mg/(kg·d),6~8周或可先用甲泼尼龙冲击治疗(0.5~1.0g/d,连用3天),然后泼尼松[0.5~1.0mg/(kg·d)]序贯治疗。根据治疗反应缓慢减量。

免疫抑制剂的使用:

CTX静脉冲击有2种方法可选择:a.每次500~750m/m²,每月1次,共6次;b.8~12mg/(kg·d),每2周连用2天,总剂量150mg/kg。肾脏增生病变显著时需给予CTX冲击联合甲泼尼龙冲击。甲泼尼龙冲击15~30mg/(kg·d),最大剂量不超过1g/d,3天为1个疗程,根据病情可间隔3~5天重复1~2个疗程。MMF可作为诱导缓解治疗时CTX的替代药物,在不能耐受CTX治疗、病情反复或CTX治疗无效情况下,可换用MMF,推荐儿童MMF剂量20~30mg/(kg·d)。CTX诱导治疗12周无反应者,可考虑换用MMF替代CTX。目前ACR及EU-LAR认为MMF与CTX的作用相当,建议MMF可以作为首选药物。

LN经过这一阶段治疗后病情不一定均能缓解,KDIGO提出界定治疗反应的定义:完全缓解是指血肌酐恢复正常,同时尿蛋白/肌酐比<500mg/g(<50mg/mmol);部分缓解是指血肌酐水平改善但未降至正常且较稳定(变动在25%以内),同时尿蛋白/肌酐比下降≥50%[如治疗前为肾病水平蛋白尿,则尿蛋白/肌酐比应<3000mg/g(<300mg/mmol)];治疗失败(恶化)尚无明确定义,一般是指血肌酐升高25%以上。

②维持治疗阶段:至少2~3年。建议应用小剂量泼尼松加MMF或硫唑嘌呤(AZA)进行维持治疗。

完成6个月的诱导治疗后完全缓解者,停用CTX,泼尼松逐渐减量至每天5~10mg口服,维持至少2年;在最后一次使用CTX后两周加用硫唑嘌呤(AZA)1.5~2mg/(kg·d)(1次或分次服用);或MMF 1~2g/d(成人)。初治6个月部分缓解者,继续用CTX每3个月冲击1

次,维持 LN 缓解达 1 年后才考虑免疫抑制剂减量。如维持治疗减量后肾功能或蛋白尿恶化时,则应重新应用诱导缓解方案进行治疗。

(4)Ⅴ型:合并增殖性病变的Ⅴ型 LN 患者的治疗方案同Ⅲ/Ⅳ型。临床表现为蛋白尿者,加用环孢素或 CTX 较单独糖皮质激素治疗者效果好,也有激素加用雷公藤或苯丁酸氮芥治疗有效的报道。近年有报道针对Ⅴ+Ⅳ型患者采取泼尼松+MMF+FK506 的多靶点联合治疗。

(5)Ⅵ型:具有明显肾功能不全者,予以肾替代治疗为主(透析或肾移植),不推荐积极应用激素和免疫抑制剂。患者是否使用泼尼松及免疫抑制剂主要根据 SLE 的肾外表现的程度决定。

除上述治疗方法外,还有雷公藤、来氟米特、神经钙蛋白抑制剂等其他免疫抑制剂用于维持治疗。治疗中还需注意,肾脏病变的分类仅是一个相对的概念,治疗中注意几种病变合并存在的情况,分清主次,同时兼顾。

3.难治性或复发性 LN

对于经过诱导治疗 6 个月后效果不好的患者,推荐在甲泼尼龙冲击的基础上更换为用于诱导治疗的其他免疫抑制剂,也可以选择应用如利妥昔单抗、神经钙蛋白抑制剂(FK506、环孢素)、贝利单抗(belimumab,抗 BLyS/BAFF 单抗)。静脉注射免疫球蛋白有助于改善机体内环境,但对 LN 无改善作用。急进性肾小球肾炎可加用血浆置换,对于其他治疗无效或不能耐受者可加用免疫吸附治疗。

建议对难治性 LN 或缓解后复发的病例进行二次肾活检,根据病理改变选择治疗方案并评估预后。对于复发病例,KDIGO 建议可应用原来的初始治疗方案,但如果诱导治疗为 CTX 者则建议改用不含 CTX 的方案以防止 CTX 过量导致的不良反应。由于 LN 临床表现与病理类型不完全平行。因此,不推荐以临床表现作为制订治疗方案的依据。如没有条件明确肾病理类型时建议转诊至具有相应专科的医院诊治。

4.重视肾脏慢性化病变的预防

LN 存在着肾组织进行性纤维化的风险,治疗中如果不考虑防止慢性纤维化的措施,将导致慢性肾衰的进程加快。重型 LN 患者高血压发生率在 50% 以上,高血压必然加速肾硬化的过程。治疗注意加强降压,推荐首选钙离子拮抗剂。如合并糖皮质激素治疗,酌情加用 β-受体阻滞剂。ACEI、ARB 的应用对肾脏的损害有改善作用,它们既能降压保护肾功能,还有助于减轻蛋白尿。不少重型病例其远期存活率常常受并存的心脑血管合并症的影响,加强降压、降脂及拮抗 RAS 系统的措施,对于保护心脑肾功能有十分重要的意义。

第八节　肾小管-间质疾病

一、肾小管间质性肾炎

肾小管间质性肾炎(TIN)是指主要累及肾小管和肾间质的炎症,而肾小球及血管受累相对不明显的一种疾患。虽早在 1898 年 Councilman 已有报告。但多年来它的意义特别是在急性或慢性肾衰竭中的意义很少受到重视。近年认识到它是引起小儿肾衰竭的重要原因；据估计成年人 TIN 占急性肾衰竭的 5%～15%，进入终末期肾衰中占 25%，小儿则分别为 5% 和 6%～8%。此外因其临床表现常为非特异性，故极易漏诊。故一旦小儿出现无明确原因的肾功能不全时应想到本症；因急性 TIN 是可逆的，及时治疗可防治肾功能的恶化。

临床上常分为急性和慢性两种。前者急起，可表现为急性肾衰竭、肾小管功能障碍及尿沉渣异常，组织学上以肾间质水肿和细胞浸润为主；慢性者常呈一不可逆过程，以间质纤维化和小管萎缩为特点。

(一)病因和发病机制

1.急性 TIN

在小儿由全身性感染和药物引起者为主。

(1)感染：可由病原体直接侵袭间质(肾盂肾炎)或间接(亦称反应性)机制引起。前者如细菌、钩端螺旋体、分枝杆菌、CMV 病毒、Hanta 病毒以及多瘤病毒等。后者如布氏杆菌、白喉棒状杆菌、A 族溶血链球菌、支原体及沙门菌；病毒如 EB 病毒、乙肝病毒、HIV、川崎病、风疹以及麻疹病毒，也见于寄生虫(蛔虫、利什曼原虫及弓形虫属)感染。

(2)药物：多种药物可通过过敏机制引起 TIN，如抗癫痫药(卡马西平、苯巴比妥及苯妥英钠)、抗炎药(磺胺药)、止痛药(NSAID)、抗生素(尤其是 p-内酰胺类，如头孢菌素和青霉素及其衍生物)以及利尿剂等。某些药物还可在引起微小病变肾病综合征同时发生 TIN(如氨苄西林、二苯基乙内酰脲、干扰素、锂、NSAID 及利福平)。

(3)免疫性疾病时的 TIN：全身性免疫性疾患时可同时有肾小球和肾小管间质受累。儿科最突出的是系统性红斑狼疮，在 13%～67% 的狼疮患者中肾小管可见免疫复合物沉着，而且 TIN 是狼疮肾进展和影响预后的重要因素。此外 TIN 也偶见于原发性或梅毒引起的膜性肾病。另有学者报告 IgA 肾病中 37% 肾小管有免疫复合物沉积，且此类患者肾功恶化之概率亦高。全身性免疫性紊乱时也可仅间质及小管受累，如肾移植时的排异反应，另一为肾小管间质性肾炎葡萄膜炎综合征(TINU)综合征，即小管间质性肾炎伴眼色素膜炎。此征 1975 年始被报道，患者有急性 TIN 和眼色素膜炎和骨髓肉芽肿，表现有虚弱、厌食、发热、体重下降及多尿。眼部有流泪、眼痛及眼色素膜炎。实验室检查有血沉快，血 IgG 增高，血浆总蛋白增高($>8g/dL$)，氮质血症，贫血，尿中有白细胞，蛋白尿，糖尿，间质性肾炎改变可自发缓解或于应用皮质激素后完全缓解，但眼色素膜炎常易复发。

2.慢性 TIN

可有多种原因，且任何未经控制的急性者也可进入慢性。在小儿时期最多见于各种尿路梗阻(UTO)和重度的膀胱输尿管反流(VUR)。尤其 <5 岁且伴有反复尿路感染者。其次为结石、外来肿物压迫及外科手术所致梗阻。遗传性疾患也可造成慢性 TIN，如 Alportsyndrome、髓质囊性病、多囊肾、家族性幼年肾单位肾结核以及髓质海绵肾等。在小儿时期慢性 TIN 还可由代谢病引起，如①胱氨酸病；②草酸盐过度产生或小肠过度吸收，造成肾排出草酸盐增多，则肾小管内草酸钙结晶沉积，受累小管萎缩，周围炎症细胞浸润和纤维化。病损先见于近曲小管(该处分泌草酸盐)，但严重处常见于髓质(该处管内浓度高)，且此类患者之草酸钙结石则由于

梗阻更加重 TIN;③高钙血症,任何原因致高血钙则首先可见髓质小管上皮细胞局灶褪变和坏死,后因受累小管萎缩和梗阻致近端小管扩张,其后肾小管基膜钙化及其周围间质浸润增生,受损处的钙沉着可致肾钙化;④钾不足:严重钾不足时主要为近曲小管受累(上皮空泡变性)。动物实验证实持久的低钾可致肾间质纤维化和疤痕;⑤尿酸盐:尿酸负荷致肾受损,不定形尿酸盐结晶沉于肾间质引起周围巨噬细胞反应,与此同时,在小管及集合管中也有其结晶,最终导致间质纤维化、小管扩张及萎缩,此种损害只发生于血尿酸持续$>595\sim773\mu mol/L$ $(10\sim13mg/dL)$时。

(二)病理

急性者主要是肾间质细胞浸润(以淋巴细胞为主,但也可有单核巨噬细胞、嗜酸细胞以及浆细胞和成纤维细胞),水肿和肾小管细胞变平、萎缩、退行性病变及刷状缘消失。电镜下有线粒体损伤、胞质空泡变性及粗面内质网扩张。免疫荧光检查,一般 Ig 和补体阴性,但由红斑狼疮、梅毒和乙肝病毒感染引起者可见免疫复合物沉积。

慢性者特点是间质纤维化和小管萎缩,并也常见肾小球硬化、萎缩及肾小球周围纤维化。

(三)临床表现

急性者病情轻重悬殊,此与病因及肾间质受损程度和部位有关。可表现为急性肾衰竭及肾小管功能障碍,偶见肾病综合征。起病时乏力、厌食、体重下降、腹痛、头痛、苍白及呕吐。由感染引起者有发热,发生于感染初几天,而很少在 10~12 天后(此与感染致肾小球损害者不一);由药物过敏引起者有发热(30%~100%)、皮疹(30%~50%)及嗜酸性细胞增多三大症状,此外,还有关节疼(15%~20%)。由本症导致的急性肾衰中 30%~40%为非少尿型。

慢性者潜隐起病,直至病程后期也常无明显临床症状。患者可有多饮多尿,夜尿,体重下降,乏力。高血压常为后期表见,一般无水肿。疾病后期表现慢性肾衰竭,伴显著高血压、高血压眼底改变及左心室肥厚,此时常难于区别原发病为肾小球疾病或间质炎症改变。因此时病理上多兼有肾小球硬化和间质纤维化。

(四)实验室检查

1.尿液检查

急性者最常见为蛋白尿和镜下血尿。由肾小管损伤所致蛋白尿一般为轻至中度$(<1g/24h)$,其中β_2-微球蛋白和其他小分子量蛋白约占 50%。由药物引起者多有镜下血尿,偶见红细胞管型。尿沉渣瑞氏染色可检见嗜酸粒细胞,此对本症诊断有助;正常耐尿中无嗜酸细胞,当其占尿白细胞中 1%~5%,即有诊断意义,由药物引起之急性 TIN 患者中 50%~90%为阳性。

当近端小管功能障碍时有糖尿、磷尿、氨基酸尿和重碳酸盐尿。药物引起者可仅为糖尿。此外检测磷酸盐重吸收$(<80\%$为异常$)$和尿钠排泄分数$(>3\%$为异常$)$可证实近端小管受损。远端小管受累可致重碳酸盐尿及肾小管酸中毒,但最常见的是尿浓缩功能减退。

慢性 TIN 也可有上述尿异常,但以失盐和尿浓缩功能减退为最常见。病程后期尿呈等张,比重固定在 1.015,尿渗透压$<300mOsm/L$。

2.患者常见贫血,血白细胞增多

由药物引起者 60%~100%有嗜酸细胞增多;还常伴血中 IgE 增高(50%病例)。急性

TIN 常见高钾高氯性代谢性酸中毒,此由远端小管功能障碍所致;近端小管障碍则高氯性酸中毒、低磷血症和低尿酸血症,高氯性代谢性酸中毒为诊断急性 TIN 的重要线索,并有助于区别由急性肾小管坏死或急进性肾炎所致的急性肾衰竭。

(五)鉴别诊断

急性 TIN 应与急性肾小球肾炎、急性肾小管坏死(ATN)和血管炎区别。AGN 多同时有水肿及血压高等表现。当患者有用药史,发生急性肾衰竭时应区别 ATN 和 TIN。注意 TIN 可能有发热、皮疹及关节痛等过敏反应的表现,血中 IgE 增高,嗜酸细胞增多,高氯性(阴离子间隙正常)代谢性酸中毒,此外尿/血浆渗透压比例高,尿钠水平低,也助于区别 ATN。镓扫描发现肾摄取增加提示非特异间质炎症反应。此外本症停药后 90% 以上肾功能可改善,确诊尚依赖于肾活体组织检查。

对有造成 TIN 的病因存在、发生肾功能减退以及肾小管功能障碍者应疑及本症,确诊依赖肾活体组织检查。

(六)治疗

1.恰当的治疗涉及各种病因

考虑与药物有关应停用并且注意勿用与原药有交叉反应者,如有报告发现由甲氧苯青霉素引起者,当换用萘夫西林或头孢噻吩而再次发生 ATN 者。由感染导致者应治疗感染,小儿由 UTO 或 VUR 引起者易反复感染和进行性肾损害,故应考虑给予外科手术矫正。

2.支持治疗

包括纠正水、电解质紊乱,必要时需行透析。

3.有关激素和(或)细胞毒药物之应用

因缺乏前瞻对照研究,目前未获结论。有些报告用于药物引起或特发性者有益。在一回顾性研究中,应用泼尼松 4~6 周者,其 ARF 恢复时间虽与未用者相似,但 8 周时治疗组血肌酐水平较对照组为低。目前一般看法是开始一般治疗后肾功能不见好转或继续恶化者以及少尿型急性肾衰竭时给予泼尼松,小儿患者的效应较快,并常可于 2~4 周内迅速减量。

二、肾小管性酸中毒

肾小管性酸中毒(RTA)指的是在肾小球滤过率正常或轻微下降的情况下,肾脏的碳酸氢盐重吸收、氢离子排泄和铵离子分泌障碍所引起来的一组以酸中毒为主要表现的临床综合征。

(一)分类

按照酸中毒的程度,可将 RTA 分为完全性和不完全性两种。完全性 RTA 的诊断往往在患儿自发性酸中毒以后,尿 pH 仍然 >5.5 的时候做出,不完全性 RTA 指的是患儿没有自发性的酸中毒,但在酸负荷或强力利尿以后,尿 pH 不能最大程度下降。

按照病因,可将 RTA 分为原发性 RTA 和获得性 RTA 两大类。原发性 RTA 的病因多与遗传有关,而获得性 RTA 则往往继发于系统性疾病如自身免疫性疾病或药物等因素。

按照肾小管受累的部位和临床表现,可将 RTA 分为 Ⅰ 型、Ⅱ 型、Ⅲ 型及 Ⅳ 型,即传统分类,也是目前临床上最常用的分类方法。

20世纪末,一些研究者们根据尿中铵离子排泄情况,提出了关于RTA的新的分类方法。这种分类方法似乎更符合RTA的病理生理学,但是因为尿中铵离子检测并非临床实验室常规的检测方法,所以,目前临床上仍然以传统方法进行分类。

(二)肾脏酸碱平衡的生理学

西方饮食的正常成人,每天每千克体重大约产生1mmol的H^+,儿童由于骨羟磷灰盐代谢,每天每千克体重大约多产生2~3mmol的H^+。机体每天产生的这些H^+,通过碳酸氢盐的缓冲以后,分解为CO_2和H_2O,CO_2由肺脏排出,其结果是机体净碳酸氢盐的消耗;而这种消耗的补充,机体是通过肾脏分泌氢离子并产生新的碳酸氢盐来完成的。

成人每天滤过150~180L的血液,因此,原尿中滤过的碳酸氢盐每天大约为4000mEq,这些碳酸氢盐必须由肾小管重吸收,否则将导致碳酸氢盐的大量丢失而影响机体的酸碱平衡。

近端小管大约重吸收滤过碳酸氢盐的80%。碳酸氢盐重吸收的第一步是细胞质中的H^+经由钠氢交换子和H^+-ATP酶排泄进入小管腔中,H^+在管腔内与碳酸氢根结合形成碳酸,后者在管腔膜面Ⅳ型碳酸酐酶的催化下分解为H_2O及CO_2,两者弥散进入细胞后,再由Ⅱ型碳酸酐酶合成为碳酸,继而分解为H^+及HCO_3^-,前者再由钠氢交换子分泌入小管腔中,后者则经过基侧膜面的钠碳酸氢盐共转运子吸收入血。钠氢交换子运转的能量由管腔到细胞内的跨膜钠浓度差提供,而细胞内的较低钠离子浓度则由位于基侧膜面的Na^+-K^+-ATP醇主动消耗ATP来维持。在近端小管,经由钠氢交换子排泄进入管腔中的H^+约占2/3,而由管腔膜面H^+-ATP酶排入管腔中H^+约占1/3。

近端小管重吸收碳酸氢盐是一个可饱和的过程。当血清碳酸氢盐浓度在正常范围时,滤过的碳酸氢盐几乎完全由近端小管重吸收;如果血清碳酸氢盐的浓度增加,滤过的碳酸氢盐超过近端小管的重吸收阈,尿中将出现碳酸氢盐。

近端小管维持机体酸碱平衡的另外一个重要方式是氨的产生。已经认识到,氨的排泄在肾脏酸的分泌中发挥重要作用,因为铵盐对氢离子具有强大的缓冲能力。如果H^+未经过缓冲而以游离氢离子形式从尿中排泄的话,那么,在尿pH 4.0时,排泄100mmol的H^+,就需要1000L尿液。由于氨和H^+结合形成铵离子的解离常数大约为9.0,因此在pH为7.0时,尿中的氨99%以铵离子的形式存在,并以氯化铵的形式从尿中排出,从而大大减少了尿中游离氢离子的浓度。

近端小管对氨和铵离子的处理过程复杂。简而言之,近端小管细胞内谷氨酸盐在谷酰胺酶的作用下,产生谷氨酸酯,后者在谷氨酰脱氢酶的催化下形成α-酮戊二酸盐,进而分解为铵离子、葡萄糖和碳酸氢盐(注意:伴随一个铵离子的分泌,将产生一个新的碳酸氢盐分子,用以补充机体缓冲系统消耗的碳酸氢盐分子,这一点十分重要),然后,铵离子可以通过钠氢交换子排入小管腔,也可以在细胞内分解为氨,后者则可自由弥散进入小管腔内,但这仅仅占很小一部分。在髓攀升枝粗段,铵离子被重吸收到间质,并由集合管细胞再次分泌。在成人,酸中毒时,由于循环碳酸氢盐的消耗,近端小管细胞氨的产生可以比基础值增加5~10倍,但新生儿及婴儿的这种代偿能力有限。铵离子产生与分泌的上调是机体纠正肾外因素引起的酸中毒的主要方式。

髓袢升枝粗段负责碳酸氢盐及铵离子的持续重吸收,所涉及的转运蛋白包括:钠-氢交换子(Na^+/H^+ exchanger)、钠-钾-2 氯共转运子(NKCC)及钠-钾 ATP 酶,该段小管大约吸收滤过碳酸氢盐的 10%。

远端肾单位的 α-闰细胞负责氢离子的分泌,该细胞的管腔膜面的质子泵(包括 H^+-ATP 酶及 H^+-K^+-ATP 酶)消耗 ATP 并直接将 H^+ 泵入管腔中。进入管腔中的质子经由氨以及可滴定酸缓冲并排出体外;细胞内的质子由 Ⅱ 型碳酸酐酶合成的碳酸解离提供,因此每排出一个质子,就伴随着一分子新的碳酸氢盐的生成,新生成的碳酸氢盐经由基侧膜面的氯-碳酸氢根交换子的运转而进入血液中,并伴随一个氯离子进入细胞中。进入细胞的氯离子经由钾氯共转运子或氯通道出胞而返回血液中。

远端肾单位的主细胞并不直接分泌质子进入小管腔中,但是,它们对钠的重吸收以及钾的分泌势必影响跨上皮的电化学梯度而间接影响氢离子的分泌,因此,影响远端肾小管的药物或者疾病也能够引起机体的酸碱失衡。

除了近端小管细胞产生的氨以外,尿液中最重要的缓冲物质是可滴定酸。可滴定酸包括磷酸盐、硫酸盐以及其他许多阴离子,其中磷酸盐是最重要的可滴定酸。机体中磷酸盐存在的方式有 H_3PO_4、$H_2PO_4^{-1}$、HPO_4^{-2} 及 PO_4^{-3},其中以 $H_2PO_4^{-1}$ 和 HPO_4^{-2} 最丰富。在生理 pH 下,$H_2PO_4^{-1}$ 及 HPO_4^{-2} 的平衡解离常数为 6.8,因此,在正常生理 pH 7.4 的情况下,$H_2PO_4^{-1}$:HPO_4^{-2} 大约为 1:4。随着尿液通过集合管,小管液的 pH 下降,HPO_4^{-2} 将接受氢离子而转变为 $H_2PO_4^{-1}$,从而有利于分泌酸的缓冲。然而,机体每天排泄可滴定酸的变化范围狭窄。

除了碳酸氢盐的重吸收和氨的产生以外,近端小管细胞几乎完全重吸收肾小球滤过的葡萄糖和氨基酸以及大约 85% 磷酸盐,这一过程由细胞内的负电位和低的钠浓度驱动,因此,影响近端小管细胞跨管腔膜电化学梯度的疾病将引起范可尼综合征。

(三)原发性肾小管性酸中毒

1.原发性 Ⅰ 型 RTA

1935 年,Lightwood 在 850 例尸检患儿中,发现 6 名婴儿死于肾钙化;第二年,Butler 等描述 4 名婴儿不仅存在肾钙化,还伴有高氯血症和酸中毒,但是,此时并不清楚这些患者的生化异常是肾钙化的原因还是肾钙化的结果。20 世纪 40 年代和 50 年代,一系列的病例报道表明,这些患者的典型特征是在轻-中度酸中毒的情况下,尿 pH 并不下降。因而,Elkinton 将本病正式命名为"肾小管性酸中毒",这就是 Ⅰ 型 RTA,也称之为远端 RTA(dRTA)。

(1)病理生理学:dRTA 的标志是患者在中-重度酸中毒的情况下,仍然不能最大限度地降低尿 pH。正常人尿 pH 可以下降到 4.5~5.0,但是这些患者尿 pH 甚至不能下降到 6.5 以下。酸中毒时,远端肾单位如果不能正常排泄氢离子,那么机体只能使用缓冲系统缓冲酸性代谢产物,结果是机体碱储备的减少;在正常情况下,肾脏则通过氨循环产生足够多的新的碳酸氢盐以补偿机体碱的消耗,然而,由于代偿能力的限制以及肾小管泌氢障碍时氨循环的受损,增量产生的新碳酸氢盐并不足以补充机体碱的消耗。因此,dRTA 的病理生理学基础在于机体酸性代谢产物的蓄积,即使患者近端肾小管重吸收碳酸氢盐的功能正常,这些患者也存在持续性酸蓄积,最终碱缺失不断增加。

细胞外液碳酸氢盐缓冲系统耗竭以后,机体动员骨缓冲系统,羟磷灰石溶解释放羟基中和体内蓄积的酸。患者出现骨吸收、佝偻病或骨质疏松、肾钙质沉着症及肾石病。值得注意的是,Gil 等报道,dRTA 病例并不存在高钙尿症。引起肾钙质沉着的最中肯的因素是近端小管枸橼酸盐重吸收的增加降低了尿中枸橼酸盐的排泄量。肾钙质沉着症也可能与红细胞的增加有关,有报道 dRTA 患者出现红细胞增多症。

dRTA 患者,近端小管铵离子的分泌减少,可能与远端小管酸分泌障碍,使得近端小管产生的氨不能转化为铵离子,肾脏局部的氨循环受损有关。许多报道均表明,dRTA 患者,肝功能正常,但血氨增高。许多临床研究已经证实,无论是哪一种类型的 RTA,均存在氨循环障碍,因此,20 世纪末,一些研究者们根据尿中铵离子排泄情况,提出了关于 RTA 的新的分类方法。这种分类方法似乎更符合 RTA 的病理生理学,但是因为尿中铵离子检测并非临床实验室常规的检测方法,所以,目前临床上仍然以传统方法进行分类。

dRTA 的另一种重要的病理生理现象是低钾血症。低钾血症的发生机制目前并未完全清楚,但是至少部分与高醛固酮血症有关。一些患者血醛固酮水平可能在正常范围内,但是与其低钾血症的程度明显不成比例,这些患者可能由于近端小管轻度功能异常,存在血容量的轻度减少。低钾血症可以引起肌无力及麻痹,这可能是一些患者的首发症状。

(2)病因:原发性Ⅰ型 RTA 的病因在于远端肾小管及集合管细胞编码与氢离子分泌有关的转运蛋白的基因突变,这些突变的分子基础已经明确。根据遗传方式和临床表现,将其分为常染色体显性遗传(Ⅰa型)、伴耳聋的(Ⅰb型)和不伴耳聋的常染色体隐性遗传(Ⅰc型)三种类型。

常染色体显性遗传的 Ia 型 RTA(OMIM♯ 602772)由定位于集合管 α-闰细胞基侧膜面的阴离子交换子的基因 SLC4A1 突变引起。SLC4A1 基因位于 17q21-q22,编码 AE1 蛋白,它是一种二聚体糖蛋白,具有 12~14 个跨膜区,首先在红细胞上发现,因此,最早称之为红细胞带 3 蛋白。它在红细胞膜上发挥 Cl^- 与 HCO_3^- 交换功能,并与其他蛋白结合稳定红细胞膜。红细胞带 3 蛋白缺陷与遗传性球形红细胞增多症、东南亚卵圆形红细胞增多症及口形红细胞增多症有关,然而有趣的是,这些患者并没有Ⅰ型 RTA。肾脏特异性的 AE1 蛋白较红细胞特异性的 AE1 蛋白缺少氨基端的头 65 个氨基酸,它负责集合管细胞基侧膜面碳酸氢盐的出胞继而进入血流,突变后这种蛋白不能发挥正常功能,从而限制了氢离子的分泌。常染色体显性遗传的Ⅰ型 RTA 的发病年龄较晚,有的甚至到成人期发病,其父母有一方患病,且为致病基因携带者。

研究表明,引起Ⅰa型 RTA 的 AE1 的突变部位在跨膜区或羧基端,与引起红细胞膜缺陷的 AE1 的突变位点不同,但是如果患者这两种疾病的相关位点均存在突变,则临床上既存在Ⅰ型 RTA,又有红细胞增多症。

常染色体隐性遗传的Ⅰb型及Ⅰc型 RTA 患者,父母并不患病,症状往往在生后一个月出现。其致病基因包括 SLC4A1、ATP6V0A4(原称为 ATP6N1B)及 ATP6V1B1(两者 OMIM 均为 267300)。ATP6V0A4 位于 7q34,编码 H^+-ATP 酶 a4 同种型亚单位;ATP6V1B1 位于 2p13.1,编码 H^+-ATP 酶 B1 亚单位。

小泡 ATP 酶是连接管和集合管 α-闰细胞经管腔膜面分泌氢离子的主要酶,它含有两个重要的多亚单位区:细胞质 V1 区,由 A~H 8 个亚单位组成,负责水解 ATP 提供能量;跨膜的 VO 区,至少由 6 个亚单位(a、c、c″、d、e 及 Ac45)组成,负责氢离子的易位。已经证明,

ATP6V1B1 亚单位突变大约 20 种,绝大部分是纯合子,个别为复合杂合子。这种质子泵也定位于内耳,对氢离子的分泌非常重要,故 50% 以上的患儿出现早发的感音性耳聋。ATP6V0A4 突变有 20 多种,耳聋一般发生在 10～40 岁。

临床上,大约 20% 的常染色体隐性遗传的Ⅰ型 RTA 患者与这些基因中的任何一个突变没有任何关系,也存在耳聋的Ⅰb 型 RTA 患者没有 ATP6V1B1 基因的突变或者听力正常的Ⅰc 型 RTA 患者没有 ATP6V0A4 基因的突变,这些现象表明,常染色体隐性Ⅰ型 RTA 的遗传异质性,可能存在其他转运子或通道蛋白的基因突变。

编码 AE1 的 SLC4A1 基因突变也能够引起常染色体隐性遗传的Ⅰ型 RTA,到 2013 年,已经鉴定 16 种可引起Ⅰ型 RTA 的 SLC4A1 的基因突变位点,且几乎均为亚洲人,这可能与疟疾抵抗的自然选择有关。

动物模型的研究表明,除了上述基因以外,敲除集合管 α-闰细胞发挥正常功能有重要作用的钾.氯转运子以及对 α-闰细胞发育成熟和小泡 ATP 酶的 B1 亚单位(ATP6V1B1)有明显作用的转录因子 Foxi1,均可以引起Ⅰ型 RTA,但在人类尚未见报道。

2.原发性Ⅱ型 RTA

1949 年以前,医学界一直认为,RTA 是由于肾脏不能有效降低尿 pH 造成的。1949 年,Stapleton 首先报道一例患儿,在血碳酸氢盐显著下降,出现明显酸中毒的情况下,尿中仍然排泄大量的碳酸氢盐,从而提出近端小管碳酸氢盐重吸收障碍也是 RTA 的原因。1967 年,Soriano 等明确提出近端 RTA 和远端 RTA 的概念,以后,远端 RTA 被分类为Ⅰ型 RTA,而近端 RTA 则称为Ⅱ型 RTA 或 pRTA。

(1)病理生理学:pRTA 病理生理学的关键是肾近端小管碳酸氢盐重吸收阈值的下降。在血清碳酸氢盐水平正常的情况下,由于肾近端小管碳酸氢盐重吸收阈值的下降,滤过的碳酸氢盐实际上超过了肾小管碳酸氢盐重吸收的最大能力,尿中排出一定量的碳酸氢盐,继而引起血碳酸氢盐水平的下降,当下降到一定程度以后,滤过的碳酸氢盐与肾小管重吸收的能力相匹配时,则形成新的平衡,滤过的碳酸氢盐被完全重吸收。随着碳酸氢盐治疗的开始,血清碳酸氢盐水平尽管轻微增加,但滤过碳酸氢盐的量却增加,这样近端小管不能重吸收的碳酸氢盐将转运到远端肾单位,从而迫使尿中钠和钾的排泄量增加,血容量减少,导致血醛固酮含量增加;远端肾单位钠负荷的增加与循环醛固酮水平的增加一起,导致尿钾排泄的显著升高,因此许多患儿在治疗期间出现低钾血症。

由于这些患儿远端肾单位酸排泄能力保持完好,当血清碳酸氢盐浓度达到或低于近端肾小管碳酸氢盐重吸收的阈值时,患者能够完全重吸收滤过的碳酸氢盐,从而达到酸碱平衡的相对稳定,此时,患儿尿 pH 可能达到甚至低于 5.0,其原因在于:一方面由于病变部位在近端小管,从而氨产生能力受到损害,尿中的缓冲物质减少;另一方面,远端肾小管的泌氢功能正常,尽管其可滴定酸的排泄正常,尿 pH 仍然可以降到较低水平。

(2)病因:由于近端小管细胞在重吸收碳酸氢盐的同时,也以钠重吸收依赖的方式,重吸收葡萄糖、氨基酸及磷酸盐,且影响碳酸氢盐重吸收的许多病理生理学过程都影响近端小管细胞内较低钠浓度的维持,因而势必同时影响这些物质的重吸收,这种情况称之为范可尼综合征。这样,pRTA 就可以分为孤立性单纯 pRTA 和范可尼综合征两种类型,前者相对罕见,而后者实际上更常见。

先天性孤立性 pRTA:常染色体显性遗传的孤立性 pRTA 的家系研究表明,这些患者婴儿期发病,主要表现为发作性呕吐、脱水及生长迟缓,随着年龄的增长,临床表现逐渐减轻。近年来,对常染色体显性遗传的孤立性 pRTA 家系涉及到肾小管碳酸氢盐转运的基因,包括碳酸酐酶(CA)Ⅱ、Ⅳ、ⅩⅣ、钠-碳酸氢盐共转运子(NBC)NBC1、钠-氢交换子(NHE)NHE2、NHE3、NHE8、钠-氢交换子调节蛋白(NHRF)NHRF1、NHRF2、氯-碳酸氢盐交换子等基因的测序表明,这些基因并没有缺陷。推测这些患者可能存在涉及碳酸氢盐重吸收调节的其他蛋白或者能够调节这些蛋白的转录因子的缺陷。

常染色体隐性遗传的先天性孤立性 pRTA 的罕见原因是编码 NBC1 的 SLC4A4 基因突变(OMIM# 604278),SLC4A4 基因位于 4q21。在 pRTA,钠耦联的碳酸氢盐共转运子特指 NBCel/kNBCe1 即 NBC1。NBC1 是一类涉及碳酸氢盐膜转运的重要蛋白,含有 10 个跨膜区和 2 个胞质尾巴。NBC1 也分布于其他器官如眼和心脏,因此,这些 pRTA 患儿,也可能有眼睛的异常,包括环状角膜病、青光眼、白内障、各种认知障碍、基底神经节钙化、偏头痛及无症状性胰淀粉酶升高。NBC1 的突变在于基因的拼接异常,所翻译的蛋白质可能出现交通缺陷而不是功能异常。

其他涉及先天性孤立性 pRTA 的基因包括 NHE3 及 TASKK$^+$ 通道,虽然已经在基因敲除的小鼠模型中得到证实,但在临床上,并未发现这些基因突变引起的病例。至于碳酸酐酶异常引起的近端肾小管细胞的功能异常,将在原发性Ⅲ型 RTA 中讨论。

最后必须指出,已经报道临床发现一些家族性 RTA 患者,并未发现上述有关基因的突变。这些患者的致病基因有可能仍然存在于上述基因中,也可能与其他基因有关,例如定位于 α-闰细胞内含 ATP 小泡中的 AQP6、交换子 SLC26A11 与 SLC4A8、研究较少的其他同种型碳酸酐酶、由质子或 2 价阳离子作为配基而活化的 G$^-$ 蛋白耦联的受体等。

3.原发性Ⅲ型 RTA

Ⅲ型 RTA 指的是既具备碳酸氢盐重吸收异常,也存在氢离子排泄障碍的 RTA。1969 年,Moms 提出Ⅲ型 RTA 的概念,因为一部分患儿具有Ⅰ型 RTA 的典型表现,同时,肾脏碳酸氢盐重吸收的阈值降低;1972 年,MeSherry 等发现,这类患者碳酸氢盐重吸收的阈值逐渐恢复,因而认为患病初期肾小管碳酸氢盐重吸收阈值的下降,是近端肾小管早期发育不成熟造成的,且在以后的许多研究中得到证实,因此,Ⅲ型 RTA 基本上从分类中去除了。同年,Vainsel 等报道了一些与远端及近端 RTA 有关的骨石化病病例,接着陆续报道了许多具有类似临床特征的其他病例。这些患儿除了 RTA 以外,还具有肾外的其他表现,如脑钙化以及除了骨石化病以外的其他骨质改变。随着研究的深入,发现这些患者病因在于Ⅱ型碳酸酐酶缺陷(OMIM#259730),属常染色体隐性遗传性疾病,称之为大理石脑病或 Guibaud-Vainsel 综合征,其致病基因位于 8q22。需要指出的是,骨石化病还可以由影响破骨细胞功能的许多其他基因突变引起,因此,骨石化病并不一定意味着患者存在Ⅱ型碳酸酐酶的缺陷且将发生 RTA。

4.原发性Ⅳ型 RTA

自 20 世纪 50 年代醛固酮发现以后,醛固酮对水电酸碱平衡的效应已经得到广泛理解。

20 世纪 70 年代,发现低醛固酮血症的患儿临床表现类似 dRTA,但具有高钾血症而不是低钾血症,这些患者被归类于Ⅳ型 RTA。以后的研究表明,一些高钾血症型 RTA 患儿,肾脏对醛固酮的反应降低,因此,目前的Ⅳ型 RTA 包括所有高钾血症型 RTA,而不论病人醛固酮水平的高低。

(1)病理生理学:醛固酮在集合管主细胞上的主要生物学效应是刺激钠的重吸收,促进钾的排泄,结果引起管腔内负电位的加大而有利于质子泵对氢离子的分泌;醛固酮对 α-闰细胞的作用在于上调 H^+-ATP 酶及碳酸酐酶的表达,促进质子的分泌。醛固酮缺乏的患者,氨的分泌降低,尿中铵离子的排泄减少,给予盐皮质激素以后,这些患者尿中铵离子的排泄恢复。但目前仍不清楚这一效应是醛固酮的直接作用,还是高钾血症的继发效应。

无论是醛固酮的缺乏还是肾小管对醛固酮效应的抵抗,都将导致尿钠排泄的增加,结果血容量减少,肾小球滤过率也将下降,从而引发一系列的临床表现。

Ⅳ型 RTA 患儿中,大部分患儿的酸中毒并不像其他 RTA 一样严重,因此这些患者的主要临床问题是高钾血症。

(2)病因:醛固酮与受体结合以后,通过一系列的信号途径,上调上皮性钠通道(ENac)等多种靶分子的数量和功能,从而发挥一系列的生物学效应。理论上,整个通路包括配基、受体、信号通路、靶分子以及有关的调节分子中的任何环节出现故障,均可以影响醛固酮生物学效应的发挥,导致原发性Ⅳ型 RTA 的发生,而事实上也的确如此。因此原发性Ⅳ型 RTA 患者的病因大致可以分为两大类:醛固酮缺乏和醛固酮抵抗。

①醛固酮缺乏:醛固酮缺乏可能是整个肾上腺功能的减退,如艾迪生病,也可能仅仅是醛固酮或者盐皮质激素缺乏的结果。

a.先天性肾上腺增生:最常见的遗传性盐皮质激素缺乏是由于 21-羟化酶缺乏引起的先天性肾上腺增生,突变基因为 CYP21A2,定位于 6p21.33,为常染色体隐性遗传。由于 21-羟化酶的缺陷,肾上腺皮质束状带中 17-羟孕酮不能转化为 11-去氧皮质酮,结果 ACTH 分泌增加,造成皮质醇前体物质尤其是 17-羟孕酮的过度产生,引起包括雄激素过多的一系列临床表现。

b.家族性高肾素低醛固酮血症:其他与醛固酮缺乏有关的遗传性疾病包括醛固酮合成酶基因突变引起的Ⅰ型家族性高肾素低醛固酮血症(FHHA1)及病因不明的Ⅱ型家族性高肾素低醛固酮血症(FHHA2)。两类遗传性盐皮质激素缺乏症的临床表现有生长发育迟缓、呕吐、脱水、喂养困难、血容量下降、低钠高钾性酸中毒、间断发热等,但由于糖皮质激素的代偿作用,患儿症状往往较轻。

FHHA1 病因为类固醇 18-羟化酶缺乏,突变基因 CYP11B2,定位于 8q24.3,属于常染色体隐性遗传。根据循环醛固酮及其前体产物 18-羟皮质酮水平,临床分为两个亚类:Ⅰ类 OMIM♯203400,循环醛固酮缺如;Ⅱ类 OMIM♯610600,循环醛固酮水平降低或大致正常,但是 18-羟皮质酮分泌过度。

FHHA2(OMIM♯606984)患者的临床表现与 FH-HA1 患者类似,但遗传基因尚不明确。无论是 FH-HA1 还是 FHHA2,盐皮质激素替代治疗均有效。

②醛固酮抵抗:许多遗传性或者获得性情况均可以导致肾小管对醛固酮的反应降低。临床上,最常见的两种醛固酮抵抗是醛固酮受体和 ENac 功能的缺失。由于肾小管细胞对醛固

酮的抵抗,两种疾病均导致循环醛固酮水平的显著升高,因此,临床上又称之为假性低醛固酮血症(PHA)。

a. ⅠA型PHA:由醛固酮受体基因突变引起的Ⅳ型RTA患者,盐的丢失仅仅局限于肾脏,所以也称之为肾性PHA。醛固酮受体基因NR3C2定位于4q31.23,突变引起来的PHA为ⅠA型PHA(OMIM♯177735),属于常染色体显性遗传,也有散发的先证者的报道。目前已经发现NR3C2的50多种突变,包括无义突变、错义突变、移码突变、拼接突变等,未发现突变的个别患儿可能在于其他部位如启动子、两端未翻译区的突变,也可能与其他基因或者非遗传因素有关;另外,ⅠA型PHA的外显率可变。一般说来,新生儿及婴儿早期发病,临床表现与肾脏盐的丢失有关,随着年龄的增加(1~3岁),机体通过其他机制如肾小管功能的发育成熟、肾外髓钾通道(ROMK)的增加、近端小管的代偿、盐摄入的增加等,钠重吸收及钾和氢离子的排泄增加,患者的情况得到改善。

b. ⅠB型PHA:ENac是醛固酮的重要靶分子之一,它位于集合管主细胞管腔膜面,系一由α、β或γ三个亚单位构成的异聚体蛋白,编码ENac蛋白的三个基因名称为SCNN1A、SCNN1G、SCNN1B,分别定位于12p31.31、16p12.2及16p12.2,其中任何一个突变,均可以引起PHA,但以α亚单位的基因突变为主。突变主要发生在外显子,但启动子和内含子的突变也可能存在。由ENac基因突变引起的PHA分类归为ⅠB型(OMIM♯264350),属于常染色体隐性遗传,患者为纯合子或复合杂合子。ⅠB型PHA患者的特征在于全身多器官对醛固酮的抵抗,除了肾脏钠盐的丢失,汗液、粪便及唾液中的钠含量明显增高,因此也称之为系统性PHA。另外,由于ENac是肺脏液体重吸收的关键因子,所以这些患儿在出生时就可能存在严重的肺部问题,且以后往往出现反复呼吸道感染。

无论是ⅠA型还是ⅠB型PHA,患儿均由于钠从尿中的丢失,出现血容量减少、血压下降以及脱水等有关临床表现;由于血容量减少,患者循环肾素及醛固酮水平显著升高。

c. Ⅱ型PHA:另一组假性醛固酮减少症患者称之为Ⅱ型假性醛固酮减少症或Gordon综合征或家族性高钾血症性高血压(FHH),这些患者临床表现为高血压、高钾高氯性代谢性酸中毒,肾钾及钙的排泄增加,骨密度下降,而循环肾素水平下降,醛固酮水平正常或降低,肾上腺及肾小球功能正常。高钾高氯性代酸一般发病于儿童期,但高血压的发生往往在10岁以后。这组患者醛固酮治疗无效,而给予噻嗪类利尿剂可以纠正所有异常。

关于Ⅱ型PHA的病因及发病机制,最初认为,这些患者是由于集合管细胞旁途径容许氯离子分流,使得氯离子重吸收过多,减少了跨上皮的电位差,造成钾离子及质子排泄减少;然后研究发现肾脏对心房利钠肽的反应降低;10年前认为其发病机制与Na^+-Cl^-共转运子(NCC)的功能获得性突变有关。但是近年来的研究发现,Ⅱ型PHA的病因与编码丝氨酸.苏氨酸的WNKs信号瀑布中有关基因的突变有关。现在可以确定的是,Ⅱ型PHA包括5个亚类,分别为A~E。PHA2A(OMIM♯145260)由PHA2A基因突变引起,基因定位于1q31-q42,基因型及其蛋白产物的有关功能未知;PHA2B(OMIM♯614491)由WNK4基因突变引起,基因定位于17q21.31;PHA2C(OMIM♯614492)由WNK1突变引起,基因定位于12p13.33;PHA2D(OMIM♯614495)由KLHL3突变引起,基因定位于5q31.2;PHA2E(OMIM♯614496)由CUL3突变引起,基因定位于2q36.2。PHA2B及PHA2C患者属于常染色体显性遗传,

PHA2D 可以为显性或隐性遗传,PHA2E 为显性遗传。

WNKs 基因产物包括 4 种:WNK1～WNK4,它们具有多种生物学功能,在细胞容量、胞内离子浓度、器官的发育成熟、血压、酸碱平衡等方面均发挥着重要的调节作用,其靶分子包括 NCC、NKCC、ENac、ROMK 等重要的离子通道。WNKs 分子是 KLH13/Cullin3 E3 连接酶的底物,其降解通过这两种蛋白完成。随着病因的确定,虽然 Ⅱ 型 PHA 的发病机制目前还不明确,但研究表明,WNKs 及其有关信号 SPAK(SPAK)、OSR1(OSRl)、Nedd4-2、SGK-1、TRPC 和靶分子包括 K^+ 通道、NCC 的活化以及细胞旁氯分流,在各种 PHA2 的发病机制中,均发挥重要作用。因此,在不久的将来,Ⅱ 型 PHA 的致病基因可能进一步增加。

(四)获得性肾小管性酸中毒

1.获得性 Ⅰ 型 RTA

获得性 Ⅰ 型 RTA 的最常见原因是集合管 α-闰细胞的炎症或免疫性损害,在成人,以自身免疫性疾病尤其是干燥综合征最常见,病程 10 年后,干燥综合征患者大约 1/3 出现 Ⅰ 型 RTA。在儿童,获得性 Ⅰ 型 RTA 主要原因是泌尿系统的先天畸形,包括海绵肾、肾髓质囊性变、膀胱输尿管反流、马蹄肾等,其他引起 Ⅰ 型 RTA 的疾病主要包括系统性红斑狼疮和 Grave 病,而慢性活动性肝炎、原发性胆汁性肝硬化、甲状腺炎、类风湿关节炎、纤维化性肺泡炎等在儿童罕见。但是,这些患者是由于免疫介导还是药物引起,目前尚不完全清楚。

遗传代谢病也可引起 Ⅰ 型 RTA,如肝豆状核变性、酪氨酸血症等。

许多药物可以引起 Ⅰ 型 RTA,典型代表是两性霉素。两性霉素引起来的 Ⅰ 型 RTA 的动物模型,已经广泛用于研究 RTA 的发病机制。两性霉素引起酸分泌障碍的主要原因在于它引起集合管细胞对氢离子的通透性增加,从而不能形成氢离子的浓度梯度。这一结果有助于解释氢离子回漏的病理生理学,且对临床也十分重要,但是它并不能应用于遗传性 Ⅰ 型 RTA。

引起 Ⅰ 型 RTA 的其他药物主要有锂、膦甲酸和美法仑,但它们引起 Ⅰ 型 RTA 的机制不清。低磷血症性佝偻病患儿接受大剂量维生素 D 治疗后,由于肾钙质沉积,也可能发生获得性 Ⅰ 型 RTA;特发性高钙尿症的患者,也存在一定程度的肾酸化缺陷。钒酸盐可以抑制 H^+-K^+-ATP 酶,长期大量摄入钒酸盐也引起 Ⅰ 型 RTA,这些患者存在严重的低钾血症。

中草药如联邦止咳露、马兜铃等也是引起 Ⅰ 型 RTA 的主要原因。

胶合物一直作为 Ⅰ 型 RTA 的原因之一,然而对这些患儿的检查发现,胶合物中的甲苯在体内代谢,形成的马尿酸盐由肾脏排泄可能是其主要原因。

2.获得性 Ⅱ 型 RTA

影响近端肾小管功能的疾病和毒素能够引起获得性孤立性 Ⅱ 型 RTA,但获得性孤立性 Ⅱ 型 RTA 少见。获得性孤立性 Ⅱ 型 RTA 的主要原因是碳酸酐酶的抑制,其他药物包括双氢克尿噻、托吡酯等。

3.获得性 Ⅳ 型 RTA

艾迪生病是获得性 Ⅳ 型 RTA 的典型,它可能由于自身免疫性疾病引起,也可能由于感染、缺血等原因对肾上腺损害的结果。在成人,糖尿病是 Ⅳ 型 RTA 的重要原因。

许多疾病可以引起肾小管细胞对醛固酮的反应降低引起获得性 Ⅳ 型 RTA。自身免疫病引起的间质性肾炎对肾小管细胞的损害,减低了细胞对醛固酮的反应。系统性红斑狼疮一般引起Ⅰ型 RTA,但也可引起Ⅳ型 RTA;感染如肾盂肾炎也可能引起肾小管细胞对醛固酮的抵抗。

在儿童,获得性Ⅳ型 RTA 最常见的原因是各种原因如尿道瓣膜或腹肌缺失综合征引起的输尿管阻塞,其机制可能与间质炎症细胞的浸润对肾小管细胞的损伤有关。

肾移植的患者,也可能出现Ⅳ型 RTA,其机制既可能为免疫介导,也可能与抑制排斥反应的药物有关。事实上,钙调神经磷酸酶抑制剂就可以引起Ⅳ型 RTA。

一些药物也可以干扰醛固酮的作用,如血管紧张素转化酶抑制剂、肝素、非甾体类消炎药、排钾利尿剂等。

(五)实验室检查

1.血液检查

(1)血气分析:pH<7.35,血碳酸氢盐显著减少。

(2)血生化检查:血钠正常或下降,钾下降、正常或增高,氯正常或增加,血 CO_2 减少。阴离子间隙代表血浆中未测定的阴离子与阳离子间的差值,在酸中毒时,正常阴离子间隙(高氯性代酸)提示可能由于碳酸氢盐从肾脏或胃肠道的丢失,也可能系肾脏 H^+ 分泌受损。

(3)肾功能检查:正常或下降。

2.尿液检查

(1)尿常规:蛋白(-~+),个别患儿也可能达到(++),但 24 小时尿蛋白定量一般<1.0g;可有血尿。尿可以评估肾脏 H^+ 的分泌,代酸情况下,尿 pH>6,提示 dRTA;尿渗透压降低可能意味着尿浓缩功能的异常。

(2)尿电解质排泄:肾小管酸中毒患儿,可能存在尿钠、钾、氯的排泄分数异常;尿钙排泄增加;尿枸橼酸盐排泄减少。

正常尿钾排泄分数在 10%~20%,当钾排泄分数>40%,意味着尿钾排泄的增加。通过跨小管钾梯度的计算,可以评估醛固酮介导的远端小管的钠钾交换。跨小管钾梯度=(尿钾×血浆摩尔渗透浓度)/(血钾×尿摩尔渗透浓度)。高钾血症患儿,如果跨小管钾梯度>10,提示高钾血症的原因在于钾负荷的增加,而非醛固酮不足或抵抗;如果跨小管钾梯度<5~7,则意味着肾小管钾排泄受损,存在醛固酮不足或抵抗。

无论成人还是儿童,尿钙排泄量>1mmol/(kg·d)[4mg/(kg·d)],即为高钙尿症。由于婴幼儿尿,钙排泄量随着年龄变化,尿钙尿肌酐比值(mg/mg)的测定对这些患儿高钙尿症的诊断十分必要;0~6 月龄,比值<0.8;6~12 月龄,比值<0.6;1~2 岁,比值<0.5。

在成人,无论男女,每天尿枸橼酸盐的排泄<300mg 或尿枸橼酸盐/肌酐比值<250mg/g,即考虑低枸橼酸盐尿;在儿童,如果尿枸橼酸盐排泄量<8mg/d 或尿枸橼酸盐/肌酐比值<400mg/g,即考虑尿枸橼酸盐排泄减少。

(3)尿阴离子间隙:尿 pH 的测定有助于 RTA 的诊断,但也可能误导,而尿中是否存在碳酸氢盐的判断则很有帮助。最简单的方法是测定尿钠、尿钾及尿氯的浓度,计算尿阴离子间隙。公式如下:尿阴离子间隙=尿 Na^+ +尿 K^+-尿 Cl^-。尿阴离子间隙可用来评估高氯性代酸及肾脏氨的分泌。该公式基于尿中未测定的阴离子和阳离子恒定,铵离子是除了钠离子、钾离子以外和氯离子一起排泄的主要阳离子。当阴离子间隙为 0 时,尿中铵离子含量大约为

80mmol/L。这个公式应用的另一个限制在于假定尿中没有可测定的碳酸氢盐以及患儿未使用经肾脏排泄的药物如青霉素。假如尿 pH<7,尿中的碳酸氢盐则<10mmol/L。

正常情况下,由于硫酸盐及磷酸盐的存在,尿阴离子间隙为正,酸中毒时,尿中氨的排泄代偿性增加(目前大多数医院,尿中铵离子的检测并不常规进行),尿阴离子间隙为负值;但在RTA 患儿,由于铵离子分泌受损,尿阴离子间隙增加。血浆阴离子间隙正常而尿阴离子间隙增加有别于其他类型的酸中毒如酮症酸中毒、乳酸性酸中毒等。

(4)碳酸氢盐负荷试验:尿 CO_2^- 血 CO_2 差是衡量远端小管酸化功能的一个理想的参数,在患儿口服碳酸氢盐 $2\sim4mEq/(kg \cdot d)$,使得血 pH 及碳酸氢盐正常、尿 pH>7.4 的情况下,尿 CO_2^- 血 CO_2 差<10mmHg 提示 dRTA。

(5)尿碳酸氢盐排泄分数:尿碳酸氢盐排泄分数反映肾近端小管碳酸氢盐重吸收功能,正常情况下,尿碳酸氢盐排泄分数<5%。尿碳酸氢盐排泄分数正常,表明 dRTA;当尿碳酸氢盐排泄分数>15%,提示 pRTA。尿碳酸氢盐排泄分数应该在适当碱化以后。尿碳酸氢盐排泄分数=(尿碳酸氢盐×血肌酐)/(血碳酸氢盐×尿肌酐)×100%。

上述公式用于评估尿中铵离子浓度和碳酸氢盐的含量均存在一定的限制。至于铵负荷实验评估患儿肾脏的酸化能力,已经由盐皮质激素和呋塞米联合使用而代替。

3.影像学检查

dRTA 患儿,肾脏超声、X 线片及 CT 检查可以发现肾钙化或泌尿系结石。

4.基因检查

临床怀疑与遗传有关的 RTA 的患儿,应该进行有关基因检查。

(六)诊断和鉴别诊断

对临床医师来说,RTA 的诊断往往十分困难。不明原因的呕吐、脱水、酸中毒及血生化异常,是 RTA 诊断的线索。遗传性 RTA 患儿,几乎均存在生长迟缓、反复呕吐、脱水,其中许多患儿就诊时病情十分严重。必须指出,生长迟缓的患儿,如果临床表现比较健康,那么,RTA 的可能大大降低。

酸中毒患儿临床评估的第一步是确定血浆阴离子间隙。RTA 患儿的特征是阴离子间隙正常,即高氯性代谢性酸中毒。如果患者没有引起代谢性酸中毒的有关病史如腹泻或酸摄入等而临床出现代谢性酸中毒时,应排除 RTA 可能。如果患儿尿阴离子间隙为负值,这些患者予酸负荷实验后,尿 pH<5.5,而碱负荷后,尿碳酸氢盐排泄分数>15%,可以诊断 pRTA;当阴离子间隙为正值时,应检测尿 pH、尿碳酸氢盐排泄分数、尿 CO_2^- 血 CO_2 差;如果尿 pH<5.5、尿碳酸氢盐排泄分数>15%、尿 CO_2^- 血 CO_2 差>20mmHg 可以诊断 pRTA;如果尿 pH>5.5、尿碳酸氢盐排泄分数<5%、尿 CO_2^- 血 CO_2<10mmHg 可以诊断 dRTA。一些影响血浆阴离子间隙的因素如血浆蛋白浓度、钙离子、其他阴离子如磷酸盐等,偶尔会导致正常阴离子间隙酸中毒这一结果的错误解释,因此,临床应予以注意。

在确定了患儿存在 RTA 并区别其类型后的进一步检查主要包括:pRTA 患儿,大部分有范可尼综合征,因此,应该注意尿糖、尿氨基酸、尿磷酸盐的检测;如果这些检查结果正常,仍然怀疑 pRTA,必须进行碳酸氢盐滴定以确定肾脏碳酸氢盐重吸收的阈值。dRTA 患儿的进一步检查包括尿钙、肾脏的影像学检查以确定是否存在肾钙化或泌尿系结石。所有 RTA 患者,在诊断以后,应该进一步检查患儿是否存在基础疾病,必要时行基因检测。

(七)治疗

由于 RTA 的病因及临床表现复杂,所以治疗应根据其病因及类型来决定,但是碱剂治疗仍然是 RTA 的重要措施。一般说来,Ⅰ型 RTA 患儿纠正酸中毒、维持酸碱平衡所需要碱剂的量较Ⅱ型 RTA 患儿要小得多。研究表明,使这些患儿尿中枸橼酸盐排泄量正常所需要的枸橼酸钾为 $3\sim4$ mEq/(kg·d),年龄越小,所需的剂量往往越大些,到 6 岁时,枸橼酸钾的剂量大约为 3mEq/(kg·d)。这些患者的持续治疗往往很重要,因为亚临床型的酸中毒仍然对骨骼具有长期效应,骨质钙丢失的结果是骨质疏松、尿钙排泄增加、肾钙化和肾结石。Ⅱ型 RTA 患儿酸中毒的完全纠正比较困难,一开始需要的碱剂较大,随着年龄的增长,将逐渐减少。这些患儿机体的酸碱状况只要轻度改善,就能够正常生长。

三、范科尼综合征

Fanconi(范科尼)于 1931 年首先描述 1 例小儿有蛋白尿、非糖尿病性葡萄糖尿、生长迟缓伴低血磷性佝偻病,此综合征因此得名。本病以多种肾小管功能紊乱为特征,导致氨基酸、葡萄糖、磷酸盐、碳酸氢盐和其他由近端或远端肾小管处的有机物或无机物从尿中丢失过多,因而出现酸中毒、低磷酸盐血症、低钙血症、脱水、佝偻病、骨质疏松以及生长过缓等表现。本病可分为先天性或获得性,原发性或继发性,完全性或不完全性。临床上较为罕见,起病缓慢,且多于青壮年出现症状,预后与治疗早晚和对治疗的反应有关。

(一)病因和分类

幼儿大多与遗传有关,年长儿多继发于免疫性疾病、毒物或药物中毒以及各种肾脏病。

1.原发性(原因不明或无全身性疾病)

包括遗传性[常染色体显性(AD)、常染色体隐性(AR)及 X 连锁隐性(XLR)]、散发性及特殊型(即刷状缘缺失型)。

2.继发性(症状型)

(1)先天性代谢障碍

①氨基酸代谢障碍:a.胱氨酸病(常染色体隐性,AR);b.酪氨酸血症Ⅰ型(AR);c.Busby综合征(AR);d.Ludersheldon 综合征(AD)。

②碳水化合物代谢障碍:a.糖原累积病Ⅰ型;b.半乳糖血症(AR);c.遗传性果糖不耐受症(AR)。

③其他:a.Lowe 综合征(XLR);b.肝豆状核变性(AR);c.细胞色素 C 氧化酶缺陷(AR);d.Dent 病(家族性近端肾小管疾病,XLR);e.Pearson 综合征;f.Wilson 病;g.维生素 B_{12} 缺乏。

(2)获得性疾病:如:①多发性骨髓瘤;②肾病综合征;③肾移植;④肿瘤;⑤糖尿病;⑥急、慢性间质性肾炎;⑦急性肾小管坏死;⑧营养不良;⑨巴尔干病;⑩严重低钾血症。

(3)药物损伤及中毒:如:①重金属(汞、钠、铅及镉);②化学毒剂马来酸、来苏儿、甲苯、甲酚及硝苯等;③过期四环素及丙酸;④顺铂、异环磷酰胺、氨基糖苷类抗生素及维生素中毒;⑤雷米替丁、西咪替丁及中草药如马兜铃肾损害等。

（二）发病机制

本病发病机制尚未完全清楚,有以下几种可能:①内流缺陷,管腔内向组织内流减少,见于刷状缘缺失型;②细胞内回漏到肾小管腔增加,如马来酸中毒型;③通过基底侧细胞膜回流减少,致细胞内物质堆积;影响回吸收,如 Fanconi-Bickel 综合征;④从血液向细胞灌注增加,通过细胞紧密连接处反流管腔增加,如细胞色素 C 氧化酶缺乏型。肾小管膜的输送异常在病理组织学检查中未见特异性表现。有实验提示本征的细胞内 ATP 活性的转运功能不全是由于磷酸盐耗竭,引起细胞内腺嘌呤核苷酸降解,因而发生 ATP 消耗。

（三）临床表现

本病临床表现取决于肾小管功能障碍的类型和程度。全氨基酸尿、糖尿以及高磷酸盐尿导致低磷血症为本症的三大特征,但不完全性 Fanconi 综合征不是全部具备上述三个特征,往往只具备其中 1、2 项。

1.婴儿型

也称急性型,特点有:①起病早,6～12 月龄发病;②常因烦渴、多饮、多尿、脱水、消瘦、呕吐、便秘及无力而就诊;③生长迟缓及发育障碍,出现抗维生素 D 佝偻病及营养不良、骨质疏松甚至骨折等表现;④肾性全氨基酸尿,但血浆氨基酸正常;⑤低血钾,低血磷,碱性磷酸酶活性增高,高氯血症性代谢性酸中毒,尿中可滴定酸及 NH_4^+ 可减少,尿糖微量或增多,血糖正常;⑥预后较差,可死于尿毒症性酸中毒或继发感染。

2.幼儿型

起病较晚(2 岁以后),症状较婴儿型轻,以抗维生素 D 佝偻病及生长迟缓为最突出表现。

3.成人型

特点有:①10～20 岁或更晚发病;②多种肾小管功能障碍;如糖尿、全氨基酸尿、高磷酸盐尿、低血钾及高氯酸中毒;③软骨病往往是突出表现;④晚期可出现肾衰竭。

（四）诊断与鉴别诊断

本病无特异诊断试验,根据生长迟缓、佝偻病、多尿及脱水、酸中毒、电解质紊乱相应的临床表现,血生化检查见低血钾、低血磷、低血钠、低血氯性酸中毒、高 AKP、低血尿酸、糖尿而血糖正常,全氨基酸尿、尿 pH 低而尿氨和可滴定酸低,X 线检查有骨质疏松及佝偻病表现均有助于诊断,注意询问家族史。应注意原发病的诊断,如胱氨酸储积病者,眼裂隙灯检查可见角膜有胱氨酸结晶沉着,骨髓或血白细胞中胱氨酸含量增加并见到胱氨酸结晶,对本病确切诊断十分重要。

（五）治疗

1.病因治疗

对已了解代谢缺陷类型的继发性 Fanconi 综合征,可进行特异性治疗。通过饮食疗法减少或避免有毒代谢物积聚的疾病有半乳糖血症、遗传性果糖不耐受以及酪氨酸血症 I 型。通过促进排泄治疗的疾病有 Wilson 病和重金属中毒。由药物引起的 Fanconi 综合征,清除体内药物可纠正肾小管功能障碍。坚持、恰当地进行特异性治疗,可使患者完全恢复正常。对于由肾脏疾病或全身疾病后引起的 Fanconi 综合征则相应针对原发病治疗。

2.对症治疗

(1)纠正酸中毒:根据肾小管受损的程度给予碱性药物,剂量 2～10mmol/(kg·d),可采用碳酸氢钠或者枸橼酸钠钾合剂,全天剂量分 4～5 次口服,然后根据血中 HCO_3^- 浓度调整剂量。应注意同时补钾,如碱性药物用量过大,可合用氢氯噻嗪,促进 HCO_3^- 回吸收。

(2)纠正低磷血症:口服中性磷酸盐以纠正低磷血症,剂量为 1～3g/d,分次服,每 4～5 小时用药 1 次,不良反应有胃肠不适和腹泻,减少用量可减轻上述症状。在部分患者,应用磷酸盐可加重低钙血症,诱发甲状旁腺功能亢进,可口服钙剂和维生素 D 预防。中性磷酸盐配方:$Na_2HPO_4·7H_2O$ 145g,$NaH_2PO_4·H_2O$ 18.2g,加水至 1000mL,每 1000mL 供磷 2g。

(3)其他:应补充血容量,防脱水,纠正低钾血症。对于低尿酸血症、氨基酸尿、糖尿及蛋白尿,目前尚缺乏有效的治疗方法。肾功能不全者,则酌情采用保守式肾脏替代治疗。

(六)预后

本病预后取决于所累及的脏器以及治疗开始的早晚、持续性和原发病等因素,严重患者最终多死于严重水、电解质紊乱及肾衰竭。

四、Bartter 综合征

Bartter 综合征以低血钾性碱中毒,血肾素、醛固酮增高,但血压正常,肾小球旁器增生和肥大为特征。早期表现为多尿、烦渴、便秘、厌食和呕吐,多见于 5 岁以下小儿。1962 年 Bartter 首次报告 2 例,以后陆续有类似报告。本病较少见,迄今报告几百例,国内已报告几十例。但更多病例可能被漏诊。

(一)病因学

本病原发病因尚无定论。多数学者认为是常染色体隐性遗传性疾病。曾有一家 9 个同胞中 5 个患病和一家连续二代 4 例患病的报告。可能的原因有:

(1)氯化钠丢失性肾小管缺陷

①近端肾小管缺陷。

②远端肾小管缺陷。

③远端和近端肾小管缺陷。

④髓袢升支粗段缺陷。

⑤为膜缺陷的一部分。

(2)失钾性肾小管缺陷

(3)肾前列腺素产生过多

(4)血管壁对血管紧张素Ⅱ反应低下

(5)原发性肾小球旁器增生

(6)原发性利钠心房肽增高

(二)发病机制

有多种假说,目前还没有一种理论能圆满解释本病的发病机制。

1.肾小管氯离子与钠钾离子的转运障碍

大多数学者认为本病系由肾小管重吸收 Cl^- 和 Na^+ 离子障碍所致。出现重吸收功能缺陷的部位有：①近端肾小管，多无 NH_4^+ 和 HCO_3^+ 重吸收障碍。②远端和近端肾小管均出现功能障碍，Na^+、Cl^- 丢失增多，Na^+ 呈负平衡，造成血容量减少，使肾素、血管紧张素和醛固酮分泌增加，同时远端小管 K^+-Na^+ 交换增加，排 K^+ 增加而导致低血钾症。③髓袢升支粗段 Na^+-$2Cl^-$-K^+ 共同转运功能缺陷，Cl^- 在此段是主动重吸收，Na^+ 随之被动重吸收。Cl^- 的主动重吸收对尿浓缩机制起重要作用。而此段 Cl^-、Na^+ 重吸收减少，使 K^+ 重吸收也减少（正常时滤液中 K^+ 30％~40％在此段重吸收），致低血钾。低血钾症刺激了前列腺素 E_2 的生成，并使血肾素和血管紧张素 Ⅱ 升高，因前列腺素 E_2 升高后，血管对血管紧张素 Ⅱ 不敏感，因而血压正常。有报道本症患者存在肾脏稀释功能受损，支持这一假说。

现代分子生物学技术也揭示 Bartter 综合征是一常染色体隐性遗传病，由肾小管上皮细胞上的离子转运蛋白基因突变所引起。目前已发现婴儿型 Batter 综合征存在 NKCI2 基因突变，该基因位于 15q12、21，有 16 个外显子，编码 1099 个氨基酸，为 Na^+-K^+-$2Cl^-$ 通道，已发现 20 多种突变。经典型 Bartter 综合征系由 CICNKB 基因突变所致，该基因位于 1q36，编码含 687 个氨基酸的细胞基底侧的 Cl^- 通道，现已发现约 20 种突变类型。成人型 Bartter 综合征又称 Batter-Gietlman 综合征，系由噻嗪敏感的 Na^+-K^+ 通道基因（SCI12A3）突变所致，该基因定位于 16q913，编码 1021 个氨基酸，已发现多达 40 种突变。此外，还有一些患者中发现钾通道基因（ROWK）突变。因此，Batter 综合征可以认定为由上述几种离子通道基因突变引起的临床综合征。

2.血管对血管紧张素反应低下

Bartter 最初认为，血管壁对血管紧张素 Ⅱ 反应低下为本病原因。由此产生血管张力减低，肾脏灌注减少，刺激肾小球旁器代偿性增生肥大，使肾素、血管紧张素和醛固酮分泌增多，排 K^+ 增多，产生低血钾。由于血管对血管紧张素 Ⅱ 反应低下，故血压正常，但不能解释患者为何无钠潴留和血容量增多。

3.肾脏前列腺素产生过多

1981 年 Dunn 提出肾脏生成前列腺素过多可能是本病的原因，前列腺素通过直接作用或通过促进尿钠排出，使肾素分泌增加，因而促进血管紧张素 Ⅱ 生成，醛固酮释放和排 K^+，前列腺素对醛固酮合成直接有作用，还可使血管张力减低，改变血管对血管活性物质包括血管紧张素 Ⅱ 的反应。虽然前列腺素使尿 Na^+ 排出增多可能是由于非特异性血流动力学作用（类似于其他血管扩张药），但前列腺素 E_2 可使兔集合管 Na^+ 重吸收以及肾髓升支粗段对 Cl^- 重吸收减少，因此引起排 K^+ 增多和低钾血症。但一些学者认为这并不是本病原发性发病机制，因为在部分本病患者中未见前列腺素产生和排出增多，而且大多数患者应用前列腺素合成抑制剂时仅能部分改善症状，应用非类固醇抗炎的药物时即使尿前列腺素 E_2 排出完全正常，失 Cl^- 和尿浓缩功能障碍也无逆转，因而前列腺素增多更可能是继发的，血管紧张素 Ⅱ、肾素和加压药都可能刺激磷脂酶 A 使肾脏生成前列腺素增加，低血钾也可使肾脏合成的前列腺素 E_2 增加，当限水后可转为正常，这提示本症时前列腺素排出增多是由于多尿所致。由于应用吲哚美辛有时能使本症异常表现全部恢复正常，因此，部分患者可能确定存在原发性前列腺素生成过多，在本病的发生发展发病机制中起重要作用。

（三）临床表现

本病比较罕见。据瑞典 28 例回顾性研究,估计发病率为 $19/10^6$。世界各地及所有种族均有报告,但黑人发病率偏高,女性稍多于男性。明确诊断年龄最早为孕 20 周,最晚至 50 岁。本病常见于儿童,5 岁之前出现症状者占半数以上。本病发病有明显的家族倾向,但罕见垂直遗传。曾有报道一个家族 2 个家庭中有 4 个患者,遗传方式符合常染色体隐性遗传。

本病临床表现复杂多样,以低血钾症状为主。儿童型最常见症状为生长延缓(占 51%),其次为肌乏力(41%),还有消瘦(31%)、多尿(28%)、抽搐(26%)以及烦渴(26%)等。成人型最常见症状为肌乏力(40%),其次为疲劳(21%)及抽搐(26%),其他较少见症状有轻瘫,感觉异常,遗尿,夜间多尿,便秘,恶心,呕吐甚至肠梗阻,嗜盐、醋或酸味腌菜,直立性低血压,身材矮小,智力障碍,痛风,高钙尿症,肾钙化,进行性肾衰竭,佝偻病,镁缺乏,红细胞增多症等。值得注意的是,部分患者(小儿 10%,成人 37%)无症状,因其他原因就诊时被诊断。曾报告 2 例本病患者有特殊面容,头大,前额突出,脸呈三角形,耳郭突出,大眼睛,口角下垂。

胎儿期 Bartter 综合征表现为间歇性发作的多尿,致孕 22～24 周出现羊水过多,需反复抽羊水,以阻止早产。

（四）实验室检查

大多数病例有显著低钾血症,一般在 2.5mmol/L 以下,最低可至 1.5mmol/L。代谢性碱中毒也为常见表现,血 HCO_3^- 增高(28～45mmol/L),血 H^+ 值受代谢机制、低血钾或肾功能不全的影响而增高或正常,还可出现低钠或低氯血症,婴幼儿低氯血症和碱中毒最为严重,血氯可低至 (62 ± 9)mmol/L。高肾素血症、高醛固酮血症以及对血管紧张素和加压素不敏感也是本病的实验室检查特点。另有报道,检查发现血、尿前列腺素增高,缓激肽和肾血管舒缓素排泄增加,尿为低渗性,pH 为碱性。肾浓缩稀释功能常降低,约 30% 患者有蛋白尿,部分患者肾功能减退。有些患者还可出现高血钙、低血磷、低血镁、红细胞内钠浓度增加和钠外流减少,偶有高钙尿症。

肾活体组织检查可见膜增生性肾小球肾炎、间质性肾炎及肾钙化等病理学改变。肾小球旁器的增生和肥大是本症主要的病理学异常。从这些细胞上可见到肾素合成增加的所有征象。电镜检查可见粗面内质网和高尔基复合体肥大,并见可能为肾素沉着,肾素合成增加。免疫细胞化学已确认致密斑细胞萎缩,明显扁平。致密斑结构异常因不能反馈调节而引起肾素分泌异常。肾小球系膜细胞增生,形成了新月体,肾小球周围纤维化,特别是小动脉和微小动脉平滑肌细胞被肾小球旁器细胞所替代,肾小动脉增厚和硬化,使入球动脉灌注减少,又可促使肾素分泌增加,而后者又作用于血管平滑肌,使血管收缩,肾小管萎缩空泡形成,肾髓质可见间质细胞增生,但补钾后可迅速消失。

（五）诊断

本病诊断要点为:①低钾血症(1.5～2.5mmol/L);②高尿钾(>20mmol/L);③代谢性碱中毒(血浆 $HCO_3^->$30mmol/L);④高肾素血症;⑤高醛固酮血症;⑥对外源性加压素不敏感;⑦肾小球旁器增生;⑧低氯血症(尿氯>20mmol/L);⑨血压正常。

（六）鉴别诊断

1.原发性醛固酮增多症

可出现低血钾和高醛固酮血症,但有高血压和低肾素血症,对血管紧张素反应敏感。

2.假性醛固酮增多症（Liddle 综合征）

也呈低血钾性代谢性碱中毒,但有高血压、低肾素血症和低醛酮血症。

3.假性 Bartter 综合征

由滥用利尿剂、泻剂或长期腹泻引起,丢失钾和氯化物,出现低钾血症、高肾素血症和高醛固酮血症,但停用上述药物,症状好转。

（七）治疗

1.补钾

长期大剂量口服氯化钾以纠正低血钾,剂量＞10mmol/(kg·d),年长儿有时高达 500mmol/d,但大剂量可致胃部不适和腹泻,难以耐受。

2.保钾利尿剂

可采用螺内酯 10～15mg/(kg·d)或氨苯蝶啶 10mg/(kg·d)。

3.前列腺素合成酶抑制剂

如吲哚美辛、布洛芬及阿司匹林,可改善临床症状,纠正高肾素血症和高醛固酮血症。吲哚美辛最为有效,剂量 2～5mg/(kg·d),为避免水、钠潴留,宜小剂量开始。对吲哚美辛耐药的病例,可应用布洛芬代替。Dillan 报告的 10 例患者中,6 例用吲哚美辛治疗 6～24 个月,均显著改善病情,生长加速,但 1 例大剂量应用后发生十二指肠溃疡。

4.血管紧张素Ⅱ转移酶抑制剂

如卡托普利,有一定疗效,剂量为 0.5～1mg/(kg·d),分 3 次口服。

5.普萘洛尔

β-肾上腺能阻滞剂可以降低肾素的活性,但有效性尚未肯定。

6.氯化镁

用于纠正低镁血症。

目前认为,以上药物联合应用,如补钾和保钾利尿及小剂量吲哚美辛合用,较单独应用一种药物疗效更佳。

（八）预后

婴儿期发病者,症状重,1/3 有智力障碍,可因脱水、电解质紊乱及感染而死亡。5 岁以后发病者,几乎全部都有生长迟缓,部分患者呈进行性肾功能不全,甚至发展为急性肾衰竭。有报道 11 例死亡病例中,10 例年龄在 1 岁以下,多死于脱水、电解质紊乱或反复感染,年长及成人多死于慢性肾衰竭。

五、胱氨酸储积病与胱氨酸尿症

（一）胱氨酸病

胱氨酸病又称胱氨酸储积病,是儿童 Fanconi 综合征最常见的病因之一。本病是由于胱氨酸转运载体的缺陷,导致细胞内胱氨酸大量贮积而影响细胞功能,从而导致的多器官受累的一种疾病,因此与胱氨酸尿症不同,后者是由于肾小管上皮细胞转运胱氨酸障碍,导致尿中胱氨酸浓度异常增高而沉积在肾脏形成胱氨酸结石。

1.病因与发病机制

胱氨酸储积病为一种常染色体隐性遗传病,是细胞溶酶体膜上的胱氨酸转运蛋白缺陷所引起的疾病。溶酶体是细胞内蛋白的降解部位,降解产生的游离氨基酸通过溶酶体转运系统输入胞质再利用,因此胱氨酸转运蛋白的缺陷势必导致胱氨酸在细胞内大量贮积而影响细胞的功能。与一些溶酶体贮积病如戈谢病不同,胱氨酸在溶酶体内的贮积并非进行性,因为患本病的胎儿肾脏中胱氨酸含量与发生终末肾衰竭时患儿肾组织中的含量相似,为 150～200nmol/mg 蛋白水平,而血中白细胞中胱氨酸约为 5～10nmol/mg 蛋白。

胱氨酸转运蛋白除转运胱氨酸外,还转运胱硫醚,但不转运半胱氨酸及其他二碱基氨基酸。小管细胞内胱氨酸浓度增加后,可以妨碍离子转运,同时代谢下降,氧耗减小,ATP 产生减少,线粒体氧化反应减少,这种能量代谢异常进一步导致细胞结构与功能的异常。

有关胱氨酸储积病的基因缺陷已基本阐明。其疾病基因(CTNS)位于 17 号染色体短臂上 17P13,编码有 7 个跨膜区域的溶酶体膜蛋白即胱氨酸转运蛋白,在酸性环境下,H^+ 可驱动该蛋白将溶酶体内的胱氨酸转移到胞质内。在北欧及美国,胱氨酸储积病主要是由 CTNS 基因的一段缺失所引起,该缺失约 52kb 大小(也有报道为 65kb),致该基因的第 1～10 个外显子丢失。除这种突变外,还发现有约 50 种突变,而且突变类型与临床表现有一定关联,婴儿型胱氨酸储积病多为上述基因缺失或错义突变等严重改变所致,使该,转运蛋白功能完全丧失,而成年型则是由不重要的错义突变引起,仅使该蛋白的功能降低,青少年型则介于两者之间。

2.病理

病理变化因疾病的类型及病期而有所不同。早期,胱氨酸晶体仅见于肾小管上皮细胞、间质以及个别肾小球上皮细胞。近端小管的鹅颈样变形或变薄有一定的特异性,但一般在 6 个月后才出现,且并非胱氨酸病所特有。随着疾病的进展,开始出现大量的晶体沉积,小管萎缩及间质纤维化,肾小球脏层上皮细胞形成巨细胞,出现节段性硬化,最后小球完全废弃。肾小球旁器增生肥大与肾素-血管紧张素系统活化相关。在电镜下除可见到晶状胱氨酸包涵体外,还可见到本病的独特变化——黑细胞,该细胞胞质均匀变黑,分布于肾间质及小球上皮细胞处,也见于享氏袢、集合管以及毛细血管内皮、系膜及小血管平滑肌层。

3.临床表现

本病发生率约为 1/20 万,根据临床表现及细胞内胱氨酸浓度可分为三型。

(1)婴儿型(又称肾病型):最常见,细胞内胱氨酸浓度最高,往往在 3～6 月龄时发病,常表现为乏力、恶心、呕吐、脱水、便秘、多汗、多尿、食欲减退,生长障碍、佝偻病及发育缓慢,半岁后出现高氯血症性酸中毒。糖尿、全氨基酸尿、低磷血症等 Fancom 综合征表现以及低钠血症、低尿酸血症也较常见。如不治疗,则导致肾脏钙化及结石,往往于 7～10 岁出现肾衰竭。

(2)青少年型(又称中间型):10 岁左右发病,进展较慢,也以肾脏病为主要表现,细胞内胱氨酸浓度较婴儿型低,但高于成人型。

(3)成人型(又称良性型):多无肾脏病表现,以其他脏器受累为主。

肾外表现:有①眼色素性视网膜炎、角膜、结合膜、虹膜以及晶体有胱氨酸结晶沉积,有些婴儿型的患者可出现畏光以及失明;②甲状腺功能减退;③糖尿病;④肝脾肿大;⑤脑水肿;⑥肌病。

4.辅助检查

除了上述血生化及尿生化的改变外,胱氨酸病还可进行以下辅助检查。

(1)特异性检查:外周血白细胞内胱氨酸定量分析是确诊及分型的重要依据之一。应同时作正常对照分析。婴儿型患者白细胞胱氨酸定量为正常的 50～100 倍,达到 5～10nmol/mg 蛋白,而成人型含量仅有婴儿型的 1/4～1/2,约 2～2.85nmol/mg 胱氨酸转运蛋白,青少年型介于两者之间。

(2)细胞胱氨酸结晶检查:骨髓细胞、血白细胞及直肠黏膜细胞作电子衍射分析可发现胱氨酸结晶。

(3)眼角膜胱氨酸结晶体检查:裂隙灯下可发现非常细小的金属箔样折光发亮的胱氨酸结晶体。

(4)肾活体组织检查:发现近端小管鹅颈样变形、胱氨酸结晶体及黑细胞等改变。

(5)基因诊断:可采用 PCR 及序列分析检测 CTNS 基因突变对胱氨酸储积病作基因诊断。

5.诊断

具有常染色体隐性遗传特征,以多饮多尿、乏力便秘以及生长发育迟缓为突出表现,并出现糖尿、氨基酸尿、低磷血症和代谢性酸中毒等 Fanconi 综合征的表现,眼角膜或血白细胞发现胱氨酸沉积即可诊断胱氨酸储积病,对疑诊患者可行肾活体组织检查、白细胞内胱氨酸定量分析以及 CTNS 基因突变分析来确诊。

6.治疗

治疗包括对症治疗、降胱氨酸治疗及肾脏替代治疗。

(1)对症治疗:以往对胱氨酸储积病只能进行对症治疗,早期通过补充枸橼酸钾来纠正低钾,晚期则针对肾衰竭来治疗。补充磷及维生素 D 对有佝偻病表现的患者有较好的效果。

(2)降胱氨酸治疗:有人试用青霉胺以及抗坏血酸治疗,未获明显效果,而且后者还被证明有害。Depape-Brigger 和 Coldman 试用二硫苏糖醇(IT)治疗 2 例也未获效果。现已证明半胱胺可以降低白细胞及组织内的胱氨酸水平,减慢肾小球滤过率降低的速率,在 2 岁前使用效果尤为明显,有望维持正常血肌酐水平,保持生长速率。其作用机制在于半胱胺易于进入到溶酶体中,与胱氨酸结合形成半胱氨酸以及二硫基半胱胺—半胱氨酸混合物,这些产物通过其他转运蛋白进入胞质。但半胱胺对 Fanconi 综合征无效。其不良反应主要有恶心、呕吐、腐臭味较难忍受以及血清病样反应等。磷酸半胱胺无恶臭味,但生产困难,价格昂贵。现市售配方为二酒石酸半胱胺,与磷酸半胱胺相比,服药 3 周后,白细胞胱氨酸水平可降低得更明显,且不良反应小,易于耐受。治疗宜从小剂量开始,0.2～0.5g/(m^2·d),4～6 周后增量至 1.3g/(m^2·d),分 4 次口服,每次间隔 6 小时。采用逐步增加剂量的方法可预防血清病样反应。治疗过程中,应每 3～4 周检测血白细胞胱氨酸含量,调整剂量使白细胞胱氨酸水平保持在 1.0nmol 胱氨酸/mg 胱氨酸转运蛋白水平以下。

（3）肾脏替代治疗：当患者发展到终末肾衰竭时，应行透析或肾移植治疗。使用生长激素有助于患儿的生长。

（4）其他：由于肾脏替代治疗的出现，以前未能出现的一些胱氨酸病的并发症，可出现在透析或移植患者身上，如甲状腺功能减退、重度肝、脾肿大、视力下降、角膜溃疡、全身性肌病，甚至糖尿病（胱氨酸沉积在胰腺所致）和脑瘤等。因此，需进行相应治疗。

（二）胱氨酸尿症

胱氨酸尿症是一种家族性遗传性疾病，为常染色体隐性遗传，是由近端肾小管上皮细胞及空肠黏膜对二碱基氨基酸（包括赖氨酸和精氨酸）及胱氨酸等转运障碍所致。本病临床罕见，发病率国外统计为 1/7000（纯合子为 1/40000），男女发病均等，男性症状重，可能与男性泌尿系解剖不同有关。

1.病因与发病机制

本病为常染色体隐性遗传病，由于近端肾小管对胱氨酸回吸收障碍而导致尿中胱氨酸浓度异常增高，在酸性尿中形成大量结石。氨基酸跨细胞膜转运由相关转运系统完成。该转运单位由氨基酸转运蛋白异聚体组成，包含一重一轻的 2 个亚单位，自 1992 年来已发现 2 种重的亚单位即 rBAT 及 4F2hc，并且很快发现胱氨酸尿症患者存在 rBAT 基因即 SLC3A1 突变，后来证实编码 rBAT 的基因 SLC3A1 突变是引起 I 型胱氨酸尿症的原因。近 2 年又陆续发现 7 种轻的亚单位即 LAT-1、LAF-2、asc-1、y+LAT-1、Y+LAT-2、xCT 和 b(0,+)AT，其中 b(0,+)AT 由 SLC7A9 基因编码，其突变是引起 II 型、III 型胱氨酸尿症的原因。最初认为 rBAT 与 b(0,+)AT 一起组成胱氨酸转运单位，但免疫组化分析显示 rBAT 主要分布在近端小管直部，而 b(0,+)AT 则在近曲小管中最丰富，因此也有可能 rBAT 与其他轻的亚单位组成胱氨酸转运单位，而 b(0,+)AT 也同样与其他重的亚单位组成转运单位。

肾内大量的胱氨酸结石形成后，通过梗阻、压迫或者诱发感染损害肾组织，使患者肾功能减退及尿量减少，尿中胱氨酸更易形成新的结石，如此恶性循环，最终有可能导致肾衰竭。

2.临床表现

患者出生后即发病，常在双肾出现大量结石时才确诊，根据尿中氨基酸的含量及临床表现可分为 I、II、III 三型。临床特征如下：

（1）尿路胱氨酸结石：反复、多发的大量结石是本病的特征。原因是胱氨酸在酸性尿中溶解度很低，大量胱氨酸，超过尿中的饱和浓度时，形成结石。胱氨酸结石呈黄棕色，较硬，大小不等，大者可呈鹿角形，在腹部平片上呈淡薄阴影。后期可出现高血压，甚至肾衰竭。

（2）生长发育障碍：由于氨基酸丢失引起营养障碍，导致生长迟缓及智能障碍。

（3）少数患者可合并高尿酸血症、遗传性低钙血症、血友病、肌萎缩、遗传性胰腺炎及色素性视网膜炎等。

3.实验室检查

尿中含大量胱氨酸、赖氨酸、精氨酸及鸟氨酸。每日尿胱氨酸增多达 730mg/g 尿肌酐（正常最高值约 18mg/g 尿肌酐）。

4.诊断

根据临床表现，家族史及尿中排出大量胱氨酸即可确诊。

(1)尿胱氨酸结晶检查:取晨尿作离心沉淀,光镜下可见六角形扁平状与苯环相似的结晶。结晶出现常提示尿胱氨酸浓度超过 $200\sim250mg/L$。

(2)氰化硝普钠试验:将结石研成粉末,放少许于试管中,加 1 滴浓氨水,然后再加 1 滴 5%氰化钠,5 分钟后再加 3 滴 5%硝普钠,如立即呈现特征性深樱桃红色为阳性,表示存在胱氨酸。但同型胱氨酸、丙酮酸、全氨基酸尿及某些药物可使该试验呈假阳性,应注意鉴别。此外,因尿排胱氨酸可呈波动性,需注意排除假阴性。

(3)尿胱氨酸高效液相色谱法定量测定对确诊及分型有帮助。

4.治疗

本病为遗传性疾病,无根治办法。治疗原则为主要防治胱氨酸结石形成并治疗其并发症。

(1)饮食控制:采用低蛋氨酸(胱氨酸最重要的前身)饮食,可在一定程度上减少尿中胱氨酸的含量。

(2)增加饮水量:多饮水,尤其夜间,以防止尿浓缩时析出胱氨酸结晶。每日摄水量至少在 4000mL 以上,尽量使尿胱氨酸稀释,浓度保持在 250mg/L 以下,可以防止结石的形成。

(3)碱化尿液:服枸橼酸钠或碳酸氢钠,以碱化尿液(使尿 pH>7.5),可增加胱氨酸溶解度,防止结石形成。一般尿 pH 7.5 时,胱氨酸的溶解度最高,但有促进磷酸钙沉积的危险。在睡前还可服用醋唑酰胺一次,剂量为 $5\sim10mg/kg$。

(4)药物治疗:D-青霉胺是 β-二甲基半胱氨酸,它可使尿中游离胱氨酸减少约 50%,同时又可与胱氨酸作用生成可溶性的半胱氨酸-青霉胺二硫化合物从尿中排出,故能防止结石形成。用法:$20mg/(kg \cdot d)$,分 $3\sim4$ 次服。本药不良反应常有皮疹、发热、关节痛、骨髓抑制、类狼疮反应以及肾损害(肾病综合征)等,因此,只用于上述一般治疗不能控制以及出现严重胱氨酸结石的病例。较新的药物如 N-乙酰-D-青霉胺,毒性较低,有相同效果。巯基丙酰甘氨酸作用同青霉胺,但毒性较小。

(5)肾结石治疗:可考虑用体外震波碎石或手术取石,解除梗阻,保护肾功能。

(6)并发症治疗:包括防治尿路感染及尿路梗阻,尿毒症则予以透析或肾移植等治疗。

第七章　内分泌系统疾病

第一节　先天性甲状腺功能减退症

甲状腺先天性缺陷或母孕期饮食中缺碘所致甲状腺激素分泌缺乏或不足而引起的疾病，称为先天性甲状腺功能减退症。

一、病因

1.原发性甲状腺功能减退症

（1）甲状腺缺如、发育不良或发育异常。

（2）甲状腺激素合成障碍：如钠碘协同转运体缺陷、甲状腺过氧化物酶缺陷、碘化酪氨酸脱碘酶缺陷、甲状腺球蛋白合成缺陷等。

（3）TSH 抵抗：如 TSH 受体缺陷等。

2.继发性甲状腺功能减退症

（1）孤立性 TSH 缺乏：TSHβ 亚单位基因突变。

（2）促甲状腺激素释放激素（TRH）缺乏：孤立性，垂体柄中断综合征，下丘脑病变如错构瘤等。

（3）TRH 抵抗：TRH 受体突变。

（4）垂体发育不良或缺如。

3.外周性甲状腺功能减退症

（1）甲状腺激素抵抗：甲状腺 β 受体突变或信号传递通路缺陷。

（2）甲状腺激素转运异常。

4.暂时性甲状腺功能减退症

（1）母亲抗甲状腺药物治疗。

（2）母体内的 TSH 受体抑制性抗体经胎盘进入患儿体内。

（3）母亲或患儿碘缺乏。

二、临床表现

1.新生儿期

大多数新生儿甲状腺功能减退症无或者轻微的特异性症状和体征的，但仔细询问病史及体格检查常可发现可疑线索,如母亲怀孕时常感到胎动减少、过期产、巨大儿、面部臃肿、皮肤粗糙、黄疸较重或消退延迟、嗜睡、少哭、哭声低下、食欲缺乏、吸吮反应差、体温低、便秘、前后囟较大、腹胀、脐疝、心率缓慢、心音低钝等。

2.婴幼儿和儿童期

(1)生长发育落后:严重的身材矮小,躯体长,四肢短,上、下部量比值常>1.5。

(2)神经系统功能障碍:智力低下,记忆力、注意力均下降。运动发育落后,行走延迟,并常伴有听力减退,感觉迟钝,嗜睡,严重者可昏迷。

(3)特殊面容:面部臃肿,表情淡漠,眼距宽,鼻梁扁平,唇厚舌大,眼睑水肿。

(4)心血管功能低下:脉搏细弱,心音低钝,心脏扩大,可伴有心包积液、胸腔积液等。

(5)消化道功能低下:食欲缺乏、腹胀、便秘等。

三、辅助检查

1.新生儿筛查

是早期发现、早期治疗甲状腺功能减退症的必要手段,卫生部规定新生儿先天性甲状腺功能减退症筛查方法为足月新生儿出生 72h 后,7d 之内足跟采血,滴于专用滤纸片上测定干血滤纸片 TSH 值。TSH 浓度的阳性切值根据实验室及试剂盒而定,一般为 $10\sim20mU/L$。如果筛查阳性则召回患儿行确诊检查,确诊指标为 TSH 及游离甲状腺素(FT_4)浓度。

2.甲状腺功能检查

测定血清 FT_4 和 TSH 水平,是诊断甲状腺功能减退症的确诊性检查。血 TSH 增高伴 FT_4 降低者,诊断为原发性甲状腺功能减退症;TSH 增高伴 FT_4 正常者,诊断为高 TSH 血症;若 TSH 正常或降低伴 FT_4 降低者,诊断为继发性或者中枢性甲状腺功能减退症。

3.甲状腺球蛋白(Tg)测定

甲状腺发育不良患儿 Tg 水平明显低于正常对照。

4.甲状腺自身抗体测定

自身免疫性甲状腺疾病的母亲产生的 TSH 受体抑制性抗体可通过胎盘影响胎儿甲状腺发育和功能,引起暂时性甲状腺功能减退症。

5.甲状腺 B 超

可了解甲状腺位置、大小、密度分布,但对异位甲状腺判断不如放射性核素显像敏感。

6.甲状腺放射性核素显像

可判断甲状腺位置、大小、发育情况及其占位性病变。

7.骨龄测定

做左手和腕部 X 线片,评定患儿的骨龄。患儿骨龄常明显落后于实际年龄。

8.基因学检查

仅在有家族史或其他检查提示为某种缺陷的甲状腺功能减退症时进行。

9.其他检查

血糖常降低,血胆固醇、三酰甘油常升高,基础代谢降低,贫血。心电图可示低电压、窦性心动过缓，T 波平坦、倒置，偶有 P-R 间期延长，QRS 波增宽。继发性甲状腺功能减退症应做下丘脑垂体 MRI 及其他垂体激素检查。

四、鉴别诊断

根据典型的临床症状和甲状腺功能测定，诊断不难。但在新生儿期临床表现无特异性，不易确诊，应对新生儿进行群体筛查。年长儿应与下列疾病鉴别：

1.先天性巨结肠

患儿出生后即开始便秘、腹胀，并常有脐疝，但其面容、精神反应及哭声等均正常，钡灌肠可见结肠痉挛段与扩张段，甲状腺功能测定可鉴别。

2.21-三体综合征

患儿智能及动作发育落后，但有特殊面容：眼距宽、外眼眦上斜、鼻梁低、舌伸出口外，皮肤及毛发正常，无黏液性水肿，且常伴有其他先天畸形。染色体核型分析可鉴别。

3.佝偻病

患儿有动作发育迟缓、生长落后等表现。但智能正常，皮肤正常，有佝偻病的体征，血生化、X 线片及甲状腺功能测定可鉴别。

4.骨骼发育障碍的疾病

如骨软骨发育不良、黏多糖病等都有生长迟缓症状，骨骼 X 线片和尿中代谢物检查可资鉴别。

五、治疗

无论是先天性原发性甲减还是继发性甲减，一旦确定诊断都应该立即治疗。新生儿筛查发现的阳性患者应早期诊断，尽早治疗，以避免先天性甲减对脑发育的损害。一旦诊断确立，应终身服用甲状腺制剂。

治疗首选左旋甲状腺素（L-T_4），新生儿期初始治疗剂量 $10\sim15\mu g/(kg \cdot d)$，每天 1 次口服，尽早使 FT_4、TSH 恢复正常，FT_4 最好在治疗 2 周内，TSH 在治疗后 4 周内达到正常。对于伴有严重先天性心脏病的患儿，初始治疗剂量应减少。治疗后 2 周抽血复查，根据血 FT_4、TSH 浓度调整治疗剂量。

在随后的随访中，甲状腺激素维持剂量须个体化。血 FT_4 应维持在平均值至正常上限范围之内，TSH 应维持在正常范围内。L-T_4 治疗剂量应随静脉血 FT_4、TSH 值调整，婴儿期一般在 $5\sim10\mu g/(kg \cdot d)$，1～5 岁 $5\sim6\mu g/(kg \cdot d)$，5～12 岁 $4\sim5\mu g/(kg \cdot d)$。

患儿一般治疗数周后食欲好转，腹胀消失，心率维持在正常范围，活动增多，语言进步，智能及体格发育改善。药物过量患儿可有颅缝早闭和甲状腺功能亢进临床表现，如烦躁、多汗等，需及时减量，4 周后再次复查。

对于 TSH 大于 10mU/L，而 FT_4 正常的高 TSH 血症，复查后 TSH 仍然增高者应予治疗，L-T_4 起始治疗剂量可采用维持剂量，4 周后根据 TSH 水平调整。对于 TSH 始终维持在 $6\sim10mU/L$ 的婴儿的处理方案目前仍存在争议，在出生头几个月内 TSH 可有生理性升高。

对这种情况的婴儿,需密切随访甲状腺功能。

对于 FT_4 和 TSH 测定结果正常,而总 T_4 降低者,一般不需治疗。多见于 TBG 缺乏、早产儿或者新生儿有感染时。

对于幼儿及年长儿下丘脑-垂体性甲减,L-T_4 治疗需从小剂量开始。如伴有肾上腺皮质功能不足者,需同时给予生理需要量皮质素治疗,防止突发性肾上腺皮质功能衰竭。如发现有其他内分泌激素缺乏,应给予相应替代治疗。

第二节　甲状腺功能亢进症

甲状旁腺功能亢进症(简称甲旁亢),是由于甲状旁腺分泌过多甲状旁腺激素(PTH)而引起的钙磷代谢失常。可分为原发性、继发性、三发性和假性甲旁亢。原发性甲旁亢(PHPT)是由于甲状旁腺本身病变引起的甲状旁腺激素(PTH)合成、分泌过多,主要表现为骨骼改变、神经系统疾病、消化道系统疾病、高血钙和低血磷等。继发性甲旁亢系各种原因引起的低血钙长期刺激甲状旁腺所致,如慢性肾衰竭、维生素 D 缺乏,肠道、肝和肾脏疾病致维生素 D 吸收不良和生成障碍。三发性甲旁亢是在继发性甲旁亢的基础上,腺体受到持久和强烈的刺激部分增生,自主分泌过多的 PTH,产生高钙血症。假性甲旁亢是由于某些器官的恶性肿瘤分泌类似甲状旁腺素的多肽物质而引起血钙水平升高,血磷降低及甲旁亢症状,成人多见。

一、病因

原发性甲旁亢的主要病因是甲状旁腺腺瘤、增生和癌。儿童及青少年患者中以腺瘤最多见,并以单个腺瘤为主。甲状旁腺癌在儿童中很少见。随着血钙测定方法的改进,无症状性甲旁亢的检出率明显增加。国外报道儿童 PHPT 总体发病率为 2/10 万～5/10 万,男女比例相当,国外报道为 1∶0.9～1∶1.75,国内为 1∶1.6。

在原发性甲旁亢的病因中,遗传综合征占 5% 左右,包括多发性内分泌腺瘤 1 型(MEN1,也称卓-艾综合征,可同时伴有胰岛、胃泌素瘤及垂体腺瘤)或 2a 型(MEN2a,也称 Sipple 综合征,可伴有甲状腺髓样癌及嗜铬细胞瘤)、家族性低尿钙性高钙血症(FHH)、新生儿严重甲旁亢(NSHPT)、甲旁亢-腭肿瘤综合征(HPT-JT)。

二、诊断

(一)临床表现

儿童甲旁亢患者与成人患者不同,发生相关症状或体征的比例较高。凡具有骨骼病变、泌尿系结石和高钙血症的临床表现,单独存在或两三个征象复合并存,伴有高血钙、低血磷、血碱性磷酸酶和 PTH 增高、尿钙排量增多支持甲旁亢的诊断。原发性甲旁亢的症状及体征主要是由高血钙引起。

1.高钙血症的症状

①神经系统:淡漠、嗜睡、性格改变、智力迟钝、肌张力减低等,严重者甚至昏迷。易疲劳、

四肢肌肉软弱,近端肌肉尤甚,重者发生肌肉萎缩。②消化系统:高血钙可刺激胃泌素分泌,胃酸增多,溃疡病较多见,还可致胃肠道平滑肌张力降低,胃肠蠕动缓慢,引起食欲缺乏、腹胀、便秘、反酸等。钙离子易沉着于胰管和胰腺内,激活胰蛋白酶原和胰蛋白酶,引起急性或慢性胰腺炎发作。一般胰腺炎时血钙值降低,如患者血钙值正常或增高,应除外原发性甲旁亢。

2.骨骼病变

典型病变是广泛骨丢失、纤维性囊性骨炎、囊肿棕色瘤形成、病理性骨折和骨畸形,部分患儿可合并佝偻病体征。主要表现为广泛的骨关节疼痛,伴明显压痛。多由下肢和腰部开始,逐渐发展至全身。重者有骨畸形,如胸廓塌陷变窄、椎体变形、骨盆畸形、四肢弯曲和身材变矮等。

3.泌尿系统症状

在 PTH 过多时,高血钙使肾小球滤过的钙量大为增加,超过了 PTH 增加肾远曲小管重吸收钙的效果,尿钙排出量增多,此外 PTH 能降低肾小管对磷的回吸收,尿磷排出也增多。因此,患者常有烦渴、多饮和多尿。可发生反复的肾脏或输尿管结石、血尿、乳白尿或尿砂石等,也可有肾钙盐沉着症。容易并发泌尿系感染,晚期则发生肾功能不全。国外报道儿童及青少年甲旁亢患者中,有泌尿系统结石者占 36%～64%。

4.其他症状及体征

①软组织钙化影响肌腱和软骨等处,可引起非特异性关节痛,累及手指关节,有时主要在近端指间关节。皮肤钙盐沉积可引起皮肤瘙痒。②颈部可触及肿物。③心电图示心动过速,Q-T 间期缩短,有时伴心律失常。④肾脏受损可有继发性高血压。

(二)实验室检查

PHPT 的定性诊断主要靠血钙和 PTH 检测,而定位诊断则依靠颈部高频彩声、颈部及纵隔 CT 和放射性核素扫描。

1.血清钙

正常人血总钙值为 2.25～2.75mmol/L(9～11mg/dL),血清游离钙值为(1.18±0.05)mmol/L。当血清总钙＞2.63mmol/L(10.5mg/dL),血清游离钙高于 1.25mmol/L(5mg/dL)时称为高血钙。分度:血总钙＜3.0mmol/L 为轻度,可能无症状;3.0～3.5mmol/L 为中度,可出现厌食、多饮多尿;＞3.5mmol/L 为重度高血钙,可出现恶心、呕吐、脱水以及神志改变(嗜睡甚至昏迷)。甲旁亢时血清总钙值呈现持续性增高或波动性增高,而血游离钙测定结果较血总钙测定对诊断更为敏感。要注意合并低蛋白血症、维生素 D 缺乏症、骨质软化症、肾功能不全、胰腺炎、甲状旁腺腺瘤栓塞等时,虽然血清总钙值正常,但游离钙值常增高,故需要重复测定血钙水平。

2.血清磷

儿童血清磷正常值为 1.29～2.10mmol/L(4.0～6.5mg/dL),目前检测多用钼酸盐法。甲旁亢时血磷水平通常降低,且由于近端小管排酸能力受损,可伴有轻度高氯性酸中毒,出现氯/磷(Cl/P)比值升高。

3.血清碱性磷酸酶(ALP)

原发性甲旁亢时,排除了肝胆系统的疾病存在,血清 ALP 增高可反映骨病变的存在,骨病变愈严重,血清 ALP 值愈高。儿童 ALP 正常值较成人高 2～3 倍,但目前我国尚无儿童各年龄段血清 ALP 的正常值标准。

4.血 PTH

血 PTH 浓度是诊断本病一个直接而敏感的指标,用这个指标诊断甲旁亢与手术的符合率达 90％左右。且血 PTH 升高程度与血钙浓度、肿瘤大小和病情的严重程度相平行。目前多采用测定全分子 PTH(2-84)的免疫化学发光法。血 PTH 水平增高,结合血钙值有利于鉴别原发性和继发性甲旁亢。

5.24 小时尿钙

原发性甲旁亢患儿 24 小时尿钙＞0.1～0.15mmol/kg(4～6mmol/kg)。

6.X 线检查

X 线表现和病变的严重程度相关,典型的表现为普遍骨质疏松,弥漫性骨密度减低。特征性的骨吸收,包括指(趾)骨骨膜下骨吸收,以中指桡侧最为明显,外侧骨膜下皮质呈不规则锯齿样;皮质内骨吸收,皮质内可见纵行透亮条纹;软骨下吸收,见于耻骨联合、骶髂关节和锁骨的两端。还可见纤维性囊性骨炎、棕色瘤、病理性骨折,牙周膜下牙槽骨硬板消失。腹部平片示肾或输尿管结石、肾钙化。

7.骨密度测定和骨超声速率检查

显示骨量丢失和骨强度减低。皮质骨的骨量丢失早于骨松质,且丢失程度更为明显。

8.定位检查

①颈部超声检查:诊断符合率约 70％。②放射性核素检查:^{99m}锝-甲氧基异丁基异腈(^{99m}Tc-MIBI)扫描显像符合率在 90％以上。③颈部和纵隔 CT 扫描:CT 扫描对颈部及纵隔异位的甲状旁腺病变均有识别作用,并可同时显示甲状腺有无病变。腺瘤 CT 平扫表现为卵圆形或三角形肿块,密度不均匀。但若腺瘤较小可出现阴性结果。

对甲状腺瘤的定位 B 超检查是首选的定位诊断方法,^{99m}Tc-MIBI 应作为常规定位诊断方法,尤其是两者联合检查可提高定位诊断的准确性。

三、鉴别诊断

1.高钙血症

①恶性肿瘤:通过骨转移破坏引起高钙血症,血 PTH 水平正常或降低,部分恶性肿瘤(如鳞癌、腺癌等)肿瘤释放甲状旁腺激素相关蛋白(PTHrP),作用于 PTH/PTHrP 受体,引起高钙。②结节病:有高血钙、高尿钙、低血磷和碱性磷酸酶增高,与甲旁亢颇相似。但无普遍性脱钙。有血浆球蛋白升高。鉴别可摄胸片,血 PTH 水平正常或降低。③维生素 A、D 过量:有明确的病史可供帮助,此症有轻度碱中毒,而甲旁亢有轻度酸中毒。④甲状腺功能亢进:约 20％的患者有轻度高钙血症,尿钙亦增多,伴有骨质疏松。可依据甲亢临床表现及 TSH 降低,T_3、T_4 升高来鉴别。此外需要注意低蛋白血症会掩盖游离钙水平的显著增高,注意检测蛋白水平。

2.继发性甲旁亢

继发性甲旁亢是由于各种原因所致的低钙血症,刺激甲状腺,使之增生肥大,分泌过多的 PTH,见于佝偻病、慢性肾功能不全、骨质软化症和小肠吸收不良等。某些新生儿甲旁亢可由于母亲患甲旁减,胎儿于子宫内即可有甲状旁腺增生,X线长骨出现类似甲旁亢表现,该病为暂时性,出生后可逐渐恢复。与原发性甲旁亢鉴别,继发性甲旁亢患者除 PTH 升高外,血钙降低或正常低限。

3.代谢性骨病

①骨质疏松症:血清钙、磷和碱性磷酸酶都正常,为普遍性脱钙和骨质疏松。②佝偻病:血清钙、磷正常或降低,血碱性磷酸酶和 PTH 均可增高,尿钙和磷排量减少。骨 X 线有椎体双凹变形、假骨折等特征性表现。③肾性骨营养不良:骨骼病变有纤维性囊性骨炎、骨硬化、骨软化和骨质疏松 4 种。血钙值降低或正常,血磷增高,尿钙排量减少或正常,有明显的肾功能损害。

四、治疗

(一)一般治疗

1.护理

避免患儿情绪激动,病情严重者应卧床休息,监测患儿的心率情况,对伴有眼病的患儿,注意保护眼角膜及球结合膜。

2.营养管理

无碘饮食,补充足够热量和营养,饮食富含蛋白质、糖类及维生素,多饮水,忌服浓茶、咖啡等兴奋性饮料。

3.心理治疗

关心体贴患儿,说话和蔼,给予患儿精神上的安慰,以避免患儿情绪波动。

(二)对因治疗

1.抗甲状腺药物治疗

甲状腺功能亢进症患儿首选抗甲状腺药物(ATD)治疗,首选药物为甲巯咪唑(MMI),剂量为 0.1~1mg/(kg·d),常用剂量为 0.2~0.5mg/(kg·d),可 1 次或分次口服,经治疗 1~3 个月患儿甲状腺功能亢进症症状缓解、甲状腺功能恢复正常后逐渐减量,每 2~4 周减量 1 次,药量每次减 1/3~1/2,同时监测甲状腺功能。若药物减量后病情稳定,甲状腺功能正常,可逐步减至维持量,即 2.5~10mg/d,疗程 1~2 年甚至更长。青春期患儿可适当延长疗程。抗甲状腺药物丙硫氧嘧啶(PTU)因可能引起儿童严重的肝损伤,现在临床上一般不用。只有当甲状腺功能亢进症患儿在使用 MMI 治疗产生毒性反应,且放射性核素[131]I 治疗和手术治疗均禁忌使用时才考虑使用丙硫氧嘧啶治疗儿童甲状腺功能亢进症,初始治疗剂量为 5~10mg/(kg·d),分 3 次口服。甲巯咪唑的不良反应是皮疹、皮肤瘙痒、白细胞减少症、粒细胞减少症、中毒性肝病和血管炎等,一般发生在开始治疗 6 周内。用药前必须检查血常规、肝功能(包括转氨酶、碱性磷酸酶、胆红素等)。若白细胞计数 $<4×10^9$/L、中性粒细胞计数 $<1.5×10^9$/L 时,应停药观察。

2.[131]I 治疗

2009 年中华医学会内分泌学分会发布的《中国甲状腺疾病诊治指南》做了补充和细化,将青少年和儿童甲状腺功能亢进症,用 ATD 治疗失败、拒绝手术或有手术禁忌证作为^{131}I 治疗的相对适应证。2011 年美国甲状腺学会《甲状腺功能亢进症和其他病因甲状腺毒症诊治指南》建议,Graves 病患儿经 ATD 治疗 1～2 年不缓解可考虑使用^{131}I 治疗。年龄＜5 岁者应避免使用^{131}I 治疗;＞5 岁者,可接受剂量＜10mCi 的^{131}I 治疗;＞10 岁者,治疗剂量为 150～300μCi/g 甲状腺组织。^{131}I 治疗甲状腺功能亢进症的目的是消除甲状腺组织,达到甲状腺功能低下。^{131}I 治疗后 1 周内患儿可能有甲状腺部位的轻度不适感,经非甾体类抗炎药治疗 24～48 小时可好转。

3.手术治疗

适用于抗甲状腺药物治疗效果差者。手术术式为甲状腺次全切或全切。可能发生的手术并发症有①永久性甲状腺功能亢进症。②甲状旁腺功能减退症(分为一过性甲状旁腺功能减退症和永久性甲状旁腺功能减退症)。③喉返神经损伤。手术应由经验丰富的甲状腺外科医师进行。手术治疗一定要在患儿的甲状腺功能亢进症病情被控制的情况下进行。

4.碘剂

碘剂的主要作用是抑制甲状腺激素从甲状腺释放。适应于①甲状腺次全切除的准备;②甲状腺危象;③严重的甲状腺毒症心脏病;④甲状腺功能亢进症患者接受急诊外科手术。碘剂通常与 ATD 同时给予。

(三)其他治疗

1.β 受体阻滞药

适于心率增快者,最常用普萘洛尔(心得安)1～2mg/(kg·d),分 3 次服用。

2.各种维生素

维生素 B_1、维生素 B_6 等。

3.左甲状腺素

在抗甲状腺药物治疗过程中出现甲状腺功能减退或甲状腺明显增大时可酌情加用左甲状腺素 12.5～50μg/d。

第三节 糖代谢异常

一、儿童 1 型糖尿病

(一)概述

1 型糖尿病约占糖尿病患者的 5％,多于儿童或青少年时期起病,主要病因是机体胰岛素绝对缺乏。在儿童及青少年糖尿病中,1 型糖尿病所占比例高于 90％。按照 WHO 1999 年对于糖尿病的定义与分类,1 型糖尿病可分为 1A(自身免疫性)及 1B(特发性)型糖尿病。

(二)病因

1A 型糖尿病胰岛细胞抗体、胰岛素自身抗体、酪氨酸磷酸酯酶 IA-2 抗体、谷氨酸脱羧酶抗体等多为阳性,提示病因可能是环境诱发的自身免疫反应破坏胰岛 B 细胞所致。自身免疫性 1 型糖尿病的敏感性与多重基因位点相关。人类白细胞抗原(HLA)基因是了解最清楚的相关基因,约占家族性 1 型糖尿病的 40%。其中 HLA-DQ(DQA 和 DQB)和 DRB 基因是 1 型糖尿病最重要的易感基因。除 HLA-DR 和 HLA-DQ 基因外,还有许多其他的易感基因与糖尿病危险相关,并能与某种固定的 DR 和 DQ 等位基因组成具有不同患病风险的单体型。1 型糖尿病的患病风险主要由基因型决定,由 DR 和 DQ 等位基因一起组成的基因型具有 1A 型糖尿病易感性的基础。然而.基因型与相关疾病的关系非常复杂。例如,一种单体型编码的 DQA 链可以与另一种单体型上的 DQB 链组合从而影响糖尿病的发病风险。1A 型糖尿病最高危的基因型为 DRB1 * 0301/DQA1 * 0501,DQB1 * 0201(DQ2)与 DRB1 * 0401(或 0402 或 0405)/DQA1 * 0301,DQB1 * 0302(DQ8)。另外有很多其他的 HLA 基因型为 1 型糖尿病高危和中危的易感基因,包括 DR4/4,DQ8/8(DQ8 = DQA1 * 0301,DQB1 * 0302),DQ3/3,DQ2/2(DQ2 = DQA1 * 0501,DQB1 * 0201;DR1/4,DQ1/8;DR1/4,DQ1/7(DQ7 = DQA1 * 0301,DQB1 * 0301)。值得注意的是,DQ 和 DR 基因对 1 型糖尿病的发病也都有保护作用。保护性最强的三个 HLA 分子是 DQA1 * 0102-DQB1 * 0602、DQA1 * 0201-DQB1 * 0303 两种单体型以及 DRB1 * 1401 等位基因。而且,在 1 型糖尿病中,如果某个个体同时携带 HLA 易感性和保护性基因,保护性基因的作用要强于易感性基因。

引起胰腺 B 细胞损伤的环境因素[化学和(或)病毒]还不清楚,但是损伤要比临床症状的出现早几个月甚至几年。已发现肠道病毒感染和有自身抗体的糖尿病的发展具有相关性,已经在糖尿病患者的胰岛中检测到了肠道病毒。

尽管 1 型糖尿病中家族聚集现象占了 10%,但并没有证实有遗传模式。1 型糖尿病患者的同卵双胞胎患糖尿病的风险是 36%;20 岁同胞风险率约 4%,60 岁同胞风险率为 9.6%;一般人群的风险率是 0.5%。父亲为糖尿病患者的后代患 1 型糖尿病的概率(3.6%~8.5%)比母亲患者的后代(1.3%~3.6%)多 2~3 倍。

1B 型糖尿病,即特发性 1 型糖尿病,目前病因不明确。暴发 1 型糖尿病是新近报道的 1 型糖尿病亚型,多见于亚洲人群,胰岛 B 细胞功能在极短时间内完全丧失,预后极差,大多病因不明,少数可检测到胰岛自身抗体。

(三)诊断

1.临床表现

当血清葡萄糖浓度超过肾糖阈(大约 10.0mmol/L,180mg/dL)就出现糖尿。尿糖增高导致渗透性利尿(包括钠、钾和其他电解质的丢失)而致脱水。患者表现多饮以补充丢失的水分。体重减轻是由于机体持续存在分解代谢状态及从尿糖、酮尿中丢失热量所致。经典的 1 型糖尿病的临床表现包括多尿、多饮、多食及体重减轻。

2.糖尿病的诊断

我国目前采用国际儿童青少年糖尿病联盟(ISPAD)的糖尿病及糖代谢状态分类标准(表 7-3-1)。满足糖尿病诊断标准后,再根据病因学证据进行分型诊断。

表 7-3-1　糖尿病的诊断标准

1.糖尿病的症状加上随机血浆葡萄糖浓度大于 11.1mmol/L(200mg/dL)* ，"随机"定义为：一天中的任意时刻,不考虑最后一餐的时间

或者

2.空腹血浆葡萄糖 7.0mmol/L(126mg/dL)# 。

"空腹"定义为：至少 8 个小时没有热量摄入

或者

3.OCTT 试验中,2 小时负荷葡萄糖 11.1mmol/L(200mg/dL)。

依据 WHO 描述的试验方法：应用葡萄糖负荷的方法,将相当于 75g 无水葡萄糖的糖负荷溶解到水中或者按 1.75g/kg 计算,最大量为 75g

4.HbA1c 6.5%

但是,试验方法缺乏标准化,血糖和 HbAlc 的相关性存在个体变异

* 静脉全血的相应值为 10.0mmol/L,毛细血管全血的值为 11.1mmol/L。

静脉和毛细血管全血的值均为 6.3mmol/L。

糖尿病包括糖耐量异常(IGT)、空腹血糖调节受损(IFG)

　IGT：2 小时负荷后血浆葡萄糖 7.8～11.1mmol/L(140～199mg/dL)

　IFG：血浆葡萄糖 5.6～6.9mmol/L(100～125mg/dL)

对于一个无症状的患者进行糖尿病的临床诊断需要至少两个异常的、有诊断价值的、在单独两天测量的葡萄糖值

3.1 型糖尿病的诊断依据及要点

1 型糖尿病目前尚无确切的诊断标准,但以下特点可协助诊断：①起病年龄：多数患者 20 岁以前起病,但也可以在任何年龄发病；②起病方式：起病较急,多数患者的口干、多饮和多尿、体重下降等"三多一少"症状较为典型,有部分患者直接表现为脱水、循环衰竭或昏迷等酮症酸中毒的症状；③治疗方式：依赖胰岛素治疗；④病理生理：胰岛功能较差或者在短时间内迅速衰竭；⑤自身免疫证据：50%～70%的患者体内可检测到胰岛自身抗体,提示自身免疫破坏是其病因,属于自身免疫性 1 型糖尿病。值得注意的是,有少数患者起病初期胰岛自身抗体阴性,但随着病程进展,可出现抗体阳转,这同样应归属于自身免疫性糖尿病。有 30%～50%的患者体内一直检测不到胰岛自身抗体或者其他的免疫学证据,可诊断为特发性 1 型糖尿病。

(四)鉴别诊断

2 型糖尿病：临床表现有助于鉴别 1 型和 2 型糖尿病。与 1 型糖尿病相比,2 型糖尿病发病年龄相对较大,多在青春期后,起病隐匿,"三多一少"症状不典型,酮症酸中毒发生率偏低,肥胖发生率高,具有黑棘皮、多囊卵巢综合征等胰岛素抵抗表现,糖尿病家族史可达 80%,无自身免疫抗体存在的依据。最有助于鉴别的实验室指标包括血清 C 肽水平及胰岛自身抗体。

但是,因有以下原因有些患者仅凭临床表现难以区分为 1 型或 2 型糖尿病：

(1)酮症酸中毒不是 T1DM 特有的表现,T2DM 以酮症酸中毒起病不罕见,有相当数量的 2 型糖尿病儿科患者在诊断时表现为酮尿或酮症酸中毒,导致误诊为 1 型糖尿病。而且无论

T1DM 还是 T2DM 患者都可能在早期就诊而不发生酮症酸中毒,因此酮症酸中毒不是分型的可靠指标。

(2)青春期的肥胖儿童增多,肥胖或超重患者也可患自身免疫性 T1DM。15%～25%新诊断的 1 型糖尿病患儿可能有肥胖症,被误诊为 2 型糖尿病。

(3)1 型、2 型在发病时和诊断后 1 年余,胰岛素或 C 肽的检测会有相当大的重叠。这个重叠是由于 1 型糖尿病胰岛 B 细胞功能的恢复(蜜月期),还因为葡萄糖毒性和脂毒性损伤了 1 型和 2 型糖尿病胰岛素分泌功能。1 型糖尿病的肥胖青少年因合并肥胖引起的胰岛素抵抗,增加了 C 肽最初的残留量。因此,急性期进行 C 肽检测意义不大。

(4)2 型糖尿病家族史在一般人群中的随机阳性率可达 15%甚至更高,因此降低了家族史对 2 型糖尿病诊断的特异性。

(5)理论上,T1DM 患者大部分血浆中存在谷氨酸脱羧酶抗体 65(GAD65)、胰岛细胞抗体 512(ICA-512)和酪氨酸磷酸酶抗体(IA-2)等。但是,中国人 T1DM 的抗体检测阳性率也明显低于欧美国家的白种人,而部分 T2DM 患儿也可有胰岛的免疫损伤而出现部分抗体阳性。

因此,有时需要通过随访观察患者对胰岛素的依赖与否以及 C 肽的下降速度来最后确立分型。C 肽检测对鉴别有更大的作用,1 型糖尿病患者患病 12～24 个月后基本上不会有持续高的 C 肽水平。

(五)治疗及管理

管理 1 型糖尿病患儿需要综合手段,包括药物治疗、饮食治疗和心理精神治疗等方面。治疗方案非常灵活,每个患儿和家庭的个性化需求都需考虑。最佳的糖尿病关怀应该是一个专业的糖尿病团队,其中包括医生、糖尿病护士教育者、营养师和社会工作者或心理医生。

1.目标

降低高血糖和防止低血糖是 1 型糖尿病血糖控制的两大目标,因此目前公认的血糖控制标准为:在最少发生低血糖风险的情况下应使患者的血糖尽可能接近正常水平。对于个体患者而言,血糖控制目标的制订应考虑到以下方面:患者的年龄、患者本人或其家庭管理和认识糖尿病的能力、血糖监测频率及就诊的方便性与积极性。针对 1 型糖尿病患者进行的糖尿病控制与并发症研究(DCCT)和之后的干预及并发症流行病学研究(EDIC)为我们认识高血糖与糖尿病慢性并发症的发生提供了极为有用的依据,即强化治疗使血糖控制较好,能够降低患者发生糖尿病视网膜病变和糖尿病肾病的风险。但是实现最佳血糖控制仍然是治疗 1 型糖尿病的难点。全球的流行病学调查显示 1 型糖尿病患者的平均 HbA1c 水平大多在 8.5%或以上水平。除了控制高血糖以外,尽量避免低血糖尤其是严重低血糖的发生显得更为重要。数个研究已经证实低血糖对幼儿神经认知功能有影响。因此,对于发病年龄较小的糖尿病患儿而言,血糖过于严格造成低血糖可能导致认知异常。年龄不同,治疗目标不同。小于 5 岁的儿童,目标在 4.4～10.0mmol/1(80～180mg/dL),学龄期目标为 4.4～8.3mmol/L(80～150mg/dL),青春期目标在 3.9～8.3mmol/L(70～150mg/dL)。

糖化血红蛋白的测定反映了近 3 个月的平均血糖水平,一年中应该测量 4 次,用以评价糖尿病患儿血糖控制情况。

2.应用胰岛素

不同种类的胰岛素的持续时间和达峰时间不同（表7-3-2）。可因患儿个体的治疗需求和治疗目标以很多种组合得以应用。常用的胰岛素方案是：①每天2次注射方案，即短效（或速效）胰岛素与中效胰岛素的混合制剂分别于早餐前和晚餐前2次注射。早上用量一般为需要总量的2/3，晚上约为总量的1/3。②每天3次注射方案是早餐前短效（或速效）与中效胰岛素混合，晚餐前单用短效（或速效）胰岛素，睡前用中效胰岛素或为其他类似的方案。③基础一餐前大剂量方案，每餐前给予短效（或速效）胰岛素，配合睡前中效或长效胰岛素注射。夜间的中长效胰岛素一般为全日总量的30%～50%，其余分成3或4次于每餐前注射。④胰岛素泵能提供持续的皮下胰岛素注射。

表7-3-2　胰岛素制剂

胰岛素种类	起效时间	高峰时间	作用持续时间
速效	10～15分钟	30～90分钟	4～5小时
短效	30分钟～1小时	2～4小时	6～10小时
中效	1～4小时	4～12小时	16～24小时
长效	2～4小时	无峰	24～30小时

蜜月期患儿胰岛素用量常在0.4～0.6U/(kg·24h)。病程1～2年以上者0.5～1U/(kg·24h)。青春期中期，胰岛素用量常增加40%～50%，甚至达到1～2U/(kg·24h)。

3.营养

推荐碳水化合物占全天总热量的55%～60%，蛋白15%～20%，脂肪应少于20%～25%。饱和脂肪酸应在全天热量摄入中占比例小于10%，胆固醇的摄入应少于300mg/24h。鼓励高纤维素饮食。初始热量/日＝4180＋年龄×(290～420)kJ[或1000＋年龄×(70～100)kcal]。

多次胰岛素注射方案或胰岛素泵的患儿可以有较灵活的饮食方案，依据进食的时间和摄取碳水化合物的内容而定。胰岛素用量的进一步调整依据血糖、运动而定。应用每天2次中效和速效（或短效）胰岛素混合治疗的患儿需要保持相对规律的饮食。典型饮食包括每天三餐和三次加餐。进餐和加餐碳水化合物的种类应保持不变。

4.运动

运动适用于所有人群。当胰岛素用量适当时，运动可以增加胰岛素的敏感性。运动量只能依据年龄及个体化的经验，建议以"试错法"摸索运动量、运动方式和运动时间，找出适合每个患儿的运动量和时间，使胰岛素、进食及强化锻炼三者相互匹配。强调有规律、有计划的运动。糖尿病患儿可以进行任何形式的运动，在运动前、中、后都要检测血糖。大运动量以及进行高危险性体育运动时，要求有熟知低血糖诊断、治疗经验的成人陪同，并注意进食，防止发生低血糖，在即将进行剧烈运动时可以适当减少胰岛素用量。

5.血糖监测

血糖应该在每餐前和睡前规律检测（应用快速血糖仪）。夜间的低血糖和晨起血糖的过度变化都需要加测凌晨2～3点的血糖，以保证在这一时间段内没有持续的低血糖或高血糖。在患病或血糖浓度超过 16.7mmol/L(300mg/dL)时,需要测量尿酮体。

6.糖尿病的并发症筛查

每年测一次血压,在诊断后 3 个月内就应该进行初次的眼科检查,检测白内障或主要的屈光不正。11 岁的患儿和有 2 年糖尿病病史的患儿应该开始进行视网膜病的筛查。筛查频率是一年一次,但是如果有视力丧失的高风险应该更频繁地进行筛查。11 岁的患儿和有 2 年糖尿病病史的患者应该开始每年筛查微量白蛋白尿。若出现微量蛋白尿提示早期的肾脏损害并提示具有发展为肾病的高危因素。应用血管加压素转化酶抑制剂可以阻止微量蛋白尿的进展。年龄大于 12 岁每年筛查空腹血脂,无家族史者可每 5 年筛查一次。糖尿病病程 2 年以上或从 11 岁以后,需要每年评估有无周围和自主神经病。

7.社会心理支持

社会心理的因素是影响糖尿病治疗和保健的最重要因素。识别、鉴别与糖尿病有关的心理问题,并提供这方面的信息和咨询非常重要。如果家庭成员高度重视且支持糖尿病保健,那么患儿的治疗效果更好。

二、糖尿病酮症酸中毒

糖尿病酮症酸中毒(DKA)是以体内胰岛素缺乏引起的高血糖、高血酮及严重的代谢紊乱(脱水、电解质紊乱、代谢性酸中毒等)为主要病理改变的临床综合征,是小儿糖尿病最严重的、最常见的合并症。

(一)诊断

1.病史

重点了解既往有无糖尿病病史及糖尿病家族史、胰岛素使用情况和临床突然出现食欲缺乏、恶心、呕吐、腹痛、脱水及深大呼吸等表现以及各种急性感染,如呼吸道感染、泌尿道感染、消化道感染等。

2.临床表现

本症在小儿可为糖尿病的首发症状,也可发生于已确诊的糖尿病患儿,多有诱因。表现如下:

(1)原有糖尿病症状加重。无糖尿病病史者于多饮多尿数日后出现消瘦、烦渴多尿、食欲减退、恶心、呕吐、腹泻、感染症状等。

(2)胃肠道症状伴精神不振、萎靡、乏力、嗜睡等。

(3)严重脱水、酸中毒(呼吸深大、口唇樱红、呼气时带有酮味)、心率增快、血压下降、肢冷等休克表现。

3.实验室检查

(1)血液检查:①血糖多在 16.7～33.3mmol/L,个别病例可超过 33.3mmol/L,长期进食差者也可不太高。②血酮体增高,定性强阳性,定量>10mmol/L。③血 pH 在酸中毒失代偿期常<7.35,甚至<7.0,HCO_3^-<10mmol/L,甚至≤5mmol/L。二氧化碳结合力(CO_2CP)下降,重度酸中毒时常<8.8mmol/L。④血电解质钠、钾、磷、镁均可降低,正常或增高。⑤BUN、肌

酐(Cr)、血脂均升高。⑥血渗透压可轻度至中度升高。⑦血白细胞增多,无感染者可达(15~30)×10⁹/L,合并感染时更显著,甚至有出现类白血病样反应者。

（2）尿液检查:尿糖强阳性,尿酮阳性,尿常规可有蛋白和管型。

（二）治疗

酮症酸中毒是儿童糖尿病急症死亡的主要原因。一经诊断,迅速开通两条静脉通道:一条为快速输液用,以扩充血容量,纠正电解质紊乱;另一条持续静脉滴注胰岛素以纠正代谢紊乱。治疗主要是降低血糖、纠正脱水及酸中毒、纠正电解质紊乱,控制感染。密切观察病情变化、血气分析、血糖、尿糖及酮体等变化情况,随时调整治疗方案。

1.液体疗法

酮症酸中毒脱水量约为 100mL/kg,一般均属等渗性脱水,应按等渗性脱水治疗。输液开始的第 1 小时用生理盐水 20mL/kg 于 30~60 分钟内快速静脉输入以纠正血容量、改善血液循环和肾功能。第 2~3 小时,按 10mL/kg 静脉滴注 0.45%氯化钠溶液。要求于 12h 内补充累计损失量的一半,以后可按生理维持量和继续损失量补充液体 60~80mL/kg。液体种类:补液开始用生理盐水,待血糖下降至 17mmol/L 时,改用含有 0.2%氯化钠的 5%葡萄糖液静脉滴注,以后根据血气分析结果决定输液内容,避免钠盐输入过多。

2.纠正酸中毒

轻度酸中毒不需纠正,当 pH<7.1 或 HCO₃⁻<12mmol/L 时,可给予 1.4%碳酸氢钠静脉滴注,先按 1/2 量补充或按公式:[15-测得 HCO₃⁻（mmol/L）]×0.6×体重（kg）计算所需 1.4%碳酸氢钠量。当 pH≥7.2 时停用。碳酸氢钠不宜输的过多,以免引起脑水肿。

3.补钾

开始时血钾不低,胰岛素应用后钾转移至细胞内致血钾逐渐减低,因此只要有尿,于补液 1 小时后即可补钾,一般每日补充量按 2~3mmol/kg（150~225mg/kg）,输液浓度不得大于 40mmol/L,重症可补 300~450mg/(kg·d),在停用静脉输液后还应继续口服氯化钾 1~3g/d,共 3~5 天。

4.胰岛素治疗

采用小剂量胰岛素静脉滴注。首先静脉推注正规胰岛素 0.1U/kg,然后持续泵入,剂量为每小时 0.1U/kg,为方便可 1 次准备 3~4 小时的量,即 0.3~0.4U/kg 加入 180~240mL 的生理盐水以 1mL/min 的速度匀速滴入。动态监测血糖水平,一般病例每小时血糖可下降 5.6mmol/L（100mg/dL）左右。当血糖下降至 13.6~16.6mmol/L 时将输入的液体配成 2.5%~3%的葡糖糖溶液,同时按照每给 3~4g 糖加 1U 的比例增加胰岛素用量。随着血糖的下降,静脉输入胰岛素的速度减慢为每小时 0.02~0.06U/kg,以防止低血糖的发生。当病情改善,血糖下降至 11.2mmol/L,酸中毒基本纠正,血酮基本消失,尿酮体阴性,尿糖减至(＋~＋＋),患儿能进固体食物时可停静脉输胰岛素,改为皮下注射。为防止停输胰岛素后血糖骤升,应于停输胰岛素前半小时皮下注射胰岛素 1 次,按 0.1~0.5U/kg 计算。

5.其他治疗

若存在感染因素时,应采用有效的抗生素控制感染;创伤引起者,应尽快处理创伤。补充复合维生素 B,改善糖代谢。应用 1,6-二磷酸果糖（FDP）可提供能量,抑制脂肪及蛋白分解,减少酮体生成。注意脑水肿的发生并稳妥治疗。

三、儿童低血糖症

低血糖是常见的代谢紊乱性疾病,由于某些病理和生理原因使血糖浓度低于同年龄小儿血糖正常低限,严重低血糖可引起癫痫、昏迷、永久性脑损伤及死亡。低血糖的确切阈值一直存在争议,既往认为正常情况下,新生儿不论胎龄和出生体重,凡出生 24 小时内血糖＜2.2mmol/L(＜40mg/dL),出生 24 小时后以及较大婴儿和儿童血糖＜2.8mmol/L(50mg/dL),即为低血糖;但近年来依据低血糖对脑损伤相关的研究,倾向于采用＜2.6mmol/L(46mg/dL)作为低血糖诊断标准。

(一)诊断

低血糖疾病众多,不同的疾病需要不同的生化、影像诊断方法,因此诊断措施必须结合临床表现,采取相应的策略。

1.血生化检查

基本生化检查包括肝肾功能、电解质、肌酶、血氨、血尿酮体、血脂、游离脂肪酸,必要时查血串联质谱、尿气相色谱质谱排除代谢性疾病。

2.内分泌激素检查

ACTH、皮质醇、胰岛素、C 肽、甲状腺功能、胰高血糖素、生长激素。

3.动态血糖监测

可直观反映 24 小时机体血糖波动情况,低血糖间歇发作、怀疑低血糖者或作为低血糖治疗疗效评估较适宜。

4.影像学检测

肝脾胰等内脏超声、MRI/CT 检查,^{18}F-多巴 PET/CT 可用于高胰岛素血症病灶特征诊断(国内尚无)。

5.酶学和基因诊断

部分疾病如糖原累积症、遗传型果糖不耐受等遗传代谢病可行酶学诊断,但随着基因突变数据库的累积,直接基因突变诊断反而更方便、快捷,基因诊断的缺点是目前一般只分析外显子,而不分析内含子突变,因此可能有漏诊。

6.其他

怀疑继发癫痫者行脑电图检查,怀疑内分泌肿瘤测定血 IGF 2 等。

(二)鉴别诊断

1.糖原分解异常

糖原累积症(GSDs)是由于糖原合成或分解障碍,糖原在肝脏等器官组织中堆积引起临床疾病,伴随低血糖的 GSD 主要如下:

(1)GSD I 型:GSD I a 型为葡萄糖-6-磷酸酶基因突变所致,导致糖异生及糖原分解的最后一步均有缺陷,一般禁食 2～4 小时后就会出现低血糖,甘油三酯及酮体增高,乳酸性酸中毒,精神运动发育迟缓、尿酸升高、肝酶升高、血小板功能异常及贫血,患儿患进展性肾病、肝细胞腺瘤的风险增加。Ⅰb型GSD为6-磷酸葡萄糖转运体基因突变所致,临床特点与Ⅰa型相似,但还可引起中性粒细胞减少及功能障碍和炎性肠病。Ⅰa及Ⅰb型GSD通过对G6PC及G6PT1基因的检测可确诊。

(2)GSDⅢ型:由脱支酶基因突变所致,表现肝大、低血糖、生长迟缓、血脂异常,部分患者还有轻度精神发育迟滞。肌无力是Ⅲa型糖原累积病成年患者最明显的体征,表现为缓慢进展性肌无力和远端肌肉萎缩,绝大部分Ⅲa型患者有不同程度心肌损害,肌肉症状可以和肝病同时起病或者在肝病起病后很久甚至肝病症状消失时才出现。少部分成年患者成年后就没有任何肝功能损害病史,仅有肌肉症状。可有异常面容,如塌鼻梁上翘的鼻尖、弯弯的嘴唇边缘淡朱红色、眼睛深凹。儿童可有反复中耳炎或鼻窦炎。确诊需肝脏和肌肉脱支酶活力测定或基因检测。

(3)GSDⅥ型和Ⅸ型:GSDⅥ型为糖原磷酸化酶基因突变所致。Ⅸ型为磷酸化酶激酶基因突变引起,临床表现均较轻。

(4)GSD 0型:糖原合酶基因突变所致,临床表现多样,低血糖引起疲劳、面色苍白、恶心、呕吐和早餐前惊厥;多数患儿认知发育正常;一些患者可无症状存活或者仅有轻度症状;临床表现为身材矮小和骨质疏松,但无肝大和其他型糖原累积病常见并发症;少数患者可表现为高血糖和糖尿从而引起诊断困难。GYS2基因突变分析可确诊。

(5)GSD-Ⅺ型:葡萄糖转运体2突变所致,患者通常在3~10月龄就出现症状,表现为空腹低血糖、餐后高血糖、高半乳糖血症、近端肾小管功能障碍、佝偻病和明显生长发育迟滞。年长患者明显的表现是侏儒症,青春期严重滞后。一些患者无肝大。高胆固醇血症和高血脂可能引起胰腺炎。患者早期可因骨质疏松导致骨折。低磷性佝偻病和骨质疏松是日后不变的特征,肾脏损害主要特征是糖尿和轻度高磷酸盐尿、持续低磷酸血症、高尿酸血症、高氨基酸尿症和间歇性蛋白尿,但一般不会进展为肾衰竭。患者可因肾脏丢失碳酸氢盐而出现轻度代谢性酸中毒。少数患者因高半乳糖血症出现白内障。确诊需要GLUT2基因突变。

2.糖异生异常

遗传性果糖不耐受综合征患者在摄入果糖后很快出现呕吐、面色苍白、休克、肝衰竭、低血糖、乳酸性酸中毒、肝大、肾衰、癫痫、昏迷及死亡;实验室检查提示凝血功能异常、氨基酸尿、低钾血症、低磷酸盐血症、高尿酸血症、贫血及血小板减少;确诊采用肝脏或小肠活检组织果糖-1,6-二磷酸酶活性测定、基因突变诊断。丙酮酸羧化酶及磷酸烯醇丙酮酸激酶异常也可引起糖异生障碍,进而引发低血糖血症,确诊有赖于肝相应的酶活性测定及基因突变分析。

3.脂酸氧化及酮体生成障碍

最常见为中链脂酰辅酶A脱氢酶(MCAD)缺乏症,患儿在禁食12~18小时后会出现低酮性低血糖,在低血糖出现之前,患儿通常会出现嗜睡、呕吐、惊厥或昏迷等症状;症状常因睡眠时间延长、摄入食物减少而在婴儿期后期出现;急性代谢障碍的死亡率可高达25%。其他与低血糖血症发生有关的脂酸氧化障碍包括:长链脂酰辅酶a脱氢酶缺乏症、超长链脂酰辅酶a脱氢酶缺乏症、长链L-3-羟酰辅酶A脱氢酶缺乏症、中短链L-3-羟酰辅酶A脱氢酶缺乏症及短链脂酰辅酶a脱氢酶缺乏症等。诊断主要依赖串联质谱检查发现异常的酰基肉碱谱,基因突变诊断可确诊。原发性肉碱缺乏症、肉碱棕榈酰转移酶1(CPT1)缺乏、肉碱酰基移位酶(CACT)缺乏症、肉碱脂酰转移酶2(CPT-2)缺乏症均会抑制肉碱循环导致低酮性低血糖,均可引起肝大、肝功能异常、轻度高氨血症及肌酸浓度升高;血酰基肉碱谱均有异常,确诊依赖皮肤成纤维细胞中相关酶活性及基因突变分析。戊二酸血症2型由辅酶Q还原酶的基因突变引起脂酸氧化障碍及低血糖血症。HMG-CoA合成酶及HMG-CoA裂解酶的缺乏会导致酮体生成障碍,引起低酮型低血糖。

4.牙买加呕吐病

摄入未成熟的西非荔枝果抑制脂酸的有氧氧化引发低血糖,其他临床表现包括:肝脏脂肪变性、呕吐、肌张力低下、癫痫、脑病、昏迷及死亡。诊断主要依据病史和临床表现。

5.升血糖激素异常

单纯性生长激素或皮质醇缺乏症或伴垂体功能异常的新生儿及婴幼儿通常会表现出低血糖,生长激素缺乏症的病因很多。原发性肾上腺功能减退及继发性肾上腺功能减退,具有共同的临床表现,乏力、倦怠、食欲减退、恶心、体重减轻、头晕和直立低血压、低血糖等,非中枢性者皮肤色素加深,低钠、高钾血症等。诊断主要依据相关激素测定,必要时垂体、下丘脑和肾上腺、胰腺MRI、B超等检查。

6.高胰岛素血症

60%生后1个月内发病,30%内1岁之内发病并一直存在,临床表现低酮症、低脂肪酸血症、高胰岛素血症性低血糖症,出现喂养困难、易激惹、嗜睡、木僵呼吸暂停、发绀、体温低、肌张力过低、抖动、惊厥、心动过速、气促、昏迷。部分伴血氨增高,称高氨高胰岛素血症。胰岛素瘤在儿童中很罕见(临床表现Whipple三联症:经典的低血糖临床表现、血糖低于2.8mmol/L、葡萄糖治疗有效)。诊断参考葡萄糖清除率(糖速),新生儿期常超过10mg/(kg·min),血β-羟丁酸<0.05mmol/L(酮体),支链氨基酸减低、酰基-卡泥汀正常,典型者血糖<2.6mmol/L时血胰岛素增高≥10mIU/mL(近年认为血糖减低的程度与胰岛素分泌不恰当即可诊断,但缺乏具体切割值),血糖(空腹或餐后<2.5~3mmol/L),胰高血糖素激发试验(30~100μg/kg,皮下注射,最大1mg)血糖升幅>1.6mmol/L可协助诊断,基因检测如KATP通道基因、GCK等基因检测有助于诊断。

7.特发性酮症性低血糖

好发于1~6岁的儿童,发生的时间通常是早晨(一夜未进食后)或作为其他疾病的伴随症状出现,低血糖的同时伴有血尿酮体的增高,6~9岁时可自愈,特发性酮型低血糖是一种排除诊断,诊断该病时必须先排除其他可能引起低血糖的疾病。

8.水杨酸中毒与Reye综合征

Reye综合征是一种罕见的疾病,其特点是肝衰竭和肝性脑病。部分患者Reye综合征与阿司匹林的使用有关。

9.餐后低血糖

倾倒综合征、高胰岛素高氨血症及遗传性果糖不耐受综合征易引起餐后低血糖,尤其在喂食、摄入蛋白质及果糖后,倾倒综合征是胃底折叠术后的一种并发症,发生率为25%~30%。患儿在进食后胃蠕动及排空加快引起喂养困难、腹胀、恶心、腹泻、烦躁、嗜睡、无力、出汗、心动过速和面色苍白等症状。

10.新生儿及其他病因低血糖

未成熟儿或小于胎龄儿、新生儿败血症、新生儿红细胞增多症、肝病、枫糖尿症、半乳糖血症、甲基丙二酸血症、严重腹泻、严重营养不良、严重的疟疾、分泌 IGF2 的肿瘤等,均可出现不同程度低血糖。

（三）治疗

1.治疗原则

低血糖是严重危害人体健康的危急重症,必须及早发现、及时处理,将血糖迅速升至正常浓度范围,对于葡萄糖清除率极高的高胰岛素血症需及时放置静脉 PICC 管,以方便高糖输入;同时积极检查病因,及早对因处理。

2.紧急处理

儿童患者,如患儿处于清醒的状态,应通过口服的方式给予葡萄糖;如患儿意识不清楚,则应先予 10％葡萄糖 2～4mL/kg 静脉推注,此后通过鼻饲或静脉滴注持续提供葡萄糖维持血糖高于 3.3mmol/L,以避免血糖进一步降低产生神经发育后遗症。

3.新生儿无低血糖症状者生后 4 小时内的处理

生后 1 小时内给予第一次喂养,喂养后 30 分钟测定血糖,如血糖低于＜1.4mmol/L（25mg/dL）,予静脉输注葡萄糖,血糖介于 1.4～2.2mmol/L 间再次喂养或视情况给予静脉输注葡萄糖。生后 4～24 小时内的处理:每 2～3 小时喂养并监测血糖,每 1 小时测定血糖,低于 1.9mmol/L（35mg/dL）静脉输注葡萄糖,1.9～2.5mmol/L 之间再次喂养或视情况给予静脉输注葡萄糖。如低血糖伴惊厥发生,则静脉输注 10％葡萄糖 4mL/kg,随后按葡萄糖速度每分钟 6～8mg/kg 维持,调整血糖在正常范围内。对于顽固性低血糖则需要分析病因,做相应处理。

4.低血糖的其他处理

在明确病因后,采用相应的处理。GSD 尽早确诊后给予夜间胃管连续喂食或日夜均为 3～4 小时进食一次,日间提供足够的碳水化合物,夜间喂养生玉米淀粉（2g/kg）,肝移植可治愈本病;患者建议配备血糖仪加强平时血糖监测,合理调整饮食时间。糖异生异常治疗方法为避免食用含果糖、蔗糖和山梨糖醇的食物。高胰岛素血症采用胰高血糖素治疗［1～20μg/（kg·h）］主要作短期紧急治疗,长期治疗主要依赖二氮嗪和生长抑素类似物奥曲肽。二氮嗪一般有效剂量为 5～15mg/（kg·d）,最大剂量为 25mg/（kg·d）,分 2 次或 3 次口服;其不良反应包括液体潴留及可逆的多毛症等。奥曲肽始剂量为每天 2～5μg/kg,用法为每 6～8 小时皮下注射或静脉滴注一次,随后依据疗效调整剂量,常规最大剂量为每天 25μg/kg,也有报道最大剂量可达每天 50μg/kg,但奥曲肽用后可能产生快速耐药反应及腹胀,腹胀发生时可能出现坏死性小肠炎需要警惕,另外长期使用费用较为昂贵。对于药物治疗失败或不能耐受药物副作用者,多需要采用手术次全切除 95％～98％的胰腺组织以控制低血糖。胰腺次全切除后存在发生较高比例的低血糖和继发糖尿病、胰腺外分泌功能不全的可能。为避免胰腺手术的并发症如胆管损伤及糖尿病,有人提出一种更保守的治疗方法即先切除 50％～75％的胰腺组织（开腹或腹腔镜）,后联合药物治疗,观察是否能控制患儿的低血糖,这种方法最大的弊端在于患儿可能要进行二次手术,再次切除适当的胰腺组织以控制低血糖。慢性肾上腺皮质功能不全治疗主要为糖皮质激素替代治疗［氢化可的松 6～12mg/（m²·d）,一天 2 次或 3 次口服],在患发热性疾病等应激疾病时增加剂量[氢化可的松 30~60mg/(m² · d),一天 3 次或 4 次]以避免肾上腺危象。当患者处于严重的应激状态,如大手术或脓毒症,可能需要高达 100mg/(m² · d)的剂量(每 6 小时静脉滴注一次)。

四、儿童青少年代谢综合征

儿童青少年代谢综合征(MetS)是与生活方式密切相关,以肥胖、高血糖、高血压及血脂异常等集结发病为特征的一种综合征。MetS 是心脑血管疾病等许多重大非传染性疾病的共同病理基础和早期阶段,其发病率有逐年增高趋势,在普通儿科人群中为 3%~6%,在肥胖儿童中高达 20%~40%。

(一)病因

1.遗传

儿童肥胖和 MetS 是具有家族聚集性的多基因遗传性疾病。迄今,已发现 200 余种基因位点与肥胖、脂代谢和糖代谢紊乱以及 MetS 的发生相关。

2.环境因素

(1)宫内环境:宫内营养和发育不良,出生时小于胎龄(SGA)的儿童,容易发生儿童期或成年期 MetS;宫内营养过剩、出生时大于胎龄(LGA)或巨大儿也容易发生儿童期或成年期 MetS。宫内营养不良或过剩可通过影响胎儿胰岛 B 细胞的发育和功能、干扰胎儿的糖脂代谢、调节激素水平、调控基因的修饰与表达等多种途径影响胎儿的生长发育与物质代谢,对生后 MetS 的发病起着重要的推动作用。

(2)出生后环境:饮食及饮食行为:多食高糖、高脂肪、高胆固醇等高能量食物;喜食西式快餐和甜食;不吃早餐;进食量大、咀嚼少、速度快;非饥饿状态下常诱发进食动机;边看电视边进食及睡前进食等。生活习惯:动作迟缓、懒散、不运动;多坐少动;经常玩电脑、看电视;每天睡眠少于 8 小时。

(3)疾病:肥胖/超重、非酒精性脂肪性肝病、多囊卵巢综合征、黑棘皮病、高尿酸血症、阻塞性睡眠呼吸暂停等患者易患 MetS。

(二)诊断

1.病史

对出生小于胎龄儿、巨大儿等或有 MetS、2 型糖尿病(T₂DM)、血脂紊乱、心血管疾病(CVD)、高血压和肥胖家族史者或已经肥胖的儿童要注意发生 MetS 的可能。

2.临床表现

多见于年长儿及青少年,喜食肉类及油腻食品,多数活动较少,呈中心性肥胖,腰围大于同年龄同性别 95 百分位,胸腹部脂肪堆积,较多患儿颈部、腋下或肘部皮肤褐色或黑色色素沉着,表皮增厚,初起时常被认为皮肤不洁,属良性黑棘皮病,是胰岛素抵抗的皮肤表现。部分患儿有血压升高(处于同年龄同性别 P_{90} 或 P_{95} 以上),部分患儿空腹血糖升高或口服葡萄糖耐量试验(OGTT)显示糖耐量受损或 T₂DM,部分患儿有脂代谢紊乱(包括高胆固醇、高甘油三酯、高低密度脂蛋白胆固醇和低高密度脂蛋白胆固醇)。很多患儿有高胰岛素血症。

3.诊断标准

(1)≥10岁儿童青少年MetS诊断标准:中心性肥胖(WC≥同年龄同性别P_{90})为儿童青少年MetS基本和必备条件,同时具备至少下列2项:

①高血糖:a.空腹血糖受损(IFG)即空腹血糖≥5.6mmol/L;b.糖耐量受损(IGT)即口服葡萄糖耐量试验(OGTT)或餐后2小时血糖≥7.8mmol/L但<11.1mmol/L。

②高血压:收缩压≥同年龄同性别P_{95}或舒张压≥同年龄同性别P_{95}。

③低高密度脂蛋白胆固醇(HDL-C<1.03mmol/L)或高非高密度脂蛋白胆固醇*(non-HDL-C≥3.76mmol/L)。

④高甘油三酯(TG≥1.47mmol/L)。

为帮助临床医师通过一般体检快速识别中心性肥胖,建议采纳腰围身高比(WHtR)指标。WHtR切点,男童取0.48、女童取0.46比较合适。高血压的快速识别:收缩压≥130mmHg,舒张压≥85mmHg。这两项指标主要用于中心性肥胖和高血压的快速筛查,如需明确诊断及研究,仍需查WC和高血压的各年龄段百分位值表。(*高非高密度脂蛋白胆固醇为总胆固醇减去高密度胆固醇脂蛋白,囊括了除高密度胆固醇脂蛋白以外的所有胆固醇脂蛋白。)

(2)6≤年龄<10(岁)儿童CVD危险因素异常界值:这个年龄段儿童的生理特征处于快速变化中,不宜轻易诊断MetS。然而,近期临床研究发现,该组肥胖儿童已经暴露多项代谢异常,故提出CVD危险因素并予以明确界定:

①肥胖:体重指数(BMI)>95百分位(P_{95})或腰围(WC)>P_{95}。

②高血压:血压>P_{95};快速识别:收缩压≥120mmHg或舒张压≥80mmHg。

③脂代谢紊乱:a.低高密度脂蛋白胆固醇(低HDL-C)<1.03mmol/L(40mg/dL);b.高非高密度脂蛋白胆固醇(高nonHDL-C)≥3.76mmol/L(145mg/dL);c.高甘油三酯(高TG)≥1.47mmol/L(130mg/dL)。

④高血糖:空腹血糖(FBG)≥5.6mmol/L(126mg/dL),建议行OGTT。

有以上问题的儿童建议尽早予以生活方式干预,在儿童期逆转各项异常指标,防止和减缓MetS的发生。

(三)鉴别诊断

1.2型糖尿病(T_2DM)

也好发于年长的肥胖儿童,多数可无多饮、多尿、多食或体重下降等糖尿病的典型症状,临床鉴别较困难。但T_2DM是一种以高血糖为主要生化特征的全身慢性代谢性疾病,以胰岛素抵抗为主,伴或不伴有胰岛素合成和分泌不足。空腹血糖≥7.0mmol/L,餐后血糖或口服葡萄糖耐量试验2小时血糖≥11.1mmol/L。糖尿病可引起糖、蛋白质、脂肪、水及电解质的代谢紊乱,严重者导致酸碱平衡紊乱,久病者常伴有心脑血管、肾、眼及神经等病变。

2.继发性高血压

肥胖儿童有高血压时,首先应该排除继发性高血压,特别是中、重度高血压。儿童继发性高血压主要见于:

(1)肾性高血压:急性和慢性肾炎、肾肿瘤(肾胚胎瘤、肾孤立性囊肿等)、肾动脉异常(肾动脉狭窄、动脉瘤、动静脉瘘、肾动脉血栓等)、单侧肾实质病变(肾盂积水、肾盂肾炎)、肾外伤、肾静脉血栓等。

(2)心血管系统疾病:主动脉缩窄(上肢血压升高,下肢血压降低)、大动脉炎等。

(3)内分泌疾病:嗜铬细胞瘤、先天性肾上腺皮质增生症、原发性醛固酮增多症等。

3.家族性高胆固醇血症

是一种常染色体显性遗传性疾病,其特征为低密度脂蛋白(LDL)-胆固醇水平明显升高,在身体的许多部位发生皮肤黄色瘤和肌腱黄色瘤,常早发冠心病,家族中往往有 2 名或 2 名以上成员血浆胆固醇升高。

4.家族性高甘油三酯血症

常同时合并有肥胖、高尿酸血症和糖耐量异常,是一种常染色体显性遗传性疾病。血浆中甘油三酯水平通常高达 3.4～9.0mmol/L。极低密度脂蛋白(VLDL)中的载脂蛋白含量正常,其中胆固醇与甘油三酯的比例低于 0.25。家族性高甘油三酯血症患者的另一个特征是血浆低密度脂蛋白胆固醇(LDL-C)和高密度脂蛋白胆固醇(HDL-C)水平低于一般人群的平均值。家族其他成员有类似表现。

(四)治疗

代谢综合征的预防和治疗最主要是识别高危因素、防治肥胖、控制血压、纠正血脂和血糖异常。儿童青少年期 MetS 的预防关键是防治肥胖。应从胎儿期开始,幼儿期加强,以控制体重为基本理念,以行为矫正为关键,以生活方式干预包括饮食调整和运动健康教育为主要手段,是一个长期持续的系统工程。

1.生活方式干预

根据患儿及家庭情况制订个体化方案,通过饮食控制和有规律的体育锻炼达到控制体重并逐渐减重(减 5%～10%体重)的目的。通过低糖或低脂饮食控制总的热量摄入:控制碳水化合物,限制饱和脂肪酸、反式脂肪酸及胆固醇的摄入,增加食物中黏性纤维、植物甾醇(脂)的含量。减轻体重有利于各项代谢指标的改善。

(1)饮食处方:参照 2011 年中国营养学会全新修订的《中国居民膳食指南》幼儿与学龄前儿童、学龄儿童和青少年的平衡膳食指南,要求儿童青少年在饮食中保持食物的多样化,注意荤素搭配、粗细搭配、保证鱼、肉、奶、豆类和蔬菜的摄入。超重和肥胖儿童适宜吃新鲜蔬菜和水果、鱼、虾、蛋、奶、牛肉、禽类、肝、豆腐、豆浆、喝白开水、不添加糖的鲜果蔬汁;少吃含氢化植物油的各种糕点、糖果、蜜饯、巧克力、冷饮、甜点心、膨化食品、西式快餐、肥肉、黄油、油炸食品、各种含糖饮料。

(2)运动处方:长期有规律的运动有利于培养儿童青少年健康的生活方式,这不仅可以防治儿童青少年期肥胖,而且可以延续至成年期,使其终生受益。在设计运动项目时,首先应对其进行医学检查,若有心肺功能异常,严重高血压者则谨慎运动或避免剧烈运动;活动前后至少要各做 5 分钟的准备活动和恢复活动;有氧运动和力量运动、柔韧性训练相互结合、相互穿插进行;注意调动儿童的兴趣和积极性;活动要循序渐进,更要长期坚持。运动强度可以用脉搏来衡量。有氧运动时脉搏应达到最大心率的 60%～75%,可参照公式:脉搏=(220－年龄)×(60%～75%)。

(3)行为矫正处方:行为矫正的目的是改变肥胖儿童青少年不健康的行为,需要家长以身作则,并与医务人员一起对孩子进行心理疏导、拒绝诱惑、实行监督、给予鼓励、抵制和反对伪科学和虚假的商业性"减肥"宣传等,帮助其建立健康的生活方式来达到控制体重的目的。

2.药物干预

(1)糖代谢紊乱患儿的治疗:对处于糖尿病前期的患儿(空腹血糖受损或糖耐量异常),经3个月有效的生活方式干预后,代谢异常指标仍无法逆转的 10 岁及以上患者,建议使用二甲双胍治疗,每次 500mg,每天 2～3 次,最大剂量每天 2000mg。对 10 岁及以上 T_2DM 患儿或糖代谢严重受损的糖尿病前期患儿(空腹血糖和糖耐量同时受损:IFG＋IGT),再加以下任何一项危险因素如高血压、高 TG、低 HDL-C、糖化血红蛋白(HbAlc)＞6％或一级亲属有糖尿病者,应立即给予二甲双胍治疗。对所有糖尿病及糖尿病前期患儿都应 3～6 个月随访一次,复查空腹血糖和 HbAlc。糖尿病前期患儿至少 1 次/年重复 OGTT 试验。

(2)对高血压患儿的治疗:在开始高血压治疗之前,首先必须排除继发性高血压。对于原发性高血压,根据不同血压水平及高血压靶器官受损情况,启动相应的抗高血压治疗。目前国际上统一采用 P_{90}、P_{95}、P_{99} 分别作为诊断"正常高值血压""高血压"和"严重高血压"标准。对于"正常高值血压"和"高血压",应先针对引起高血压的高危因素(肥胖、摄盐过多、静态生活等)进行干预,非药物治疗措施:①控制体重并逐渐减重(每个月 1～2kg),尽量使腰围＜P_{75};②增加有氧锻炼,减少静态时间;③调整饮食结构(包括限盐),建立健康饮食习惯。若 6 个月后仍未达标,应启动药物治疗或请儿科心血管专家会诊。

对于合并下述 1 种及以上情况,则在非药物治疗措施基础上启动药物治疗:严重高血压(高血压 2 级);出现高血压临床症状;出现高血压靶器官的损害;合并糖尿病;非药物干预 6 个月无效者。高血压治疗目标:一般来说,首先使血压下降到年龄性别段的 P_{95} 以下,逐渐下降到安全的 P_{90} 以下。

抗高血压药物:首选药物:血管紧张素转化酶抑制剂或血管紧张素 Ⅱ 受体阻断剂;其次为钙通道阻滞剂、β 受体阻断剂和利尿剂。

(3)对血脂异常患儿的治疗:对于轻中度血脂异常,饮食治疗可使血脂降至正常,对于重度及部分中度血脂异常则可能须在饮食控制的前提下进行药物干预才能达到治疗目标值。考虑到药物副作用、费用及缺乏明确的前瞻性资料说明其在儿童 CHD 预防中的作用,只有少部分儿童和青少年将采用药物治疗,不可滥用,必须充分了解药物治疗的适应证。建议推荐至专业血脂中心进行治疗。

五、儿童肥胖症

随着经济的发展和社会的快速转型以及人民生活水平的提高,儿童肥胖症的发病率明显增高。儿童肥胖症是指儿童体内过多的能量以脂肪的形式储存,身体脂肪重量超标并与高脂血症、高血压、糖尿病以及心血管疾病患病风险增高相关的一种疾病。

(一)病因

肥胖是多种因素共同作用的结果。遗传因素在肥胖的形成过程中起着重要作用,但是否出现肥胖决定于个体对环境因素作用的易感性。①遗传因素:目前公认控制体重重要的单基因为瘦素、瘦素受体、阿片促黑素皮质素原（POMC）、激素原转换酶1（PC1）、黑素皮质素受体3和4（MC3R和MC4R）以及转录因子单一同源物（SIM1）。但大多数肥胖属多基因遗传，是多种基因作用相加的结果，目前已发现600余种基因位点与肥胖有关；也有研究发现表观遗传学变化，即DNA甲基化或在DNA基因调控区域的组蛋白甲基化影响肥胖的发生。②宫内环境及出生体重：孕母肥胖、糖尿病和吸烟以及出生时小于胎龄或大于胎龄的儿童均会增加肥胖的发病风险。③饮食和生活方式不当：摄入过多的高脂肪和高热量食物，进食过快、不吃早饭、体力活动少、久坐等。④睡眠时间过多或过少：睡眠通过调节体内稳态的多种激素影响儿童体块指数和胰岛素敏感性。⑤家庭社会因素：家庭收入、经济状况、居住地区、家庭成员职业和受教育程度等家庭社会因素均影响儿童肥胖的发生。⑥肠道菌群与肥胖的发生也有密切的联系。

（二）诊断

1.病史

特别要注意有无肥胖家族史、出生时体重、有无内分泌和遗传代谢性疾病以及中枢神经系统疾病，有无服用糖皮质激素、赛庚啶、2-丙基戊酸钠和孕酮等药物史。

2.临床表现

大多数儿童肥胖属于单纯性肥胖，可发生于任何年龄的小儿，但最常见于婴儿期、青春前期和青春期。肥胖儿童一般食欲极佳，进食快，食量大，口味偏重，多喜欢肉食、油炸食物或甜食。懒动、喜卧或由于各种其他原因造成的活动减少。严重肥胖者有疲乏感，活动后气短、心悸或腿痛，因而更不愿意活动，形成恶性循环。查体发现体脂分布均匀，重者胸腹、臀部、大腿脂肪过多。皮肤有紫纹或白纹，黑棘皮病也很常见，表现为皮肤过度色素沉着、增厚并有皱纹，这是胰岛素抵抗的皮肤特征。男孩因为大腿会阴部脂肪过多，阴茎埋于脂肪组织中而表现为阴茎过小。少数严重肥胖儿可出现扁平足和（或）膝内翻。

3.儿童脂肪测量方法

一些直接测量法，如双能X线（DEXA）、计算机体层断层扫描（CT）、生物电阻抗法（BIA）等可直接、准确地测量体内脂肪含量及分布，但由于价格昂贵、操作烦琐且涉及放射线问题，不适合儿童青少年大规模流行病学调查和诊断。儿童一般应用间接测量法，如身高别体质量、皮褶厚度、腰围、腰臀围比、腰围身高比和体质指数。磁共振氢谱（1HMRS）可定量检测并评价肝细胞内脂肪含量，在肥胖儿童非酒精性脂肪肝病的早期诊断上开始崭露头角。

4.肥胖诊断指标

常用的有以下几项：

（1）体重指数（BMI）：BMI＝体重（kg）/身高的平方（m²），是诊断和筛查儿童青少年肥胖最简便的指标。推荐BMI≥同年龄、同性别第95百分位数（P_{95}）为肥胖，≥第85百分位数（P_{85}）为超重。

（2）身高别体重（WFH）：主要用于10岁以下儿童的脂肪测量，有两种表示方法：①比率：比率＝［（观察值－理想体质量）/理想体质量］×100％，以理想体质量的120％（即超过理想体质量的20％）定为判别儿童肥胖的切点，体重超过同性别、同身高参照人群均值10％～19％为超重；超过20％可诊断为肥胖症，20％～29％为轻度肥胖，30％～49％为中度肥胖，超过50％

为重度肥胖。②Z值(Z-Score):Z值＝(观察值-参考人群的平均值)/参考人群的标准差,以 Z 值≥1.96(P_{95})作为儿童肥胖的诊断界点。需要注意的是,Z 值等于 0 时相当于参照人群的 P_{50},而 Z 值等于 2 时则大约相当于 P_{98}。

(3)腰围(WC):腰围是判断肥胖特别是中心性肥胖的重要指标,儿童腰围≥同年龄、同性别 P_{90} 考虑为中心性肥胖。

(4)腰围身高比(WHtR):将身高的因素予以考虑,对处于生长发育期的儿童青少年具有更好的应用价值。需要根据不同的地区、性别和年龄指定其切点值。中国儿童青少年WHtR,女童≥0.46、男童≥0.48 作为中心性肥胖的筛查指标较好。

(三)鉴别诊断

虽然大多儿童肥胖属于单纯性肥胖,但需排除其他疾病因素后方能诊断。因此需要与其他原因所致的肥胖鉴别。

1.Prader-Willi 综合征

又称肥胖-生殖无能-肌张力低下综合征,患儿生长发育迟缓,身材矮小,智力低下,肌张力低下。婴儿期喂养困难,语言发育差;婴儿期后食欲旺盛,过度肥胖;双额间距狭窄,杏仁形眼裂,上唇薄,嘴角向下,小手和小脚,青春期延迟,性腺功能低下;具有糖尿病倾向。

2.Bardet-Biedl 综合征

又称性幼稚多指畸形综合征,患儿肥胖,智力低下,色素性视网膜炎,性腺发育不良,肾脏结构和功能异常;多指(趾)畸形;部分患儿有糖尿病。

3.Alstrom 综合征

又称肥胖-视网膜变性-糖尿病综合征,患儿主要表现为色素视网膜炎,视力减退甚至失明,神经性耳聋、肥胖、糖尿病、尿崩症。患儿无多指畸形和智力低下。

4.SIM1 缺失综合征

临床表现与 Prader-Willi 综合征有相同之处:肌张力低下,肥胖,过多摄食,发育迟缓,杏仁形眼裂,斜视,上唇薄,性腺功能低下。但是该病患儿还具有心脏和神经系统的异常,二尖瓣及主动脉瓣狭窄,右束支传导阻滞,脑回过多,脑白质软化症,癫痫和听力丧失。

5.Albright 遗传性骨营养不良症

此病又称假性甲状旁腺功能减退Ⅰa型,患儿可有智力减退并呈特殊体态如身材粗矮、肥胖、圆脸、颈粗短、指(趾)短小畸形。最主要的是甲状旁腺功能减退症的特征(低血钙、高血磷、尿钙、尿磷降低,手足搐搦等),血清甲状旁腺激素高于正常,靶组织对生物活性甲状旁腺激素无反应。

6.Frohlich 综合征

又称肥胖性生殖无能综合征,儿童肥胖多始于 10 岁以后,乳房、下腹部、外生殖器附近脂肪堆积尤为明显;性发育不全,第二性征发育延迟或不发育,身高不增,可有颅内压增高症状。

7.多囊卵巢综合征

女孩肥胖,月经量少、周期延长,甚至出现闭经;多毛,不孕和黑棘皮病;血睾酮增高;盆腔B超示卵巢增大,可有多囊。

8.皮质醇增多症

又称库欣综合征,患儿出现向心性肥胖,满月脸,水牛背,皮肤紫纹,高血压,生长停滞;血皮质醇增高,肾上腺 B 超和 CT 可发现肾上腺皮质增生、腺瘤或腺癌。

9.药物影响

大剂量长期应用糖皮质激素会造成向心性肥胖和内脏脂肪的堆积,赛庚啶、2-丙基戊酸钠和孕酮有增加体重可能,一些新型抗精神病药物可以导致体重快速增长。

(四)治疗

1.生活方式干预

是儿童肥胖症的基础治疗,包括饮食、体育运动和日常行为干预。通过生活方式干预控制体重对预防成年期 2 型糖尿病的发生以及改善心血管功能都有重要作用。

(1)在保证儿童生长发育所需营养的前提下,控制总热量摄入,采用低脂肪、低糖、高蛋白饮食,限制饱和脂肪酸、反式脂肪酸及胆固醇的摄入,增加食物中黏性纤维、植物甾醇(脂)的含量,提供适量维生素和微量元素,适当增加水果和蔬菜的摄入。14 岁以下儿童初期总热量:1000＋年龄×50～60(kcal),以体重不增加为目标,而不能使儿童体重急剧下降;之后再根据体质情况逐渐减少热量摄入,下降体重期每天所需的热量可参照下列标准:5～10 岁:3324～4184kJ(794～1000kcal);10～14 岁:4184～5020kJ(1000～1200kcal);＞14 岁:5020kJ(1200kcal)。如遇饥饿,可适量进食黄瓜、西红柿、苹果等蔬菜和水果。低热量食谱不能长期使用,体重正常后应逐渐恢复正常饮食和热量。建立良好的饮食习惯,平衡膳食,尽量避免煎炸食品,避免狼吞虎咽的进食方式,晚餐食量不超过总食量的 30％,早餐应达到 35％。

(2)限制久坐行为,控制看电视、玩电脑的时间,鼓励多进行室外运动。

(3)保证学龄期孩子的睡眠时间。每天夜间睡眠时间:小学生 9～10 小时,中学生至少 8～9 小时。

2.药物治疗

减肥药不适合于儿童。二甲双胍等药物主要用于已有胰岛素抵抗、出现并发症的肥胖儿童。

3.并发症的筛查与预防

超重和肥胖的儿童对可能的并发症,如糖尿病、高脂血症、高血压等要进行定期筛查,对高危患儿即对超重儿童伴有如下因素者:①一级或二级亲属患 2 型糖尿病家族史;②属于某些种族(印第安人、非裔、西班牙人、亚裔);③有胰岛素抵抗体征或患有胰岛素抵抗相关疾病(黑棘皮病、高血压、高脂血症、多囊卵巢综合征、小于胎龄儿)在 10 岁或青春期开始筛查,每 2 年一次。检查项目包括:空腹血糖、口服葡萄糖耐量试验、糖化血红蛋白、血脂全套等。

第四节　肾上腺疾病

一、先天性肾上腺皮质增生症

先天性肾上腺皮质增生症(CAH)是一组因肾上腺皮质激素合成途径中酶缺陷引起的先

天性异常代谢性疾病。

（一）病因

肾上腺皮质激素合成过程中的酶缺陷,如 21-羟化酶、11β-羟化酶、17-羟化酶、3β-羟类固醇脱氢酶、18-羟化酶等。21-羟化酶缺乏症(21-OHD)是 CAH 中最常见的一种类型,约占 95%。

（二）临床表现

1.单纯男性化型

酶活性大部分缺乏。女性表现为假两性畸形,出生时即呈现程度不同的外生殖器男性化。男性表现为假性性早熟,出生时可无症状,生后 6 个月以后出现性早熟征象。男、女童均出现身高增长加速,骨龄超前,成年后身材矮小,可有皮肤黏膜色素沉着,无失盐症状。

2.失盐型

酶活性完全缺乏。患儿除具有男性化表现及皮肤黏膜明显色素沉着外,生后不久(多出现于生后 1~4 周)即可出现拒食、呕吐、腹泻、体重不增或下降、脱水、低血钠、高血钾、代谢性酸中毒等失盐症状,若治疗不及时,可因循环衰竭而死亡。

3.非典型(或迟发型)

酶活性轻度缺乏。年幼时常无症状,至儿童期或青春期才出现男性化表现。男童表现为阴毛早现、性早熟、生长加速、骨龄提前;女童表现为初潮延迟、原发性闭经、多毛症及不育症等。

（三）辅助检查

(1)血皮质醇水平低于正常或正常,促肾上腺皮质激素(ACTH)水平不同程度升高。

(2)血 17-羟孕酮(17-OHP)、孕酮、脱氢表雄酮(DHEA)、雄烯二酮、睾酮水平增高,血脱氧皮质酮(DOC)水平正常或下降。

(3)尿 17 酮类固醇(17-KS)水平升高,17-羟类固醇(17-OHCS)水平下降。

(4)血浆肾素(PRA)水平不同程度升高,血管紧张素(Aldo)水平常下降。

(5)血钠降低,血钾升高,代谢性酸中毒。

(6)心电图:高钾血症表现为 T 波高尖,Q-T 间期缩短。还可出现窦性心动过缓、传导阻滞和异位心律失常,如心室期前收缩和心室颤动。

(7)肾上腺超声:肾上腺正常或增大。

(8)外生殖器畸形者须进行染色体核型检查以确定性别。

(9)基因分析:21-羟化酶基因(CYP21)存在错义突变。

（四）鉴别诊断

1.先天性肥厚性幽门狭窄

与失盐型鉴别,两者均有呕吐和脱水,但先天性肥厚性幽门狭窄为喷射性呕吐,无皮肤色素沉着和外生殖器畸形及肾上腺皮质激素异常,超声及钡剂造影可发现幽门狭窄。

2.Addison 病

与失盐型鉴别,两者均有肾上腺功能不全和皮肤色素沉着,但 Addison 病无外生殖器异常,雄性激素水平不高,17-OHP 水平正常。

3.中枢性性早熟

与男性单纯男性化型患儿鉴别,两者均有阴茎增粗增长、阴毛发育,但中枢性性早熟患儿阴茎和睾丸同时增大,血 17-OHP 正常,LH、FSH 升高。

4.真两性畸形

与女性单纯男性化型患儿鉴别,两者外生殖器均可男性化,但真两性畸形患儿血睾酮水平正常。

5.肾上腺肿瘤

与单纯男性化型患儿鉴别,肾上腺肿瘤患儿血睾酮升高,不能被地塞米松抑制,血 17-OHP 不高,超声或 CT 检查可发现肾上腺占位性病变。

6.多囊卵巢综合征

与女性非典型 CAH 患儿鉴别,多囊卵巢综合征具有雄激素增高的表现,常伴有胰岛素抵抗,超声提示多囊卵巢,17-OHP 水平正常。

(五)治疗

1.一般治疗

(1)护理:对于急诊患儿,应快速建立静脉通路,积极、准确地补液,及时、准确采集标本,严密观察病情,在应用大剂量氢化可的松治疗的过程中,应注意观察患儿有无面部及全身皮肤发红,以及有无激素所致的精神症状等出现。

(2)营养管理:由护士对患儿的营养状况进行初始评估,一般 CAH 患儿都有营养不良的风险,护士向主管医师报告后通知营养科医师会诊,临床营养医师完成营养专业评估,与主管医师、患者、家属及其他与患儿饮食营养服务有关人员共同制订营养治疗方案,按照已制订的营养治疗方案对患儿进行营养治疗,同时进行与营养治疗相关的健康教育。

(3)心理治疗:在疾病确诊后向家长详细介绍病因、预后,帮助家长树立信心。

2.药物治疗

(1)糖皮质激素:可抑制下丘脑及垂体分泌过量的促肾上腺皮质激素释放激素及促肾上腺激素,抑制肾上腺产生过量的性激素。首选药物为氢化可的松,开始治疗时应给予大剂量以抑制明显升高的 ACTH,剂量为 $10\sim20mg/(m^2 \cdot d)$,分 2~3 次口服。糖皮质激素的剂量应维持在能充分抑制雄性激素、控制男性化症状体征、保持正常生长的最小剂量。儿童期治疗时剂量应依据激素水平及时调整,通常 17-羟孕酮控制在部分抑制的水平即可,浓度为 3~30nmol/L(100~1000ng/dL)。过量的糖皮质激素虽可使 17-羟孕酮处于正常水平,但可能导致医源性库欣综合征的发生。雄烯二酮及睾酮的水平应维持在与年龄、性别相适合的水平。其他能反映疗效的指标还包括骨龄的评定和生长曲线的监测等。

(2)盐皮质激素:可协同糖皮质激素的作用,使患儿 ACTH 分泌进一步减少。失盐型婴儿除糖皮质激素治疗外,还应给予盐皮质激素治疗,通常为 9α-氟氢可的松 0.05~0.15mg/d。

3.预防肾上腺皮质危象

在应激状态下糖皮质激素加量,如轻度感染时,糖皮质激素剂量可加大 1~2 倍,严重感染时,剂量可加大 3 倍。出现高热、呕吐等症状时,最好改为静脉途径给药。应激状态消除后,应在 3~5 天逐渐减为原维持治疗剂量。

二、库欣综合征

库欣综合征是一种较为罕见的疾病,是机体长期处于过高的糖皮质激素(主要为皮质醇)水平所引起的一类代谢紊乱的临床综合征。主要临床表现为满月脸、多血质、向心性肥胖、皮肤紫纹、痤疮和高血压等。医源性皮质醇增多远多于内分泌疾患。

(一)病因

按皮质醇增多是否依赖促肾上腺皮质激素(ACTH)进行分类。

1.ACTH 依赖型

引起皮质醇增多的病因不在肾上腺,而在下丘脑-垂体或其他部位,通过下述途径引起 ACTH 分泌过多,致使肾上腺皮质增生,由此导致临床一系列症状。

(1)垂体肿瘤:多数为垂体微腺瘤,多位于腺垂体。一种是自主性的,不依赖下丘脑产生的促肾上腺皮质激素释放激素(CRH);另一种依赖于 CRH,由于下丘脑分泌大量 CRH,长期 CRH 刺激可引起继发性垂体微腺瘤。少数为垂体大腺瘤或 ACTH 癌。

(2)垂体 ACTH 分泌细胞增生:下丘脑或更高级的中枢神经功能紊乱、蝶鞍旁神经肿瘤分泌 CRH 或下丘脑外异位分泌 CRH 的肿瘤大量分泌 CRH 而刺激垂体 ACTH 细胞增生。

(3)异位 ACTH 分泌综合征:由垂体以外的肿瘤组织(肺癌、胰腺癌、胸腺癌等)分泌过量的有生物活性的 ACTH 而促使肾上腺皮质增生。

2.非 ACTH 依赖型

引起皮质醇增多的病因为肾上腺本身或外源性。

(1)肾上腺腺瘤或癌:这些肿瘤呈自主性分泌,由于皮质醇增高,反馈性抑制了 ACTH,故 ACTH 水平低。直径>5cm 的肿瘤往往同时分泌盐皮质激素和性激素(雌激素或雄激素),还可表现高钠血症和高血压,男性乳房发育或男性化症状明显。肾上腺癌一般雄激素分泌较多,男性化症状明显。

(2)原发性肾上腺皮质增生症:大部分为结节性增生,呈自主性分泌。

(3)医源性皮质醇增多:因某种疾病应用肾上腺皮质激素剂量偏大,持续时间较长(3~4个月)时可出现库欣综合征。此时,肾上腺皮质已受抑制。

(二)诊断

1.临床表现

典型病例比较容易诊断,患者有特殊外貌,使人一看即可明确诊断,但有的病例需经过比较细致的实验检查,才能肯定诊断。

(1)肥胖:多呈向心性肥胖,以面、颈、躯干部比较明显,多数患者面部圆胖如满月形,红润多脂,常有痤疮;水牛背。

(2)皮肤:皮肤干、细薄,容易受伤及出血。于腋窝周围、下腹部、大腿上端、臀部或腰部两侧有时可见紫纹。如由于下丘脑和垂体功能紊乱或垂体肿瘤引起者,皮肤也可有类似艾迪生病的色素沉着;异位 ACTH 分泌综合征色素沉着更严重。

(3)生殖系统:青春期女孩可表现闭经、月经减少,并有不同程度的男性化现象,如多毛和阴毛早现。男性多表现为性欲减退、阳痿。如有显著的女性男性化或男性女性化,则要警惕肾上腺皮质癌的可能。

(4)高血压:50%~80%的病例有高血压,主要是水钠潴留引起,儿童患者较成人显著。

(5)肌肉骨骼异常:肌肉萎缩、骨质疏松。

(6)其他:身材矮小,免疫功能减弱,行为的改变以攻击他人为主,少数表现抑郁或焦虑。

2.辅助检查

包括实验室检查和特殊的药物试验。

(1)糖代谢紊乱:常表现为糖耐量减低,甚至 2 型糖尿病。

(2)血清电解质改变:醛固酮及皮质醇均有升高血钠、降低血钾和血氯以及使血浆二氧化碳结合力升高的作用。患儿皮质醇分泌很多时,可有显著的低血钾。

(3)尿 17-羟类固醇(17-OHCS):绝大多数患儿尿 17-OHCS 排量增加,少数病例由于尿中排量波动较大,常须作多次测定。

(4)尿 17-酮类固醇(17-KS):肾上腺皮质增生患儿仅轻度或中度增加,每天排量超过50mL 时,则应怀疑肾上腺皮质癌的可能。

(5)24 小时尿游离皮质醇增高,血浆皮质醇增高,和早晚节律改变,对诊断本病很有帮助。

(6)肾上腺 CT 或 MRI:对诊断皮质腺瘤或癌引起的库欣综合征很有帮助,肿瘤或癌均可清楚显示。

(7)地塞米松抑制试验:这是检查下丘脑-垂体-肾上腺轴能否被外源性地塞米松(Dx)抑制的方法,要求试验前 1 周停用所有激素类药物(包括皮质激素、性激素、生长激素等)和抗癫痫类药物。

①小剂量地塞米松抑制试验:a.过夜 1mg 地塞米松法:当日早晨 8 时和下午 4 时测血皮质醇和 ACTH,午夜(夜间 12 时左右)服用 1mg 地塞米松,次日早晨 8 时再检测上述项目。b.2 天小剂量法:第 1 天早晨 8 时测皮质醇,开始留 24 小时尿检测 17-OHCS 和游离皮质醇并作为对照;第 2 天早晨 8 时开始口服地塞米松,每 6 小时 1 次,每次 5μg/kg,共 8 次(每天 20μg/kg,总量不超过 2mg);第 4 天早晨测血皮质醇,并收集 24 小时尿检测 17-OHCS 和游离皮质醇。

单纯性肥胖患儿一般服用地塞米松后,尿 17-OHCS、游离皮质醇和血皮质醇下降至对照值 50%以下。若下降至对照值 50%以上,需做大剂量地塞米松抑制试验明确病因。

②大剂量地塞米松抑制试验:将上述 2 天小剂量法中的地塞米松剂量改为 20μg/kg(每天80μg/kg),其余步骤同小剂量法。

一般 ACTH 依赖型库欣综合征(如垂体微腺瘤、垂体 ACTH 分泌细胞增生)患儿的血皮质醇或尿 17-OHCS、游离皮质醇能被抑制至对照值的 50%以下,但是仅 5%异位 ACTH 分泌综合征的患儿能被抑制。肾上腺腺瘤和肾上腺癌患儿不能被抑制。

3.病因学诊断

当临床出现满月脸、多血质、向心性肥胖、皮肤紫纹、痤疮和高血压时诊断库欣综合征容易,但重要的是作出病因诊断,诊断步骤见诊断流程图。

(1)ACTH 依赖型肾上腺皮质增生症:症状发展缓慢,多血质,紫纹宽大,皮肤色素沉着。实验室检查尿 17-OHCS 增高,尿 17-KS 可正常,能被大剂量地塞米松抑制;ACTH 基础值升高,外源性 ACTH 刺激后,血浆皮质醇反应增加。垂体 MRI 检出率较高。

(2)肾上腺腺瘤:病程较短,多血质,紫纹相对较轻,皮肤色素淡。尿 17-KS 增高,雄激素、脱氢睾雄酮(DHEA)和硫酸脱氢睾雄酮(DHEAS)均增高。部分患儿 17-羟孕酮(17-OHP)水平可升高,升高的皮质醇一般不能被大剂量地塞米松抑制。ACTH 基础值降低,对外源性 ACTH 刺激后,皮质醇反应正常或呈轻度反应。肾上腺 CT 或 MRI 对肿瘤多能检出。

(3)肾上腺癌:多发生于<7 岁的儿童,病程进展快,有的患儿甚至无皮质醇增多的临床表现,但雄激素增多的男性化表现非常突出,如阴毛早现、多毛。可出现明显的低血钾和碱中毒。尿 17-KS 和 DHEAS 等升高明显,不能被大剂量地塞米松抑制,对 ACTH 无反应。

(4)异位 ACTH 分泌综合征:发病缓慢,有库欣综合征表现,皮肤色素沉着明显,可出现低血钾、碱中毒。17-KS、17-OHCS 可上升,恶性肿瘤患儿的皮质醇增多大部分不能被大剂量地塞米松抑制。ACTH 基础值升高,CRH 试验无反应。肿瘤定位需要影像学检查,如胸腹部 CT、MRI 等。也有用标记的放射性核素扫描进行肿瘤定位。

(三)鉴别诊断

1.单纯性肥胖

单纯性肥胖患儿可以出现一种或多种疑似皮质醇增多的临床表现,如:①高血压;②糖耐量受损;③痤疮和(或)多毛;④紫纹;⑤血浆皮质醇或尿 17-OHCS 高于正常。与库欣综合征不同的是,单纯性肥胖患儿无满月脸和水牛背,紫纹大多较淡、较细,增高的皮质醇或尿 17-OHCS 大多能被小剂量地塞米松抑制。

2.多囊卵巢综合征

可见于肥胖女孩中,一般有雄激素过高的表现,如多毛、痤疮,青春期月经量少或闭经。增高的尿 17-KS 和 17-OHCS 能被小剂量地塞米松抑制,但不能抑制睾酮的增高。盆腔 B 超可见多囊卵巢。

(四)治疗

根据不同病因采取相应治疗方案。

1.肾上腺腺瘤

病侧肾上腺应进行手术切除。对侧肾上腺虽然解剖构造正常,但其功能长期以来处于低下状态,有一些甚至已出现萎缩。这是因为肿瘤自主性分泌激素,ACTH 受抑制。患儿在手术中和手术后都需要一段时间的皮质醇补充治疗,先静脉后口服,并逐渐减至维持量,6~12 个月以后待自身肾上腺皮质功能恢复后才能逐渐停药。少数患儿因肾上腺皮质永久性萎缩,不能维持正常的激素水平而需终生补充治疗。

2.肾上腺腺癌

本病预后较差,无转移者尽可能彻底切除癌肿;有转移者一般行双侧肾上腺切除术加化疗;只能切除部分癌肿者需要加用化疗。生存率短者仅数月,仅少数超过 5 年。

3.肾上腺皮质增生

根据病情的轻重以及有无垂体肿瘤决定治疗方案。垂体微腺瘤患儿可以选择手术,也可以选择垂体放射治疗,均有可能发生继发性垂体功能减退;γ-刀及定向计算机辅助直线加速器(光子刀)治疗的缓解率高达 80% 以上,不良反应相对较少。垂体微腺瘤、肾上腺皮质增生明显的患儿,为了有效控制病情,可以选择单侧或双侧肾上腺切除加垂体放射治疗或 γ-刀,术后可能需要皮质激素补充治疗较长时间甚至终生。只对复发患儿作双侧肾上腺全切除术,优点是没有再复发之虞;缺点是患儿在短时间内由肾上腺功能亢进突然变为功能不全,而终生要依靠皮质激素补充治疗。

4.异位 ACTH 分泌综合征

关键是手术去除原发病灶。

此外,对于低血钾和糖尿病,应根据具体情况补钾和使用胰岛素。术后电解质紊乱用一般方法难以纠正时需要口服氟氢可的松,每天 0.1～0.2mg。

5.肾上腺危象的防治

肾上腺手术的患儿要注意防止发生肾上腺危象。所有的库欣综合征患者,不论其病因是肿瘤还是增生,在手术时和手术后均须使用皮质激素补充治疗。肿瘤患者术后补充治疗至少需要 6 个月左右;增生患者如做双侧肾上腺全切除,术后要终生补充治疗。肾上腺大部切除术后也可以发生永久性肾上腺皮质功能减退,也需要长期补充治疗。

三、肾上腺危象

肾上腺危象,即急性肾上腺皮质功能减退症,又称阿狄森危象,是由于各种原因引起肾上腺皮质突然分泌足或缺乏所表现的临床症状群。常见病因有:①急性肾上腺皮质出血坏死:严重感染是最严重、最常见的原因,致病菌以脑膜炎双球菌为常见,其次为流行性感冒杆菌、肺炎双球菌、金黄色葡萄球菌、肾综合征出血热、甲型溶血性链球菌等,其机制是导致肾上腺静脉细菌性血栓形成和(或)细菌毒素及其引发的血管内凝血,致肾上腺皮质坏死、出血;Waterhouse-Friderchsem 在本世纪对此型首先加以描述,故又称华-费综合征;此外,由于新生儿凝血酶原低下,当其发生产伤、窒息时以及全身出血性疾病,如原发性血小板减少性紫癜、白血病或抗凝治疗等也可导致肾上腺出血。②原发性肾上腺皮质功能发育不良(如先天性肾上腺酶系统缺乏)及原发 Addison 病或长期使用皮质激素治疗的患儿,由于手术、感染、创伤、大汗、过劳、呕吐、腹泻、饥饿、变态反应等应激或突然药物中断,导致皮质激素分泌不足或缺乏。③肾上腺双侧全切或一侧全切、另侧 90% 以上次全切后或单侧肿瘤切除而对侧已萎缩者,未能给予合理的替代治疗均可发生本症。由于皮质激素是维持人的生命活动所必需,正常人在应激状况下皮质醇分泌增加 10 倍于基础水平,达 300mg/d 以上,当患儿存在皮质功能减退或破坏时,在应激状态下,皮质激素不仅没有相应的增加,反而严重不足,盐皮质激素不足时,肾小管重吸收 Na^+ 不足,出现失钠失水;糖尿病皮质激素不足时,除糖异生减弱外,也可导致水盐的丢失,使患儿出现血容量减少,血压下降,甚至虚脱和休克,引起危象。一般来说,本症病程呈不可逆,尤其在新生儿如不及时治疗,可在数日内死亡。

(一)诊断

1.病史

患儿发病前可有严重感染(如流行性脑脊髓膜炎、败血症等)、全身出血性疾病、窒息、产伤及慢性肾上腺皮质功能减退如原发性肾上腺皮质功能发育不发(如先天性肾上腺酶系统缺乏)

或原发 Addison 病等疾病基础或在肾上腺手术及长期使用皮质激素治疗史,同时还可有感染、外伤、呕吐、腹泻、饥饿、突然药物中断等诱发因素。这些资料对于病因诊断甚为重要。

2.临床表现

患儿可在原有疾病的基础上,出现烦躁不安或全身无力、嗜睡、体重下降、头痛、腹痛、腹胀、恶心、呕吐、腹泻、高热或体温不升、呼吸加快、口唇末梢发绀、血压下降甚至休克、意识障碍、昏迷等。但不同病因引起者各有其特点。

(1)原发性肾上腺皮质功能发育不全者,常有家族史,在生后短期内出现呕吐、恶心、体重不增、喂养困难、嗜睡、低体温、循环衰竭等急性失盐症状。如诊断治疗不及时可在 24～72 小时内死亡。

(2)严重感染性华-费综合征患儿常以高热、皮肤瘀斑、顽固性休克伴意识障碍为突出表现,且常发生弥散性血管内凝血(DIC),与原发病症状交错不易分清。

(3)肾上腺手术切除后或长期应用皮质醇激素患儿,发生肾上腺危象则常有明确应激诱因及中断用药的病史。手术切除后的危象有两种症状群:①糖皮质激素缺乏症,出现于停药后 1～2 天,以厌食、腹胀、恶心、疲乏、嗜睡、肌肉僵痛、血压下降、体温上升等为主要表现,严重者可有虚脱、休克等循环衰竭表现;②盐皮质激素缺乏型,由于术后补钠不足,加上厌食、呕吐等因素,症状常在 5～6 天后出现,以乏力、肌肉抽搐、血压降低、血钠降低、体质量下降,血容量下降的发生本症。

(4)抗凝血治疗过程所致肾上腺出血及肾上腺静脉血栓者,腹痛颇为突出,但无腹肌紧张,一般早期无高热、休克及呼吸显著加速等表现。

(5)Addison 病患儿可有皮肤黏膜色素沉着。

3.辅助检查

(1)血象:嗜酸性粒细胞升高(达 $0.3×10^9/L$),感染和败血症患儿白细胞升高。

(2)血生化:血糖、血氯、血钠降低,血钾升高,钠:钾<30、血肌酐、尿素氮升高,血皮质醇降低。

(3)尿生化:尿钠、尿氯升高,尿钾降低,尿比重降低,尿 17-羟、17-酮皮质类固醇降低。

(4)影像学检查:腹部 X 线及肾上腺 CT 可发现某些 Addison 病患儿肾上腺区钙化和因出血或瘤转移等引起双侧肾上腺增大。

(5)心电图:有低血压、电解质紊乱引起的非特异性 ST-T 改变,如高血钾时出现 T 波高尖耸立,S-T 段下降,P-R 间期延长,心律失常。

(6)脑电图:正常或低电压,快频波减少。

(二)治疗

由于本症病情凶险,若不及时治疗,病死率极高,因此给患儿取血做相应的检查(血电解质、血糖、尿素氮等)后,立即开放静脉。若病情危重,先予治疗,再做详细诊断。急救原则:迅速补充肾上腺皮质激素、纠正水电解质酸碱平衡紊乱、积极进行抗休克及防止 DIC 等严重并发症等。

1.迅速补充皮质激素

迅速补充皮质激素是治疗的关键。强调在初 1～2 小时内迅速滴注可溶性皮质醇。用法:

氢化可的松 2mg/kg 或地塞米松 0.1～0.2mg/kg 加在生理盐水或 5％葡萄糖生理盐水中静脉滴注,6～8 小时可重复 1 次,在 24 小时可给 4 次。次日半量分次静脉滴注,6～8 小时可重复 1 次,在 24 小时可给 4 次。之后半量分次静脉滴注,连续 2～3 天,直到症状缓解逐渐减量,进食时改口服,逐渐减量至维持量。一般需要1～2周以上,应注意不要减量过速,以免病情反复、恶化。若上述处理后仍存在低血压和低血钠,可以补充盐皮质激素,如给予醋酸去氧皮质酮 1～2mg,肌内注射,能进食时给予醋酸氟氢可的松 0.05～0.2mg/d,直至低血压和低血钠被纠正。注意有无水肿、高血压,高血钠等不良作用的发生。

2.输液以纠正失水、低钠和低血压及酸碱平衡紊乱

存在明显循环衰竭时,先用 2∶1 等张含钠液 20mL/kg,总量不超过 300mL,于 30～60 分钟快速滴入,待血压上升,循环改善后,以 80～100mL/(kg·d)的输液量均匀滴入。一般情况下,轻、中度酸中毒不再给予碱性液体即可纠正,对于重度酸中毒,则需另加碱性液体纠正。随着酸中毒的纠正,高血钾症可得到纠正。在补液期间,应注意输液量、速度及成分应与患儿的脱水程度、性质及心功能状况相一致。

3.抗休克

经补液和激素治疗后不能纠正循环衰竭时,应及早给予血管活性物质。

4.去除诱因

有感染时应针对病因予以有效抗生素治疗。

5.对症治疗

给氧,使用各种对症措施,如镇静药等,但不宜给吗啡及巴比妥盐类等。

6.抗 DIC 治疗

诊断明确后及早采用肝素治疗。

本症的治疗反应一般是好的,多数在初 24 小时内即可控制。若控制不满意,多数因诱因未消除或伴有其他器官的严重衰竭或肾上腺危象的诊断不确切。

第五节 生长障碍疾病

一、生长激素缺乏症

身材矮小是指在相似生活环境下,儿童身高低于同种族、同年龄、同性别个体正常身高 2 个标准差(s)以上或者低于正常儿童生长曲线第 3 百分位数。在众多因素中,内分泌的生长激素(GH)对身高的影响起着十分重要的作用。患儿因 GH 缺乏所导致的矮小,称为生长激素缺乏症,以前又称为垂体性侏儒症。GH 缺乏症是儿科临床常见的内分泌疾病之一,大多为散发性,少部分为家族性遗传。

(一)流行病学

特发性 GH 缺乏症在英国、德国和法国人群中的发病率约为 18/100 万～24/100 万人,瑞

典的发病率约 62/100 万人,美国报道的发病率最高,约 287/100 万人。各国发病率的不同与诊断标准差异有关。在 20 世纪 80 年代末,北京协和医院调查了 103753 名年龄在 6～15 岁的中小学生身高,发现 202 人低于第 3 百分位数,其中 12 例诊断生长激素缺乏症,发病率为 115/100 万人。

(二)病理生理和病因分类

1.病理生理

(1)生长激素基因:生长激素由腺垂体嗜酸性粒细胞分泌,其基因 GH_1 的表达产物含 191 个氨基酸,分子量 22kD,属非糖基化蛋白质激素,GH 的半衰期为 15～30 分钟。人类 GH 基因定位于第 17 号染色体长臂 q22～24 区带,由 5 个外显子和 4 个内含子组成。GH 基因突变包括错义突变、无义突变及移码突变等。

(2)GH 的分泌:在胎龄 3 个月内,垂体尚无 GH 分泌,其后血中 GH 水平逐步增高。至 12 周时,GH 血浓度可达到 60μg/L,30 周时达 130μg/L,以后 GH 浓度逐渐下降,出生时为 30μg/L,以后进一步下降。GH 分泌一般呈脉冲式释放,昼夜波动大,在分泌低峰时,常难以测到,一般在夜间深睡眠后的早期分泌最高。在血循环中,大约 50% 的 CH 与生长激素结合蛋白(GHBP)结合,以 GH-GHBP 复合物的形式存在。

(3)GH 的分泌调节:在垂体生长激素细胞中,GH 基因的表达受三种下丘脑激素的控制:生长激素释放激素(GHRH)刺激 GH 释放,生长抑素则抑制 GH 释放,以及 Ghrelin 的调节。CHRH 和生长抑素的交替性分泌可以解释 GH 的节律性分泌。GH 的分泌高峰发生在 CHRH 的分泌高峰,同时又是生长抑素分泌的低谷。GH 分泌呈脉冲式,其高峰在睡眠期间。Ghrelin 由下丘脑的弓形核产生,胃部也产生较大量的 Ghrelin。GH 的释放受下丘脑-垂体-门脉循环和体循环的 Ghrelin 水平的影响,饥饿能刺激 Ghrelin 释放入体循环,而进食能抑制 Ghrelin 释放入体循环。

(4)GH 与受体的结合:GH 通过与靶细胞表面的受体分子相结合而发挥作用。GH 受体是一个具有 620 个氨基酸的单链分子;GH 受体有细胞外区,单体的跨膜区以及胞质区。细胞外区的蛋白水解片段,循环于血浆中,充当为一种 GH 结合蛋白。与细胞因子受体族的其他成分一样,GH 受体的胞质区缺乏内在的激酶活性,而 CH 的结合,可以诱导受体的二聚作用和一种与受体相连的 Jak2 的活性。该激酶和其他蛋白质底物的磷酸化作用可引起一系列的反应。

(5)GH 的生理作用:GH 的生理作用非常广泛,既促进生长,也调节代谢。其主要作用是:

①促进骨生长。

②促进蛋白质合成。

③促进脂肪降解。

④对糖代谢作用复杂,能减少外周组织对葡萄糖的利用,亦降低细胞对胰岛素的敏感性。

⑤促进水、矿物质代谢。

⑥促进脑功能效应,增强心肌功能,提高免疫功能等作用。

(6)类胰岛素生长因子-1(IGF-1):IGF-1 为肝脏对 GH 反应时产生的一种多肽,这是一种单链多肽,由 70 个氨基酸组成,基因定位于第 12 号染色体长臂,含有 6 个外显子,IGF-1 与胰岛素具有相当的同源性。血中 90% 的 IGF-1 由肝脏合成,其余由成纤维细胞及胶原等细胞在局部合成。GH 通过增加 IGF-1 的合成,介导其促进有丝分裂的作用。循环中的 IGF-1 与数种不同的结合蛋白相结合,其中主要的一种是分子量为 150kD 的复合物 IGFBP$_3$,IGFBP$_3$ 在 GH 缺乏症的儿童中是降低的,但在因其他原因引起矮小的儿童中则仍在正常范围。

2.病因分类

根据下丘脑-CH-IGF 生长轴功能缺陷,病因可分为原发性、继发性 GH 缺乏症,单纯性 GH 缺乏症或多种垂体激素缺乏。

(1)原发性

①遗传:正常生长激素功能的维持,需要下丘脑 GHRH 的分泌到 GH、IGF-1 的分泌,受体效应都要完整,目前下丘脑-垂体-IGF-1 轴的多种基因都已发现突变,导致功能障碍,包括与垂体发育有关的基因缺陷、GH、IGF-1 的编码基因和受体基因,例如 PROP-1、POU1F1、GHRH、GHRH 受体、GH、GH 受体、IGF-1 以及 IGF-1 受体等。

②特发性:下丘脑功能异常,神经递质.神经激素信号传导途径的缺陷。

各种先天原因引起的垂体不发育、发育不良,空蝶鞍及视中隔发育异常等。

(2)继发性

①肿瘤:下丘脑、垂体或颅内其他肿瘤,例如颅咽管瘤、神经纤维瘤以及错构瘤等可影响 GH 的分泌,造成 GH 缺乏。

②放射性损伤:下丘脑、垂体肿瘤放疗后,有一大部分存在生长激素缺乏,患急性淋巴细胞白血病的儿童,接受预防性头颅照光者也属于这一类。放疗和化疗引起典型的生长缓慢见于治疗 1～2 年后,由于 GH 缺乏,患者身高逐渐偏离正常。除 GH 缺乏外,亦可有 TSH 和 ACTH 缺乏发生。

③头部创伤:任何疾病损伤下丘脑、垂体柄及腺垂体均可导致垂体激素缺乏。由于这种病变是非选择性的,常存在多种垂体激素缺乏,例如在产伤、手术损伤以及颅底骨折等情况发生时。创伤还包括儿童受虐待、牵引产、缺氧及出血性梗死等损伤垂体、垂体柄及下丘脑。

(三)临床表现

GH 缺乏症的部分患儿出生时有难产史、窒息史或者胎位不正,以臀位和足位产多见。出生时身长正常,5 个月起出现生长减慢,1～2 岁明显。多于 2～3 岁后才引起注意。随年龄的增长,生长缓慢程度也增加,体型较实际年龄幼稚。自幼食欲低下。典型者矮小,皮下脂肪相对较多,腹脂堆积,圆脸,前额略突出,小下颌,上下部量正常、肢体匀称,高音调声音。学龄期身高年增长率不足 5cm,严重者仅 2～3cm,身高偏离在正常均数－2s 以下。患儿智力正常。出牙、换牙及骨龄落后。青春发育大多延缓(与骨龄成熟程度有关)。

伴有垂体其他促激素不足者,多为促性腺激素缺乏,表现为青春发育延缓,男孩小阴茎、小睾丸,女孩乳房不发育,原发闭经;若伴有 ACTH 缺乏,则常有皮肤色素沉着和严重的低血糖表现;伴有促甲状腺激素不足,则表现为甲状腺功能低下。部分病例伴有多饮多尿,呈部分性尿崩症。

多种垂体激素缺乏患者根据病因有不同的激素缺乏和相应的临床表现。垂体 MRI 表现多数为腺垂体发育不良,蝶鞍常增大或正常,但患者中也有少数表现出增大的垂体(腺垂体增生)、垂体囊性肿物(似颅咽管瘤或 Rathke 囊肿)或插入垂体前后叶之间的信号不增强的垂体肿物。

继发性 GHD 可发生于任何年龄,并伴有原发疾病的相应症状。当病变是一个进展性的肿瘤时,可有头痛、呕吐、视力障碍、行为异常、癫痫发作、多尿及生长障碍等表现。生长缓慢出现在神经系统症状体征出现前,尤其多见于颅咽管瘤。但以垂体激素缺乏症状为主诉就诊者仅约 10%。颅咽管瘤的儿童常见有视野缺损、视神经萎缩、视盘水肿及中枢神经瘫痪。外科手术后可首先出现垂体功能减退。

(四)实验室检查

1.血 GH 测定

血清 GH 呈脉冲式分泌,半衰期较短,随机取血检测 GH 无诊断价值,不能区别正常人与 GH 缺乏症。通过 GH 刺激试验,GH 缺乏或低水平可明确诊断。临床多采用药物激发试验来判断垂体分泌 GH 状况,常用药物激发剂有胰岛素、精氨酸、L-多巴及可乐定。由于各种药物激发 GH 反应途径不同,各种试验的敏感性及特异性亦有差异,故通常采用至少 2 种作用途径不同的药物进行激发试验才能作为判断的结果。当两个不同激发试验的 GH 峰值均低于 $10\mu g/L$ 时可确诊为 GHD。一般认为两种试验若 GH 峰值均$<5\mu g/L$,为完全性 GH 缺乏症;GH 峰值在 $5.1\sim9.9\mu g/L$ 为部分性 GH 缺乏;GH 峰值$\geq10\mu g/L$ 为正常反应。单次试验约有 20% 的正常儿童呈阴性反应。GH 激发试验前需禁食 8 小时以上。

2.血清 IGF-1 及 IGFBP$_3$ 测定

血循环中 IGF-1 大多与 IGFBP$_3$ 结合(95% 以上),IGFBP$_3$ 有运送和调节 IGF-1 的功能,两者分泌模式与 GH 不同,IGF-1 呈非脉冲性分泌和较少日夜波动,故血中浓度稳定,并与 GH 水平呈一致关系,是检测下丘脑-GH-IGF 生长轴功能的指标。IGF-1 浓度与年龄有关,亦受其他内分泌激素和营养状态影响。

3.影像学检查

颅脑磁共振显像(MRI)可显示蝶鞍容积大小,垂体前、后叶大小,可诊断垂体不发育、发育不良,空蝶鞍及视中隔发育不良等,在区分蝶鞍饱满还是空蝶鞍上 MRI 优于 CT。并且可发现颅咽管瘤、神经纤维瘤及错构瘤等肿瘤。生长激素缺乏者,骨成熟常明显延迟。骨龄落后实际年龄。TSH 和 GH 同时缺乏者骨龄延迟更加明显。

4.染色体检查

对女性矮小伴青春期发育延迟者应常规作染色体检查,以排除染色体病,如 Turner 综合征等。

5.其他垂体功能检查

除了确定 GHD 诊断外,根据临床表现可选择性地检测血 TSH、T$_3$、T$_4$、PRL、ACTH、皮质醇及 LHRH 激发试验等,以判断有无甲状腺和性腺激素等缺乏。垂体功能减退时血浆 PRL 水平升高,强烈提示病变在下丘脑而不是垂体。

(五)诊断与鉴别诊断

(1)对身高低于同种族、同年龄、同性别正常儿童平均身高 2 个标准差或第 3 百分位数以下者都应分析原因,仔细了解母亲孕期、围产期、喂养和疾病等情况,结合体格检查和实验室资料,进行综合分析诊断和鉴别诊断。GHD患儿的年增长速率往往<5cm,骨龄延迟一般可大于2年以上,GH激发峰值<10μg/L。

(2)家族性矮小症:父母身高都矮,身高常在第3百分位数左右,但其年增长速率>5cm,骨龄与年龄相称,智能与性发育均正常,GH激发峰值>10μg/L。

(3)体质性青春期延迟:属正常发育中的一种变异,较为常见。多见男孩。出生时及生后数年生长无异常,以后则逐年的身高增长及成熟缓慢,尤于青春发育前或即将进入青春发育期时,性发育出现可延迟数年。骨龄落后与性发育延迟相关,亦与身高平行。父母中大多有类似既往史。

(4)宫内发育迟缓:本症可由母孕期营养或供氧不足、胎盘存在病理性因素、宫内感染以及胎儿基因组遗传印迹等因素导致胎儿宫内发育障碍。初生时多为足月小样儿,散发起病,无家族史,亦无内分泌异常。出生后极易发生低血糖,生长缓慢。

(5)染色体异常:典型Turner综合征不难鉴别,但部分患儿系因X染色体结构异常(如等臂畸形及部分缺失等)或各种嵌合体所致病。其临床表现不甚典型,常仅以生长迟缓为主,应进行染色体核型分析鉴别。21-三体综合征除身材矮小外,同时伴有智能落后及特殊面容等特征,故临床诊断一般不易混淆。

(6)骨骼发育异常:如各种骨、软骨发育不良等,都有特殊的体态和外貌,可选择进行骨骼X线片及相关溶酶体酶学测定、基因分析等,以明确诊断。

(7)其他:包括心、肝、肾等慢性疾病,长期营养不良,遗传代谢病(如黏多糖病及糖原累积症等),以及精神心理压抑等因素导致者,都应通过对病史、体检资料分析和必要的特殊检查予以鉴别。

(六)治疗

对生长激素缺乏症的治疗主要采用基因重组人生长激素替代治疗。无论特发性或继发性GH缺乏性矮小均可用GH治疗。开始治疗年龄越小,效果越好,以缩小患者与同龄儿的身高距离,并对达到成人靶身高有很大帮助。但是对颅内肿瘤术后导致的继发性生长激素缺乏症患者需做好解释,对恶性肿瘤或有潜在肿瘤恶变者及严重糖尿病患者禁用。

生长激素替代治疗剂量采用0.1U/(kg·d),于每晚睡前半小时皮下注射,可选择在上臂、大腿前侧和腹壁、脐周等部位注射。治疗必须持续至接近终身高。GH治疗第1年的效果最好,以后随治疗时间延长GH效果减低。停止治疗的标准是身高增长小于2cm/年或女孩骨龄大于14岁,男孩骨龄大于16岁。少数患者在用GH治疗过程中可出现甲状腺激素水平下降,故须监测甲状腺功能,必要时予甲状腺激素补充治疗。应用GH治疗后的副反应包括假性脑瘤,股骨头脱位,并加重脊柱侧弯及血糖暂时性升高等,但糖尿病的发生率极少。

对于伴有其他垂体激素缺乏者需进行相应的替代治疗。TSH缺乏者可完全用甲状腺素替代。对于ACTH缺乏的患者,适当的补充氢化可的松,剂量不超过10mg/(m²·24h),在患病或手术前需增加剂量。对于促性腺激素缺乏者,当骨龄接近青春期时需用性激素治疗。

蛋白同化类固醇药物可促进生长,但是该类药物可加速骨龄发育,加快骨骺融合,对最终身高无明显改善。

二、小于胎龄儿

小于胎龄儿(SCA)指出生体重在同胎龄儿平均体重第 10 百分位数或 2 个标准差以下的新生儿。早产儿、足月儿和过期产儿均可发生,以足月儿为多见,后者又称为足月小样儿。小于胎龄儿围产期的死亡率较适于胎龄儿高,2005 年我国资料显示小于胎龄儿的死亡率为 2.45%。围产期并发症多,成年后矮身材、心血管疾病、糖尿病、高血压等疾病的发生率亦明显增高。

(一)病因

胎儿的生长发育受母体、胎盘功能以及胎儿因素的影响,小于胎龄儿的病因有:

1.母体因素

(1)母亲身材矮小:身材矮小的母亲常分娩小于胎龄儿。

(2)母亲营养状况:孕前及孕期母亲体重的增加是影响胎儿生长的两个重要因素,受孕时母亲营养状况不良和孕期母亲营养不足均能导致小于胎龄儿。

(3)多胎妊娠:多胎妊娠中,胎儿营养供给不足及子宫对胎儿生长发育的限制均可导致小于胎龄儿。

(4)母亲患慢性疾病:孕母患任何影响胎盘和胎儿氧供和血供的慢性疾病均可影响胎儿的生长发育,如慢性高血压、妊娠期高血压、糖尿病以及严重青紫型先天性心脏病等。

(5)其他:母亲长期吸烟、酗酒以及应用可卡因、苯丙胺、海洛因、类固醇激素等都可造成小于胎龄儿。

2.胎盘因素

胎盘功能是影响胎儿生长发育的重要因素,常见的异常包括:绒毛膜炎、胎盘位置不佳、胎盘早剥及单脐动脉等。

3.胎儿因素

常见的胎儿因素包括:①染色体异常:如 21-三体综合征、Turner 综合征等;②宫内感染:常见的宫内感染病原有 TORCH;③先天性代谢异常:如胰腺发育不全、先天性软骨发育不全、成骨不全、苯丙酮尿症等。

(二)诊断

小于胎龄儿的诊断包括产前诊断和生后诊断,产前诊断依据仔细的产前检查、准确计算孕周及对高危因素进行分析;生后诊断:对孕期明确者可依据出生体重做出诊断。

1.临床分型

(1)匀称型:此型占 10%~20%,患儿体重、身长、头围成比例减少,体型匀称。常与遗传、代谢缺陷及宫内感染有关。在妊娠早期生长即受损,各器官细胞数减少,易发生先天性畸形及永久性生长发育迟缓。

(2)非匀称型:此型占 80% 左右。患儿身长及头围受影响不大,但皮下脂肪减少或消失,呈营养不良外貌。生长受损多发生在妊娠晚期,与妊娠期高血压疾病、胎盘功能不全等因素有关。各器官细胞数正常,因营养不良致使细胞体积变小,经补充适量营养可恢复正常。

（3）混合型：较少见，以上病因均可存在，器官细胞数减少，体积亦缩小，先天畸形发生率高，死亡率亦高。

2.临床分型的评估（表 7-5-1）

表 7-5-1　小于胎龄儿临床分型评估

项目	匀称型	非匀称型
重量指数		
＜37 周	＞2.00	＜2.00
≥37 周	＞2.20	＜2.20
身长与头围之比	＞1.36	＜1.36

注：重量指数＝出生体重(g)×100/[出生身长(cm)]³

3.小于胎龄儿的生理特征

除伴有明显畸形、先天性综合征以及母亲严重疾病所致匀称型小于胎龄儿外，大多数小于胎龄儿均有以下特征：①与躯干四肢相比，头相对较大，面容似"小老头"；②皮下脂肪明显缺乏，皮肤松弛多皱纹，易脱屑；③颅骨骨缝可增宽或重叠，前囟较大；④指(趾)甲、皮肤及脐带可因羊水胎粪污染而呈黄绿色，脐带往往较细。

4.新生儿期并发症

（1）围产期窒息：由于胎盘功能不全，慢性缺氧，易发生宫内窘迫及生后窒息。

（2）胎粪吸入：因宫内缺氧，肠蠕动增加和肛门括约肌松弛，胎粪排入羊水，胎儿在产前或产程中吸入胎粪污染的羊水，导致胎粪吸入综合征。

（3）低血糖：由于肝糖原储存不足，糖异生作用差，生后代谢旺盛，25％～50％的小于胎龄儿可发生低血糖。

（4）体温调节障碍：由于皮下脂肪薄体表面积大，热量丢失明显。此外，低血糖和低氧均可影响产热，进而造成小于胎龄儿体温不稳定。

（5）红细胞增多症·高黏滞度综合征：由于宫内慢性缺氧，红细胞代偿性增多，导致血液黏稠度增高，血流阻力增高，引起全身多器官功能受损。

（6）伴宫内感染者常有肝脾大、黄疸、皮疹、中枢神经系统畸形及视网膜脉络膜炎等。

5.婴儿期和青少年期的临床特征

（1）身材矮小：大部分小于胎龄儿生后即出现追赶生长，在 2 岁时其身高、体重达到正常。但约 10％的小于胎龄儿至 2 岁时身高、体重不能达到正常，这部分儿童生长发育受到影响，生长激素激发试验提示生长激素分泌并不缺乏，仅表现为分泌节律紊乱，表现为高基线、高频率；亦有部分身材矮小的小于胎龄儿伴有生长激素缺乏。骨龄与年龄相当或稍有落后。如不早期干预，易出现成年矮身材。

（2）神经系统发育障碍：部分小于胎龄儿可以出现认知损害，出现反应迟钝、学习成绩差、社交障碍等表现。

（3）内分泌代谢紊乱：有研究表明小于胎龄儿成年后肥胖、胰岛素抵抗、糖耐量受损、心血管疾患等发病率高于适于胎龄儿。

（三）鉴别诊断

小于胎龄儿根据产前检查指标和出生体重极易与适于胎龄儿和大于胎龄儿进行鉴别。如出现身材矮小,需要与下列引起矮身材的疾病进行鉴别:

1.生长激素缺乏症

出生体重和身长均正常,生后出现身材矮小,生长激素激发试验 GH 峰值<10ng/mL。

2.家族性矮身材

出生体重和身长均正常,父母为矮身材,小儿身高常在第 3 百分位数左右,其身高年增长率>5cm,骨龄与年龄相当,智能和性发育正常。

3.特发性矮身材

出生体重和身长均正常,一般年生长速率<5cm;两种药物激发试验结果均提示 GH 峰值>10μg/L,IGF1 浓度正常;骨龄正常或延迟。无明显的器质性疾病,无严重的心理和情感障碍。

4.先天性甲状腺功能减退症

出生多为巨大儿,便秘、腹胀,生长迟缓和智能发育迟滞。甲状腺功能检测可进行鉴别。

（四）治疗

1.新生儿期治疗

(1)出生时处理:有围产期窒息者出生后立即进行复苏,尽量防止窒息及胎粪吸入;注意保暖,必要时放入温箱中,维持体温在正常范围。

(2)喂养:尽早开奶,生后 2～4 小时经口喂养,先喂 1～2 次糖水,以后改为母乳或配方奶。对不能自己进食或能量不足者,采用静脉营养。

(3)低血糖的治疗:生后监测血糖,发生症状性低血糖时先给予 10% 葡萄糖 200mg/kg(2mL/kg),按 1mL/min 静脉注射,然后以 6～8mg/(kg·min)的速度维持,每 1 小时检测血糖一次,并根据血糖调整输糖速率。血糖正常 24 小时后逐渐减慢输注速率,48～72 小时停用。

(4)红细胞增多症-高黏滞度综合征的治疗:当周围静脉血血胞比容>0.65,且有症状者,应进行部分换血;周围静脉血血细胞比容 0.60～0.70 但无症状者,应每 4～6 小时监测,同时输入液体或尽早喂奶;周围静脉血血细胞比容>0.70 但无症状者是否换血尚存在争议。

(5)其他:及时纠正酸中毒,防治感染。

2.婴儿期和青少年期治疗

(1)矮身材的治疗:足月小于胎龄儿 2 岁后(早产小于胎龄儿 4 岁)身高仍低于正常同年龄同性别身高 2 个标准差者可考虑给予 rhGH 干预治疗,剂量为 0.15IU/(kg·d),每晚 1 次皮下注射。治疗效果与遗传身高、开始治疗时的年龄、身高以及剂量和疗程成正相关,在治疗过程中需要密切监测血糖和胰岛素的变化。

(2)神经系统发育和内分泌代谢紊乱的监测:对小于胎龄儿需要早期进行神经运动发育评估,对神经运动发育落后者及时进行干预。由于目前小于胎龄儿内分泌代谢紊乱的发生率不高,因此不需要进行常规的监测,但对有糖尿病和心血管病家族史者以及体重增长过快、肥胖者需要定期监测。

三、特发性矮身材

特发性矮身材(ISS)是指身高低于同性别、同年龄、同种族、正常儿童平均身高的 2 个标准差(−2SD);排除了生长激素缺乏症(GHD)、小于胎龄儿(SGA)、系统性疾病、其他内分泌疾病、营养性疾病、染色体异常、骨骼发育不良、心理情感障碍等导致的矮身材。

(一)病因

特发性矮身材实质上是一组目前病因未明的导致身材矮小疾病的总称,在身高低于−2SD 的矮身材儿童中,ISS 占 60%～80%。ISS 包括体质性青春期发育迟缓和家族性矮身材,但不包括骨骼发育异常、Turner 综合征、小于胎龄儿以及由于明确疾病导致的身材矮小。

目前诊断 ISS 的患者可能存在 GH 分泌量减少、SHOX 基因缺陷、GH 启动子功能障碍、GH 分子异常、GH 信号途径遗传缺陷等。随着基因分析技术的临床广泛应用,在 ISS 患儿中可能会发现更多 GH-IGF1 轴相关的基因异常。

(二)诊断

因 ISS 是排他性诊断,因此应仔细询问病史(包括出生史、家族史、既往史)、体格检查(表型特征、身体比例、性发育状态)、实验室检查、影像学检查(包括骨龄)等。特别应注意询问父母是否近亲婚配、父母身高(评估遗传靶身高)、父母开始性发育的时间、纵向生长资料等,排除遗传综合征、器质性疾病以及社会心理影响、营养性等因素导致的身材矮小。

特发性矮身材患者,应满足下列条件:①身高落后于同年龄、同性别正常健康儿童平均身高的−2SD;②出生时身长、体重处于同胎龄儿的正常范围;③骨龄落后于实际年龄;④GH 药物激发试验 GH 峰值≥10μg/L;⑤排除了系统性疾病、其他内分泌疾病、营养性疾病、染色体异常、骨骼发育不良、心理情感障碍等其他导致身材矮小的原因。

(三)鉴别诊断

ISS 是排他性诊断,在诊断过程中务必根据患者的病史、家族史、临床表现、体格检查、相关实验室检查等排除其他导致身材矮小的原因。如:生长激素缺乏症、Turner 综合征、小于胎龄儿、骨骼发育不良以及其他系统性疾病、营养性疾病导致的身材矮小。

(四)治疗

1.重组人生长激素(rhGH)

2003 年,美国 FDA 批准 ISS 为 rhGH 治疗的适应证。ISS 的治疗标准以生长学指标为主,目前尚无任何生化指标可以决定是否启动 ISS 治疗。ISS 治疗的身高指征因不同国家/地区和临床参数而不同。美国规定 ISS 的治疗标准:身高低于同性别、同年龄、正常健康人群平均身高−2.25SDS(<1.2percentile);生长激素研究学会、Lawson Wilkins 儿科内分泌学会、欧洲内分泌学会推荐的标准为低于平均身高的−2～−3SDS,建议开始治疗年龄为 5 岁～青春期早期;国外大部分资料中 ISS 患者 rhGH 的起始治疗年龄在 3～4 岁。

国内推荐用 rhGH 治疗的 ISS 患者,应满足下列条件:①身高落后于同年龄、同性别正常健康儿童平均身高−25DS;②出生时身长、体重处于同胎龄儿的正常范围;③排除了系统性疾病、其他内分泌疾病、营养性疾病、染色体异常、骨骼发育不良、心理情感障碍等其他导致身材矮小的原因;④GH 药物激发试验 GH 峰值≥10μg/L;⑤起始治疗的年龄为 5 岁。

ISS 患儿 rhGH 治疗剂量通常为 0.125~0.2U/(kg·d)。在一定范围内,rhGH 治疗存在剂量依赖效应。但治疗剂量并非越大越好。青春期前治疗剂量稍小,而青春发育期治疗剂量稍大。但最大量不宜超过 0.2U/(kg·d),长期超生理剂量的 rhGH 应用尚需要更大样本、远期的安全性监测资料。

在治疗过程应根据患者的治疗效果、体重变化、青春期状态和 IGF1 水平进行剂量调整,并注意进行疗效评估。ICF1 水平有利于评估治疗的依从性和 GH 的敏感性。在患者依从性好且治疗剂量合适的情况下,若生长速率未增加,血清 IGF1 水平未增加,通常提示治疗无效,需进一步评价诊断是否正确。在最初治疗 2 年后,若血清 ICF1 水平高于正常范围,特别是持续高于 2.5SDS,应考虑减量或停药。

rhGH 短期治疗效果评价指标:以身高 SDS 的变化为最好,生长速率、生长速率 SDS 或年生长速率变化可供参考。

rhGH 治疗第一年有效反应的指标:①身高 SDS 增加 0.3~0.5 以上;②生长速度较治疗前增加>3cm/年;③生长速率 SD.S>1。

长期治疗效果评价指标:成人身高 SDS、成人身高 SDS 与 rhGH 开始治疗时身高 SDS 的变化、成人身高与预测身高的差值、成人身高与遗传靶身高的差值。影响 rhGH 治疗的因素:rhGH 剂量、治疗时的年龄、rhGH 疗程、治疗的依从性、GH 受体的效能、受体后信号途径、IGF1 转录和翻译的有效性、骨骺的反应性等。

在 rhGH 治疗过程中,每 3~6 个月监测身高、体重、性发育状态及不良反应,常规监测脊柱侧弯、腺样体肥大、视盘水肿、IGF1、空腹血糖水平等。

关于 ISS 治疗的停药指征目前有不同观点:①治疗达到近似成人身高后应停药,即生长速率<2cm/年,和(或)男孩骨龄>16 岁,女孩骨龄>14 岁;②治疗后身高达正常成人身高范围内(>-2SDS)可终止治疗;③其他因素影响如家长满意度、经济原因等。

2.其他

芳香化酶抑制剂通过抑制雌激素产生,延缓骨龄进程而有利于身高增长。有文献报道男性 ISS 患儿应用芳香化酶抑制剂后预测身高增加,但缺乏成年身高资料,长期应用的有效性和安全性有待证实。目前无证据证实该药可用于女性 ISS 治疗。

有文献报道 ISS 患儿青春期开始时,若预测身高<-2.OSDS,可考虑与 GnRHa 合用,GnRHa 和 GH 联合应用 3 年以上可能有一定价值。但长期的有效性和安全性尚有待观察。目前不推荐常规应用。

第六节　性腺疾病

一、青春期发育变异

人体青春发育启动年龄是一个连续变化的复杂数量性状,在群体中可呈现类似正态分布的特点,并由此界定群体开始青春发育的年龄标准。依据提前启动激活下丘脑-垂体-性腺(HPG)轴的表型特征,除经典的GnRH依赖型性早熟外,尚存一组特殊表型的青春发育变异,亦称变异型性早熟。

变异型性早熟也被称为不完全性中枢性性早熟或部分性青春发育,是由于HPG轴的部分激活所致的一类特殊类型中枢性性早熟。临床主要鉴定要点为:①提前出现第二性征发育(女童小于8岁、男童小于9岁);②一过性或间歇性垂体促性腺激素(LH、FSH)和性腺激素增高;③仅表现某一性征的间歇性发育而无进行性进展,此为区别完全性中枢性性早熟(CPP)的关键特征,故亦被认为是CPP的一种良性类型。临床可出现不同表现型,如单纯乳房早发育、单纯阴毛早发育和单纯早初潮。

(一)单纯乳房早发育

单纯乳房早发育也称乳房早发育(PT),是指女童不足8岁年龄出现乳房发育而无其他第二性征发育的一种不完全性性早熟。其发病存在地域和人种差异,发病率约为1%～4.7%,在儿童性早熟中可占25%,故是不完全性性早熟的最常见类型。临床主要涉及女童乳房发育,可见两个高峰发病阶段:①经典型PT:提前出现的乳房发育多见于生命初期的婴幼儿(<2岁),发病高峰年龄为12～18月龄,一般预后良好;②非经典型PT:亦称变异型乳房发育,是处于经典型PT与CPP之间的特殊状态,故也有称"过渡型"或"中间型"PT。起病年龄相对偏迟,高峰年龄为5～6岁。大多预后良好,但少数患儿可随时快速进展而过渡至完全性CPP。

1.病因

女童PT是由初期HPG轴的部分激活所致,但其被诱发的确切病因尚不明确。目前认为PT的发生可能与人体"小青春期"的生理特征延续有关。小青春期是指男孩从出生2周至6月龄、女孩从出生2周至2岁期间体内HPG轴的相关激素(LH、FSH、E2或T等)水平出现短暂性升高,并能达到青春期水平,之后即回落至发育期前的低值状态。由于女婴小青春期HPG轴的撤退相对延迟,部分激活的GnRH可刺激垂体促性腺激素持续分泌增加,导致提前乳房发育。另外,个体芳香化酶活性的增强、卵巢内卵泡一过性的雌激素释放增加,以及乳房组织对雌激素的敏感性增加,尤其是对外源性具雌激素活性的内分泌干扰化合物(EDCs)的暴露都是重要的诱发因素。

2.诊断

(1)病史:注意询问女孩出生后乳房状态,开始乳房发育的起病年龄、进展情况及有无伴随症状(如阴道出血和阴毛生长等);有无特殊饮食、药物(如避孕药)或含EDCs的暴露史;周边居住环境状况;有无生长模式的明显变化;注意询问出生史及类似家族史。

(2)体格检查:首先须排除假性乳房发育,明确触及发育增大为乳房腺核,而非脂肪组织,并按发育程度进行Tanner分期。乳腺发育可表现为单侧或双侧,多见B2～B3期,少见B4期。乳晕无明显色素加深,无乳毛、乳头发育。除乳房增大外,不会出现其他第二性征,故外阴仍呈幼女型,无阴道分泌物增多,无阴毛、腋毛发育(PH1期)。注意体格测量参数纵向观察(如身高、体重等),一般均在正常范围。

(3)辅助检查:X线骨龄片提示骨骼年龄无超前(BA≤CA),盆腔B超检查子宫、卵巢大小,卵泡数及卵泡直径大小,本病患儿卵巢容积在青春期前范围;外周血 FSH 和 LH、E2、T、β-hCG 等基础值定量分析或行促性腺激素释放激素(GnRH)激发试验检测垂体促性腺激素细胞内分泌功能,小青春期女孩无须做该试验。大多数患儿血 FSH 基础值和激发峰值可见升高,而 LH 值仍处于青春期前水平。由于 FSH 造成卵巢分泌雌激素增多而使乳房提前发育,但不同于完全性 CPP 以 LH 分泌为主的特征,故不会导致真正的卵巢发育。

(4)诊断要素

①经典型 PT:发病年龄较小,具有持续性、间歇性发作和自行性消退的临床特点,卵巢容积都在青春期前水平,无多卵泡,一般日后仍有正常年龄启动的青春发育,因无骨龄超前而不会影响成年身高,故预后良好。

②非经典型 PT:发病年龄相对较大,临床表现介于经典型 PT 与 CPP 之间。近半数患儿乳房发育可由间歇性逐步转向进展性发展,卵巢可见个别较大卵泡,骨龄等于或略大于实际年龄(BA≥CA),故此类型 PT 极易发展为完全性中枢性性早熟(CPP)。由于目前尚无有效的参数可供预测由 PT 逐步转变成完全性 CPP,因此初诊 PT 患儿至少临床随访观察一年方可进一步确诊。

3.鉴别诊断

(1)GnRH 依赖型性早熟(GIPP):即完全性 CPP,以进行性的性征发育、垂体 LH 分泌增多为主(LH/FSH>1)及性腺发育增大为特点。而 PT 主要是单一性、非进行性征发育,性腺无增大,并且垂体 FSH 分泌过度增多以资鉴别。但值得注意的是,在完全性 CPP 的早期 GnRH 激发后也可有 FSH 增高,其值可与 PT 有所重叠,故早期很难与 PT 鉴别。

(2)非 GnRH 依赖型(外周性)性早熟:该类疾病往往具有诱发病。

4.治疗

经典型 PT 一般预后良好,不必特殊处理,建议保守观察。但对非经典型 PT 若有明显趋向 CPP 进展者应考虑临床干预。

5.预防

母亲在孕期应避免暴露 EDCs;出生后的婴幼儿应倡导合理营养、健康成长,禁忌滥用滋补品,尽可能避免含性激素成分的食物或药物;有类似家族史者应咨询专科医生,旨在早发现、早治疗。

(二)单纯阴毛早发育

单纯性阴毛早发育亦称肾上腺早发育,是指女童不足 8 岁、男童不足 9 岁出现孤立性的阴毛发育,无其他第二性征发育,也属于变异型性早熟的一种特殊类型,但与 HPG 轴无关,而是由于肾上腺皮质网状带的过早发育,造成肾上腺来源的雄激素(DHEA、DHEAS 和雄烯二酮)合成分泌明显高于同龄儿童水平。本病在临床较少见,高峰发病年龄多见于 4～6 岁,女孩发病明显高于男孩,女男之比约为 10:1。

1.病因

正常胎儿肾上腺皮质网状带在出生后具有生理性的退化特征,若持续性存在胎儿肾上腺类固醇激素可诱导阴毛早发育。胎儿生长受限(FGR)女孩在胎内由于各种应急状态刺激造成下丘脑.垂体.肾上腺(HPA)轴功能旺盛,往往是生后发生阴毛早发育的易感因素,但非男孩;库欣(Cushing)综合征及多囊卵巢综合征(PCOS)的患儿也可容易伴有阴毛早发育。此外,外界各种不良物质(如药物、食物等)的暴露、个人皮肤毛囊组织的雄激素受体对 DHEA 过早或过度敏感也是导致阴毛早发育的重要原因。

2.诊断

(1)病史:询问阴毛或腋毛出现的年龄、进展情况及有无其他伴随症状(如女童阴道出血和乳房发育等),非进行性进展是本病的重要特征;有无含有雄激素物质的特殊饮食或药物暴露史;周边居住环境状况;有无生长模式的明显变化;询问出生史及类似家族史,注意询问人种或家族间的差异。

(2)临床表现:注意观察患儿出现阴毛、腋毛生长的程度,并作 Tanner 分期跟踪其变化;单纯阴毛早发育者局部皮肤无异样臭味,无痤疮或其他皮疹;除阴毛/腋毛生长外,无其他男性第二性征发育表现(如女童阴蒂肥大等),故仍可见幼女外阴或幼稚外生殖器;可伴有轻度生长加速,多见体格发育参数超标(略高于正常同龄、同性别儿童)。部分患儿可伴有肥胖或黑棘皮病。

(3)辅助检查:患儿血 DHEA、DHEAS 和雄烯二酮升高,但处于正常阴毛发育 Tanner Ⅱ期范围。血 FSH、LH、E2 或 T 均在正常青春期前水平。一般不发生骨龄成熟加速。伴有肥胖和黑棘皮病患者可呈现基础高胰岛素血症或尿皮质醇轻度增高。

3.鉴别诊断

值得强调的是单纯阴毛早发育是一种排除性诊断,切忌忽略临床鉴别诊断。

(1)先天性肾上腺皮质增生症(CAH):尤其是迟发型 CAH 患者。除阴毛早发育外可伴有其他高雄激素血症表现,如有明显囊性痤疮、女孩阴蒂肥大和男孩外生殖器增大,但无性腺发育等。骨龄成熟加速致使骨龄与身高年龄的比值(BA/HA)往往大于1。基础血雄激素水平明显升高,包括 DHEA、DHEAS、雄烯二酮和睾酮。对于迟发型、不典型 CAH 的临床主要鉴别手段是做 ACTH 激发试验或相关基因分析。

(2)库欣综合征:本病具有向心性肥胖、皮肤紫纹、高血压和低血钾等典型症状,实验室检查血皮质醇浓度升高及分泌节律消失,24 小时尿皮质醇定量明显上升。

(3)肾上腺或卵巢的雄性化肿瘤:男女患儿均可出现阴毛、腋毛提前出现,但短期内明显生长提速、变声和骨龄超前可资鉴别。

(4)特发性功能性肾上腺雄激素增多症:患儿可见 ACTH 激发后肾上腺 $\triangle^5$ 雄激素(DHEA、17-羟孕烯醇酮、雄烯二酮)或 $\triangle^4$ 雄激素(雄烯二酮)过度应答,超过年龄及 Tanner 分期相应正常值的+2SD 范围。本症可能与肾上腺网状带的非特异性增生有关。

4.治疗

应强调对本病加强临床和实验室监测的重要性。症状较轻者一般无须治疗,但仍需定期随访。对症状明显者可选用抗雄激素药物治疗,可短疗程选用酮康唑,4～8mg/(kg·d),分两次口服,但应注意药物不良反应。值得注意的是阴毛早发育与 PT 不同,在日后进入青春期具有发生多囊卵巢综合征(PCOS)的潜在风险,故应注意随访发生 PCOS 和代谢综合征(MS)的早期征象,并做好预防工作。

(三)单纯早初潮

单纯性早初潮是指女童在9岁前无任何诱因下发生阴道出血,但很少有其他第二性征发育。本征临床非常罕见,多见于4~8岁女孩。

1.病因

确切病因尚不明确,婴幼儿期阴道出血患儿可由于个体"小青春期"暂时性HPG轴活性过盛所致,也可能与营养代谢过旺或遗传因素有关,部分与EDCs的暴露接触有关。

2.诊断

(1)病史:询问发病年龄,部分"小青春期"患儿可见短期间歇性阴道出血,数月后可自愈。询问女童有无特殊其他性征伴随症状、EDCs暴露接触史及含雌孕激素药物等。注意排除MuCune-Albright综合征(MAS)和儿童期甲状腺功能减退患儿发生性早熟的首发症状。

(2)临床表现:首先须排除直肠出血可能造成的误判。本病缺乏正常青春发育的周期性出血特征,可自行缓解,但也可在1~6个月内反复,部分患儿可伴有间歇性乳房发育,生长速率轻度加速,但其后至发育年龄仍有正常青春发育。

(3)辅助检查:对可疑病例应行GnRH激发试验,HPG轴检测可见FSH增高,盆腔B超显示子宫增大,内膜增厚,但卵巢仍为青春期前状态,且无BA进展,这些都是本病与CPP的重要识别要素。

3.鉴别诊断

应强调在诊断女童单纯早初潮前须鉴别排除其他病因导致的阴道出血。

(1)误服或接触外源性含有雌孕激素样物质所致的阴道撤退性出血。

(2)外阴阴道受损:在小儿阴道出血中可占25%。如阴道异物、外伤或被强暴伤害等,常伴有阴道炎。

(3)卵巢新生物:可占阴道出血的50%。卵巢新生物可致雌激素升高并波动引起出血,如卵巢颗粒细胞瘤和单纯性卵巢囊肿。

4.处理

一般不必处理,但应加强临床随访观察,避免漏诊或误诊。症状明显者短期应用他莫昔芬,0.4~0.8mg/(kg·d),但应注意药物不良反应。

二、性腺功能减退

小儿性腺功能减退或性发育不良是指小儿生殖系统先天或后天性发育缺陷,导致生殖腺(卵巢或睾丸)功能减退的一类疾病。性腺功能减退病因及致病机制复杂,若缺乏早期认识及早期有效干预可导致成年性腺功能障碍。女孩超过13岁、男孩超过14岁无青春发育或青春发育进展缓慢,女孩在乳房发育后4年、男孩在睾丸发育后3年未完成青春期发育,应疑诊性腺功能减退,需进行性腺功能的评估。

(一)病因

引起小儿性腺功能减退的病因众多,下丘脑-垂体-性腺轴任何环节出现异常均可导致性腺发育不良。根据发病机制,性腺功能减退可分为三大类:低促性腺激素(低Gn)型性腺功能减退(HH);高促性腺激素(高 Gn)型性腺功能减退及联合性腺功能减退。低 Gn 型性腺功能减退是由于中枢神经系统、下丘脑或垂体病变引起 Gn 分泌减少所致。病因有:原发于下丘脑合成分泌 GnRH 障碍、GnRH 作用缺陷、孤立性 Gn 或其受体编码基因的突变、垂体多种促激素缺乏;也可继发于颅内肿瘤、创伤、感染、血管性病变和放射损伤等造成下丘脑-垂体损伤。也可是遗传综合征的一部分或慢性系及功能性疾病所致的暂时性(功能性)性腺功能减退,在原发病因去除或缓解后性腺功能减退消除。高 Gn 型性腺功能减退的病因多为遗传因素致性腺分化和发育异常,其中以性染色体数日和结构异常为常见。联合型性腺功能减退是由于 Gn 及性腺功能同时受损,病因包括共同作用于垂体-性腺及肾上腺轴的基因突变、放疗、化疗等。

(二)诊断

1.病史

(1)不良性发育史:出生后明显可见小阴茎、小睾丸,且随年龄增长无增大变化或有增大,但落后于同年龄正常儿童。可能伴有隐睾、腹股沟疝和尿道下裂或外生殖器呈两性。缺乏小青春期:对出生时外生殖器发育小的婴儿应询问是否在婴儿早期检测过外周血 Gn(FSH、LH)、睾酮、抗米勒管激素(AMH)和抑制素 B(INHB)及其水平。至青春期年龄尚无第二性征显现,如有无乳房发育或外生殖器增大,询问启动的年龄及进展的动态变化,有无月经或变声及出现的年龄。

(2)不良物质暴露史(包括孕母及其患儿):是否有不良物质、药物的应用,包括中西医药物制剂、避孕药等,以及居住环境状况其他:肿瘤患儿是否有放、化疗史,睾丸局部外伤、手术、感染(腮腺炎)史等。

(3)个人发育史:幼婴期是否有低血糖、持续性黄疸史。生长发育、有无慢性器官系统疾病史,神经系统症状包括动作和智力发育落后,嗅觉、听觉和视觉低下。是否过度节食或运动、压力等。

(4)家族史:是否存在长辈近亲婚配、家族成员是否存在类似不良性发育史。家族的生长和发育模式,母孕史及有无创伤性分娩。

2.临床表现

性腺功能减退男女童在青春发育期前往往不易被发现。主要表现如下:胎儿期发生性腺功能减退的男童出生后表现为小阴茎、小睾丸或外生殖器呈间性,可伴有隐睾、腹股沟疝或尿道下裂;阴囊发育亦差,少皱褶、浅皮色、平而紧;无小青春期表现(FSH、LH、T、AMH、INHB水平低)。儿童期发病者外生殖器外观正常,但生殖器发育幼稚,无动态的生长变化趋势。女童出生时外生殖器正常,在儿童期呈性幼稚状况,大、小阴唇不发育。至青春期无青春发育启动,女孩 13 岁、男孩 14 岁以上无第二性征出现。部分患者虽有乳房发育及睾丸体积增大,但发育的进程缓慢,历经 4～5 年无月经或遗精。性毛发育差,表现为青春期无阴毛、腋毛出现,男童无胡须生长或生长稀少。身体比例异常,表现为长臂和长腿,躯干与四肢比例缩小。女孩无青春期肩、胸及臀部脂肪再分布,男孩表现为中心脂肪堆积、肌肉不发达,青春发育期前可出现乳房发育,旱女性型。持续童声,高音调,缺乏青春期男孩变声特征。骨骼成熟迟缓:骨骺闭合延迟,骨龄往往小于实际生活年龄。

综合征合并性腺功能减退患者常伴随有相对应的症状,与合并的原发病有关。常见的有：Kallmann综合征患者多伴有嗅觉丧失或明显迟钝,部分患者可伴有其他缺陷,如色盲、神经性耳聋、小脑功能不全、唇裂、腭裂、肾畸形等。中线发育不良常有唇腭裂、中隔、眼发育不良。Prader-Willi综合征合并多种异常表现,如智力低下、肌张力低下、矮小及肥胖等。Laurence-Moon-Bield综合征伴有色素性视网膜炎、智力低下、多指(趾)畸形及肥胖。CHARGE综合征可伴发眼部缺陷、漏斗胸和心脏病、生长迟缓及耳聋等。Klinefelter综合征伴有智力落后、语言及学习障碍、行为异常。Turner综合征伴有生长障碍、颈蹼、肘外翻、心脏及肾脏畸形等。

3.实验室检查

由于儿童期HPG轴处于抑制状态,性腺功能呈生理性的功能减退。在儿童阶段,对性腺功能减退的诊断除测定性激素的基础水平外,需依赖于内分泌动态试验评价HPG轴功能。

(1)促性腺激素(Gn)测定：检测目的主要为区分高Gn型性腺功能减退与低Gn型性腺功能减退。在青春发育期前,垂体FSH、LH分泌量很低,无明显脉冲释放或均呈低频、低幅,故测定FSH、LH基础水平对判断低Gn型性腺功能减退缺乏准确性和可靠性。应注意婴儿出生后血FSH、LH呈逐渐增高趋势,至2～3月龄达峰,6月龄时降至最低值,呈现"小青春期"。小于6个月婴儿检测FSH、LH水平可以初步判断下丘脑、垂体功能。①卵泡刺激素(FSH)：由于小儿时期Gn含量低,又呈低频脉冲分泌,而FSH生物半衰期较LH长,因而当随机单次采血检测Gn时,FSH要比LH检测结果更为可靠;②黄体生成素(LH)：由于LH生物半衰期短,随机单次采血检测误差较大,宜采用动态样本(间隔20～30分钟)检测较为精确。若基础FSH、LH水平升高,提示高Gn型性腺功能减退,当出现持续临界值状态或低下水平,应做内分泌动态试验。

(2)性腺激素测定：

①睾酮：由于睾酮清晨分泌量最高,故宜采晨血检测。由于体内睾酮包含游离睾酮(FT)与结合型睾酮,而血液循环中的睾酮主要为结合型睾酮,其中30％与性激素结合球蛋白(SHBG)紧密结合,68％与白蛋白结合,仅极少量为游离睾酮(即活性睾酮)(占2％),故应注意通常检测的睾酮为总睾酮(TT),其定量应视为临床常规的初级筛查试验。由于睾酮合成降低时能刺激肝脏合成性激素结合球蛋白(SHBG)增多,可使血TT达正常范围,故当临床疑似男孩性发育不良及血TT值正常或临界低值时应推荐血清SHBG和FT测定。经综合分析后的血睾酮水平才能作为可信的定量指标。

②血抗米勒管激素/米勒管抑制因子(AMH/MIF)：由睾丸支柱细胞(Sertoli细胞)合成分泌。在胚胎期具有促进米勒管退化、出生后进一步促进Sertoli细胞及输精管发育成熟的作用。男孩儿童期,睾丸的Sertoli细胞保留活性,AMH是反映青春期前睾丸发育水平的特异性标志。

③抑制素B(Inh B)：由睾丸Sertoli细胞合成分泌,是Sertoli细胞数目及其功能成熟的标志;分泌受FSH调控,并可负反馈调节垂体FSH分泌。随青春期Sertoli细胞发育成熟,Inh B水平相应升高,能用于评价睾丸的功能。

④雌激素：通常临床测定的雌激素为其活性形式的雌二醇。正常雌激素的水平在女婴出生后2～4周升高,3个月达到高峰,随后下降至儿童期低水平。青春期启动后,雌激素水平升

高,可以早于第二性征出现,能评价卵巢功能。

(3)内分泌动态试验:

①促性腺激素释放激素(GnRH)激发试验:用于检测垂体前叶促性腺细胞功能。方法:以GnRH 2.5~3.0μg/kg(最大剂量100μg)皮下或静脉注射,于注射前和注射后0、30、60和90分钟测定血清LH和FSH水平。判断:通常LH激发峰值应较基础值增加3~6倍、FSH增高20%~50%。不同程度的原发性睾丸功能低下者Gn的基础值已较高、激发后峰值高于正常反应;而下丘脑或垂体病变所致者则反应低下或接近正常,但后者临床很难鉴别垂体或下丘脑病变,应推荐重复GnRH刺激的垂体预充后试验,后者应被视为临床敏感而可信的检测结果。部分青春发育延迟者,GnRH激发试验呈青春期前反应,可建议做促性腺激素释放激素类似物(GnRHa)激发试验。GnRHa较天然的GnRH半衰期更长,刺激的强度更大。药物可选用那法瑞林(1~20μg/kg)、曲普瑞林(100μg/m²)或亮丙瑞林(500μg/m²),静脉注射,于注射前和注射后4小时测定血清LH和FSH水平。上述检测结果皆需兼顾动态观察结果及个体化进行综合判断。另外,小于6月龄男童无须做该试验。

②绒毛膜促性腺激素(hCG)刺激试验:用于检测睾丸间质细胞(Leydig细胞)功能。采用的方法有:单次注射法,hCG5000U/m²一次注射,注射前及注射后72小时采血检测睾酮。也可选用多次注射法:根据不同年龄选择不同剂量的hCG(婴幼儿500U/次、儿童期1000U/次、青春期前期1500U/次),每天或隔天肌内注射,共三次,第一次注射前、第三次注射后次晨采血检测睾酮(或双氢睾酮、雄烯二酮等)。结果判断:通常血睾酮激发峰值应较基础值增加的倍数按年龄分为:婴儿期2~10倍,儿童期5~10倍,青春期2~3倍以上,被认为睾丸间质细胞功能正常。

(4)骨龄:此类患儿的BA检测被用于观察性激素的作用效应,性激素低下者骨龄往往明显延迟。在某些遗传综合征中可见短掌骨特征。

(5)下丘脑垂体MRI:多垂体激素缺乏症患儿可见垂体发育缺陷(如垂体柄断裂、空蝶鞍等),Kallmann综合征患儿可见下丘脑嗅球发育不良。

(6)B超:女孩观察子宫、卵巢大小及卵泡数量、大小,男孩观察睾丸大小或结构异常(微石症等)。

(7)遗传学检测:①染色体核型分析;②相关基因缺陷筛查。

(8)其他:伴生长激素缺乏症表型者应检测GH、TSH及ACTH等。

4.鉴别诊断

体质性生长发育延迟(CDGP)是青春期发育延迟的常见原因,其发生与遗传有密切的关系。本症男孩相对较多见。青春发育前生长缓慢,生长速度在正常范围低限,体型较同龄儿童瘦小,出现第二性征的年龄延迟,骨龄落后与身高及性征发育程度相一致。家族中父母或兄弟姐妹有类似的生长方式。女孩一般在年龄13岁、男孩在年龄14岁时才开始发育(但其前常不伴严重小阴茎、小睾丸或阴囊发育不良)较晚者青春发育可延迟到17~18岁。在该年龄范围未启动青春期者,其AMH、Inh B、雌激素、LHRH(LHRHa)激发试验或hCG刺激试验呈阳性反应,可以与性腺功能减退鉴别。

5.治疗

对于确诊性腺功能减退的患者,男孩 14 岁、女孩 13 岁应该开始治疗。治疗的目的:促进性腺发育,诱导青春发育的启动;恢复和维持患儿体内正常性激素水平及其性腺功能,避免性腺组织长期惰性而废用;预防由于性激素低下所致的成年疾病发生;保存成年后的生育功能。常选用的治疗方案有:诱导青春发育治疗及性激素替代治疗。

(1)诱导青春发育治疗:用于低 Gn 性腺功能减退的治疗,促进性腺发育,诱导青春发育。

①人绒毛膜促性腺激素(hCG):hCG 具有类似 LH 效应,能促进睾丸 Leydig 细胞发育,使其合成分泌睾酮,促进睾丸的生长;同时也具有弱的 FSH 作用,能促进曲细精管发育,产生精子。剂型有 500u/支、1000u/支、2000u/支。方法:剂量可选择 1000IU/次,每周 3 次或 1500～2000u/次,每周 2 次,肌内注射,疗程至青春发育启动。在治疗的第二、三年,为进一步促进睾丸生长及促进精子生成,主张联合应用 FSH 制剂,如绝经期妇女尿促性腺激素(HMG),75u/支,37.5～75u/次,每周 2 次,肌内注射。如用重组 FSH 注射液(r-FSH),75u/支,75～100IU/次,每周 2 次,皮下注射。有效的反应为睾酮水平升高,睾丸体积增大,阴茎增大。

②GnRH 脉冲微量泵注射:模拟生理 GnRH 分泌的形式,脉冲式给予 GnRH,促进睾丸及卵巢的发育。应首选戈那瑞林(100μg/支)由微泵模拟下丘脑 GnRH 脉冲给药。按 90 分钟一次脉冲方式皮下注射,剂量为每天 25μg/kg 或每个脉冲 5～20μg,昼夜持续给药。需注意在选择该方法前务必进一步验证腺垂体功能状况,仅有垂体功能正常者方可采用。疗效判断:外周血 FSH、LH 及睾丸激素水平明显增高,阴茎、睾丸增大或子宫、卵巢发育。

(2)性激素替代治疗:用于高 Gn 性腺功能减退及联合性腺功能减退的治疗,促进第二性征的发育,维持正常的性激素水平。

①睾酮:多种睾酮制剂及治疗方案可用于雄激素替代疗法。

a.小剂量诱导方案:促进第二性征的发育宜选用小剂量睾酮开始,逐步增大剂量到成人维持量。可用的药物有:庚酸睾酮:250mg/支,肌内注射,50mg/4 周,逐渐增加至成人最 250mg/2～4 周;丙酸睾酮:25mg/支,肌内注射,25mg/2 周至 75～100mg/月;也可用十一酸睾酮 250mg/支,肌内注射,25～100mg/4 周至 250mg/4 周;成年后可改胶囊(安雄,40mg/粒)口服,隔天或每天一次。

b.经皮吸收睾酮凝胶:模拟生理睾酮分泌模式。1% 睾酮凝胶,剂型 5g/支,内含睾酮 50mg,剂量用法为 0.2～0.3mg/(kg·d),阴囊、阴茎局部涂抹。

c.2.5% 双氢睾酮软膏(DHT):是睾酮的活性形式,能直接发挥生物效应,用于 5-α 还原酶缺陷症的治疗及诊断性治疗。剂型 80g/支,内含 DHT 2g,剂量为 0.2～0.3mg/(kg·d),阴囊、阴茎局部涂抹。疗效的监测:睾酮应达到青春中期的水平,药物剂量适量。同时应注意副作用,监测指标包括骨龄、血细胞比容及血脂,升高提示药物副作用发生,应调整剂量。

②雌激素:女童雌激素替代疗法应模拟生理青春启动时雌激素分泌模式,从小剂量开始,缓慢增加至成人量,诱导第二性征及子宫发育,疗程 2～4 年。a.炔雌醇:始治剂量 2.5μg/d,以后 5μg/d、10μg/d、15μg/d 逐渐加量至 20μg/d;b.结合型雌激素妊马雌酮(Premarin,倍美力):初始剂量 0.30mg/d,以后 0.45mg/d、0.625mg/d、0.9mg/d 至 1.25mg/d;c.17β 雌二醇(补佳乐):5μg/(kg·d),逐渐增加至 2mg/d。其中炔雌醇较其他雌激素对乳房发育和塑造女性体

态的效果更好。当子宫发育成熟或发生突破性出血,应在每月最后 10 天给予甲羟孕酮 10mg/d,建立人工月经周期。对有生长落后者,应先促生长治疗至骨龄大于 12 岁,再给予雌激素替代疗法。疗效的判断:乳房、阴毛、子宫发育,雌激素达到青春中期水平。需定期监测肝功能等可能发生的肝功能损害等副作用。

6.预防

(1)出生前预防:避免近亲结婚,家族中有先证者,应做产前基因检测及染色体检测。

(2)出生后预防:①重视评价小青春期:小青春期是婴儿阶段 HPG 轴活跃期,该期 FSH、LH、T、E 升高,对性腺、外生殖器及生殖细胞的发育有促进作用,也是早期检查 HPG 轴功能状态的最佳时期。错过该期,对性腺功能的评价需等到青春期。对出生时外生殖器发育小的婴儿,应检查 HPG 轴的功能,以尽可能早地诊断性腺功能减退,早期治疗,减轻性腺功能的损害。②避免性腺外伤,及时处理精索蒂扭转。尽可能避免或减少放射线照射及化学物质对下丘脑-垂体-性腺的损伤。

三、性早熟

近 100 多年来全球儿童青春发育普遍提前,我国儿童的青春发育年龄也在不断提前。任何性发育特征初显年龄较正常儿童平均年龄提前 2 个标准差以上,即儿童性发育启动年龄显著提前者称为性早熟。性早熟的定义在不同国家或民族有差异,我国将女孩在 8 岁以前,男性在 9 岁以前出现第二性征或者女孩在 10 岁之前出现月经,定义为性早熟。根据正常青春发育年龄不断提前的趋势,近年有些国家将女性性早熟定在 7.5 岁以前出现性腺增大和第二性征或者在 9.5 岁之前出现月经定义为性早熟。本病女孩较多见。

性早熟可以分为促性腺激素依赖性,也称真性或中枢性性早熟,以及非促性腺激素依赖性,后者亦称周围性或假性性早熟。真性性早熟都是同性性早熟,并起源于下丘脑-垂体-性腺轴的活动。在假性性早熟中,出现部分第二性征,但未激活正常下丘脑-垂体-性腺轴之间的相互作用。在后一种情况下,其性征可以是同性的,也可以是异性的。

(一)流行病学

正常人青春发育开始年龄因人而异,它受多种因素影响,如遗传因素、营养状况、健康状况以及社会经济条件等。①遗传:当营养状况及健康状况良好时,青春发育开始年龄很大程度上由遗传因素决定。②营养:女性中等肥胖者一般发育较早,重度肥胖者则偏迟。营养不良者有青春发育延迟倾向。③社会经济条件:随着社会经济水平的提高,青春发育有提前的趋势。

中枢性性早熟国外报道的发病率为 0.6%。国内未见性早熟的流行病学资料。中枢性性早熟的发生率依性别而不同,男孩与女孩之比约 23:1。女孩中约 80% 的中枢性性早熟患儿为特发性性早熟。而男孩不到 30%。

(二)病理生理和发病机制

1.下丘脑-垂体-性腺轴

人体从胎儿经青春期到完全的性成熟和生育这一成长过程中,下丘脑(促性腺激素释放激素,GnRH)-垂体(促性腺激素,Gn)-性腺(性激素)轴(HPG 轴)的调控和激活也相应发生一系列变化。下丘脑-垂体-性腺轴主要受两种机制调控:一种为性激素依赖性负反馈调控机制,即一定浓度的性激素能抑制 GnRH 和 Gn 的分泌,主要在 2～3 岁以内发挥作用;一种为中枢神经系统内在的抑制机制,如肾上腺能药物可刺激 GnRH 释放,内源性脑啡肽可抑制 GnRH 释放的频率,阿片受体拮抗剂纳曲酮可完全抑制 Gn 的分泌,主要在 3～10 岁左右发挥作用。

胎儿 12 周开始,已有 GnRH 分泌,促进垂体分泌黄体生成素(LH)和促卵泡刺激素(FSH),胎儿 20 周时,GnRH 分泌达高峰,随即促性腺激素和性激素分泌亦升高。此时,因胎盘大量分泌性激素和胎儿中枢神经系统已具备抑制功能,两种调控机制作用使活跃的下丘脑-垂体-性腺轴受到负反馈作用而被抑制。出生后,来自胎盘的性激素中断,负反馈作用减弱,故 Gn 和性激素分泌再度增加,并可能持续半年。

从婴儿期至青春前期阶段,中枢神经系统内在的抑制机制和性激素的负反馈作用使下丘脑-垂体-性腺轴保持抑制状态。青春期前,女孩的促卵泡刺激素(FSH)水平高于黄体生成素(LH),女孩的 FSH/LH 常大于男孩。无论男女,GnRH 注入后 LH 均呈青春期前反应。青春发育开始前一年内仅可以见到 FSH 及 LH 的 24 小时分泌量的增加而非分泌频率的增加。

接近青春期时,中枢神经系统对下丘脑 GnRH 分泌的抑制作用去除,下丘脑对性激素负反馈的敏感阈逐步上调,即低水平的性激素不足以发挥抑制作用,从而使下丘脑 GnRH 冲动源激活。GnRH 冲动源发生器位于下丘脑中央基底部,下丘脑中央基底部中含有具有转换器作用的 GnRH 神经元,GnRH 神经元可将来自下丘脑的青春发动的神经信号转换为化学信号-GnRH,信号以脉冲式释放,GnRH 脉冲式释放的频率和幅度调控垂体 Gn 的释放。随着 GnRH 分泌频率和幅度的增多,刺激垂体 Gn 分泌的频率和幅度也增加,随即性激素的分泌量亦增多。

GnRH 由于分泌量极少,难于检测,但检测 Gn 的脉冲分泌能间接反映 GnRH 的脉冲释放情况。青春发育开始时首先可以见到 LH 夜间脉冲式释放的频度及幅度的增加和 LH 对 GnRH 注入后的反应增强,这种特性可持续至成人。青春发育期 FSH 升高早于 LH 约一年,且女孩的 FSH 升高(10～11 岁)先于男孩(11～12 岁),但 GnRH 注入后 FSH 的反应强度与青春期前比较无显著改变。故青春期 GnRH 脉冲式释放频率的增加使 LH/FSH 的比值增加,LH/FSH 的比值增加是青春期的特点。

2.青春发育分期

95%的正常女孩第二性征出现(如乳房增大)于 8～13 岁,95%的正常男孩第二性征出现(如睾丸增大)于 9～13.5 岁,伴随正常青春期进展相继出现阴毛、月经和阴茎的增大等第二性征改变,按 Tanner 分期被分为 I～V 期。女孩从乳房增大到月经初潮平均历时 2～2.5 年。男孩从睾丸增大到遗精出现平均历时 3 年。女孩青春期生长加速在青春发育早期时发动,男孩青春期生长加速在青春中期时最明显。女孩平均长高约 25～27cm,男孩长高约 28～30cm。各种性征从开始出现至发育成熟一般需 2～4 年。性早熟儿童体格发育虽然发生巨大变化,但心理、认知能力和社会心理(社会适应)仍处在儿童期。

3.儿童中枢性性早熟的发病机制

儿童中枢性性早熟的发病机制较复杂,与神经内分泌功能密切相关。下丘脑 GnRH 脉冲频率与幅度增加是人体进入青春发育的重要标志,由于某些原因可使下丘脑-垂体-性腺轴提前兴奋,GnRH 脉冲释放明显增强而致中枢性性早熟。此外,中枢神经系统的器质性病变也会直接扰乱 GnRH 脉冲发生器的调控机制而致病。除遗传因素以外,性早熟的发生还涉及环境(包括社会、经济及营养)等因素。此外,环境雌激素污染问题可能与此也相关,即一些非甾体类激素样物质影响相关激素受体的敏感性,由此干扰性腺功能。

根据性早熟的发病机制和病因,可将之分为中枢性性早熟和外周性性早熟:

(1)中枢性性早熟(CPP):亦称完全性或真性性早熟,是指由于下丘脑-垂体-性腺轴功能提前激活,导致性腺发育及功能成熟,与正常青春发育成熟机制完全一致,并可具有一定的生育能力。中枢性性早熟主要包括继发于中枢神经系统各种器质性病变和特发性性早熟两大类。特发性性早熟是指经检查未发现患儿提前启动青春发育器质性病因的性早熟。此类型以女孩居多(约占女孩 CPP 的 $80\%\sim90\%$),亦是 CPP 中最常见病因;继发性性早熟以男孩居多,约占男孩性早熟的 60%。

(2)外周性性早熟:亦称部分性性早熟或假性性早熟,是非受控于下丘脑-垂体-性腺轴功能所致的性发育,有性激素水平的升高,并促使性征提前发育,但无生育能力;儿童性早熟的主要病因。在中枢性性早熟中,女性患儿约 $80\%\sim90\%$ 属于特发性性早熟,男性患儿则相反,仅占约 30%,多数为器质性病变所致的继发性性早熟,故对男孩中枢性性早熟尤应注意探查原发疾病。

(三)临床表现

一般中枢性性早熟的临床特征与正常青春发育程序相似,但临床变异较大,症状发展快慢不一。

女孩首先表现为乳房发育,乳头增大,乳晕增大,大、小阴唇增大,色素沉着,阴道出现白色分泌物;阴道黏膜细胞出现雌激素依赖性改变,子宫及卵巢增大,可有成熟性排卵和月经。

男孩首先表现为睾丸增大($\geq4\text{mL}$ 容积),阴囊皮肤皱褶增加,色素加深,阴茎增长增粗;阴毛、腋毛及胡须生长;声音变低沉;精子生成;肌肉容量增加,皮下脂肪减少。

此外,由于过早发育引起患儿生长加速,骨成熟加速,骨龄提前,可造成终身高低于靶身高,影响终身高。

下丘脑错构瘤是最常引起真性性早熟的脑部病变之一,这一先天畸形由异位的神经组织所构成,含有分泌 GnRH 的神经元,并在功能上如同一个附加的 GnRH 脉冲源。其次包括星形细胞瘤、室管膜瘤、视神经胶质瘤及神经纤维瘤Ⅰ型等。松果体部位的肿瘤中约有半数是生殖细胞瘤或星形细胞瘤,其余为由组织学类型不同的肿瘤。临床表现除性早熟外无其他体征。神经内分泌表现常在放射学上发现肿瘤前 $1\sim2$ 年即出现。下丘脑的症状或体征,如尿崩症、渴感缺乏、高热、不正常的哭笑(痴笑样癫痫)、肥胖以及恶液质,均提示可能有颅内病变。视力及视野缺损的改变可能是视神经胶质瘤最早的临床表现,可有颅压增高、头痛及呕吐等神经系统症状和体征。

外周性性早熟临床表现有第二性征出现,但非青春期发动,一般无性腺增大,与下丘脑-垂体-性腺轴的活动无关,而与内源性或者外源性性激素水平升高有关。

(四)实验室检查

1.内分泌激素检查

包括测定 FSH、LH、雌二醇、睾酮及 17-羟孕酮基础值。如果第二性征已达青春中期程度时,血清促黄体生成素(LH)基础值可作为初筛,如＞5.0IU/L,即可确定其性腺轴已发动,不必再进行促性腺激素释放激素激发试验。

2.促性腺激素释放激素(GnRH)兴奋试验

亦称 LHRH 兴奋试验,其原理是通过 GnRH 刺激垂体分泌 LH 和 FSH,从而评价垂体促性腺激素细胞储备功能,本试验对性腺轴功能已启动而促性腺激素基础值不升高者是重要的诊断手段,对鉴别中枢性与外周性性早熟具有重要意义。一般采用静脉内注射 LHRH(戈那瑞林),按 $2.5\mu g/kg$(最大剂量$\leqslant100\mu g$),于注射 0 分钟、30 分钟、60 分钟时采血检测血清 LH 和 FSH。正常青春期或真性性早熟者,LH 峰值出现时间在 15～30 分钟。LH 峰值＞5.0IU/L 及 LH 峰/FSH 峰＞0.6 可认为其性腺轴功能已经启动。

3.骨龄测定

可拍摄左手和腕部 X 线正位片,骨龄超过实际年龄 1 岁以上可视为提前,发育越早,则骨龄超前越多。

4.B 超检查

子宫、卵巢及睾丸 B 超可观察子宫卵巢大小、卵巢内卵泡数目和大小、卵巢有无囊肿和肿瘤以及睾丸有无肿瘤等。

5.头颅 MRI 检查

对确诊中枢性性早熟的小年龄女孩和所有男孩应作头颅 MRI 检查,以排除颅内占位性病变。

(五)鉴别诊断

1.单纯性乳房早发育

单纯性乳房早发育女孩不完全性性早熟的特殊表现,起病年龄小,常＜2 岁,乳腺仅轻度发育,常呈现周期性变化,不伴生长加速和骨龄提前,血清 E_2 和 FSH 的基础值常有轻度增高,GnRH 兴奋试验中 FSH 峰值增高,LH 不增高。乳房发育过早是良性的,但可能是真性或假性性早熟的第一特征或可能由外源性雌激素所引起。由于本病小部分患者可逐步演变为真性性早熟,故应重视随访,观察女孩乳房早发育的发展过程,争取及时介入治疗。

2.单纯性阴毛早发育

单纯性阴毛早发育属不完全性性早熟的特殊类型,两性均可发病。好发于 6 岁左右,除阴毛外可伴有腋毛发育,但无其他副性征出现,无性腺发育,亦不发生男性化。部分患儿可有轻度生长加速和骨龄提前,常有家族史。可能与肾上腺功能早现以及过早分泌大量雄激素有关。

3.月经早潮

月经早潮为单独发生月经而无其他性早熟表现,大多数女孩仅为 1～3 次阴道出血,促性腺激素正常。可能由于卵巢活动引起 E_2 分泌,卵巢 B 超有时可发现滤泡囊肿。

4.McCune-Albright 综合征

本症是由于 G 蛋白 α-亚基基因突变,刺激 cAMP 分泌增加,可激活多种内分泌激素受体,例如 FSH 及 LH 受体,有时包括 ACTH 及 TSH 受体。患儿除性早熟征象外,尚伴有皮肤咖啡色素斑和骨纤维发育不良,偶见卵巢囊肿。少数患儿可能同时伴有甲状腺功能亢进或 Cushing 综合征。

（六）治疗

中枢性性早熟的治疗目的是：①控制或减缓第二性征发育，延迟性成熟过程；②抑制性激素引起的骨成熟，防止骨骺早闭而致成人期矮身材；③同步进行适当的心理和行为指导，从而达到保证儿童理想生长发育的目的。但是并非所有的中枢性性早熟都需要治疗。

本病治疗应依据病因而定，下丘脑错构瘤一般不需要神经外科的介入。对于神经系统的其他病变，治疗应取决于病变的性质和部位进行手术摘除或化疗及放疗。无论病因如何，在导致中枢性性早熟的器质性脑部病变患儿中，应用 GnRH 类似物治疗与特发性性早熟患儿中的治疗同样有效。甲状腺功能减退者给予甲状腺激素补充治疗；先天性肾上腺皮质功能增生者采用皮质激素制剂治疗。

1.促性腺激素释放激素类似物（GnRHa）

此类药物是将 GnRH 分子结构中第 6 位甘氨酸换成 D-色氨酸（达菲林和达必佳）及 D-亮氨酸（抑那通）等的长效合成激素，其作用原理是利用下丘脑激素类似物竞争性抑制自身分泌的 GnRH，减少垂体促性腺激素分泌。可按 $100\sim120\mu g/kg$ 用药，每 4 周肌注一次。治疗后 LH 及 FSH 的分泌下降，E 水平相应方面下降，性征退缩甚至恢复到青春期前水平，骨骼发育减慢，不良反应较少见。GnRHa 治疗的适应证女孩要≤11.5 岁，男孩≤12.5 岁。对开始治疗时骨龄女孩＞11.5 岁，男孩＞13 岁应慎用，疗效较差。对那些进展缓慢型的特发性性早熟进行密切随访的基础上进一步决定是否需要治疗。生长潜能无明显受损者不需治疗。

2.达那唑

有抗孕激素和雌激素作用，其作用机制是反馈抑制下丘脑垂体促性腺激素分泌，使体内雌激素水平下降。副作用有时见声音粗、毛发增多以及出现粉刺等，一般不作为首选药物。甲羟孕酮（又称安宫黄体酮）由于副作用较大，已不再用于治疗性早熟。

四、小儿性发育障碍

小儿性发育障碍（DSD）是指以性染色体、性腺和外生殖器表现性别不一致为特征的一类先天遗传缺陷病。其成因复杂，相对罕见，具有不同的病理生理机制。临床表型各异，不同病因可有相同或相似的临床表型，而同一病因临床表型也可差异甚大。根据染色体核型不同可将 DSD 分为三大类，即 46，XXDSD、46，XYDSD 和性染色体 DSD。

（一）病因

1.性染色体型 DSD

以 Turner 综合征及 Klinefelter 综合征最为常见。

（1）Turner 综合征：染色体核型为 45，X 或 45，X/46，XX，也可呈现其他变异核型。

（2）Klinefelter 综合征：最常见的核型为 46，XXY，变异型者 X 染色体的数目可不同。

（3）混合性性腺发育不全（MGD）：核型最常见为 45，X0/46，XY。

（4）卵睾型 DSD（ODSD）：过半患者的核型为 46，XX，1/3 为嵌合型（46，XY/46，XX）或交织型（46，XY/47，XXY 或 45，X/46，XY），仅一小部分为 46，XY。

2.46，XYDSD

46，XYDSD 的病因主要为睾丸发育与分化异常、雄激素合成和代谢缺陷等。

(1)睾丸发育与分化异常:涉及睾丸发生发育的级联调控基因(SRY、SOX-9、WT-1、SF-1以及 DAX-1、Wnt4 等)缺陷皆可导致性发育异常的发生,其中包括原始性腺发育不良[即完全性性腺发育不良(CGD)和部分性性腺发育不良(PGD)]、卵睾型 DSD、睾丸退缩症等。

(2)雄激素合成障碍:任何导致类固醇激素合成过程中的相关酶缺陷均可出现 46,XY 的男性化不足,如 3β-羟类固醇脱氢酶(3β-HSD)缺乏、17α-羟化酶(17α-OH)和 17,20-裂解酶缺乏、17β-羟类固醇脱氢酶(17β-HSD)缺乏及类固醇急性调节蛋白(StAR)基因缺陷,这类疾病均可导致先天性肾上腺皮质增生。另外,5α-还原酶缺乏导致睾酮向双氢睾酮转换被抑制,使活性睾酮生成受阻;促黄体生成素(LH)受体缺陷可使 Leydig 细胞发育不全,导致睾酮合成障碍。

(3)雄激素作用缺陷(雄激素不敏感综合征):包括完全性雄激素不敏感综合征(CAIS)和部分性雄激素不敏感综合征(PAIS)。

(4)其他先天异常:如由于血抗米勒管激素(AMH)和 AMH 受体缺陷造成米勒管永存综合征(PMDS)。可有单基因和多基因异常所致的伴性发育异常综合征,单基因综合征的常见为 Smith-Lemli-Opitz 综合征和 Beckwith-Wiedemann 综合征;而 VACTERAL 综合征为多基因异常,该疾病可出现包括外生殖器在内的多器官的畸形。

3.46,XXDSD

(1)胎儿期雄激素增多:胎儿雄激素分泌过多主要来源于先天性肾上腺皮质增生(CAH)类疾病,其中 21-羟化酶(21-OH)缺乏症最为常见(占 90%～95%)。其次为 11β-羟类固醇脱氢酶(11β-HSD)缺乏症等;此外,胎儿期芳香化酶缺乏也可致雄激素过多。

(2)母体或外源性雄激素增多:母体雄激素过多疾病通常由肾上腺或卵巢肿瘤所致;外源性雄激素或孕激素摄入为 46,XX 外生殖器畸形的另一个罕见原因。

(3)胎儿期性腺发育异常:原始性腺决定异常可导致 46,XX 睾丸型 DSD,其中 10% 患儿为 SRY 阳性,同时也有很多其他基因参与睾丸决定,如 SOX9 基因的过量表达等。

(二)诊断

强调早期诊断。明确病因诊断必须通过详细询问病史、临床表现、体格检查和完善的辅助检查。

1.病史

(1)不良性发育史:在胚胎期是否已可见外生殖器发育异常,出生后外生殖器的发育情况。第二性征的启动(男孩外生殖器增大,女孩乳房发育)年龄。

(2)不良物质暴露史(包括孕母及患儿):是否有不良物质、药物的应用,包括中西医药制剂、避孕药等,及其居住环境状况。

(3)五官觉功能障碍或功能低下:如嗅觉、听觉和视觉。

(4)个人发育史:如动作发育是否落后、有无不同程度的智力发育落后。

(5)家族史:是否存在不良遗传背景,如长辈近亲婚配、家族成员存在类似不良性发育。

(6)母孕史:母亲自发性流产、死产、新生儿死亡病史,妊娠期药物的使用。母亲孕期有无激素过多征象(多毛症、男性化等)。

2.临床表现

(1)46,XXDSD:46,XXDSD 患儿有女性内生殖器(米勒管结构和卵巢),外生殖器因体内雄激素的增高而呈现不同程度的雄性化,甚至呈现完全性性反转。

(2)46,XYDSD:临床表现差异较大,严重者外阴可呈完全女性表型,并可见盲端的阴道腔;也可呈间性畸形,表现为阴囊分叉状,阴茎小似肥大的阴蒂;轻者仅表现为小阴茎、隐睾及轻度的尿道下裂。

(3)性染色体 DSD:MGD 患儿的性腺通常一侧为条索状性腺(或无性腺),对侧的睾丸则发育不良;卵睾型 DSD 患者的性腺组织可呈多种组合:一侧睾丸、另一侧卵巢,双侧卵睾或一侧卵睾、另一侧为一个卵巢或睾丸。外生殖器可为男性或女性,但多数为畸形外生殖器。

3.体格检查

(1)一般体检:身高、体重、血压,体型或体态比例,有无特殊面容,皮肤有无痤疮、色素沉着。乳晕有无着色。

(2)外生殖器及第二性征:①检查外生殖器有无畸形,并给予表型分型。XX 核型者宜采用 Prader 分期,即分为Ⅰ期(女性表型伴阴蒂肥大)～Ⅴ期(男性表型伴尿道下裂),XY 核型者则推荐采用外生殖器男性化得分法(ESA)描述男性化程度(正常男性外生殖器为 12 分,男性化程度越低得分越低)。②阴茎测量:阴茎长度(需阴茎竖立呈伸直状态,自根部测量)和周径或宽度,周径或宽度皆需测量阴茎中段。观察阴茎的质地及皮肤色质,尿道口开口的位置,阴茎有无下弯、包茎畸形。③睾丸测量:注意睾丸的位置(能否降至阴囊内)、大小(用睾丸容积模具或测睾丸长、宽径)和质地。④阴囊发育:注意阴囊皮肤的松紧、皱褶多少,阴囊内是否存有睾丸或肿块等。⑤肛门与生殖器的距离测量:测量由阴囊皮肤与会阴交界处至肛门中心的距离(可视为雄激素效应程度的指标)。⑥阴蒂、小阴唇及阴道:有无阴蒂、阴蒂的长度;有无小阴唇及其着色,是否有独立的阴道开口。⑦阴毛发育:阴毛出现时间、顺序及按 Tanner 标准分期。⑧乳房发育:开始乳房发育年龄,并按 Tanner 标准分期。

4.实验室检查

(1)染色体核型分析、SRY 基因:最为关键。

(2)血清垂体激素及性激素水平:促黄体生成素(LH)、促卵泡生成素(FSH)、促肾上腺皮质激素(ACTH)、睾酮(T)、硫酸脱氢表雄酮(DHEA-S)、△4-雄烯二酮、双氢睾酮(DHT)、17-羟孕酮(17-OHP)、抗米勒管激素(AMH)、抑制素 B(Inh B)等。

(3)内分泌动态试验:①促性腺激素释放激素(GnRH)激发试验:检测垂体前叶细胞的内分泌功能,出生至 6 月龄男孩、至 1 岁女孩值小青春期无须做该试验;②绒毛膜促性腺激素(hCG)激发试验:检测睾丸间质细胞功能;③ACTH 激发试验:评估肾上腺皮质激素功能,是诊断 CAH 或类固醇合成代谢通路的重要检查。

(4)血糖及血电解质。

(5)影像学检查:①超声可显示米勒管/华氏管的结构,并能确定其位置。判定肾脏有无异常,以鉴别肾脏异常的相关综合征。②窦腔造影:确定下生殖道和下泌尿系统的解剖学结构。③骨龄。

(6)内镜、腹腔镜和性腺活检:卵睾型 DSD 需行性腺活检取得病理组织。

(7)分子遗传学检查:有很多候选基因,包括 SRY、SOX9、SF1、WT1、DAX-1、WNT4、CYP21A2、CYP11A1、HSD382、CYP17A、HSD1783 基因、AR 和 SRD5A2 基因等,检测基因突变或基因剂量不平衡。

(三)治疗

DSD 患者的治疗方案的制订及完成需要包括相关学科(包括儿科内分泌、小儿外科或泌尿科、心理学、妇产科、临床遗传学和新生儿科)的专科医师、社会工作者、护士和医学伦理专家在内的团队共同协作完成。

1.性别选择及确认

出生后尽早根据内外生殖器的发育状况、病因、家长意见选择性别,年长儿也需根据已选择的抚养性别及患儿意愿慎重决定。

(1)46,XXDSD:多选择女性。

(2)46,XYDSD:外阴完全呈女性者(如 CAIS、CGD 等),一般应选择女性抚养性别;外生殖器呈间性者(如 PAIS、PGD、CAH 等),先行雄激素制剂治疗 3 个月,如阴茎能较治疗前明显增长,可选择男性抚养性别,但对雄激素治疗反应不佳者也应选择女性抚养性别。

(3)性染色体型 DSD:卵睾型 DSD 患者如一侧有正常的卵巢及女性生殖管道,可选择女性性别。

2.手术治疗

(1)46,XXDSD:选择女性性别者,严重畸形者需行外科手术切除严重肥大的阴蒂,手术年龄一般选择在 6～12 个月内。轻度肥大者应随访观察,不轻易做切除术。

(2)46,XYDSD:对 CGD 或携带 Y 染色质选择女性性别者、MGD 作为男性抚养者都应在小儿早期手术切除发育不良的条索状性腺。

(3)性染色体型 DSD:对双侧卵睾型的患者若其卵巢组织具生育的潜能,可尝试卵巢和睾丸组织的分离技术;选择女性性别应切除全部睾丸组织,外生殖器作女性矫治;选择男性性别应切除全部性腺组织,包括睾丸、卵睾及女性生殖管道,因这类患者的睾丸及卵睾中的睾丸部分大多发育不全,恶变率高。

3.激素治疗

(1)46,XXDSD 中 CAH 患者需用糖皮质激素治疗,失盐性患者需加用盐皮质激素。

(2)46,XYDSD

①选择男性性别者:性腺功能减退者在青春期需用 Gn 或雄激素诱导青春发育,可有多种治疗方法。肌内注射制剂包括十一酸睾酮、丙酸睾酮和庚酸睾酮,诱导青春发育从小剂量开始,逐步增大剂量至成人维持量;另有经皮吸收的睾酮凝胶和双氢睾酮软膏;也可口服十一酸睾酮胶囊(安雄)。

②选择女性性别者:对性腺功能减退者在青春期需用雌激素诱导青春发育,药物包括炔雌醇和结合型雌激素(妊马雌酮及 17β-雌二醇等),也应从小剂量开始逐渐增加至成人量。当子宫发育逐渐成熟(一般 1～2 年),加用孕激素,建立月经周期。

(3)性染色体型 DSD:根据选择的性别不同选择激素治疗方法。

4.社会心理治疗

DSD患者的治疗应为终生性治疗,外科整形手术和激素治疗,能够部分重塑外生殖器的形态和维护性腺内分泌功能,但在近期或远期的性腺功能效应上目前尚难达到令人满意的疗效。由于胚胎早期的性激素紊乱干扰患者大脑的性别印象,以及外生殖器畸形和随后的治疗过程会给患者本人和家庭带来巨大的心理创伤,故有必要为此类患者(或家庭)提供长期的人文关怀及个体化的心理支持。应为患者本人和家属制订一份长期随诊和教育计划,并充分尊重患者自身的意愿,以达到最满意的疗效。

(四)疾病预防

不同病因有不同的预防措施。母亲孕期须避免滥用性激素制剂;女性避免富含雄激素的药物和食物;有DSD家族史的人员,在妊娠期间应及时和产科医生进行交流,进行产前咨询。对某些分子缺陷诊断明确的疾病,可行羊水或绒毛膜穿刺对胎儿进行产前基因检测,有助于判断胎儿是否具有发病风险等。

五、青春期多囊卵巢综合征

多囊卵巢综合征(PCOS),是指排除基础疾病的卵巢源性雄激素过多和慢性无排卵的一组综合征。本症是育龄妇女无排卵性不育、多毛的主要原因,在育龄妇女中发病率达$4\%\sim26\%$。PCOS病因尚未明确,大多起病于青春期或青春期稍后,但常在成人期才得到诊断。除影响生育力外,还因伴随的子宫内膜病变、肥胖、胰岛素抵抗和雄激素过多,对患者生殖系统、代谢和心血管健康方面带来很大危害。月经不规则、无排卵、胰岛素抵抗可以是正常青春期的生理特征,卵巢增大及多个窦卵泡等亦然,与PCOS的临床特征相似,导致青春期PCOS的诊断困难,目前暂无青春期PCOS的确切发病率数据。鉴于PCOS对妇女健康的极大危害性,对PCOS的早期(青春期)诊断和治疗日益受到重视。

(一)病因

PCOS是一种高度异质性疾病,原因是多方面的,确切病因至今尚未明确,目前认为是遗传因素和环境因素共同作用的结果。雄激素过多是PCOS的核心特点。

1.遗传因素

本病可有家族性倾向(常染色体遗传),全基因组关联分析(GWAS)研究显示单核苷酸多态性(SNPs)与P-COS的发生有关。

2.易患因素

胎儿雄激素暴露;出生体重小于胎龄儿(SGA)和大于胎龄儿(LGA),出生后1年SCA快速追赶或LGA持续肥胖;青春期前多毛和阴毛早现、青春期前及围青春期肥胖/胰岛素抵抗、中枢性性早熟等,可能是青春期PCOS的危险因素。

3.促性腺激素释放激素分泌异常

包括负反馈系统异常或下丘脑内在GnRH脉冲释放频率异常,导致LH脉冲频率及幅度增加,LH分泌增加、LH/FSH比值升高,导致无排卵以及卵巢雄激素的合成增加。

4.酶活性异常

P450c17是肾上腺和卵巢中合成雄激素的限速酶。PCOS患者此酶活性增加,促进了雄激素的合成。

5.胰岛素抵抗

在 PCOS 致病过程中很关键,胰岛素通过雄激素合成通路中的多方面来调控雄激素的合成。

(二)诊断

1.临床表现

月经异常/持续无排卵和雄激素过多是 PCOS 的两个主要特征。多在青春后期发病,各种症状体征多在初潮前或后不久陆续出现。

(1)月经与排卵异常:PCOS 女孩初潮年龄可正常或延迟。正常青春期的生理特点与 PCOS 的特点相似,导致月经与排卵异常在诊断青春期 PCOS 的特异性不高。青春期女孩初潮后月经经常不规则且不排卵,且可持续数年;正常情况下初潮后 1 年,85% 月经周期不排卵,初潮后 3 年还有 59% 月经周期不排卵。目前认为,初潮后持续月经稀发或继发性闭经是青春期 P-COS 的主要表现。

(2)雄激素过多:痤疮和轻度多毛可见于青春期,但进行性加重的多毛可以是青春期雄激素过多的重要标志。

①多毛:是指皮肤雄激素依赖的部位(面、胸、背、下腹部)色深而粗的体毛生长,可采用改良的 Ferriman & Gallwey 评分系统进行多毛分布和严重度的评价。PCOS 是青春期多毛的主要原因。

②痤疮:常见于青春期 PCOS 女孩,多见于面部,也见于胸背、肩部等。因痤疮到皮肤科就诊的女性患者 1/3 以上是 P-COS。

(3)睡眠障碍:PCOS 青春期女孩睡眠障碍的发生率较高,包括睡眠障碍性呼吸和白天睡眠过多。

(4)远期并发症:

①糖代谢异常:青春期 PCOS 女孩胰岛素抵抗发生率高达 50%,糖耐量低减、糖尿病发生率增加。部分患者可因高胰岛素血症呈现黑棘皮病。

②肥胖:27% 青春期 PCOS 患者肥胖,呈中央型。肥胖的 PCOS 女孩胰岛素抵抗更为显著。

③代谢综合征和心血管疾病:PCOS 成年妇女代谢综合征发生率高于正常,儿童数据虽少,但是也有证据显示 PCOS 的青春期女孩代谢综合征的发生增加(可达 11.8%),肥胖者发生率更高(可达 39%)并与雄激素过多相关。PCOS 女孩心率加快、24 小时血压升高、左心室舒张末期直径增加、炎症标志升高、动脉粥样硬化的亚临床标志——冠状动脉钙化增加、血管顺应性下降等。

④肿瘤(子宫内膜癌):子宫内膜癌与慢性无排卵相关。

2.实验室检查和辅助检查

目的是评价雄激素过多的严重程度和来源,排除其他相关疾病,如肾上腺疾病、肾上腺或卵巢肿瘤。

(1)血激素水平测定

①雄激素水平:睾酮(T)、双氢睾酮(DHT)、雄烯二酮、脱氢表雄酮及硫酸盐(DHEA/

DHEAS)、游离睾酮(FT)。游离 T 可直接检测或计算游离雄激素指数[(睾酮(nmol/L)/性激素结合蛋白(nmol/L)×100]。高于均值+2SD 为升高,儿童青春期因缺乏正常参照值诊断高雄激素血症有所困难。有认为 T>1.9～2.0nmol/L(55～58ng/dL)、FT>34.7pmol/L(10ng/dL)可诊断高雄激素血症。T>6.9nmol/L(200ng/dL)提示分泌雄激素的卵巢肿瘤;DHEA>700μg/dL 提示肾上腺肿瘤。

②FSH、LH:LH 释放异常,包括基础 LH 水平升高、FSH 正常或低于正常、LH/FSH 比值升高(2:1～3:1);LHRH 刺激后 LH 反应亢进、FSH 反应偏低等。FSH 正常或低于正常可与原发性卵巢功能不全鉴别。

③雌激素水平异常:雌激素(雌酮、雌二醇)升高,雌酮明显升高、雌酮/雌二醇增加。

④性激素结合蛋白(SHBP)升高。

⑤PRL:5%～30% PCOS 妇女血 PRL 升高(正常的 1.5 倍),显著升高者可支持高泌乳素血症/泌乳素瘤的诊断。

⑥TSH:正常,可与原发性甲减所致的月经不规则和无排卵鉴别。

⑦其他:肾素水平,17-羟孕酮,基础和 ACTH 激发后类固醇前体检测,可与先天性肾上腺皮质增生症鉴别。

(2)代谢紊乱

①75g 2hOGTT 及胰岛素释放试验:可提示高胰岛素血症(肥胖者 75%,非肥胖者 30%)、胰岛素抵抗;血胰岛素反应高亢但血糖反应正常;糖尿病等。

②血脂:胆固醇、甘油三酯、高密度脂蛋白、低密度脂蛋白异常。

③糖化血红蛋白异常。

(3)影像学检查

①盆腔 B 超:尽管经腹超声检查对卵巢的检测欠精确,但对无性活动的青春期女孩只能选择经腹检查。正常青春期多卵泡卵巢的超声特点与 PCOS 的多囊卵巢改变相似,研究发现 14～16 岁初潮后女孩 35%呈多囊卵巢表现,因此超声多囊卵巢表现作为青春期 PCOS 的诊断价值有限。正常青春期多卵泡卵巢与 PCOS 多囊卵巢区别在于:前者卵泡数量 6～10 个,直径 4～10mm,卵巢基质回声正常,总体积较小;青春期 PCOS 患者超声下可见卵巢多卵泡,间质回声增强及体积增大(>10mL)。

②CT/MRI:用于排除肾上腺或卵巢肿瘤。

3.诊断

由于多囊卵巢综合征的高度异质性,故尚无特异性诊断标准(无论成人或青春期),仍为排除性诊断。根据家族史(多毛、肾上腺酶缺陷、月经紊乱、PCOS、糖尿病、不育症等)、高危因素(青春期前肥胖;胎儿生长受限、出生后快速生长或大于胎龄儿出生体重;肾上腺功能早现或阴毛早现;月经初潮提前;超重或肥胖等)、月经情况(从初潮开始的月经紊乱、闭经、少经、功能失调性子宫出血、偶初潮延迟、原发性闭经)、雄激素增多表现(多毛、痤疮、男性型秃发,偶有阴蒂肥大、肌肉健壮、肾上腺功能发动提前),结合实验室检查和辅助检查,排除其他原因的雄激素过多和月经稀发,包括高泌乳素血症、先天性肾上腺皮质增生症、分泌雄激素的肿瘤、库欣综合征、严重胰岛素抵抗综合征等,做出诊断。

既往青春期 PCOS 均为参考成年妇女的诊断标准,目前青春期 PCOS 诊断参照 2012 年第三届阿姆斯特丹青春期 PCOS 国际共识进行诊断,该共识推荐青春期 PCOS 的诊断标准需具备以下所有条件:①初潮后月经稀发(每年<10 次或周期≥35 天)或闭经达 2 年或原发性闭经(16 岁未初潮);②临床雄激素增多表现,且生化检测显示雄激素过多[T/FT 升高,和(或)DHEAS 升高];③有一个卵巢容积≥10mL。已排除雄激素过多和卵巢功能障碍的其他原因。

(三)鉴别诊断

本病应与其他原因引起的持续无排卵性疾病鉴别,包括原发性卵巢功能不全、高雄激素及胰岛素抵抗疾病,如下丘脑性闭经、皮质醇增多症、肾上腺皮质增生、甲状腺疾病、高泌乳素血症、特发性多毛、家族性多毛、分泌雄激素的肿瘤、服用外源性雄激素等。

(四)治疗

青春期 PCOS 的治疗原则包括 PCOS 疾病教育、预防疾病产生的后果的策略、青春期至成年期自我形象的关注,需满足青春期 PCOS 患者的特定需要。治疗目的是使月经规则、预防子宫内膜增生过长和子宫内膜癌;改善雄激素过多的症状体征;改善代谢状态(胰岛素抵抗)。

1.生活方式指导

改变生活方式(饮食、运动、行为)最为重要,尤其是对于肥胖或超重患者,以减少远期并发症如糖尿病的发生,也能改善血脂异常。肥胖者控制体重后可改善月经异常、无排卵性不育;同时促进代谢平衡、减少冠心病的危险。

2.药物治疗

不能替代生活方式的改变,作为辅助手段。药物使用的疗程目前尚无大样本资料和共识,需个体化。远期安全性有待深入研究。

(1)调节月经周期,口服避孕药:治疗的主要目的是规则应用孕酮避免子宫内膜增生、控制过多的月经。青春期 PCOS 的首选药物仍是含雌-孕激素的复合型避孕药(COCs),能满意控制月经周期、降低血睾酮水平,改善多毛症状,但对于肥胖者的雄激素抑制疗效稍逊。COCs 可能加重糖代谢紊乱和高甘油三酯血症,因此使用者加强血月旨监测。禁忌证包括:心血管疾病、静脉血栓形成、肝病、灶性偏头痛、抑郁症、过度肥胖和未明确病因的乳腺肿块。可选择的药物有:①复方去氧孕烯片(妈富隆,marvelon)每片含炔雌醇 30μg、去氧孕烯 150μg,其中的孕激素地索高诺酮的雄激素活性很弱,是目前治疗多毛症状最有效的药物。口服 1 片/天,连服 3 周,停药 1 周。②达英-35 每片含炔雌醇 35μg、醋酸环丙孕酮 2mg。口服 1 片/天,连服 3 周,停药 1 周。能降低血浆 T、A、SH-BG,竞争雄激素受体,最适用于青春期。

(2)雄激素抑制剂:雄激素过多表现如痤疮或多毛,影响患儿的自我形象。此时可用雄激素抑制剂。FDA 批准使用的抗雄激素制剂有三种:螺内酯、氟他胺和非那雄胺。前两种有用于儿童的报道。①螺内酯:直接抑制雄激素合成以及竞争雄激素受体,剂量依赖性。用量为 1～3mg/(kg·d),分 2 次口服。能改善痤疮、多毛,合并口服避孕药时疗效更佳。不良反应较轻,包括月经不规则、低血压、疲倦、尿频和高钾血症。为减少不良反应,可从较低剂量开始,短期内快速加至规定量。②氟他胺:雄激素受体抑制剂,250mg/次,口服,每天 2 次。能有效抑制雄激素的作用,但因潜在肝脏毒性而不作为常规推荐使用。

（3）胰岛素增敏剂：二甲双胍用于青春期 PCOS 的报道有限，剂量口服 500～2000mg/d，连服 8～12 周可降低胰岛素水平和改善雄激素血症、改善月经异常、无排卵。成功用于生活方式不能改变、糖耐量异常的患者。安全、副作用少（少数有胃肠道不适、肠蠕动加快、烂便）等；乳酸酸中毒的发生率极低，使用 1 年的发生率为 3/10000。暂无单用二甲双胍有效控制青春期 PCOS 患者的报道。单用二甲双胍似乎不能改善血脂异常。

3.机械治疗

如电针除毛和激光治疗可用于多毛的治疗。

4.外科治疗

在青春期女孩的资料很少，暂不推广使用。

第八章　小儿食物不良反应

食物不良反应指由食物或食物添加剂引起的所有临床异常反应,包括食物过敏、食物不耐受和食物中毒,前两者合称为食物的非毒性反应。食物过敏(FA)指免疫学机制介导的食物不良反应,即食物蛋白引起的异常或过强的免疫反应,可由 IgE 或非 IgE 介导,表现为一疾病群,症状累及皮肤、呼吸、消化、心血管等系统。而食物不耐受(FI)则为非免疫介导的食物不良反应,包括机体本身代谢异常(如乳糖酶缺乏)、机体对某些食物内含的药物成分(如久置奶酪中含的酪胺)的易感性增高,甚至是心理因素所致等。食物不耐受症状与食物过敏相似,均可累及胃肠道、呼吸道及皮肤等各器官系统,在临床上需注意区分。

第一节　食物过敏

一、疾病概述

国外资料显示,儿童期食物过敏的患病率约为 6%～8%。2010 年我国重庆、珠海及杭州三市流行病学调查结果显示,0～2 岁儿童食物过敏检出率为 5.6%～7.3%,最常见的过敏原为鸡蛋,其次是牛奶、虾和鱼。

与其他过敏性疾病,如特应性皮炎、过敏性鼻炎及哮喘类似,食物过敏的患病率逐年增加:近十年来食物过敏的患病率在美国儿童中上升了 18%,约 3.9% 的儿童患有食物过敏;5 年内英国花生过敏增长了 1 倍。虽然多数食物过敏可随年龄增长而自愈,但却可能增加儿童后期呼吸道变态反应性疾病发生的危险性。因此,食物过敏的预防、早期诊断及治疗有助于阻断过敏进程,从而减少生命后期过敏性疾病的发生已引起医师及家长的广泛重视。

(一)常见食物致敏原
引起 IgE 介导的食物过敏反应主要抗原物为糖蛋白,分子量大约为 10～60kDa,少数分子量大于 80kDa。尽管任何食物均可诱发过敏,但在婴幼儿时期,90% 的食物过敏与牛奶、鸡蛋、大豆、小麦、花生、鱼、虾、坚果类等 8 种食物有关。对致敏食物抗原分离纯化发现,牛奶中有大于 40 种蛋白质有致敏潜力;花生、鸡蛋、鳕鱼、大豆中也有多种可诱发过敏的抗原存在,且相近种类的食物可能引起交叉反应。然而,在临床工作中,不能因儿童对一种食物过敏而推论出对相似种类食物过敏,除非有病史或口服食物激发试验所证实。

(二)发病机制
人类在摄入食物的同时,胃肠道通过免疫和非免疫的机制阻止完整外来抗原进入循环系统。虽然大于98％的食入抗原被胃肠屏障所阻挡,仍有少量完整抗原被吸收和转运到全身。然而,一般进入循环系统的可识别的免疫蛋白质不会引起不良反应,因为绝大多数个体对摄入的食物抗原可耐受,只在少数易感个体中产生过敏反应。这可能与个体免疫调节功能异常有关。

食物过敏的免疫学机制较为复杂,尚不完全清楚,目前主要分为IgE介导、非IgE介导及混合介导三类。

IgE介导的过敏反应属于速发型变态反应,由肥大细胞和嗜碱性粒细胞参与的组织炎症反应过程,通常分为致敏期和发敏期。初次暴露于致敏食物蛋白后机体免疫系统产生特异性IgE抗体,这些抗体再结合于肥大细胞和嗜碱性粒细胞表面,此时机体被致敏。当机体再次接触相同的食物蛋白后,通过与上述抗体结合活化肥大细胞和嗜碱性粒细胞,后两者迅速释放生物活性特质而造成过敏性炎症反应。

非IgE介导的胃肠道食物过敏免疫机制尚不清楚,但可能与TGF-β1缺陷及TNF-α的过度反应有关。此外,由于发现由食物蛋白诱导的胃肠炎患者消化道黏膜中嗜酸性粒细胞显著增多,故嗜酸性粒细胞在其中可能起到部分作用。

然而,对于食物蛋白如何激活免疫系统的分子机制尚不清楚。多数研究显示,食物蛋白可能通过未成熟或是被破坏的肠道黏膜而使机体不能诱导出正常的口服耐受(指对经口服摄入的抗原产生特殊的细胞或体液免疫抑制现象)或是已建立的口服耐受遭到破坏,从而导致过强或异常的免疫反应。因此,对肠道屏障功能发展及口服耐受机制的研究成为热点。

二、诊断方法

(一)临床表现

食物过敏通常表现为一组疾病群,因此临床表现多种多样而无特异性,常累及皮肤、消化系统、呼吸系统、心血管系统等;重者可致哮喘发作、休克甚至死亡。

1.皮肤症

大约有50％～60％食物过敏患儿出现皮肤症状,且是IgE介导的食物过敏最常见的临床表现。通常在摄入食物蛋白后几分钟至2小时内发生,表现为瘙痒、潮红、泛发性荨麻疹、口周或眼周的血管性水肿或红斑,严重时伴有呕吐、腹泻、腹绞痛、呼吸困难、喘息、低血压甚至过敏性休克的全身反应。此外,特应性皮炎也是儿童食物过敏常见表现。食物过敏与6个月内早期发病的婴幼儿特应性皮炎关系密切,尤其是中重度患者。约40％的特应性皮炎患儿同时存在食物过敏;中重度特应性皮炎患儿食物过敏的发生率可高达33％～63％。其中,鸡蛋是特应性皮炎患儿最常见的过敏原,其次是牛奶蛋白。

2.消化系统症状

食物过敏引起的消化系统表现绝大多数为非IgE介导的免疫反应,通常包括一系列胃肠道疾病。如口腔过敏综合征、嗜酸性粒细胞增多性食管炎及胃肠炎、食物蛋白诱发的胃肠道疾病、食物蛋白诱发的小肠结肠炎及直肠结肠炎。因此,几乎所有消化道症状均可以在食物过敏中出现且无特异性,如拒食、呕吐、腹痛、慢性腹泻/便秘、生长发育迟缓、胃肠道出血、缺铁性贫血、低蛋白血症或内镜检查/组织学检查证实的肠道疾病或严重的结肠炎,肛周皮疹等。

3.食物过敏与呼吸系统

婴幼儿食物过敏可能是过敏进程中的第一步,食物过敏的患儿更容易发生过敏性鼻炎、哮喘等呼吸道过敏性疾病。常见的呼吸系统症状包括鼻痒、流涕、中耳炎、慢性咳嗽和喘息等,严重者可出现急性喉水肿或气道阻塞,而这些症状通常并不独立存在。此外,牛奶蛋白过敏可引起过敏性肺部疾病——海纳斯综合征,多见于年幼儿童,主要特征为反复的肺部浸润伴慢性咳嗽。虽然此病在一般儿童中很罕见,但在儿童肺部疾病的鉴别诊断中应加以考虑。

4.食物过敏与心血管系统

食物过敏对心血管系统的影响主要是通过对血管的影响实现的,多见于年长儿童,甚至可出现全身严重过敏反应。临床上将症状累及两个系统以上,尤其是心血管系统,进展迅速,出现血压下降及心律失常等表现者称为严重过敏反应,重者出现过敏性休克或死亡。临床上因过敏性休克就诊的患者中,50%左右与食物过敏有关。

5.其他

在年长儿童可能出现偏头痛、烦躁等主观症状。此外,由于食物过敏可能出现呕吐、腹泻等一系列胃肠道症状,导致胃肠道吸收功能降低,因此持续存在的食物过敏还可能造成营养素缺乏性疾病。

(二)诊断步骤

食物过敏可由IgE、非IgE或两者共同介导,口服食物激发试验是确诊的依据。

1.IgE介导的食物过敏诊断步骤

(1)病史及体检:虽然食物过敏病史采集中患儿家长的汇报常不准确,但可以为选择恰当诊断方法提供信息;更重要的是它可以帮助设计恰当而安全的食物激发试验程序。病史采集时应重点询问:①诱发反应的可疑食物;②摄入的量;③摄入食物到出现症状的时间;④在其他时间进食相同食物是否出现相同症状;⑤最后一次发病距现在的时间;⑥症状出现的频率;⑦有无其他因素介入,如运动;⑧用药情况;⑨有无食物污染的可能性等。记录2周饮食日记能提供可靠的前瞻性信息,对于判断食物摄入与症状之间的关系很有帮助。通常食物过敏没有典型而特定的体征,体格检查应在累及的器官系统进行,如眼、鼻、喉、胸、腹、皮肤等。

(2)皮肤试验

①皮肤点刺试验(SPT):是最常用的筛查IgE介导的食物过敏措施。目前食物提取物多采用天然食物制成,而在检测中应设立阳性对照(10mg/mL组胺)和阴性对照(生理盐水)。当阳性对照疹团平均直径>3mm且阴性对照<3mm时,食物提取物疹团平均直径比阴性对照大3mm者为阳性结果。需要注意的是,皮肤点刺试验虽然阴性预报正确率在婴儿期为80%~85%、幼儿期>95%,但其阳性预报正确率<50%,因此,即使是皮肤点刺试验结果阳性,仍不能诊断为食物过敏;而对于结果阴性的小婴儿,如果病史比较明确仍应进行确诊试验。

当考虑有蔬菜或水果过敏时,由于其蛋白容易分解,新鲜提取物的敏感性更高。如果检测到某种食物的特异性IgE抗体,那么与阳性对照物(组胺)及阴性对照物(生理盐水)相比,皮肤会出现风团和红晕。因此可以选用新鲜食物直接做皮试,称为食物-皮肤点刺试验。但因其缺少标准化及安全性问题影响其在临床的应用。

因 SPT 为体内试验,故在测试前必须准备急救药品,如苯海拉明、地塞米松、1‰肾上腺素等。对病史中曾有明确高度过敏症状发生者,如过敏性休克,可考虑进行体外检测,如食物特异性 IgE 测定。

②斑贴试验(APT):是将浸透食物提取物的纱布贴于皮肤上 48 小时,在 24～72 小时内评估产生的皮疹,出现红肿即为阳性,对于诊断非 IgE 介导的疾病可能有帮助,但尚需要更多的研究证实其可靠性。目前认为,虽然不作为食物过敏诊断的常规步骤,但对于病史疑诊为食物过敏诱发的特应性皮炎,而皮肤点刺试验或血清特异性 IgE 检测阴性时,采用斑贴试验能够增加诊断的准确性。然而,与其他试验比较,斑贴试验重复性较差,假阳性率和假阴性率均较高;且缺少标准试剂和统一的结果判断标准限制了其临床应用。

(3)血清特异性 IgE 检测:当病史怀疑患儿可能出现严重过敏反应或皮损较严重,无法进行皮肤点刺试验时,可采用体外食物特异性 IgE 检测。体外测定血清中食物抗原特异性 IgE 水平可以提供与皮肤点刺试验相同的阳性和阴性预报率,若食物特异性 IgE 水平提示有 60% 的可能性会出现症状,则医师可以结合病史做出诊断而不需进行食物激发试验。临床上通常采用定量 CAP 荧光酶联免疫法(CAP-FEIA)测定血清中食物特异性 IgE 水平,当检测值>0.35kIU/L 为阳性;然而,对于小婴儿可能存在假阴性反应,当临床疑诊食物过敏时,即使食物特异性 IgE 结果阴性,仍应进行食物激发试验确诊。

(4)食物回避试验:是食物激发试验的前驱步骤。儿童进行常规饮食 2 周后,根据病史及皮肤点刺试验结果将可疑致敏食物完全从儿童饮食中排除约 2～4 周,期间家长记录儿童进食食物的种类、数量以及有关的症状。对于非 IgE 介导的食物蛋白诱发的胃肠道疾病,因肠道黏膜受损,故饮食回避时间常适当延长,可达 4～6 周,必要时应进行要素饮食。若儿童在食物回避过程中症状明显改善或消失为食物回避试验阳性。

食物回避试验的成功依赖多种因素,如正确的判断抗原、家长的依从性、排除药物及其他干扰因素的影响等。因食物回避对于改善囊性纤维化、双糖酶缺乏等消化系统疾病症状亦有帮助,因此不能作为确诊食物过敏的依据。此外,因为此过程是非盲法性质的,可能混杂有个人主观心理因素,因此在直接医疗监测下的单盲或双盲食物激发试验对确诊是必需的。还应注意,用于诊断的严格回避性饮食一般持续时间不宜太长,因为长期限制某种食物的摄入将导致儿童严重的营养不良及生长迟缓,故回避过程中营养师对儿童的膳食及营养进行合理安排非常重要。

(5)口服食物激发试验(OFC):食物回避试验阳性者需进行口服食物激发试验以确诊食物过敏,其中,双盲安慰剂对照的食物激发试验是诊断食物过敏的"金标准"。因口服食物激发此试验为体内试验,可能诱发出严重过敏反应,故应在有抢救设备的医院及在专业医护人员的监测下进行。

2.非 IgE 介导的食物过敏诊断步骤

牛奶蛋白诱导的食管炎、胃肠炎、结肠炎等多属非 IgE 介导或为混合型(IgE 和非 IgE 共同介导),故难以用皮肤点刺试验和血清特异性 IgE 检测结果判断。常用的方法是根据病史直接行食物回避及激发试验,具体步骤与 IgE 介导的食物过敏诊断方法相同。通常对于非 IgE 介导的反应,口服食物激发试验通常是唯一的诊断方法。此外,若病史提示症状与食物摄入密切相关时,可行消化道内镜检查。内镜检查可获取消化道黏膜标本,若黏膜下嗜酸细胞每高倍视野>15～20 个,即可诊断为嗜酸细胞浸润。

三、治疗

(一)饮食管理

虽然食物过敏常会随年龄增长而出现耐受,但早期的治疗对于改善预后具有重要意义。治疗原则包括:通过回避致敏食物而阻止症状的发生;通过药物使得已出现的过敏症状得以缓解。食物过敏治疗需要多科协作,如儿童保健科(监测生长发育等)、营养师、皮肤科、呼吸科、消化科医师参与。若食物过敏症状严重,应及时转诊至相关科室,由专科医师进行治疗。

1.完全回避致敏食物

这是目前治疗食物过敏唯一有效的方法。所有引起症状的食物应从饮食中完全排除。由于食物过敏有随年龄增长而自愈的可能,故应定期进行监测,通常主张每 3～6 个月进行重新评估以调整回避性饮食治疗方案及时间;但对于有过敏性休克家族史或严重症状的患儿,饮食回避的时间应延长。

2.食物替代品

牛奶是婴儿的营养必需品,对于患有牛奶过敏的婴幼儿,采用恰当的食物替代非常重要。人乳喂养的牛奶蛋白过敏婴儿,建议继续人乳喂养,但母亲应回避含牛奶蛋白的食物;由于牛奶回避可能影响母亲的营养素摄入,如钙,故哺乳期母亲也应定期进行营养评估。非人乳喂养的牛奶蛋白过敏婴儿,可选用氨基酸配方奶粉或深度水解蛋白配方奶粉。氨基酸配方不含牛奶蛋白,理论上是牛奶过敏婴儿的理想食物替代品。因深度水解蛋白配方奶粉口感较好,价格易被家长接受,同时研究结果显示>90%的患儿可产生耐受,故一般建议首先选用深度水解蛋白配方奶粉;若患儿不能耐受深度水解蛋白配方奶粉或为多食物过敏时,改用氨基酸配方奶粉进行治疗;对于过敏症状严重者、食物蛋白介导的肠道疾病等出现生长障碍者建议首选氨基酸配方奶粉(要素饮食)。由于大豆与牛奶间存在交叉过敏反应和营养成分不足,一般不建议选用豆蛋白配方进行治疗;当考虑经济原因,患儿≥6 月龄,且无豆蛋白过敏者可选用豆蛋白配方进行替代治疗。采用羊奶进行替代是不恰当的,因为 92%的牛奶过敏患者同时对羊奶产生不良反应。

单一的鸡蛋、大豆、花生、坚果及海产品过敏者,因其并非营养素的主要来源,且许多其他食物可提供类似的营养成分,故回避不会影响婴幼儿营养状况。对多食物过敏的幼儿,可选用低过敏原饮食配方,如谷类、羊肉、黄瓜、菜花、梨、香蕉、菜籽油等,仅以盐及糖作为调味品;同时应密切观察摄食后的反应,以减少罕见食物过敏的发生。

在严格饮食回避治疗过程中应由医师及营养师共同对患儿的体格及营养进行监测,制订出患儿的最佳饮食方案。在美国,标签法要求食品需要明确标出主要的过敏原,如牛奶、鸡蛋、小麦、大豆、花生、坚果、鱼、甲壳类动物。特殊类型的食物必须按分类命名(鳕鱼、虾、胡桃)。目前,一些强烈的过敏原,如芝麻等尚未划入标签法内。严格回避致敏原,就需要回避标签上的产品。教育家长如何阅读商品上的饮食成分表,避免不必要的意外摄入造成严重后果非常重要。此外,食物过敏患儿,尤其是曾发生过严重全身过敏反应者,应随身携带包含过敏食物、处理方法及联系人等信息的救助卡片,便于及时处理。

(二)药物对症治疗

在回避致敏食物的同时,皮肤科、呼吸科、耳鼻咽喉科及消化科医师应对患儿进行对症治疗,常用的药物包括肾上腺素、糖皮质激素、白三烯受体拮抗剂、肥大细胞膜稳定剂、抗组胺药以及白介素-5抗体等。对于食物蛋白诱发的严重过敏反应因可危及生命,迅速处理十分重要。肾上腺素是治疗严重过敏反应的首要药物。一旦发生严重过敏反应需立即使用1‰肾上腺素(1mg/m1)0.01~0.03mg/kg肌内注射,必要时可15分钟后重复一次。治疗关键是维持呼吸道通畅和保持有效血液循环,其他治疗药物包括糖皮质激素、抗组胺药物及β受体拮抗剂等。所有药物以控制症状为主,故主张短期使用。

四、预后及预防

(一)预后

多数食物过敏患儿预后良好,随着年龄的增长具有自愈趋势;但仍有少数患儿可发生食物过敏持续、变态反应性鼻炎或支气管哮喘等过敏性疾病。研究发现,大多数牛奶蛋白过敏患儿可在3岁前获得临床耐受,其耐受概率分别为:1岁时约45%~50%、2岁时60%~75%、3岁时85%~90%出现耐受。鸡蛋过敏约在3岁前最易出现耐受,约2/3的鸡蛋过敏患儿能在7岁前耐受。花生、坚果、鱼、虾、蟹过敏持续时间较长,部分可能持续终生。耐受通常需经反复的试验确定,比如食物特异性IgE抗体降低提示过敏的缓解,也可通过医师监督下进行口服食物激发试验来确定。

(二)预防

虽然多数食物过敏可随年龄增长而自愈,但研究显示婴幼儿期发生食物过敏可能增加儿童后期呼吸道变态反应性疾病的危险性。因此,预防食物过敏的发生有助于阻断过敏进程,从而减少或延缓生命后期过敏性疾病的发生。早期对食物过敏的预防主要集中在婴儿期回避致敏性食物,然而,对于那些健康但有过敏风险的患儿,过度延迟易致敏食物摄入是否有益尚未得到很好的研究。

1.母亲妊娠及哺乳期干预

无证据显示母亲妊娠期回避牛奶和鸡蛋会减少后代过敏性疾病发生率;而母亲哺乳期饮食干预除可短时降低湿疹的发生率或严重程度外,并不能减少后期其他过敏性疾病的发生。故为避免母亲、胎儿/婴儿营养不良,不推荐限制母亲妊娠期、哺乳期饮食预防牛奶蛋白过敏。

2.纯人乳喂养

因人乳为同种属蛋白,同时提供的sIgA以及可溶性因子可诱导婴儿胃肠道屏障和免疫应答的早期成熟,减少婴儿接触异种蛋白机会,从而降低过敏性疾病发生风险。故过敏性疾病高危儿应坚持纯人乳喂养至少4个月,有助于降低2岁内儿童特应性皮炎及牛奶蛋白过敏的累积发病率。

3.适度水解配方

通过工业技术将牛奶蛋白进行酶解和水解,降低牛奶蛋白免疫原性而制成的适度水解配方对于不能纯人乳喂养的高危儿,可减少特应性皮炎和牛奶过敏的发生,且具有良好的成本-效益关系。对于高危儿不推荐用大豆蛋白或其他动物乳预防婴儿牛奶蛋白过敏。

4.其他

对于固体食物引入早晚是否会影响过敏性疾病的发生存在争议,近期研究提示诱导婴儿产生黏膜免疫耐受的关键时期可能在4～6月龄,故WHO主张在6月龄后引入固体食物。益生菌制剂、免疫调节性营养食物(如 ω3)有助减少生命早期过敏症状,但能否长期预防过敏性疾病发生尚缺少证据支持。母孕期及婴儿期减少吸入过敏原暴露、避免烟草烟雾暴露可能对延缓过敏性疾病发生有帮助。

五、常见问题和误区防范

(一)食物过敏的重点防治人群

1.遗传因素

与其他过敏性疾病相同,遗传因素仍然是食物过敏的易患因素。文献显示父母或同胞患有花生过敏者,其同病的危险性将上升7倍;若同卵双生子之一患花生过敏,另一子患病风险较正常人群高10倍。目前确认的高危人群为特应性疾病家族史阳性者(至少一位一级亲属患过敏性疾病),如哮喘、过敏性鼻炎、特应性皮炎等。近年有学者认为已有食物过敏原或环境过敏原致敏的儿童亦应是高危人群。

2.环境因素

虽然遗传在过敏性疾病中的作用不容忽视,然而尚不能完全解释近20～30年来过敏性疾病的快速上升。近年来,表观遗传学在过敏性疾病研究中成为热点。研究发现,环境因素可通过调控发生过敏性疾病的基因表达与否而造成表观突变,从而诱发过敏性疾病。已发现的环境因素,包括母孕期食物成分、烟草烟雾暴露、剖宫产、引入固体食物时间、维生素制剂的使用及某些药物,可能通过调节 IFN-γ 和 IL4 基因位点组蛋白的乙酰化/去乙酰化和甲基化/去甲基化等,从而影响 Th1/Th2 细胞分化,最终导致食物过敏的发生。

(二)皮肤点刺试验与血清特异性 IgE 在食物过敏诊断中的价值

两者均是筛查 IgE 介导食物过敏的重要方法,而对非 IgE 介导的食物过敏如牛奶蛋白诱导的肠炎、结肠炎,没有诊断价值。此外,皮肤点刺试验阳性或血清检测到 IgE 仅仅提示体内食物特异性 IgE 抗体的存在,即为致敏状态,而不能反映是否出现临床症状(过敏),因此两者阳性均不能作为确诊食物过敏的依据。需要注意的是,在一定范围内,皮肤点刺试验风团直径越大或食物特异性 IgE 浓度越高,患儿出现临床症状的可能性也越大。

由于皮肤点刺试验简便易行,近年来部分学者将其结果与食物激发试验进行比较后,获得确诊食物过敏的风团界值点,以简化食物过敏诊断流程。但是否存在种族及地区差异,可进一步研究,因此最好仍应进行确诊试验。

(三)部分水解配方、深度水解配方及氨基酸配方奶粉的应用

1.部分水解蛋白配方(pHF)

pHF 是通过对牛奶蛋白进行适度的加热或酶解,使之成为小肽段,从而改变牛奶蛋白的

抗原决定基,降低蛋白的抗原性。由于 pHF 仍保留部分抗原活性,可引起 40%～60% 的牛奶蛋白过敏患儿再度发生过敏,因此从严格意义上说它并不符合美国儿科学会关于低敏配方的定义(使 90% 以上的 CMPA 患儿耐受),故不主张用于牛奶蛋白过敏患儿的治疗。尽管如此,许多研究都表明 pHF 可预防过敏高危儿发生过敏性疾病,因此,当高危新生儿无法进行母乳喂养时,尽早应用 pHF 至 4～6 个月,可有效降低后期牛奶蛋白过敏和湿疹的累积发病率。

2.深度水解蛋白配方(eHF)

eHF 是将牛乳蛋白通过加热、超滤、水解等特殊工艺使其形成二肽、三肽和少量游离氨基酸的终产物,大大减少了过敏原独特型表位的空间构象和序列,从而显著降低抗原性。国内外指南均指出,eHF 可以用于牛奶过敏患儿的治疗。需要注意的是,因 eHF 中仍残留微量过敏原,可以造成大约 5%～10% 的牛奶蛋白过敏患儿不耐受,表现为胃肠道反应和其他的非 IgE 介导的过敏反应。

3.游离氨基酸配方(AAF)

AAF 不含肽段、完全由游离氨基酸按一定配比制成。将 AAF 用于牛奶蛋白过敏治疗时,因其完全不含过敏原,故治疗有效率高达 99%。由于 AAF 的价格较贵,且口感较苦,故在临床上长时间应用较为困难。据文献报道,以下四种情况者应首选 AAF:

(1)对 eHF 过敏者。

(2)使用 eHF2～4 周后过敏症状无明显改善者。

(3)嗜酸性食管炎患儿。

(4)多食物过敏患儿。

(四)特应性皮炎患儿是否需要进行食物回避

食物过敏与 6 月龄内婴幼儿特应性皮炎关系密切,尤其是中重度特应性皮炎。约 40% 的特应性皮炎患儿同时存在食物过敏;中重度特应性皮炎患儿食物过敏的发生率可高达 33%～63%。其中,鸡蛋是特应性皮炎患儿最常见的过敏原,其次是牛奶蛋白。因此,并非所有特应性皮炎患儿均需进行食物回避。当 12 月龄(尤其是 6 月龄)内婴儿患有中至重度特应性皮炎,常规治疗效果不佳时,应进一步询问过敏性疾病家族史及其他伴随症状(如消化道、烦躁、睡眠不安等)。若上述情况存在,则需考虑进行食物过敏诊断;当确定食物蛋白为特应性皮炎促发因素时,应在特应性皮炎治疗的同时进行致敏食物的回避和替代。若特应性皮炎发生与食物过敏无关时,不需进行饮食干预,以免不必要的回避造成儿童的营养不均衡,甚至营养不良。

(五)食物特异性 IgG

由于食物蛋白进入人体后都会诱导机体产生食物特异性 IgG 抗体,故临床上不能以食物特异性 IgG 检测作为诊断食物过敏的方法。

六、热点聚焦

(一)食物过敏的治疗进展

1.特异性免疫疗法(SIT)

过敏原免疫疗法是指通过给予患者小剂量过敏原调节机体免疫反应以治疗过敏性疾病。

过敏原免疫治疗最早开始于 1911 年,用于治疗花粉过敏,目前已广泛用于治疗过敏性鼻炎及哮喘,近年来也成为治疗食物过敏的研究热点。免疫治疗食物过敏的最终目标是使患者达到永久性的耐受状态。近期研究显示,口服免疫疗法及舌下免疫疗法作为治疗儿童食物过敏的一种新方法,可对食物过敏患者进行安全、有效的脱敏治疗,且用药方便,因此具有良好的应用前景;然而,由于存在一些潜在的风险,免疫治疗目前仅限于研究阶段,尚未被美国 FDA 批准在临床使用。免疫疗法治疗 IgE 介导的食物过敏有效性及安全性尚需进一步大样本临床试验证实。

2.传统中药

传统中医药(TCM)作为治疗过敏的补充和替代疗法以其价廉、有效、副作用小等多种优点,越来越受到国内外学者的关注。国内学者使用 TCM 在临床治疗中的疗效报道更多,如"过敏煎"、"小青龙汤"、"小柴胡汤"等经大量临床试验证明对各种过敏性疾病均有效;苍耳、荆介等可治疗荨麻疹、湿疹;杏仁、麻黄等治疗哮喘疗效满意;浮萍、防风、苏叶等对气候寒温失调或鱼虾等食物过敏有一定疗效。近年来,国外学者也开始使用 TCM 治疗复发性过敏性皮炎、儿童哮喘、荨麻疹等疾病使临床症状减轻,复发率下降而副作用不明显。对于食物过敏的中药治疗也取得较大的进展,含有 11 种中草药配方的食物过敏治疗配方 FAHF-2 在美国已进入临床试验阶段。因此,TCM 作为过敏性疾病的补充和替代疗法已得到临床试验和动物试验的证实,为其进一步研究奠定了基础。

(二)部分水解配方预防过敏性疾病高危儿发生过敏性疾病的成本-效益关系

有研究显示,采用部分水解配方奶粉(pHF-W)能有效降低过敏性疾病高危儿特应性皮炎的发生。因此,目前各国过敏性疾病预防指南中均明确指出:纯母乳喂养 4～6 个月有助于减少后期过敏性疾病的发生;对于母乳不足或是无法获得母乳的过敏性疾病高危儿,采用 pHF-W 替代喂养是预防过敏性疾病的首选。

pHF-W 需要通过工业水解、酶解的方式将牛奶蛋白分解为小分子肽段,以降低其过敏原性,故生产成本较高。临床对采用 pHF-W 预防特应性皮炎是否具有较好的经济学关系报道较少。近期德国有研究指出,对于过敏性疾病家族史阳性的高危儿,与普通标准配方奶粉喂养组相比,4 月龄内采用部分水解清蛋白配方奶粉喂养者,6 岁时湿疹的患病风险降低 26％～45％,且具有良好的成本-效果关系。Iskedjian 等根据欧洲多国母乳喂养率、特应性皮炎发病率及特应性皮炎诊治费用等一系列假设参数计算得出结论,对于过敏性疾病高危儿,在国家有相关政策支持的情况下,以 pHF-W 喂养至 4 月龄预防特应性皮炎,相比标准配方,对国家、家庭及社会具有较好的成本效果关系。

然而,以上所有关于过敏性疾病预防的建议均是针对高危儿,对于家族史阴性儿童如何预防过敏性疾病尚缺少相关临床资料。因此,能否对无法纯母乳喂养的过敏性疾病家族史阴性婴儿采用 pHF-W 进行预防及其成本-效果关系如何在学术界一直存在争议。中国作为一个发展中国家,拥有自身特殊的医疗体系、保健制度以及劳力花费,每个婴儿的配方奶粉费用及其治疗湿疹的费用基本都是家庭承担。因此,对于 pHF-W 预防过敏性疾病的成本.效果关系尚需在中国进行大样本的研究证实。

第二节　食物不耐受

一、疾病概述

食物不耐受常用于描述通过病史或激发试验证实的症状是由食物引起,但尚无证据表明有免疫因素参与的食物不良反应。目前认为食物不耐受的发生机制包括酶缺陷、药理作用或未分类三种。乳糖酶缺陷乳糖酶缺乏(LD)是最多见的食物不耐受,然而,其他原因引起的食物不耐受并不少见。据报道,人群中约 20% 的食物不耐受与药理作用相关。食物中含有的某些天然组成成分,如酒和甲壳类动物中含有的生物胺,可诱发出某些个体的临床症状。当发生机制或是原因不清楚时,这些反应就被归入未分类的食物不耐受,如对某些食物添加剂、食用色素和调味品的不耐受。此外,一些在摄入食物或食物添加剂后出现的反应也可被归入心因性或是心理躯体症状。

由于食物不耐受的机制尚未完全明确,因此对于其患病率并不清楚。基于访谈或是问卷获得的流行病学资料通常很难将食物不耐受与食物过敏区分开,因此结果并不可靠。然而,一些数据显示食物不耐受的患病率可能高于食物过敏,约为 5%~20%。

二、诊断方法

(一)临床表现

食物不耐受的症状可能与食物过敏的症状相似,也可累及胃肠道、呼吸道及皮肤等各器官系统。常见临床表现包括肠易激、头痛、偏头痛、倦怠、行为问题及荨麻疹。某些患者甚至会出现哮喘,偶可见过敏性休克样反应。食物不耐受的症状通常是剂量依赖性的且迟发出现(数小时至数天),因此在临床上寻找可疑食物及化学成分较为困难。在临床上可能会发现对某种化学物不耐受的家族史。

1.酶缺陷型食物不耐受

"酶缺陷型食物不耐受"是指由于机体中某种酶的缺陷,导致在摄入某类食物或添加剂后出现临床症状。最常见的酶缺陷型食物不耐受为乳糖酶缺乏,此类患者由于肠道缺少消化乳糖的酶而造成在进食乳糖后出现腹痛、腹泻等症状。本病可能为遗传缺陷,也可能是肠道感染后暂时性问题。其他的酶缺陷型食物不耐受非常罕见。

2.药理因素所致食物不耐受

药理因素所致食物不耐受可由食物添加剂或天然食物中所含的血管活性胺直接作用引起。血管活性胺对于血管系统具有直接或间接作用。酪胺在偏头痛和慢性荨麻疹的发生中有重要作用,尤其是在应用抗抑郁药单胺氧化酶抑制剂后。患儿通常对血管活性胺,如组胺、酪胺、苯乙胺和5-羟色胺具有较低的反应阈值,故在进食含有一种或多种胺类成分的少量食物后即可出现症状。含有大量组胺和酪胺的食物通常为发酵食物,如奶酪、酒精饮料、鱼罐头泡菜和金枪鱼等。需要注意的是,食物不耐受患者可能同时对多种化学物发生反应,而这些化学物又可能在很多食物中存在,这给诊断带来一定困难。

3.未分类食物不耐受

某些个体对一些复合物,如食用色素、偶氮染料(如柠檬黄)和非偶氮染料(如樱桃红)、调味品(如阿斯巴甜、谷氨酸钠等)、防腐剂(如硫化物、苯甲酸酯、苯甲酸和山梨酸)、抗氧化剂(丁基羟基茴香醚、二丁基羟基甲苯)等发生反应被归类于未分类食物不耐受。对非甾体类抗炎药(NSAID)不耐受者可能亦会对某些食物添加剂产生症状,如苯甲酸衍生物、偶氮或非偶氮染料、硫化物。

4.中国餐馆综合征

中国餐馆综合征症状包括在进行后迅速出现的上胸部、颈部及面部麻木、烧灼,压迫及紧张感,通常是由增强味道的谷氨酸钠(MSG)引起。

(二)诊断

对于在反复摄入某种食物后出现相同症状者,诊断食物不良反应很容易,但要区分是食物过敏或是食物不耐受时则会相对困难。因为很多症状可能存在一些潜在的原因。相同的食物在不同个体可能出现不同症状;而不同食物可能在同一个体也会产生不同的症状;即使是同一个体的症状表现也可能随时间变化而改变。因此,咨询过敏专科医师对于诊断食物不良反应及类型很重要。

对于食物不耐受目前尚缺少可靠的诊断方法。症状、化学促发剂及耐受量对于每个个体都可能不同,故其诊断需要个体化。由于免疫系统未参与,皮肤及血液试验不能帮助诊断;症状和家族史的采集非常重要,因为患儿的家族中可能存在类似对食物或是化学物不耐受的症状。因此,食物不耐受的确诊更侧重于病史及饮食史采集,而后将可疑食物或是化学成分从饮食中排除,当症状改善且通过激发试验再次诱发出症状即可确诊。当怀疑化学成分是导致食物不耐受的主要因素,在回避试验过程中,还应注意避免水杨酸酯、胺类、谷氨酸、调味品、防腐剂及食用色素。若回避后症状明显改善,可以将其加入普通食物中或是将其包装入胶囊中通过 DBPCFC 进行确诊。DBPCFC 仍然是诊断食物不耐受的重要手段。

(三)乳糖不耐受

乳糖不耐受(LI)指由于小肠黏膜乳糖酶缺乏(LD),导致乳糖消化吸收障碍而产生腹胀、腹痛及腹泻等一系列临床症状。当乳糖酶缺乏只引起乳糖消化吸收障碍而无临床症状,则称为乳糖吸收不良(LM)。

LD 在人类普遍存在,呈常染色体隐性遗传。虽然 LD 的发生无性别差异,但却存在明显的种族差异。报道显示,欧洲地区约为 2%～23%;美国白种人为 6%～22%;黑种人及犹太人约为 60%～80%;东亚人群发生可高达为 95%～100%。我国汉族人群 LD 的发生率为75%～95%;儿童 3～5 岁组、7～8 岁组和 11～13 岁组中,LD 的发生率分别为 38.5%、87.6%和 87.8%。

1.病因及分类

根据 LD 的原因不同,在临床上常将其分为 4 种类型。

(1)先天性 LD(CLD):属于罕见的常染色体隐性遗传病。乳糖酶的产生由 LCT 基因所控制,当 LCT 基因发生突变时,造成乳糖酶合成障碍,在出生时乳糖酶几乎完全缺失,故可在新生儿期即出现症状,且终生不能耐受乳糖,未经治疗可引起死亡。

(2)成人型(原发型)LD:为最常见类型。LCT 基因表达与 MCM6 基因上的两个单核苷多态性基因有关(C/T13910 和 G/A22018。研究发现,基因型 CC-13910 造成乳糖酶缺乏,而基因型 CT-13910、TT-19910 时乳糖酶则持续产生。而基因型 CC-13910 在绝大多数种族表达,故乳糖酶水平在断乳后逐渐下降至出生时的 5%～10%,即为原发性 LD。然而,在某些种族,如经常食用乳制品的北欧白色人种,其 LCT 基因可终生保持产生乳糖酶的能力。

(3)继发性 LD:乳糖酶位于小肠绒毛表面,其活性在空肠中最强,在十二指肠和末端回肠则低。因此,各种引起小肠绒毛广泛损伤的疾病都可导致乳糖酶分泌不足或活性降低,即为继发型 LD,如感染性腹泻、肠道手术、急性胃肠炎、局限性回肠炎、乳糜泻、短肠综合征、克罗恩病、β-胰蛋白缺乏症或因服用新霉素或对氨基水杨酸等药物。在婴幼儿期,继发性 LI 较为常见,常由腹泻引起,其中轮状病毒性肠炎导致继发性 LI 的发生率最高。

(4)乳糖酶相对不足:当乳糖摄入量超过小肠内正常水平乳糖酶分解能力时,形成乳糖酶相对不足,导致部分乳糖不能被分解吸收,继而发生 LI。这可能是部分婴儿发生人乳性腹泻的原因之一。

2.病理生理

(1)乳糖的代谢:乳糖是哺乳动物乳汁中特有的糖类,由 1 分子 D-葡萄糖和 1 分子 D-半乳糖 β-1,4-糖苷键结合而成的双糖,是人体的能量来源之一。人乳中乳糖含量约为 70g/L,牛乳约为 47g/L。乳糖能够促进钙的吸收、调整肠道菌群(在结肠内促进乳酸菌和双歧杆菌的生长)、水解后所产生的半乳糖对婴幼儿的智力发育具有促进作用。因此,乳糖与人体健康,特别是婴幼儿的健康有着密切的关系。乳糖为双糖,其消化吸收需要乳糖酶的参与。

8～34 周胎儿即可检测出乳糖酶活性,并随胎龄增长而逐渐上升;至胎儿晚期增长更为迅速,婴儿期达到峰值。大多数人的乳糖酶活性持续至 2～15 岁,然后下降到成人水平,大约为正常婴儿酶活性水平的 5%～10%。发展中国家乳糖酶活性开始下降的年龄多为 1～3 岁;而在发达国家,乳糖酶活性下降则发生在 8 岁以后。我国 87% 的儿童乳糖酶活性下降的年龄在 7～8 岁。白色人种,尤其是北欧人群,乳糖酶活性可终生持续稳定或稍有下降而维持正常水平。

食物中的乳糖进入机体后,首先被小肠中的乳糖酶分解为葡萄糖和半乳糖,再通过小肠绒毛中与钠离子结合的蛋白质及 ATP 作用,主动转运吸收。半乳糖比葡萄糖的吸收速度更快。葡萄糖被吸收后进入机体的葡萄糖池而被利用。半乳糖主要是在肝脏中转化成葡萄糖,尿苷二磷酸半乳糖-4-表异构酶对这一代谢途径起调节作用。正常情况下,94% 的半乳糖通过这条途径代谢;其余由红细胞代谢或由尿排出:尿中半乳糖的浓度约为血中的 10 倍。

(2)LI 的发病机制:任何原因致小肠黏膜受损时,绒毛顶部含双糖酶(包括乳糖酶)的上皮细胞丢失,造成乳糖酶分泌不足;加上修复后不成熟的上皮细胞乳糖酶活性较低,均可引起食物中乳糖不能被完全消化吸收,导致未吸收的乳糖在肠腔内停留。一方面使肠腔内渗透压增高,导致水和钠离子、氯离子向肠腔内运转,直到肠内容物与细胞外液的渗透梯度达到平衡,肠腔液体的增加可促进肠蠕动,加速肠内容物通过,引起水样便。另一方面,未消化的乳糖到达末端回肠和结肠时,部分被细菌代谢为乳酸、乙酸和氢气,进一步增加了肠腔的渗透压力,促进腹泻的发生,严重者可发生脱水、酸中毒。

3.临床表现

完全乳糖酶缺乏很罕见,部分缺乏者是否发生临床症状受多种因素影响。个体是否发生临床症状取决于乳糖酶活性水平、乳糖摄入量、胃肠道转运及结肠菌群代谢乳糖的能力。

先天性 LD 于新生儿哺乳后 1~2 小时即出现以腹泻为主的症状,伴有腹胀、肠鸣音亢进,重者出现呕吐、失水、酸中毒。大便常为水样、泡沫状,呈酸性。继发性 LD 症状多于摄入一定量乳糖后 30 分钟至数小时内发生,表现恶心、腹胀、腹痛、腹泻等。水样泻是婴幼儿期的主要症状,可表现为急性、严重腹泻,甚至明显失水,粪便常呈水样,并伴有恶心、呕吐、腹胀和腹痛。严重或长时间的腹痛或腹泻等会影响儿童的生长发育,甚至导致营养不良或机体的水电解质酸碱平衡紊乱,也会相互影响形成恶性循环。在年长儿和成人表现可不典型,腹泻虽然为水样,但可为间歇性或以腹部绞痛、腹胀为主要症状。

4.诊断

目前诊断 LD 的实验室检查包括氢呼气试验、粪还原糖测定、血或尿半乳糖测定法、乳糖耐量试验、空肠活检与酶测定等。临床上,即使实验室检查结果阳性,仍需限制乳糖摄入后观察症状好转情况加以证实。

(1)H_2 呼吸试验(LHBT):正常人在摄食 1~3 小时内,因摄入的糖未到达结肠,呼气中不含有氢气。当 LD 或乳糖酶活性降低时,乳糖不能完全被水解和吸收,未吸收的乳糖在结肠内被结肠菌群酵解生成氢气,部分被吸收入门脉循环和通过吸收呼出。因此,测定呼出氢水平可间接反映乳糖的消化吸收状况。方法为:患者整夜禁食后采取基础呼气样本,然后口服乳糖溶液 2g/kg,在 3 小时内每隔 30 分钟采集呼气样本,通过气相色谱分析氢含量。当呼出气体中氢含量高于基线值 20ppm(20×10^6 mmol/L),则 LHBT 阳性。若 LHBT 阳性而无临床表现者为 LM;出现腹胀、肠鸣、排气增多、头晕、腹痛腹泻等症状,其中 2 项或 2 项以上者为 LI。LHBT 方法灵敏、准确、简便,已成为应用最广的研究乳酶缺乏的方法。但约有 2%的人群不产生氢气,睡眠、吸烟、情绪变化、试验前饮食以及抗生素的使用等均会影响试验结果。

(2)粪还原糖测定:当 LD 或乳糖酶活性降低时,部分乳糖经大便排出体外,使粪中还原糖增加。年长儿和成人结肠清除力强,粪便还原物质非常少,故本方法主要用于婴儿。国内常用的方法有醋酸铅法和班氏试剂法。均为半定量法,乳糖含量多少与沉淀物质及其颜色有关。当粪便中乳糖含量>0.25g/dL 为阳性,是诊断乳糖吸收不良的指标。因醋酸铅法具有较高的灵敏度及特异性,故可作为健康人群普查 LD 的方法。

(3)尿半乳糖测定:当 LD 或乳糖酶活性降低时,乳糖不能完全被水解为葡萄糖及半乳糖。当尿中半乳糖水平<2mmol/L 时提示乳糖酶缺乏。该方法具有采样简单、操作简便、特异性和灵敏性较高等优点。

(4)口服乳糖耐量试验(OGTT):禁食 4~8 小时后口服乳糖 2g/kg,每 30 分钟测血糖共 4 次。如血糖呈低平曲线,升高<20mg/dL(1.1mmol/L),应考虑 LD 可能。但胃排空延迟,葡萄糖、半乳糖吸收和代谢异常均可影响结果。

(5)乳糖酶活性检测:是唯一直接测定乳糖酶的方法,为诊断的"金标准"。取空肠活检,酶的活性用每克组织匀浆每分钟水解微克底物为单位表示。每克黏膜(湿重)的乳糖酶活性低于

$2\mu g$,即可认为乳糖酶缺乏,该方法较为可靠,但为有创操作,很少用于临床。

(6)基因诊断:研究发现基因型CC-13910与乳糖酶持续呈负相关,而基因型CT-13910、TT-19910与乳糖酶持续呈正相关。若检测出基因型为CC-13910,即为乳糖酶缺乏。基因诊断方面虽然快速,但由于存在种族差异,如在非洲和亚洲未发现C/T-13910多肽性与乳糖酶持续相关,因而此方法适用面较窄。

5.治疗

治疗原则是限制饮食中乳糖含量以改善临床症状,并以适当替代食物保证营养。

(1)调整饮食中乳糖含量:人群中能耐受摄入的乳糖量具有个体差异。部分学者推荐从小量开始逐渐增加食物中乳糖含量,以能耐受为度,以提供部分支持儿童生长发育的营养成分。

(2)无乳糖配方替代:无乳糖配方奶粉以麦芽糖糊精为碳水化合物来源,易于消化吸收,渗透性低,降低肠黏膜对高渗透性食物的敏感性,有利于减轻腹泻症状;同时,无乳糖配方能保证蛋白质的足量供应和良好利用,因而有助于促进儿童正常生长发育。继发性LI患儿给予去乳糖配方短期干预即可治愈,而先天性LI患儿则需终生使用。

(3)补充乳糖酶:在牛奶中加入乳糖酶(β-半乳糖苷酶),经过一定时间和温度的消解,利用乳糖酶分解乳糖,达到降低乳糖的目的。

(4)发酵乳及益生菌:发酵乳通过在牛奶中加入保加利亚乳杆菌和嗜热链球菌,利用乳酸的发酵作用制成。在活菌的β-半乳糖苷酶作用下,牛奶中$25\%\sim50\%$的乳糖在发酵过程中被乳酸菌分解,使酸奶中的乳糖水平降低。发酵乳是解决LI患者乳制品摄入的一个好方法,但缺点是成本较高,不宜长期保存。此外,有研究表明益生菌能促进动物小肠绒毛上皮细胞增生,迁移替代病损的绒毛上皮细胞,有利于乳糖酶的恢复及治疗继发性LI引起的腹泻。持续摄入益生菌和酸奶有明显改善LI症状的作用。这可能与结肠β-半乳糖苷酶活性增加有关。

三、治疗

与食物过敏相同,目前尚无针对食物不耐受的特殊治疗方法,饮食回避是唯一有效的措施。但是,对于化学成分的不耐受常常具有剂量依赖性,因此可以在专业医师的监测下采用低化学成分饮食,然后逐渐增加可疑化学成分的量,以寻找患者可以耐受的阈值。同时,病人还需在营养师的指导下获取充足而均衡的营养以支持正常生长发育。

参考文献

1.罗小平,刘铜林.儿科疾病诊疗指南.3版.北京:科学出版社,2020.

2.吴小川.儿科临床思维.3版.北京:科学出版社,2019.

3.王卫平,孙锟,常立文.儿科学.9版.北京:人民卫生出版社,2018.

4.赵祥文.儿科急诊医学.4版.北京:人民卫生出版社,2015.

5.陈国洪.儿科神经系统发作性疾病的诊断与治疗.郑州:河南科学技术出版社,2019.

6.刘春峰.儿科诊疗手册.3版.北京:科学出版社,2020.

7.宋涛.儿科急症诊疗精要.北京:化学工业出版社,2017.

8.朱翠平,李秋平,封志纯.儿科常见病诊疗指南.北京:人民卫生出版社,2019.

9.蔡威.儿科临床营养支持.上海:上海交通大学出版社,2019.

10.桂永浩.实用小儿心脏病学.6版.北京:科学出版社,2019.

11.黄国英,黄陶承,王艺.社区儿科常见疾病诊治指南.上海:复旦大学出版社,2019.

12.李德爱,陈强,游洁玉,等.儿科消化系统疾病药物治疗学.北京:人民卫生出版社,2019.

13.申昆玲,龚四堂.儿科常见疾病临床指南综合解读与实践·呼吸消化分册.北京:人民卫生出版社,2017.

14.方莹.小儿消化系统疾病.西安:陕西科学技术出版社,2015.

15.祝益民.儿童急诊思维与重症早期识别.北京:人民卫生出版社,2020.

16.王海琳.实用儿童保健学.长春:吉林科学技术出版社,2019.

17.鲍一笑.小儿呼吸系统疾病学.北京:人民卫生出版社,2020.

18.毛萌,江帆.儿童保健学.4版.北京:人民卫生出版社,2020.

19.陈荣华,赵正言,刘湘云.儿童保健学.5版.南京:江苏科学技术出版社,2017.

20.魏克伦,尚云晓,魏兵.小儿呼吸系统常见病诊治手册.北京:科学出版社.2020.

21.毛安定.儿科诊疗精粹.2版.北京:人民卫生出版社,2015.

22.李智平,翟晓文.儿科常见疾病药物治疗的药学监护.北京:人民卫生出版社,2020.

23.安文辉.小儿内科疾病临床诊疗思维.长春:吉林科学技术出版社,2019.

24.谭国军.儿科常见疾病临床诊治要点.长春:吉林科学技术出版社,2019.

25.陈大鹏,母得志.儿童呼吸治疗学.北京:科学出版社,2019.

26.曹玲.儿童呼吸治疗.北京:人民卫生出版社,2019.

27.陈育智.儿童支气管哮喘的诊断及治疗.北京:人民卫生出版社,2020.

28.黎海芪.实用儿童保健学.北京:人民卫生出版社,2016.

29.张虎.消化系统疾病发病机制及临床诊治新进展.成都:四川科学技术出版社,2019.

30.徐虹.小儿肾脏疾病诊治指南解读.北京:人民卫生出版社,2020.

31.于菲.小儿神经系统疾病诊疗常规.汕头:汕头大学出版社,2019.

32.戴云鹏.实用儿童血液病学.长春:吉林科学技术出版社,2019.

33.黄绍良.实用小儿血液病学.北京:人民卫生出版社,2016.